川芎现代研究与应用

杨念民　苗明三　主编

中国中医药出版社
·北京·

图书在版编目（CIP）数据

川芎现代研究与应用/杨念民，苗明三主编. —北京：中国中医药出版社，2014.1
ISBN 978-7-5132-1716-3

Ⅰ.①川… Ⅱ.①杨… ②苗… Ⅲ.川芎—研究 Ⅳ.①R282.71

中国版本图书馆 CIP 数据核字（2013）第 269206 号

中 国 中 医 药 出 版 社 出 版
北京市朝阳区北三环东路 28 号易亨大厦 16 层
邮政编码　100013
传真　010 64405750
三河市同力印刷装订厂印刷
各地新华书店经销

*

开本 787×1092　1/16　印张 50.5　字数 1235 千字
2014 年 1 月第 1 版　2014 年 1 月第 1 次印刷
书　号　ISBN 978-7-5132-1716-3

*

定价　158.00 元
网址　www.cptcm.com

前　言

中药为中医学的重要组成部分，是中医治病救人的主要抓手，也是中医体现临床疗效的重要途径。几千年来，国人运用中医药防病治病，积累了丰富的临床用药经验，形成了较完善的中医药理论体系。现代科学技术的导入，又进一步促进了中医药的发展，特别是中药的现代研究与现代植物药的研究几近平行。通过对中药现代研究的深入，又发现了一些中药新的疗效及价值，中药活性成分已成为最有影响的潜在新药。中药现代研究成果日新月异，但常见的中药现代研究工具书因收载药物多，很难对具体每一味中药都有详尽的阐述，为了反映中药现代研究的全貌，很有必要撰写具有特色的单味中药专著。

川芎为伞形科藁本属植物川芎 *Ligusticum chuanxiong* Hort. 的干燥根茎，《神农本草经》中收载芎䓖，列为上品。因产地不同，其植物形态各异，因此芎䓖一名常冠以地名，以示区别，如京芎、贯芎、抚芎、台芎、西芎等。川芎在我国有悠久的药用历史，历代医家均将其作为治头痛、活血行气、祛风止痛之要药，川芎也是现代临床用于治疗心脑血管系统疾病的常用中药。目前对川芎的现代研究涉及川芎的生物学特性、化学成分、药理作用及临床应用等，这些研究内容大都散在，查阅浏览，颇感不便；虽有中药专著，但川芎本药的内容总感不足。为了充分利用这些丰富的文献情报资源，充分发挥川芎在科学研究、临床应用等方面的价值和作用，我们在广泛查阅、收集川芎各种文献资料的基础上，去粗取精，汇总分析，对川芎的本草及生物学研究，川芎的化学成分、质量标准、药代动力学研究，川芎的药理作用、临床研究等方面进行了系统梳理，编著成书。本书立足于实用、能用，反映川芎的研究全貌。本书编写过程中对重要的参考文献逐一进行了核对，标出题目名称和出处，以便查阅引用。希望本书的出版，能为川芎的研究及应用提供有益的参考，更好地指导临床应用，推动中医药学的发展。

由于本书作者较多，内容涉及面广，错误不妥之处在所难免，肯望读者提出宝贵意见，以便再版时修订提高。最后向书中所引用文献的原作者表达衷心的感谢，正是他们的辛勤工作和无私奉献，才有了中医药现代研究繁荣的春天。

主编　杨念民　苗明三
2013 年 10 月

目　录

第一篇　川芎的本草考证及生药学研究

第一章　川芎的本草考证及药源调查 ……………………………………… 3

第一节　川芎的正名与别名 ………………………………………… 3

一、川芎的正名 …………………………………………………… 3

二、川芎的文献名 ………………………………………………… 3

三、川芎的地方名 ………………………………………………… 3

四、川芎的商品名 ………………………………………………… 3

五、川芎的处方用名 ……………………………………………… 4

第二节　川芎药用品种的本草考证 ………………………………… 4

第三节　川芎的药源调查 …………………………………………… 5

一、川芎的地区习用品种 ………………………………………… 5

二、川芎的混淆品种 ……………………………………………… 7

第四节　川芎的商品调查 …………………………………………… 8

一、家川芎 ………………………………………………………… 8

二、山川芎 ………………………………………………………… 9

第二章　川芎类药材的特性与鉴别 ……………………………………… 10

第一节　川芎的药材特性 …………………………………………… 10

一、性状特征 ……………………………………………………… 10

二、采收加工与贮藏 ……………………………………………… 10

三、饮片加工与炮制 ……………………………………………… 12

四、性味归经 ……………………………………………………… 14

五、功能主治 ……………………………………………………… 14

六、配伍（方）与禁忌 …………………………………………… 15

七、毒副反应 ……………………………………………………… 18

第二节　川芎类药材鉴别 …………………………………………… 18

一、川芎类药材的品种 ⋯⋯⋯⋯⋯⋯⋯⋯⋯⋯⋯⋯⋯⋯⋯⋯⋯⋯⋯⋯ 18

二、川芎类药材性状鉴别 ⋯⋯⋯⋯⋯⋯⋯⋯⋯⋯⋯⋯⋯⋯⋯⋯⋯⋯ 22

三、川芎药材显微鉴别 ⋯⋯⋯⋯⋯⋯⋯⋯⋯⋯⋯⋯⋯⋯⋯⋯⋯⋯⋯ 22

四、川芎化学成分及理化鉴别 ⋯⋯⋯⋯⋯⋯⋯⋯⋯⋯⋯⋯⋯⋯⋯⋯ 23

五、川芎药材质量研究 ⋯⋯⋯⋯⋯⋯⋯⋯⋯⋯⋯⋯⋯⋯⋯⋯⋯⋯⋯ 37

第三章 川芎的分布与生境 ⋯⋯⋯⋯⋯⋯⋯⋯⋯⋯⋯⋯⋯⋯⋯⋯⋯ 42

第一节 川芎的分布 ⋯⋯⋯⋯⋯⋯⋯⋯⋯⋯⋯⋯⋯⋯⋯⋯⋯⋯⋯⋯ 42

第二节 川芎的生境 ⋯⋯⋯⋯⋯⋯⋯⋯⋯⋯⋯⋯⋯⋯⋯⋯⋯⋯⋯⋯ 42

一、川芎生境的气候条件 ⋯⋯⋯⋯⋯⋯⋯⋯⋯⋯⋯⋯⋯⋯⋯⋯⋯⋯ 42

二、川芎生境的土壤条件 ⋯⋯⋯⋯⋯⋯⋯⋯⋯⋯⋯⋯⋯⋯⋯⋯⋯⋯ 42

第三节 川芎的地理变异及其道地性探讨 ⋯⋯⋯⋯⋯⋯⋯⋯⋯⋯⋯ 43

一、川芎的地理变异 ⋯⋯⋯⋯⋯⋯⋯⋯⋯⋯⋯⋯⋯⋯⋯⋯⋯⋯⋯⋯ 43

二、川芎道地性分析 ⋯⋯⋯⋯⋯⋯⋯⋯⋯⋯⋯⋯⋯⋯⋯⋯⋯⋯⋯⋯ 47

第四章 川芎的生物学特性研究 ⋯⋯⋯⋯⋯⋯⋯⋯⋯⋯⋯⋯⋯⋯⋯ 50

第一节 川芎的形态与生长发育 ⋯⋯⋯⋯⋯⋯⋯⋯⋯⋯⋯⋯⋯⋯⋯ 50

一、川芎的形态特征 ⋯⋯⋯⋯⋯⋯⋯⋯⋯⋯⋯⋯⋯⋯⋯⋯⋯⋯⋯⋯ 50

二、川芎的生长发育 ⋯⋯⋯⋯⋯⋯⋯⋯⋯⋯⋯⋯⋯⋯⋯⋯⋯⋯⋯⋯ 50

第二节 川芎形态组织学 ⋯⋯⋯⋯⋯⋯⋯⋯⋯⋯⋯⋯⋯⋯⋯⋯⋯⋯ 53

一、川芎茎的横切面 ⋯⋯⋯⋯⋯⋯⋯⋯⋯⋯⋯⋯⋯⋯⋯⋯⋯⋯⋯⋯ 53

二、川芎茎的表面 ⋯⋯⋯⋯⋯⋯⋯⋯⋯⋯⋯⋯⋯⋯⋯⋯⋯⋯⋯⋯⋯ 53

三、川芎叶柄中部的横切面 ⋯⋯⋯⋯⋯⋯⋯⋯⋯⋯⋯⋯⋯⋯⋯⋯⋯ 53

四、川芎叶柄的表面 ⋯⋯⋯⋯⋯⋯⋯⋯⋯⋯⋯⋯⋯⋯⋯⋯⋯⋯⋯⋯ 53

五、川芎小叶主脉的横切面 ⋯⋯⋯⋯⋯⋯⋯⋯⋯⋯⋯⋯⋯⋯⋯⋯⋯ 53

六、显微常数 ⋯⋯⋯⋯⋯⋯⋯⋯⋯⋯⋯⋯⋯⋯⋯⋯⋯⋯⋯⋯⋯⋯⋯ 54

第三节 川芎孢粉学研究 ⋯⋯⋯⋯⋯⋯⋯⋯⋯⋯⋯⋯⋯⋯⋯⋯⋯⋯ 54

一、藁本属植物花粉形态特征 ⋯⋯⋯⋯⋯⋯⋯⋯⋯⋯⋯⋯⋯⋯⋯⋯ 54

二、藁本属植物的花粉类型及其特征 ⋯⋯⋯⋯⋯⋯⋯⋯⋯⋯⋯⋯⋯ 54

第四节 川芎植物细胞学研究 ⋯⋯⋯⋯⋯⋯⋯⋯⋯⋯⋯⋯⋯⋯⋯⋯ 57

第五节 川芎分子生物学研究 ⋯⋯⋯⋯⋯⋯⋯⋯⋯⋯⋯⋯⋯⋯⋯⋯ 58

一、川芎 DNA 提取方法的研究 ⋯⋯⋯⋯⋯⋯⋯⋯⋯⋯⋯⋯⋯⋯⋯ 58

二、川芎道地性的分子研究 ⋯⋯⋯⋯⋯⋯⋯⋯⋯⋯⋯⋯⋯⋯⋯⋯⋯ 58

三、川芎和日本川芎亲缘关系的分子研究 ⋯⋯⋯⋯⋯⋯⋯⋯⋯⋯⋯ 59

第五章 川芎的栽培种植研究 ⋯⋯⋯⋯⋯⋯⋯⋯⋯⋯⋯⋯⋯⋯⋯⋯ 61

第一节 川芎的繁殖方式 …………………………………………… 61

一、"苓子"繁殖 …………………………………………………… 61

二、组培繁殖 ……………………………………………………… 62

第二节 川芎适宜性产地分析和区划研究 ………………………… 63

第三节 川芎大田栽培技术研究 …………………………………… 64

一、川芎无公害种苗处理技术研究 ……………………………… 64

二、川芎宽窄行栽培技术 ………………………………………… 64

三、川芎春季追肥 ………………………………………………… 64

四、川芎光合特性的调节 ………………………………………… 64

五、川芎间作 ……………………………………………………… 65

第四节 川芎病虫害及其防治 ……………………………………… 65

一、病害 …………………………………………………………… 65

二、虫害 …………………………………………………………… 67

第五节 川芎的采收、加工与贮藏 ………………………………… 68

一、川芎适宜采收期 ……………………………………………… 68

二、川芎加工方法 ………………………………………………… 69

三、川芎的贮藏 …………………………………………………… 69

第二篇 川芎的现代研究

第一章 川芎的研究概况 …………………………………………… 75

一、川芎化学成分研究 …………………………………………… 75

二、提取分离方法 ………………………………………………… 76

第二章 川芎的化学成分研究 ……………………………………… 79

第一节 挥发油 ……………………………………………………… 79

一、理化性质 ……………………………………………………… 79

二、稳定性研究 …………………………………………………… 79

三、化学成分研究 ………………………………………………… 82

四、分离纯化 ……………………………………………………… 85

五、提取工艺研究 ………………………………………………… 86

六、化学合成研究 ………………………………………………… 90

第二节 阿魏酸 ……………………………………………………… 94

一、理化性质 ……………………………………………………… 94

二、稳定性研究 ·· 94

三、分离纯化 ·· 96

四、提取工艺研究 ·· 96

五、阿魏酸的制备方法 ·· 98

六、阿魏酸的结构修饰 ··· 100

第三节　川芎嗪 ··· 123

一、理化性质 ··· 123

二、川芎嗪的提取和分离 ··· 123

三、川芎嗪的合成 ··· 124

四、川芎嗪的结构修饰 ··· 125

第四节　川芎哚 ··· 148

一、川芎哚的合成研究 ··· 149

二、川芎哚标记化合物的合成研究 ··································· 150

三、川芎哚的结构修饰 ··· 157

第五节　多糖类 ··· 162

第三章　川芎的质量研究 ··· 168

第一节　川芎药材的定性鉴别 ····································· 168

一、性状鉴别 ··· 168

二、显微鉴别 ··· 170

三、理化鉴别 ··· 170

四、薄层色谱鉴别 ··· 170

第二节　含量测定 ··· 172

一、阿魏酸的含量测定 ··· 172

二、川芎嗪的含量测定 ··· 192

三、藁本内酯的含量测定 ··· 194

四、苯酞类成分的含量测定 ··· 206

五、复方制剂中川芎嗪与阿魏酸的含量测定 ··························· 209

第三节　指纹图谱研究 ··· 226

一、川芎高效液相色谱指纹图谱研究 ································· 226

二、川芎气相色谱指纹图谱研究 ····································· 253

三、其他指纹图谱研究 ··· 264

第四章　川芎的药物动力学研究 ··································· 269

第一节　川芎嗪的药物动力学研究 ································· 269

一、川芎嗪在小鼠血、脑和肝中的药代动力学研究 ·········· 269

二、盐酸川芎嗪药代动力学研究 ·········· 272

三、盐酸川芎嗪大鼠鼻腔给药脑内药动学研究 ·········· 277

四、川芎嗪药物代谢研究 ·········· 279

五、盐酸川芎嗪在大鼠体内的组织分布 ·········· 281

第二节　阿魏酸的药物动力学研究 ·········· 283

一、阿魏酸在人体血清中的浓度变化测定 ·········· 283

二、阿魏酸和川芎汤剂中阿魏酸在大鼠体内的吸收动力学对比研究 ·········· 284

三、丹参素和阿魏酸合用的药动学相互作用 ·········· 286

第三节　川芎哚体内药物分析研究 ·········· 288

一、川芎哚血药浓度测定 ·········· 288

二、川芎哚体内代谢转化研究 ·········· 290

三、藁本内酯体内的药代动力学研究 ·········· 292

四、藁本内酯的组织分布 ·········· 293

第四节　川芎复方制剂的体内分析 ·········· 294

一、生化汤药动学及其血清指纹图谱研究 ·········· 294

二、补阳还五汤中川芎嗪的药代动力学研究 ·········· 296

三、大鼠口服川芎体内化学成分变化研究 ·········· 297

四、川芎汤中阿魏酸在人体的药动学研究 ·········· 302

五、人血清中阿魏酸和川芎嗪的测定方法研究 ·········· 304

六、中药配伍对血清阿魏酸临床生物利用度的影响 ·········· 306

第五章　川芎及其相关成分的药理研究 ·········· 310

第一节　川芎的药理作用 ·········· 310

一、对心脑血管系统的作用 ·········· 310

二、对中枢神经系统的作用 ·········· 311

三、对泌尿系统的作用 ·········· 311

四、对呼吸系统的作用 ·········· 312

五、对血液系统的作用 ·········· 312

六、对平滑肌的作用 ·········· 312

七、抗癌作用 ·········· 312

八、抗血管炎症作用 ·········· 312

九、其他作用 ·········· 312

第二节　川芎嗪的药理作用 ·········· 313

一、对心血管系统的作用 ………………………………………………… 313

二、对血管的作用 ………………………………………………………… 318

三、对脑组织的作用 ……………………………………………………… 318

四、对呼吸系统的作用 …………………………………………………… 324

五、对消化系统的作用 …………………………………………………… 328

六、对肾脏系统的作用 …………………………………………………… 330

七、对血液系统的作用 …………………………………………………… 332

八、对免疫系统的影响 …………………………………………………… 335

九、抗炎作用 ……………………………………………………………… 335

十、对学习记忆功能及缺氧的作用 ……………………………………… 335

十一、抗组织纤维化的作用 ……………………………………………… 338

十二、抗癌作用 …………………………………………………………… 343

十三、对视网膜神经细胞的作用 ………………………………………… 347

十四、对脉络膜血管增生（CNV）的作用 ……………………………… 348

十五、对痛觉传递神经的作用 …………………………………………… 348

十六、对损伤的脊髓组织的保护作用 …………………………………… 348

十七、抑制癫痫发作 ……………………………………………………… 349

十八、对休克的作用 ……………………………………………………… 349

十九、对皮瓣存活的作用 ………………………………………………… 350

二十、对糖尿病的保护作用 ……………………………………………… 351

二十一、对烧伤的保护作用 ……………………………………………… 353

二十二、其他作用 ………………………………………………………… 355

第三节　川芎挥发油的药理作用 ………………………………………… 356

一、对心脑血管系统的作用 ……………………………………………… 356

二、镇静作用 ……………………………………………………………… 356

三、镇痛作用 ……………………………………………………………… 357

四、解痉作用 ……………………………………………………………… 357

五、改善微循环、抑制血小板聚集的作用 ……………………………… 357

六、防治急性肾衰竭 ……………………………………………………… 357

七、促透皮吸收作用 ……………………………………………………… 357

八、解热作用 ……………………………………………………………… 357

九、其他作用 ……………………………………………………………… 358

第四节　阿魏酸的药理作用 ……………………………………………… 358

一、抗氧化、清除自由基以及细胞保护作用 ················· 358

二、对中枢神经系统的作用 ····························· 358

三、对血液及心血管系统的作用 ······················· 358

四、抗癌抗突变作用 ································· 359

五、对免疫系统的作用 ····························· 359

六、对肾脏疾病、肝脏损伤模型的影响 ··················· 359

第五节　川芎提取物的药理作用 ······················· 360

一、川芎提取物的抑菌杀虫作用 ······················· 360

二、川芎提取物对大鼠心肌缺血再灌注损伤的影响 ············· 361

三、川芎提取物对大鼠血压及血流动力学的影响 ·············· 361

四、川芎提取物对链脲佐菌素诱导糖尿病模型大鼠血糖的影响 ······ 362

五、川芎提取物对神经根型颈椎病模型大鼠根性疼痛的保护作用 ····· 362

六、川芎提取物对胰腺癌 HS766T 细胞体外黏附的影响 ··········· 362

七、川芎总黄酮对小鼠体外的抗氧化作用 ················· 363

八、川芎水煎液对离体蟾蜍心功能的影响 ················· 363

第三篇　川芎及川芎嗪的临床应用

第一章　川芎的临床应用 ····························· 379

第一节　在内科疾病中的应用 ························· 379

一、循环系统疾病 ······························· 379

二、神经系统疾病 ······························· 385

三、呼吸系统疾病 ······························· 391

四、消化系统疾病 ······························· 392

五、泌尿系统疾病 ······························· 396

六、内分泌系统疾病 ····························· 399

第二节　在外科疾病中的应用（含皮肤科疾病） ·············· 401

一、血栓闭塞性脉管炎 ···························· 401

二、静脉曲张 ································ 402

三、粘连性肠梗阻 ······························ 402

四、泌尿系结石 ······························· 402

五、乳腺增生 ································· 403

六、卵巢囊肿 ································· 403

七、产后痔疮 …………………………………………………………… 404

八、肛裂 ………………………………………………………………… 404

九、面部疱疹 …………………………………………………………… 405

十、黄褐斑 ……………………………………………………………… 405

十一、斑秃 ……………………………………………………………… 406

十二、带状疱疹后遗神经痛 …………………………………………… 406

十三、掌跖角化性皮肤病 ……………………………………………… 407

十四、荨麻疹 …………………………………………………………… 407

第三节　在骨科疾病中的应用 ………………………………………… 408

一、软组织急慢性损伤 ………………………………………………… 408

二、骨折 ………………………………………………………………… 409

三、慢性骨髓炎 ………………………………………………………… 410

四、腰腿疼 ……………………………………………………………… 413

五、颈椎病 ……………………………………………………………… 413

六、坐骨神经痛 ………………………………………………………… 414

七、腰椎间盘突出症 …………………………………………………… 416

八、肩周炎 ……………………………………………………………… 417

九、骨质增生 …………………………………………………………… 418

十、股骨头坏死 ………………………………………………………… 419

十一、关节炎 …………………………………………………………… 419

十二、足跟痛 …………………………………………………………… 420

十三、滑囊炎 …………………………………………………………… 422

第四节　在儿科疾病中的应用 ………………………………………… 433

一、病毒性心肌炎 ……………………………………………………… 433

二、新生儿硬肿病 ……………………………………………………… 433

三、肾病综合征 ………………………………………………………… 434

四、过敏性紫癜 ………………………………………………………… 435

五、紫癜性肾炎 ………………………………………………………… 436

六、小儿哮喘 …………………………………………………………… 437

七、小儿偏瘫 …………………………………………………………… 437

第五节　在妇科疾病中的应用 ………………………………………… 437

一、原发性痛经 ………………………………………………………… 437

二、乳腺增生 …………………………………………………………… 442

三、子宫肌瘤 …………………………………………………… 443

四、功能性子宫出血 …………………………………………… 443

五、更年期综合征 ……………………………………………… 448

六、不孕症 ……………………………………………………… 449

七、异位妊娠 …………………………………………………… 452

八、闭经 ………………………………………………………… 453

九、月经后期 …………………………………………………… 454

十、月经过多 …………………………………………………… 454

十一、月经不调 ………………………………………………… 455

十二、盆腔炎 …………………………………………………… 456

十三、卵巢囊肿 ………………………………………………… 456

第六节　在五官科疾病中的应用 ………………………………… 457

一、眼科疾病 …………………………………………………… 457

二、耳鼻喉科疾病 ……………………………………………… 461

三、口腔科疾病 ………………………………………………… 464

第七节　其他科疾病中的应用 …………………………………… 465

一、恶性肿瘤 …………………………………………………… 465

二、中毒 ………………………………………………………… 469

第二章　川芎嗪的临床应用 ………………………………………… 477

第一节　在呼吸系统疾病中的研究与应用 ……………………… 477

一、肺损伤 ……………………………………………………… 477

二、哮喘 ………………………………………………………… 482

三、慢性阻塞性肺疾病 ………………………………………… 486

四、肺心病 ……………………………………………………… 488

第二节　在循环系统疾病中的应用 ……………………………… 492

一、对心肌的保护作用 ………………………………………… 492

二、冠心病 ……………………………………………………… 498

三、心肌缺血 …………………………………………………… 503

四、心力衰竭 …………………………………………………… 504

五、冠脉综合征 ………………………………………………… 505

六、周围血管病 ………………………………………………… 505

第三节　在消化系统疾病中的应用与研究 ……………………… 506

一、胃肠疾病 …………………………………………………… 506

二、肝病 …………………………………………………………………… 509

三、急性胰腺炎 …………………………………………………………… 516

第四节　在泌尿生殖系统疾病中的应用与研究 …………………………… 519

一、肾病 …………………………………………………………………… 519

二、生殖系统疾病 ………………………………………………………… 527

第五节　在血液及内分泌系统疾病中研究与应用 ………………………… 528

一、血液系统疾病 ………………………………………………………… 528

二、糖尿病 ………………………………………………………………… 532

三、糖尿病周围神经病变 ………………………………………………… 534

四、糖尿病肾病 …………………………………………………………… 535

五、糖尿病其他并发症 …………………………………………………… 539

第六节　在神经系统疾病中的研究与应用 ………………………………… 540

第七节　在运动系统疾病中的研究与应用 ………………………………… 562

一、运动系统疾病 ………………………………………………………… 562

二、对骨髓、脊髓的影响 ………………………………………………… 564

第八节　在眼科疾病中的研究与应用 ……………………………………… 567

第九节　在肿瘤疾病中的研究与应用 ……………………………………… 569

第十节　在妇科疾病中的临床应用 ………………………………………… 573

一、宫内胎儿生长迟缓 …………………………………………………… 573

二、妊娠肝内胆汁淤积症 ………………………………………………… 575

三、妊娠高血压综合征 …………………………………………………… 575

四、羊水过少 ……………………………………………………………… 579

五、原发性痛经 …………………………………………………………… 579

六、乳腺增生 ……………………………………………………………… 580

第十一节　在儿科疾病中的研究与应用 …………………………………… 580

一、肺炎 …………………………………………………………………… 580

二、病毒性肝炎 …………………………………………………………… 582

三、病毒性心肌炎 ………………………………………………………… 583

四、新生儿窒息 …………………………………………………………… 583

五、新生儿硬肿病 ………………………………………………………… 583

六、急性肾炎 ……………………………………………………………… 584

七、脑外伤后失语 ………………………………………………………… 585

八、肾病综合征 …………………………………………………………… 585

第一章　川芎的本草考证及药源调查

第一节　川芎的正名与别名

一、川芎的正名

川芎 *Ligusticum chuanxiong* Hort. 川芎药用历史悠久，《神农本草经》将其列入上品，称为芎䓖，之后历代本草中均有记载。本草著作中以川芎为正名者最早见于金·张元素的《医学启源》，而不是一般文献认为的"川芎"之名首次出现在金元时期的《汤液本草》。新中国成立以后，历版《中华人民共和国药典》（以下简称《药典》）均将川芎作为本品的药物正名。

二、川芎的文献名

川芎药用历史悠久，川芎的名称历代本草书籍记载各异。常见的有：山鞠穷、鞠穷《左传》，芎䓖《神农本草经》《神农本草经集注》《新修本草》《证类本草》《本草纲目》《本草从新》等，香果、马衔芎䓖《名医别录》，胡芎《名医别录》，雀脑芎、营《本草纲目》，贯芎《珍珠囊》，台芎《本草蒙筌》，杜芎《现代实用中药》，小叶川芎《全国中草药汇编》，川芎䓖《中药处方名辨义》等。李时珍曰："芎本作营，名义未详，或云：'人头芎窿穷高，天之象也。'此药上行，专治头脑诸疾，故有芎䓖之名。出蜀中者，为川芎。"李时珍又曰："出关中者，呼为京芎，亦曰西芎；出蜀中者，为川芎；出天台者，为台芎；出江南者，为抚芎。皆因地而名也。"

三、川芎的地方名

川芎、京芎、西芎、云芎、理芎、茶芎、抚芎等。

四、川芎的商品名

川芎《中药志》主产于四川，以灌县最多，其次为崇庆，产量大，品质优，行销全国并有出口。此外湖北、陕西、甘肃、江西、云南、贵州及其他一些省都已引种成功，但量不大，质亦欠佳，只作自销。

真川芎《中药处方名辨义》处方要求以真品入药，习以川产者油足气香为真品。

大川芎《中药处方名辨义》个大者质佳。

大芎《中药处方名辨义》。

正川芎《中药处方名辨义》。

京芎《图经本草》指产于关中者。

西芎《本草纲目》即京芎。

云芎《中药大辞典》指产于云贵两省者。

理芎《中药大辞典》云南大理、下关及贵州所产者。

茶芎《中药志》原植物同川芎，栽培于江西、湖南、湖北等地。

抚芎《中药志》茶芎亦称抚芎，抚指抚州，今江西省境内。

西抚芎《中药处方名辨义》。

川抚芎《中药处方名辨义》。

抚川芎《中药处方名辨义》另有以稍嫩的根茎称川抚芎或抚川芎。

小抚芎《中药处方名辨义》根茎瘦小，民间用以泡茶饮用，茶芎之名可能由此而来。

五、川芎的处方用名

川芎、酒川芎、炒川芎、麸炒川芎等。

川芎片《中药正别名》净处理后润软切片。

炒川芎《中药处方名辨义》清炒或加辅料炒。

炙川芎《中药处方名辨义》即炒川芎。

酒川芎《中药处方名辨义》辅酒炒。

麸炒川芎《中药处方名辨义》辅麸皮炒。

第二节　川芎药用品种的本草考证

　　川芎药用历史悠久，始载于《神农本草经》，被列为上品。别名甚多，产地亦广。但《神农本草经》中未见有川芎形态、分布、生境等方面特征的详细描述。《左传》中称山鞠芎、鞠芎，亦未见形态等方面的描述。

　　《名医别录》曰："芎藭，叶靡芜，生武功川谷，斜谷两岭。三四月采根曝干。"指出了形态、产地、采收时节、入药部位及加工方法。

　　《神农本草经集注》曰："武功斜谷两岭，俱近长安，今出历阳，处处亦有。人家多种之。叶似蛇床而香，节大茎细，状如马衔，古人谓之马衔芎藭。蜀中亦有而细。"指出了川芎产地的变迁，并详细描述了川芎原植物叶形、气味、茎节膨大等生物学特性，以及陕地、蜀中品种药材的性状、生物学特性的区别。

　　《唐本草》曰："关陕、川蜀、江东山中多有之；而以蜀川为胜。四五月生叶似水芹、胡荽、蛇床辈，作丛而茎细，其叶倍香。江东、蜀人采叶作饮。七八月开碎白花，如蛇床子花。根茎瘦，黄黑色。关中出者形块重实，作雀脑状者，古人谓：'雀脑芎，最有力'"，"今出秦州，其人间种者，形块大，重实多脂润，山中采者瘦细，味苦辛"。进一步指明了川芎原植物的形态特征，对药材的性状特征、品质评价方面也有较详细的记载，指出栽培品和野生品药材品质的差异及其鉴别特点，并指出产地多处，而以蜀川为胜。

　　宋《本草衍义》曰："今出川中，大块，其里色白，不油色，嚼之微辛，甘者佳。"较详细地概括了川芎道地药材的性状特征。

《蜀本草》曰："苗似芹菜、胡荽、蛇床辈，丛生，花白。"

宋《图经本草》所述与上相似，并附有图版。芎䓖图版虽粗劣，但叶为三出式三回羽状分裂，根茎呈块状，应为伞形科植物。其后本草对形态没有更详细的描述，但多强调产于四川，因此认为本草中记载的原植物与今川芎相同。

《本草纲目》时珍曰："蜀地少寒，人多栽莳，深秋茎叶亦不萎也。清明后宿根生苗，分其枝横埋之，则节节生根。8月根下始结芎䓖，乃可掘取，蒸暴货之。"又"出关中者，呼为京芎。出蜀中者为川芎，出天台者，为台芎。出江南者为抚芎。"表明当时以蜀地栽培品为主，并详细描述了栽培特点及不同产地的药材名称。

《救荒本草》云："叶似芹而微细窄，有丫叉，又似白芷，叶亦细，又似胡荽叶而微壮，一种似蛇床叶而亦粗，嫩叶可炸食。"

宗曰："凡用，以川中大块，里色白，不油，嚼之微辛甘者佳。他种不入药，止可为末，煎汤沐浴而已。"

第三节　川芎的药源调查

川芎为我国临床常用中药，在国内外药材市场上均为重要商品。《药典》中规定，川芎为伞形科植物川芎(*Ligusticum chuanxiong* Hort.)的干燥根茎。

川芎 *Ligusticum chuanxiong* Hort. 原植物特征为：多年生草本，高 40～70cm，偶达 1m，全株有香气。根茎呈不规则的结节状拳形团块，下端有多数须根。茎直立，圆筒形，中空，表面有纵直沟纹，茎上部的节膨大成盘状(俗称苓子)，中部以上的节不膨大。叶互生，抱茎，有叶鞘；小叶 3～5 对，卵状三角形，羽状全裂，顶端小叶近无柄；末回裂片卵形或卵状披针形，羽状深裂，顶端有小尖头，长 2～5mm，宽 1～2mm，仅脉上有稀疏的短柔毛，复伞形花序生于分枝顶端，伞幅 7～20，四棱形，有短毛，总苞片 3～6，小伞序有花 10～24，小总苞片 2～7，线形，略带紫色，被柔毛；花白色，萼齿不显著；花瓣椭圆形，顶端有短尖状突起，内曲；雄蕊 5，花药淡绿色；子房下位，花柱 2，柱头头状，双悬果卵形，分生果背棱棱槽中有油管 3，侧棱棱槽中有油管 2～5，合生面有 4～6。花期 7～8 月，果期 8～9 月。

均为栽培，未见野生。主要栽培地区为四川省，现江西、湖北、陕西、甘肃、贵州、云南、宁夏、新疆、湖南、浙江、江苏、广西、河北、山西、内蒙古、福建等省区也有部分种植。

一、川芎的地区习用品种

川芎药用历史悠久，除正品品种外，在长期的引种栽培过程中出现许多近缘品种，这些同属相关品种在国内不同地区作为川芎入药用。《药典》规定川芎的乙醇浸出物含量不得低于 12%。

唐朝及以前芎䓖特有历阳(安徽和县)、蜀(四川)、秦川(甘肃天水)三个产地。随着不断引种，历史上出现了川芎(四川)、西芎(甘肃)、抚芎(又名茶芎，产地江西)、台芎(浙江)、广芎(广东)、云芎(云南),但均以四川产的川芎为最佳。

抚芎 *Ligusticum chuanxiong* Hort. cv Fuxiong 为川芎一个变种。清宫医案中就将川芎、抚芎区别使用。赵学敏、苏颂、陈仁山等对其功效主治也有不同的记载,把川芎的产地相对局限于四川。日本《药局方》规定的"川芎"为伞形科植物 *Cnidium officinale* Makino 的干燥根茎。

1979 年,邱氏等把川芎订名为 *Lignum chuanxiong* Hort.。房氏通过染色体核型比较,认为抚芎为川芎的一个同源三倍体植物。

抚芎药材外形及薄层层析结果均与川芎近似,不同点为其叶的末回裂片较宽。根茎呈结节状团块或扁拳状团块,长 3~8cm,厚 2~3cm,表面呈灰黄褐色至黄棕色,有数个瘤状突起(小块茎),粗糙,具多数轮环(叶痕),残留较多的鳞叶。顶部中央有圆形茎痕,下部具多数残根或疣状突起的根痕。质坚实,小块茎易从茎上掰下。断面呈黄白色或污黄色,显油性。气香郁,味苦、辛、微甜。产于江西省武宁、瑞昌、德安及湖北省阳新、崇阳等县,为江西省道地药材。

金芎 *Ligusticum chuanxiong* Hort. cv. Jinxiong 植株高 40~80cm,基部茎节膨大,叶 3~4 回三出羽状全裂,第二回的裂片呈宽卵形,羽状半裂或呈撕裂状,末回羽裂片宽披针形至长卵形。分生果卵形,背棱槽内具油管,侧棱槽内具油管,合生面具油管。地下茎具不规则的疣状团块,长 3~8cm,宽 3~5cm。表面呈灰褐色至黑褐色,上部具 3~9 个茎基,茎基高 1~5cm,顶部凹洼深。茎基顶端常带茎节,茎节盘状,周围具不规则的疣状突起,下部具多数残根或茎痕。商品常有根茎或不带茎的茎节。质坚实,不易掰断,断面皮部呈白色,木部呈黄色,具多数淡黄色油点。气香,味苦、辛、麻。产于云南省大理、丽江、中甸,贵州省瓮安、毕节和独山,陕西省陇县、太白,湖北省利川等县。1990 年,张海道也确定金芎为川芎的另一个同源三倍体植物。

东芎,又名东川芎 *Cnidium officinale* Makino,日本川芎,洋川芎,延边川芎,系新中国成立前由日本引种,在吉林省延边朝鲜族自治州作"川芎"入药,多自产自销,有时销至外省,目前产量很少。株高 30~60cm,地下块茎呈不规则团块状,气香,叶 3~4 回三出羽状分裂,末回裂片边缘长齿状,双悬果卵圆形,具棱。药材外形与川芎近似,为不规则团块状,长 4~8cm,直径 3~8cm,厚 3~5cm,表面呈暗褐色,粗糙,上部具 2~7 个丛生的小块茎,小块茎圆锥形、长圆柱形,具多数隆起的结节状轮环(茎节),顶端圆钝或平,下部具多数残根或根痕。质坚实,小块茎易从块茎上掰下,断面呈灰白色或黄白色,有错综纹理,显油性,味苦、辛、微甜,有麻舌感。产于吉林省龙井、和龙、汪清、安图、珲春、敦化等县。

张氏在《常用中药材品种整理和质量研究》中认为,本草中记载的京芎(西芎)、台芎原植物为藁本;云芎(理芎)的原植物为芹菜。但有学者认为西芎与川芎比较,在形态、性状上酷似藁本,但其粉末显微特征、化学成分与川芎基本一致,与藁本差异较大。东芎(*Cnidium officinale* Makino)为另一属植物,又名为东川芎、日本川芎、洋川芎、延边川芎,从中国引种,栽培于日本而得名,也有学者将其划入藁本属。

植物检索表:

1. 植物体具茎或至少具有 2~3 个茎节,有茎生叶;块状茎呈团块状或疏、密的念珠状

2. 叶的第三次羽裂片全裂,末回小裂片彼此疏离,间距与裂片宽度略相等,块状茎团

块状……………………………………川芎 *Ligusticum chuanxiong*

3. 叶的第三次羽裂片撕裂状半裂，末回小裂片彼此密接，间距常小于裂片宽，块状茎呈团块状或疏、密的念珠状

4. 植物体正常抽茎，株高可达 1m，不见具丛生叶的顶枝………金芎 *L. chuanxiong* cv. Jinxiong

5. 植物体稀正常抽茎，常仅生 2~3 个茎节，株高 30~60cm，常具丛生叶的顶枝………………………………东芎 *L. officinale*

6. 植物体无茎，具基生叶，块状茎常团块状；叶的第三次羽裂片半裂，末回小裂片彼此疏离……………………抚芎 *L. chuanxiong* cv. Fuxiong

二、川芎的混淆品种

川芎在我国药用历史悠久，人工栽培开始得较早，自然资源分布较广，唐时便有历阳（安徽），秦川，蜀地三个重要产地，且指出以蜀地为胜。历代多以栽培品入药，至今所用川芎药材均为栽培品。因此在各大主流药材市场上大规模的伪品不多。

川芎的主流商品有坝芎、山芎、芎苓子之分。坝芎指培植在平坝田地上，以个头圆整、体质丰满、外呈黄褐色、切开内呈黄白色菊花心状为好货；山芎为种植在山区梯田者，由于土质、肥料不及平坝，故其品质较坝芎松，外皮枯瘦，色灰黑，个头亦不圆整；芎苓子即川芎块茎上附生的苓子(川芎的种苗，又名川芎仔、小川芎、山川芎等)，多作为香料或兽药，不作为药用。其特点为中央穿有中空的地上茎。另外，采收季节前 1~2 月采收的称为乳芎或奶芎，其品质甚次。"奶芎"和"山川芎"均为川芎生产过程的副产物，常混入川芎商品中出售。

此外，其他地区栽培的川芎(类)商品还有：

湖南茶陵及湖北襄樊、咸宁、阳新所产为"茶芎"，其特点为个头较圆细，表面色较浅，切面油点较少，气香稍淡。

江西抚州所产为抚芎，亦有认为是川芎代用品，见地方习用品及混伪品一栏，特点为表面色浅黄，棱角少，轮节环纹不明显，切面类白色，有的松疏有裂孔。其色、香、味均淡。

云南大理、下关及贵州所产者称为"理芎"，其特点为：色灰褐，粗糙，常见未去净之须根，切面油性少，味亦较淡。

通常在无性繁殖过程中，于大寒后立春前，采挖坝区未成熟的根茎，称"奶芎"或"抚芎"，运上中山育苓，也有些农户将奶芎在药材市场作川芎或奶芎出售。此时距正常川芎收获期尚有 4 个月左右。在中山育苓的川芎，于小暑后至立秋前后，选无雨天割取地上部分(茎秆)扎成捆，运下山作苓种，挖起地下部分的根茎称"山川芎"，混入川芎商品中出售。

古时川芎、藁本等常常混淆，混淆品多为藁本属一些近缘植物。至今一些地区，如山东、湖北仍称藁本为"川芎"，湖南称藁本为"西芎"、"土川芎"，另外四川金佛山、贵州湄潭地区所产川芎原植物也为藁本，贵州地区称为"大叶川芎"。

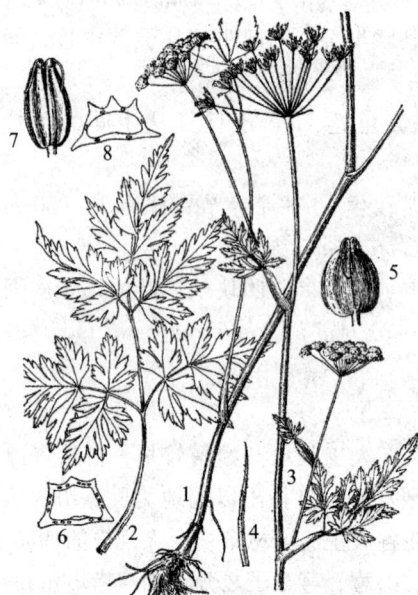

图1-1-1　川芎混淆品——藁本原植物

1. 植株下部　2. 基生叶　3. 植株上部　4. 小叶苞片　5. 果实　6. 分生果横剖面　7. 果实　8. 分生果横剖面

第四节　川芎的商品调查

现今所用川芎商品均为栽培品，未发现野生品，川芎药材主产于四川，产量大，品质优，行销全国并出口。此外，湖北、湖南、江西、甘肃、陕西、云南、贵州等地均有引种，但产量较少，质量也较差，一般自产自销。

川芎药材的商品规格分为：家川芎（又按品质分为一等、二等、三等）、山川芎。出口商品按家川芎规格。

一、家川芎

一等：干货。呈绳结状，质坚实。表面呈黄褐色，断面呈灰白色或黄白色。有特异香气，味苦辛、麻舌。每1kg有44个以外，单个的重量不低于20g。无山川芎、空心、焦枯、杂质、虫蛀、霉变。

二等：干货。呈绳结状，质坚实。表面呈黄褐色，断面呈灰白色或黄白色。有特异香气，味苦辛、麻舌。每1kg有70个以外，其余同一等。

三等：干货。呈绳结状，体枯瘦欠坚实。表面呈褐色，断面呈灰白色。有特异香气，味苦辛、麻舌。每1kg有70个以外，个大空心。无山川芎、苓珠、苓盘、焦枯、杂质、虫蛀、霉变。

二、山川芎

统货：干货。呈绳结状，体枯瘦欠坚实。表面呈褐色，断面呈灰白色。有特异香气，味苦辛、麻舌。大小不分。无苓珠、苓盘、焦枯、杂质、虫蛀、霉变。

参考文献

[1] 唐慎微．重修政和经史证类备用本草．影印本．北京：人民卫生出版社，1957：138.

[2] 刘彩霞，廖梦霞，邓天龙．中草药．附4.

[3] 韩维恒．中药正别名集．湖南：湖南科学技术出版社，2006：25.

[4] 谢宗万，郝近大，余友芩，等．常用中药名与别名手册．北京：人民卫生出版社，2001：69.

[5] 李时珍．本草纲目．点校本（上册）．北京：人民卫生出版社，1982：758.

[6] 房淑敏，张海道．中药抚芎的原植物及其与川芎、藁本的比较．植物分类学报，1984，1：38.

[7] 赵学敏．本草纲目拾遗（校定本）．北京：人民卫生出版社，1983：78.

[8] 胡世林．中国道地药材．哈尔滨：黑龙江科学技术出版社，1989：133.

[9] 苏颂．图经本草（辑复本）．福州：福建科学技术出版社，1988：129.

[10] 陈仁山．药物出产辨．重订本．台北：新医药出版社，1977：8.

[11] 全国中草药编写组．全国中草药汇编，上册．北京：人民卫生出版社，1975：124.

[12] 邱淑华．川芎学名考，植物分类学报，1979，17（2）：101～103.

[13] 房淑敏．中药抚芎的原植物及其与川芎、藁本的比较．植物分类学报，1984，22（1）：38～42.

[14] 张海道．中药金芎原植物的研究．植物分类学报，1990，28（6）：477～482.

[15] 张海道．常用中药材品种整理和质量研究．北京：北京医科大学，中国协和医科大学联合出版社，1995：372～401.

[16] 张伯崇．西芎的质量考察．中草药，1986，17（8）：34.

[17] 新编中药志（一）．北京：化学工业出版社，1999：129.

[18] 陈军．川芎与混淆品茶芎的比较鉴别．中草药，2001，（4）：353～355.

[19] 曾育麟．中药形性经验鉴别法，上册．云南人民出版社，1958：52～54.

[20] 卢赣鹏，刘立茹．常用中药材传统鉴别．北京：人民军医出版社，2005：52～53.

[21] 宋平顺，马潇，张伯崇．芎䓖的本草考证及历史演变．中国中药杂志，2000，25（7）：434～436.

第二章　川芎类药材的特性与鉴别

第一节　川芎的药材特性

一、性状特征

现今所用川芎均为人工栽培品。

川芎原植物特征：伞形科藁本属植物川芎，为多年生草本，高 30～60cm，根状茎呈不规则的结节状拳形，结节顶端有茎基团块，外皮呈黄褐色，有香气。茎常数个丛生，直立，上部分支，节间中空，下部的节明显膨大成盘状，易生根。叶互生，二至三回羽状复叶，叶柄基部扩大包茎，小叶 3～5 对，边缘成不整齐羽状全裂或深裂，裂片细小，两面无毛，仅脉上有短柔毛。夏季开花，复伞形花序顶生，伞梗十数条，小伞梗细短，多数，顶端着生白色小花，花萼 5，条形，有短柔毛，花瓣 5，椭圆形，先端全缘，中央有短尖突起，向内弯曲，雄蕊 5，伸出花瓣 5，子房下位。双悬果卵圆形，5 棱，有窄翅，背棱中有油管 1 个，侧棱中有 2 个，结合面有 4 个。

川芎性状特征：根茎为结节状拳形团块，直径 1.5～7cm，表面呈黄褐色至黄棕色，粗糙，皱缩，有多数平行隆起的轮节，上端有类圆形凹窝状茎痕，下侧及轮节上有多数细小瘤状根痕，质坚实，不易折断，断面呈黄白色或灰黄色，有波状环纹（形成层），全体散有黄棕色油点（油室），香气浓郁而特殊，味苦、辛、微甜，有麻舌感。

以个大饱满，质坚实，断面呈色黄白，油性大，香气浓者为佳。

川芎饮片多为纵切片，边缘不整齐，形似蝴蝶，习称"蝴蝶片"，厚 3～5mm，断面呈黄白色或灰黄色，有错综纹理，全体散有黄棕色油点（油室），形成层环纹波状弯曲，髓部色较淡。质坚而脆，香气浓而特异，口嚼稍有麻舌感，回味微甜。酒川芎形如川芎片，色泽加深，偶见焦斑，质坚脆，略有酒香气。炒川芎形如川芎片，色泽加深。色黄，偶具焦斑。麸炒川芎形如川芎，色黄褐，有浓郁焦香气。

二、采收加工与贮藏

（一）采收

1. 传统采收期

四川省少数地区及其他各地栽培川芎多无育苓阶段。将收获川芎时（小满前后）收集的茎节（苓盘），经过一段时间贮藏后（也可不贮藏）种下，第二年夏至至小暑之间收获。平原栽培者于 5～6 月（小满前后），当茎部的节盘显著膨大，并略带紫色时采挖；山地栽培者于

8~9月采挖。挖出全株，除去茎苗，弄净泥土，晾干或炕干后，撞去须根。不宜日光曝晒，以免影响色泽。

2. 川芎适宜采收期的确定

川芎在不同采收期其次生代谢产物的含量差异较大，适宜的采收期是保证药材质量的关键环节。产地药农认为川芎的采收以每年农历小满后7天为好，但常因轮种水稻而提前到5月上、中旬。蒋氏等以总挥发油、总生物碱的含量为考察指标，对不同产地、不同采收期川芎药材有效成分含量的动态观察进行了研究。结果表明：5月10、20、30日采收对两种成分含量的影响无统计学差异。将各地同一时期或相近时间取样的两种主要成分进行测定，发现挥发油含量随采收期的延迟而降低，5月30日比5月10日下降24.32%；阿魏酸含量随采收期的延迟明显增加，5月30日比5月10日增加71.91%；总生物碱含量随采收期的延迟显著增加，5月30日比5月10日增加43.05%。综上可知，采收期对川芎有效成分含量有较大影响。川芎最适宜的采收期以每年5月20日（约农历小满后10天）为宜。

（二）产地加工方法与包装

川芎传统的产地加工方法常为炕床烘干法。蒋氏等以阿魏酸、总生物碱、挥发油的含量为评价指标，考察了不同加工方法对川芎有效成分含量的影响。结果表明：挥发油的含量以水洗后晒干法损失最大，其他方法无明显差异；阿魏酸以微波干燥法的含量最高，远红外干燥法次之；总生物碱以远红外和农户烘干法的含量最高。蒋氏等认为：加工方法以产地农户烘干法为宜。这为道地产区传统的加工方法提供了科学依据。

1. 干燥方法

（1）自然晒干　将鲜川芎平铺在竹席上或混凝土地上，日晒，遇阴雨天铺于室内通风干燥处。晾晒过程中注意上下翻动，以便尽快干燥，防止生霉。干燥后及时撞去须根和泥沙，再晒干透，包装贮藏。

（2）低温烘干　将鲜川芎自然晒1~2天后，置烘箱内，调节温度50℃~55℃。其余操作按上项处理后，再放入烘箱，至干透，取出，包装贮藏。

（3）远红外干燥　将鲜川芎自然晒1~2天后，置远红外干燥箱内，调节温度50℃~55℃。烘烤过程中注意时常上下翻动及干燥箱内上下的互换，使受热均匀，干后及时取出，撞去须根和泥沙，再置干燥箱中，至干透，取出，包装贮藏。

（4）微波干燥　将鲜川芎日晒1~2天后，分批置微波炉内，用解冻火力加热6分钟，取出，冷却2~4分钟后，再置微波炉中，重复3次，至干透为止，包装贮藏。

（5）农户烘干法　将日晒3~4天的鲜川芎平铺在炕床上，外用鼓风机向炕床下吹入无烟煤燃烧的热风，上下翻动。烘烤过程严格控制炕床上的温度，药材处温度不得超过70℃。烘8~10小时后取出，撞去须根和泥沙。堆积发汗约2~3天，再置炕床上改用小火烘炕5~6小时，包装贮藏。

不同干燥方法对川芎有效成分的含量有很大影响。研究表明：微波干燥法和远红外干燥法为最优，但由于产地条件的限制和从大生产实际考虑，采用农户烘干法较为适用，药农能够掌握此法的操作。水洗后晒干法对川芎挥发油损失较大，建议产地今后加工川芎药材不能水洗。

2. 包装

中药材长期以来存在着包装不标准、不规范、不合理的混乱现象，曾氏以药材的外观性状、挥发油的含量、水分及药材的得率为主要考察指标对不同包装材料对川芎质量的影响作了报道。分别采用复合袋、麻袋、布袋、编织袋、牛皮纸袋作为包装材料，研究表明：复合包装的防潮、隔热、密封等性能比单层包装好。药材挥发油的含量与水分及外观质量均好于其他包装材料。

（三）贮藏

川芎含有大量的挥发油，传统的贮藏方法为干燥后用竹篓、编织袋或麻袋包装贮藏。在贮藏过程中极易发生虫蛀、发霉、走油等变质现象，严重影响了川芎药材质量。蒋氏、贾氏针对川芎贮藏中容易出现的变质情况，对川芎不同包装材料、贮藏时间对药材有效成分含量的影响进行了研究。包装材料包括编织袋、塑料袋、纸箱、麻袋、真空密封塑料袋，探讨了适宜的贮藏方法。结果表明：不同包装材料中以真空包装、麻袋、编织袋对川芎有效成分含量的损失影响最小。随贮藏时间延长，水分和挥发油含量均呈下降趋势，贮藏 3 年后，挥发油含量已经降至贮藏前 1/4 ~ 1/3，阿魏酸含量随贮藏时间延长有逐渐增加的趋势，总生物碱含量变化无规律，增减均有。

川芎的包装材料可选用蒲包、麻袋、苇席或编织袋。若量小或切片后，有条件时可选用真空包装，贮藏在阴凉干燥处。川芎含挥发油，贮藏时温度过高或受潮，容易发热变色、走油而引起变质，故贮藏时要注意避光，阴凉干燥，切忌受潮受热。高温高湿季节前可进行密封抽氧充氮养护，库内最好有降温和除湿设备。贮藏过程中，特别是梅雨季节，要经常检查，一旦发现有变质现象，要及时取出并进行处理。炮制品如酒炙品、醋炙品、炒黄品、酒煮品亦须贮藏在阴凉干燥处。《药典》记载："置阴凉干燥处，防蛀。"为防治虫害，每年向库内放置两次磷化铝（第一次 4 ~ 5 月，第二次 7 ~ 8 月），注意控制好磷化铝的用量（按说明书使用）。操作人员要注意有关防毒措施，如戴口罩、手套、防毒面具等。其防治效果较好，可予推广。

结合贮藏期内有效成分的变化和川芎在贮藏中极易出现霉变、虫蛀的现象，认为川芎不宜久贮。

三、饮片加工与炮制

川芎的饮片有生品和各种炮制品。当茎部的节盘显著膨大，并略带紫色时采挖，挖出全株，除去茎苗，弄净泥土，晾干或炕干后，撞去须根。不宜日光曝晒，以免影响色泽。切制时除去杂质，分开大小，略泡，洗净，润透，切薄片或趁鲜切片。

（一）饮片加工方法

1. 古代饮片加工方法　《刘涓子鬼遗方》："切。"《理伤续断秘方》："汤泡七次。"《苏沈良方》："锉如豆大。"《经验后方》："净水洗浸，薄切片子，日干或焙。"《御药院方》："粟米泔浸三日，换，切片子，日干为末。"《丹溪心法》："去苗芦。"《纲目拾遗》："去净油，米泔水浸洗收干。"

2. 现代饮片加工方法　取原药材，除去杂质，大小个分开，浸泡至四五成透，洗净，闷润至透，切薄片，晾干或低温干燥。

（二）炮制方法

1. 古代的炮制方法　有酒川芎、炒川芎、麸炒川芎等，将生品川芎饮片炮制后用于临床。

（1）炒川芎　《千金翼方》："熬。"《博济方》："微炒。"《普济本事方》："焙。"《外科理例》："炒。"现行，取净川芎片，置锅内，用文火炒至黄色，取出放凉。

（2）酒川芎　《扁鹊心书》："酒炒。"《普济方》："川芎，锉，用好酒一升，银石器内重汤煮至酒干为度。"《宋氏女科秘书》："酒洗。"《医宗说约》："酒浸。"如《圣惠方》："治妇人崩中下血昼夜不止，芎劳八两，清酒五升，煎取二升半。"《朱氏女科秘书》："酒洗"。《医宗说约》："酒浸用。"现行，取净川芎片，用黄酒拌匀，闷透，置锅内用文火炒干，取出放凉。每100kg川芎用黄酒10kg。

（3）麸炒川芎　将锅烧热，撒入麦麸，至冒烟时加入川芎片，炒至深黄色，取出，筛去焦麸，放凉。每100kg川芎用麦麸15kg。

（4）米泔水制川芎　《证类本草》："粟米泔浸。"《御药院方》："粟米泔浸三日，换，切片子，日干为末。"《世医得效方》："米水炒。"《普济方》："米水浸。"《本草纲目拾遗》："米泔水浸洗收干。"

（5）川芎醋炙品　川芎饮片与米醋拌匀(20%)，闷润至醋尽时，置锅内用文火炒至表面呈黄色为度，取出，晾干，粉碎过20目筛备用。

2. 现代的炮制方法

（1）酒炙将生品与酒拌匀，闷润至酒被吸尽时放入锅内，用文火炒干，取出放凉即得。每100kg川芎用黄酒10kg。

（2）麸炒先将麸皮撒入锅内至冒烟，加入生品，炒至黄色，筛去麸皮，放凉即得。每100kg川芎片用麸皮18kg。

（3）炒黄将生品放入锅内，用文火或中火加热，不断翻动，炒至表面呈黄色，取出放凉即得。

（4）炒焦将生品至锅内用武火加热，不断翻动，炒至外部呈焦褐色，内部呈焦黄色，取出放凉即得。

3. 炮制原理及饮片质量评价

罗氏等采用HPLC法测定了川芎四种炮制品中阿魏酸的含量，四种炮制品中阿魏酸的含量在46.19~65.66mg/100g，酒煮＞醋制＞酒炙＞生品＞炒黄。其中醋制、酒炙、生品阿魏酸的含量没有显著差异。结果表明，随着炮制温度升高，时间延长，阿魏酸的含量呈现明显的下降趋势，这说明炮制对阿魏酸的含量影响较大。

张氏测定了川芎不同炮制品中挥发油、阿魏酸的含量。挥发油定量结果表明：川芎各炮制品挥发油含量均较生品有不同程度降低。挥发油含量：生品＞酒炙品＞醋炙品＞炒黄品＞酒煮品。其中酒炙品含量降低最少。

刘氏等采用HPLC色谱指纹图谱技术和标准化学对照品对比分析的方法，以化学成分指纹图谱为检测手段，探索川芎的常用炮制方法对其化学成分变化的影响，研究了川芎药材、川芎饮片和酒炙川芎饮片化学成分的变化。在300nm检查波长下，川芎药材、川芎饮片和酒炙川芎饮片HPLC色谱图中的化学成分色谱图差异不大：经过水润软化切制成的川芎饮片与川芎药材中的化学成分种类未见差异，但其水溶性成分的相对含量降低；川芎饮片经酒炙后，化学成分种类未见差异，但个别极性较大的色谱峰的相对含量降低。

李氏采用薄层扫描法及滴定法对川芎不同炮制品川芎嗪的含量及总生物碱的含量进行

了测定，探讨了不同炮制方法对川芎中生物碱的含量的影响。川芎炮制品中总生物碱含量顺序：醋炙>酒炙>生品。川芎嗪含量顺序：醋炙>生品>酒炙。酒炙川芎中川芎嗪的含量较生品低，但总生物碱的含量仍比生品高。这说明醋炙能提高川芎中生物碱类的含量。

四、性味归经

中药有四性五味之学说。"四性"指药物寒、凉、温、热（平）四性。"五味"指酸、苦、甘、辛、咸五味。每种药物均有不同的药性、药味。

1. 性味 川芎性味首载于《神农本草经》："味辛、温。"《吴普本草》："黄帝、岐伯、雷公：辛，无毒，香。扁鹊：酸，无毒。李氏：生温，熟寒。"《新修本草》："味苦、辛。"《珍珠囊》："味辛，气温无毒。升也，阳也。"《主治秘要》："性温，味辛苦，气厚味薄，浮而升，阳也。"《品汇精要》："味辛，性温散，气之厚者阳也，臭香。行手、足厥阴经，手、足少阳经。"《本草正》："味辛、微甘，气温。"《药典》2005 年版一部记载："辛、温。"

2. 归经 药物不仅与四性五味有关，而且与五脏六腑经络、升降沉浮补泻、阴阳五行、药物形色、质地轻重润燥等相联系。《珍珠囊》："味辛，气温无毒。升也，阳也。"《主治秘要》："性温，味辛苦，气厚味薄，浮而升，阳也。"《品汇精要》："味辛，性温散，气之厚者阳也，臭香。行手、足厥阴经，手、足少阳经。"《汤液本草》："入手足厥阴经、少阳经。"《药品化义》："入肝、脾、三焦三经""属纯阳""能升能降"《本草蒙筌》："乃手少阳本经之药，又入手足厥阴二经。"《本草求真》："专入肝，兼入心包、胆。"《药典》记载："归肝、胆、心包经。"

五、功能主治

川芎药用历史悠久，历代本草多有记载。《神农本草经》曰："主中风入脑，头痛，寒痹，筋挛缓急，金疮，妇人血闭无子。"《名医别录》曰："除脑中冷动，面上游风去来，目泪出，多涕唾，忽忽如醉，诸寒冷气，心腹坚痛，中恶，卒急肿痛，胁风痛，温中内寒。一名胡䓖，一名香果。其叶名蘼芜。生武功、斜谷、西岭。"《神农本草经集注》曰："齿根出血者，含之多差。"《药性论》曰："治腰脚软弱，半身不遂，主胞衣不出，治腹内冷痛。"《日华子本草》曰："治一切风，一切气，一切劳损，一切血，补五劳，壮筋骨，调众脉，破癥结宿血，养新血，长肉，鼻洪，吐血及溺血，痔瘘，脑痈发背，疮疥，及排脓消瘀血。"《珍珠囊》曰："散诸经之风""治头痛、颈痛""上行头角，助清阳之气，止痛；下行血海，养新生之血调经"。《主治秘要》云："其用有四，少阳引经一也，诸头痛二也，助清阳之气三也，去湿气在头四也。"王好古云："搜肝气，补肝血，润肝燥，补风虚。"《本草纲目》云："燥湿，止泄痢，行气开郁。"《增订治疗汇要》曰："主和血行气，治痛疽疮疡，能续筋骨，通乳汁。"好古云："搜肝气，补肝血，润肝燥，补风虚。"时珍云："燥湿，止泻痢，行气开郁。"苏颂云："蜜和大丸，夜服，治风痰殊效。"弘景云："齿根出血，含之多瘥。"《医学启源》："补血，治血虚头痛。"元素曰："川芎其用有四，为少阳引经，一也；诸经头疼，二也；助清阳之气，三也；去湿气在头，四也。"《本草求真》曰："况川芎上行头目，下行血海，其辛最能散邪，血因风郁，得芎入而血自活，血活而风自灭，又何有毒、有痹、有痛、有郁，而致病变多端哉。是以四物用之以散肝经之风，头痛必用以除其郁。"《药典》记载："活血行气，祛风止痛，用于月经不调，经闭痛经，癥瘕腹痛，跌扑肿痛，头痛，风湿痹痛。"

结合历代本草记载和现代中医药临床经验，归结川芎的主要功效为：

1. 辛散祛风，发表散邪 川芎味辛性温，辛散之性较强，能祛风除湿，发散风寒湿邪，常于解表方中用之。

2. 上行头目，头痛多用 川芎味辛而上行，乃升浮之品，故能上达巅顶，祛头目之风邪，又行头目之血痛而止痛。对此古人论之最多。可治风邪上攻、头目昏重、偏正头痛、鼻塞声重等证。

3. 中开郁结，行气止痛 川芎虽以活血祛瘀为主功，但其气辛香，又善能行气解郁。故《本草纲目》、《本草汇言》等均称其谓"血中气药"，可开郁行气，止胸胁胀痛、心腹坚痛，治疗诸寒气病。

4. 下行血海，活血调经 川芎为活血祛瘀之要药，所谓"下行血海"乃针对"上行头目"而言，故为妇女调经之要药。补血调血，善治妇女经水不调、妊娠腹中痛（胞阻）及胎漏下血等胎前产后诸疾。

5. 走窜经络，通痹止痛 川芎善能走窜经络，既疏散风邪，又活血祛瘀，"通则不痛"，有明显的止痛的作用，故亦为通痹止痛要药，可治风寒湿痹、跌打肿痛等症。

六、配伍（方）与禁忌

川芎与其他药物配伍，不仅能增强川芎本身的疗效，还能与其他药物相辅相成，扩大在临床中的应用，对某些症候有特殊的疗效。

（一）配伍

关于川芎的配伍，古代本草记载较多。川芎与辛温解表药配伍如防风、白芷、羌活、细辛等，可涤除外感风寒的头痛，如九味羌活汤，川芎茶调散等；若与祛风除湿药配伍，如防风、桑枝、羌活、独活等，可除风止痛，活血通痹，祛风湿痹阻、肢节疼痛等，如独活寄生汤、浊痹汤、三痹汤、薏苡仁汤、补阳还五汤等；若与白芷、赤芍等同用，不但能收活血止痛之效，并可因其通利血脉，有助其他治疮疡诸药发挥作用；若与当归、芍药、乳香等活血行气药配伍，可用于治疗血郁气滞所致的月经病、产后瘀阻及跌打损伤等，如四物汤、胶艾汤、佛手散、川芎散等。此外川芎略具安神镇静作用，同酸枣仁、茯苓等配伍，可用于治疗虚烦不眠；若与天麻配伍，还可用于治疗肝风头晕病，如《苏沈良方》中的方剂芎麻饮；若与柴胡、香附、郁金等疏肝解郁药配伍，均颇具疗效。

1. 配伍方

（1）治久崩中昼夜不止

芎䓖八分，生地黄汁一升。凡以酒五升，煮取二升去滓，下地黄汁煎一沸，分三服，相去八九里；不耐酒者，随多少数服即止。（《医心方》）

（2）治妊娠六七个月，忽胎动下血，腹痛不可忍

芎䓖八分，桑寄生四分，当归十二分，以水一升半，煎取八合，下清酒半升，同煎取九合，分作三服，如人行五六里，再温服。（《经效产宝》）

（3）治难产交骨不开

小川芎一两，当归一两，败龟板（酒炙）一个，发灰（为末）一握。水一钟，煎七分服。（《傅青主女科》加味芎归汤）

（4）治子死腹中不下

芎䓖、当归各一两（生切），瞿麦（去根）三分。上三味捣为粗末。每服三钱匕，水一盏，醋少许，同煎七分，去滓，连三二服必下。（《圣济总录》芎䓖汤）

（5）治胎衣不下，因产母元气虚薄者

川芎、当归各二钱，官桂四钱。上二服，水煎服。（《济阴纲目》加桂芎归汤）

（6）治产后瘀血结块腹痛

当归八钱，川芎三钱，桃仁十四粒（去皮、尖，研），黑姜五分，炙草五分。用黄酒、童便各半煎服。（《傅青主女科》生化汤）

（7）治产后去血过多，运闷不省及伤胎、崩中、金疮、拔牙齿去血多不止，悬虚，心烦眩晕，头重目暗，耳聋满塞，举头欲倒

当归（去芦，洗、焙）、芎䓖各等分。上为粗散。每服三钱，水一盏半，煎至一盏，去滓，稍热敷，不拘时。（《局方》芎䓖汤）

（8）治产后去血过多，血晕不省

川芎五钱，当归五钱，荆芥穗五钱（炒黑）。上作一服，水煎，入酒、童便服之。（《宋氏女科秘书》川芎汤）

（9）治心气痛（即胃脘痛也），素性有热，遇感即发

川芎、山栀子各等分，姜五片，煎服。（《穷乡偏方》芎栀汤）

（10）治产后血气虚，感风寒，头痛寒热

当归、川芎各二钱，紫苏、干葛各一钱。上锉，加生姜三片，水煎服。（《医灯续焰》加味芎归汤）

（11）治风寒在脑，或感湿头重头痛，眩晕欲倒，呕吐不定

川芎一两，细辛（去芦）、白术（去芦，炒）、甘草（炙）各半钱。上锉散。每服四钱，水一盏半，姜五片，茶芽少许，煎至七分，不拘时温服。（《世医得效方》小芎辛汤）

（12）治风热头痛

川芎一钱，茶叶二钱。水一钟，煎五分，食前热服。（《简便单方》）

（13）治偏头痛、头风

甘菊、石膏、川芎各三钱。为末。每服一钱，茶清调下。（《赤水玄珠》川芎散）

（14）治郁气不宣，又加风邪袭于少阳经，遂至半边头风，或痛在右，或痛在左，其痛时轻时重，遇顺境则痛轻，遇逆境则痛重，遇拂郁之事而更加风寒天气，则大痛而不能出户

川芎一两，白芍三钱，郁李仁一钱，柴胡一钱，白芥子三钱，香附二钱，甘草一钱，白芷五分，水煎服。（《辩证录》散偏汤）

（15）治鼻塞不闻香臭

芎䓖、辛夷各一两，细辛（去苗、叶）三分，木通（锉）半两。上四味，捣罗为散。每以少许，绵裹塞鼻中，湿则易之。（《圣济总录》芎䓖散）

（16）治小儿脑热，好闭目，太阳痛或目赤肿

川芎䓖、薄荷、朴硝各二钱。为末，以少许吹鼻中。（《全幼心鉴》）

（17）治风热壅盛，头昏目赤，大便艰难

川芎、大黄（用无灰酒一碗浸，火煮令酒尽，焙干）各二两。上件为细末，炼蜜为丸如

梧桐子大。每服二十丸，温熟水下，食后。(《杨氏家藏方》川黄丸)

(18)治远视不明，常见黑花，久服增明目力

芎劳、菊花、荆芥、薄荷、甘草各一两，苍术二两(泔浸)。上为细末，炼蜜为丸，如梧桐子大，每服五十丸至六七十丸，食后茶清送下。日进一服或二服。(《御药院方》芎劳丸)

(19)治齿痛宣露，涎血臭气

川芎、竹叶、盐、细辛各少许。水三盏，煎两煎，热含漱冷吐。(《普济方》)

(20)治湿流关节，臂痛手重，不可俯仰，或自汗，头眩痰迷

抚芎、白术、橘红各一两，甘草(炙)半两。每服四钱，水一盏半，姜七片，煎至八分，去滓，温服，不拘时候。(《济生方》抚芎汤)

(21)治新久脚气，腿膝肿痛，或攻注生疮

川芎十两，白芍药五两，威灵仙三两。上件药为细末，用萝卜自然汁打面糊为丸，如梧桐子大。每服五丸，用萝卜自然汁少许，同温酒半盏送，空心，临睡，忌茶。(《杨氏家藏方》芎仙丸)

(22)治破伤风邪传于里，舌强口噤，项背反张，筋惕搐搦，痰涎壅盛

川芎、羌活、黄芩、大黄各一两。上每服五七钱，水煎服。(《外科枢要》大芎黄汤)

(23)治瘰疬

芎劳一两，白僵蚕(直者，炒)、甘草(炙，锉)各半两。上三味，捣罗为散。每服一钱匕，蜜水调下，食后服，日三。(《圣济总录》内消散)

2. 禁忌

阴虚火旺，月经过多及出血性疾病慎用。

古代本草中记载川芎使用禁忌首见于《本草经集注》曰："白芷为之使。恶黄连。"《本草衍义》曰："若单服既久，则走散真气。"《本草蒙筌》曰："恶黄芪、山茱、狼毒。畏硝石、滑石、黄连、反藜芦。"《本草经疏》曰："芎劳性阳味辛，凡病人上盛下虚，虚火炎上，呕吐咳嗽，自汗、易汗、盗汗，咽干口燥，发热作渴，烦躁，法并忌之。"《药品化义》曰："凡禁用者，如心虚血少，惊悸怔忡，肺经气弱，有汗骨蒸，恐此辛温香散故也，如火气升上，吐衄，咳嗽，热据痰喘，中满肿胀，恐此引气上腾故也。"《本草从新》曰："气升痰喘不宜用。"《得配本草》曰："火据中满，脾虚食少，火郁头痛皆禁用。"《品汇精要》曰："久服则走散真气。"《本草求真》："然气味辛窜，能泻真气，单服久服，令人暴亡。"之才曰："白芷为之使，畏黄连，伏雌黄。得细辛，疗金疮止痛。得牡蛎，疗头风吐逆。"时珍曰："五味入胃，各归其本脏，久服则增其偏胜，必有偏绝，故有暴夭之患。若药具五味，备四气，君臣佐使配合得宜，岂有此害哉？如芎劳，肝经药也。若单服既久，则辛喜归肺，肺气偏胜，金来贼木，肝必受邪，久则偏绝，岂不夭亡？故医者贵在格物也。"

3. 现代配伍禁忌

川芎在配伍中用量的多少在于病情的轻重，在于辨证论治，在于配伍的奥妙，在于注意观察服药后病情的变化，做到终病即止。另外要注意的是川芎其性辛温升散，阴虚火旺头痛及月经过多者，有吐衄或其他出血倾向者切不可用；阴虚内热无风旋动者不宜重用；心虚血少惊悸怔忡，肺经气弱有汗骨蒸者不宜重用。

又见报道复方丹参注射液与川芎嗪注射液配伍出现絮状物，两者属于配伍禁忌，不可

在一起使用。如需同时使用，中间应用生理盐水隔开。川芎嗪注射液与灯盏花素、黄连素、维生素C、青霉素G、夫西地酸钠、清开灵、头孢曲松钠(菌必治)、阿洛西林钠亦存在明确的配伍禁忌，在临床使用时需注意。

七、毒副反应

川芎药性较为平和，中药5版教材中川芎常用量为6～10g。据统计，门诊病例中，川芎配伍及用量常用至15～30g。关于口服，未见毒副反应的报道，不良反应的报道多集中于川芎嗪注射液静脉注射引起的过敏反应，如皮肤过敏反应、过敏性休克、迟缓性过敏反应、血管神经性水肿、哮喘、低血压、短暂性脑缺血、头痛、胃肠道反应等。

川芎嗪为嘧啶环结构，抗原性较强，具有半抗原性质。药物或其代谢产物在体内与组织肥大细胞和嗜碱性细胞的IgE结合，使细胞释放炎性介质，这些炎性介质作用于靶细胞与组织，引起平滑肌痉挛，血管扩张，微血管通透性增加，组织水肿，黏膜、腺体分泌等一系列病理变化而发生Ⅰ型变态反应。第1次输入川芎嗪后，机体即产生了相应的抗体，连续给药，两者可在血液中形成可溶性复合物，沉积于小血管或皮肤，也可引起一系列病理改变而发生Ⅲ型变态反应。临床表现为皮肤过敏、血管神经性水肿、喉头水肿、支气管哮喘、过敏性休克等。川芎嗪静脉用药引起严重过敏反应在临床上极少见，但川芎嗪是临床常用药之一，故应引起临床医护人员重视。用该药前应详细询问患者有无该药物过敏史，其他药物过敏史也可能有参考意义。即使首次使用川芎嗪无过敏反应，在连续使用川芎嗪时，也应细心观察患者的皮肤、呼吸、血压、声音、神志变化，警惕川芎嗪迟缓过敏反应的发生，备好各种抢救药物及用品，以便出现情况及时抢救。

川芎嗪有扩张血管、轻度降压的作用。引起低血压的原因可能是患者对川芎嗪扩张小动脉的作用高度敏感，说明应用该药时应注意个体差异，防止不良反应的发生。报道的急性短暂性脑缺血发作病例，可能是川芎嗪引起正常脑血管扩张，脑血流量增加，而部分梗死区血管收缩，脑血流量减少，从而加重脑梗死症状，出现急性短暂性脑缺血。剧烈头痛可能与川芎嗪扩张脑血管有关。

静脉用药出现严重胃肠道反应少见，说明使用川芎嗪时，有此类反应发生的可能，其不良反应的机理有待进一步研究和探讨。

因此，综上所述，使用川芎嗪时，医护人员要密切观察，发现异常应立即停药，以保证安全用药。

第二节　川芎类药材鉴别

一、川芎类药材的品种

川芎在我国药用历史悠久，人工栽培开始得亦较早，古代药用川芎多为栽培品。

1. 唐及唐代以前

"芎䓖"一名首载于《神农本草经》，列为上品，一说中品，主治中风入脑、头痛、寒痹、筋挛缓急、金创、妇人血闭无子，生川谷。《吴普本草》："一名香果。叶香、细、青黑，文赤如藁本，冬夏丛生，五月华赤，七月实黑，茎端两叶。三月采根，根有节，似如马衔状。"所描述的这种开红花的植物不是现时川芎。《名医别录》谓："除脑中冷动，面上游风去来，目泪出。多涕唾……生武功（今陕西）、斜谷（今陕西）西岭。三四月采根，暴干。蘼芜，一名江离，芎䓖苗也。"

陶弘景《本草经集注》载："今惟出历阳（今安徽省和县），节大茎细，状如马衔，谓之马衔芎䓖，蜀（今四川省）中亦有而细。""苗名蘼芜，今出历阳，处处亦有，人家多种之，亦入药。"说明当时（南北朝）四川已有芎䓖（蘼芜）栽培。苏敬在《唐·新修本草》中谓："今出秦州（今甘肃省天水县），其人间种者，形块大，重实，多脂润。山中采者瘦细，味苦辛。以九十月采为佳。今云三四月虚恶，非时也。陶不见秦地芎䓖，故云惟出历阳，历阳出者今不复用。蘼芜……一名薇芜，一名江离，芎䓖苗也。生雍州（今陕西）川泽及宛句。四五月采叶，暴干。芎䓖苗有两种，一种似芹叶，一种如蛇床，香气相似，用亦不殊尔。"由于南北朝对峙，地处江苏的陶弘景不可能对地处西北的芎䓖有很详细的了解，因而说"惟出历阳"。只能说安徽产一种芎䓖，而唐代已不用安徽芎䓖。因此，在初唐及以前芎䓖产地集中在大西北，川产芎䓖在临床及药材上无什么地位。唐代大量方书中有的涉及芎䓖的方剂使用"川芎"为处方用名，充分体现了以川芎为贵的临床用药特点。说明川产芎䓖称为"川芎"源于唐代。四川栽种川芎的时间在 1500 年前的南北朝时期（梁代）。李时珍引韩宝升《蜀本草》称蛇床叶似小叶芎䓖，花白，子如黍粒，黄白色，说明唐代蜀中已有芎䓖。

综上所述，唐及以前芎䓖已有历阳（安徽和县）、蜀（四川）、秦州（甘肃天水）三个产地的记述，但唐代已不用安徽芎䓖。品种有二，一种似芹叶，一种似蛇床。

2. 宋代

1058 年，苏颂《图经本草》载："芎䓖生武功（今陕西省武功县）……今关陕（今陕西省）、蜀川（今四川省）、江东（今山西省）山中多种之，而以蜀川者为胜。其苗四、五月生，叶似芹、胡荽、蛇床辈。蘼芜，芎䓖苗也，作丛而茎细。《淮南子》所谓夫乱人者，若芎䓖之与藁本，蛇床之与蘼芜也。其叶倍香，或莳于园庭，则芬馨满径。七八月开白花，根坚瘦黄黑色，三四月采曝干，一云九十月采为佳，三四月非时也。关中（今陕西省）出者俗呼京芎，惟贵形块重实，作雀脑状者，谓之雀脑芎也，此最有力也。"该书附有基生叶二回三出复叶、叶缘有齿、无花果的芎䓖图，基本可判定为现代川芎。而凤翔府芎䓖图为草本，单叶互生，羽状深裂，裂片顶端尖，基部楔形，花序不为伞形花序，明显不为伞形科植物。

《证类本草》载："芎䓖生武功川谷斜谷西岭，三四月采根曝干。一名胡芎，一名香果，其叶名蘼芜。"所附永康军芎䓖和凤翔府芎䓖图与《图经本草》基本相同。《本草衍义》载："芎䓖今出山中。大块，其里色，白不油色，嚼之微辛甘者佳。他种不入药，只可为末，煎汤沐浴。此药今人所用最多，头面风不可缺也，然须以他药佐之。"南宋·王介《履巉岩本草》所绘的川芎苗图显示了三回羽状复叶，小叶 2~3 对，三裂，为现时四川栽培的川芎。有人认为"川芎"之名首次出现在《汤液本草》，但《医学启源》处方用名和药物的介绍只有川芎一名，无芎䓖之名。在本草著作中以川芎为正名者最早当推金·张元素的《医学启源》。1986 年《灌县医药志（1910-1986）》记载：至迟在北宋仁宗年间（公元 1023 年-1063 年）已在本县农村栽种。史学家宋祁（公元 998 年-1061 年）在《益州方物记略》一书中，导列《永康军物品赞》，其中有芎贺一首，盛赞灌县川芎。南宋学者范成大（公元 1126 年-1193 年）在《关船录》中谓："癸酉（即绍兴二十三年、公元1153年），西登山（青城山），五里，至上清宫（今都江堰市青城小道观）……上六十里，有坦黄曰芙蓉坪，道人于此种芎。"据此，灌县川芎在宋代已闻名全国。在宋代芎䓖的产地除蜀川的川芎外，新增加武功的京芎，江苏的芎䓖，但以蜀川为胜，不再有秦州芎䓖记载。品种则有两种截然不同的植物图，一为伞形科植物，另一种为非伞形科植物。

3. 明代

朱肃《救荒本草》载："芎䓖，胡䓖，香果，其苗叶名蘼芜，薇芜，川东江中多有，以蜀川者为胜。人菜，庭园多种，苗似芹而细微窄，却有花似白芷亦细。如园家种者形块大重实多脂，色白味辛甘温，无毒。山中出者，瘦细，味苦。其节细，状如马衔谓之马衔芎䓖，状如雀脑。采叶炒食，换水浸去辛味、淘净、油盐调食。也可煮饮，甚香。"其附图较清楚，根状茎呈不规则拳状团块，茎丛生，直立。叶为1～3回羽状复叶、小叶2～5对，边缘呈不整齐羽状分裂，叶柄基部鞘状抱茎。可确定即为现时四川栽培川芎。兰茂《滇南本草》无芎䓖记载，只有"云芎（别名芹菜），川为川芎，理为理芎"。

《本草蒙筌》《本草纲目》均记载，生川蜀（今四川省）名雀脑芎，产历阳（今安徽省）名马衔芎。京芎关中（今陕西省）所种，台芎出台州（今浙江省），抚芎出抚郡（今江西省）。但《本草蒙筌》所附永康军芎䓖和凤翔府芎䓖图均非伞形科植物。

李时珍曰："蜀地少寒，人多栽莳，清明后宿根生苗，分其枝横埋之，则节节生根，八月根下结芎䓖。"所详细描述栽种川芎的适宜生境、栽培方法，与现代川芎栽培基本相同。李时珍参订的《食物本草》曰："芎䓖关陕、川蜀、江东山中多有之。而以蜀川者为胜。四五月生叶，名蘼芜，似水芹，胡荽、蛇床辈，作丛而茎细。其叶倍香，江东（今山西）、蜀（今四川）人采叶作饮。七八月开碎白花，如蛇床子花。根坚瘦，黄黑色。关中（陕西）出者形块重宴，作雀脑状者为雀脑芎。"《灌县医药志》记载，川芎在宋、元、明各代，早已受到药物学家们的赞颂。明末动乱之际，曾大受摧残。在明代，芎䓖品种、产地，除蜀川的川芎、关中的京芎、历阳的马衔芎外，新增抚郡（江西省）的抚芎、台州（浙江省）的台芎、云南的云芎（理芎）。但以蜀川产的川芎为胜，仍无甘肃省天水县（秦州）芎䓖记载，历阳是第二次出现马衔芎䓖的记载。

4. 清代

刘云密《本草述》载："清明后宿根生苗，分其枝横之。则节节生根，八月根下始结芎，䓖种莳者根形块大实而多脂，山生者细瘦辛苦，五月采苗十月采根，非时则虚恶不堪入药矣。寇宗奭谓取味之甘辛者，于芎䓖之用方台合。"刘云密描述川芎的栽培与李时珍同。汪昂辑注《本草备要》："芎䓖，蜀产为川芎，秦产为西芎，江南为抚芎，以川产大块。"张璐《本经逢原》："芎䓖，《纲目》名川芎，蜀产者味辛而甘为上，他处产者气味辛烈为下，叶名蘼芜，抚芎产江左抚州，中心有孔者是。"朱晓光引赵其光《本草求原》卷之二，芳香部："川产者，形圆、实色黄、不油，辛而甘为上，主补；次则广芎、浙江台芎，散风湿；江西抚芎，小而中虚，开郁宽胸，血虚勿用；叶名蘼芜，可煮食。"赵学敏《本草纲目拾遗》专列抚芎："产江西抚州，中心有孔者是，辛温无毒。按芎䓖有数种，蜀产曰川芎，秦产曰西芎，江西产为抚芎。纲目取川芎列名，而西芎、抚芎仅于注中一见，亦不分功用。芎䓖以蜀产为上，味辛而甘，他产气味辛烈，远不逮矣。殊不知西芎与川芎性不甚远，但为血中理气之药，西产不及川产者力厚而功大。至抚芎则专于开郁宽胸、上升，迥然不同。故石于川芎下另立抚芎一条。以明不可混今从之川芎。"从上述本草看，已把各种芎䓖的功用区分开来，认为川芎辛而甘为上，主补；西芎与之相近，但不及川芎力厚而功大；特别提出抚芎与其他芎䓖功效完全不同，专于开郁宽胸；广芎、台芎散风湿。吴其浚在《植物名实图考》引《益部方物志》中谓："芎䓖蜀中处处有之，成都九月九日药市芎与大黄如积，香溢于廛，人多莳于园槛。"从产地的记述可能为现时栽培川芎。《灌县药志》记载，川芎在清代又恢复昔时的盛况，但只限于石羊周围一二十里种植。年产约万石。综上所述，川芎的道地产区应是四川灌县金马河上游以西地区。

在清代，芎产地仍记载四川（川芎）、甘肃（西芎）、江西（抚芎）、浙江（台芎）、广东（广芎）。第一次出现广东的广芎，第二次出现甘肃的西芎，但仍以四川产的川芎为道地，并指出几种芎䓖功效的差异，特别强调抚芎药性和川芎的不同。

5. 现代

民国《灌县志·食物书》有河西商务以芎䓖为巨，而集中于石羊场，柳街、中兴、太平场三场均有小市，准陈灌场（今徐渡乡八角场）所产优宜等的记述。历史的道地产区集中在都江堰（灌县）金马河上游以西地区，在近代才逐渐扩展到彭州市、郫县、崇庆县、温江县和新都县。彭州市在七十年代初已有川芎的栽培，1976年成为全省的川芎商品基地之一，近十年种植面积和产量在全省均名列前茅，1999年种植面积达1万亩以上，年产4500吨左右。郫县，新中国成立前和新中国成立初期，只有个别农民种植少量川芎，1962年医药公司成立后，就大抓产量高、产值大的川芎，主产区在花园、先锋、唐面、古城等乡镇。

现今药材市场上的川芎均为栽培品，未见野生品。抚芎、金芎分别为川芎的同源三倍体植物。而东芎系新中国成立前由日本引种，在吉林省延边朝鲜族自治州作"川芎"入药。川芎类药材主要品种及产地见表1-2-1。

表1-2-1　　　　　　　　　　　川芎类药材主要品种及产地

药材名	原植物	产地	销售使用地区	收录标准
川芎	川芎 *Ligusticum chuanxiong* Hort.	主要栽培地区为四川省，现江西、湖北、陕西、甘肃、贵州、云南、宁夏、新疆、湖南、浙江、江苏、广西、河北、山西、内蒙古、福建等省区也有部分种植	行销全国并出口	中国药典
抚芎	抚芎 *Ligusticum chuanxiong* Hort. cv. Fuxiong	产于江西省武宁、瑞昌、德安及湖北省阳新、崇阳等县	多自产自销	
金芎	金芎 *Ligusticum chuanxiong* Hort. cv. Jinxiong	产于云南大理、丽江、中甸，贵州省瓮安、毕节和独山，陕西省陇县、太白，湖北省利川等县	多自产自销	
东芎	东芎 *Cnidium officinale* Makino	产于吉林省龙井、和龙、汪清、安图、珲春、敦化等县	多自产自销	

二、川芎类药材性状鉴别

1. 川芎 *Ligusticum chuanxiong* Hort.   根茎为结节状拳形团块，直径 1.5～7cm，表面呈黄褐色至黄棕色，粗糙，皱缩，有多数平行隆起的轮节，上端有类圆形凹窝状茎痕，下侧及轮节上有多数细小瘤状根痕，质坚实，不易折断，断面呈黄白色或灰黄色，有波状环纹（形成层），全体散有黄棕色油点（油室），香气浓郁而特殊，味苦、辛，微回甜，有麻舌感。

以个大饱满，质坚实，断面色黄白，油性大，香气浓者为佳。

2. 抚芎 *Ligusticum chuanxiong* Hort. cv. Fuxiong   根茎呈结节状团块或扁拳状团块，长 3～8cm，厚 2～3cm，表面呈灰黄褐色至黄棕色，有数个瘤状突起（小块茎），粗糙，具多数轮环（叶痕），残留较多的鳞叶。顶部中央有圆形茎痕，下部具多数残根或疣状突起的根痕。质坚实，小块茎易从茎上掰下。断面呈黄白色或污黄色，显油性。气香郁，味苦、辛，微甜。

3. 金芎 *Ligusticum chuanxiong* Hort. cv. Jinxiong   地下茎具不规则的疣状团块，长 3～8cm，宽 3～5cm。表面呈灰褐色至黑褐色，上部具 3～9 个茎基，茎基高 1～5cm，顶部凹注深。茎基顶端常带茎节，茎节盘状，周围具不规则的疣状突起，下部具多数残根或茎痕。商品常有根茎或不带茎的茎节。质坚实，不易掰断，断面皮部呈白色，木部黄色，具多数淡黄色油点。气香，味苦、辛、麻。

4. 东芎，又名东川芎 *Cnidium officinale* Makino   药材外形与川芎近似，为不规则团块状，长 4～8cm，直径 3～8cm，厚 3～5cm，表面呈暗褐色，粗糙，上部具 2～7 个丛生的小块茎，小块茎圆锥形、长圆柱形，具多数隆起的结节状轮环（茎节），顶端圆钝或平，下部具多数残根或根痕。质坚实，小块茎易从块茎上掰下，断面呈灰白色或黄白色，有错综纹理，显油性，味苦、辛，微甜，有麻舌感。

三、川芎药材显微鉴别

根茎（直径约 2cm）的横切面：木栓层为 10 余列木栓细胞。皮层狭窄。韧皮部宽厚，有纵横走向的根迹组织；油室多数，圆形或椭圆形，直径达 290μm。形成层呈波状圆环。木质部导管稀疏，多成单行"V"字形排列，间有木纤维群。髓较大，有大型油室。本品薄壁细胞中含淀粉粒。有的薄壁细胞中含草酸钙晶体，呈类圆形团块或类簇晶状。

粉末特征：淡黄棕色或灰棕色。①淀粉粒单粒椭圆形、长圆形、类圆形、卵圆形或肾形，直径 5～16μm，长约 21μm，脐点点状、长缝状或人字状，复粒由 2～4 分粒组成。②草酸钙结晶呈类圆形团块或圆簇状，直径 10～25μm，常数个纵向排列。③木栓细胞呈深黄棕色，常多层重叠，表面观呈多角形，壁甚薄。④油室多破碎，分泌细胞壁薄，含有较多的油滴。⑤导管多为螺纹导管，有的螺纹导管的螺状增厚壁互相联结，似网状螺纹导管。亦有网纹、梯纹及具缘纹孔导管，直径 14～50μm。⑥纤维呈长梭形，两端钝圆，直径 16～25μm，长 115～370μm。

抚芎、金芎为川芎的同源三倍体植物。其显微特征与川芎近似。

抚芎淀粉粒单粒多为卵圆形，亦有类圆形、半月形或长圆形，直径 3～12μm，长可至

21μm，脐点点状、线状或分枝状。草酸钙晶体较少见。木栓细胞为黄棕色，呈多角形，壁稍厚。导管多为网纹及螺纹导管，直径 10～54μm。梯纹导管较少。纤维呈梭形，两端略尖，直径 8～14μm，长 150～200μm。

金芎、东芎显微鉴别特征未见报道。

四、川芎化学成分及理化鉴别

（一）川芎化学成分

川芎主要含有挥发油、生物碱、酚性物质、有机酸、双苯酞内酯类等成分。其中挥发油、生物碱、有机酸是其主要有效成分，川芎根茎中含挥发油1%，阿魏酸0.02%。

其地上部分挥发油主要成分为 β-芹子烯（β-selinene，18.46%）、新蛇床内酯（neocnidilide，18.36%）、藁本内酯（ligustilide，9.69%）等，与根茎含挥发油的种类基本相似，但含量有所不同。

川芎中报道的其他挥发油类还有蛇床内酯（cnidilide）、4-羟基-3-丁基酞内酯（4-Hydroxy-3-butylphthalide）、洋川芎内酯（senkyunolide）、3-丁基苯酞、3-亚丁基苯酞，另外还有香松烯、α-宁烯、α-蒎烯、莰烯、月桂烯、α-水芹烯、δ-3-蒈烯、α-萜品烯、β-罗勒烯、γ-萜品烯、α-萜品油烯、对-聚伞花素、芳樟醇、月桂烯醇等成分及多种脂肪酸酯等。其中藁本内酯可占挥发油总量的50%～80%，表明藁本内酯为挥发油的主要成分。吴氏采用GC-MS方法鉴定出川芎含有挥发油化学成分62种，主要成分见表1-2-2。

表1-2-2　　　　　　　　　　川芎挥发油化学成分组成

化合物名称	分子式	相对含量/%
2，2-二甲氧基丙烷	$C_5H_{12}O_2$	0.76
1，1-二甲氧基-2-甲基丙烷	$C_6H_{14}O_2$	0.72
β-水芹烯	$C_{10}H_{16}$	1.03
对-伞花烯	$C_{10}H_{14}$	0.43
γ-松油烯	$C_{10}H_{16}$	0.98
δ-松油烯	$C_{10}H_{16}$	0.86
6-丁基-1，4-环庚二烯	$C_{11}H_{18}$	1.06
4-松油醇	$C_{10}H_{18}O$	4.77
α-松油醇	$C_{10}H_{18}O$	0.52
黄樟醚	$C_{10}H_{10}O_2$	0.96
对-乙烯基愈疮木酚	$C_9H_{10}O_2$	4.14
γ-榄香烯	$C_{15}H_{24}$	0.37
1，3-环己二烯-1，2-二甲酸酐	C_8H_6O	0.95
对-丁香酚	$C_{10}H_{12}O_2$	0.25
苯正戊酮	$C_{11}H_{14}O$	0.51
间苯二酚安息香酸单酯	$C_{13}H_{10}O_3$	0.38
3-癸烯-2-醇	$C_{10}H_{20}O$	0.28

续表

化合物名称	分子式	相对含量/%
β-榄香烯	$C_{15}H_{24}$	0.51
甲基丁香酚	$C_{11}H_{14}O_2$	3.72
荜橙茄烯	$C_{15}H_{24}$	0.99
β-金合欢烯	$C_{15}H_{24}$	0.29
左旋-β-芹子烯	$C_{15}H_{24}$	3.95
γ-古芸烯	$C_{15}H_{24}$	1.64
匙叶桉油烯醇	$C_{15}H_{24}O$	1.95
左旋蓝桉醇	$C_{15}H_{26}O$	0.32
1-双环[4.1.0]庚烷-7-基-1-戊酮	$C_{12}H_{20}O$	0.62
8βH-雪松烷-8-醇	$C_{15}H_{26}O$	0.32
八氢-3-甲基-1H-2-苯骈吡喃	$C_{10}H_{18}O$	0.86
2，2′，4′-三甲基-1-苯基丙酮	$C_{12}H_{16}O$	3.22
正丁烯基苯酞	$C_{12}H_{12}O_2$	5.86
4，5-二氢-3β-丁基苯酞	$C_{12}H_{16}O_2$	6.28
4，5-二氢-3α-丁基苯酞	$C_{12}H_{16}O_2$	2.25
Z-藁本内酯	$C_{12}H_{14}O_2$	21.08
E-藁本内酯	$C_{12}H_{14}O_2$	4.42
3，1′-二羟基-3-丁基苯酞	$C_{12}H_{14}O$	0.77
正十六醇	$C_{16}H_{34}O$	1.29
棕榈酸	$C_{16}H_{32}O_2$	0.97
4，5-二氢-3，1′-二羟基-3-戊基苯酞	$C_{13}H_{18}O_4$	1.96
亚油酸	$C_{18}H_{32}O_2$	0.50
油酸乙酯	$C_{20}H_{36}O_2$	0.62

生物碱类成分主要有川芎嗪(ligustrazine)及四甲基吡嗪、黑麦草碱(pelolyrie)、洋川芎内酯(senkyunolide)、L-异亮氨酸-L-缬氨酸酐(L-isoleucine-L-valine anhydride)、1-乙酰基-β卡啉(1-acetyl-β-carboline)、L-缬氨酰-L-缬氨酸酐(L-valyl-L-valine anhydride)、三甲胺(trimethylamine)、胆碱(choline)、尿嘧啶、腺嘌呤和腺苷、1-β-丙烯酸乙酯-7-醛基-β-咔啉等。

酚类及有机酸类成分主要有阿魏酸(ferulic acid)、瑟丹酸(sedanic acid)、原儿茶酸(protocatechuic acid)、香草酸(vanillic)、瑟丹酸(sedanonic acid)、棕榈酸(palmitc acid)、亚油酸(linolenic acid)、4-羟基苯甲酸、咖啡酸、正十六烷酸、大黄酚等。

苯酞内酯类成分主要有：藁本内酯(ligustilide)、3-亚丁基苯酞(3-butylidene-phtnalide)、4-羟基-3-丁基苯酞(4-Hydroxy-3-butyli-denephtnalide)、亚丁基-7-羟基苯酞(3-butylidene-7-Hydroxyphtnalide)即川芎酚(chuanxiongol)。温月笙等分离得到3-丁基-3-羟基-4，5-二氢苯酞。川芎中首次分离得到4，7-二羟基-3-丁基苯酞。洋川芎内酯A(senkyunolideA)，洋川芎内酯B、C、D、E、F、G、H、I、J、M、N、O、P、Q、R、S，洋川芎内酯K、L，藁本内酯二醇。肖氏等分离得到Z，Z′-6，6，7，3α-二聚藁本内酯、

Z-6，8，7，3-二聚藁本内酯、Z'-3，8-二氢-6，6，7，3α-二聚藁本内酯。新川芎内酯、3-丁基苯酞，另外还含有胡萝卜苷（daucosterol）、川芎三萜（xionglerpene）、洋川芎醌（senkyunone）、川芎三萜（xiongterpene）、β-谷甾醇、蔗糖等。

（二）川芎药材理化鉴别

川芎中主要含有挥发油、生物碱、酚性物质、有机酸、有机酸酯、苯酞内酯、双苯酞内酯类等成分。具体说来主要有川芎嗪、阿魏酸、腺嘌呤、腺苷、川芎内酯、川芎酚、3(s)-3-丁基-4，5-二氢苯酞、丁苯酞内酯、苯乙酸甲酯及香草醛等。

挥发油是川芎中的主要有效成分之一，主要含有藁本内酯、阿魏酸、苯酞类等，具有改善微循环、降低血压、抑制血小板聚集，降低血小板表面活性，增加冠状动脉流量、增加脑血流量及镇痛等作用。

阿魏酸及其衍生物可抑制血小板聚集，抗血栓形成，解除血管平滑肌痉挛，改善心肌缺血，抗炎止痛，抗氧化和提高膜稳定性以及调节人体免疫功能等。

川芎嗪有明显扩张冠状动脉、增加冠状动脉血流量、松弛血管平滑肌、降低血小板表面活性等药理作用。

1. 颜色反应

（1）取本品粉末 0.5g，加乙醚适量，冷浸 1 小时，滤过。滤液浓缩至 1ml，加 7% 盐酸羟胺甲醇液 2～3 滴，20% 氢氧化钾乙醇液 3 滴，在水浴上微热，冷却后，加稀盐酸调节 pH 值至 3～4，再加 1% 三氯化铁乙醇液 1～2 滴，于醚层界面处呈紫红色。（检查香豆素和内酯类）

（2）本品粉末 0.5g，加水 10ml，冷浸过夜，滤过加 1% 盐酸至酸性，分取滤液 1ml 3 份，分别加碘化铋钾、碘化汞钾或硅钨酸试剂，分别产生橘红色、白色或白色沉淀。（检查生物碱）

（3）取本品粉末 1g，加乙醚（30℃～60℃）5ml，放置 10 小时，时时振摇，静置，取上清液 1ml，挥干后，残渣加甲醇 1ml 使溶解，再加 2% 的 3，5-二硝基苯甲酸的甲醇溶液 2～3 滴与氢氧化钾的甲醇饱和溶液 2 滴，显红紫色。（检查不饱和内酯类）

2. 紫外观察　取横切片置紫外光灯下观察，显亮淡紫色荧光，外皮显暗棕色荧光。

3. 薄层色谱法

（1）样品制备：取本品粉末 2g，加乙醚 6ml，冷浸 4 小时，滤过，将滤液浓缩至干，残渣用氯仿 1ml 溶解，点样。吸附剂：氧化铝 CMC（中性氧化铝 80g 加 1% 羧甲基纤维素钠 120ml）。展开剂：石油醚-氯仿（1：1）。展距 17cm。显色剂：碘化铋钾试剂。供试品色谱中，在与对照药材色谱相应的位置上，显相同颜色的斑点，斑点呈橘黄色。

（2）取本品粉末 1g，加乙醇 20ml，置水浴上加热回流 1 小时，滤过，滤液挥干，残渣加醋酸乙酯 2ml 使溶解，作为供试品溶液。另取川芎对照药材溶液，照薄层色谱法试验，吸取上述两种溶液各 1～2μl，分别点于同一硅胶 G 薄层板上，以正己烷-醋酸乙酯（9：1）为展开剂，展开，取出，晾干，置紫外光灯（365nm）下检视。供试品色谱中，在与对照药材色谱相应的位置上，显相同颜色的荧光斑。

（3）取本品粉末 1g，加稀盐酸 15ml，超声提取 20 分钟，用乙醚（30、20ml）提取 2 次，合并乙醚液，滤过，挥干，残渣加乙醇 1ml 使溶解，作为供试品溶液。另取阿魏酸对照品适量，加无水乙醇溶解，制成每 1ml 含 1mg 的对照品溶液。照薄层色谱法（《药典》附录Ⅵ

B)试验，吸取上述2种溶液各5μl，分别点于同一硅胶G薄层板上，以环己烷-乙酸乙酯-冰醋酸（3∶1.5∶0.2）为展开剂，展开，取出，晾干，喷以10%磷钼酸乙醇溶液，再置氨蒸汽中熏数分钟。供试品色谱中，在与对照品色谱相应的位置上显相同的深蓝色斑点。

（4）路氏采用薄层色谱法用于风痛宁中川芎的鉴别。以石油醚-三氯甲烷-冰醋酸（6∶3∶1）为展开剂，显色剂：1%铁氰化钾-2%三氯化铁（1∶1）混合溶液。样品液制备：取风痛宁20g，研细，称取5g，加乙醚15ml，超声提取15分钟，过滤，滤液蒸干，残渣加1ml醋酸乙酯使溶解，作为供试品溶液。对照品溶液制备：取川芎对照药材0.3g，加乙醚5ml，超声提取15分钟，过滤，滤液蒸干，残渣加1ml醋酸乙酯使溶解，得阳性对照液。阴性对照溶液：按处方配比，配制不含川芎的风痛宁5g，加乙醚15ml，超声提取15分钟，过滤，滤液蒸干，残渣加1ml醋酸乙酯使溶解，得不含川芎的阴性对照液。取样品液、阳性对照液及阴性对照液各5μl，分别点于同一硅胶G薄层板上，以石油醚-氯仿-冰醋酸（6∶3∶1）为展开剂，展距14cm。喷以1%铁氰化钾-2%三氯化铁（1∶1）混合溶液（新鲜配制），放置5分钟后，供试品在与阳性对照品相应的位置上显相同的蓝色斑点，阴性对照液色谱上无此斑点出现。用薄层色谱法可以鉴别风痛宁水丸中的主要成分川芎的存在与否，以达到控制风痛宁质量的目的，此方法具有准确、简便、经济实用的优点，可有效地控制其药品质量。

（5）何氏等将薄层色谱法用于本草热汤包中川芎的鉴别，以正己烷-乙酸乙酯-氨水（5∶1∶0.1）为展开剂，以碘化铋钾为显色剂。供试品溶液的制备：取本草热汤包成品15g，加酸性甲醇（50ml甲醇中加入0.5ml盐酸）50ml，超声处理30分钟，过滤，回收甲醇至干，残渣加水20ml溶解，以氢氧化钠试液调pH至9，以醋酸乙酯萃取2次（25、20ml），合并醋酸乙酯萃取液，蒸干，残渣以1ml醋酸乙酯溶解作为供试品溶液。对照药材溶液的制备：取川芎药材2g，按上述方法制成对照药材溶液。分别吸取供试品溶液2μl、对照药材溶液3μl，点于薄层板上，按上述条件展开10cm，取出，晾干，喷以显色剂，在供试品色谱中与川芎药材色谱相对应的位置上显两个橘黄色的斑点。

4. 定量分析

（1）薄层色谱法

李氏以碘化铋钾的冰醋酸溶液为显色剂，采用薄层色谱扫描法，测定川芎炮制品中总生物碱的含量。样品溶液的制备：取川芎生品、酒炙品、醋炙品各100g，精密称定，分别置圆底烧瓶内加乙醇适量，回流提取3次，合并提取液，减压浓缩，水浴蒸干，残留物加水溶解，并以乙醚萃取，合并乙醚液以0.5mol/L硫酸液提取，合并硫酸提取液并以饱和碳酸氢钠溶液调pH=9~10，用氯仿萃取，合并氯仿液，水浴蒸干，并以氯仿溶解残留物置50ml容量瓶中稀释至刻度，作为供试品储备溶液，分别精密吸取上述供试品储备溶液1ml置25ml容量瓶中，加氯仿稀释至刻度，作为供试品溶液。对照品溶液的配制：取川芎嗪对照品0.5mg，精密称定，置50ml容量瓶中，加氯仿溶解并稀释至刻度，作为川芎嗪对照品溶液。川芎嗪含量测定：精密吸取供试品溶液20μl，川芎嗪对照品溶液10μl、30μl，分别点于同一硅胶薄层板上，以氯仿-醋酸乙酯-二乙胺（9∶5∶1）为展开剂，以碘化铋钾的冰醋酸溶液为显色剂，扫描条件 $\lambda_S = 292nm$，$\lambda_R = 272nm$，狭缝 1.2×1.2mm，线性化系数 SX=3.0，反射法锯齿扫描。依法展开，显色，扫描，测得川芎炮制品中川芎嗪的含量，结果显示：醋炙品>生品>酒炙品。酒炙川芎中川芎嗪的含量较生品低，但总生物碱的含量仍比生品高。川芎嗪的熔点为80℃～82℃，受热易升华散失，因此酒炙品中川芎嗪的含量较生品低，而醋炙品含量比生品高，则是由于酸与生物碱形成盐易于溶出。

（2）比色法

何氏等基于溴麝香草酚蓝与生物碱形成稳定的有色离子对，采用比色法，测定奶芎、山川芎和川芎中总生物碱的含量，检测波长为415nm。对照品溶液的配制：称取盐酸川芎嗪对照品25mg，精密称定，置于25ml容量瓶中，用氯仿溶解并稀释至刻度，摇匀，即得1mg/ml的对照品溶液。供试品溶液的制备：分别取上述样品粉末5g，精密称定，置具塞试管中，加无水乙醇50ml，浸泡过夜，超声提取25分钟，离心5分钟（3500r/min），上清液移至100ml烧杯中，将乙醇减半同法操作两次，合并提取液，用1mol/L的盐酸甲醇溶液调pH=1.2，提取液置45℃恒温水浴上蒸干。残渣加1mol/L的盐酸60ml溶解，过滤，滤液用浓氨水调pH=9～10后，再用氯仿提取3次（40、30、20ml），合并氯仿提取液，加入1mol/L的盐酸甲醇溶液调pH=1.2，置45℃恒温水浴上蒸干。残渣加氯仿溶解，定容至10ml，摇匀，即得供试品溶液。精密移取供试品溶液4ml于60ml分液漏斗中，加入7ml溴麝香草酚蓝溶液，充分振摇，显色分层，收集氯仿层，添加氯仿萃取至氯仿层无色为止。合并氯仿层，定容至10ml，摇匀，过滤，于415nm下测定吸光度，并根据标准曲线回归方程计算总生物碱含量（总生物碱含量以盐酸川芎嗪计）。其中川芎的总生物碱含量最高，山川芎次之，奶芎最低。

（3）滴定法

李氏以酸碱滴定法测定川芎炮制品中总生物碱的含量。样品溶液的制备：分别取川芎生品、酒炙品、醋炙品样品各100g，精密称定，分别置于圆底烧瓶内加乙醇回流提取3次，合并提取液，减压浓缩，水浴蒸干，残留物加水溶解，并以乙醚萃取，合并乙醚液以0.5mol/L硫酸液提取，保留硫酸溶液并以饱和碳酸氢钠溶液调pH=9～10，用氯仿萃取，合并氯仿液水浴蒸干，并以氯仿溶解残留物置50ml容量瓶中稀释至刻度，作为供试品储备溶液，分别精密吸取各供试品储备溶液1ml，置25ml容量瓶中，加氯仿稀释至刻度，作为供试品溶液。对照品溶液的配制：取川芎嗪对照品0.5mg，精密称定，置50ml容量瓶中，加氯仿溶解并稀释至刻度，作为川芎嗪对照品溶液。总生物碱含量测定：分别精密吸取上述供试液各10ml，水浴蒸干，精密加入0.01mol/L标准硫酸溶液15ml，溴酚蓝指示剂3滴，以0.02mol/L标准氢氧化钠溶液滴定，至溶液至淡紫色作为滴定终点，计算总生物碱含量。结果川芎炮制品中总生物碱含量顺序依次为：醋炙品>酒炙品>生品。酒炙川芎中川芎嗪的含量较生品低，但其总生物碱的含量仍比生品的高。

（4）总挥发油含量测定法

龚氏对川芎及其炮制品挥发油的含量进行测定，发现川芎各炮制品，其挥发油含量均较生品有不同程度的降低。这说明炮制可去其油，缓和其辛温燥烈之性。挥发油含量（ml/100g）由高到低顺序为：生品>炒焦>酒麸炒>酒炒>麸炒。从挥发油分析结果看，酒炒使挥发油降低适中，辅料酒又起协同作用，增强活血行气之功效。这样既去油缓和药性，又有协同作用，因此认为酒炒法为川芎较为理想的炮制方法。

张氏等对川芎及其炮制品进行挥发油的含量测定。结果表明：川芎各炮制品挥发油含量均较生品有不同程度降低，挥发油含量：生品>酒炙品>醋炙品>炒黄品>酒煮品。其中酒炙品挥发油含量降低最少。加辅料炮制（酒制和醋炙）后，挥发油中低沸点组分多有增加，高沸点组分的峰数和峰位无明显变化，炒黄品与生品的组分基本一致。从挥发油分析结果看，酒炙法较其他方法可以最大限度地保留挥发油成分，故认为酒炙法为川芎较为理想的炮制方法。

刘氏以性状鉴别和挥发油总含量为指标对川芎药材质量进行评价。测得挥发油总含量奶芎为0.22%，川芎为0.71%，山川芎为0.63%。川芎质量最好，山川芎稍次，奶芎最差。建议奶芎不作川芎药用，山川芎可作种芎药用或作兽药使用。

（5）高效液相色谱法

①生物碱类成分定量分析

孙氏采用HPLC测定川芎药材中川芎嗪的含量。流动相：甲醇-1%醋酸水（35∶65）。线性范围：$0.14 \sim 4.1 \mu g/ml$，$r = 0.9993$。回收率：92.3%。曹氏以甲醇-醋酸铵（pH = 9.05）-四氢呋喃（19∶81∶2）为流动相，室温下外标法测定川芎嗪含量，线性范围：$0.3 \sim 24 \mu g/ml$，$r = 0.9995$。回收率：98.3%。上述方法简便易行，重现性好，干扰少，可用于川芎药材的质量控制。

袁氏等采用HPLC法测定临床常用的川芎生品、酒炙品、炒品3种川芎饮片中川芎嗪的含量，探讨了炮制前后川芎嗪含量的变化。样品溶液的制备：取各川芎饮片粉末约0.6g，精密称定，置于10ml具塞试管中，加无水乙醇7ml，放置12小时以上，超声提取25分钟，离心5分钟（4000r/min），将上清液移到25ml容量瓶中。按上法将残渣用无水乙醇再提取2次，上清液转入25ml容量瓶中，用无水乙醇定容。精密量取上述样品提取液6ml置50ml烧杯中，加1mol/L的盐酸甲醇溶液适量，混匀，调pH = 1.2，置恒温水浴45℃蒸干。加1mol/L盐酸9ml溶解残渣，过滤。滤液用浓氨水（7.5mol/L）调pH = 9 ~ 10后，再用二氯甲烷提取2次（9、7ml）。将二氯甲烷提取液置50ml烧杯中，用1mol/L盐酸甲醇液调pH = 1.2，置恒温水浴（45℃）上蒸干。精加甲醇5ml溶解残渣，将溶液转入5ml具塞离心试管中，离心5分钟（4000r/min），得待测样品溶液。对照品溶液的制备：精密称取盐酸川芎嗪对照品适量，置10ml容量瓶中，用甲醇定容，得川芎嗪浓度为14.43μg/ml的对照品溶液。色谱条件：岛津Shim-Pack CLC-ODS（150mm×6mm，5μm）柱，流动相：甲醇∶0.1mol/L醋酸、醋酸钠缓冲液=32∶68（pH = 4.0），流速1.0ml/min，检测波长278nm。以进样量对峰面积积分值进行线性回归，川芎嗪在$0.00722 \sim 0.0649 \mu g$间呈良好的线性关系。生品、酒炙品、炒品种川芎嗪的平均含量分别为59.97μg/g、55.15μg/g、44.90μg/g，3种饮片中川芎嗪含量之间有显著差异。和生品相比，酒炙品中川芎嗪含量降低8.04%，炒品中川芎嗪含量降低25.13%。生品酒炙或炒后，川芎嗪含量下降，说明川芎炮制前后部分川芎嗪分子发生了变化。川芎中的川芎嗪、挥发油有抗血小板聚集、扩张动脉、改善微循环脑血流、溶栓、止痛等作用，故需要发挥川芎祛风除湿止痛的功效时宜用生品。酒炙时加入的黄酒有活血通络的作用，故需要发挥川芎活血止痛的功效时宜用酒炙品，但川芎嗪的熔点为80℃ ~ 82℃，受热易升华散失，酒炙时温度以低为好，尽量减少川芎嗪的损失。

李氏等测定了川麻颗粒中川芎嗪含量。色谱条件：色谱柱：YMC-C$_{18}$反相色谱柱；流动相：甲醇-1%醋酸水（35∶65）；流速：1ml/min；检测波长：300nm；柱温：25℃。该条件下样品各吸收峰分离良好。对照品溶液的制备：精密称取川芎嗪对照品适量，加甲醇溶解定容，制成浓度为0.1255mg/ml的对照品溶液。供试品溶液的制备：取川麻颗粒约5.0g，精密称定加适量水稀释，调节pH至7.5，上已处理好的D101大孔吸附树脂柱（内径

1.6cm，填充高度15cm），先用30ml水洗脱，弃去水洗脱液；再用80ml 30%乙醇洗脱，收集30%乙醇洗脱液，水浴蒸干，残渣加甲醇溶解并定容至5ml，即得供试品溶液。阴性对照溶液的制备：取除去川芎的阴性对照颗粒5.0g，精密称定，依供试品溶液制备方法制备阴性对照溶液。分别精密吸取对照品溶液和供试品溶液各10μl，注入高效液相色谱仪，测定，即得。川芎嗪在0.1255~1.255μg范围内有良好的线性关系。测试6批样品，计算样品中川芎嗪含量，根据测定结果确定本品含川芎嗪（$C_8H_{12}N_2$）不得少于35μg/g。

②有机酸类成分定量分析

阿魏酸是川芎的有效成分之一，具有明显的增加冠脉血流量、改善心肌缺血、抑制血小板聚集和凝血的作用。临床上对冠心病，血栓闭塞性脉管炎和缺血性脑血管病等有明显疗效。季氏等用冰醋酸-甲醇-水（1：40：60）为流动相，采用外标法测定阿魏酸含量。阿魏酸检测线性范围是0.04~0.38μg，$r=0.9992$，回收率为99.63%，RSD为1.16%（$n=5$）。

张氏等采用HPLC法分别测定了不同产地、不同贮存期川芎中藁本内酯及阿魏酸的含量。色谱条件：色谱柱：Kromasil C18 5μm，4.6×250mm；流动相：甲醇-1%乙酸（35：65）；检测波长：321nm；流速：0.9ml/min；柱温：25℃。在此条件下川芎药材中阿魏酸与其他组分能达到基线分离。对照品溶液制备：精密称取阿魏酸对照品5.12mg，加甲醇定容至50ml，即得对照品溶液。供试品溶液制备：取样品粉末0.5g，精密称定，置具塞三角瓶中，精密加入甲醇20ml，称定重量，超声提取10分钟，放凉，称重，以甲醇补足减失的重量，滤过，取续滤液，过0.45μm微孔滤膜，作为供试品溶液。阿魏酸在0.10~0.92μg范围内有较好的线性关系。产于四川灌县、都江堰的川芎质量较好，其藁本内酯、阿魏酸的平均含量分别为2.57%~3.21%、0.062%~0.077%。不同产地川芎中阿魏酸及藁本内酯的含量存在显著差异，四川灌县>四川都江堰>四川彭州>湖北。藁本内酯及阿魏酸的含量均随贮存时间的不同而有所变化。

王氏等测定川芎药材中阿魏酸的含量，回收率100.02%，精密度1.16%。色谱条件：色谱柱：Waters C_{18}柱（10μm×3.9mm×250mm）；流动相：10%乙酸-甲醇（65：35）；检测波长：320nm；柱温：室温；流速：1ml/min。供试品溶液制备：称取10g川芎药材粗粉（过20目筛），精密称定，以95%乙醇200ml，沙氏提取8小时，回收乙醇，减压干燥得固体提取物，精密称取1g上述提取物，用10%乙酸-甲醇（65：35）溶解并定容至50ml，作为供试品溶液。对照品溶液配制：取阿魏酸对照品5mg，精密称定，溶于10%乙酸-甲醇（65：35）中，并定容至50ml，作为对照品溶液。依法测定三批样品中阿魏酸的平均含量为0.1299%。

王氏等采用RP-HPLC法对产于四川、日本、东盛、平顶山4个不同产地的川芎样品进行测定。色谱条件：色谱柱：安捷伦1100 ODS C_{18}柱（250mm×4.6mm）；预柱：ODS C_{18}柱（45mm×4.6mm）；流动相：甲醇-水-36%乙酸（30：67：3）；流速：1ml/min；检测波长322nm；柱温35℃。在此色谱条件下，阿魏酸色谱峰峰形对称，供试品色谱图中阿魏酸吸收峰能与其他成分色谱峰良好分离。供试品溶液制备：分别称取川芎粉末0.8g，精密称定，置锥形瓶中，加流动相60ml，超声波振荡提取3小时，静置数分钟后，离心，上清液倾入100ml容量瓶中，残渣用流动相洗涤，离心2次，合并提取液及洗涤液，用流动相稀释至刻度，摇匀，即得。对照品溶液制备：精密称取阿魏酸标准品约50mg，加甲醇少量使溶解，加水定容为100ml，精密量取20ml置100ml棕色量瓶中，加水稀释至刻度，摇匀，制得

0.1mg/ml 的对照品溶液。以浓度对峰面积进行线形回归，结果表明，阿魏酸在浓度为 4.016～20.08μg/ml 的范围内，线性关系良好，平均回收率 RSD 为(99.90±5.12)%(n=3)。

川芎由于产地不同其阿魏酸的含量相差悬殊，不同产地川芎中阿魏酸的含量在 0.6530～1.3271mg/g 之间。

王氏等采用 HPLC 法同时测定阿魏酸和香草醛含量。色谱条件：Xterra ODS（250mm×4.6mm，5μm）色谱柱，流动相为甲醇-0.05%冰醋酸(35：65)，流速 0.5ml/min，检测波长 310nm，柱温为室温。对照品溶液的配制取阿魏酸对照品 14mg，香草醛对照品 5mg，精密称定，分别用甲醇溶解并定容至 25ml 容量瓶中，即得到对照品溶液。供试品溶液的配制：精密称取川芎药材 1g，用快速溶剂萃取仪提取，提取条件：压力 1500psi，温度 100℃，静态萃取时间 15 分钟，吹扫体积 60%，冲洗时间 60 秒，循环 2 次，提取液浓缩至干，加甲醇溶解，置 25ml 容量瓶中定容至刻度，以 0.45μm 微孔滤膜过滤，即得供试品溶液。阿魏酸在 2.8～168μg/ml 范围内与峰面积呈良好线性关系。香草醛在 0.1～6μg/ml 与峰面积呈良好线性关系。

张氏等以 HPLC 法测定川芎药材中阿魏酸的含量。色谱条件：色谱柱：DiamonsilTM（钻石）C_{18}柱（200mm×4.6mm，5μm，迪马公司）；保护柱：$ODSC_{18}$柱（10mm×4.6mm，5μm 依利特公司）；流动相：甲醇-水-冰醋酸(30：66：4，v/v，用冰乙酸调 pH 值至 2.5)；流速：1ml/min；检测波长：320nm；柱温：35℃。对照品溶液的制备：精密称取阿魏酸对照品约 16mg，置 100ml 棕色量瓶中，加流动相溶解并稀释至刻度，摇匀，得对照品储备液。精密吸取对照品储备液 1ml，置 10ml 棕色量瓶中，用流动相稀释至刻度，摇匀，得对照品溶液。供试品溶液的制备：川芎药材粉碎后过 80 目筛，40℃干燥 2 小时备用。精密称取干燥川芎粉末约 1g，加水 100ml，回流提取 2 小时，滤过，滤液放冷后转移至 100ml 容量瓶中，加水至刻度，摇匀，0.45μm 微孔滤膜滤过，得供试品溶液。阿魏酸在 0.0316～0.5056μg 范围内线性关系良好。

王氏等采用 HPLC-DAD 法测定川芎药材中总阿魏酸的含量。色谱条件：色谱柱为 Kromails C_{18}(250mm×4.6mm，5μm)；流动相为乙腈-1%冰醋酸(18：82)梯度洗脱；1～18分钟为 B(19%)，18～60 分钟为 B(19%～60%)；流速：1.0ml/min；柱温：30℃；检测波长：320nm。同样条件下，川芎中总阿魏酸的含量测定改用流动相乙腈-1%冰醋酸(18：82)。对照品溶液的制备：精密称取阿魏酸对照品适量，加甲醇-冰醋酸(99：1)配成 26.56μg/ml 的对照品溶液。供试品溶液的制备：取约 0.5g 药材粉末(过 4 号筛)，精密称定，置 50ml 具塞锥形瓶中，精密加入 25ml 甲醇-甲酸溶液(95：5)，超声 100 分钟，放至室温下，补足减失的重量，摇匀，用 0.45μm 微孔滤膜滤过，即得川芎药材未水解供试品溶液。同法称取川芎药材粉末，精密加入 25ml 甲醇-2%碳酸氢钠溶液(95：5)，同法处理得川芎药材水解供试品溶液。结果总阿魏酸在 0.53～0.478μg 范围内线性关系良好，平均回收率 100.92%，RSD 为 1.74%。取不同产地的川芎药材，按上述方法进行测定，结果见表1-2-3。

川芎中的阿魏酸含量随贮藏时间的延长而增加，可能是阿魏酸松柏酯在贮藏过程中水解为阿魏酸所致。仅测定川芎中的游离阿魏酸不足以控制药材质量，因此特探讨了川芎药材水解前后阿魏酸含量的变化，并测定了总阿魏酸的含量，结果表明，川芎药材水解后阿魏酸含量明显增加，这为川芎药材的质量控制提供了依据。

表 1-2-3　　　　　　　　　　　　　不同产地川芎样品中总阿魏酸平均含量

样品编号	产地	阿魏酸含量（%）
1	四川彭州	0.2374
3	四川都江堰	0.1710
6	四川新都	0.1348
8	四川郫县	0.1454
11	四川广汉	0.1834
13	四川什邡	0.1744
14	四川温江	0.1421
16	四川邛崃	0.0107
17	江苏南通	0.1528

刘氏等将阿魏酸作为指标性成分，以 HPLC 法测定川芎、奶芎和山川芎中阿魏酸的含量。色谱条件：色谱柱：Kromasil C_{18} 柱（250mm×4.6mm，5μm）；流动相：乙腈-甲醇-1%醋酸水溶液（15∶15∶70）；流速：0.6ml/min；检测波长：320nm；柱温：40℃。对照品溶液的制备：精密称取阿魏酸对照品适量，置于容量瓶中，加流动相溶解并稀释至刻度，摇匀，制得浓度为 0.064mg/ml 对照品溶液。样品溶液的制备：称取样品粉末 1.0g（过 10 目筛），精密称定，置具塞锥形瓶中，加入甲醇-36% 醋酸（95∶5）20ml，密塞，称定重量，冷水中超声提取 60 分钟，取出，再称定重量，以相应溶剂补足减失的重量，摇匀，取上清液，离心 5 分钟（4000r/min），0.45μm 微孔滤膜滤过，作为样品溶液依法测定。

测得川芎、山川芎、奶芎中阿魏酸的含量分别为 0.0444%、0.0467%、0.0863%，山川芎高于川芎、奶芎。结合川芎、奶芎和山川芎中挥发油和总生物碱的含量，建议奶芎不作川芎药用，山川芎可作川芎药用，或作兽药使用。

③挥发油类成分定量分析

林氏等采用 HPLC 法测定了川芎药材中挥发油的含量，尼群地平为内标，色谱条件：Hypesi10DS 色谱柱（4.6mm×200mm，5μm）；流动相：甲醇-乙腈-水（33∶21∶46）；流速0.8ml/min；检测波长：275nm；柱温：室温。对照品溶液制备：精密称取藁本内酯对照品适量，用乙腈定容，制得浓度为 0.292μg/ml 的对照品溶液。内标物溶液制备：精密称取内标物尼群地平适量，用乙腈定容为 0.196μg/ml 的内标物溶液。样品溶液制备：精密称取川芎挥发油 20.0mg 置 10ml 容量瓶中，用乙腈定容至刻度，摇匀，精密吸取 0.2ml 置 10ml 容量瓶中，再精密加入内标物溶液 0.5ml，用乙腈定容至刻度，摇匀，0.45μm 微孔滤膜过滤，即得样品溶液。藁本内酯溶液在 2.92～29.2μg/ml 范围内线性关系良好。测定五批次样品中川芎挥发油的含量在 28.36%～44.21% 之间。

汪氏等用 HPLC 法测定了川芎中东川芎内酯的含量。色谱条件：色谱柱：Shimadzu ODSC$_{18}$ 柱（150×4.6，5μm）；流动相：甲醇-5% 异丙醇水溶液（55∶45）；检测波长：280nm；流速：1ml/min；柱温：25℃。东川芎内酯的进样量范围在 0.35～3.5μg 时与峰面积呈良好线性关系，平均回收率为 98.4%，RSD 为 2.1%（n=5）。样品溶液制备：分别取各种川芎药材，粉碎过 40 目筛，精密称取 2g 粉末，分别加入 20ml 甲醇，超声提取 20 分钟，过滤，药渣再分别加甲醇（10ml）按上述方法超声提取 2 次，滤液过滤后合并，甲醇定容至 50ml，即得样品溶液。对照品溶液制备：精密称取东川芎内酯对照品3.5mg，加甲醇溶解定容至10ml，即得对照品溶液。结果表明，同一产地川芎药材东川芎内酯的含量5月30日采收较5月20日采收的高。都江堰产区的较其他地区的川芎药材东川芎内酯的含量高。

何氏等采用高效液相色谱法测定川芎挥发油中藁本内酯的含量，以评价川芎药材的质量。色谱条件：色谱柱：Kromasil C_{18}柱（4.6mm×250mm）；流动相：甲醇–水（75∶25）；流速：1ml/min；检测波长：280nm。在此色谱条件下藁本内酯与其他组分均能达到基线分离。对照品溶液制备：取藁本内酯对照品约20mg，精密称定，置于25ml容量瓶中，加甲醇稀释至刻度，再精密吸取1ml置25ml容量瓶中，加甲醇定容至刻度，摇匀，即得浓度为32.032μg/ml藁本内酯对照品溶液。样品溶液制备：按药典方法制备川芎挥发油。取川芎挥发油约20mg，精密称定，置于25ml容量瓶中，加入甲醇稀释至刻度，再精密吸取1ml置25ml容量瓶中，加甲醇定容至刻度，摇匀，即得川芎挥发油样品溶液。结果表明，藁本内酯在0.032032～0.320320μg范围内呈良好线性关系，平均回收率为98.70%，RSD为1.53%。测定结果表明，川芎挥发油中藁本内酯含量稳定，暂定其标示量为61.86%，样品的含量以标示量计应在±10%以内，即55.67%～68.05%。

程氏等采用HPLC法测定不同产地川芎中藁本内酯的含量。色谱条件：采用Alltima C_{18}（4.6mm×7.5mm，5μm）色谱柱；以乙腈–水（60∶40）为流动相；流速为1ml/min；柱温为室温；检测波长为350nm。以外标法测定川芎中藁本内酯的含量。对照品溶液制备：精密称取Z-藁本内酯对照品适量，置于棕色量瓶中，立即加无水甲醇稀释至刻度，摇匀，制得浓度为1mg/ml的对照品溶液。供试品溶液的制备：取样品粉末（过20目筛）0.5g，精密称定，置于60ml具密封盖的棕色瓶中，精密加入甲醇25ml，密闭，称重，超声提取90分钟后取出，称重，补足失重；摇匀，静置；取上清液经0.2μm微孔滤膜过滤，作为供试品溶液。在该色谱条件下，Z和E-藁本内酯峰达到基线分离。结果：Z-藁本内酯在0.10～4.0μg范围内呈线性关系，平均回收率为98.5%（n=5）。

21批次川芎原药材中Z-藁本内酯的平均质量分数为7.4mg/g，按平均值的80%计算，为5.92mg/g，即0.59%。以川芎原药材中含水量为10%计算，则川芎原药材中含Z-藁本内酯的含量以干燥品计，应不少于0.66%。不同产区川芎中藁本内酯的含量差异较大，道地产区药材中藁本内酯的含量较高。

（6）毛细管电泳法

高效毛细管电泳法（HPCE）是近年来发展迅速的一种新的分离分析技术，与传统的分离分析手段相比，具有高效、快速、微量和易于自动化等优势。陈氏等对川芎中川芎嗪和阿魏酸含量进行测定。对照品溶液的配制：分别精密称取盐酸川芎嗪（LIG）8.4mg，重蒸水溶解，制成浓度为10mg/ml［相当于川芎嗪（FA）6.5mg/ml］，阿魏酸10.2mg溶于适当体积的90%甲醇（含5%冰乙酸）制成浓度10mg/ml的对照品储备液。样品溶液制备：分别取3份干燥至恒重的川芎药材粉末2g，精密称定。①各加入pH=12的90%甲醇15ml，超声9分钟（180W），离心15分钟（3000r/min），取上清液，残渣分别用上述提取液洗涤后重复提取2次，合并得上清液Ⅰ；②残渣用pH=2的90%甲醇（含5%冰乙酸）15ml同①法提取得上清液Ⅱ；③合并上清液Ⅰ和Ⅱ，减压蒸馏浓缩并定容至10ml，再用0.45μm超滤膜超滤后得供试样品a、b、c。所剩残渣再按①～③法重提1次得供试样品a2、b2、c2。采用BioFocus™ 3000毛细管电泳系统（Bio-Rad Labs，Hercules，USA）；未涂层熔融石英毛细管柱（39.5cm×

50μm ID，有效分离长度34.8cm）。电泳条件为以硼砂30mmol/L（pH=9.43）为电泳溶液，检测波长为295nm，34 kPa压力进样，17kV恒压电泳，电泳时间为10分钟，电泳温度为20℃，溶液中均含硼砂3mmol/L。为消除进样等因素所引起的误差，以对硝基苯甲酸（p-NBA）为内标，p-NBA出峰时间在LIG与FA之间，在优化条件下样品中杂质对其无干扰，峰形好，可明显改善分析精密度，故选定P-NBA为内标，测得川芎嗪含量为（6.24±0.13）mg/g，RSD为2.04%（n=18）；阿魏酸含量（0.76±0.01）mg/g，RSD为1.65%（n=18）。该方法准确、精密、重现性好，可用于川芎药材的质量控制。

闫氏等以30mmol/L硼砂缓冲液为电泳介质，测定克心痛滴丸（麝香、川芎、延胡索等）中阿魏酸含量，建立了毛细管区带电泳测定该滴丸中阿魏酸含量的方法。色谱条件：采用P/ACE 5500型高效毛细管电泳仪（美国 Beckman 公司）；数据处理使用 Beckman P/ACE Station 化学工作站，熔融石英毛细管柱75μm×57cm（有效长度50cm）；以对硝基苯甲酸（p-Nitrobenzonic Acid，简称为p-NBA）为内标，30mmol/L硼砂缓冲液（1mol/L NaOH液调pH值到9.45）为电泳介质，20PSI气压下进样5秒，定电流50A分离20分钟，电泳温度为20℃，二极管阵列PDA检测器检测，检测波长为295nm。对照品溶液的制备：取5mg的阿魏酸，精密称定，用90%的甲醇（含5%冰醋酸）定容于25ml的容量瓶中，得浓度为212mg/L的对照品储备液。精密量取对照品储备液0.1、0.2、0.5、1、1.5、2、2.5ml分别置于5ml容量瓶中，各加入1ml对硝基苯甲酸内标液，定容至5ml备用。样品溶液的配制：称取克心痛滴丸约0.155g 3份，精密称定，用pH为10的氢氧化钠碱液40ml加热回流提取30分钟，提取液调pH值为3~4，用乙醚（20、20、20ml）提取3次，合并乙醚提取液，水浴挥干乙醚，残留物用甲醇转移至5ml容量瓶中，0.45μm微孔滤膜滤过并定容至刻度，即得样品溶液。测得克心痛滴丸中阿魏酸含量为（1.30±0.02）mg/g，RSD为2.11%（n=18）。

郭氏等采用毛细管电泳法同时测定生发灵酊中阿魏酸和大黄酸的含量。色谱条件：Waters 公司高效毛细管电泳仪，石英毛细管柱（60cm×75μm，有效长度53cm）；Millennium 32数据处理系统；运行缓冲液30mmol/L硼砂（pH=8.2），高压进样50kPa，进样时间为5秒，分离电压12kV，温度为25℃，检测波长为313nm，咖啡酸为内标。每次进样前用缓冲液冲洗毛细管柱10分钟，每次分析后用0.1mol/L的氢氧化钠冲洗2分钟，水冲洗10分钟。所用溶液均经0.45μm纤维树脂膜过滤。对照品溶液的制备：分别精密称取阿魏酸对照品15.0mg、大黄酸10.0mg，置于100ml容量瓶中，用甲醇稀释至刻度，摇匀。精密吸取上述溶液各5ml置于25ml容量瓶中，加甲醇至刻度，摇匀，配成30μg/ml的阿魏酸对照品溶液和20μg/ml的大黄酸对照品溶液。内标溶液的制备：精密称取咖啡酸对照品15.0mg置于100ml容量瓶中，加甲醇至刻度，摇匀。吸取上述溶液5ml置于25ml容量瓶中，加甲醇至刻度，摇匀，配成30μg/ml的咖啡酸内标溶液。样品溶液的制备：精密量取生发灵酊剂10ml置于25ml容量瓶中，加甲醇至刻度，超声提取30分钟，提取液转移到球形烧瓶中，加2.5mol/L硫酸20ml，沸水浴回流2小时，冷却，移至分液漏斗中，用氯仿分4次振摇提取（30、30、20、10ml），合并氯仿液，水浴蒸干。残渣加甲醇适量，微热使之溶解，定量转移至50ml容量瓶中，加甲醇稀释至刻度，摇匀。精密量取2ml溶液到2ml的离心管中，离心15分钟（10000r/min）。取上清液，用0.45μm孔径的有机滤膜滤过，弃去初滤液，收集续滤液作为样品溶液。阴性样品溶液的制备：按处方比例及生产制备方法，制备不含阿魏酸和大黄酸的阴性样品溶液。精密吸取阿魏酸对照品溶液2、4、6、8、10ml分别置于

25ml 容量瓶中，加内标溶液 5ml，用甲醇稀释至刻度，摇匀，按上述电泳条件，分别进样。阿魏酸在 2.4 ~ 12μg/ml 浓度范围内线性关系良好，平均回收率为 99.06%。取生发灵酊剂 3 批，精密量取 10ml 置 25ml 容量瓶中，加内标溶液 2ml，加甲醇至刻度。按前述方法依次操作，进样，内标法计算三批样品的含量，建立的方法重现性良好，可以用于含有川芎复方中药中川芎的质量控制。

（三）川芎化学成分指纹图谱研究

中药指纹图谱技术对增加中药质控科技含量，提高中药工业整体水平，实现中药现代化，促进中药国际化进程，具有非常重要的现实意义。

孙氏等运用高效毛细管电泳法建立了川芎道地药材的指纹图谱，并对 10 个产地的川芎药材及川芎对照药材的指纹图谱进行了比较。色谱条件：仪器为 HP3DG160OA 型高效毛细管电泳仪（Hewlett-Packard，美国），惠普化学工作站，二极管阵列紫外检测器，自动进样器。毛细管电泳条件为未涂层石英毛细管 50μmID×66.5cm，有效长度为 58cm，检测波长为 210nm，压力进样 50mbar，5 秒，分离电压为 24kV，毛细管温度为 20℃，运行缓冲液 40mmol/L 硼砂和 40mmol/L 磷酸二氢钠，其中含 5% 的甲醇缓冲液。毛细管柱使用前以 1mol/L 氢氧化钠溶液、重蒸馏水和运行缓冲液依次通过压力冲洗 5、5、10 分钟，每次电泳后以运行缓冲液冲洗 8 分钟，所用溶液均经超声脱气。样品溶液的配制：精密称取 50℃ 干燥 2 小时的川芎粉末 2g（过 40 目筛），用甲醇-水（80∶20）20ml 超声提取 10 分钟，3000r/min 离心 10 分钟，取上清液，残渣分别用上述提取液重复提取 2 次，合并上清液，减压回收甲醇，用甲醇-水（80∶20）定容至 10ml，0.45μm 滤膜滤过，即得样品溶液。共有指纹峰的确认：按照"样品溶液的配制"项下制备 10 批灌县川芎药材的供试品溶液，每批进样 2 次，记录电泳图。依法对 10 批样品进行测定，确定共有指纹峰为 17 个。结合各色谱峰 UV 光谱图，采用添加对照品法指认了两个共有峰分别为腺苷和阿魏酸。以对氨基苯甲酸为参照物，计算 10 批样品共有峰的相对迁移时间和相对峰面积。结果表明，10 个产地中有 9 个产地的川芎药材指纹图谱的主要峰群的图貌基本一致，浙江川芎指纹图谱的图貌与灌县川芎的差异较大，不同产地川芎中各成分的相对含量也有所不同。

杨氏等采用高效液相色谱梯度洗脱法对四川不同产地（彭州、都江堰、眉山、新都）川芎药材进行了指纹图谱研究。色谱条件：色谱柱 Kromasil KR100-5 C_{18} 分析柱 150mm×4.6mm；进样量：10μl；流动相：流动相 A 为 0.5% $H_3PO_4-H_2O$，流动相 B 为 0.5% $H_3PO_4-CH_3OH$，梯度洗脱，15% B 保持 5 分钟；流速：1.0ml/min；柱温：25℃；DAD 检测器；检测波长：280nm；参比波长：360nm。供试品溶液制备：取川芎饮片粉碎，过 60 目筛。称取川芎粉末 2g，精密称定，置圆底烧瓶中，加入甲醇 30ml，70℃ 水浴加热回流提取，沸后保持 1 小时，停止加热，过滤，残渣按同法再提取 1 次，过滤，合并 2 次滤液，滤液浓缩后以甲醇定容至 10ml，0.45μm 微孔滤膜过滤，得供试品溶液。供试品溶液进样分析，可分离出 100 个左右的峰，经比较所有测定和记录的色谱图，确定了 14 个共有峰作为指纹图谱的稳定的特征峰。同一产地药材相似度大于 93%，不同产地药材相似度不足 80%。

杨氏等对川芎药材进行气质联用成分分析与指纹图谱的研究。色谱条件：色谱柱：HP-5MS 5% Phenyl Methyl Siloxane（30m×0.25μm×0.25mm）；载气：He；流速：1ml/min；柱温：程序升温初始 0℃ 以每分钟 20℃ 升至 90℃，再以每分钟 5℃ 升至 250℃，进样口温度：250℃；分流模式进样；分流比：40∶1，辅助线温度：280℃。离子源：230℃；四极杆：150℃；电离方式：EI，扫描质量范围：35～500mAU。建立的色谱条件，川芎图谱具有明显的特征性，可作为川芎的气相指纹图谱。

罗氏对川芎和引种栽培于四川的日本川芎进行了 HPLC 指纹图谱比较研究，并测定了川芎与日本川芎中阿魏酸的含量，探讨了两种川芎的亲缘关系，为中药川芎的品种鉴定、质量评价和扩大资源开发提供科学依据。供试品溶液的制备：精密称取过 40 目筛的川芎、日本川芎药材干燥粉末各 2g，加入 50% 乙醇 20ml，超声提取 60 分钟，补重，滤过，残留物用 5ml 50% 乙醇洗涤，合并上清液定容至 25ml，上清液经 0.45μm 微孔滤膜过滤，即得供试品溶液。对照品溶液的制备：取阿魏酸对照品适量，用甲醇溶解定容，制成 0.012mg/ml 的对照品溶液。

色谱条件：岛津 CLC—ODS 色谱柱（150.0mm×6.0mm，5μm）；流动相：1% 冰醋酸水-甲醇（80∶28）；流速：1ml/min；检测波长：322nm；柱温：30℃。在此色谱条件下，川芎样品的各吸收峰分离度良好。

以阿魏酸对照品作参照物（S），根据参照物的保留时间，计算各供试品图谱中各峰的相对保留时间。标定出川芎和日本川芎药材 8 个共有峰。两种川芎的 HPLC 图谱很相似，色谱峰的个数没有明显差异，但两种川芎相对应的吸收峰的峰面积差异较大。川芎种内各样本之间，日本川芎种内各样本之间的图谱也非常相似，种内各样本间吸收峰面积没有明显差异。

慕氏等采用毛细管气相色谱技术测定川芎总挥发油指纹图谱（GC-FPS），并选用聚类法分析比较。GC 指纹图谱分析法与聚类分析可作为川芎药材的质量控制方法。色谱条件：色谱仪：岛津 GC-17A 气相色谱仪，氢火焰检测器（FID）（日本岛津公司）；色谱柱：DB-1（25m×0.32mm，0.25μm）的石英毛细管柱（日本岛津公司）。内标溶液的制备：取喹啉 0.2g，精密称定，置于 100ml 的容量瓶中，用乙酸乙酯溶解，并稀释至刻度，摇匀，作为内标溶液。

供试品溶液的制备：分别称取原药材 50.0g，按照药典方法提取挥发油。收集的馏分分别用乙酸乙酯（60、60、60ml）萃取 3 次，合并萃取液，减压蒸干，转移至 5ml 的容量瓶中，再吸取内标储备液 0.5ml 至该容量瓶中，用乙酸乙酯稀释至刻度，即得供试品溶液。柱初始温度为 50℃，保持 10 分钟，以 5℃/min 的速度升温至 80℃，再以 8℃/min 的速度升至 110℃，保持 10 分钟。以 1.8℃/min 的速度升温到 160℃，再以 2.5℃/min 的速度升温至 200℃，最后以 4℃/min 的速度升温至 240℃，保持 7 分钟。检测时间为 90 分钟。检测器温度 280℃，进样口温度 260℃。进样量 1.0μl，总流量 25ml/min，分流比 5∶1。氢气流速 45ml/min，空气流速 500ml/min。按供试品制备方法制备 13 个不同产地的川芎药材的供试品溶液，依法进行样品测定，获得 41 个共有峰。将同一产地的 10 批样品提取液混合配制成与供试品同样浓度的溶液，作为共有模式的图谱。

采用 Microsoft Excel 软件编辑公式，利用夹角余弦法计算相似度，以 13 个产地的川芎全体样本的均值为对照模板，根据峰匹配的结果，将待测样品的完整指纹图谱与对照模板的完整指纹图谱进行整体相似性计算。其中 10 个产地川芎药材相似度大于 90%。

川芎样品系统聚类分析：以经形态学鉴定的 13 个不同产地川芎样品为研究对象，进行指纹图谱研究，获得包括内标峰（s 号峰）在内的 42 个色谱峰。将各色谱峰相对于内标色谱峰的峰面积量化，得到 13×42 阶原始数据矩阵，运用 SPSS 软件对其进行系统聚类分析，采用离差平方和法（Ward'S Method），利用欧氏距离（Euclidean）作为样品的测度。聚类分析将13个川芎样品分为两类，通过与中国生物制品检定所所购买的对照药材比较，并结合形态学鉴定结果，可判定第Ⅰ类为优质品，第Ⅱ类为一般品。

结果显示：在进行相似度分析和聚类分析时所使用的化学谱图的测定参数不同（相似度分析是采用全谱图峰面积法，聚类分析是采用共有谱峰面积比较法），但却得出了相一致的结果。因此，我们可以认为所标识的川芎共有峰可以代表其GC-FPS的共有特征。GC指纹图谱分析法与聚类分析可作为川芎药材的质量控制方法。

徐氏等采用HPLC法建立日本川芎醇提取物的指纹图谱。色谱条件：Shimpack CLC-ODS色谱柱（6.0mm×150mm，5μm）；流动相：1%冰醋酸-甲醇（80∶28）；检测波长：322nm；柱温：30℃。对照品溶液的制备：取阿魏酸对照品适量，精密称定，用甲醇溶解，制成浓度为0.0098mg/ml的对照品溶液。供试品溶液的制备：分别取10批经粉碎过30目筛的日本川芎粉末2g，精密称定，加50%稀乙醇20ml，超声提取1小时，离心（3000r/min），吸取上清液，残留物加稀乙醇5ml洗涤，离心10分钟，合并上清液定容至25ml容量瓶中，作为供试品溶液。通过10批川芎药材样品的测定，以阿魏酸作为参照峰，生成模式指纹图谱，标定共有峰10个。生成的模式指纹图谱可作为日本川芎质量控制的参考依据。

宋氏采用高效液相色谱法建立川芎的指纹图谱分析方法，色谱条件：色谱柱 Zorbax SB-C18 柱（250mm×4.6mm，5μm）；以甲醇和1%冰醋酸水溶液为流动相梯度洗脱，运行时间100分钟；柱温为25℃；流速为1ml/min；检测波长为323nm。供试品溶液的制备：称取10批川芎药材粗粉样品各2g，精密称定，置具塞锥形瓶中，加95%乙醇50ml，放置过夜，超声提取20分钟，滤过，挥干溶剂，加水20ml溶解，分别用醋酸乙酯（20、20、10ml）萃取3次，合并萃取液，挥干溶剂，残渣加甲醇溶解并定容至10ml，经0.45μm微孔滤膜过滤，作为供试品溶液。对照品溶液的制备：精密称取干燥至恒重的阿魏酸对照品适量，加甲醇制成0.3mg/ml的对照品溶液。得到10批川芎药材的指纹图谱，并采用"计算机辅助相似度评价系统"软件进行数据处理。确定了10个共有色谱峰，10批次的川芎药材的指纹图谱相似度均大于0.9。

李氏等对10批川芎药材挥发油的气相色谱进行分析，并采用GC-MS联用技术鉴定其指纹特征峰。供试品溶液的制备：取川芎饮片，粉碎，过20目筛，称取药粉300g，CO_2超临界萃取，压力为35MPa，温度为50℃，时间2小时，收集萃取物，得红棕色透明川芎油。称取0.5g川芎油，精密称定，置于10ml量瓶中，加醋酸乙酯至刻度，摇匀，即得供试品溶液。色谱条件：DB WAX石英毛细管色谱柱（30m×0.32mm×0.25μm）；柱温升温程序：80℃以10℃/min升至200℃，再以2℃/min升至220℃，保持40分钟；进样口温度250℃；FID温度为250℃；载气为高纯度氮气，流量2ml/min；柱前压为50 kPa；分流比为10∶1；进样量为1μl。记录120分钟色谱图，其中60分钟以后没有出峰，60分钟内川芎油成分出峰完全。按测定条件记录各批川芎油样品的气相色谱图，以阿魏酸为参照峰，从中选取了13个共有峰作为指纹图谱的特征峰，并采用GC-MS法进行指认，1号峰为匙叶桉油烯醇（spathulenol），2号峰为2-甲氧基-4-乙烯基苯酚（2-methoxy-4-vinylphenol），3号峰为阿魏酸（ferulicacid），3号峰为正十四烷（tetradecane），4号峰为3-丁烯基苯酞（3-butylidene phthalide），5号峰为3-丁基苯酞（3-butylphthalide），6号峰为新蛇床内酯（neocnidilide），7号峰为藁本内酯（1igustilide），8号峰为洋川芎内酯（senkyunolide），9号峰为β-榄香烯（β-elemene）,10 号峰为棕榈酸（palmitic acid）,11 号峰为油酸（oleic acid）,12 号峰为亚油酸（1inoleic acid）,共有指纹峰的峰面积占总峰面积的 90% 以上。所建立的指纹图谱可作为川芎挥发油的质量控制依据。

石氏等采用 GC–MS 法建立了川芎挥发油特征指纹图谱。色谱条件：岛津 GC–MS QP2010 气相色谱质谱联用仪，DB–1 石英毛细管柱（30m×0.25mm, 0.25μm）；进样室温度 250℃，接口温度为 250℃，离子源（EI）温度为 200℃；柱温条件：50℃ 保持 2 分钟，以 4℃/min 升至 140℃，保持 1 分钟，以 8℃/min 升至 250℃，保持 25 分钟；分流进样，分流比 30，载气为氦气，体积流量 1.5ml/min；质荷比扫描范围为 33~500；检测器电压 1.1kV，电子轰击电压 70eV。供试品溶液的制备：取川芎粉碎药材 50g，加 10 倍量的水，按《药典》2010 年版一部附录挥发油测定甲法，收集挥发油于 25ml 容量瓶中，加无水乙醇至刻度，避光备用。取川芎挥发油供试品溶液，进样测定，得挥发油供试品总离子流图。以藁本内酯峰作为对照，计算总离子流图中各色谱峰的相对保留时间和峰面积比值。60 分钟内挥发油成分出峰完全，各主要色谱峰间分离良好。

通过平均矢量法计算共有模式，相关系数法与夹角余弦法进行相似度计算，10 批川芎挥发油指纹图谱与共有模式对照指纹图谱间相似性较好，其相似度均大于 0.995。结果鉴定出 13 个共有峰，其中 8 个共有峰为其特征指纹峰。通过特征指纹峰的确定以及共有模式指纹图谱的建立，可以对川芎药材进行有效的鉴别。此外，以特征指纹峰作为评价指标，能对川芎药材的内在质量进行评价，石氏建立的方法可作为川芎药材质量控制的有效手段。

陈氏等采用 HPLC 方法建立了川芎药材的色谱图。分别采用主成分分析法与聚类分析法对 21 个产地的川芎药材质量进行了评价。

五、川芎药材质量研究

1. 药材概况

中药川芎为伞形科藁本属植物，其干燥根茎为我国传统中药之一，被喻为"血中之气药"，具有活血行气、祛风止痛的功效，挥发油是其重要的活性成分。近年来，随着分析手段的不断完善，对川芎化学成分的研究不断深入，对川芎药材质量的研究也越来越广泛。

现在药材市场上的川芎均为栽培品，未见野生品。抚芎、金芎分别为川芎的同源三倍体植物。而东芎系新中国成立前由日本引种，在吉林省延边朝鲜族自治州作"川芎"入药。

各大主流药材市场上大规模的伪品不多。但在川芎生产过程中有两个副产物，俗称"奶芎"和"山川芎"，常混入川芎商品中出售。

通常在无性繁殖过程中，于大寒后立春前，采挖坝区未成熟的根茎，称"奶芎"或"抚芎"，运上中山育苓。也有些农户将奶芎在药材市场中作川芎或奶芎出售。此时距正常川芎收获期尚有 4 个月左右。在中山育苓的川芎中，于小暑后至立秋前后，选无雨天割取地上部分（茎秆）扎成捆，运下山作苓种，挖起地下部分的根茎称"山川芎"，混入川芎商品中出售。奶芎和山川芎均不同程度地扰乱药材市场，影响川芎药用的质量。

（1）川芎　伞形科植物川芎（*Ligusticum chuanxiong* Hort.）的干燥根茎，为著名的川产道地药材之一。苏颂在《图经本草》中指出："今关、陕、蜀川、江东山中多有之；而以蜀川者为上"；至南宋时期有记载"芎藭，以川中来者为上"；陈仁山在《药物出产辨》里记录："灌县川芎为道地货，芎藭更名为川芎"。川芎喜气候温和，雨量充沛，日照充足又较湿润的环境。最适宜生长的土壤为灰潮油沙田，其通水透气好、有机质丰富、供肥保肥力强、磷含量高。现陕西、湖北、上海、浙江、福建等地均有种植。

（2）东川芎　东川芎（*Cnidium officinale* Makino）原产于日本，后引种于我国东北延边地区，现主要分布于吉林省延边地区的龙井、和龙、汪清、安图、珲春、敦化、东盛、广新等地。在该地区代"川芎"入药。东川芎适宜海拔高且寒冷的气候，适宜栽培种植于阳光充足、排水性良好、土壤肥沃的平坦砂质地。

（3）抚芎　抚芎（*Ligusticum chuanxiong* Hort. cv. Fuxiong）始载于《丹溪心法》，又名茶芎，是江西省的道地药材之一。抚芎生长在雨量丰富，海拔350～400m的江南山区，喜阴凉怕烈日，适宜生长在肥沃的酸性土壤。江西药材抚芎产量少，主产于江西九江地区的武宁县、瑞昌县、德安县三县的交界山区及湖北省的阳新、崇阳等县。仅少量出口，其中，武宁县抚芎主产于鲁溪镇，在市场上仅作川芎的补充品。

（4）西芎　川芎（*Ligusticum chuanxiong* Hort.）引种栽培于甘肃省者，称西芎。产于甘肃省华亭、康县、西和县；藁本（*Ligusticum sinense* oliv.）在甘肃省临夏作川芎入药。

2. 不同品种川芎的质量

（1）有效性评价

①挥发油的含量

刘氏采用GC-MS方法对都江堰川芎、彭州川芎、都江堰奶芎、汶川县三江乡山川芎根茎挥发油进行了定性、定量分析，共鉴定了45个化合物。四个样品的根茎挥发油的化学成分基本一致，但在检出限制相同情况下，各个样品的化学成分被测出数和量上有差异。主要成分藁本内酯含量：山川芎64.34%、奶芎69.16%、彭州川芎73.34%、都江堰川芎76.10%。即藁本内酯含量山川芎、奶芎均略低于川芎。挥发油总含量：都江堰奶芎0.25%、汶川山川芎0.65%、彭州川芎0.60%、都江堰川芎0.70%。挥发油含量：川芎及山川芎远大于奶芎。建议奶芎不作川芎药用，山川芎可作川芎或作兽药使用。

许氏采用气相色谱法对川芎、抚芎、东川芎的挥发油中藁本内酯的含量进行测定，结果表明川芎中藁本内酯的含量可达9.07%。东川芎和抚芎分别为2.58%、2.44%，与川芎差异显著。在研究中还发现川产川芎中藁本内酯的含量高于延边地区平顶山、东盛和广新三地的东川芎。欧当归内酯A是藁本内酯的二聚体，它与藁本内酯含量直接相关。

综合上述研究结果表明，不同品种不同产地的川芎挥发油总量差异显著，挥发油中主要活性成分藁本内酯的含量在不同品种的川芎药材中，也呈现明显的差异，川芎生药中其藁本内酯的含量高于抚芎和东川芎。故以挥发油总量及藁本内酯为主要的评价指标：奶芎质量最差，山川芎稍差，川芎最好；川芎质量优于抚芎和东川芎。

②阿魏酸的含量

有研究报道采用反相高效液相色谱法对四川川芎、吉林延边平顶山和东盛两地的东川芎中阿魏酸的含量进行测定，川芎、平顶山东川芎、东盛东川芎中阿魏酸的含量分别为1.3271mg/g、1.0091mg/g、0.6530mg/g。这表明川芎与东川芎中阿魏酸的含量差异很大。

另有报道，采用RP-HPLC测定江西瑞昌抚芎和灌县川芎中阿魏酸的含量，结果表明二者阿魏酸的含量差异不大。仅从阿魏酸在药材中的含量进行比较，3种不同品种的川芎中，川芎与抚芎优于东川芎。

③川芎嗪和总生物碱

有报道采用气相色谱法对川芎、抚芎、东川芎挥发油中川芎嗪含量进行测定，结果川芎、抚芎中川芎嗪的含量分别为0.167%、0.045%，而在东川芎中未检测到川芎嗪；另有报道三者的总生物碱含量分别为0.172%、0.195%和0.259%，结合生药中川芎嗪和总生物碱含量，表明川芎质量好。

谢氏分别采用高效液相色谱法与紫外分光光度法测定西芎与川芎中阿魏酸、总生物碱的含量。HPLC法色谱条件为：色谱柱YWC C_{18}柱（250mm×4.6mm，10）中国科学院大连化学物理研究所；流动相：甲醇−5%醋酸（25：75）；流速：1.0ml/min；检测波长：320nm；柱温：30℃。结果样品川芎（灌县）、西芎（华亭）、西芎（西和）、西芎（康县）、藁本（临夏）中阿魏酸的含量分别为0.22、0.13、0.31、0.66、0.42mg/g。结果表明，川芎中阿魏酸含量普遍低于西芎，西芎总生物碱含量也略高于川芎。

饶氏采用气相色谱法测定不同品种、不同产地、不同采收期川芎中藁本内酯、川芎嗪和阿魏酸的含量。色谱法条件：色谱柱500mm×0.25mm键合OV−101弹性石英柱，柱温为70℃~230℃，升温速度为4℃/min，汽化室温度为250℃，HD温度为250℃，分流量为40ml/min，载气（高纯氮气）60ml/min，空气流量400ml/min，氢气流量40ml/min，进样量0.15ml。

结果表明都江堰产区的川芎质量较优。5月前后采收的川芎药材藁本内酯、川芎嗪和阿魏酸的含量均较高。传统采收季节（小满前后）采挖的川芎无论是鲜品还是干燥品，其个头、结实程度、气味均较其他批次的更好，各成分的含量略高。

不同品种川芎药材中阿魏酸、川芎嗪及川芎总生物碱的含量均存在显著差异，奶芎不能作为川芎药用，山川芎可作种芎药用或兽药使用。以阿魏酸及总生物碱为评价指标，西芎（甘肃省引种川芎）中阿魏酸含量普遍较高，含量已达到川芎的水平，这可能与生长环境和培育品种不同有关；所含生物碱略高于四川引种川芎及藁本。甘肃省引种川芎（西芎）质量与四川省引种川芎质量相当。

④药效学评价

从药效学的角度对不同品种川芎药材的质量进行评价，药理活性研究结果表明：川芎、抚芎、东川芎均有镇痛作用，其水提液的镇痛强度由强到弱依次为川芎、抚芎、东川芎；醇提液的抑制强度由强到弱的顺序为川芎、东川芎、抚芎；对总动脉的血流量的影响由强至弱依次为川芎、东川芎、抚芎。不同品种川芎对血小板聚集、血栓形成影响及对血管平滑肌收缩影响的对比研究表明四川灌县川芎抑制小鼠内血栓形成，抑制大鼠血小板聚集的作用大于九江抚芎；四川灌县川芎抑制去甲肾上腺素所致的大鼠胸主动脉条收缩，抑制离体兔耳灌流量作用明显大于九江抚芎。

不同品种的川芎药材主要化学成分、药理活性均呈现明显的差异，川芎（*Ligusticum chuanxiong* Hort.）中挥发油、生物碱等主要活性物质的含量及药效学结果均高于其他品种，药材品种、产地的气候和土壤特性等因素对药材质量影响很大。

（2）安全性评价

重金属和农残是生药主要的外源性毒性物质，严重影响生药的质量。也是中药现代化、国际化进程中的一个重要的瓶颈问题。开展中药安全性评价，降低生药中有害元素含量，是近年来亟待解决的关键问题，是实现中药现代化的必然要求。尤其是重金属铅、镉、汞，是目前公认的对人体健康有害的微量元素。摄入过多的铅会损伤神经系统、消化系统、造血系统；镉过量会使组织代谢系统发生障碍以及抑制多种酶的活性；汞对中枢神经系统和肾脏等器官有危害作用。近年来学者围绕重金属的含量对川芎药材作了报道。

王氏等采用原子吸收光谱法测定了川芎、抚芎中重金属含量。结果表明，川芎中重金属铅、汞、镉的含量分别为（1.28±0.2）、（0.21±0.22）、（0.25±0.11）mg/kg，抚芎中铅、汞、镉的含量分别为（2.24±0.21）、（0.16±0.22）、（0.35±0.20）mg/kg。按《药用植物及制剂进出口绿色行业标准要求》，实验测定的川芎和抚芎铅含量合格，而川芎汞含量有一定超标，抚芎镉含量超标。

参考文献

［1］唐慎微．重修政和经史证类备用本草．影印本．北京：人民卫生出版社，1957：138.

［2］国家中医药管理局《中华本草》编委会．中华本草．上海科学技术出版社，2004，第十五卷，993.

［3］蒋桂华，贾敏如，马逾英，等．川芎的适宜采收期和加工方法．华西药学杂志，2008，23（3）：312～314.

［4］曾俊超，等编．中药商品学．成都：四川人民出版社，2002：106.

［5］蒋桂华，贾敏如，等．川芎贮藏条件的研究．中药材，2005，28（6）：465～466.

［6］刘洋，梁吉春，石任兵，等．以化学成分指纹图谱表征的川芎炮制及其汤剂成分研究．北京中医药大学学报，32（10）：699～701.

［7］陈嘉谟．本草蒙筌．点校本．北京：人民卫生出版社，1988.77.

［8］刘圆，贾敏如．川芎品种、产地的历史考证．中药材，2001，24（5）：364～366.

［9］宋平顺，马潇，张伯崇．芎䓖的本草考证及历史演变．中国中药杂志，2000，25（7）：434～436.

［10］房淑敏．中药抚芎的原植物及其与川芎、藁本的比较．植物分类学报，1984，22（1）：38～42.

［11］张海道．中药金芎原植物的研究，植物分类学报，1990，28（6）：477～482.

［12］张海道．常用中药材品种整理和质量研究．北京：北京医科大学，中国协和医科大学联合出版社，1995：372～401.

［13］陈军．川芎与混淆品茶芎的比较鉴别，中草药，2001，3（24）：353～355.

［14］石力夫，郑晓梅，秦溱，等．藁本内酯分解前后川芎挥发油对兔球结膜微循环影响的比较．中国药理学与毒理学杂志，1995，9（2）：157.

［15］中国医学科学院药物研究所．中草药现代研究，第2卷．北京：北京医科大学中国协和医科大学联合出版社，1996，6：423.

［16］中国医学科学院药物研究所．中草药现代研究，第2卷．北京：北京医科大学中国协和医科大学联合出版社，1996，6：30.

［17］龚千锋，刘永忠，刘学华，等．川芎炮制前后挥发油及生物碱的研究．江西中医学院学报，1997，9（1）：28.

［18］刘圆，贾敏如．奶芎、山川芎与川芎的性状鉴别和挥发油总含量的比较，华西药学杂志，2004，19（2）：127～128.

［19］孙新国，王涛，朱景申．逆流萃取-反相高效液相色谱法测定川芎中川芎嗪的含量．同济

医科大学学报，2001，30（3）：209～210.

［20］张村，李丽，耿立冬，等．川芎药材有效成分鉴别及其含量标准研究．北京中医药大学学报，2005，28（2）：66～69.

［21］张艳波，赵勇，关洪雨，等．注射用大川芎中药材的质量研究．中国实用医药，2008，3（27）：28～30.

［22］王妙闻，张艺，张静，等．HPLC 测定川芎中的总阿魏酸．华西药学杂志，2008，23（1）：100～102.

［23］贾晓斌，陈彦，蔡宝昌，等．HPLC 法测定川芎配方颗粒中阿魏酸含量．南京中医药大学学报，2004，2（1）：60～61.

［24］刘圆，贾敏如．RP-HPLC 测定川芎、奶芎和山川芎中阿魏酸的含量．华西药学杂志，2004，19（5）：363～365.

［25］Dingming-Yu, Lu Wei-Feng. Group Isolation and High liquid Chromatographic Analysis of Lactones in Chuanxiong. Journal of liquid chematography& Related Technologies，2004，27（3）：521～531.

［26］林燕芝，唐星，毕开顺．HP-HPLC 测定川芎挥发油中藁本内酯含量．中国中药杂志，2004，29（2）：154～156.

［27］何宇新，李玲，米之金，等．川芎挥发油的质量标准研究，西华大学学报（自然科学版），2009，5，28（3）：72～75.

［28］程世琼，吕光华，梁士贤，等．不同产地川芎中藁本内酯的含量及其质量指标．中国中药杂志，2007，31（14）：1143～1146.

［29］孙沂，郭涛，隋因，等．川芎药材的 HPCE-FP 方法学研究．中国中药杂志，2003，28（2）：167～171.

［30］杨光明，蔡宝昌，潘扬，等．川芎药材指纹图谱研究与产地比较．南京中医药大学学报（自然科学版），2002，18（3）：172～173.

［31］杨光明，蔡宝昌，王天山，等．川芎化学成分的气相-质谱与指纹图谱研究．西北药学杂志，2002，17（4）：147～150.

［32］慕善学，高广慧，封国铮，等．中药材川芎质量控制的气相色谱指纹图谱研究．中南药学，2007，5（2）：179～182.

［33］徐宇，方鲁延，谢凌阳．日本川芎药材的 HPLC 指纹图谱分析方法研究，华西药学杂志，2003，18（6）：422～424.

［34］石世学，潘勤，元英群，等．GC-MS 法建立都江堰产川芎挥发油的指纹图谱．中草药，2007，38（8）：1177～1180.

［35］陈闽军，吴永江，范晓晖，等．色谱指纹图谱分析技术用于鉴别中药川芎产地．中国中药杂志，2003，28（7）：606～610.

［36］谢明全，韦亚洁．甘肃引种川芎的质量考察．药物研究，2006，15（14）：4～5.

［37］王晓亚，鲁建丽．川芎和抚芎的多糖和重金属含量分析．广东微量元素科学，2006，13（1）：49～51.

第三章　川芎的分布与生境

第一节　川芎的分布

川芎(*Ligusticum Chuanxiong* Hort.)栽培历史悠久，川芎道地产区位于四川盆西龙门山与成都平原过渡地带，地跨东经103.40°~104.10°，北纬30.54°~31.26°。属于四川盆地中亚热带湿润季风气候区，气候温和，降雨充沛，四季分明，大陆性季风气候特点显著，年均气温为15.7℃，无霜期277天，年均降雨量为950mm。

目前认为都江堰是川芎最适宜产区，都江堰东西地貌差异大，平原与山地间过渡地貌范围窄，西部地势上升急骤，东部冲积平原上河渠纵横，下垫面土壤潮湿，水汽来源丰富，空气湿度大，当气流西移抬升遇冷空气后，水汽凝聚降落，形成一个多雨带，使都江堰市具有气温、土温、水温低，雨水多，日照少的特点，比较适宜川芎次生代谢产物的积累。

川芎药材主产区为四川省都江堰市、郫县、崇州、彭州、新都、大邑、什邡等方圆100公里左右的川西平原，云南、贵州等地也有栽培。川产川芎占全国总产量的90%以上，都江堰市占全国的65%以上，且个大、饱满、坚实、断面色黄白、油性足、香气浓郁，质量最佳。

第二节　川芎的生境

一、川芎生境的气候条件

我国川芎主要栽培于四川省都江堰市、郫县、崇州、彭州、新都、大邑、什邡等方圆100公里左右的川西平原，属于亚热带湿润季风气候区。其生长环境要求的气候因子数据如下：气温：最低温度不能低于-10℃，最高温度不能高于40℃；降雨量：1000mm以上；海拔：500~1000m；土壤：紫色土，水稻土。

其中川芎道地产区都江堰年平均气温为15.2℃~15.7℃，比同区邻近县低0.5℃以上，最热月(7月)平均温度为24.7℃，最冷月(1月)平均气温为4.6℃，无霜期269天，表现为春迟、夏短、秋早、冬长；年降雨量1000~1257mm，较邻近县多近300mm，最多达1605mm；年平均日照时数为1034.6小时。

二、川芎生境的土壤条件

川芎适宜栽种于土质疏松肥沃，排水良好，腐殖质丰富的砂质壤土，忌涝洼地及连作。

其中川芎药材多栽于平坝，海拔在700m左右，土壤为水稻土；川芎苓种则多栽种于山地，海拔1000~1500m，土壤为山地黄壤，自然植被为常绿阔叶林和竹林。

根据川芎土壤的成土母质、剖面特征、养分特性、生产性能等将川芎土壤分为灰潮油沙土、灰潮二油沙土、紫潮二泥土三个土种。灰潮油沙土主要分布在老马河、黑石河等河流一级阶地垄背两侧，距河床较近。该土壤土层深厚、发育适度。剖面上部扁平块状结构，下部棱柱状结构，中部有一黄色锈纹，锈斑的轻度淋溶淀积层。土壤结构良好，层次分明。灰潮二油沙土分布地势低于灰潮油沙土。土壤发育浅，粒径粗，孔隙多，剖面从上至下结构为粒状、块状和柱状。紫潮二泥土分布在山前洪积平原中部，土层厚，耕作层结构为粒状，耕作层以下为棱柱状结构。土壤母质搬运距离短、分选差，质地上下差异小。川芎土壤在长期种植川芎过程中，施肥和耕作制度使川芎土壤处于还原和氧化的交替作用下，产生了特殊的理化特性。灰潮油沙土的理化特性：灰潮油沙土容重适中，剖面中部容重稍大，有利于土壤保水保肥。土壤耕作层固∶液∶气为1∶0.93∶0.27。

川芎生长土壤是岷江和各山溪第四纪全新统冲积物和洪积物，在"三低一多一少"的气候条件下，经长期种植川芎的耕作、熟化作用，发育成的适宜川芎生长的土壤。灰潮油沙土有机质、养分含量较高，阳离子代换量大，保肥能力强。土壤水、热、肥协调，川芎产量达300~420g/m²，品质好，是种植川芎的最适宜土壤。灰潮二油沙土养分含量较低，养分供应能力不强，川芎苗子好，但根茎小。川芎生长前期应控制氮肥用量，后期适当增加磷钾，促进川芎根茎膨大。川芎产量一般为250~340g/m²。紫潮二泥土质地偏重，结构稍差，土壤保水保肥力强，但养分有效性差，川芎产量不高，一般为150~250g/m²。生产上应通过施肥、耕作等改良土壤结构和培肥土壤，提高川芎产量。

第三节　川芎的地理变异及其道地性探讨

川芎为著名川产道地药材，目前药材市场上均为栽培品，未见野生品。主产于四川省都江堰市、郫县、崇州、彭州、新都、大邑、什邡等地，但其他省区也有引种栽培。

一、川芎的地理变异

川芎为我国常用中药，在国内外药材市场上均为重要商品。其道地产地为川西平原，以都江堰地区产量最大，质量最优，其他省区也有引种栽培。《药典》规定，川芎为伞形科植物川芎的干燥根茎。除正品外，在国内不同地区还有很多以同属近缘品种作为川芎入药用。其中抚芎、金芎为川芎的变种，而东芎，又名东川芎，为同属另一种植物。在川芎生产过程中有两个副产物，俗称"奶芎"和"山川芎"，常混入川芎商品中出售。不同产地的川芎，其性状特征、遗传、化学成分、药理药效存在一定差异。

《唐本草》曰："（芎藭）今出秦州，其人间种者，形块大，重实多脂润，山中采者瘦细，味苦辛。"指出了栽培品和野生品的性状区别，并指出产地多处而以蜀川为胜。然现在药用川芎均为栽培品，未见野生品。

各地所产川芎的性状大致相同：川芎（*Ligusticum Chuanxiong* Hort.）根茎为结节状拳形团块，直径1.5~7cm，表面呈黄褐色至黄棕色，粗糙，皱缩，有多数平行隆起的轮节，上端有类圆形凹窝状茎痕，下侧及轮节上有多数细小瘤状根痕，质坚实，不易折断，断面黄白色或灰黄色，有波状环纹（形成层），全体散有黄棕色油点（油室），香气浓郁而特殊，味苦、辛、微回甜，有麻舌感。以个大饱满，质坚实，断面色黄白，油性大，香气浓者为佳。

茶芎，又称抚芎（*Ligusticum chuanxiong* Hort. cv. Fuxiong），其原植物、药材外形及薄层层析结果均与川芎近似；不同点为叶的末回裂片较宽。根茎呈结节状团块或扁拳状团块，长3~8cm，厚2~3cm，表面呈灰黄褐色至黄棕色，有数个瘤状突起（小块茎），粗糙，具多数轮环（叶痕），残留较多的鳞叶。顶部中央有圆形茎痕，下部具多数残根或疣状突起的根痕。质坚实，小块茎易从茎上掰下。断面呈黄白色或污黄色，显油性。气香郁，味苦、辛、微甜。产于江西省武宁、瑞昌、德安及湖北省阳新、崇阳等县。

金芎（*Ligusticum chuanxiong* Hort. cv. Jinxiong）植株高40~80cm，基部茎节膨大，叶3~4回三出羽状全裂，第二回的裂片呈宽卵形，羽状半裂或呈撕裂状，末回羽裂片宽披针形至长卵形。分生果卵形，背棱槽内油管2~3，侧棱槽内油管3~5，合生面油管5~6。地下茎具不规则的疣状团块，长3~8cm，宽3~5cm。表面呈灰褐色至黑褐色，上部具3~9个茎基，茎基高1~5cm，顶部凹洼深。茎基顶端常带茎节，茎节盘状，周围具不规则的疣状突起，下部具多数残根或茎痕。商品常有根茎或不带茎的茎节。质坚实，不易掰断，断面皮部呈白色，木部呈黄色，具多数淡黄色油点。气香，味苦、辛、麻。产于云南大理、丽江、中甸，贵州省瓮安、毕节和独山，陕西省陇县、太白，湖北省利川等县。

东芎，又名东川芎（*Cnidium officinale* Makino），日本川芎，洋川芎，延边川芎，系新中国成立前由日本引种，在吉林省延边朝鲜族自治州作"川芎"入药，多自产自销，有时销至外省，目前产量很少。株高30~60cm，地下块茎呈不规则团块状，气香，叶3~4回三出羽状分裂，末回裂片边缘长齿状，双悬果卵圆形，具棱。药材外形与川芎近似，为不规则团块状，长4~8cm，直径3~8cm，厚3~5cm，表面呈暗褐色，粗糙，上部具2~7个丛生的小块茎，小块茎圆锥形、长圆柱形，具多数隆起的结节状轮环（茎节），顶端圆钝或平，下部具多数残根或根痕。质坚实，小块茎易从块茎上掰下，断面呈灰白色或黄白色，有错综纹理，显油性，味苦、辛、微甜，有麻舌感。产于吉林省龙井、和龙、汪清、安图、珲春、敦化等县。

奶芎，通常是川芎在无性繁殖过程中，于大寒后立春前，采挖坝区未成熟的根茎，称"奶芎"，育芎用。奶芎为不规则结节状拳形团块，直径约2~6cm；表面呈浅棕色，突起处呈灰白色，粗糙皱缩，有多数平行隆起的轮节，顶端有2~4个凹陷的茎基痕，具有一突起的顶芽，下侧及轮节上有多数小瘤状根痕；质坚实，不易折断，断面呈黄白色或灰白色；气微香，味苦、微辛、微有麻舌感，后微甜。

山川芎为不规则小型结节状拳形团块，直径约2~4.5cm；表面呈棕褐色，粗糙皱缩，有多数平行隆起的轮节，顶端有多数凹陷的茎基痕，下侧及轮节上有多数小瘤状根痕；质地较轻泡，易折断，断面黄白色，散有黄棕色的小油点，中心常有枯朽状沟槽；气较浓，味甜、辛、麻舌。

其他地区栽种的川芎多为四川引种，但品质不佳，生产规模小，多在本地销售，或作为药厂提取的原料药，或作为食品、香料等。

江西产抚芎：繁殖材料为根茎上生出的小块茎（俗称"小子"），当地将小子放在山洞里保存，山洞几十米到几百米深，盖土或不盖都可（山洞潮湿，常年在17℃~18℃）。一般在阴历 10～11 月（11～12 月）栽种川芎子，用鲜种 600～675kg/公顷。选芽嘴色白、个大的"小子"晴天下种。第 2 年小暑后采收，将根茎挖出，掰去小子的部分晒干或烘干作药材，小子放在山洞里保存。抚芎不开花，只用无性繁殖。当地多和辣椒套种。1987、1988 年产量较大，年产量约 100～200 吨，以后产量逐年减少，20 世纪 90 年代每年产 70 多吨，现年产量只有 20～30 吨。商品以江西地产川芎或抚芎之名销售，主要销往江西、福建、广西、湖南、湖北，20 世纪 80 年代曾出口到东南亚及中国香港等地区。抚芎使用历史较长，可追溯到清朝。现江西瑞昌及湖南、湖北某些地方仍用来泡茶喝或生吃。

甘肃产川芎：用小苓结（小根茎）和茎节作繁殖材料，在 10～11 月采挖后就可栽种，或将繁殖材料直接埋在土里保存，待次年开春（2 月）取出栽种。8 月中旬开花，第 1 年开花少，植株长得低矮，大约高 30～40cm。冬季倒苗，地上部分枯萎，但根茎及根仍埋在土里继续生长。第 2 年开花多，植株长得高，大约高 100cm 左右。待 10～11 月叶变黄，但茎秆未变黄时采挖。一般二年生川芎才可采挖入药。

云南产川芎：用直径 1～2cm 的根茎小子繁殖，或采挖时将小的块茎直接埋入地下，直接栽种，无育苓阶段。一般于农历 10 月栽种，次年农历 2 月出苗，农历 7 月中旬开花，农历 9～10 月采挖。当地栽种有近一百年的历史，种植面积不大，约 2.67～3.33 公顷，年产川芎 20～30 吨，只在当地使用，当地大型的药材市场有售。

江苏产川芎：用苓秆育种，繁殖材料为地上茎节。不开花。出伏（暑）后或立秋后栽种，一般多是 8 月底栽种，出苗率高。次年 6 月中下旬收药材。由于当地 8 月底天气炎热，所以栽种前要在阴湿的地方冷冻或直接埋在土坑下保存苓秆，增加出芽率，然后再栽种。无四川川芎的高山育种阶段。当地栽种多和花生、大豆一起轮作。茎节栽种前多用多菌灵浸泡 5 分钟后再栽于地上。20 世纪 70 年代从四川引种，原栽种于上海市郊，嘉定、华亭、三林、曹行、塘湾、马桥、崇明岛一带，由于城市扩建，目前上海已无栽种。现多栽种于江苏省南通市张芝山、姜灶、南兴、川港等镇。海门以前有栽种，但近几年栽种量很少。药材由当地药材公司收购，主要销往安徽亳州。当地建有种苗基地，可作香料、药材，也把种苗卖到福建等地，产量约有几十到上百吨。

贵州产川芎：为引种，有两种即大川芎和小川芎。种植时一般用已发芽的根茎，有时也用地上部分膨大的茎节栽种。采收期一般不固定，随时需要，随时采挖少量来用，有时也会在采收玉米的季节（8～9 月）顺便也将川芎采挖。大川芎仅用叶当作香料和蔬菜使用，如同芹菜，并有祛风止痛的功效。一般为农户自栽自用，无大规模栽培，未形成商品。

吉林产东芎：将根茎中较小的、无空心、无病虫害的 3～5g 的芽头掰下作种苓，大块根茎挖出，洗净后放入烟楼中干燥作药材用。种苓与砂质土壤混合在一起（最好能再与雪混合），放入地窖中过冬。第二年 4 月初，将种苓从地窖中取出，晾晒，在 4 月中旬至 4 月末播种。6 月中旬至 7 月末抽茎。9～10 月为繁殖茂盛期，地下根茎增大明显，所以采收不能太早，第 1 次下霜时（10 月初），叶和茎开始枯萎，即可以挖出。东川芎几乎不开花。据调查，开花的东川芎不是优良品种，原产于日本北海道，20 世纪 30 年代通过朝鲜引种到延边地区。50～60 年代，在延边地区曾生产过 40 吨以上。延边地区栽种东川芎的面积较小，一般为专门栽培，全部销往日本、韩国或供国内青岛、大连等地的药厂作为提取物的原料药使用。当地朝鲜族也把东川芎作为川芎的代用品使用。四川省内现有引种，但种植量不大，年产量约为 30 吨。

（二）遗传变异

DNA 分子遗传标记的应用使从居群和分子水平上阐明药材道地性产生的生物学本质成为可能。因为 DNA 分子作为遗传信息的载体，不受材料的生长环境及发育时期等的影响，而 DNA 分子遗传标记可以对整个基因组进行检测，提供丰富的遗传多态性，从而找到不同样本间在 DNA 水平上的遗传差异。ISSR（inter simple sequence repeat）是 Zietkiewicz 由 SSR（simple sequencerepeat）发展而来的一种新的分子标记。目前，ISSR 分子标记已广泛用于多种药材的亲缘关系、遗传多样性、品种鉴定、遗传图谱建立、基因定位等研究领域。

王氏等在川芎分布较多的四川、江西、云南、吉林、甘肃、贵州、江苏等省采集了 17 个居群，合计 285 份川芎个体，进行道地性分析。从 99 条 ISSR 随机引物中筛选出 10 条引物，对 285 个川芎个体进行扩增，共得到 186 条清晰的扩增位点，其中多态性位点 183 个，多态位点百分率（PPB）为 98.39%。每个引物可扩增出 13～22 条多态性带，平均 18.6 条。17 个居群的多态位点百分率（PPB）平均为 40.54%。Neis 遗传多样性（h）在 0.0245～0.2233 之间，平均值为 0.1495。POPGENE 软件分析结果显示 17 个川芎居群有较高的遗传多样性。

从聚类分析结果可以看出，17 个川芎居群自然聚为两大支，其中四川省内的 10 个居群和 NT 聚为一支，省外的 6 个居群聚为一支，且四川省内的 10 个居群与 NT 居群之间表现出更近的遗传距离。这在分子水平上为川芎道地性研究提供了佐证。根据结果进行聚类分析，得出 16 个川芎居群遗传距离的非加权算术平均（UPGMA）树。采自四川省内的 10 个川芎居群表现出更近的亲缘关系，各个川芎居群间具有高度遗传多样性。利用 ISSR 分子标记分析得出的 17 个川芎居群聚类图表明，17 个川芎居群之间的亲缘关系与川芎主要产区的地理分布基本吻合。而四川省内，由于产地生态环境条件不同，川芎的遗传背景又存在不同程度的差异。这对于我们从分子生物学角度为川芎药材道地性提供佐证具有新的启示。

（三）化学成分变异

川芎中主要含有挥发油、生物碱、酚性物质、有机酸、有机酸酯、苯酞内酯、双苯酞内酯类等成分。具体成分主要有川芎嗪、阿魏酸、腺嘌呤、腺苷、川芎内酯、川芎酚、3（s）-3-丁基-4,5-二氢苯酞、丁苯酞内酯、苯乙酸甲酯及香草醛等，挥发油主要含有藁本内酯、阿魏酸、苯酞类等，生物碱中主要含川芎嗪。

刘氏等对奶芎、山川芎与川芎药材质量进行研究，测得都江堰奶芎、汶川山川芎、彭州川芎和都江堰川芎的挥发油总含量分别为 0.25%、0.65%、0.60% 和 0.70%，主要成分藁本内酯含量分别为 69.16%、64.34%、73.34% 和 76.10%，所以奶芎挥发油总含量明显低于山川芎、川芎。挥发油颜色：奶芎为金黄色，多为轻油；川芎为浅黄色，轻油、重油均有；山川芎浅黄色，多为重油。从而表明由于三者处于不同生长阶段，其有效成分的积累有较大差异。三者阿魏酸和总生物碱含量测定的数据表明，奶芎、山川芎和川芎的阿魏酸含量分别为 0.044%、0.0863%、0.0467%，总生物碱含量分别为 0.172%、0.195% 和 0.259%。因此，奶芎质量最差，山川芎居次，川芎最好。

通过气相色谱法测定川芎中藁本内酯、川芎嗪和阿魏酸的含量。通过不同采收期的主要成分含量测得结果分析，确认都江堰产区的川芎质量较优。5 月前后采收的川芎药材藁本内酯、川芎嗪和阿魏酸的含量均较高。传统采收季节（小满前后）采挖的川芎无论是鲜品还是干燥品，其个头、结实程度、气味均较其他批次的更好，各成分的含量略高。

二、川芎道地性分析

川芎（*Ligusticum chuanxiong*）为伞形科多年生草本植物，以根茎入药，四川省是川芎主要栽培地，有一千多年的栽培历史，且药材个大、饱满、坚实、断面色黄白、油性足、香气浓郁，质量最佳，为著名的川产道地药材。川西平原的都江堰市、崇州等地是川芎的主产区，川产川芎占全国总产量的90%以上，都江堰市占全国的65%以上。

道地药材产量大，质量优，疗效确切，其形成需要有悠久的栽培历史和适宜的环境。关于道地药材的形成因素是近年来研究的热点。

王氏等认为，影响道地药材形成的因素很多，但有主次之分，且在植物生长的一定时期内，二者可能发生一定的变化或转化。向氏得出了相似结论，认为：温度、经纬度、海拔、光照、水分、土壤、气候等道地产区生态地理环境因素是影响药材道地性的关键因素，而地形、成土母岩的岩性是间接影响因素。

朱氏等认为从化学微量元素是影响道地药材的因素之一，道地药材形态和品质变异不仅受气候条件的影响，地质环境、土壤背景和土壤中各种元素的组成、含量及其存在形态也是影响药材道地性品质的重要因素。

在研究了四川道地药材与微量元素之间的关系后，通过对川芎、黄连等药材的分析，发现道地药材中微量元素含量较高。不同产地道地药材微量元素含量往往大于非道地药材的含量。

范氏在前人对川芎历史产地、川芎的地理分布等基本概况的基础上，进一步深入地研究川芎生长环境的地球化学特征，对栽培地区的川芎根茎及其产区内的大气降尘、土壤、灌溉水中有益元素和有害元素含量等进行了较系统的考察。

（一）以化学成分为指标

我国川芎药用历史悠久，栽培广泛，从古至今，均认为四川产川芎质量优，产量大，行销全国，并有大量出口。其他地区栽培面积小，产量低，栽培品质量也劣于川产川芎。都江堰地区作为川芎的道地产区，在认定上无争议。

何氏等采用酸性染料比色法测定奶芎、山川芎和川芎中总生物碱的含量（以盐酸川芎嗪计），利用溴麝香草酚蓝与生物碱形成稳定的有色离子对的比色法测定总生物碱的含量，检测波长为415nm，结果川芎的总生物碱含量最高，山川芎次之，奶芎最低。

王氏对阿魏酸的含量分析进行方法学研究，采用RP-HPLC技术对5个品种15个样品进行测定。流动相为甲醇-水-36%乙酸（30∶67∶3），流速为1.0ml/min，检测波长322nm。结果阿魏酸在4.016～20.08μg/ml范围内呈良好的线性关系，$r = 0.9999$，平均回收率RSD为（99.90±5.12）%（n＝3）。不同产地、不同品种的川芎中阿魏酸的含量为0.6530～1.3271mg/g。

王氏用HPLC同时测定阿魏酸和香草醛含量，以甲醇-0.05%冰醋酸（35∶65）为流动相，流速0.5ml/min，在310nm处用外标法同时测定。

对川芎中不同类型的化学成分含量进行测定的结果均表明：川芎有效成分含量高于其

栽培过程中的副产物奶芎和山川芎，川产川芎的有效成分含量高于其他地区的川芎。

（二）以其他因素为指标

彭氏等利用都江堰市川芎产量资料，通过统计分析，得出影响产量的关键气象因子分别为苗期的温度、降水，以及二次茎发生期的温度、抽茎期的降水量等，关键气象因子影响着川芎在四川盆地的区域分布。另外川芎生产地和苓种繁殖地的气候条件要有较大差异，才能确保生产川芎的质量和药效。即使在最佳适宜区，用不同苓种繁殖地的苓种进行生产种植，其产量和品质也不同。

彭氏等采用 GIS 分析技术对川芎的气候因子进行分析，将四川盆区川芎气候生态适应性划分为最适宜区、适宜区、次适宜区和不适宜区四种类型，其中最适宜区和目前主要生产区域相近，但适宜区域范围较大。由于川芎是特殊的中药材，它的品质形成受气候、土壤、水质、栽培管理等因素的综合影响，因此建议在川芎生产基地建设中尽量选择最适宜区，充分利用最适宜区综合的优势条件，以确保川芎的道地性和优良品质。

王氏等采用《中药材产地适宜性分析地理信息系统》(TCMGIS-I)分析川芎在全国的适宜产地，得到各地各适宜县与川芎道地产区都江堰的气候、土壤等因子的综合相似系数，另外适宜性分析还得出了一部分与都江堰生态气候条件相似的可以发展川芎生产的新的可能区域，对指导川芎生产的合理布局具有一定意义。

王氏等在川芎分布较多的四川、江西、云南、吉林、甘肃、贵州、江苏等省采集了 17 个居群，合计 285 份川芎个体，进行道地性分析。利用 ISSR 分子标记分析得出的 17 个川芎居群聚类图表明，17 个川芎居群之间的亲缘关系与川芎主要产区的地理分布基本吻合。而四川省内，由于产地生态环境条件不同，川芎的遗传背景又存在不同程度的差异。多年前从四川省引种至江苏省的居群，NT 表现出和四川省内居群非常近的遗传距离，但是主要有效成分的含量要显著低于川产川芎。这表明：中药的道地性不仅可能存在于 DNA 分子水平，而且和植物的生境密切相关。因此，药材的道地性不仅是一个地理意义上的概念，同时具有广泛的生物学内涵，更具有丰富的遗传特质。ISSR 分子标记技术与药用植物主要有效成分的相关性研究将为今后道地性研究提供新的思路。

川芎主产区在我国四川，在江西、上海、广东、福建、陕西、江苏、云南、山东、湖北、河南、河北、浙江、湖南等地也有栽培。川芎适宜产区较广泛如四川东部地区，湖北、陕西和贵州的一些县市。但川芎道地产区集中在都江堰（原灌县）、彭县、郫县等地。这表明药材道地产区的形成，不仅取决于生态气候等环境因子，还受到各地的种植、加工习惯等因素的影响。

参考文献

[1] 彭国照，彭骏，熊志强. 四川道地中药材川芎气候生态适应性区划. 中国农业气象，2007，28(2)：178~182.

[2] 蒋桂华，马逾英，侯嘉. 川芎种质资源的调查收集与保存研究. 中草药，2008，39(4)：601~604.

［3］肖小河，刘峰群，袁海龙，等．中药 DNA 分子标识鉴定研究进展．中草药，2000，31（8）：561．

［4］王岚，肖海波，马逾英，等．川芎道地性的 ISSR 分析．四川大学学报（自然科学版），2008，45（6）：1472～1476．

［5］范俊安．四川道地药材及微量元素与地质背景的相关性．中药材，1991，14（7）：3～5．

［6］王瑀，魏建和，陈士林．基于 GIS 的川芎产地适宜性分析．中国现代中药，2006，8（6）：7～9．

［7］孙坤，张辉，陈纹，等．应用 DNA 分子遗传标记研究药用植物道地性的进展．西北师范大学学报（自然科学版），2003，39（3）：100．

第四章　川芎的生物学特性研究

第一节　川芎的形态与生长发育

一、川芎的形态特征

多年生草本，高40~60cm。根茎发达，黄褐色，呈不规则的结节状拳形团块，下端有多数须根，具浓烈香气。数茎丛生，直立，圆柱形，中空，表面具纵条纹，上部多分枝，下部茎节膨大成盘状（俗称苓子）。羽状复叶，互生；茎下部叶具柄，柄长3~10cm，基部扩大成鞘；叶片轮廓卵状三角形，长12~15cm，宽10~15cm，3~4回三出式羽状全裂，羽片4~5对，卵状披针形，长6~7cm，宽5~6cm，末回裂片线状披针形至长卵形，长2~5mm，宽1~2mm，具小尖头；茎上部叶渐简化。复伞形花序顶生或侧生；总苞片3~6，线形，长0.5~2.5cm；伞幅7~20，不等长，长2~4cm，内侧粗糙；小总苞片4~8，线形，长3~5mm，粗糙；萼齿不发育；花瓣5，白色，倒卵形至心形，长1.5~2mm，先端具内折小尖头；花柱2，长1mm，向下反曲，花柱基扁圆锥状，子房2室，卵圆形，长约1mm；雄蕊5，与花瓣互生，花丝细，稍弯曲，长约2mm，花药椭圆形，黄绿色，纵裂。幼果两侧压扁，长2~3mm，宽约1mm；背棱槽内油管1~5，侧棱槽内油管2~3，合生面油管6~8。花期7~8月，幼果期9~10月。

二、川芎的生长发育

在川芎产区都江堰、新都等地，采用取样观察与定株观察相结合的方法，研究川芎的生长发育规律。

（一）川芎的生育期

川芎的生长期为280~290天，生育期可划分为育苓期、苗期、茎发生生长期、倒苗期、二次茎叶发生生长期、根茎膨大期，各生育期有明显的重叠现象。

育苓期：川芎育苓在海拔1000~1500m的中山区进行，在每年的12月下旬或次年1月上旬，将坝区栽种的川芎挖出，除去须根及泥沙，运到山上种植。次年7月中、下旬，川芎茎节盘显著突出，茎节生长适度，川芎的茎种培育完成。割除根茎后，捆成小捆，运到坝区栽种。

苗期：8月中旬苓种栽种至9月底，川芎发叶、生根。

茎发生生长期：从9月底至12月中旬，川芎茎发生并迅速生长。川芎茎发生和生长期的生长发育对川芎产量形成影响较大。在该生育期内，川芎茎数（俗称箭子数）多少与单株根重量呈正相关。箭子数越多，根茎大、厚实且重，产量高；箭子数少，根茎细小且轻，产量低。川芎在这一时期的生长影响到次年二次茎叶发生的多少。也有学者研究表明，川芎在此期间内并无茎的发生。

倒苗期：从12月下旬至次年2月初，川芎茎叶逐渐枯黄、凋落，生长停止，进行越冬。

二次茎叶发生生长期：从2月中旬至3月上旬，随着气温回升，川芎逐渐恢复生长，长出新叶、发生新茎，茎叶同时发生。这与年前先长叶，后长茎的茎叶发生不同。该时期是川芎茎数形成的关键时期。

抽茎期：从3月中旬至4月中旬，川芎茎秆生长迅速，叶片数稍有增加，地下根茎增长缓慢。

根茎膨大期：从4月中旬至5月下旬，川芎根茎干物质积累多，迅速膨大。该时期是川芎生育期干物质积累最快、最多的时期。

（二）川芎器官的生长发育特点

川芎器官的生长发育有其特殊的生物学特性，川芎的根、茎、叶在各生育期的生长发育、功能各不相同。

根：川芎是须根系植物，其根具有吸收、贮藏的功能，又是川芎的药用部位。川芎栽种后3～4天，苓种发生新根，至9月底，川芎根达到11～15条，根长8～12cm，单株根的平均干重约0.20g。11月中旬前川芎的根的生长量少，新根发生少，从根发生到11月中旬，此时的根基本上只具有营养作用，不具备贮藏作用。11月中旬至川芎倒苗，根的发生、生长迅速，根数达到18～22条，根长15～18cm，单株根干重10.8～12.6g，这段生育时期，根兼具吸收作用和贮藏干物质的功能。12月下旬川芎进入倒苗期，其根数、根长增长量很少，干物质因越冬消耗而减少10.6%。翌年2月初，川芎开始生长，根的生长表现为根数、根长、根重均有少量增长，根以吸收功能为主。从3月至收获，川芎根生长迅速，干物质积累量大，单株根干重可达36.5～49.6g，根的主要作用是积累干物质。

茎：川芎茎丛生、直立、中空，在川芎生长过程中起运输通道作用；节盘显著膨大，作为川芎栽培的无性繁殖材料。从9月中旬至12月中旬，川芎茎发生、生长快，单株茎数达到8～13个，茎高达43～55cm，茎叶干重15.3～19.1g。倒苗期，川芎茎叶全部枯死；翌年2月上旬，川芎长出新茎；3月上旬，川芎地上部分生长达全生育期的最高峰，茎数一般为17～25个（最多的有40个），茎叶干重27.8～33.4g，茎高50～74cm；此后至收获，茎的生长保持动态平衡，干重增长少。

叶：川芎栽种后2～3天长出第一片叶，至9月底叶片数7～10片。10月至12月中旬，川芎地上部分生长迅速，叶片数50～65片，达到第一年生长量的高峰。此后进入越冬期。翌年2月上旬川芎开始发生新叶，至4月川芎地上部分生长量最大，单株叶片54～75片。川芎叶片一般完全展开后35天左右开始枯黄，在倒苗前发生的叶片则25天左右开始枯黄；叶片的枯黄从叶尖向基部逐渐进行，约25天，整片叶枯干。

（三）川芎营养元素的积累特点

1. 川芎对氮、磷、钾吸收特点

川芎在不同生长发育时期对氮、磷、钾的吸收量不同。

川芎对氮的吸收，苗期吸收量小，倒苗越冬时吸氮量最少，茎发生生长期、根茎膨大

期吸收量多，二次茎叶发生生长期吸收速度最快。川芎对磷的吸收，苗期吸收少，茎发生生长期吸收速度加快，越冬期吸收几乎处于停止状态，二次茎叶发生生长期吸磷加快，根茎膨大期川芎吸磷速度最快。川芎对钾的吸收，苗期较快，茎发生生长期吸钾速度有所降低，越冬期吸钾量很少，二次茎叶发生生长期吸钾速度加快，根茎膨大期吸钾速度仍较高。

2. 川芎氮、磷、钾的积累量

川芎在各生育期氮、磷、钾的积累量各不相同。氮积累量从栽种至9月底，从0增加到78mg/株，主要是茎叶里的氮积累；10月至12月中旬速度加快，积累量达745mg/株，其中茎叶约占65%，根茎占35%；12月下旬川芎进入倒苗越冬阶段，氮积累量急剧下降，至翌年2月初仅为375mg/株，全为根茎的积累量；从2月中旬至收获，氮积累量迅速上升，收获时达2000mg/株，其中根茎占58%，茎叶占42%。

川芎各生育时期磷的积累量都比氮的积累量小，从栽种至9月底，磷积累量从0增加到10mg/株，主要是茎叶里的磷积累；10月至12月中旬积累速度加快，积累量达120mg/株，其中茎叶约占60%，根茎占40%；12月下旬川芎进入倒苗越冬阶段，磷积累量急剧下降，至2月初仅为52.4mg/株，全为根茎的积累量；从2月中旬至收获，磷积累量迅速上升，收获时达336mg/株，其中根茎占73%，茎叶占27%。

川芎钾的积累量大，从栽种至9月底，钾积累量从0增加到40mg/株，主要是茎叶里的钾积累；10月至12月中旬积累速度加快，积累达564.5mg/株，其中茎叶约64.7%，根茎占35.3%；12月下旬川芎进入倒苗越冬阶段，钾积累量迅速下降，至2月初为303.4mg/株，全为根茎的积累量；从2月中旬至收获，钾积累量迅速上升，收获时达1245.2mg/株，其中根茎积累量为745.6mg/kg，占59.9%，茎叶积累量为499.6mg/kg，占40.1%。

（四）川芎干物质的积累特点

川芎栽种至10月中旬，其干物质积累量少，为3.5g/株，其中茎叶约75%，根茎25%；从10月下旬至12月中旬，川芎干物质积累出现第一个高峰期，干物质增长速度为0.49g/d，积累量达38.7g/株，根茎、茎叶各约占一半；川芎倒苗越冬期，因地上部分枯死和生理消耗，干物质减少，积累量降为18.5g/株，干物质总量减少52.2%；二次茎叶发生生长期至收获川芎干物质快速增长，累积速度0.57g/d，累积量占川芎全生育期累积量的50%以上，收获时干物质积累量为76.8g/株，其中根茎45.3g/株，占59.0%，茎叶31.5g/株，占41.0%。

（五）川芎的需肥量

川芎的生长期长，需肥量大。生产单位重量川芎产品吸收的氮、磷、钾量因气候、土壤和栽培管理措施不同而有差异。

川芎产量水平不同，每生产100kg产品吸收氮、磷、钾的数量和比例也不同。产量水平低时吸收的氮、磷、钾量少，氮、钾占生物总量的比重大；产量水平高时磷、钾吸收量大，营养元素平衡，养分占生物总量的比例低。肥料试验结果表明，生产每100kg川芎产品吸收氮3.23 ~ 5.95kg，平均4.16kg；吸收磷0.541 ~ 1.31kg，平均0.925kg；吸收钾2.46 ~ 4.66kg，平均3.56kg。

第二节　川芎形态组织学

川芎新鲜地上部分采自四川都江堰市徐渡村川芎 GAP 基地。显微常规鉴定法观察徒手切片、表面制片，石蜡切片。显微描绘目镜绘制组织图。

一、川芎茎的横切面

直径约 4mm，圆形。表皮细胞一列，类方形，排列紧密，壁稍增厚，浅黄棕色，细胞外被角质层，呈微波状凸起。皮层较窄，由 10～12 层细胞组成，外侧为断续排列成环的厚角组织，约占皮层的 1/3～1/2，相应厚角组织内侧有一个油室，直径 40～60μm，由 4～6 个分泌细胞组成。维管束外韧型，大小相间断续成环排列；韧皮部细胞小，壁稍厚；形成层较明显，由 1～4 列切向延长的紧密排列多边形细胞组成；木质部导管单个散在或数个成群，直径 15～35μm，导管周围和木质部内侧近髓处有纤维束，纤维壁较薄，木质部靠外侧有木薄壁细胞。髓部宽广，约占整个横切面直径的 2/3，多中空，皮层、韧皮部、髓部均散有油室，断续排列成两环，内含黄色分泌物。

二、川芎茎的表面

表皮细胞多边形，垂周壁平直，细胞排列紧密。气孔较少，多为不定式，偶见环式，副卫细胞 3～5 个。偶见方晶，少见砂晶。

三、川芎叶柄中部的横切面

直径 2～3mm，类圆形，腹面略凹陷。表皮细胞一列，类方形，排列紧密，壁稍增厚，浅黄棕色，细胞外被角质层。皮层有厚角组织，分布在每个棱角处，在其内侧对应有一个油室。维管束外韧型，8～10 个散在，分布在每个厚角组织的内侧；韧皮部细胞小，壁稍厚，类多角形；形成层不明显；木质部导管单个散在或数个成群，直径 10～30μm，导管周围及木质部内侧近髓处有纤维束，纤维壁较薄。髓部约占整个横切面直径的 1/2～2/3，有的中空。髓部薄壁细胞大而圆。薄壁组织中散在油室，内含黄色分泌物。

四、川芎叶柄的表面

表皮细胞狭长多边形，垂周壁平直，排列紧密，较整齐。气孔较多，多为不定式，少见不等式，副卫细胞 3～5 个。偶见方晶，簇晶。

五、川芎小叶主脉的横切面

上表皮细胞一列，较大，类方形，外被角质层呈微波状凸起，中脉处有时可见非腺毛；下表皮细胞一列，较上表皮细胞小，类方形或类圆形，外被角质层，多见气孔。叶肉为异面叶，靠近上表面处栅栏细胞一列，不过主脉，细胞长圆形纵向排列整齐；海绵组织约占整个叶肉组织的1/2，细胞排列疏松；主脉维管束一个，较大，外韧型，与叶柄的维管束构造相似；侧脉维管束2~6个，较小，各部分的分化不明显，维管束附近的海绵组织里有时会伴有油室，由4~6个分泌细胞组成；主脉向叶背突出，靠近叶背的一侧有厚角组织，厚角组织内靠近主脉维管束处有一个油室。

六、显微常数

下表皮的气孔指数为(23.24±8.17)%，栅表比为(4.28±0.84)，脉岛数为(2.48±0.72)个/mm^2。

第三节　川芎孢粉学研究

一、藁本属植物花粉形态特征

中国藁本属的花粉立体形状为三棱长球形或超长球形，少有椭圆球形；赤道面观为菱形、椭圆形、矩形、赤道收缩型及其他的不规则形状；极面观为三角形、钝三角形、近三裂圆形。花粉大小为(16.8~44.1)×(10.5~25.2)μm，极轴与赤道轴之比(P/E)为1.12~2.48。萌发孔为3孔沟，沟长或短，宽度几乎一致，沟端开放或向末端尖细，有时在赤道区明显向外伸展，偶见沟在极区连接成合沟。内孔一般大而明显，有方形、近方形、圆或近圆形、椭圆或横矩形，有时小而不明显，孔缘常隆起、光滑，在赤道区向外突出或向内缢缩。外壁2层，外层厚于内层或近相等，厚度1.7~3.7μm；极区基柱明显，不同种类在极区、亚极区、赤道区、孔缘等处，有不同程度加厚或成皱波状加厚。超薄切片下，外壁具较厚的覆盖层，有时具穿孔；柱状层为"粒状"小柱或细柱；基层较薄，外壁内层明显。孔区仅具基层和外壁内层，表面为明显或模糊网状纹饰。扫面电镜下，极区为短条-网状或条-网状纹饰，沟缘和赤道沟间为皱块状纹饰或全为皱块状纹饰。

二、藁本属植物的花粉类型及其特征

中国藁本属植物的花粉可分为四种基本类型：菱形、椭圆形、矩形和赤道收缩型。

1. 菱形类型(含长菱形)

花粉赤道面观近菱形，极面观钝三角形。极轴与赤道轴之比值(P/E)为1.14~1.87。沟细长，直达极区，宽度较一致，有时沟端在极区略开放；沟在赤道区明显向外伸展，与孔缘一起向外隆起构成菱形。角孔，方形或近方形，外突，极面观孔缘突起很高，形成明显的三个角，三角(孔)间的边为弧形。外壁2层，层次明显，厚度约相等，基柱不明显；光镜下表面光滑或为较模糊网状纹饰，扫描电镜下，沟边缘和极区近光滑，沟间区为密集的不规则或连接的细皱块状。覆盖层简单，具穿孔。

长菱形花粉，赤道区突起不高，极轴较长，为23.1~31.3μm，赤道轴长12.6~18.6μm，而菱形花粉的赤道区突起较高,极轴长16.8~18.9μm,赤道轴长10.5~16.8μm。

2. 椭圆形类型

花粉粒近于长菱形,赤道面观为椭圆形,极区较圆,P/E值为1.87,极面观近三角形。沟较细长,赤道区和极区宽度相近,偶见在极区连成合沟。边孔,少有角孔,孔大,近方形、近圆形或小而不明显。外壁2层,厚度1.9~2.7μm,极区基柱较明显或不甚明显,外壁外层略加厚;光学显微镜下为网状纹饰;扫描电镜下为皱块状和短条–网状纹饰。

3. 矩形类型

赤道区不向外突,亦不向内缢缩,通常平直。极区微呈弧形或近于平直,有时略尖。赤道面观为矩形或近矩形。极面观为三裂圆形或钝三角形。P/E值为1.71~2.42,一般在2以上。沟长,较长或宽短,宽度较一致或向极区渐细。边孔,孔大,圆形、近圆形或横矩形,有时不明显,孔缘不同程度向上隆起。外壁2层,厚度2.1~3.7μm,基柱明显;外壁外层往往局部加厚,加厚情况随不同物种各异,因而外壁外层普遍厚于外壁内层;光学显微镜下为网状纹饰或模糊网状;扫描电镜下为皱块状、短条–网状、条–网状或兼具上述不同纹饰。

4. 赤道收缩类型

赤道孔区变细呈蚕茧形,极轴长27.3~42μm,赤道轴长10.5~18.9μm,极面观为三角形或近三角形。边孔,孔缘通常不隆起。沟短或较短。外壁2层,层次清晰;外层厚于内层,厚度2.1~3.2μm;赤道区和亚极区常成波状加厚,基柱非常明显;光学显微镜下为网状纹饰;扫描电镜下极区、沟间区为明显条–网状或短条–网状纹饰,沟缘皱块状。覆盖层厚于基层,柱状层为直立或分枝的小柱。

藁本属各种植物的花粉形态特征见表1-4-1。

藁本属植物大多数种的花粉为矩形,川芎的花粉亦属此类,其形态见图1-4-1。川芎花粉在形状上存在变异,变异率依材料不同而多少不一。

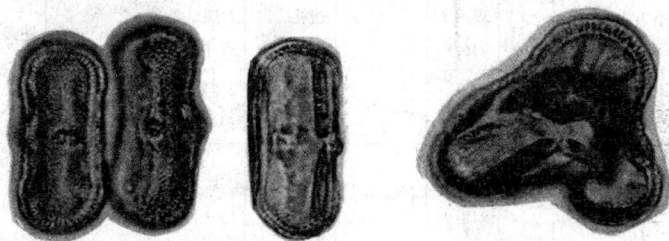

1. 赤道面观　　　　　2. 极面观

图1-4-1　川芎花粉形态

表 1-4-1　　　　　　　　　　　　　　　中国藁本属植物花粉形态特征

物种	花粉形状		P/E	花粉大小（μm）	萌发孔		外壁特征			
	赤道面观	极面观			沟	内孔	层次	厚度（μm）	纹饰 光镜下	纹饰 扫描电镜下
紫茎藁本 L. franchetii	近菱形	钝三角形	1.14	16.8×14.7	细长	角孔，方形突出	2层，约相等	1.7~2.1	模糊网状	极区：光滑 赤道区：细皱块状
岩茴香 L. tachiroei	近菱形	钝三角形	1.87	31.5×16.8	细长	角孔，方形突出	2层，约相等	3.2~3.7	网状	
川西藁本 L. sikiangensis	近菱形和近矩形	近圆形	1.85	27.3×14.7	细长	边（角）孔，近方形突出	2层，外层厚于内层	±2.5	网状	细皱块状
短片藁本 L. brachylobum	椭圆形	近圆形	1.87	31.5×16.8	较长	边（角）孔，孔不明显	2层，约相等	1.9~2.3	网状	聚合皱块
蕨叶藁本 L. pteridophyllum	椭圆形	近圆形	1.72	39.9×21	较长，有时成合沟	边（角）孔，近方形	2层，约相等	2.5~2.7	明显网状	细皱疣块和短条网
归叶藁本 L. angelicifolium	近矩形	钝三角形	2.25	37.8~16.8	较长，极区细	边孔，近方形	2层，约相等	2.1~2.3	模糊网状	
丽江藁本 L. delavayi	近矩形	三裂圆形	1.71	25.2~14.7	较长，宽	边孔，近圆形	2层，约相等	1.9~2.1	模糊网状	短条网状
苏格兰藁本 L. scothicum	近矩形	三裂圆形	1.87	31.5~16.8	细长	边孔，圆形突出	2层，约相等	±2.1	明显网状	
藁本 L. sinense	近矩形	近圆形	2.25	37.8×16.8	较长，宽	边孔，圆形	2层，外层厚于内层	±2.2	明显网状	条网和短条网状
川芎 L. chuanxiong	矩形和不规则形	三角形	2.00	37.8×18.9	较长或粗短	边孔，横长或不明显	2层，外层厚于内层	±2.5	明显网状	
川芎 L. chuanxiong	矩形和不规则形	三角形	2.37	39.9×16.8	长，宽	边孔，圆形，突出	2层，外层厚于内层	±3.1	明显网状	
川芎 L. chuanxiong	矩形和不规则形	近圆形	1.90	39.9×21	长，宽	边孔，圆形，突出	2层，外层厚于内层	2.5~2.7	网状	短条状纹饰
抚芎 L. sinense cv. Fuxiong	矩形和不规则形	三角形	2.11	39.9×18.9	长，宽	边孔，近圆或不明显	2层，外层厚于内层	2.1~2.3	明显网状	
多管藁本 L. multivittatum	近椭圆形	近三角形	2.25	37.8×16.8	长，极区渐细	边孔，圆形或横长	2层，外层厚于内层	2.1~2.3	明显网状	聚合皱块
辽藁本 L. jegolense	近矩形	近三角形	2.37	39.9×16.8	较长，宽	边孔，近圆或不明显	2层，约相等	2.5~2.7	网状	
多苞藁本 L. involucratum	近矩形	近三角形	2.12	35.7×16.8	长，极区渐细	边孔，圆形突出	2层，约相等	2.9~3.1	明显网状	细皱块状

物种	花粉形状		P/E	花粉大小（μm）	萌发孔		外壁特征			
	赤道面观	极面观			沟	内孔	层次	厚度（μm）	纹饰	
									光镜下	扫描电镜下
毛藁本 L. hispidum	近矩形	近三角形	2.25	37.8×16.8	长，极区渐细	边孔，近圆形	2层，约相等	±2.5	明显网状	皱块状
膜苞藁本 L. oliverianum	近矩形	近三角形	2.42	35.7×14.7	较宽，末端细	边孔，圆形或横长	2层，约相等	±3.2	明显网状	极区：短条状 赤道区：皱块状
细苞藁本 L. capillaceum	近矩形	近三角形	2.12	35.7×16.8	细长	边孔，椭圆或横长	2层，约相等	2.5～2.7	明显网状	极区：短条状 赤道区：皱块状
柚萼藁本 L. scapiforme	椭圆形	近三角形	1.85	23.1×14.7	较长	边孔，圆形或椭圆	2层，约相等	2.1～2.4	明显网状	极区：短条状 赤道区：皱块状
羽苞藁本 L. daucoides	近矩形	三角形	2.25	37.8×16.8	较长，宽	边孔，圆形	2层，约相等	2.3～2.6	明显网状	皱块状
长茎藁本 L. thomsonii	近矩形	近三角形	2.14	31.5×14.7	较长，宽	边孔，圆形或椭圆	2层，外层厚于内层	2.3～2.6	明显网状	细皱和短条网状
美脉藁本 L. calophlebium	近矩形	近三角形	2.28	36.8×14.7	细长	边孔，近圆形	2层，外层厚于内层	2.1～2.5	明显网状	极区：短条状 赤道区：皱块状
异色藁本 L. discolor	近矩形	近三角形	2.00	29.4×14.7	长，宽	边孔，圆形	2层，外层厚于内层	±3.2	模糊网状	
线叶藁本 L. filifolium	近矩形	三角形	2.14	31.5×14.7	较细长	边孔，圆形或椭圆	2层，外层厚于内层	±2.3	明显网状	
尖叶藁本 L. acuminatum	近矩形	近三角形	2.28	33.6×14.7	长，宽	边孔，圆形或横长	2层，外层厚于内层	±2.1	网状	
黑水岩茴香 L. ananense	近矩形	三角形	2.42	35.7×14.7	短，宽，末端尖	边孔，近圆形	2层，外层厚于内层	2.3～2.5	明显条网状	极区：条网状 赤道区：短条网状

第四节　川芎植物细胞学研究

　　有学者分别对川芎的染色体核型进行了研究。结果表明，川芎和藁本属其他植物相同，染色体基数（x）为11；川芎为二倍体植物，体细胞具有22条染色体；抚芎的染色体核型与川芎极为近似，但较川芎多出一组近似的染色体（表1-4-2），抚芎可能是川芎的一个同源三倍体植物。

表1-4-2　　　　　　　　　　四种藁本属植物核型比较

植物名称	核型公式	染色体特征
川芎 *Ligusticum chuanxiong*	K(2n)= 22 = 16m+4sm+2st(SAT)	第1~4和6~9对为具中着丝点染色体；第5和10两对为具近中着丝点染色体，第11对为具近端着丝点染色体，其短臂上具有随体。
抚芎 *L. sinensecv. Fuxiong*	K(2n)= 33 = 24m+6sm+3st(SAT)	同上。
藁本 *L. sinense*	K(2n)= 22 = 12m+6sm+2sm(SAT) +2st(SAT)	第1，2，4，5，8，9条为具中着丝点染色体；第3，6，7，10条为具近中着丝点染色体；第11条为具近端着丝点染色体；第10和11条染色体的短臂上均具有随体。
胡氏藁本 *L. hultenii*	K(2n)= 22 = 12m+4st(SAT)+6st	

第五节　川芎分子生物学研究

一、川芎 DNA 提取方法的研究

川芎叶中酚类、多糖等次生代谢产物含量很高，从中提取纯度较高的 DNA 难度较大。为此，罗氏等分别采取 CTAB 法、高盐低 pH 法、木本植物 DNA 提取法、改良高盐低 pH 法从川芎幼叶提取基因组 DNA，并对4种方法进行了改进。

琼脂糖凝胶电泳检测结果表明，4种方法提取的 DNA 降解均较轻，完整性好，但以木本植物 DNA 提取法得到的 DNA 含量最高，CTAB 法次之，高盐低 pH 法最低。

对4种方法提取的 DNA 进行 RAPD 检测。其中 PCR 扩增反应体系包括模板 DNA 50ng，dNTP 5.0mmol，Taq 酶 5U，引物 25μmol；Mg^{2+} 50mmol，BSA 1μg/μl。循环参数为94℃预变性4分钟；94℃变性0.15分钟，36℃复性0.45分钟，72℃每次延伸1.30分钟，45个循环；72℃延长4.30分钟。扩增产物经1.4%琼脂糖凝胶电泳，检测结果显示，木本植物提取法扩增出6条带谱，CTAB 法有2条带谱，改良高盐低 pH 法仅有1条带谱，而高盐低 pH 法无扩增产物。因而木本植物 DNA 提取法能克服多糖和多酚类次生代谢产物的影响，更适合川芎 DNA 的提取。然而在实际研究工作中，CTAB 法被更广泛采用。

二、川芎道地性的分子研究

王氏等对国内17个川芎居群的285个样本进行 ISSR 分子标记分析，以研究其药材道地性问题。试验结果为：从99条引物中筛选出扩增条带清晰、多态性高、重复性好的10条 ISSR 引物；共扩增得到186条清晰的位点，其中多态性位点183条，多态位点百分率（PPB）为98.39%；Nei's 遗传多样性（h）在0.0245~0.2233之间，平均值为0.1495；依据 Nei's 遗传距离和 UPGMA 法构建的居群遗传关系聚类图，将17个川芎居群分为2大支，其中四川省内的10个居群和江苏通州的居群聚为一支，四川省外的其他6个居群聚为一支。

结果表明 17 个川芎居群具有较高的遗传多样性；川芎在 DNA 分子水平上有道地性存在，从分子生物学角度证明了四川省内 10 个川芎居群的道地性；江苏通州居群和四川省内 10 个居群在聚类图中聚在一起，是因为江苏通州居群引种于四川，和四川省内居群拥有相似的遗传背景；川芎的道地性不仅受遗传背景的影响，还与川芎的生长环境密切相关。

陈氏等以 3 个产地的川芎为材料，对 ISSR 和 AFLP 两种分子标记的多态性进行了比较研究。实验筛选出 AFLP 特异性引物 6 对，结果表明 AFLP 法亦是一种适合川芎的高效分子标记。

三、川芎和日本川芎亲缘关系的分子研究

罗氏等通过筛选的 15 条随机引物对川芎和日本川芎（*Cnidium officinale*）进行 RAPD 分析。UPGMA 聚类图将 35 个样本明显划分为 2 类，所有川芎样本聚为一类，所有日本川芎样本聚为另一类。可见川芎和日本川芎在遗传上存在一定差异。

用叶绿体基因组的核酮糖-1，5-二磷酸羟化酶大亚基（*rbc*L 基因）（川芎 GenBank-D44572，日本川芎 GenBank-D44586）和核基因组的核糖体核酸小亚基（18S rRNA 基因）（川芎 GenBank-D83027，日本川芎 GenBank-D83028）进行序列分析，均发现川芎和日本川芎的 *rbc*L 基因片段（1224bp）和 18S rRNA 基因片段（1808bp）序列完全相同。

与 *rbc*L 和核 rDNA 基因相比，叶绿体赖氨酸-tRNA 内含子成熟酶基因（*mat*K）和核糖体非编码转录区（ITS）基因进化速率更快、分辨率更高。刘氏等对川芎和日本川芎 *mat*K 和 ITS 序列进行测序并作变异分析，得到如下结果：（1）川芎和日本川芎的 *mat*K 序列长度均为 1268bp，编码 422 个氨基酸；ITS1-5.8S-ITS2 序列长度均为 699bp，其中 18S rRNA 基因 3' 端序列 54bp，ITS1 序列 215bp，5.8S rRNA 基因序列 162bp，ITS2 序列 222bp，26S rRNA 基因 5' 端序列 46bp。（2）根据排序比较，川芎和日本川芎的原植物分别与其商品药材间的 *mat*K 基因和 ITS 基因序列完全相同，而川芎与日本川芎 *mat*K 基因则仅有 1 个变异位点，即在上游 959nt 处 1 个转换替代（T→C），反映在氨基酸序列则发生一个非同义取代 V（GTG）→A（GCG）；ITS 基因也仅有 1 个变异位点，即在 ITS1 上游 54nt 处 1 个转换替代（T→C）。通过 *mat*K 基因和 ITS 基因序列分析，结合 *rbc*L 基因和 18S rRNA 基因序列分析结果，认为川芎和日本川芎虽有一定遗传差异，但其基源一致。

参考文献

［1］中国科学院中国植物志编辑委员会. 中国植物志，第 55 卷，第 2 分册. 北京：科学出版社，1985：239～242.

［2］国家中医药管理局和《中华本草》编委会. 中华本草，第 5 册，第 15 卷. 上海：上海科学技术出版社，1999：976～984.

［3］邱淑华，曾义泉，潘开玉，等. 川芎学名考. 植物分类学报，1979，17（2）：101～103.

［4］陈兴福，丁德蓉，刘岁荣，等. 川芎生物学特性研究. 中国中药杂志，1994，19（8）：463～466.

［5］陈兴福，丁德蓉，黄文秀，等. 川芎生长发育特性的研究. 中国中药杂志，1997，22（9）：527～529.

［6］彭国照，彭骏，熊志强. 四川道地中药材川芎气候生态适应性区划. 中国农业气象，2007，

28(2)：178～182.

　　[7] 赵勇，傅体华，范巧佳．川芎各器官的生长动态分析．西南农业学报，2008，21(4)：1089～1093.

　　[8] 张世鲜．川芎各器官的生长动态分析．安徽农业科学，2008，36(17)：7282～7284，7498.

　　[9] 蒋桂华，陈素兰，文雯．川芎地上部分的形态组织学研究．华西药学杂志，2008，23(5)：508～510.

　　[10] 王萍莉，溥发鼎，马建生．中国藁本属花粉形态及其系统学意义．植物分类学报，1991，29(3)：235～245.

　　[11] 王萍莉．川芎，抚芎与藁本的花粉形态及其亲缘关系．云南植物研究，1990，12(2)：173～178.

　　[12] 房淑敏，张海道．中药抚芎的原植物及其与川芎、藁本的比较．植物分类学报，1984，22(1)：38～42.

　　[13] 王跃华，徐文俊，何俊蓉，等．川芎染色体制作及核型研究．成都大学学报(自然科学版)，2004，23(2)：11～13.

　　[14] 罗禹，王天志，杨兵，等．川芎 DNA 提取方法的研究．华西药学杂志，2007，22(2)：124～126.

　　[15] 王岚，肖海波，马逾英，等．川芎道地性的 ISSR 分析．四川大学学报(自然科学版)，2008，45(6)：1472～1476.

　　[16] 陈要臻，王岚，马逾英，等．川芎简单序列重复间区多态性和扩增片段长度多态性分子标记技术多态性比较研究．时珍国医国药，2009，20(6)：1422～1424.

　　[17] 罗禹，王天志，杨兵，等．川芎和引种日本川芎的 RAPD 分析与鉴定．华西药学杂志，2008，23(3)：296～298.

　　[18] 刘玉萍，曹晖，韩桂茹，等．中日产川芎的 $matK$、ITS 基因序列及其物种间的亲缘关系．药学学报，2002，37(1)：63～68.

第五章 川芎的栽培种植研究

第一节 川芎的繁殖方式

一、"苓子"繁殖

川芎采用无性繁殖，繁殖材料为地上茎的茎节，习称"苓子"或"芎苓子"。苓子的好坏，对川芎的品质与产量有很大的影响，因而培育健壮苓种对川芎生产至关重要。健壮苓种的标准为苓种茎秆(或称为"苓秆子")粗壮，节盘(茎节)粗大，直径1.6cm以上，节间短，间距8cm以下，每根苓秆子有10个左右节盘，无病虫害。

苓子的培育方法包括高山育苓、坝地育苓和本田育苓等。马氏等通过对640m、700m、920m和1190m等4个不同海拔高度培育的苓种进行田间试验表明，在海拔1190m处培育的苓种，川芎出苗率最高，幼苗高度及冠幅亦最大；高海拔来源的苓种，川芎成株在生长前期的株高、节间距、分株数和节盘数均较大，而在生长后期，仅单株根茎干重较重，二次茎叶发生时的主茎则较小，其他生长参数之间无显著差异。可见，高海拔育苓有利于川芎生产。此外，药农栽培经验亦表明平坝区育苓易发生病虫害及退化，故主产区四川多选择在海拔900~1500m的山区专门培育苓子，供平地或丘陵地栽种。

1. 抚芎准备

12月下旬至翌年1月上旬将平坝地区的川芎挖出，选择个大、芽多、根系发达、健康的块茎，除去茎叶、须根和泥沙，称为"抚芎"或"奶芎"，运往山区种植。将抚芎于50%多菌灵可湿粉剂500倍液中杀菌消毒15~25分钟，晾干即可栽种。

2. 栽种

采取宽行窄窝(30cm×25cm)或等行距(27cm)栽种，窝深约6cm。每窝栽抚芎1个，芽头向上，栽正压实。

3. 田间管理

定苗：3月底，当苓种苗高13~15cm时，扒开根际周围土壤，露出根茎顶端，选择8~10个粗细均匀、生长健壮的地上茎留苗，其余全部从基部割除，以减少营养损耗。

中耕除草：出苗后至苓种收获，中耕除草2次。川芎定苗后进行第一次，以达到松土的目的。第二次在植株35cm左右时进行，同时在苓种植株周围培土，以防止雨水冲刷而使块茎露于地表。

施肥：每次中耕之后追肥1次。

防倒伏：苗高40cm后，在其株旁插竹竿，或在行间两端和中部打上木桩，并在木桩间拉上草绳，以防苓种倒伏。

补水：苓种在雨水多、湿度大的条件下生长健壮，产量高。因此，在2~5月苓种生长阶段如遇高温干旱要及时补水，以保证苓种正常生长。

4. 苓种的收获与贮藏

7月中下旬，当苓种节盘显著膨大，略带紫褐色时收获。收获宜选晴天进行，待露水干后，将全株挖出，弃掉病株，将健康植株去掉叶片，割下根茎(可供药用，称"山川芎")，捆成小捆，于阴凉处贮藏。贮藏时先在地上铺一层草，将苓秆子逐层交错摆好，高约2m，上面再覆草一层。每周上下翻动1次，防止发热腐烂。

苓种按茎秆的大小分成3类，最大的为"大山系"，最小的为"细山系"，大小适中的为"正山系"。将苓种割成3~4cm长的小节，每节中间保留1个节盘，即为"苓子"。苓子以"正山系"为好，"大山系"和"细山系"也可适当搭配使用。茎秆顶端和近地端的节盘一般不作种用。

二、组培繁殖

由于川芎结实困难，生产上历来采用苓子繁殖，但该繁殖方式存在繁殖周期长，繁殖系数较低，易因自身衰老或病毒侵染而造成种性退化和品质下降等一系列问题。通过组织培养进行脱毒可以改良川芎品质，组织快繁则可以快速大量繁殖优良种苗，缩短繁殖周期。

外植体表面和内部的微生物是组织培养过程的主要污染源，严重影响组织培养的成功。王氏等通过正交实验，优选出川芎苓子消毒的最佳方案，即选取苓种的中部苓子在70%酒精中消毒30秒，0.1%升汞溶液中消毒10分钟，该方案下获得的无菌苗可以直接作为组织培养的外植体来源，无需进行再次消毒。这为川芎组织培养的顺利进行奠定了基础。

目前对川芎的再生植株进行了比较系统的研究。彭氏以具有1~2片真叶的川芎茎尖为外植体，比较了不同激素配比对不定芽的分化效果，不定芽在1/2MS+IAA1.0mg/L+NAA0.5mg/L的生根培养基上可形成小植株。王氏等的研究表明，以川芎幼嫩叶片为外植体时，诱导愈伤组织的最佳培养基为MS+6-BA0.5mg/L+2，4-D2mg/L，诱导率为65%；不定芽分化的最佳培养基为MS+6-BA0.5mg/L+NAA0.5mg/L，不定芽诱导率为25%；生根的最佳培养基为1/2MS+NAA0.5mg/L+IBA0.5mg/L，根诱导率为30%；组培苗移栽于蛭石中，生长健壮，成活率达100%。蒋氏等分别以川芎根、茎段和叶片为外植体，亦筛选出了各外植体最佳的愈伤组织诱导、不定芽分化和生根培养基，其中茎段和叶片外植体植株再生过程中所需培养基基本一致，但和根外植体不同，说明在此过程中，根和茎段、叶片两者之间在所需的植物生长调节物质方面存在较为明显的差异。此外，3种不同外植体在诱导愈伤组织的能力为叶片>茎段>根，在分化不定芽和生根方面的能力均为叶片≈茎段>根。川芎再生植株体系的建立可用于川芎的组织快繁，从而为优良种质的大面积推广提供种苗保证。不同外植体所诱导的愈伤组织、器官及植株在有效成分种类及含量上是否存在差异，尚需进一步研究。

第二节 川芎适宜性产地分析和区划研究

川芎作为我国重要的大宗药材，其栽培历史悠久，同时道地性强，主产区仅限于四川都江堰、崇庆、彭县、新都等区域。为促进川芎产业发展，扩大其种植规模，王氏等以四川都江堰为川芎道地药材基点县，采用自主研发的《中药材产地适宜性分析地理信息系统》（TCMGIS—I），分析了川芎的全国适宜产地。结果表明，按照川芎药材生长所需要的气温、降雨量、海拔和土壤类型等生态条件要求，除四川传统川芎产区外，四川东部地区、湖北、贵州、陕西的部分地区也是川芎的适宜产地。该结果对于川芎引种栽培具有重要参考价值，但引种时也应考虑川芎山地育苓，坝区种植的特殊要求。如福州地区引种川芎获得成功，并探索出优质高产的栽培措施，但由于引种地较原种植地气温较高，海拔较低，以致无法留种，从而制约了当地川芎的发展。

表1-5-1 　　　　　　　　川芎道地产区各生长阶段的气象条件

生长阶段	苗期	茎发生期	倒苗期	二次茎叶发生期	抽茎期	根茎膨大期
平均气温（℃）	23.1	12.7	5.5	8.4	12.5	19.2
降水（mm）	376	73.3	16.6	19.2	37.2	134.1
日照时数（h）	240	171	120	140	111	207

彭氏等对川芎产量进行了趋势产量和气象产量的分离，通过对气象产量与川芎各发育阶段的气象因子（表1-5-1）的相关性分析，得出影响产量的关键气象因子分别为苗期的温度、降水，以及二次茎发生期的温度、抽茎期的降水。在此基础上，结合川芎生长发育期的温度和光照要求，提出了川芎区划的气候指标（表1-5-2）。建立了气候指标因子的空间分析模型 $y=f(\varphi、L、h)$，应用1：25万地理信息资料和GIS分析技术将四川盆区川芎生产划分最适宜区、适宜区、次适宜区和不适宜区四种区域。最适宜区和公认的川芎的道地产区相一致，其气候条件适宜，有利于川芎优良品质的形成，是川芎的最佳产地；适宜区范围较大，其气候条件能够满足川芎生长发育的要求，获得较高的产量，但在各指标要素的配合方面比最适宜区略差一些，对川芎的品质有一定的影响；次适宜区海拔一般都在400～700m，其气候条件基本能满足川芎生长发育的要求，川芎品质明显不如前两区。川芎气候生态适应性区划能为四川川芎产业基地建设提供一定科学依据，但还应补充土壤等生态条件以利于区划更为科学。

表1-5-2 　　　　　　　　　　川芎区划的气候指标

	最适宜	适宜区	基本适宜区	不适宜区
9℃～30℃的天数（d）	>200	190～200	180～190	<180
14℃～20℃的天数（d）	85～95	80～85；95～105	75～80；105～120	<75；>120
8～9月的降水量（mm）	350～450	300～350；450～500	250～300；500～550	<250；>550
3月中旬～4月中旬的降水量（mm）	<45	45～55	55～60	>60
8月～次年5月总日照时数（h）	>800	750～800	700～750	<750

第三节　川芎大田栽培技术研究

一、川芎无公害种苗处理技术研究

苓种是川芎大田栽培的繁殖材料，在川芎栽培生产中，往往因苓种处理不当，造成川芎出苗成活率低，病虫害发生严重。生产上迫切需要一种无公害的种苗处理技术，以达到川芎优质、高产和安全的生产要求，提高种植的经济效益。

曾氏等采用浸根、土壤施用和灌根3种种苗处理方式，研究8种低毒的化学农药、生物制剂和化学药剂对川芎成活率、根腐病发生率和产量的影响。结果表明，各种药剂处理对川芎均无不良影响，均可不同程度地提高川芎种苗的定植成活率，控制根腐病，提高产量。其中，木霉菌生物制剂的控病效果和增产效果特别显著，土壤施用木霉菌制剂 $500g/666.7m^2$ 处理对川芎根腐病的防治效果达 75.49%，川芎增产 14.60%。此外，该木霉生物制剂还具有安全和无污染的特点，具有良好的应用前景。

二、川芎宽窄行栽培技术

为改变川芎单产较低的情况，谢氏等改变传统等行距栽培模式，采用宽窄行模式栽培川芎，获得了显著的增产效果。川芎亩株数、单株茎叶重和根冠比值对其产量均有直接贡献。宽窄行栽培增产的原因：一方面可能与宽行能改善田间通风透光条件有关，另一方面，与加大行距有促使有机产物向川芎块茎转移的作用有关。因此，2.5：1（窄行20cm，余同）和3：1模式下的根冠比值提高，从而提高产量；2：1模式下的块茎重和根冠比虽低于前两种模式，但较高的亩株数抵偿了其不足，同样获得了较40cm等行距栽培（1：1模式）高的亩产量。

三、川芎春季追肥

春季是川芎产量和品质的重要形成期，掌握川芎该阶段的需肥特性和追肥技术对于其优质高产栽培有重要的指导意义。田间施肥试验表明，硝酸钙、碳酸钙、尿素、硫酸钾、磷钾配施、氮磷钾配施等不同追肥处理，可在一定程度上促进川芎的根系生长，增加茎蘖数，使植株变高，并显著提高叶片的叶绿素含量，增加干物质积累，特别是地下部分的干物质积累，从而显著提高川芎的产量；尿素、磷钾配施及硝酸钙等追肥处理对川芎品质均有一定的改善作用，碳酸铵、钾肥和磷钾配施却对其品质有一定的降低作用，但影响均不显著。综合产量、品质和经济效益考虑，川芎春季追肥以单施尿素 $58.7kg/hm^2$（纯氮 $27kg/hm^2$）效果最好，具有肥效稳定持久、高产、优质和高效的优点，其次为氮磷钾配施。有关川芎春季追肥的适宜时期和施肥量仍需进一步研究。

四、川芎光合特性的调节

赵氏等分别于川芎抽茎期和块茎膨大期叶面喷施不同浓度烯效唑（0、20、40、80、160mg/L）研究川芎的光合特性。结果表明，川芎抽茎期喷施浓度为20mg/L、40mg/L烯效唑时可明显增大川芎叶面积,当浓度为80mg/L和160mg/L时则降低叶面积;块茎膨大期喷施对叶面积的影响较小。喷施烯效唑还可明显提高叶中叶绿素 a 和 b 含量及叶绿素总含量,并以抽茎期喷施效果更佳。烯效唑处理亦可提高川芎植株的净光合速率,其中80mg/L浓度提高幅度最大;块茎膨大期喷施效果更佳,其最大光合速率比对照增加47.95% 。可见,喷施烯效唑可以提高川芎的光合特性、促进光合物质的形成。此外,叶面喷施青霉素亦能提高叶绿素的含量,并能抑制不良环境对叶绿素的降解。这些结果可为开拓川芎新的高产栽培途径提供思路。

五、川芎间作

由于川芎生育期较长,达280~290天,严重影响其他作物的生产。为缓解粮食和药材争地的矛盾并提高土地利用率和生产产值,改变川芎净作的传统栽培方式,实施川芎间作就成为一条有效途径,并已在生产中取得良好的经济效益。但在生产中,还需要对其间作作物和种植方式进行选择,以减少损失,增加收益。孟氏等研究了川芎与大蒜、莴笋、小麦等作物的间作情况。结果表明,川芎与大蒜间作效果最好,在3:1和2.5:1模式下可使土地利用率分别提高26%和28%;川芎与莴笋间作亦取得了较好效果,土地利用率在上述两种模式下分别提高22.5%和20%;川芎与小麦间作效果不甚理想,生产中不予采用。

第四节 川芎病虫害及其防治

一、病害

(一)根腐病

1. 症状

川芎根腐病俗称“水冬瓜病”,在川芎的整个生育期均可发生,以苗期发病最重。发病初期,地上部从外围的叶片开始褪色变黄,并逐渐向叶心扩展;地下块茎(早期为苓种)的病部初呈褐色至红褐色,水渍状。随病情发展,病株叶尖、叶缘焦枯;感病块茎髓部变黑,内部腐烂,呈黄褐色浆糊状,有臭味。最后整个病株完全停止生长、枯死。

2. 病原菌及其生物学特性

川芎根腐病由尖孢镰刀菌(*Fusarium oxysporum*)和茄腐镰刀菌(*Fusarium solani*)两种病原菌复合浸染引起。尖孢镰刀菌生长的温度范围为5℃~40℃,最适温度为20℃~30℃;pH范围为3~11,以pH=6~8生长最好。茄腐镰刀菌菌丝生长和产孢的适温为25℃~30℃,最适温度为28℃;适宜pH=5~8,最适pH=6;光照对菌丝生长和产孢均无显著影响。茄腐镰刀菌分生孢子萌发的适温为20℃~35℃,最适温度为28℃;适宜pH=5~7,最适pH=6;相对湿度90%~100%和水滴中均可萌发,以水滴最好;分生孢子致死温度为53℃。

3. 初侵染源、传播途径及发生规律

川芎根腐病的初侵染源主要为苓种,混合堆放的苓种平均带菌率高达33.8%,苓秆子上部幼嫩的苓种更易发病;其次,茎叶腐肥中的病残体和残存于土壤中的病菌亦为其初侵染源。

川芎根腐病主要随苓种的扩散而传播，田间则通过流水、施肥及土壤中的害虫等途径传播。

川芎根腐病的发生与温度、湿度等环境因素密切相关，此外还受到种植制度及施肥、排水等田间管理措施等因素的影响。

4. 防治方法

根据川芎根腐病病原菌的生物学特性和发病特点，可采取农业防治、化学防治和生物防治三种方法。

（1）农业防治

主要措施有：立即拔除感病植株，集中烧毁，以防蔓延；深耕翻土，适当深开排水沟，雨后及时排水，降低土壤湿度；实行水旱轮作；贮藏苓种时，剔除有病苓秆子，摊晾于通风阴暗处，减少病菌互相传染；高山育种前剔除有病"抚芎"；坝区栽培选择健壮"苓子"，减少初侵染源。

（2）化学防治

主要包括采用化学农药或药剂处理苓种，如用50%多菌灵可湿性粉剂浸种或拌种均可达到较好的防治效果；在土壤中浇灌50%多菌灵可湿性粉剂800倍液或叶面喷施托布津。

（3）生物防治

随着生产无公害中药材观念的不断深入，运用生物防治手段控制植物病害越来越受到重视。曾氏等从不同生态环境的药用植物根际土样中分离出一批木霉菌株，通过室内拮抗试验筛选出了对尖孢镰刀菌和茄腐镰刀菌有较强拮抗作用的哈茨木霉 T23、T158 菌株；以这两种菌株分别制备的生防制剂进行田间试验，在 3750g/hm² 和 7500g/hm² 两种不同剂量下对川芎根腐病均有显著防治效果，并优于化学农药多菌灵的防治效果。以哈茨木霉 T23 生物制剂进行的大面积防治示范，具有同样的防病效果。川芎种苗经木霉菌制剂处理后，亦显著降低了根腐病的发生率并增加了药材产量率。

杨氏等以大蒜汁液和补骨脂浸提液处理川芎苓种，有一定的防病和增产效果。此外，叶面喷施青霉素对川芎根腐病亦有一定的控制作用。

（二）白粉病

1. 病原菌和症状

川芎白粉病的病原菌为白粉菌（*Erysiphe biocellata* Ehrenb. ）和蓼白粉菌（*Erysiphe polygoni* DC. ）。植株感病后，先从下部叶片发病，叶表面出现灰白色粉状物，逐渐向上部叶片和茎秆蔓延，后期发病部位出现黑色小点，严重时茎叶变黄枯死。

2. 防治方法

收获后清理田园，集中烧毁残株病叶；忌多年连作；发病初期用25%粉锈宁1500倍液喷施，每10天1次，连续2~3次；或用5%百菌清粉（1.5g/m²）防治；特别严重时喷施石硫合剂或50%甲基托布津1000倍液。

（三）斑枯病

1. 病原菌和症状

川芎斑枯病由壳针孢（*Septoria araliae* Etll. et Ev）引起，主要危害叶片。发病叶片上呈现近圆形至多角形黄褐色病斑，中央稍浅，后期发病部位长出黑色小粒点状。

2. 防治方法

发病初期用 1∶1∶100 波尔多液或 65% 代森锌 500 倍液，每 10 天 1 次，连续 2~3 次。

（四）菌核病

1. 症状

病株基部叶片初期呈浅黑褐色水渍状斑块，后枯黄叶片逐渐扩展，且颜色变深，枯萎。茎秆基部初期亦呈浅黑褐色水渍状病斑，病斑绕茎一周后向上下扩展，随后逐渐发黑、腐烂，最后地上部倒伏枯萎。湿度大时，发病茎部表面及周围土面可见白色棉絮状菌丝体或黑色菌核，菌核圆形或不规则形鼠粪状。

2. 病原菌及其生物学特性

川芎菌核病病原菌为核盘菌（*Sclerotinia sclerotiorum*）。核盘菌菌丝生长的适温为 15℃~30℃，最适温度 25℃；适宜 pH 为 3~10，最适 pH 为 7~8；光照条件对其无显著影响。在保持土壤湿润的前提下，覆土深度对菌核萌发产盘存在显著影响：以不覆土效果最好，随着覆土深度增加，菌核萌发率降低，产盘数减少；在 10℃~30℃之间，菌核均能产生菌丝，20℃~25℃之间效果最佳；不同土质对菌核萌发产盘则无显著影响。核盘菌子囊孢子萌发的最适温度为 28℃；适宜 pH 为 5~7，最适 pH 为 7；光照条件对其无显著影响。菌核和子囊孢子的致死温度分别为 70℃和 50℃。

3. 防治方法

实行轮作；注意排水；做好苓子培育和选种工作；发病初期，0.5kg 50% 氯硝铵可湿性粉剂与 7.5~10kg 石灰拌匀，撒于病株茎基及周围地面。

（五）褐斑病

川芎褐斑病病原菌为细极链格孢组（*Alternaria tenuissima* group）的一个成员。该病主要发生在在生理上一定成熟的叶片上，少数发生在茎、叶柄等部位，新叶很少发病。叶片上病斑最初为圆形小斑点，褐色，以后逐渐扩大呈梭形或不规则形。病斑长 1~10mm，宽 1~5mm，周围有红褐色或紫褐色的边缘，中心变薄变脆，容易破裂或穿孔。后期病斑联合成片，叶片枯死，脱落。

（六）灰霉病

川芎灰霉病病原菌为灰葡萄孢（*Botrytis cinerea*）。叶面病斑成圆形，浅褐色或黄白色，直径 1.5~3.5cm，边缘明显，枯干后易破裂，边缘近健部生有灰色霉层。严重侵染时，植株尖部枯死，最后整个植株枯黄死亡。在潮湿的情况下，病部或腐烂的茎秆上密生灰色的霉层，其为病原菌的分生孢子梗和分生孢子。

二、虫害

（一）茎节蛾

川芎茎节蛾（*Epinotia leucantha* Meyrick）属鳞翅目小卷叶蛾科，每年发生 4 代。一般在育苓期、苓种贮藏期、茎发生至倒苗期产生危害，尤以育苓期严重。幼虫（俗称"钻心虫"）初期危害茎顶部，随后从叶心或叶鞘处蛀入茎秆，咬食节盘，使全株枯死。在平坝区为害常造成缺苗，严重时可致苓子和药材无收获。

防治方法：喷施 90% 晶体敌百虫 1000 倍液；苓子在栽种前用"烟骨+麻柳叶"泡水浸泡 15~20 分钟，可有效降低发病率。

(二) 蛴螬

川芎蛴螬为鞘翅目金龟总科宽褐齿爪鳃金龟(*Holotrichia lata* Brenske)幼虫。咬食川芎须根和主根，造成地上部枯萎，严重影响产量。

防治方法：少量发生时采取人工捕杀；灯光诱杀成虫；90% 晶体敌百虫 1000~1500 倍液浇注根部周围土壤；将石蒜鳞茎洗净捣碎，在追肥时每 100kg 肥料放 3.5~4kg 石蒜浸出液进行防治。

(三) 叶螨

川芎叶螨，又名红蜘蛛，主要种群为蜱螨目叶螨科朱砂叶螨(*Tetranychus cinnabarinus* Boisduval)。主要发生在高山苓种生产地，由成、若螨聚集在叶背面吸食川芎叶片的汁液，使川芎叶正面出现黄白色斑点，以后叶面出现小红点。

防治方法：使用乐果乳油，防治效果显著；20% 螨死净悬浮液 2500 倍液可有效防治。

(四) 种蝇

川芎种蝇(*Delia platura* Meigen)属双翅目花蝇科，又名根蛆。幼虫多在表土下或幼茎内活动，蛀食幼苗地下组织，导致根部腐烂，全株枯死。在川芎整个生育期均可发生，以春、秋季最为严重；在水肥充足条件下发生普遍。

防治方法：施用充分腐熟的肥料；90% 敌百虫 800 倍液浇灌受害植株根部，每 10 天 1 次。

(五) 斜纹夜蛾

川芎斜纹夜蛾(*Prodenialitura*)属鳞翅目夜蛾科。初龄幼虫啃食叶片下表皮及叶肉，仅留上表皮呈透明斑；4 龄以后进入暴食期，咬食叶片，仅留主脉，严重时川芎被取食成为光杆。

第五节 川芎的采收、加工与贮藏

药用植物入药部位的采收和加工是中药材生产中的关键环节之一。药材的贮藏是中药材流通使用中的一个重要环节，是保证中药材质量必不可少的重要组成部分。业已颁布的《中药材生产质量管理规范(GAP)》明确了中药材的采收、加工与贮藏的规范要求，以期加强中药材的规范化生产和管理。

一、川芎适宜采收期

蒋氏等测定了不同产地川芎 3 个采收时期(5 月 10 日、20 日、30 日)的挥发油、阿魏酸和总生物碱含量变化。结果表明，川芎有效成分含量在不同时期有较大差异，其中挥发油含量随采收期的延迟而降低，阿魏酸和总生物碱含量则均显著增加。综合 3 种有效成分含量的变化及药材产量，确定每年 5 月 20 日(约农历小满)后 10 天为川芎最适宜采收期。这与饶氏通过测定不同采收期川芎中藁本内酯、川芎嗪和阿魏酸含量所确定的采收期基本一致。

二、川芎加工方法

蒋氏等对不同产地、6种干燥方法(自然晒干、低温烘干、远红外干燥、微波干燥和农户烘干法)加工的川芎进行了水分和有效成分含量的比较。结果表明,不同加工方法对川芎有效成分的含量有很大影响,其中挥发油的含量以水洗后晒干法损失最大,其他方法差异不明显;阿魏酸含量以微波干燥法最高,远红外干燥法次之;总生物碱以远红外干燥法和农户烘干法的含量最高。

从实验结果来看,微波干燥法和远红外干燥法为川芎最佳加工方法,但鉴于产地条件和大生产实际,采用农户烘干法则较为适用。此外,川芎药材产地加工应避免水洗,以减少挥发油的损失。

三、川芎的贮藏

蒋氏等研究了在3年贮藏期内,5种不同包装材料(编织袋、塑料袋、纸箱、麻袋、真空密封塑料袋)以及不同贮藏时间对2个GAP基地川芎有效成分的影响。结果表明,各种包装的川芎随贮藏时间延长,其水分和挥发油含量均呈下降趋势,贮藏3年后,挥发油含量已经降至贮藏前的1/4~1/3;阿魏酸含量随贮藏时间延长则有逐渐增加的趋势;总生物碱含量变化无规律,增减均有;不同包装材料中,川芎有效成分含量差异较大,以真空包装为佳,麻袋和编织袋包装对有效成分含量的损失较小。结合当前实际,川芎的包装材料可首选麻袋或编织袋,若包装量小时,有条件的可选用真空包装。

研究同时发现,川芎在贮藏中极易出现虫蛀、发霉、泛油、变色等现象,但真空密封包装的川芎保存质量较好,3年中基本没有变质现象。可见,川芎不宜久贮。为避免川芎在贮藏中发生质变,包装好的川芎应放置在通风、干燥、避光和阴凉低温的仓库或室内贮藏,切忌受潮、受热,库内最好有降温和除湿设备;贮藏过程中,要经常检查,一旦发现有变质现象,要及时处理;同时,每年向库内放置两次磷化铝(第一次4~5月,第二次7~8月),可防治虫害,效果较好。

参考文献

[1] 高农,韩学俭.川芎苓子繁育技术.特种经济动植物,2004,(10):26.

[2] 付贵明,雷朝林,罗志美,等.无公害川芎规范化栽培技术.四川农业科技,2003,(6):27~28.

[3] 熊丙全,阳淑,万群,等.川产道地药材川芎优质高产栽培技术.四川农业科技,2009,(5):48~49.

[4] 吕侠卿主编.中药培育大全.长沙:湖南科学技术出版社,2005:71~74.

[5] 陈兴福和谈献和.川芎.见:郭巧生主编.药用植物栽培学.北京:高等教育出版社,2009:221~225.

[6] 马博,罗霞,余梦瑶,等.不同海拔育苓对川芎出芽及生长参数的影响.时珍国医国药,2009,20(10):2560~2562.

[7] 王晓东,樊哲仁,马逾英,等.正文优选川芎苓节种子消毒方案.种子,2010,29

（1）：85 ~ 88.

［8］彭锐.激素配比对川芎外植体不定芽分化的影响.中药材，2002，25（3）：160 ~ 161.

［9］王跃华，孙雁霞，王晓蓉，等.川芎幼嫩叶片植株再生的研究.西南农业学报，2009，22（4）：1057 ~ 1060.

［10］蒋卫东，唐琳，陈鹏，等.川芎的组织培养技术研究.安徽农业科学，2007，35（27）：8448 ~ 8450.

［11］王瑀，魏建和，陈士林，等.基于 GIS 的川芎产地适宜性分析.中国现代中药，2006，8（6）：7 ~ 9.

［12］萨支铀.福州地区川芎引种栽培技术.中药材，1996，19（11）：542 ~ 543.

［13］彭国照，彭骏，熊志强.四川道地中药材川芎气候生态适应性区划.中国农业气象，2007，28（2）：178 ~ 182.

［14］曾华兰，何炼，叶鹏盛，等.川芎无公害种苗处理技术研究.西南农业学报，2009，22（5）：1354 ~ 1357.

［15］谢德明，黄正方，孟中贯，等.川芎宽窄行栽培研究.基层中药杂志，1993，7（2）：36 ~ 37.

［16］谢德明，黄正方，孟中贯，等.川芎产量与产量组成成分相关性分析.中国中药杂志，1992，17（9）：527 ~ 528.

［17］张毅，范巧佳，郑顺林，等.春季追肥对川芎产量、阿魏酸和总生物碱含量的影响.中国中药杂志，2008，33（16）：1944 ~ 1947.

［18］赵东平，杨文钰，陈兴福，等.烯效唑喷施对川芎光合特性的影响.中国中药杂志，2008，33（23）：2747 ~ 2750.

［19］谢德明.川芎喷施青霉素研究初报.中国中药杂志，1994，19（2）：76 ~ 77.

［20］谢德明，黄正方，孟中贵.川芎间种作物效益高.中药材，1991，14（8）：7 ~ 8.

［21］孟中贵，谢德明，张兴翠，等.川芎间种作物试验.中草药，1996，27（2）：107 ~ 109.

［22］冯茜，何苗，黄云，等.川芎根腐病的症状及病原鉴定.植物保护学报，2008，35（4）：377 ~ 378.

［23］张玉方，杨星勇，刘先齐，等.川芎块茎腐烂病的发生及防治.中药材，1992，15（6）：7 ~ 8.

［24］夏燕莉，丁健，李江陵，等.川芎常见病虫害种类及防治方法.资源开发与市场，2008，24（5）：390 ~ 391.

［25］曾华兰，叶鹏盛，何炼，等.木霉菌防治川芎根腐病的初步研究.西南农业学报，2005，18（4）：427 ~ 430.

［26］李琼芳，曾华兰，叶鹏盛，等.麦冬、丹参、川芎根腐病的发生及生物防治研究.西南农业学报，2007，20（6）：1310 ~ 1312.

［27］曾华兰，叶鹏盛，倪国成，等.川芎主要病虫害及其发生危害规律研究.西南农业学报，209，22（1）：99 ~ 101.

［28］冯茜，黄云，巩春梅，等.川芎根腐病菌（*Fusarium solani*）的生物学特性.四川农业大学学报，2008，26（1）：24 ~ 27.

［29］杨星勇，张玉方，刘先齐，等.川芎苓种药剂处理防治川芎块茎腐烂病.中药材，1992，15（1）：9.

［30］杨关学，任成芬，代秀容，等.彭州市川芎的高产栽培技术.四川农业科技，2007，（7）：43.

[31] 罗玲，黄云，王靖，等．川芎菌核病的症状及病原菌鉴定．植物病理学报，2009，39(5)：532~535.

[32] 罗玲，黄云，王靖，等．川芎菌核病菌(*Sclerotinia sclerotiorum*)的生物学特性．四川农业大学学报，2009，27(3)：321~326.

[33] 谭万忠，王立东，李培，等．中药材植物川芎的3种新病害鉴定记述．西南大学学报(自然科学版)，2008，30(8)：102~107.

第二篇 川芎的现代研究

第一章 川芎的研究概况

川芎为伞形科藁本属植物川芎 *Ligusticum chuanxiong* Hort. 的干燥根茎。《神农本草经》中收载芎，列为上品。其原植物自古以来就有数种，产地不同植物名异。因此芎一名常冠以地名，以示区别，古今用药以产于四川的川芎为正品。川芎为我国的传统中药，也是著名的川产道地药材。

在现代，川芎多为栽培，未见野生。主要栽培地区为四川省，现湖北、甘肃、贵州、云南、宁夏、新疆、湖南、浙江、江苏、广西、山西、内蒙古、福建等省区也有部分种植。其中四川省以灌县最多，其次为崇庆等县用"异地育苓法"栽培，生产的川芎块大、质优，为川芎的上品，产量大。生产的川芎苓盘（山川芎膨大的茎节），供应四川省各川芎产区并出省，作为川芎的栽培材料。四川产川芎销全国，并出口。宁夏、新疆、陕西、甘肃等地也均有栽培，但产量小，多自销，或尚未形成商品。

川芎味辛、微苦，性温，有活血行气、祛风止痛作用。用于头痛、胸肋痛、经闭腹痛、产后滞淤腹痛以及跌打损伤、疮疡肿痛、风湿痹痛等症。现代药理研究表明，川芎有以下多方面药理作用：增加冠脉流量、抗心肌缺血、改善脑循环；抗脑缺血；抗血栓；抗再生障碍性贫血；降压；中枢镇静；抗胃溃疡；抗肿瘤；可引起平滑肌的强烈收缩乃至痉挛；抗放射等。在2005年版《中国药典》I部收载的564种成方制剂和单味制剂中，使用川芎的有85种，约占药典收载中成药的15%。

目前，国内外对川芎的研究已深入到分子水平，已从不同角度阐述了川芎的生物学特性、化学成分、药理作用及临床应用等情况，但对川芎除药用外，在其他方面的应用报道很少。为了更好地开发利用川芎这一传统中药，本部分内容重点叙述川芎的主要有效成分、提取分离方法、波谱特性、理化性质、化学结构修饰等方面的研究进展。

一、川芎化学成分研究

川芎的化学成分相当复杂，主要含有挥发油、生物碱、酚酸类化合物等。此外，还含有维生素A、蔗糖和脂肪酸等。

挥发油是川芎的有效成分之一，其注射液及口服液有多年的临床应用历史。挥发油的含量报道不一，从0.082%到1.1%差距很大。目前从挥发油中可以检测到180多种成分，其中含量大于或等于0.01%的组分有110个。其中主要成分是藁本内酯（Ligustilide，55.8%）、3-丁叉苯酞（3-buty lideneph thalide，5.29%）、香桧烯（Sabinene，6.08%）及新蛇床内酯（Neocnidilide，1.54%）。其中藁本内酯是其最主要的组成之一，也是其最主要的活性成分。

生物碱和酚酸类化合物同样是川芎中药理活性较强的部分。

生物碱主要有川芎嗪（Ligusrtazni）、L-异亮氨酰-L-缬氨酸（L-isobuytl-L-valine

anhydride)、L-乙酰基-β-咔啉(L-Acetyl-β-carboline)、腺嘧啶(Adenine)、L-缬氨酰-L-缬氨酸酐(L-valyl-L-valine anhydride)、黑麦草碱(Perlolyline)、三甲胺(Trimethylamine)、胆碱(Choline)和1-(5-羟甲基-2-呋喃基)-β-咔啉等。其中川芎嗪是川芎中生物碱最主要有效成分之一,约占生药含量的0.1%~0.2%。

酚酸类化合物主要有:4-羟基苯甲酸(4-Hydrxoybenzoic acid)、4-羟基-3-甲氧苯基乙烯〔1-Hydroxy-1-(3-methtoxy-4-hydroxyphenyl)ethane〕、阿魏酸(Ferulic acid)、香草酸(Vanillic acid)、原儿茶酸(Protocatechuic acid)、1-羧基-1-(3-甲氧基-4-羟苯基)-乙烷、大黄酸(Chrysophanol)、瑟丹酸(Sedanoci acid)、棕榈酸(Palmitic acid)和亚油酸(Linolenic acid)等。阿魏酸是酚酸类化合物的主要有效成分,约占生药含量的0.25%。

其他成分有香草醛(Vanillin)、5,5′-双氧甲基呋喃醛(Bis-5,5′-formyl furperpy ether)、洋川芎醌(Senkyunone)、2-甲氧基-4-(3-甲氧基-1-丙烯基)苯酚〔2-Methoxy-4-(3-methoxy-1-paopenyl)phenol〕、2-氧代戊烷基-苯甲酸甲酯〔2-(1-Oxopentyl)-benzoic acidmethyl ester〕、5-羟甲基-6-内-3′-甲氧基-4′-羟苯基-8-氧杂双环〔3.2.1〕-3-辛烯-2-(5-Hydomethyl-6-endo-3′-methoxy-4′-Hydropheny-8-oxabicyclo-3,2,1-oct-3-en-2-one)、匙叶桉油烯醇(Spathulenol)、维生素A、β-谷甾醇(β-Sitosterol)、二亚油酸棕榈酸甘油酯(Dilinoyl palmitoyl glyceride)和蔗糖(Sucrose)。

无机元素有硼、铱、锌、钾、锑、钙、镁、硅、钛和铜等。

二、提取分离方法

1. 传统提取法

曹氏等研究了不同煎煮方法和煎煮时间对川芎挥发油收率的影响,认为当以挥发油为主要疗效成分时,煎煮时间不宜超过10分钟,且以先浸泡再加沸水进行煎煮的方式所得挥发油的收率最高。魏氏等比较了水煎法、回馏法、渗漉法等3种不同提取方法对提取效果的影响,以藁本内酯、川芎内酯、川芎嗪、阿魏酸提取率为指标,对川芎提取工艺进行了研究,将最优实验条件定为:用4倍量的90%乙醇将川芎粗粉浸泡12小时后渗漉提取。水蒸气蒸馏法多用于提取川芎挥发油。由于水蒸气蒸馏法需长时间加热提取挥发油,其中一些热敏物质易发生氧化、聚合等反应导致变性。薄层色谱法(TLC)结果表明,可能产生不稳定成分如藁本内酯的异构化产物。因此,对川芎、当归等类似含有不稳定成分的药材提取应寻求更温和的方法。

2. 溶剂提取法

溶剂提取法是获得川芎总提取物最常用的一种方法。该法是将药材粉碎后,用有机溶剂浸泡后,多次回流提取,滤液过滤浓缩后,提取液再流经大孔吸附树脂柱,收集30%乙醇洗脱液,得到川芎总提取物。该法操作简单,工艺成熟,是目前常用的工业方法。马氏等选用乙醇回流、减压浓缩而后用大孔吸附树脂分离的方法,得到质量和收率稳定的川芎总提取物,收率为0.6%,其中川芎嗪5%~7%,阿魏酸20%~22%。赵氏用甲醇加适量盐酸提取,其中川芎嗪及阿魏酸的含量最高。赵氏等以川芎嗪提取转移率为指标,采用均匀试验法优选川芎第1次乙醇提取的工艺条件,以80%乙醇为溶剂提取2次,加乙醇量分别为8倍、6倍,提取时间分别为2小时、1.5小时,使药材中的川芎嗪基本浸出,其提取转移率达82%。蔡氏等经多方面的试验,最终选用体积分数为95%的乙醇回流,减压浓缩,而后用大孔吸附树脂分离的方法，可得到质量和收率稳定的川芎总提取物，质量分数收率为0.3%，其中阿魏酸占25%以上。杨氏等用高效液相色谱法（HPLC）对川芎中阿魏酸提取方法进行系统研究，采用8倍量40%乙醇回流提取3小时的方法提取川芎中的阿魏酸获得了较高提取效率。

3. 超临界流体萃取

超临界萃取（Supercritical Fluid Extraction，简称SFE）是20世纪60年代兴起的一种新型分离技术，利用高于临界温度和临界压力的流体对许多物质具有的良好的溶解能力，对物质进行提取和分离，已广泛应用于中药生物碱、醌类、黄酮类、皂苷及多糖、挥发油等成分的提取分离。超临界萃取温度低，可大量保留对热不稳定及易氧化的挥发性成分，适合亲脂性成分的萃取。李氏等采用超临界CO_2流体萃取法提取川芎挥发油，选定萃取条件为：萃取压力32MPa，萃取温度55℃，萃取时间2小时，CO_2流量100刻度。CO_2超临界流体萃取法及水蒸气蒸馏法的提出率分别为1.3%和7.8%。与水蒸气蒸馏法（保留的多为易挥发的低分子成分）相比，萃取物中小分子的挥发性成分多随CO_2升华而逸失，致使CO_2超临界萃取法与传统水蒸气蒸馏法提取成分不完全相同，二者的气相色谱图（GC）能明显地显示此差异。李氏等发现不同压力和温度条件下超临界萃取所得川芎精油的收率不同，不同条件下超临界萃取所得川芎精油的主要挥发性成分相似，但其质量分数有一些差别。超临界萃取与水蒸气蒸馏相比，川芎精油的得率大大提高，且可以大量保存对热不稳定及易氧化的化学成分，但超临界萃取精油中含有相当一部分非挥发性物质。原氏等通过五因素-四水平正交试验法，用超临界流体萃取技术对中药川芎的挥发油萃取条件进行了优化选择，认为同水蒸馏法相比较，该法具有耗时少，提取完全的优点。孙氏等以阿魏酸质量为控制指标，研究了利用超临界CO_2萃取中药材川芎中的药效成分的工艺条件。结果表明：当以乙醇为夹带剂，其添加质量为物料1.6倍时进行超临界CO_2萃取，提取率高达8.24%，阿魏酸质量分数为0.735%。张氏等采用正交试验法，以提取液中的阿魏酸含量为考察指标，优选出川芎中阿魏酸的最佳超界萃取条件是：萃取罐的温度70℃，萃取压力35MPa，CO_2流量25kg/h，萃取时间2.5小时。郭氏等采用气质联用技术分别对川芎超临界CO_2萃取物及分子蒸馏产物中的化学成分进行了分析，试验表明，采用超临界CO_2萃取技术得到的川芎油除了含有藁本内酯、丁基酞内酯等有效成分外，还含有脂肪酸类成分；采用分子蒸馏技术，可分离去除脂肪酸类成分，藁本内酯等有效成分含量可达到80%以上，且无环境污染，是一种较理想的提取及分离的方法。王氏等采用正交试验法，以超临界萃取为提取条件，以提取液中川芎嗪含量为考察指标，对影响川芎嗪提取工艺的因素进行研究。结果选出川芎中川芎嗪的最佳超临界萃取条件是粒度中（24目）、夹带剂乙醇浓度80%、萃取压力24MPa、萃取温度70℃-55℃-45℃，认为超临界CO_2萃取法优于传统溶剂提取法。综合对比川芎提取和分离技术可以看出：煎煮法、渗漉法、回馏法、蒸馏法等传统方法具有操作简便，对工艺、设备的要求不高的优点，因此应用较为广泛。但它们同时存在着提取时间长、耗能大、含杂质多等缺点。而超临界萃取等现代提取和分离技术由于提取物纯度高、方法简便、环保节能，日益显示其优越性。但是，新技术新设备目前也有一定局限性，尚未应用于川芎有效成分的大规模工业化生产。因此需要对其工艺流程、设备条件等影响因素等进行全面细致的研究与探索，以促进川芎提取和分离技术的现代化发展。

综上所述，川芎中含有挥发油、生物碱、酚酸类、苯酞类等多种成分，药理试验证明其有多种活性，对于治疗心脑血管方面的作用更为显著，已有大量的相关产品应用于临床。该药用植物资源丰富，疗效确切，是中药新药开发的理想资源，因而引起国内外专家学者的高度重视和广泛关注。在21世纪，对川芎进行深入开发具有十分广阔的前景，必将成为一种发展趋势，并带来巨大的经济效益和社会效益。

参考文献

［1］肖培根．新编中药志．北京：化学工业出版社，2002．

［2］贾绿琴，孙秀英．中药川芎的研究进展．黑龙江科技信息，2009，(11)：146．

［3］曹阳．川芎质量评价方法的研究：沈阳药科大学硕士学位论文．沈阳：沈阳药科大学，2004，5．

［4］陈立娜，金哲雄，蒋竟等．川芎嗪提取工艺的研究．黑龙江医药，2000，13(5)：278．

［5］阴健，郭力．中药现代研究与临床应用．北京：学苑出版社，1994．

［6］叶璟．川芎有效成分的提取技术．中国高新技术企业，2009，(15)：55．

第二章 川芎的化学成分研究

第一节 挥发油

挥发油作为川芎中一类主要的有效成分，具有较强的生理活性，临床上广泛用于治疗头痛、胸肋疼痛、经闭腹痛、冠心病、跌打损伤等。藁本内酯(Ligustilide)是其主要的组成之一，也是其最主要的活性成分，约占挥发油总量的58%。现代药理学研究表明，藁本内酯具有解痉、止咳平喘等抗胆碱活性，可抗血栓、改善血液循环、松弛平滑肌、降血压和镇痛。

一、理化性质

藁本内酯是苯酞的典型代表，1960 年由 Mitsuhashi 首次从伞形科藁本属植物 *Ligusticum acutilobum* 中分离出来，并命名为 Ligustilide，是淡黄色带香味的油状液体，沸点为168℃ ~ 169℃，可溶于乙醇、甲醇、乙醚、乙酸乙酯、石油醚等有机溶剂，分子式为 $C_{12}H_{14}O_2$，相对分子质量为190.24。

藁本内酯的化学结构为不饱和的苯酞结构，3-位上有活泼的丁烯基，均为化学不稳定性因素，容易发生脱氢、氧化、水解、降解等多种异构化反应，因而稳定性极差，极易异构化为其他结构相近的苯酞类化合物。藁本内酯结构中有环外双键，可分为顺反两种异构体，即(Z)-ligustilide 和(E)-ligustilide，化学结构式如图 2-2-1 所示，由于 Z 型结构为空间优势构象，比 E 型更稳定，因而 Z 型藁本内酯在中药材中含量为 E 型的 10 倍左右。川芎中含有的主要是(Z)-ligustilide，当归中含有的主要是(E)-ligustilide。

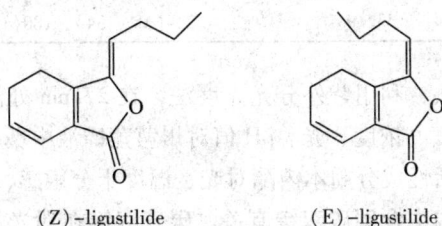

(Z)-ligustilide   (E)-ligustilide

图 2-2-1 藁本内酯的化学结构示意图

二、稳定性研究

李氏等将藁本内酯分别于室温4℃、20℃放置，以气相色谱法进行稳定性考察。稳定性研究结果表明，藁本内酯在室温条件下极不稳定，保存15天纯度由99.48%降至41.97%。GC分析表明其降解产物十分复杂。对异构化产物进行GC-MS分析，结果表明藁本内酯于室温条件下保存可生成多种异构化产物，其主要产物有8种，占异构化产物的90.81%（见表2-2-1）。经质谱解析，鉴定了其中5种化合物，推测其可能的异构化途径如图2-2-2。上述研究表明，藁本内酯在纯品状态下室温极不稳定，它可发生脱氢、氧化、水解、降解等异构化反应。但在-20℃保存可防止上述反应发生。这为纯品藁本内酯的制备及保存提供了研究基础。另外，研究还发现在室温条件下藁本内酯在挥发油中基本稳定，不会出现纯品状态下的异构化反应，这可能是挥发油本身含有一定比例的藁本内酯异构化产物，使异构化反应趋于平衡所致。

周氏等为寻找藁本内酯稳定的存储条件，研究了溶剂化效应对藁本内酯稳定性的影响，对其在不同极性溶剂中的稳定性进行了气相色谱和量子化计算研究。溶剂化效应对稳定性影响的研究表明，藁本内酯在溶剂中稳定性大大增强，经气相色谱检验，常温在氯仿中保存25天，纯度由97.98%降至96.36%，在环己烷中相同条件下降至91.24%。而李氏等研究发现纯品藁本内酯在室温条件下15天即有58%的异构化。运用量子化学理论计算的结果表明，溶剂的存在可大大增加藁本内酯的稳定性。溶剂化效应的影响使藁本内酯在溶剂中的总能量降低，溶剂的极性大，溶剂化作用强，从而使藁本内酯更加稳定，计算结果与实验结果吻合。因此，适当极性的溶剂，如氯仿，可以使藁本内酯在常温下比较稳定地保存，为制备和保存藁本内酯提供了研究基础。

表 2-2-1　　　　　　　　　　藁本内酯异构化产物成分的 GC-MS 分析

化合物	保留时间(min)	质谱分子离子峰和基峰	含量(%)
邻苯二甲酸酐	12.97	148(M^+, 19)，104(100)	3.61
环己二烯-1，2-二甲酸酐	14.38	150(M^+, 78)，78(100)	7.22
正丁烯基苯酞	25.38	188(M^+, 20)，159(100)	7.39
3，d-环氧正丁烯基苯酞	26.2	204(M^+, 1)，104(100)	1.00
3，d-环氧藁本内酯	26.81	206(M^+, 5)，106(100)	2.38
(Z)-藁本内酯	27.14	190(M^+, 66)，161(100)	41.00
$C_{12}H_{14}O_4$	29.10	222(M^+, 84)，55(100)	4.01
$C_{12}H_{16}O_3$	30.91	206(M^+, 80)，135(100)	1.47
$C_{12}H_{16}O_4$	33.19	224(M^+, 34)，180(100)	26.50

田氏等采用留样观察法，利用紫外分光光度法，在271nm处测定川芎水蒸气蒸馏液的吸收度（A值），考察了温度、浓度、光、pH值对川芎蒸馏液中藁本内酯稳定性的影响。实验结果表明，挥发油中的活性成分藁本内酯对光、温度十分敏感，贮存90天后A值下降明显，这可能与藁本内酯结构中含碳碳双键有关。碳碳双键在遇光和较高温度时不稳定，易发生异构化或分解，含量降低，从而使A值下降。所以贮存中宜采用低温、避光法保存。川芎蒸馏液的pH值随时间的变化而变化，这可能与藁本内酯结构有关。藁本内酯贮存后为弱酸性物质，贮存中发生分解和异构化，其产物为酸性物质而使pH值逐渐下降。川芎蒸馏液随pH值的变化，回调pH值无法回到初始的A值，说明藁本内酯与酸碱发生的是不可逆反应。因此，川芎蒸馏液的pH值宜定在5左右，采用低温、避光保存法，以保证其制剂质

量和临床疗效。

李氏等探讨了藁本内酯在常温下的不稳定因素，如光化、氧化等对其含量的影响。研究表明，即使密闭、避光也不能保证藁本内酯的稳定；只有加入适宜的稳定剂后，藁本内酯才能较好地保存。

胡氏等通过实验发现，在提取液中藁本内酯的稳定性较其纯品要稳定得多。将醇提液在室温条件下避光放置 2 周，藁本内酯含量无明显下降。另外藁本内酯对热很不稳定，45℃以上降解加快，而乙醇回流提取的温度在 80℃～85℃，使其降解大大加速。因此，藁本内酯宜较短时间多次提取。

钱氏等在用硅胶柱层析法分离川芎挥发油中的藁本内酯的同时研究了藁本内酯的稳定性。研究表明，在储存藁本内酯时，于避光密封管内充入高纯度氮气后置于 -20℃ 冻存，能提高其稳定性。放置 2～3 个月后检测显示，藁本内酯含量比较稳定，降解量很少。

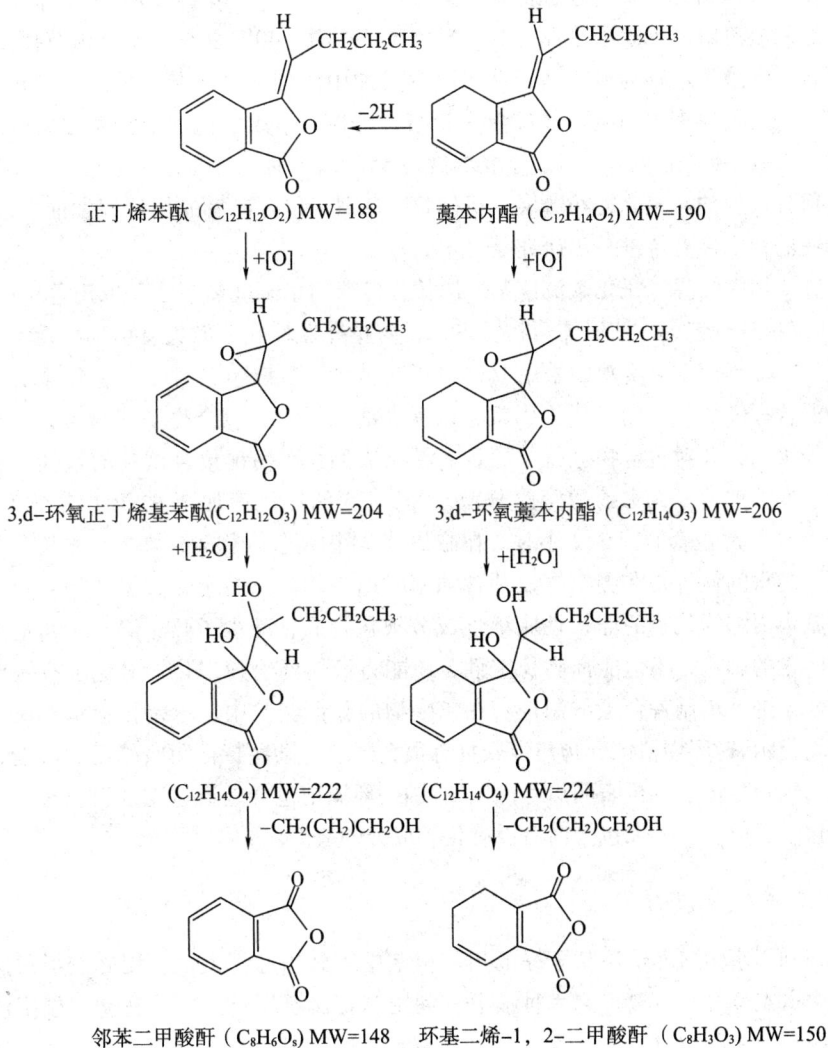

图 2-2-2 藁本内酯的异构化途径

许氏等采用超临界流体萃取技术与硅胶柱层析技术联用的方法得到藁本内酯对照品，并考察了该藁本内酯在不同的温度及保存条件下的稳定性。实验表明，纯度>99%的藁本内酯以纯品的形式在-28℃冰箱避光冷藏240天，含量平均下降0.45%；以甲醇溶液的形式4℃冰箱避光冷藏240天，含量平均下降1.09%。纯度为82.50%的藁本内酯以甲醇溶液的形式4℃冰箱避光冷藏240天，含量下降27.67%。和李氏文献相比，许氏等测得藁本内酯含量更加稳定，推测原因：一是纯度越高，藁本内酯相对地越稳定；二是超临界提取法与常规方法提取出的化学成分不同，前者提取物中可能含有更少会导致藁本内酯异构化的成分因素。藁本内酯的稳定性还有待深入研究。

β-环糊精是制药、食品工业中的一种新型辅料。由于其能对化合物呈单分子水平包合，故称分子胶囊，它可使药物的溶解度、稳定性等理化性质发生明显变化。王氏等对川芎挥发油β-环糊精包合物制备工艺进行了研究，以期得到稳定性高的川芎挥发油包合物。通过正交实验得出最佳川芎挥发油包合物制备条件为称取β-环糊精4g，加15倍量水饱和，再加入用少量乙醚溶解的1ml川芎挥发油，搅拌5.5小时，40℃真空干燥。川芎挥发油用β-环糊精包合后变液体药物为粉末状，使川芎挥发油中浓烈的气味基本掩盖，且粉末状川芎挥发油包合物可制成多种剂型。并且由实验结果可知，采用水饱和溶液法主要的影响因素是挥发油与β-环糊精饱和加水量。干燥温度在55℃以下时，其变化对工艺影响不明显，过高则损失部分挥发油。包合物经薄层层析（TLC）鉴别，包合前后的川芎挥发油主成分一致。对于包合物的稳定性有待进一步研究。

李氏等采用超临界二氧化碳流体萃取法替代传统的水蒸气蒸馏法萃取川芎中的挥发油，并用β-环糊精进行包合，使液体药物粉末化，防止挥发性成分散失，增加稳定性，便于制成多种剂型，提高疗效。实验中采用$L_9(3^4)$正交试验法，以包合时间、包合温度、β-环糊精与川芎混合挥发油的比例为考察因素，以挥发油利用率、包合物得率为考察指标，优选包合的最佳工艺，并对包合物进行了验证。结果表明：环糊精包合试验的最佳工艺条件为川芎混合挥发油加等量无水乙醇溶解分散，按1∶6的比例滴加至β-环糊精饱和溶液中，包合温度为60℃，包合时间为2小时。在制备β-环糊精包合物时，加入少量乙醇将精制提取物溶解，制得的包合物在测定挥发油含油率时结果均一、稳定，数据变异较小。精制提取物中以藁本内酯为代表的非极性脂溶性成分被包合后，减少了热、湿、光和空气中的氧等不稳定因素的影响，不但能提高稳定性，还能将液体药物粉末化，避免了有效成分的直接散失，便于进一步制备合理的制剂。在包合物的验证实验中，示差扫描量热法、红外分光光度法均显示β-环糊精包合物与混合物有很大区别，某些特征吸收峰已经改变，有新的物相形成。气相色谱法分析表明川芎挥发油被β-环糊精包合是通过物理包合作用结合在一起的，无化学反应发生，在包合前后没有化学成分的改变。

三、化学成分研究

余氏等利用水蒸气蒸馏法从干燥的川芎根茎中得到川芎挥发油，用硅胶板薄层层析可显示十三个斑点，并且分离得到六种成分。利用制备薄层层析法、旋转薄层层析法分离多次，得到两种单一的成分，丁叉苯酞内酯和3（s）-3-丁基-4,5-二氢苯酞，其结构式如图2-2-3所示。

丁叉苯酞内酯为白色油状液体，R_f值为0.56，展开剂为：V（正己烷）∶V（乙酸乙酯）=

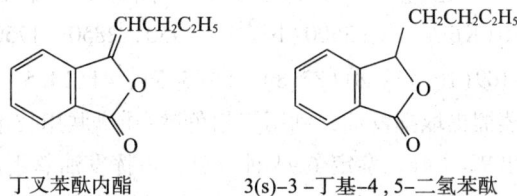

图2-2-3　丁叉苯酞内酯和(s)-3-丁基-4，5-二氢苯酞的结构示意图

5∶1，吸附剂为硅胶 G，易溶于乙酸乙酯，溶于正己烷，元素分析：$C_{12}H_{12}O_2$ 计算值(%)：C，76.57；H，6.43；实验值（%）：C，76.81；H，6.34。红外光谱 3020/cm（$\nu_{C=C-H}$），2960/cm，2940/cm（ν_{-CH_2,CH_2}），2880/cm（νs_{-CH_3}），1760/cm（$\nu_{C=O}$ 五元内酯环），1690（$\nu_{C=C}$），1620/cm（$\nu_{C=C}$），1270/cm（ν_{C-O}），$760cm^{-1}$（4 个邻接 H）。紫外光谱 λ_{Max}^{MeOH} nm（$\log\varepsilon$），234（3.76），262（3.82），271（7.01），311.5（3.55）。质谱 m/e 188（M^+）（26%），159（100），146（25），131（23），115（8），103（24），77（17）。

　　3(s)-3-丁基-4，5-二氢苯酞为白色油状液体，R_f 值为0.39，易溶于乙酸乙酯，红外光谱 $3020cm^{-1}$（$\nu_{C=C-H}$），2920/cm，2850/cm（ν_{C-H}），1760/cm（$\nu_{C=O}$ 五元内酯环），1690/cm（$\nu_{C=C}$），1655/cm（$\nu_{C=C}$），1460/cm，1040/cm（ν_{C-O}）。紫外光谱 λ_{Max}^{MeOH} nm（$\log\varepsilon$）274（3.29），280（3.28）。质谱 m/e 192（M^+）（35%），163（5），135（15），133（50），108（97），107（100），91（10），79（35），77（25）。

　　黄氏等用毛细管气相色谱和色谱-质谱-计算机联用系统对川芎根茎挥发油的化学成分进行了研究。从 50m×0.25mm 键合甲基硅氧烷弹性石英毛细管色谱柱中分离出 180 个峰，用保留指数测定，标准品叠加和质谱测定三种方法初步鉴定出 40 个成分。其主要成分是藁本内酯(58.00%)、3-丁叉苯酞(5.29%)和香桧烯(6.08%)等。在鉴定的组分中，有些组分如 α-旅烯、香桧烯、γ-萜品烯等是许多植物挥发油所共有的，而藁本内酯和其他三种苯酞类化合物则只在少数伞形科植物挥发油中发现过。它们是这类植物挥发油中所特有的成分，对挥发油的香气起主导作用，也是川芎用于治病的有效成分。

　　石氏等应用 GC-MS-Computer 联用系统对川芎干燥根茎挥发油成分及其稳定性进行了系统研究，共鉴定了 45 种成分，占挥发油总组成的 93.18%，与文献报道的对新鲜根茎的研究结果差异甚大，这可能是由于川芎久经贮存后，其挥发油成分特别是内酯类成分会有较大变化。挥发油中含量最高的为藁本内酯(27.36%)和 2-丙叉-1-己酸-3-烯(41.83%)。藁本内酯很不稳定，挥发油在放置过程中其相对含量不断下降直至消失，同时 2-丙叉-1-己酸-3-烯的相对含量相应升高。2-丙叉-1-己酸-3-烯可能为藁本内酯的分解产物，在配制川芎制剂时应加以注意。在实验过程中分离了藁本内酯和 2-丙叉-1-己酸-3-烯单体，并测定了光谱数据。藁本内酯为淡黄色半固体油状物，UV（CH_2Cl_2）nm：215，271，320；IR（KBr）/cm：3060，2950，2890，1785。^{1}H-NMR（TMS，$CDCl_3$）δ：0.92（3H，t），1.50（2H，m），2.35（2H，q），2.45（2H，m），2.58（2H，t），5.20（1H，t），5.95（1H，m），6.3（1H，d）。MS（m/z,%）：190（M^+61），160（60），148（52），133（21），105（82），77（42），55（100）。^{13}C-NMR 及 DEPT 谱：13.5（伯碳），18.2（仲碳），22.0（仲碳），28.2（仲碳），112.0（叔碳），117.0（叔碳），124.0（季碳），130.0（叔碳），147.0（季碳），149.0（季碳），

167.8（季碳）。2-丙叉-1-己酸-3-烯为淡黄色半固体油状物，分子式为 $C_9H_{14}O_2$。UV（CH_2Cl_2）nm：225；IR（KBr）/cm：3500（bro.），2950，2850，1750。MS（m/z,%）：154（M^+ 9.9），137（100），109（16.4），81（82.8），53（5.5），41（14.5）。

袁氏等采用水蒸气蒸馏提取挥发油，利用气相色谱-质谱联用技术对川芎饮片进行了挥发油化学成分研究，检出 92 个峰，鉴定了 41 种成分，占挥发油总组成的 83.05%，其中主要成分为 3-甲基-2（3H）-苯并噁唑胺（25.14%）、8-喹啉甲醇（12.26%）、1-（2-羟基-5-甲基苯基）-2-戊烯-1-酮（9.70%）、5-蒈烷醇（8.62%）。饮片中挥发油的主要成分与未经处理的鲜根茎及干根茎不同，但均含有 α-蒎烯、桧烯、对伞花烃等成分，而它们的含量不同。川芎饮片挥发油中的酯类成分较少，可能是受热时间长发生水解的缘故。

陈氏等采用气相色谱-质谱法对川芎浓缩颗粒挥发性成分进行分离鉴定。从水蒸气蒸馏法工艺制备的浓缩颗粒中分离鉴定了 12 个成分，主要为亚油酸（相对含量52.8%）、棕榈酸（相对含量31.0%），而有效成分藁本内酯为 1.96%；从超临界 CO_2 流体萃取工艺制备的浓缩颗粒中分离鉴定了 32 个成分，主要为藁苯内酯（相对含量为 57.2%）、亚油酸（相对含量为25.1%）。利用水蒸气蒸馏法提取的挥发油成分中热不稳定及易氧化的成分较少，而利用超临界 CO_2 流体提取的则相对较多。超临界 CO_2 流体萃取技术应用于中药脂溶性、挥发性成分的萃取效果很好，操作温度低，萃取过程中排除了有关化学成分遇氧氧化和见光反应的可能性，萃取物能够保持其自然风味，还可萃取出一系列烷烃类、有机酸及其酯类成分。该提取技术应用于中药饮片剂型改革，应用范围较广，对保证浓缩颗粒的原汁原味、高效安全有很高的应用价值。

邓氏等采用水蒸气蒸馏提取挥发油，利用气相色谱-质谱联用技术对川芎饮片进行了挥发油化学成分研究，从挥发油中分离出 167 种成分，从中鉴定出 90 种成分，占挥发油总组成的 86.85%。其主要成分是 3-甲基-2（3H）-苯并噁唑胺（22.87%）、4-甲基-1-（1-甲基乙基）-3-环己烯-1-醇（9.08%）、3-亚丁基-1（3H）-异苯并呋喃酮（6.74%）、1-甲基-4-（1-甲基乙基）-1，4-环己二烯（5.38%），11-桉叶二烯（4.37%）、1-甲基-4-（4-甲基亚乙基）-环己烯（3.94%）、5-蒈烷醇（3.37%）。研究发现，饮片中挥发油成分并没有被检测出藁本内酯及其多种异构体，与川芎的鲜根茎及干根茎不同，说明川芎的主要成分发生了改变。这可能与川芎饮片的处理工艺和储存时间较长有关，这一点有待于进一步探讨。对川芎饮片挥发油化学成分的研究，为它的化学成分的深入研究提供了一定的实验依据。

董氏等用挥发油提取器提取了市售四川产川芎的挥发油（收率为 0.8%），经无水硫酸钠干燥后，用气相色谱-质谱法（GS-MS）分离出 51 种化学成分。实验结果表明：川芎挥发油组分十分复杂。其中，酯类物质占 66.44%，烯类物质占 3.44%，酮类物质占 8.07%，醇类物质占 7.53%，酸类物质占 4.92%。在该挥发油中，相对含量较高的组分依次为藁本内酯（含量 55.89%）、丁烯基酞内酯（含量 8.23%）、2-甲基-2-氯代-1-（4-乙拱苯基）-1-丙酮（含量 6.98%）、4-松油醇（含量 5.12%）、二氢藁本内酯（含量 2.32%）。其中藁本内酯具有较强的抗胆碱作用，有明显的平喘作用，对乙酰胆碱、组胺、氯化钡引起的平滑肌痉挛有解痉作用，且不被心得安阻断；对豚鼠肺、肠组织内的 c-AMP 及 c-GMP 的含量均无明显影响，这是评价当归、川芎等常用中药材及其制剂的重要依据之一。丁烯基酞内酯也具有抗胆碱、抑制子宫收缩作用，对动物气管平滑肌具有显著的松弛、平喘作用。另外在川芎挥发油中，少量的萜烯类化合物具有较强的香气和生理活性，如 α-水芹烯、β-蒎烯、β-水芹烯、γ-松油烯、4-蒈烯、α-雪松烯、β-桉叶烯、β-恰米烯等。由于大多数萜烯类物质有随水蒸气蒸发的性质，所以在挥发油中最为丰富，萜烯类化合物含量不多，但对人体却能起到很多的作用，如：杀菌、消炎、祛痛、止痒、降血压、抗肿瘤、抗病毒、解热、止咳、祛痰等等。

通过以上的研究结果可以看出，藁本内酯是挥发油的主要成分。

四、分离纯化

由于藁本内酯自身稳定性不佳，目前关于藁本内酯化学合成方面的报道较少，所以在实验研究中一般采取临用现提的方法，因此需要建立简单、方便的方法用于藁本内酯的分离提纯。

金氏等从川芎药材提取挥发油，从挥发油中分离、制备对照品，采用紫外光谱、红外光谱、质谱和氢谱对其进行了结构鉴定。川芎对照品的制备工艺：川芎药材20kg加水6倍量。改良油水分离器中加1.5%醋酸乙酯，蒸馏提取12小时，醋酸乙酯及时萃取出蒸馏液中的挥发油。川芎挥发油上硅胶柱（≤15℃低温），以石油醚（30℃~60℃）-乙醚（99：1）洗脱，500ml 为1个流份，用 TLC 荧光检查后，用 HPLC 测定，纯的流份合并，低温（≤30℃）回收至少量，分装于样品瓶内，冷冻干燥，密闭（≤-10℃低温保存），得纯品。另外，也可将川芎挥发油上中压柱（≤15℃低温），以石油醚（30℃~60℃）-乙醚（99：1）洗脱，250ml 为1个流份，以 TLC 荧光检测后，HPLC 测定，纯的流份合并，低温（≤30℃）回收至少量，分装于样品瓶内，冷冻干燥，密闭（≤-10℃低温保存），得纯品。所得的对照品藁本内酯为无色油状物，略有酯香味；ESI-MS：m/z 191［M+1］；IRν_{max} cm^{-1}：3050，2959，2933，2872，1767（CO），1668，1625，1271，1051，960，705。UVλ_{max} nm：207，282，294，323。^{1}H-NMR（CDCl$_3$）：0.95（3H，t，J=7Hz），1.47（2H，m，J=7Hz），2.36（2H，dd，J=7Hz），2.45（2H，m），2.62（2H，dd，J=6.3，7Hz），5.26（1H，t，J=6.3，7Hz），6.01（1H，m，J=4.2，7Hz），6.24（1H，dt，J=7，2.1Hz）。^{13}C-NMRδ：13.41，18.12，22.06，22.06，27.80，112.52，116.53，123.51，129.73，146.88，148.23，167.13。因此可以鉴定为（Z）-藁本内酯。川芎用水蒸气蒸馏提取挥发油时，蒸馏液为油水混合物，不易分层，经优选后，在提取器中加入适量醋酸乙酯，可及时将蒸馏出的挥发油萃取出，使油水混合物得到较好的分离。

钱氏等建立了一种从川芎挥发油中提取分离藁本内酯的硅胶柱层析法，从川芎挥发油中分离得到纯度≥98%的藁本内酯，可作为对照品使用。该方法快速，且可操作性高，可用于藁本内酯的提取纯化。用水蒸气蒸馏法提取川芎挥发油，藁本内酯的提取纯化过程如下：将薄层色谱用硅胶以适量石油醚（30℃~60℃）搅拌后湿法装柱，平衡完全后，取挥发油用石油醚（30℃~60℃）-乙酸乙酯（100：1）构成的洗脱液1：1稀释后上样，以洗脱液洗脱，每100ml 收集为一个流份，分别进行 TLC 检测，并在紫外灯365nm 下检视。将检视有光斑的流份进行 HPLC 测定。将含有藁本内酯且用面积归一化法算得的纯度≥97%的流份合并，置40℃水浴中，以氮气流挥去洗脱液，得到无色至淡黄色，带酯香味的油状物。将此油状物转移至避光密封瓶中，充入高纯氮气，于-20℃冷冻保存。所得对照品藁本内酯为无色至淡黄色、带有酯香味的油状物。UV λ_{max}^{MeOH} nm（ε）：283，324；IR cm^{-1}：3051，2960，

2930，2869，1770，960，705。ESI-MS：m/z191［M+1］；^{1}H-NMR（TMS，CDCl$_3$，100MHz）δ：0.92（3H，t，J=6.3Hz），1.52（2H，m，J=7.2Hz），2.35（2H，q，J=7.4Hz），2.45（2H，m，J=8.4Hz），2.62（2H，t，J=9.8Hz），5.22（1H，t，J=8.0Hz），6.01（1H，m，J=3.9Hz），6.30（1H，d，J=9.0Hz）；^{13}C-NMR（DEPT，CDCl$_3$，100MHz）δ：13.8（q），18.6（t），22.5（t），28.2（t），77.0（t），112.9（d），117.2（d），124.0（s），129.9（d），147.0（s），148.6（s），167.6（s）。

虽然利用常规低压硅胶柱层析反复上柱洗脱方法可从当归、川芎和藁本等药材中分离纯化得到藁本内酯，但操作过程较为繁琐。许氏等采用超临界流体萃取技术与硅胶柱层析技术得到藁本内酯对照品，通过质谱鉴定了其结构，经 HPLC 测定藁本内酯纯度大于99%，可作为控制当归、川芎等质量的指标成分的对照品。该化合物为淡黄色油状物，EI-MS：m/z 190（72），161（100），133（16），105（48），77（26）。采用超临界 CO$_2$ 为溶剂，能够在密闭、低温的条件下快速得到富含藁本内酯的提取物；经硅胶柱纯化时，一次洗脱就可达到大于99%的纯度，而不需经反复多次上柱洗脱或梯度洗脱。这些满足了藁本内酯制备时所需的快速、低温、避光的关键条件。

五、提取工艺研究

（一）不同煎煮方法和时间对川芎挥发油含量影响的研究

曹氏等观察不同煎煮方法和时间对川芎挥发油含量的影响。采用浸泡后下、浸泡后直接煎煮及直接后下3组，每组煎煮时间分别是5、10、20、30分钟。结果表明：川芎挥发油含量是浸泡后下>浸泡后直接煎煮>直接后下，且以煎煮10分钟为最高；浸膏得率以浸泡后下最高。因此，川芎在临床应用时应根据临床需要区别应用。若应由挥发性成分发挥主要疗效时，其煎煮时间应控制在10分钟左右；若应由非挥发性成分发挥主要疗效时，其煎煮时间应至少在30分钟以上，或者根据临床需要采用其他制剂。

（二）不同方法提取川芎挥发油的比较分析

藁本内酯难溶于水，性质活泼易变性，目前常用提取的方法有水蒸气蒸馏法、有机溶剂提取法、超临界提取法等。

1. 水蒸气蒸馏法

巢氏等运用水蒸气蒸馏法提取川芎挥发油，以川芎挥发油的提取转移率为指标，采用正交试验法，考察药材粒度、溶剂的用量、提取时间对提取效果的影响，以优选川芎挥发油的提取工艺。实验结果表明：影响最显著的为药材的粒度，其次为溶剂的倍数，再次为提取时间。川芎挥发油提取的最佳工艺为过40目筛，用10倍量水，回流提取12小时，此时川芎挥发油的提取率最高。本方法简单可行，成本低，提取转移率较高，可为工业生产提供依据。

2. 渗漉提取法

水蒸气蒸馏法虽然简单易行，但水蒸气蒸馏法易因其提取温度高会破坏川芎挥发油有效成分藁本内酯，而使其含量降低，难以保证其药理作用和临床药效。而渗漉法属于低温提取方法，其内酯类成分在室温条件下变化不大，提取过程中可较好保证有效成分不被破坏，特别适合于对热敏感性成分的提取，具有提取效率高，成分保留全，工艺流程简单的特点。向氏等对川芎提取物的渗漉法提取工艺进行了研究，采用均匀设计法，以提取物收率和总内酯含量为指标，对川芎提取物的提取工艺进行优选。结果表明最佳提取工艺条件为：渗漉法，粉碎粒度为 20 目，以 90% 的乙醇为溶剂，用量为 6 倍量，浸泡时间为 24 小时，渗漉速度为 2ml/min。验证试验结果表明提取物收率为 7.36%，总内酯含量为 3.55%。建立的川芎提取物的提取工艺稳定、可行，适合放大生产。

3. 有机溶剂提取法

由于挥发油属脂溶性成分，采用有机溶剂对其进行萃取时得率较高。白氏等以中性乙醇提取川芎挥发油，研究川芎中有效成分藁本内酯的最佳提取条件，以 HPLC 为含量测定方法，采用重复-正交实验法，以乙醇浓度（A）、溶剂量（B）、提取时间（C）和提取次数（D）4 个因素，每个因素选取 3 个水平进行实验的方法，经工艺验证，最后确定提取工艺。实验结果表明：因素 A、D 对阿魏酸的含量有显著影响；因素 A、C、D 对藁本内酯的含量有极显著影响。藁本内酯较佳提取条件为：80% 乙醇 10 倍量，回流提取 3 次，每次 1.5 小时。

胡氏等用正交设计优化醇提工艺条件，建立 HPLC 法测定提取液中指标成分藁本内酯的含量。实验结果表明：用甲醇-水-乙酸（75.0∶24.8∶0.2）作流动相能使藁本内酯得到良好的分离；8 倍量 85%（φ）乙醇提取 3 次，每次 1 小时为醇提最佳工艺条件。其中邓氏等用 50%（φ）~85%（φ）的乙醇从川芎中提取藁本内酯，结果表明，提取次数影响最大，而乙醇体积分数影响很小，这可能是藁本内酯在此分数范围内的乙醇液中溶解性能较好所致。

为了防止川芎内酯的异构化和热分解，同时降低成本，曹氏等以川芎中 4 种主要的内酯类化合物（洋川芎内酯-H、洋川芎内酯-I、瑟丹酸内酯和藁本内酯）的总量为考察指标，采用了乙醇溶剂回流法提取川芎内酯，并结合工业生产实际，系统地研究了乙醇浓度、乙醇用量、回流次数、回流温度、萃取溶剂种类和用量等因素对水浴回流法提取川芎内酯的影响，确定了川芎内酯的最佳提取工艺：10 倍量体积分数 75% 的乙醇，60℃ 水浴中回流提取两次，乙酸乙酯作萃取溶剂，萃取溶剂的最佳用量为 11ml/g。经反相高效液相色谱法测定，溶剂萃取后的提取物中 4 种主要内酯的总量为 24%~30%。

4. 超临界流体萃取法

由于超临界 CO_2 有类似液体的密度、溶解力和类似气体的扩散系数和渗透力，超临界流体萃取（SFE）有萃取效率高、传质速率快、无毒、经济且选择性可调节等特点，在工业生产、分离和分析领域的应用越来越广。

吴氏等利用超临界流体萃取（SFE）中药川芎中藁本内酯，讨论了压力、温度、静态萃取时间、动态萃取量、改性剂加入量等因素的影响。研究表明：随着压力增加，超临界流体的密度增加，萃取效率提高；随着温度升高，超临界流体的密度下降，萃取能力降低。但另一方面随着温度升高样品挥发会加剧，有利于萃取，但对热不稳定的样品，宜采用低温度较高压力。实验选用的改性剂为氯仿，但当氯仿增加到一定量后，萃取效率急剧下降，这可能是在改性剂加入量较大时，整个萃取过程以液态氯仿为主，而不是以超临界 CO_2 的状态进行造成的。通过实验确定了最佳萃取条件为：压力 27.6MPa，温度 40℃，静态萃取时间 3 分钟，动态萃取量 7ml，改性剂加入量 0.1ml。吴氏等还研究了超临界流体萃取的收集方法，发现固液收集法在收集效率和精密度方面比溶剂收集法效果好，并通过离线的 SFE-RPHPLC 测定了川芎药材中藁本内酯的含量。溶剂收集法对川芎中的挥发性成分收集效果较差的原因主要包括两方面：一方面是由于超临界流体的流量难以控制，流量太小，样品不易被超临界流体冲出而导致萃取时间过长，若流量太大，挥发性样品与溶剂更易形成气溶胶，随 CO_2 气化而损失；另一方面也和接收溶剂对样品的溶解能力有关，样品经限流器被 CO_2 带出，接收溶剂要迅速将样品溶解，从而减少样品因挥发的损失。而固相收集法克服了上述缺陷，可使被超临界流体冲出的样品充分与固定相接触，提高了收集效果。另外，也可使超临界流体以较大的流量将样品带出，使提取更完全，缩短萃取时间。SFE和传统的提取法比较，SFE对非极性和中等极性化合物的萃取，有快速、高效、操作温度低、无需回收溶剂、简便等特点，克服了传统的提取方法因回收溶剂而导致样品的损失以及对环境的污染的问题，特别是对湿热不稳定的挥发性化合物，是传统的提取法难以相比的。超临界 CO_2 的极性大约在正己烷和氯仿之间，通过加改性剂可改变其萃取范围，可适用于极性较大的化合物。

原氏等用超临界流体萃取技术对中药川芎的挥发油进行提取，并利用五因素-四水平正交试验法对萃取条件进行了优化选择。确定川芎的最佳萃取条件为：压力 34.5MPa，温度 60℃，改性剂乙醇 0.3ml，静态萃取时间 10 分钟，动态萃取量 10ml，以水为吸收。原氏等还用水蒸气蒸馏对中药川芎的挥发油进行提取，并与超临界流体萃取技术进行比较。研究表明：SFE 得到 30 多个组分而水蒸气蒸馏得到 20 多个组分，其中 19 个组分相同。相同组分在两种方法所得的产物中约占 95%，主要是一些分子量在 180 以上的化合物，特别是一些有生物活性的内酯类化合物。不同的组分主要是分子量在 180 以下的化合物，这些化合物在两种方法所得的产物中仅占 5% 左右。产生这些差别可能是由于 SFE 在低温和密闭条件下萃取，一些小分子和易挥发的物质不易损失，能更真实地反映药材中的化学组分。

李氏等采用超临界 CO_2 流体萃取法提取川芎油，用 GC-MS 计算机联用技术对其成分进行分离鉴定，共分离鉴定了 32 种成分，并与水蒸气蒸馏法作了比较。研究表明：超临界 CO_2 流体萃取法萃取温度低，不仅可萃取出挥发性成分，也可得到硬脂酸等不挥发性的大分子物质，萃取物中小分子的挥发性成分多随 CO_2 升华而逸失，整个操作过程耗时短，效率高，为一种较温和的提取川芎提发油的方法。而水蒸气蒸馏法提取挥发油，保留的多为易挥发的低分子成分，由于加热时间长，会导致一些热敏物质易发生氧化、聚合等反应，TLC试验结果也表明可能产生不稳定成分如藁本内酯的异构化产物。因此，超临界 CO_2 流体萃取法与传统水蒸气蒸馏法提取成分不完全相同。

宋氏等不仅考察了萃取压力、温度、流量等对超临界 CO_2 萃取川芎过程的影响，而且通过 Stastova 提出的传质方程对萃取压力 10～25MPa、萃取温度 33℃～48℃、CO_2 流量 2～4 L/min的范围内的不同压力、温度及 CO_2 流量下的萃取过程进行模拟，并对不同操作条件下传质系数的变化进行了分析。宋氏等认为川芎经过粉碎后，一部分油存在于细胞外，CO_2 可以直接溶解；另一部分油存在于细胞结构中，在细胞结构中和 CO_2 中的传质平衡决定了萃取速率。萃取过程可分为平衡控制段、过渡段和扩散控制段三个阶段。在平衡控制段，CO_2 萃取的是游离于细胞外的油脂，萃取器出口油的浓度基本不变；而在过渡段，CO_2 同时萃取游离于细胞外和存在于细胞内的油脂，油脂在 CO_2 中的浓度低于平衡溶解度，萃取能力受扩散控制；当萃取进入扩散控制段之后，CO_2 完全从细胞内萃取油脂，游离于细胞外的油脂已萃取完全。实验结果表明：超临界萃取川芎挥发油过程得到的传质系数随着温度的升高略为增大，随着流量的增大而增大，随着压力的增大而减小。

5. 不同提取工艺的分析比较

传统的水蒸气蒸馏提取法会引起某些挥发油成分的破坏和丢失，而超临界流体萃取

（SFE）具有萃取效率高，时间短，在低温、低氧条件下操作的特点，对热不稳定和易氧化的物质尤为适用。吴氏等以川芎挥发油的提取率为目标，比较了 SFE 和水蒸气蒸馏两种提取方法，并通过气相色谱-质谱联用法（GC-MS）分析鉴定了各成分，并确定了各成分的相对含量。GC-MS 的结果表明，两种提取方法所得到的组分数目、成分和含量是有一定差别的。SFE 得到 30 多个组分，而水蒸气蒸馏得到 20 多个组分，其中 19 个组分相同，20 个组分不同。相同组分主要是一些相对分子质量在 180 以上的化合物，特别是一些有生物活性的内酯类化合物，如丁基苯酞、丁烯基苯酞、藁本内酯、新蛇床子内酯、东川芎内酯，其中藁本内酯在 SFE 和水蒸气蒸馏所得产物中的相对含量分别占 38.12% 和 45.09%，总的内酯类化合物分别占 80% 和 70% 以上。由于 SFE 提取川芎挥发油的效率约为水蒸气蒸馏的 3 倍，虽然藁本内酯的相对含量 SFE 法较水蒸气蒸馏提取法低，但藁本内酯的实际提取量 SFE 法却高得多。不同组分，主要是相对分子质量在 180 以下的化合物，尤其是相对分子质量为 136 的化合物，水蒸气蒸馏所得挥发油中含的小分子化合物较少。产生这些差别可能的原因是 SFE 在低温密闭条件下萃取，一些小分子易挥发的物质不易损失，能更真实地反映药材中的化学组分。

洪氏等也通过超临界二氧化碳萃取和水蒸气蒸馏提取法提取川芎的挥发油，并采用气相色谱-质谱联用仪分离鉴定了各样品的化学成分。共鉴定出 45 种成分，其中正丁烯苯酞、正丁基苯酞、东川芎内酯、新蛇床子内酯、藁本内酯、瑟丹酸内酯为主要的组分。研究表明，与水蒸气蒸馏法相比，超临界二氧化碳萃取的挥发油的化学成分较完全，27MPa 比 35MPa 萃取效果好，可能由于超临界二氧化碳萃取的工艺条件较适合于热敏性和易氧化及见光反应的中药材，其出油率也比水蒸气蒸馏法高得多。但水蒸气蒸馏法提取的川芎中有效成分藁本内酯的含量（69.78%）明显比超临界二氧化碳萃取的川芎中有效成分藁本内酯的含量（53.76%）高。

阮氏等采用超临界流体 CO_2 萃取、水蒸气蒸馏、中性乙醇提取这 3 种不同提取工艺提取川芎挥发油，并利用 GC-MS 分析鉴定其中所含有的化学成分及其相对含量，从而对比不同提取工艺对川芎挥发油化学成分的影响。实验结果表明：这 3 种工艺均能提取挥发油主要成分内酯类化合物。超临界流体 CO_2 萃取，水蒸气蒸馏和中性乙醇提取这 3 种方法所提挥发油有 19 个成分相同，各占其相对含量的 78.14%，92.07% 和 73.75%；分别有 11，9，7 个成分是各自特有的，各占其相对含量的 1.29%，4.58% 和 7.00%。超临界流体 CO_2 萃取与中性乙醇提取的样品中有 26 种成分相同，分别占相对含量的 98.69% 和 92.62%，除萜烯类和内酯类外，都含有较多的脂肪酸、脂肪酸酯。水蒸气蒸馏样品共鉴定出 33 个组分，主要是低分子萜烯类，而主要成分内酯类的含量为 74.5%。可能的原因是超临界流体 CO_2 萃取能力强，在密闭条件下，操作温度低，一些萜烯类物质不易损失，而脂肪族物质也能被萃取，所以 3 个样品中超临界流体 CO_2 萃取样品所含组分最多；而水蒸气蒸馏样品不含脂肪酸，脂肪酸酯含量也较少，内酯类含量相应增高；由于中性乙醇是极性有机溶剂，除内酯、萜烯类外，还有占相对含量 30% 以上的脂肪酸、脂肪酸酯被提取出来。

陈氏等采用超临界 CO_2 萃取技术及水蒸气蒸馏法从川芎中分离出挥发油，并用气相色谱-质谱联用技术对其化学成分进行分析鉴定，分别鉴定出 28 和 34 种成分，其中主要化学成分为藁本内酯、二氢藁本内酯、丁烯基酞内酯。研究表明：超临界 CO_2 萃取法从川芎中分离的挥发油的收率为 2.63%，比水蒸气蒸馏法（0.36%）高；超临界 CO_2 萃取的藁本内酯、二氢藁本内酯的含量分别为43.70%和23.84%，明显高于水蒸气蒸馏法的35.02%和11.76%；超临界CO_2萃取法和水蒸气蒸馏法提取的川芎挥发油化学成分有一定差别，如超临界CO_2萃取法提取的川芎挥发油中含有一定量的脂肪酸类成分（约12%），而水蒸气蒸馏法所得成分中基本没有脂肪酸类成分。

汪氏等研究超临界流体萃取法、水蒸气蒸馏法和中性乙醇提取法3种方法提取川芎油对川芎挥发油化学成分的影响，并用GC-MS计算联用技术分离鉴定了其所含化学成分及其相对含量。实验结果表明：这三种工艺均能提取挥发油主要成分内酯类化合物。超临界流体CO_2萃取、水蒸气蒸馏和中性乙醇提取这3种方法所提挥发油有16个成分相同，各占其相对含量的79.87%、89.42%和71.32%；分别有10、8、5个成分是各自特有的，各占其相对含量的2.51%、3.03%和6.90%。因为超临界流体CO_2萃取能力强，且在密闭条件和低温度下操作，一些萜烯类物质不易损失，而脂肪族也能被萃取，所以3个样品中超临界流体CO_2萃取样品所含组分最多。

由于藁本内酯难溶于水、化学性质活泼，水蒸气蒸馏法虽然具有操作简单的优势，但藁本内酯得率低；有机溶剂提取法得率较高，但对环境危害大，同时药品中的有机溶剂残余问题也很难解决；超临界提取的得率介于水蒸气提取与有机溶剂提取之间，且比较环保，但因操作压力高，工业化受到限制。因此，针对藁本内酯等不稳定、易挥发的天然药物的提取还有待进一步研究。沈氏等提出一种将循环提取与树脂吸附耦合的提取方法，利用提取与吸附过程中存在的传质共性优化传质过程，开发了一种高效的提取方法。该研究采用乙醇提取法、水蒸气蒸馏法和循环提取与吸附耦合法提取川芎中藁本内酯。TLC和HPLC分析研究表明：乙醇提取法得挥发油率较高，油中含杂质最多；水蒸气提取法得油率最低，油中杂质最少；循环提取与吸附耦合法得油率较高而杂质较少，同时乙醇用量小，是较适合于藁本内酯等不稳定油性药物提取分离的方法。

六、化学合成研究

天然植物中提取藁本内酯始终受到资源限制，因而藁本内酯的合成研究很早就开始受到人们关注。李氏等用邻羧基苯甲酸和叔丁醇钾与溴化丁基三苯基磷酸盐的混合物经四步合成得到藁本内酯，但其产率较低。Beck等报道(Z)-ligustilide及其衍生物的合成，(Z)-ligustilide的合成路线如图2-2-4所示，以苯酞为原料，经三步反应合成了(Z)-ligustilide，总产率为30%，中间产物无需柱层析纯化。第一步反应产物3-羟基丁基苯酞为一亮黄色油状物，产率为98%，^{1}H-NMR δ：0.90（3H, t, $J=7.0$Hz），1.30~1.40（1H, m），1.48~1.60（3H, m），3.86~3.92（1H, m），5.34（1H, d, $J=5.0$Hz），7.46~7.66（3H, m），7.85（1H, dt, $J=0.9$, 7.7Hz）；^{13}C-NMR δ：13.8, 18.7, 34.4, 72.5, 83.6, 123.1, 125.7, 126.5, 129.3, 133.9, 147.0, 170.6。第二步反应产物3-羟基丁基-4, 5-二氢苯酞为澄清的黄色液体，^{1}H-NMR δ：0.86（3H, t, $J=7.1$Hz），1.25~1.65（4H, m），2.30~2.40（2H, m），2.42~2.66（2H, m），3.70~3.82（1H, m），4.86（1H, d, $J=4.5$Hz），5.85（1H, dt, $J=4.1$, 9.7Hz），6.09（1H, dt, $J=2.0$, 9.7Hz）；^{13}C-NMR δ：13.7, 18.6, 22.0, 22.1, 34.3, 71.6, 85.6, 116.4, 125.2, 128.9, 160.0, 171.4。第三步反应得到目标产物(Z)-ligustilide，产率为55%。^{1}H-NMR δ：0.93（3H, t, $J=7.4$Hz），1.47（2H, m, $J=7.4$Hz），2.35（2H, q, $J=7.7$Hz），2.45（2H, m），2.57（2H, m），5.19（1H, t, $J=8.0$Hz），5.98（1H, dt, $J=4.3$,

9.7Hz)，6.26(1H，dt，J=2.0，9.7Hz)；^{13}C-NMR δ：13.8，18.5，22.4，22.4，28.1，112.9，117.1，124.0，129.9，147.1，148.6，167.1。

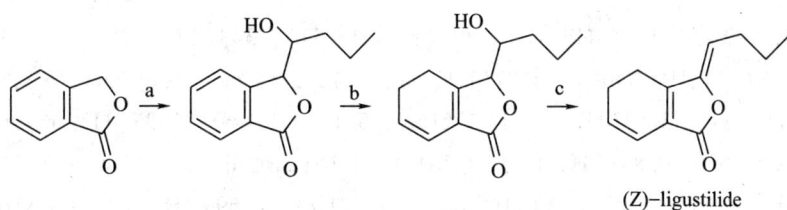

图2-2-4　（Z）-ligustilide 的合成路线

反应条件：a）二异丙胺基锂，-78℃，丁醛，>90%；b）NH$_3$，Na，异丙醇，-50℃，60%；c）甲基磺酰氯，CH$_2$Cl$_2$，吡啶，回流，55%。

（Z）-ligustilide 为原料可以合成（Z）-ligustilide 的衍生物（2-2-5a）、（2-2-5b）、（2-2-5c）和（2-2-5d），合成路线如图2-2-5所示。

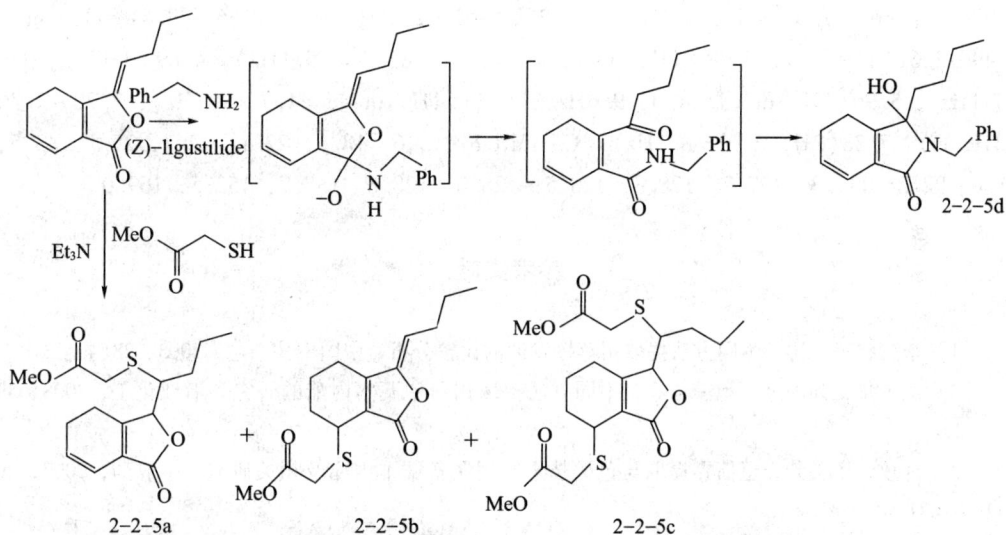

图2-2-5　（Z）-ligustilide 衍生物 2-2-5a～d 的合成路线

化合物（2-2-5a）的 HRMSm/z：C$_{15}$H$_{20}$SO$_4$，296.1028，实测值为 296.1077；EI-MSm/z 296(M$^+$，1)，190(39)，161(71)，101(95)，83(84)，55(100)；^{1}H-NMR δ：0.91(3H，t，J=7.1Hz)，1.45(2H，m)，1.64(2H，m)，2.50(4H，m)，3.18(1H，m)，3.25(2H，d，J=14.9Hz)，3.72(3H，s)，5.20(1H，d，J=2.4Hz)，5.94(1H，dt，J=3.7，9.8Hz)，6.21(1H，dt，J=2.0，9.7)；^{13}C-NMR δ：13.5，20.2，21.7，22.2，31.5，33.3，47.4，52.4，85.0，116.8，126.1，129.0，158.5，170.6，170.7。

化合物（2-2-5b）的 HRMSm/z：C$_{15}$H$_{20}$SO$_4$，296.1028，实测值为 296.1078；EI-MSm/z 296(M$^+$，25)，223(100)，192(57)，191(40)，149(82)；^{1}H-NMR δ：0.85(3H，t，J=7.4Hz)，1.39(2H，m，J=7.4Hz)，1.78(2H，m)，1.84(1H，m)，1.97(1H，m)，2.24(1H，m)，2.25(2H，q，J=7.3Hz)，2.42(1H，m)，3.35(1H，d，J=15.2Hz)，3.56

(1H, d, $J=15.2Hz$), 3.66(3H, s), 3.86(1H, brs), 5.16(1H, t, $J=7.9Hz$)。^{13}C-NMR δ：13.6，17.8，20.7，22.2，27.7，28.9，34.0，36.2，52.3，112.4，126.8，148.4，151.8，168.3，170.7。

化合物(2-2-5c)FAB-MS m/z：403(M$^+$+H，54)，343(17)，297(35)，190(100)，160(44)，148(25)；^{1}H-NMR δ：4.97(1H, s)，1.42(2H, m)，1.85(2H, m)，1.85(1H, m)，2.00(1H, m)，3.83(1H, d, J=1.5Hz)，3.16(1H, m)，2.25(1H, m)，2.50(1H, m)，1.59(2H, m)，0.88(3H, t, J=6.8Hz)，3.16(2H, d, J=2.7Hz)，3.72(3H, s)，3.38(1H, d, J=15.2Hz)，3.61(1H, d, J=15.2Hz)，3.69(3H, s)。^{13}C-NMR δ：7.9，13.6，20.3，23.9，28.7，33.1，33.3，34.2，36.2，47.0，52.4，52.4，83.5，129.2，163.2，170.7，1，170.9，171.4。

化合物(2-2-5d)为白色固体，熔点148℃～149℃；元素分析：估算为 $C_{19}H_{23}NO_2$%：C，76.7；H，7.8；N，4.7；实测值为：C，76.9；H，8.1；N，4.7；HRMS m/z：$C_{19}H_{23}NO_2$ 297.1729，实测值为297.1740。MS m/z：297(M$^+$，23)，240(16)，162(100)，91(80)。^{1}H-NMR δ：0.36～0.48(1H, m)，0.54(3H, t, J=6.9Hz)，0.58～0.70(2H, m)，0.84～0.92(1H, m)，1.63～1.69(2H, m)，2.23～2.32(1H, m)，2.36～2.44(2H, m)，2.49～2.61(1H, m)，3.78(1H, brs)，4.23(1H, d, J=15.1Hz)，4.69(1H, d, J=15.1Hz)，5.90(1H, dt, J=4.0，9.6Hz)，6.25(1H, dt, J=1.7，9.7Hz)，7.20～7.30(3H, m)，7.38(2H, d, J=8.1Hz)；^{13}C-NMR δ：13.6，18.6，22.1，22.7，25.1，33.5，41.6，92.2，117.3，127.2，128.3，128.5，128.6，128.8，138.7，152.5，169.0。

参考文献

[1] 李慧，王一涛．不同方法提取川芎挥发油的比较分析．中国中药杂志，2003，28(4)：379.

[2] 沈少华，孙国金，鲍滢，等．不同方法提取川芎中藁本内酯的研究．浙江化工，2008，39(4)：1.

[3] 许玫，杨义芳．超临界提取与色谱技术联用制备藁本内酯及相关研究．中成药，2007，29(11)：1671.

[4] 汪程远，杜俊蓉，钱忠明．藁本内酯的研究进展．中国药学杂志，2006，41(12)：889.

[5] 李桂生，马成俊，李香玉，等．藁本内酯的稳定性研究及异构化产物的GC-MS分析．中草药，2000，31(6)：405.

[6] 周长新，李新华．藁本内酯的稳定性与溶剂化效应的关系．药学学报，2001，36(10)：793.

[7] 田亚琴，王新霞，高丽红．川芎挥发油稳定性考察．上海中医药杂志，2003，37(7)：49.

[8] 李慧，王一涛．藁本内酯稳定性的影响因素及稳定化措施．江西中医学院学报，2003，15(1)：56.

[9] 胡杰，冯丽莉，刘延．当归、川芎中藁本内酯含量测定及醇提工艺研究．沈阳药科大学学报，2005，22(2)：145.

[10] 钱敏，石力夫，高丽红，等．川芎挥发油中藁本内酯的制备分离．药学服务与研究，2008，8(5)：355.

[11] 王又红，刘卫红，钟颖，等．川芎挥发油、β-环糊精包合物制备工艺的研究．时珍国药研究，1997，8(3)：229.

[12] 李慧，王一涛，费超. β-环糊精包合川芎、当归共有挥发性成分的工艺优选. 中国医院药学杂志，2006，26(3)：264.

[13] 余诚方. 川芎挥发油化学成分的初步研究. 北京医学院学报，1983，15(3)：217.

[14] 黄远征，溥发鼎. 川芎根茎挥发油化学成分的研究. 药学学报，1988，23(6)：426.

[15] 石力夫，邓延昭，吴柏生. 川芎干燥根茎挥发油化学成分及其稳定性的研究. 药物分析杂志，1995，15(3)：26.

[16] 袁久荣，容蓉，王玉堂. 川芎饮片挥发油化学成分的研究. 中国药学杂志，1996，34(6)：406.

[17] 陈培胜，程学仁，刘法锦，等. 川芎浓缩颗粒挥发性成分分析. 分析测试学报，2001，20(4)：50.

[18] 邓三尧，朱再盛，余伟标. 川芎饮片挥发油成分 GC-MS 分析. 首都医药，2005，12(12)：49.

[19] 董岩，魏兴国，王新芳. 川芎挥发油化学成分气相色谱. 质谱联用分析. 时珍国医国药，2006，17(4)：555.

[20] 金灯萍，彭国平，陆晓峰. 川芎中藁本内酯对照品的制备. 中草药，2006，37(1)：64.

[21] 曹兆军，强晓峰. 不同煎煮方法和时间对川芎挥发油含量的影响. 陕西中医，2001，23(5)：301.

[22] 巢锋敬，郑显辉，马麟. 川芎挥发油的提取工艺研究. 临床医学工程，2009，16(6)：66.

[23] 向永臣，赖先荣，张婧. 均匀设计法优选川芎提取物的提取工艺研究，成都中医药大学学报，2008，31(3)：62.

[24] 白海波，王剑飞，宋子荣. 川芎提取工艺的优化. 中国实验方剂学杂志，2003，9(4)：8.

[25] 曹建敏，王宗花，孙广平，等. 川芎中内酯类化学成分的提取与溶剂萃取分离方法研究. 分析试验室，2005，24(9)：59.

[26] 吴广通，石力夫，胡晋红. 超临界流体萃取法测定川芎中藁本内酯含量的研究. 药学学报，1998，33(6)：457.

[27] 原永芳，周践，郑晓梅，等. 超临界流体 CO_2 萃取川芎挥发油化学成分的研究. 中国药学杂志，2000，35(2)：84.

[28] 宋应华，郁威，王远明. 超临界 CO_2 萃取川芎挥发油过程研究. 中成药，2005，27(9)：1007.

[29] 吴广通，石力夫，余建国. 超临界流体萃取法对川芎挥发油成分的研究. 药学服务与研究，2001，1(1)：61.

[30] 洪鹰，季芳. 川芎中挥发性化学成分的研究. 中国药业，2003，12(6)：31.

[31] 阮琴，张颖，胡燕月，等. 不同制备方法对川芎挥发油化学成分的影响. 中国中药杂志，2003，28(6)：572.

[32] 陈友鸿，莫尚志，李洁仪. 川芎挥发油成分研究. 中药材，2004，27(8)：580.

[33] 汪洋，房存金，毕玉霞. 不同提取方法对川芎挥发油化学成分的影响. 安徽农业科学，2009，37(14)：642.

[34] 李绍白，张少明，李裕林. 藁本内酯和(±)-芹菜乙素的合成研究. 高等学校化学学报，1995，16(9)：1420.

[35] Beck J J, Stermitz F R. Addition of methyl thioglycolate and benzylamine to (Z)-ligustilide, a bioactive unsaturated lactone constituent of several herbal medicines, an improved synthesis of (Z)-ligustilide. Journal of Natural Products, 1995, 58(7)：1047.

第二节　阿魏酸

阿魏酸(Ferulic Acid)具有促进血小板的解聚，解除血管平滑肌痉挛，抗氧化和提高膜稳定性，以及抗炎、镇痛、调节免疫功能等药理作用，在医药、保健品、化妆品原料和食品添加剂方面有着广泛的用途，是川芎有机酸中的一种主要成分，在川芎中的含量约为0.25%。其特点是毒性极低，几乎无副作用。因此，对川芎中的阿魏酸进行研究，对川芎的开发利用很有意义。

一、理化性质

阿魏酸化学名称为4-羟基-3-甲氧基苯丙烯酸，是自然界普遍存在的一种酚酸，是桂皮酸的衍生物之一。有顺式和反式两种，顺式为黄色油状物，反式为白色至微黄色结晶物，一般系指反式体。化学结构式如图2-2-6所示，分子式为$C_{10}H_{10}O_4$，分子量为194.19，熔点170℃~171.5℃，微溶于冷水，可溶于热水、乙醇及乙酸乙酯，易溶于乙醚，微溶于苯和石油醚。见光易分解，有强的抗氧化性，在不同pH条件下均比较稳定，有较强的还原性。其光谱数据如下：^{1}H-NMR(300MHz，C_3D_6O，TMS)，δ(ppm)：3.91(s，3H)，6.36(d，1H，$J=15.9Hz$)，6.87(d，1H，$J=8.2Hz$)，7.31(s，1H)，7.32(s，1H)，7.59(d，1H，$J=15.9Hz$)。UV(C_2H_5OH)：λ = 313nm。

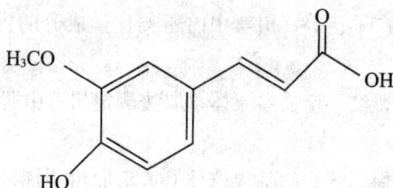

图2-2-6　阿魏酸的化学结构

二、稳定性研究

刘氏等用薄层扫描法和高效液相色谱法测定归脾丸中阿魏酸含量时，发现阿魏酸不稳定，对照品溶液应新鲜配制，如果放置时间过长，就会在薄层板上出现两个蓝色荧光斑点，且薄层板在展毕最好在1小时内完成测定。

金氏等在利用高效液相色谱法测定龙克栓胶囊中阿魏酸含量时发现，阿魏酸试液在10小时内进样进行测定，系统稳定性良好，且精密度也良好。

冯氏等利用高效液相色谱法测定参茸白凤丸中阿魏酸的含量时也发现：阿魏酸对光有不稳定现象。因此，阿魏酸标准溶液及样品提取液应避光放置并置于棕色瓶中，否则会影响到含量的准确性。

贾氏等在阿魏酸的HPLC测定中也发现，高效液相色谱流动相为甲醇-0.05%冰乙酸(2：3)时，阿魏酸对照品可分离出一杂质峰，且发现用水或一定浓度的甲醇、乙醇配制阿魏酸时，随时间推移，阿魏酸峰面积不断下降，而杂质峰峰面积不断增加，改进对照品配制溶剂为甲醇-冰乙酸(1∶4),阿魏酸稳定性增加。该研究通过改进实验的配制溶剂,增加了对照品和样品的稳定性,提高了分析结果的准确性。

陈氏等利用紫外分光光度法考察了光照、灭菌温度、氧化作用及溶剂组成等因素对阿魏酸稳定性的影响。实验表明:阿魏酸在棕色瓶中密封保存时最稳定,高温灭菌对阿魏酸的破坏作用最大且随时间延长而加剧,溶剂的性质不同对阿魏酸的稳定性也有较大的影响,阿魏酸以其钠盐形式存在时最稳定,在含有少量冰乙酸的甲醇溶液中次之。这是因为酸、碱性环境可以分别抑制阿魏酸有可能发生的重排反应和相邻基团效应及酚羟基的氧化反应,从而使阿魏酸具有较好的稳定性。

丁氏等通过实验发现,新配制的高纯度反式阿魏酸对照品溶液在液相色谱图上为单一色谱峰,但如果此反式阿魏酸对照品溶液放置时间较长,会在其色谱峰之后出现一个小的色谱峰。另外,在川芎的原药材中,也会在反式阿魏酸之后相应的位置出现这个色谱峰。推测是反式结构部分转变为顺式。该实验结合紫外光谱、HPLC 和 HPLC-MS 联用的分析结果,对反式阿魏酸溶液的稳定性进行了研究。实验结果表明,反式阿魏酸在常温保存条件下,可部分转变成为顺式,在川芎和当归药材中,反式和顺式阿魏酸是共存的。反式阿魏酸有较好的热稳定性,但存在缓慢的异构化反应。

为考察川芎中的阿魏酸在煎煮过程中的稳定性,陈氏等利用薄层扫描的方法对不同煎煮时间时川芎样品中阿魏酸的含量进行了测定。实验表明:煎煮 1 小时时样品中阿魏酸的提取量偏低,而川芎样品在煎煮 2、4、6 小时后,其阿魏酸含量未见明显差异,这表明阿魏酸在 2 小时内即可提取完全,且在 6 小时内的煎煮不会造成阿魏酸的破坏。

徐氏等研究了川芎提取、浓缩及干燥过程中的加热温度和加热时间等工艺参数对阿魏酸稳定性的影响,利用反相 HPLC 法测定阿魏酸峰面积并进行比较。实验结果表明,当加热温度超过 80℃ 时,阿魏酸峰面积显著下降。加热温度为 90℃ 时的阿魏酸峰面积比 50℃ 时下降了近三分之一。当加热温度固定为 90℃ 时,随着加热时间延长,阿魏酸峰面积显著下降。加热 60 小时后,阿魏酸峰面积只有加热 12 小时时的 12% 左右。这说明随着加热温度的提高和加热时间的延长,阿魏酸的含量显著下降,阿魏酸在湿热的条件下很不稳定。实验还发现,川芎药材中的阿魏酸含量在 95℃ 加热 12 小时,未见阿魏酸峰面积降低,说明阿魏酸在川芎药材中是相对稳定的。因此,在有关川芎药材的提取、浓缩及干燥过程中,为了获得较高的阿魏酸转移率,相关工艺的温度不宜超过 80℃,加热时间不宜超过 12 小时。

李氏等根据化学动力学原理,采用恒温加速试验方法对阿魏酸水溶液的化学稳定性进行了研究,通过高效液相色谱法测定样品中阿魏酸含量,以期研究含阿魏酸中成药的稳定性,制订相应的质量标准提供参考。结果表明,阿魏酸在水溶液中的分解符合一级反应,以经典法和简易法计算,预测得到室温下(25℃)阿魏酸在水溶液分解 10% 的时间(即药物有效期)为 1.59a 和 1.43~1.70a。

宋氏等设计并比较了粉针剂型的注射剂阿魏酸钠和水针剂型的阿魏酸钠注射剂两种不同类型的注射剂,重点研究和考察了影响阿魏酸及其制剂稳定性的主要因素,为研制稳定有效的阿魏酸制剂提供一定的参考依据和实验基础。实验结果表明,即时配制的阿魏酸钠水溶液(10 小时内)基本稳定,但由于受温度、光线及放置时间等因素的影响,阿魏酸钠水溶液稳定性逐渐降低,但其固体剂型的稳定性远大于溶液剂型。此外,由于阿魏酸是弱有机酸,其在水溶液中还易受到溶液 pH 值等影响而变性、异构化、产生沉淀等。因此,阿魏酸的粉针剂比其水溶性针剂更稳定有效。

三、分离纯化

肖氏等曾采用溶剂提取，色谱分离，光谱鉴定化合物结构的方法从川芎中分离出阿魏酸。提取和分离的具体过程如下：川芎粗粉 10kg，以 Et_2O 渗漉，提取物以石油醚-甲醇分配，甲醇分取物上硅胶柱层析，以石油醚-乙酸乙酯混合溶剂进行梯度洗脱，TLC 检查合并相同组分，再进行硅胶或 ODS 层析分离，可以分离出浅黄色粉状结晶的阿魏酸，熔点 172℃～173℃。EZ-MSm/z：194（M^+，基峰），179，133，105，77。^{1}H-NMR（DMSO-d_6）δ：12.12（1H，s，br，-COOH），9.55（1H，s，br，-OH），7.48（1H，d，$J = 15.9$Hz），7.28（1H，d，$J = 1.9$Hz），7.07（1H，dd，$J = 8.2$，1.9），6.78（1H，d，$J = 8.5$Hz），6.36（1H，d，$J = 15.9$Hz），3.81（3H，s，-OCH_3）。

四、提取工艺研究

阿魏酸的提取工艺多种多样，有水浸泡、醇渗漉、水煎煮、醇回流等。

水煎煮最为方便，易于工业化生产。为了提高川芎制剂的内在质量，邹氏等以提取液中阿魏酸含量为指标，采用正交设计将水提取工艺条件进行优化，研究川芎中的阿魏酸提取的最佳工艺条件。实验表明：川芎饮片水提取最佳工艺条件为浸泡 1 小时，煎煮 2 次，每次 1 小时，加水量约为药材的 8 倍和 6 倍量。

阿魏酸不耐热，水回流提取时温度太高易破坏，而且水煎提取液中阿魏酸的浓度较低，含糖量较高，不利于后续工序的处理。王氏等通过正交试验，以川芎总酚浸膏得率、阿魏酸含量为指标，优选川芎总酚制备工艺的最佳条件。实验结果表明，用 80% 乙醇，总量为药材的 12 倍，热回流 3 次，每次 0.5 小时为最佳的制备工艺条件，阿魏酸的提取率在 80% 以上。

白氏等以 HPLC 为含量测定方法，采用重复正交实验法研究川芎中有效成分阿魏酸的提取方法。以乙醇浓度、溶剂量、提取时间和提取次数为 4 个因素，每个因素选取 3 个水平进行实验，经工艺验证，最后确定提取工艺。实验表明：乙醇浓度、提取次数对阿魏酸的含量有显著影响。80% 乙醇 10 倍量，回流提取 3 次，每次 1.0 小时为阿魏酸较佳提取条件，阿魏酸的提取率可达到 95% 以上。

崔氏等以提取液中阿魏酸含量为指标，用正交设计将醇提取工艺条件进行优化。通过实验发现，以 8 倍量 70% 乙醇提取 2 次，每次 1.5 小时为醇提取的最佳工艺条件，为阿魏酸的提取提供了有效方法。

秦氏等利用单因素实验确定川芎中阿魏酸的提取方法及溶剂，$L_9(3^3)$ 正交试验表就溶剂浓度、溶剂加量和提取时间为考察因素进行三因素三水平正交试验，对阿魏酸提取率进行优化。结果表明，因素对提取率的影响是：乙醇浓度>提取时间>溶剂用量。最佳水平组合是：80% 乙醇，15 倍量，回流 3 小时。结论：川芎粉碎品用 15 倍量，80% 乙醇微沸腾回流 3 小时提取阿魏酸的工艺最佳。

马氏等以乙醇回流提取，减压浓缩，过大孔吸附树脂柱，先用水洗，再用 30% 乙醇洗脱，收集 30% 乙醇洗脱液，减压浓缩得川芎总提取物，收率为 0.6%，其中川芎嗪和阿魏酸的含量约占样品的 25%～29%。该方法操作简单，收率稳定，适用于工业生产。

初氏等在已有的大孔树脂纯化川芎的工作基础上对纯化条件做了进一步的研究，采用紫外分光光度计法和 HPLC 法作为检测手段，进一步优化了纯化结果。以阿魏酸作为考察指标，通过阿魏酸在树脂上的吸附量和解吸率筛选树脂的种类；以阿魏酸的转移率为指标考察药液的 pH 值、上柱吸附流速、树脂药材质量比、树脂柱径高比、清洗液的 pH 值、清洗液用量及流速、洗脱液种类、洗脱液用量及流速等纯化条件对纯化川芎效果的影响，与醇提水沉法进行纯化效果的比较。实验结果表明：采用 HPD300 大孔吸附树脂作为吸附树脂，树脂药材质量比为 2 : 1，树脂柱径高比为 1 : 7，上柱药液和清洗液 pH 值为 3.0，质量分数为 50% 的乙醇溶液作为洗脱液，上柱吸附流速为每小时 2 倍床体积，清洗和洗脱流速为每小时 8 倍床体积最好。在该纯化条件下，阿魏酸的转移率为 91.67%，与醇提水沉法相当；固形物中阿魏酸的含量约为醇提水沉法的 4.1 倍，固形物的质量（固形物得率）比醇提水沉法减少了约 76%。因此，通过纯化条件的优化，大孔吸附树脂法可提高阿魏酸的纯化效果，优于醇提水沉法。

蔡氏等以阿魏酸为指标，用 HPLC 法对川芎中的阿魏酸提取方法进行系统研究，以阿魏酸的洗脱率和精制度为考察指标，研究大孔树脂吸附法纯化川芎提取物的工艺条件及参数。实验结果表明：用体积分数为 95% 的乙醇回流提取的阿魏酸获得较高提取效率，通过大孔树脂纯化后，阿魏酸洗脱率的质量分数达 80% 以上，体积分数为 50% 乙醇洗脱液总固物中阿魏酸的质量分数可达 25% 以上。因此，采用此种提取及精制方法，可较好地提取纯化川芎中阿魏酸。在利用大孔吸附树脂进行提纯时，上样液沉淀去除等预处理过程不可少。上样液较好地澄清，能提高阿魏酸的纯化率，亦能提高树脂的使用寿命。

杨氏等以阿魏酸为指标，用高效液相色谱法对川芎中阿魏酸提取所用的溶剂种类、极性和提取方式进行系统研究。当提取溶剂为石油醚、乙醚、乙酸乙酯、丙酮、乙醇、氯仿、正己烷、甲醇和混合溶剂（正己烷：乙醚：甲醇 = 5 : 3 : 2）时，实验结果表明：采用甲醇、乙醇作溶剂提取量较高，其次为氯仿和混合溶剂。考虑生产中大批量提取的要求，实验过程选择乙醇作为川芎中阿魏酸的提取溶剂。采用不同浓度的乙醇作为溶剂，超声处理 60 分钟，滤过，溶液离心（12 000 r/min）后进样测定，结果表明：采用 40% 乙醇的提取量最高。取川芎粉末约 1g，精密称定，以 40% 乙醇为溶剂，分别用不同方法提取，将提取液定容至 50ml，用 HPLC 法测定溶液中阿魏酸含量，计算其提取量。结果表明：回流提取法优于超声提取法和索氏提取法，回流提取 3 小时的提取率最高。取川芎粉末 4 份，精密称定，分别加入 6，8，10，12 倍量的溶剂对川芎中阿魏酸进行提取，结果表明采用 8 倍量 40% 乙醇提取 3 小时可将川芎中阿魏酸充分提取。因此，溶剂种类和提取方式对川芎中阿魏酸的提取效率有较大影响，用 8 倍量 40% 乙醇回流提取 3 小时的方法提取川芎中的阿魏酸可以获得较高提取效率。

由于热回流提取阿魏酸的工艺所需时间长，提取效率低。为提高川芎中阿魏酸的提取效率，舒氏等对微波方式的提取工艺进行研究，并优化确定提取工艺条件。实验结果表明：均匀设计优选出的微波辅助提取川芎中有效成分阿魏酸的最优工艺条件为：溶剂浓度 80% 乙醇、微波功率 490W、微波辐射时间 4 分钟、固液比例 1 : 10。该工艺及设备简单，成本较低，重现好，提取阿魏酸的量较高，且提取时间短，操作方便。阿魏酸的提取含量为 0.0203%。

超临界 CO_2 萃取法具有萃取率高、传质速度快、选择性高、提取物较纯净、省时、有机溶剂用量小、环境污染小等优点。张氏等考察影响超临界萃取川芎中有效成分的因素，采用正交试验法，以超临界萃取为提取条件，以提取液中阿魏酸含量为考察指标，对影响阿魏酸提取工艺的因素进行了研究，优选出提取川芎中阿魏酸的最佳超临界萃取条件。实验表明，提取阿魏酸的最佳 SFE 条件是：萃取罐的温度 70℃、萃取压力 35MPa、CO_2 流量 25kg/h，萃取时间 2.5 小时。在上述最佳萃取条件下，测得阿魏酸在川芎中的含量为 0.04%。该实验中也利用超声萃取法对川芎中阿魏酸进行提取，即用甲醇超声 30 分钟提取，测得阿魏酸的含量为 0.015%。

张氏等又对超临界萃取川芎中的药效成分进行了研究，测定出阿魏酸在川芎药材中的质量分数为 0.04%。孙氏等以阿魏酸质量分数为指标，研究超临界 CO_2 萃取川芎中药效成分的适宜条件，探讨超临界萃取法替代渗漉法的可行性。实验研究了超临界 CO_2 萃取中药材川芎中的药效成分的工艺条件，以阿魏酸为质量控制指标，分析了多种因素的影响。实验结果表明：在 45℃ ~ 65℃、30 ~ 50MPa 的条件下，川芎提取率可达到 3.75% ~ 4.77%，但提取物中的阿魏酸质量分数仅为 0.1% 左右。进一步考察夹带剂的种类及添加方式对提取的影响，结果表明：当以乙醇为夹带剂，其添加质量为物料的 1.6 倍时进行超临界 CO_2 萃取，提取率高达 8.24%，阿魏酸的质量分数为 0.735%，均比传统渗漉法有较大提高。

李氏等采用超临界 CO_2 萃取法提取川芎中的阿魏酸，探讨了萃取温度、压力和时间对阿魏酸提取的影响。实验表明：萃取温度为最明显的影响因素，其次是压力、时间，且温度和压力对萃取效果的影响程度相差不大。通过试验确定了最佳超临界萃取条件，萃取罐的温度为 60℃、萃取压力为 35MPa、萃取时间为 2 小时。在选定的最佳提取工艺下，通过超临界 CO_2 提取，测得阿魏酸在川芎中的含量为 0.08%。以甲醇-水-冰醋酸（体积比为 30 : 70 : 0.2）为流动相，用 HPLC 法测定川芎中的阿魏酸，回收率为 92.3% ~ 103.4%，相对标准偏差为 2.45%（n=6）。

吴氏等以阿魏酸含量为指标考察川芎的提取工艺，综合评价双提法、醇提法和 CO_2 超临界萃取法三种工艺路线，为工业化生产提供合理的工艺参考。实验结果表明：70%、80% 和 90% 醇提与 CO_2 超临界萃取所得的阿魏酸含量无明显差异，而双提法所得的阿魏酸含量明显低于其他方法，这可能与双提法加热过程长，阿魏酸在加热过程中被破坏有关。

五、阿魏酸的制备方法

除从植物中直接提取阿魏酸外，阿魏酸的制备方法还包括半合成法和化学合成法。

1. 半合成法

阿魏酸的半合成法是将含有阿魏酸衍生物的物质如谷维素、泥炭腐质酸等先降解再提取制备得阿魏酸。张氏等利用谷维素水解制备阿魏酸，具有工艺简单操作方便、产率高和成本低的优点。将谷维素在碱溶液中水解，生成阿魏酸的钠盐，阿魏酸钠盐与酸作用，生成阿魏酸。合成路线如图 2-2-7 所示。具体实验过程为：称取 20g 氢氧化钠置于 100ml 三角烧瓶中，加入 25ml 蒸馏水溶解。冷至室温后，再加入 25ml 甲醇并混合均匀。另将 2.0g 谷维素置于 250ml 三口圆底烧瓶中，缓缓加入前述所配的溶液，摇匀后安装回流装置并用电热套加热至回流。在不断振摇下反应 6 ~ 8 小时。反应混合物稍冷却后，倾入 200ml 烧杯中。冷却至室温，用浓盐酸缓慢酸化为 pH 为 7 ~ 8。放置 20 分钟后抽滤，滤渣另放保存。将滤液减压浓缩至原体积的一半，放冷过滤，得固体产物，洗涤后自然干燥，重 527mg；

滤液继续酸化至明显酸性，以 40ml 醋酸乙酯分 3 次萃取，合并萃取液，蒸发回收醋酸乙酯至几乎干，又得固体产物 14mg，总产率约 85.7%，熔点为 171.5℃~172.3℃。我国的谷维素来源广、产量大，价格便宜。这种制备阿魏酸的方法可用于实际生产并将有良好的经济效益。阿魏酸和副产品环木菠萝醇类在医药等方面都有实用性。

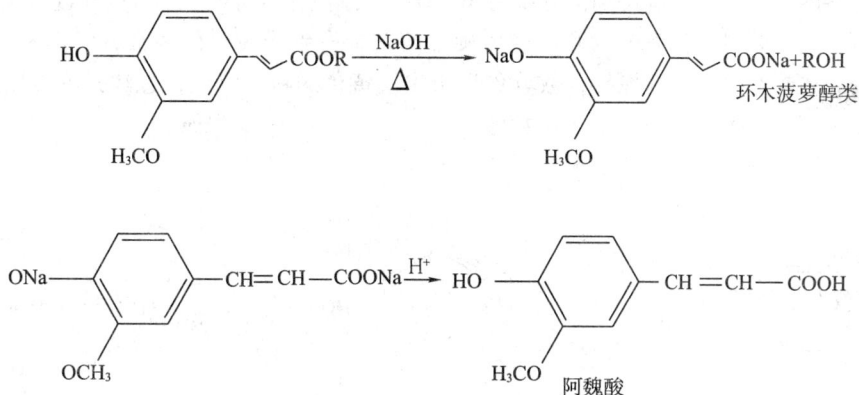

图 2-2-7　谷维素水解合成阿魏酸合成路线

2. 化学合成法

阿魏酸的化学合成法是以香兰素为基本原料，主要应用的有机反应有 Wittig-Horner 反应和 Knoevenagel 反应。

（1）Wittig-Horner 反应法合成阿魏酸

亚磷酸三乙酯乙酸盐（TEPA）和乙酰香兰素在 NaOH 强碱体系中发生 Wittig-Horner 反应，再用浓盐酸酸化得到阿魏酸。该法需要预先保护酚羟基，否则由于 NaOH 强碱的存在，生成的酚钠离子会抑制羰基和碳负离子之间的反应，还易发生副反应生成杂质。

（2）Knoevenagel 反应法合成阿魏酸

在吡啶溶剂中加入少量有机碱作为催化剂，香兰素和丙二酸发生 Knoevenagel 反应生成阿魏酸，催化剂有哌啶和苯胺等。

隋氏等以无水吡啶为溶剂，哌啶作为催化剂来制备阿魏酸，并用均匀设计法考察了阿魏酸的合成工艺条件，收率为 48.6%，熔点为 171℃~173℃，合成路线如图 2-2-8a 所示。

笪氏等以苯胺代替哌啶作为催化剂，以甲苯为溶剂，反应时间缩短到 2 小时，收率达 92%，由于甲苯在产品的后处理中起到萃取未反应原料的作用，产品纯化十分简单。熔点测定及紫外扫描证实产物是反式阿魏酸。m. p. 172℃~173℃，UV λ_{max}^{EtOH}（nm）：236.322，合成路线如图 2-2-8b 所示。具体实验过程如下：在 50ml 圆底烧瓶中，依次加入香兰醛（10g，0.065mol）、丙二酸（7.5g，0.07mol）、甲苯（15ml）、吡啶（8ml，0.1mol）和苯胺（0.7ml，0.008mol），于 85℃~95℃反应 2 小时。冷至室温，加入 25% K_2CO_3 溶液（35ml）搅拌 15 分钟，析出大量结晶。加热溶解，趁热分出水层。水层用浓盐酸（约 10ml）调 pH 为 2，加入活性炭（约 0.05g），回流 5 分钟，趁热过滤，滤液自然冷却，过滤，水洗（10ml×2），真空干燥，得淡黄色针状结晶反式阿魏酸。

张氏等进一步改进了阿魏酸的合成方法，以香草醛、丙二酸为原料，以哌啶为催化剂，以吡啶和苯为溶剂制备阿魏酸。实验结果表明：用苯作带水剂除去反应过程中形成的水，可大大提高反应产率。用 HPLC 跟踪反应，发现反应 6 小时后香草醛转化率达到 98% 以上，产物阿魏酸的收率为 95%，纯度达到 99.4%。反应合成路线如图 2-2-8c 所示。具体合成过程如下：在 100ml 圆底烧瓶中加入吡啶 25ml，苯 50ml，香草醛 5g，丙二酸 5.13g，哌啶 0.5ml，并放入搅拌子，置于恒温油浴的磁力搅拌器上，开动搅拌器，使其完全溶解，装上带有分水器的回流装置，维持油浴温度为 105℃，回流搅拌，每隔 1 小时取样进行高效液相色谱分析，直到原料消耗完全为止。减压旋干溶剂，得到浅黄色的溶液，倾倒于冰水中，用盐酸调 pH 至 2~3，不断搅拌，数分钟后析出浅黄色的粉末沉淀，过滤，滤液用水洗至中性，在 40℃~50℃下干燥，得到阿魏酸。

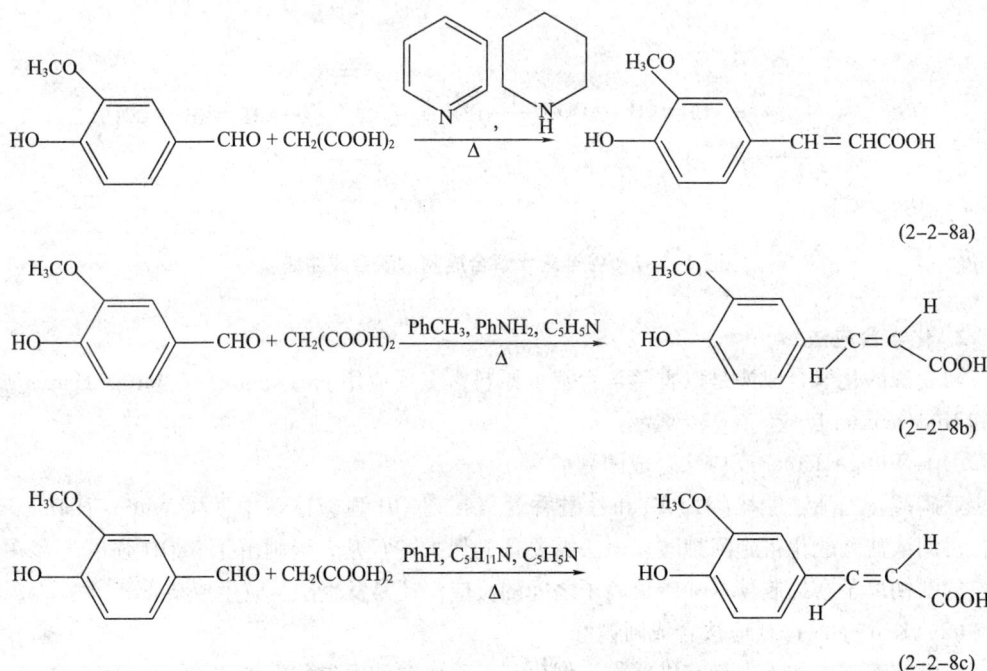

(2-2-8a)

(2-2-8b)

(2-2-8c)

图 2-2-8　Knoevenagel 反应法合成阿魏酸合成路线

六、阿魏酸的结构修饰

阿魏酸具有抗炎、抗血栓形成、抗衰老及调节人体免疫功能等作用。而阿魏酸的一些衍生物表现出比阿魏酸更强的活性和更低的毒性，在医药、食品、化妆品等方面有广阔的应用前景。由于阿魏酸分子中的烷烃链较短，且含有双键，亲水性较强，难以深入生物膜脂质双层结构中发挥抗氧化作用，研究阿魏酸及其衍生物新的化学和生物合成方法和研究阿魏酸衍生物的绿色生产工艺等具有重要的理论意义和实际应用价值。

如图 2-2-9 所示，阿魏酸分子中的活性基团有酚羟基、羧基、烯键和芳环，酚羟基可以发生酸碱中和反应生成盐，与烷基化剂生成醚，和羧酸反应生成酯；羧基可以和碱反应生成盐，与醇、胺、羧酸等缩合生成酯、酰胺、酸酐，还可以与酰氯化试剂反应生成酰氯；烯键可以发生亲电加成反应生成烷烃、卤化物、醇等，还可以发生聚合反应；芳环存在属于第一类定位基的羟基、甲氧基使苯环的亲电活性增大，通过亲电取代反应可引入卤素、硝基、磺酸基等。经过分子改造后已被合成且合成方法比较完善的有阿魏酸盐类衍生物、阿魏酸酯类衍生物、阿魏酸酰胺类衍生物、阿魏酸醚类衍生物、阿魏酸酮类衍生物、芳环上有取代基的阿魏酸衍生物等。

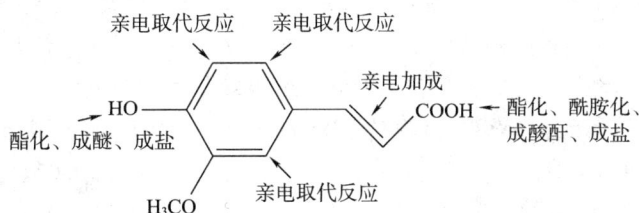

图 2-2-9　阿魏酸的分子反应活性

1. 阿魏酸盐类衍生物的合成

阿魏酸不溶于水，而阿魏酸钠盐性质较稳定，溶于水，可由阿魏酸和无机碱 NaOH 反应得到，具有抗血小板聚集、抗血栓形成、保护心血管系统、保护肝脏与肾脏、抗脂质过氧化和抗过敏作用，可用于防治心脑血管、感肾脏疾病和自由基损伤及抗过敏作用等方面。

唐氏等合成了阿魏酸哌嗪盐（2-2-10a）、阿魏酸川芎嗪盐（2-2-10b）、阿魏酸川芎哚盐（2-2-10c），合成路线如图 2-2-10 所示，并通过药理实验证明它们都具有较强的抗凝血功能和较强的抗血栓作用，其中阿魏酸川芎嗪盐的作用最强。

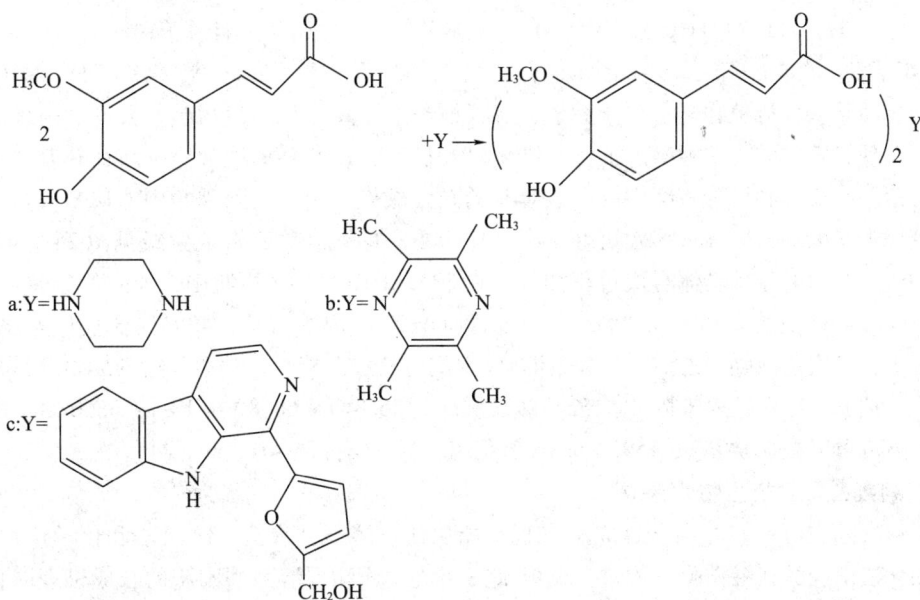

图 2-2-10　阿魏酸哌嗪盐、阿魏酸川芎嗪盐和阿魏酸川芎哚盐的合成路线

阿魏酸哌嗪盐的制备：称取阿魏酸 3.900g（0.020mol），加入乙醇 30ml，加热溶解。另取哌嗪 0.861g（0.010mol），加乙醇 10ml，加热溶解，在搅拌时，趁热将此溶液加入阿魏酸乙醇溶液中，冷却，过滤，乙醇洗。用水重结晶得白色针状晶体阿魏酸哌嗪盐4.360g，产率92%，m.p. 157℃～160℃。MS m/z：474，194，179，86；^{1}H-NMR（DMSO-d$_6$）δ：2.50（8H，m，-CH$_2$-），2.76（2H，m，-NH-），3.8（3H，s，-OCH$_3$），4.54（1H，s，Ar-OH），6.77（1H，d，-OCCH=C<），7.43（1H，d，Ar-CH=C<），6.2～8.0（3H，m，Ar-H），10.80（1H， s，–COOH）。元素分析 $C_{24}H_3ON_2O_8$，计算值（%）：C，60.76；H，6.33；N，5.91；O，27.00；测定值（%）：C，60.74；H，6.35；N，5.92；O，26.99。

阿魏酸川芎嗪盐的制备：称取阿魏酸 3.900g（0.020mol），加入乙醇 30ml，加热溶解。另取川芎嗪 1.360g（0.010mol），加乙醇 7ml，加热溶解，在搅拌下，趁热将此溶液加入阿魏酸乙醇溶液中，冷却，过滤，乙醇洗。25%乙醇重结晶得白色针状晶体阿魏酸川芎嗪盐 4.594g，产率 87.7%，m. p. 169℃～170℃。MS m/z：524，194，179，136，133；^{1}H–NMR（DMSO–d_6）δ：2.48（12H，s，–CH$_3$），3.20（3H，s，–OCH$_3$），4.02（1H，s，Ar–OH），6.77（1H，d，–OCCH＝C＜），6.3～7.4（3H，m，Ar–H），7.51（1H，d，Ar–CH＝C＜），9.37（1H，s，–COOH）。元素分析 $C_{28}H_{32}N_2O_8$，计算值（%）：C，64.12；H，6.1；N，5.34；O，24.43；测定值（%）：C，64.08；H，6.06；N，5.43；O，24.43。

阿魏酸川芎哚盐的制备：称取川芎哚 0.500g（1.9mmol），加入乙醇 8ml，加热溶解。另取阿魏酸 0.369g（1.9mmol），加乙醇 7ml，加热溶解，在搅拌下，趁热将此溶液加入川芎哚乙醇溶液中，冷却，过滤，乙醇洗。乙醇重结晶得黄色晶体阿魏酸川芎哚盐 0.54g，产率 65.4%，m. p. 145℃～147℃。MS m/z：458，264，246，194，133；^{1}H–NMR（DMSO–d_6）δ：3.80（3H，s，–OCH$_3$），4.04（1H，s，Ar–OH），4.67（2H，s，CH$_2$O–），4.91（1H，s，R–OH），6.37（1H，d，–OCCH＝C＜），6.8～8.2（7H，m，Ar–H），6.56（1H，d，3–H），7.04（1H，d，4–H），7.21（1H，s，–NH–），7.60（1H，d，Ar–CH＝C＜），8.02（1H，d，3–H），8.35（1H，d，4–H），11.13（1H，s，–COOH）。元素分析 $C_{26}H_{22}N_2O_6$，计算值（%）：C，68.12；H，4.81；N，6.11；O，20.96；测定值（%）：C，68.43；H，4.92；N，5.98；O，20.67。

苦参碱是从豆科植物苦参、苦豆子、广豆根等中分离出来的生物碱。大量的药理和临床研究发现，苦参碱在抗肿瘤、抗肝纤维化以及扩血管、抗心率失常等方面都有着重要的应用价值。叶氏等利用苦参碱中的叔胺具有的较强碱性，用其与阿魏酸中的羧基成盐，合成阿魏酸苦参碱盐，以寻求疗效更好、毒副作用更小的化合物，合成路线见图 2-2-11 所示。阿魏酸苦参碱盐的具体合成过程如下：在 50ml 干燥的圆底烧瓶中，加入苦参碱 1.24g（0.005mol）和阿魏酸 0.97g（0.005mol），然后加入 25ml 丙酮溶液，40℃回流反应 4 小时，浓缩至干，依次加丙酮、乙酸乙酯和石油醚（丙酮：乙酸乙酯：石油醚＝4：12：35），析出沉淀后，抽滤，得白色粉末阿魏酸苦参碱盐。m. p. 66.8℃～68.8℃。IR ν：3300/cm（酚羟基）；1630/cm（酰胺羰基）；1595/cm（羧氧负离子）。MS：[M＋H]$^+$m/z 443。

2. 阿魏酸酯类衍生物的合成

阿魏酸酯类衍生物的化学合成法有直接酯化法、溶剂共沸法、酰氯法和化学试剂法。直接酯化法即羧酸在酸催化下和过量的醇加热回流生成酯；溶剂共沸法的合成机理同直接酯化法，为使平衡向生成产物的方向移动，加入与原料不反应的共沸试剂如苯，以与水形成共沸体系并被移出反应系统，从而提高原料转化率；酰氯化法是将羧酸先与二氯亚砜、苯磺酰氯等酰氯化试剂生成酰氯再与醇或酚反应生成酯；化学试剂法中使用了脱水剂如1，3-二环己基碳化二亚胺（DCC）使羧基原位活化。

李氏等用阿魏酸与无水乙醇在酸催化下直接酯化反应合成阿魏酸乙酯，通过红外谱图和气-质联用谱图证实了阿魏酸乙酯的结构，并通过正交实验确定了合成阿魏酸乙酯的最佳条件为：醇-酸比为 6：1；反应时间为 8 小时；催化剂浓硫酸用量为阿魏酸用量的 12%。所得产物用质量分数为 10%的碳酸钠中和，然后用热的饱和食盐水溶液洗涤产品至水层澄

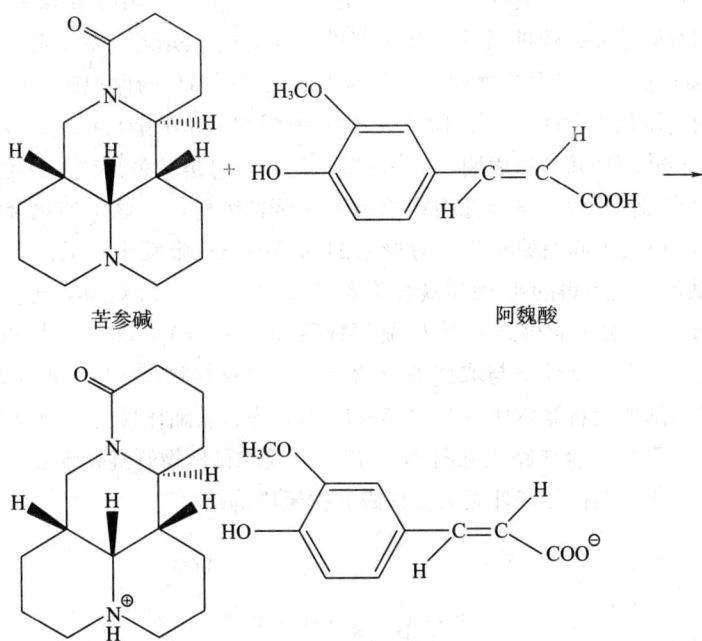

图2-2-11 阿魏酸苦参碱盐合成路线

清后，用乙醚萃取3次，所得提纯物用正己烷重结晶后得到纯度较高的无色固体。合成路线如图2-2-12所示。用涂膜法由 TONSOR37 型傅里叶红外光谱仪测定所得无色固体红外谱图，其中，3390.93/cm 为 -OH 的伸缩振动峰；2974.84/cm 为饱和 C-H 的伸缩振动峰；

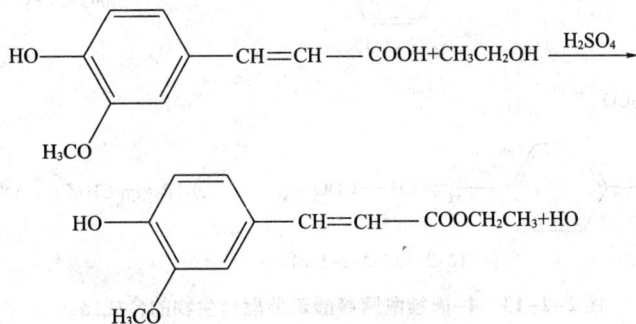

图2-2-12 阿魏酸乙酯的合成路线

1702.84/cm为酯 C=O 的伸缩振动峰；1631.47/cm 为 C=C 的伸缩振动峰；1596.15/cm 和 1513.96/cm 为芳环的 C-C 骨架伸缩振动峰；1459.05/cm 和 1373.60/cm 为 CH_3、CH_2 的弯曲振动峰；849.33/cm 和 817.48/cm 为苯环间、对位取代特征峰。通过以上红外光谱分析，可以初步断定该产物具有阿魏酸酯的特征吸收峰。为进一步证实，该实验又通过气-质联用谱图进行印证。由质谱图进行结构分析可知 M^+（m/z 222）的数据给出了分子式 $C_{12}H_{14}O_4$，不饱和度数为6。考察 m/z 89 峰，它的组成为 $C_6H_1O^+$，m/z 106 峰 为 $C_7H_6O^+$，m/z 117峰为 $C_8H_5O^+$，m/z 150 峰为 $C_9H_{10}O$，m/z 177 峰为 $C_{10}H_9O$，m/z 194 峰为 $C_{10}H_9O$，根据上述离子碎片可以判断 6 个不饱和度中必存在一个苯环和一个碳碳双键及一个碳氧双键，结合红外谱图可以认定该产品为阿魏酸乙酯，此结论与质谱图库检索出的结构一致。

王氏等对阿魏酸乙酯的药理活性及其机制进行了研究，实验结果表明：阿魏酸乙酯抑制ADP诱导的血小板聚集作用及对CCl_4引起的小鼠急性肝损伤的保护作用均比阿魏酸强。

刘氏等利用酰氯化法设计合成了12个4-肉桂酰阿魏酸苯酚酯目标物，其中8个化合物未见文献报道。经药理初筛结果表明，目标物(2-2-13j)对角叉菜胶致大鼠足趾肿胀，二甲苯致小鼠耳郭肿胀和棉球致大鼠肉芽组织增殖有显著抑制作用。该系列化合物的合成是采用以肉桂酸(2-2-13a)为起始原料先与等摩尔的苯磺酰氯在吡啶中形成混酐，然后与香草醛4-位酚羟基成酯。所制得的4-肉桂酰香草醛(2-2-13b)再以吡啶为溶剂，哌啶催化下与丙二酸进行Doebner缩合反应得到4-肉桂酰阿魏酸(2-2-13c)。该中间体在吡啶溶剂中同苯磺酰氯形成混酐，室温条件下与取代酚成酯得到最终目标物(2-2-13d ~2-2-13o)。成酯反应中发现酸与酚的投料摩尔比以1∶1.5 ~1∶2.0为宜。酯化反应时间介于5~8小时之间，收率在15% ~70%。合成路线见图2-2-13。合成的目标物侧链碳碳α，β-不饱和双键构型均为反式，其化学结构经红外光谱，核磁共振氢谱确认。

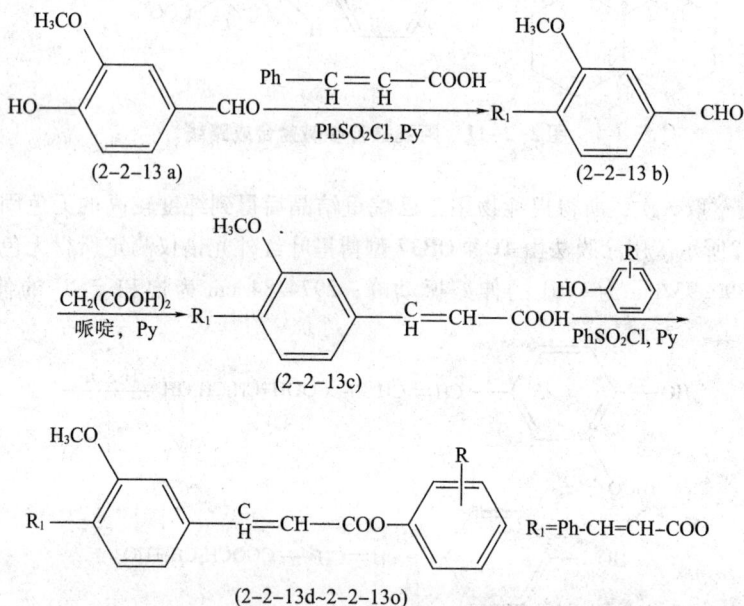

图2-2-13　4-肉桂酰阿魏酸苯酚酯衍生物的合成路线

3-[3-甲氧基-4-(3-苯基)丙烯酰氧基]苯基丙烯酸(2-2-13c)的制备：将4.9g(0.0329mol)肉桂酸加入100ml三颈烧瓶中，加入17ml干燥吡啶，搅拌使固体溶解。在冰浴冷却下，缓慢滴加5.8g(0.0329mol)新蒸苯磺酰氯，然后撤除冰浴，室温下反应15分钟。再滴加5.0g香草醛和10ml吡啶的混合液，并加入0.2g(0.00164mol)DMAP催化，在室温下搅拌1.5小时。倾入90g碎冰中，过滤，干燥，以70%乙醇重结晶，得到4-肉桂酰香草醛白色片状结晶7.5g，m. p. 92℃~94℃，收率为70%。将上述制得的4-肉桂酰香草醛4.8g(0.0017mol)和丙二酸7.0g(0.0682mol)置于50ml圆底烧瓶中，加入25ml干燥吡啶和1.0ml哌啶的混合液，在80℃下反应4小时。冷至室温，倾入28ml盐酸和100g碎冰的混合物中，过滤，用5%盐酸20ml洗涤两次，再用水洗至中性，干燥，用95%乙醇重结晶，得(2-2-

13c)的白色针状结晶3.9g，m.p.222℃～224℃，收率为69.8%。

3-[3-甲氧基-4-(3-苯基)丙烯酰氧基]苯基丙烯酸-(2-甲氧基)苯酯(2-2-13j)的合成：在100ml三口瓶中，加入5.0g(0.015 43mol)化合物(2-2-13 c)和40ml干燥吡啶，搅拌使之溶解。冰浴冷却下滴加新蒸苯磺酰氯2.0ml(0.015 43mol)，室温下反应25分钟。然后，加入新蒸愈创木酚2.5g(0.018 65mol)，室温下搅拌7.5小时，倾入碎冰中，抽滤，用1mol/L氢氧化钠溶液洗涤，再用水洗至中性，用乙醇-乙酸乙酯重结晶，得4.0g白色颗粒状结晶，m.p.159℃～160.5℃，收率为60.3%。并经IR、^{1}H-NMR和元素分析确定其化学结构。

其他11个目标化合物可仿照上述(2-2-13j)的方法合成。所合成化合物的理化常数及波谱数据见表2-2-2和表2-2-3。

表2-2-2　　4-肉桂酰阿魏酸苯酚酯衍生物(2-2-13d～2-2-13o)理化常数

化合物	R	mp/℃	元素分析/%[①]	
			C	H
2-2-13d	H	165～166	—	—
2-2-13e	4-NHCOCH$_3$	214～215	—	—
2-2-13f	4-NO$_2$	179～180.5	—	—
2-2-13g	2-CHO	152～153	72.88	4.71
			72.51	4.68
2-2-13h	2-CO$_2$CH$_3$	175～176.5	70.74	4.84
			70.73	4.76
2-2-13i	2-COOH	213～214	70.26	4.54
			72.04	4.94
2-2-13j	2-OCH$_3$	159～160.5	72.55	5.15
			72.50	5.17
2-2-13k	2-CO$_2$Ph	176～177	73.83	4.65
			73.64	4.52
2-2-13l	2-OCH$_3$ 4-CHO	174～176	–	–
2-2-13m	2-OCH$_3$	159～160	70.73	4.84
	5-CHO		70.52	4.99
2-2-13n	2-OCH$_3$	135～137	73.51	5.51
	4-CH=CHCOCH$_3$		73.82	5.57
2-2-13o	2-OCH$_3$	169～171	72.28	5.26
	4-CH=CHCOCH$_3$		72.09	5.07

①所有化合物的C和H的元素测定值在计算值的±0.4%

表 2-2-3　　　4-肉桂酰阿魏酸苯酚酯衍生物(2-2-13d~2-2-13o)的红外光谱(IR)和核磁共振氢谱(^{1}HNMR)数据

化合物	分子式	IR(KBr)ν/cm	^{1}HNMR(DMSO-d_6)δppm
2-2-13d	H	1720, 1710(-COOH), 1628(C=C)	—
2-2-13e	4-NHCOCH$_3$	3250(-NH),1740, 1720(-COO)	
2-2-13f	4-NO$_2$	1720(-COO),1630(C=C)	
2-2-13g	2-CHO	3055(-CHO), 1725, 1718 (-COO), 1690(-CHO), 1630(C=C)	3.85(3H, s, -OCH$_3$), 6.88~6.93(1H, d, J=16Hz, =CH-),7.01~7.06(1H,d,J=16Hz, =CH-)
2-2-13h	2-CO$_2$CH$_3$	1725, 1715(-COO), 1639(C=C)	3.84(3H, s, -OCH$_3$), 3.93(3H, s, -OCH$_3$), 6.82~7.00(1H, d, J=16Hz, =CH-) 6.92~7.10(1H, d, J=16Hz, =CH-)
2-2-13i	2-COOH	3200, ~2600 (-OH), 1720(-COO), 1675 (-COO), 1630(C=C)	3.81(3H, s, -OCH$_3$), 6.57~6.63(1H, d, J=16Hz, =CH-), 6.86~6.92(1H, d, J=16Hz, =CH-)
2-2-13j	2-OCH$_3$	1735, 1720(-COO), 1640 (C=C)	3.75(3H, s, -OCH$_3$), 3.85(3H, s, -OCH$_3$), 6.65~6.90(1H×2, d, J=16Hz, =CH-)
2-2-13k	2-CO$_2$Ph	1735, 1720 (-CHO), 1640, 1630(C=C)	3.82(3H, s, -OCH$_3$), 6.86~6.92(1H, d, J=16Hz, =CH-),6.97~7.02(1H,d,J=16Hz, =CH-)
2-2-13l	2-OCH$_3$ 4-CHO 2-OCH$_3$	2700(-CHO), 1720, 1706, 1682(-CHO), 1630(C=C)	—
2-2-13m	5-CHO	1740, 1700(-COO), 1640 (C=C)	3.85(3H×2, s, -OCH3), 6.65~6.95(1H, d, J=16Hz, =CH-), 6.74~7.04(1H, d, J=16Hz, =CH-)
2-2-13n	2-OCH$_3$ 4-CH=CHCOCH$_3$	1720(-COO),1630(C=C)	3.0~3.5(2H, t, -CH$_2$), 3.75~3.84(3H×2, ds, -OCH$_3$), 5.18(2H, d, =CH-)
2-2-13o	2-OCH$_3$ 4-CH=CHCOCH$_3$	1720(-COO), 1662 (-COCH$_3$), 1630(C=C)	2.32(3H, s, -CH$_3$), 3.85(3H,s,-OCH$_3$), 6.65~7.05(1H×2, d, J=16Hz, =CH-)

　　一氧化氮(Nitric oxide, 简称为 NO)作为细胞内信使和效应分子,介导并调节多种生理功能,如抗炎、促进肿瘤细胞凋亡、调节血管生成等。NO 供体是指一类能在体内经酶或非酶作用下释放一定量 NO 的化合物。呋咱氮氧化物(Furoxan)是一类重要的 NO 供体,不诱导产生耐受性是其优点。仇氏等依据药物设计中的拼合原理,分别以硫酚、桂醇为原料合成了苯磺酰基取代及苯基取代的呋咱类氮氧化物,并经不同连接基团将其与阿魏酸进行酯

化反应。在合成设计中，先将阿魏酸与氯甲酸酯反应进行酚羟基的选择性保护，再与呋咱类化合物在吡啶中反应，然后脱去保护基得目标产物，期望能发挥 NO 与阿魏酸的双重作用，提高分子清除自由基的能力，保护肝细胞，增强其抗炎（尤其是抗肝炎病毒）的作用，并对其药理作用进行了初步研究。实验结果表明：5 个设计合成的目标产物 2-2-14g、2-2-14h、2-2-14i、2-2-15d 和 2-2-15e 抑制 Fas 介导的细胞凋亡活性与阿魏酸没有太大差异，究其原因可能与 NO 在体内的双向调节作用有关：体内持续低浓度的 NO 可抑制细胞凋亡，对细胞具有保护和促其生长作用；体内高浓度的 NO 可产生细胞毒性，诱导肿瘤细胞凋亡，阻止肿瘤细胞的扩散和转移。所合成的目标产物活性不强，可能由于呋咱氮氧化物产生的高浓度 NO 诱导了细胞凋亡而与阿魏酸保护肝细胞的作用相反，其确切的作用机理还有待更深入的研究。化合物 2-2-14g～2-2-14i 的合成路线如图 2-2-14 所示，化合物 2-2-15d 和 2-2-15e 的合成路线如图 2-2-15 所示。

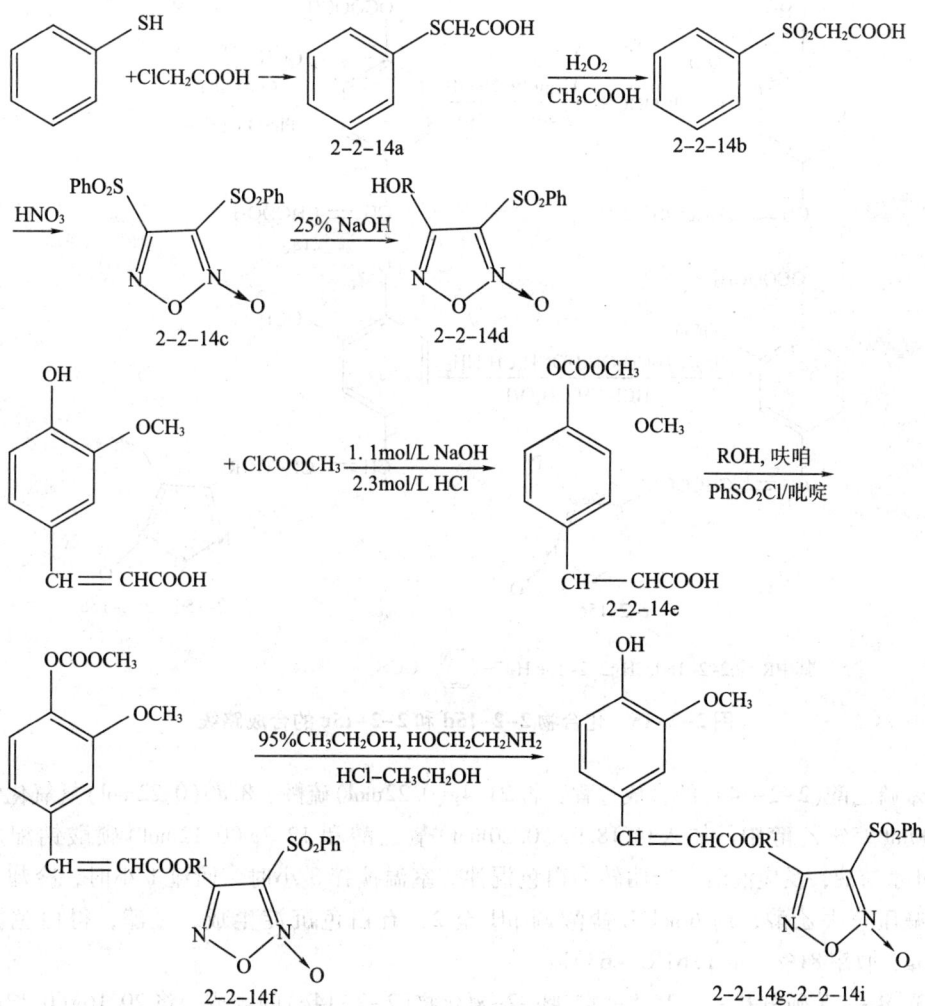

其中，R^1为:2-2-14g. HC(CH₃)(CH₂)₂O; 2-2-14h. (CH₂)₄O; 2-2-14i. (CH₂)₂O(CH₂)₂O

图 2-2-14 化合物 2-2-14g～2-2-14i 的合成路线

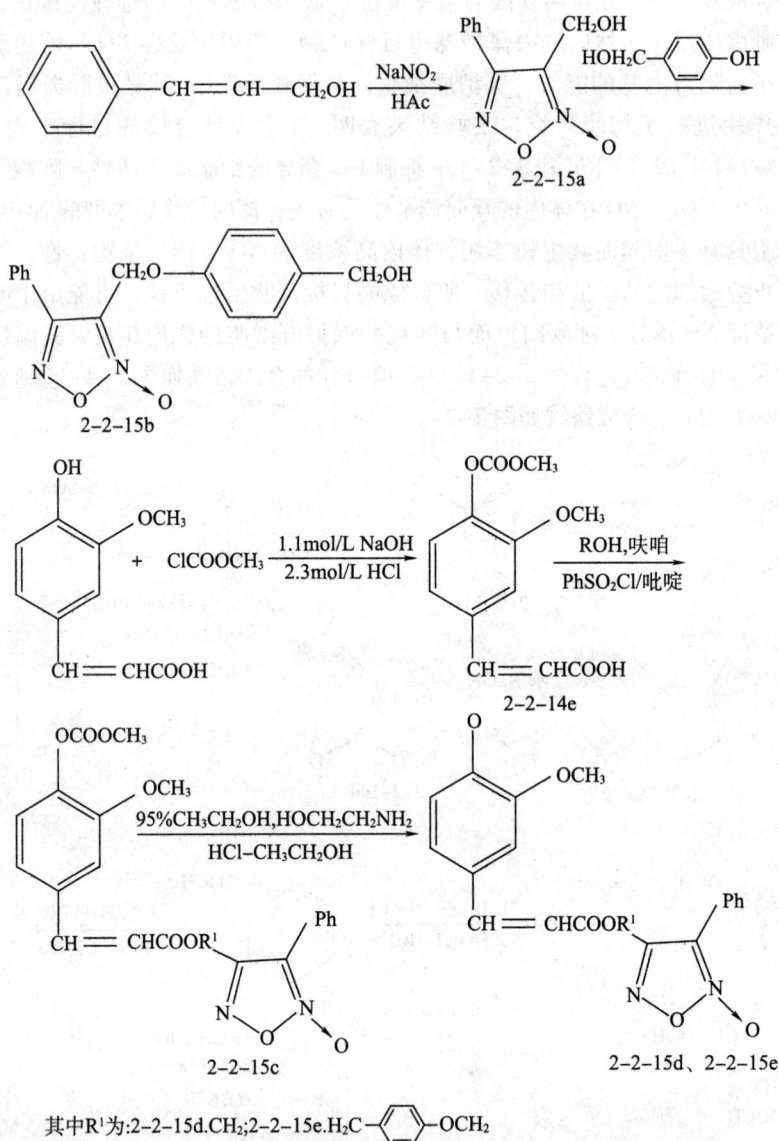

图 2-2-15   化合物 2-2-15d 和 2-2-15e 的合成路线

苯硫乙酸(2-2-14a)的合成过程：将 21.4g(0.22mol)硫酚，8.8g(0.22mol)氢氧化钠溶于 100ml 95% 乙醇中，加入由 18.9g(0.20mol)氯乙酸和 12.7g(0.12mol)碳酸钠配成的 200ml 水溶液，反应液渐由透明转为白色混浊。室温搅拌 3 小时，回流 1 小时，冷却至室温，减压蒸去乙醇，用 6mol/L 盐酸调 pH 至 2，有白色沉淀生成。过滤，得白色晶体 27.23g，收率 81%，m. p. 61℃~63℃。

3，4-二苯磺酰基-1，2，5-噁二唑-2-氧化物(2-2-14c)的合成：将 20.16g(0.12mol)化合物 2-2-14a 溶于 90ml 冰醋酸中，滴加 24.3ml 30% H_2O_2，室温搅拌 3 小时，然后缓慢滴加 48ml 发烟硝酸，内温不超过 40℃，1 小时内滴完。升温至 100℃反应，有大量红棕色气体产生，溶液从无色逐渐变为黄色、红棕色。反应 4 小时后冷却至室温，有白色针状晶体析出。过滤干燥得 16.8g，收率 76%，m. p. 153℃~155℃。

(3-苯磺酰基-1，2，5-噁二唑-2-氧化物)-4-氧-2-丁醇(2-2-14d)的合成：将 9ml(10mmol)1，3-丁二醇和 1g(2.7mmol)化合物 2-2-14c 溶于 10ml THF 中，滴入 0.5ml(3mmol)25% 氢氧化钠水溶液，反应 2 小时，反应液从淡黄色变为橙黄色。将反应液倾入到 20ml 水中，用乙酸乙酯萃取(20ml×3)，有机层合并后加饱和食盐水洗 1 次，用无水硫酸钠干燥。过滤后将滤液浓缩。以 V(乙酸乙酯)∶V(石油醚)=1∶4 为洗脱剂进行柱层析，得白色粉末状固体 0.35g，产率 50%，m. p. 101℃~103℃。

3-(3-甲氧基-4-甲氧羰氧基苯基)丙烯酸(2-2-14e)的合成：将 5g(25.77mmol)阿魏酸溶于 60ml 1mol/L 的 NaOH 水溶液中，滴加 3g(31.75mmol)氯甲酸甲酯，内温保持 5℃ 左右搅拌 6 小时。反应液用 3mol/L 盐酸中和至 pH 约为 2，析出白色沉淀。过滤，水洗，丙酮重结晶，得白色晶体 4g，产率 61%，m. p. 180℃~182℃。

3-(3-甲氧基-4-甲氧羰氧基苯基)丙烯酸-4-(3-苯磺酰基-1，2，5-噁二唑-2-氧化物)-4-氧-2-丁酯(2-2-14f)的合成：将 730mg(2.9mmol)化合物 2-2-14e 溶于 2.0ml 吡啶中，搅拌下滴加 $PhSO_2Cl$ 和 1.5ml 吡啶，控制内温<10℃，加完后室温搅拌反应 15 分钟。向混合溶液中滴加 910.6mg(2.9mmol)化合物 2-2-14d 的吡啶液，室温搅拌反应。经 TLC 检测，化合物 2-2-14e 反应完全后，将反应液缓缓倒入约 10g 冰水中，室温放置，析出黄色胶状固体。

3-(3-甲氧基-4-羟基苯基)丙烯酸-4-(3-苯磺酰基-1，2，5-噁二唑-2-氧化物)-4-氧-2-丁酯(2-2-14g)的合成过程：将化合物 2-2-14f 溶于 95% 乙醇中，加入适量乙醇胺至混合液 pH 约为 9，室温放置 1 小时。混合液浓缩后得油状物，加入盐酸-乙醇，再次浓缩。浓缩物加水和乙酸乙酯萃取，有机层加无水 Na_2SO_4 干燥，过滤，滤液浓缩，得油状产物 629mg，产率 74%。^{1}H-NMR(CDCl$_3$)，δ：3.80(s,3H,-OCH$_3$)，4.51(t，2H，-OCH$_2$-)；5.28(m，1H，-OCH-)，6.34(d，1H，J=16Hz，-CH-)；6.92~7.06(m，1H，ArH)；7.08~7.24(m，2H，ArH)；7.60(d，1H，J=16Hz，-CH-)；7.58~8.02(m，5H，ArH)。ESI-MS，m/z(%)：489 [M-H]$^-$。

同法，由 1，4-丁二醇及一缩乙二醇的呋咱氮氧化物与化合物 2-2-14e 合成，经化合物 2-2-14f 分别得到化合物 2-2-14h、2-2-14i。其波谱数据如下：化合物 2-2-14h：^{1}H-NMR(CDCl$_3$)，δ：3.80(s，3H，-OCH$_3$)；5.26(t，2H，-OCH$_2$-)；6.34(d，1H，J=16Hz，=CH-)；6.94(m，1H，ArH)；7.05~7.24(m，2H，ArH)；7.63(d，1H，J=16Hz，-CH-)；7.52~8.02(m，5H，ArH)。ESI-MS，m/z(%)：489 [M-H]$^-$。化合物 2-2-14i：^{1}H-NMR(CDCl$_3$)，δ：3.78(s，3H，-OCH$_3$)；3.93(t，2H，J=4.5Hz，-OCH$_2$-)；4.10(t，2H，J=4.5Hz，-OCH$_2$-)；4.38(t，2H，J=4.5Hz，-OCH$_2$-)；4.57(t，2H，J=4.5Hz，-OCH$_2$-)；6.38(d，1H，J=16Hz，-CH-)；6.91(s，1H，ArH)；7.04~7.06(m，2H，ArH)；7.64(d，1H，J=16Hz，-CH-)；7.57~8.06(m，5H，ArH)。ESI-MS，m/z(%)：507 [M+H]$^+$。

3-羟甲基-4-苯基-1，2，5-噁二唑-2-氧化物(2-2-15a)的合成：往三颈烧瓶中加入 10g(75mmol)桂醇，14.8ml 冰醋酸，室温搅拌，待其溶解后加 15g(217mmol)亚硝酸钠的饱和水溶液，1 小时内加完。滴加过程中保持反应液温度<70℃，滴完继续搅拌 1 小时。停止反应，往反应液中加入饱和食盐水将其稀释 1 倍。用乙醚萃取(20ml×4)，合并有机层。有

机层用 2mol/L 氢氧化钠溶液洗一遍后，用无水硫酸镁干燥。过滤，滤液浓缩后得橙黄色液体，柱层析 V（乙酸乙酯）∶V（石油醚）= 1∶6，得黄色固体 6.4g，产率 45%，m. p. 63℃~64℃。

参照化合物 2-2-14g 的制备方法，由化合物 2-2-14e 及化合物 2-2-15a 合成，经化合物 2-2-15c 得到化合物 3-（3-甲氧基-4 羟基苯基）丙烯酸-（4-苯基-1，2，5-噁二唑-2-氧化物）甲酯（2-2-15d）629mg，产率 74%。^{1}H-NMR（CDCl$_3$），δ：3.80（s，3H，-OCH$_3$）；5.26（s，2H，-OCH$_2$-）；6.34（d，1H，J=16Hz，-CH$_2$-）；6.94（8，1H，ArH）；7.05~7.24（m，2H，ArH）；7.63（d，1H，J=16Hz，-CH-）；7.52~7.74（m，5H，ArH）。ESI-MS，m/z（%）：391 [M+Na]$^+$。

4-（4-苯基-1，2，5-噁二唑-2-氧化物）-3-甲氧基苯甲醇（2-2-15b）的合成过程：将 0.25g（1.3mmol）化合物 2-2-15a 溶于 10ml 无水二氯甲烷中，加入 0.24ml（3mmol）无水吡啶，冷却下滴加 0.25ml（3.4mmol）SOCl$_2$，反应液为黄色澄清透明液，室温搅拌过夜。将反应液用 40ml 冰水洗一遍，然后用饱和碳酸氢钠水溶液洗至中性。有机层用饱和食盐水（20ml×1）洗后用无水硫酸钠干燥。过滤，滤液浓缩得橙黄色油状物，溶于 15ml 乙腈中，加入 496mg（4mmol）对羟基苯甲醇，70mg（0.5mmol）无水碳酸钾和 83mg（0.5mmol）碘化钾，室温下反应 3 小时。停止反应，过滤，蒸去溶剂，得橙红色油状物，溶于乙醚中，滤去不溶物，用 10% 氢氧化钠、饱和食盐水各洗 1 次。有机层用无水硫酸钠干燥，静置。蒸去溶剂，浓缩后滤液柱层析得白色固体，产率 60%，m. p. 64℃~65℃。

参照化合物 2-2-14g 的制备方法，由化合物 2-2-14e 及化合物 2-2-15b 合成，经化合物 2-2-15c 制得油状化合物 2-2-15e 548mg，产率 68%。^{1}H-NMR（CDCl$_3$），δ：3.82（s，3H，-OCH$_3$）；5.12（s，2H，-OCH$_2$-）；5.20（s，2H，-OCH$_2$-）；6.39（d，1H，J=16Hz，-CH-）；6.92~7.02（m，5H，ArH）；7.39~7.41（m，2H，ArH）；7.42~7.53（m，3H，ArH）；7.64（d，1H，J=16Hz，-CH-）；7.84~7.86（m，2H，ArH）。ESI-MS，m/z（%）：473 [M-H]$^-$。

异黄酮为植物类雌激素，在人体内具有生理、抗肿瘤、提高抗氧化酶活性、预防心血管疾病、延缓衰老、保护神经及抗神经退行性疾病等活性。周氏等将阿魏酸中的羧基与 7-羟基异黄酮化合物中的羟基缩合成酯。另将目标化合物中阿魏酸母核上酚羟基进行酯化，增加 7-羟基异黄酮阿魏酸酯衍生物的脂溶性以提高生物利用度。将羧基先与草酰氯酰氯化试剂生成生成酰氯，再与酚反应生成酯，合成了 7 个 7-羟基异黄酮阿魏酸酯衍生物，其结构经核磁共振氢谱、红外光谱、质谱确证，所得到的 7-羟基异黄酮阿魏酸酯衍生物均未见文献报道，可供进一步药理研究。周氏等合成的目标化合物 2-2-16a~g 的基本结构如图 2-2-16 所示，物理常数见表 2-2-4，核磁共振氢谱和质谱波谱数据见表 2-2-5。阿魏酸上 4 位酚羟基是抗氧化、清除自由基所需的基团，但在制备阿魏酰氯及其类似物时，需先将 4 位酚羟基予以保护。本实验弃用常见的乙酰化保护方法，而选用氯甲酸乙酯与阿魏酸及其类似物反应保护酚羟基，不但收率高，而且所得到的乙氧甲酰酯类比乙酰酯类更易在体内经酶催化或非酶催化水解而重新露出酚羟基，从而使目标化合物 7-羟基异黄酮阿魏酸酯衍生物以前药的形式在体内起作用。另一方面，得到的乙氧甲酰酯脂溶性增加，并易透过各种生物膜来提高目标化合物的生物利用度。

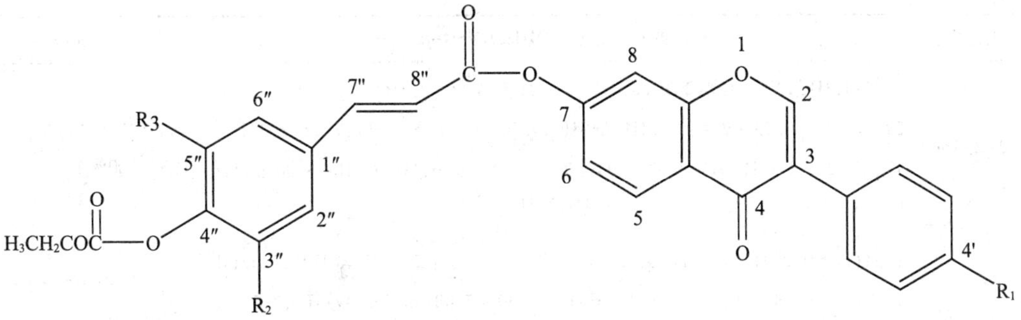

图 2-2-16　7-羟基异黄酮阿魏酸酯衍生物 2-2-16a～g 的基本结构

表 2-2-4　　　　　7-羟基异黄酮阿魏酸酯衍生物 2-2-16a～g 的物理常数

化合物	R_1	R_2	R_3	性状	熔点/℃
2-2-16a	H	OCH_3	H	白色针状晶体	159～161
2-2-16b	CH_3	OCH_3	H	白色方块状晶体	163～165
2-2-16c	H	OCH_3	OCH_3	灰白色结晶性粉末	193～195
2-2-16d	H	OCH_3	NO_2	红褐色结晶性粉末	217～219
2-2-16e	CH_3	OCH_3	NO_2	红色结晶性粉末	218～220
2-2-16f	H	OCH_2CH_3	H	灰白色结晶性粉末	146～148
2-2-16g	CH_3	OCH_2CH_3	H	白色结晶性粉末	172～174

表 2-2-5　　7-羟基异黄酮阿魏酸酯衍生物 2-16a～g 的 ^{1}HNMR 和 MS 波谱数据

化合物	核磁共振氢谱(400MHz, DMSO-d_6)	质谱 m/z
2-2-16a	1.29(t,3H,－CH_3),3.89(s,3H,CH_3O－),4.26(q,2H,＝CH_2),7.04(d,1H,J＝16Hz,8″-H),7.31(d,1H,6-H),7.39～7.49(m,5H,Ar-H),7.60(s,1H,2″-H),7.62(d,1H,6″-H),7.69(d,1H,5″-H),7.72(d,1H,8-H),7.94(d,J＝16Hz,1H,7″-H),8.29(d,1H,5-H),8.58(s,1H,5-H)	487(M+H100%), 239(100%), 249
2-2-16b	1.29(t,3H,3″-CH_3),2.33(s,3H,Ar-CH_3),3.89(s,3H,CH_3O－),4.23(q,2H,＝CH_2),7.04(d,J＝16Hz,1H,8″-H),7.26(s,1H,2″-H),7.28(s,1H,8-H),7.31(d,1H,6-H),7.41～7.52(m,4H,Ar-H),7.69(d.1H,6″-H),7.70(d,1H,5″-H),7.94(d,J＝16Hz,1H,7″-H),8.22(d,1H,5-H),8.54(s,1H,2-H)	501(M+H100%), 253(100%), 249
2-2-16c	1.28(t,3H,－CH_3),3.86(q,6H,2CH_3O－),4.22(q,2H,＝CH_2),7.09(d,J＝16Hz,1H,8″-H),7.31(s,2H,2″-H,6″-H),7.39～7.61(m,5H,Ar-H),7.63(d,1H,6-H),7.72(d,1H,8-H),7.92(d,J＝15.6Hz,1H,7″-H),8.23(d,1H,5-H),8.59(s,1H,2-H)	517(M+H 100%), 239(100%), 279
2-2-16d	1.30(t,3H,－CH_3),4.00(s,3H,CH_3O－),4.33(q,2H,＝CH_2),7.26(d,J＝16Hz,1H,8″-H),7.36～7.62(m,5H,Ar-H),7.66(s,1H,8-H),7.73(d,1H,6-H),8.03(d,J＝16Hz,1H,7″-H)8.10(s,1H,2″-H),8.20(s,1H,6″-H),8.24(d,1H,5-H),8.59(s,1H,2-H)	532(M+H 100%), 239(100%)

化合物	核磁共振氢谱（400MHz，DMSO-d$_6$）	质谱 m/z
2-2-16e	1.31（t，3H，3″-CH$_3$），2.36（s，3H，Ar-CH$_3$），4.00（s，3H，CH$_3$O-），4.34（q，2H，=CH$_2$），7.23~7.44（m，4H，Ar-H），7.50（d，1H，8″-H），7.52（d，1H，8-H），7.72（s，1H，2″-H），8.02（d，1H，7″-H），8.18（d，1H，6-H），8.20（s，1H，6″-H），8.23（d，1H，5-H），8.55（s，1H，2-H）	546（M+H 100%），253（100%）
2-2-16f	1.31（m，6H，2CH$_3$-），4.17（q，2H，3″=CH$_2$），4.26（q，2H，3″=CH$_2$），7.02（d，J=16Hz，1H，8″-H），7.30（d，1H，6-H），7.39~7.48（m，5H，Ar-H），7.61（d，1H，6″-H），7.62（d，1H，5″-H），7.67（d，1H，2″-H），7.71（d，1H，8-H），7.93（d，J=16Hz，1H，7″-H），8.23（d，1H，5-H），8.58（s，1H，2-H）	501（M+H 100%），239（100%），263
2-2-16g	1.29（m，6H，3″，4″-2CH$_3$），2.36（s，3H，Ar-CH$_3$），4.17（q，2H，3″=CH$_2$），4.26（q，2H，4″=CH$_2$），7.02（d，J=16Hz，1H，8″-H），7.26~7.42（m，4H，Ar-H），7.43（m，1H，6-H），7.50（d，1H，6″-H），7.52（d，1H，5″-H），7.67（d，1H，2″-H），7.71（5-H），8.54（s，1H，2-H）	515（M+H 100%），253（100%），263

　　韦氏等采用在 1，3-二环己基碳化二亚胺（DCC）催化下，无需保护酚羟基，直接使羧基原位活化，阿魏酸和对硝基苯酚一步反应法直接合成了阿魏酸对硝基苯酚酯。其反应机理如图 2-2-17 所示，具体反应过程如下：将 16.68g（0.12mol）对硝基苯酚、0.8g 无水对甲

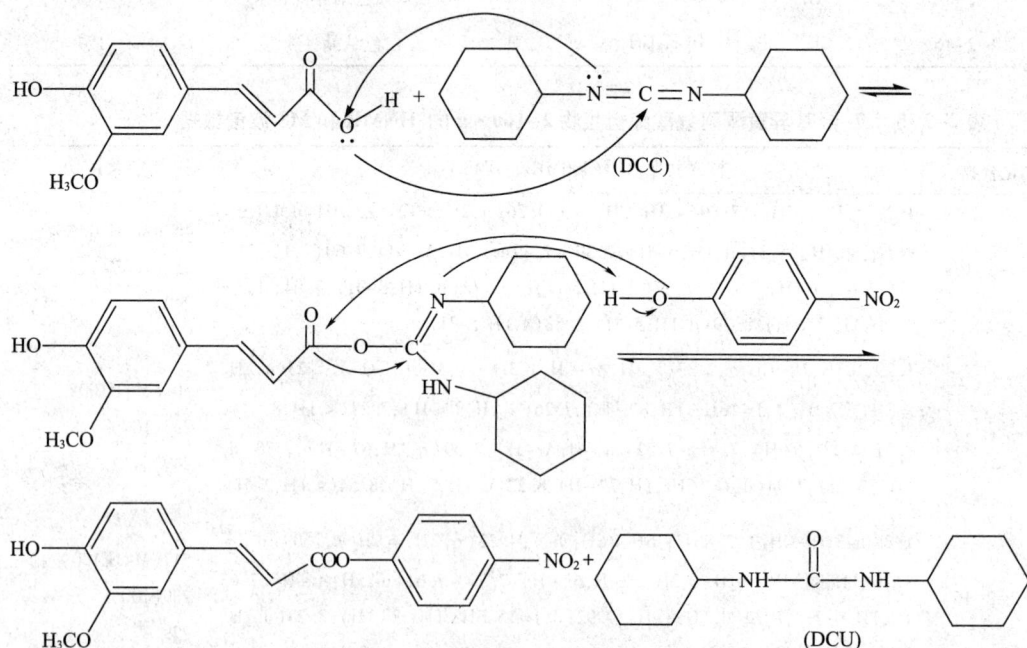

图 2-2-17　DCC 作为脱水剂的酯化反应机理

苯磺酸、70ml 干燥吡啶依次加入三口瓶中，搅拌使之溶解，冷却至 0℃，加入一定量的DCC（溶于 20ml DMF），保持温度 0℃~3℃，滴加一定量的阿魏酸（溶于 40ml 干燥吡啶），加毕于室温反应 24 小时，加入 20ml 冰醋酸搅拌 1 小时，于 0℃~5℃放置过夜，过滤，滤

饼用 20ml 干燥吡啶、20ml DMF 洗涤，合并滤液和洗液倾入 100g 碎冰中，搅拌产生沉淀，过滤，滤饼经水洗后干燥得粗品，粗品用氯仿重结晶后得白色固体阿魏酸对硝基苯酚酯，熔点为 180℃~182℃。元素分析：$C_{16}H_{13}NO_6$，测定值（计算值）/%：C，60.82（60.95）；H，4.68（4.13）；N，4.40（4.44）。IR ν_{max}（cm^{-1}）：3485（br，ν_{O-H}），1721（$\nu_{C=O}$），1650，1509（苯环骨架伸缩振动），1632（$\nu_{C=C}$），1521，1352（ν_{NO_2}），880，810（1，2，3 取代苯的弯曲振动），855（1，4 取代苯的弯曲振动）。^1H-NMR（$CDCl_3$）δ：3.96（3H，s），6.47（1H，d，$J=12.5Hz$），6.97（1H，d，$J=12.5Hz$），7.09（1H，s），7.16，7.17（1H，d），7.26（1H，s），7.36，7.38（2H，d），7.82，7.85（1H，d），8.30，8.31（2H，d）。实验中测定了不同 DCC 用量下阿魏酸对硝基苯酚酯的收率，结果表明：增加 DCC 用量有利于提高产品收率，当 n（DCC）：n（阿魏酸）为 1.1~1.4 时产物收率高但变化幅度不大，考虑到节约成本，则 DCC 用量为 n（DCC）：n（阿魏酸）= 1.1。测定不同对硝基苯酚用量下阿魏酸对硝基苯酚酯的收率，结果表明，增加对硝基苯酚酯的用量有利于提高产品的收率，当 n（对硝基苯酚）：n（阿魏酸）为 1.3~1.5 时产物收率高但变化幅度不大，考虑到节约成本，则对硝基苯酚的合适用量为 n（对硝基苯酚）：n（阿魏酸）= 1.3。因此，控制反应温度为室温，反应时间为 24 小时，当阿魏酸、对硝基苯酚、DCC 的用量分别为 15.20g（0.10mol）、18.07g（0.13mol）、22.44g（0.11mol）时，可生成阿魏酸对硝基苯酚酯 16.00g，收率为 82.5%。该合成方法具有步骤少、反应条件温和等特点。

阿魏酸酯的生物转化法是用微生物细胞或生物酶催化来模拟植物内的酶催化分解一些化合物生成酯类。辛氏等研究了有机溶剂中脂肪酶催化阿魏酸乙酯合成反应，对催化合成阿魏酸乙酯反应的脂肪酶和反应介质进行了比较，最佳溶剂为叔丁醇在所选的 6 种脂肪酶中，固定化于大孔丙烯酸树脂的南极假丝酵母脂肪酶 B（Novozym 435）的催化活性最好。同时对影响合成阿魏酸乙酯反应的因素（底物浓度、底物摩尔比、温度、初始水含量、反应时间等）进行了探讨，优化了反应条件，在 10ml 无水叔丁醇中，当酸醇摩尔比为 1:1，酸浓度为 0.1mol/L，反应温度为 60℃，反应时间为 120 小时时产率达到最高。脂肪酶 Novozym 435 具有较高的稳定性，重复使用六次后产率仍然可达到 23%。合成路线如图 2-2-18 所示。

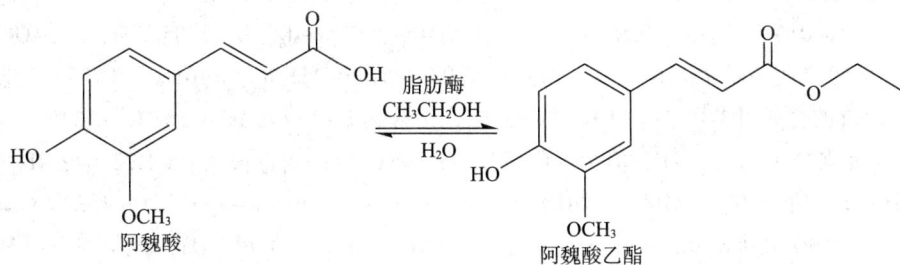

图 2-2-18　脂肪酶催化的阿魏酸乙酯合成

3. 阿魏酸酰胺类衍生物

阿魏酸的羧基和胺、氨基酸、杂环等的氨基反应生成阿魏酸酰胺，合成方法除碱催化法外还有酰氯化法和化学试剂法。前两种方法需先将阿魏酸的羟基保护，后一种方法使用 DCC 或 $EtN=C=N(CH_2)_3NMe_2$ 等试剂使羧基原位活化后再与氨或胺基衍生物作用生成酰胺类化合物。

刘氏等设计合成了 10 个(E)-3-甲氧基-4-桂皮酰氧基苯乙烯侧链衍生物，其中有 4 个化合物(2-2-19a~d)为阿魏酸酰胺类化合物，这 4 个化合物是以酰氯法进行合成的，侧链的 α，β-不饱和碳碳双键的构型均为反式。合成路线如图 2-2-19 所示。以化合物2-2-19d的合成

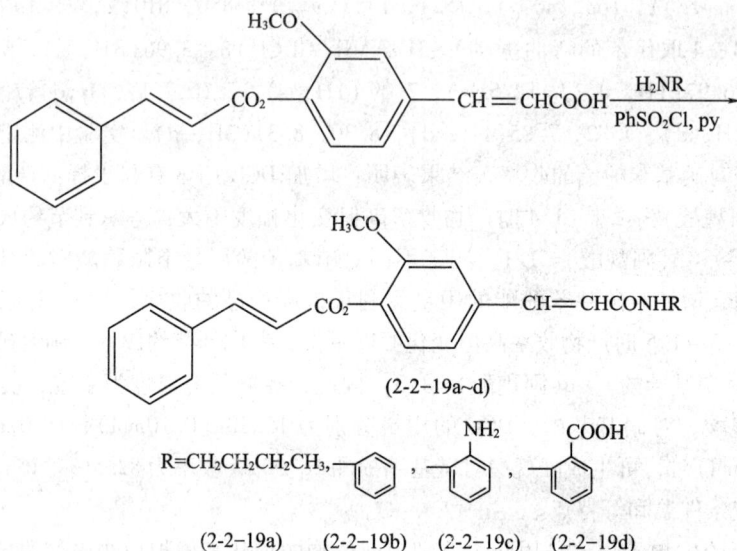

图 2-2-19　阿魏酸酰胺类化合物(2-2-19a~d)合成路线

为例说明具体的合成过程：在 100ml 三颈烧瓶中，加入 3-[3-甲氧基-4-(3-苯基)丙烯酰氧基]苯基丙烯酸 0.5g(0.015 43mol)和 40ml 干燥吡啶，搅拌，冷却下缓慢滴加新蒸苯磺酰氯 20ml(0.015 43mol)，室温下反应 30 分钟。再加入邻氨基苯甲酸 7.7g(0.048 92mol)，25℃下搅拌 10 小时。反应液倾入碎冰中，放置，析出白色沉淀。抽滤，水洗，以 5% 的盐酸洗涤，最后水洗至中性，干燥，用乙醇-乙酸乙酯(体积比为 2∶1)重结晶，活性炭脱色，得到白色结晶 0.7g。m. p. 156℃~157.5℃，收率：10.3%。元素分析(%)：计算值为：C，70.4；H，4.78；测量值为：C，70.3；H，4.78；IR(KBr) ν/cm：3315(—NH)，1745(—COO)，1680(—CONH)，1635(C＝C)。^{1}H-NMR(DMSO-d_6) δ：3.85(3H, s, —OCH$_3$)，6.52~6.69(1H, d, J=16Hz, ＝CH—)，7.03~7.23(1H, d, J=16Hz, ＝CH—)。化合物 2-2-19a~c的合成可参照 2-2-19d 进行合成。化合物 2-2-19a m. p. 168℃~169℃，收率：35.5%。元素分析(%)：计算值为：C，72.79；H，6.64；测量值为：C，72.64；H，6.69；IR(KBr) ν/cm：3500~3100(—NH)，1733(—COO)，1680(—CONH)，1633(C＝C)。^{1}H-NMR(DMSO-d_6) δ：0.85~0.98(3H, t, —CH$_3$)，1.27~1.46(4H, m, —CH$_2$—CH$_2$—)，3.82(3H, s, —OCH$_3$)，6.60~6.66(1H, d, J=16Hz, ＝CH—)，6.86~6.92(1H, d, J=16Hz, ＝CH—)。化合物 2-2-19b m. p. 226℃~228℃，收率：46.3%。元素分析(%)：计算值为：C，75.16；H，5.30；测量值为：C，75.17；H，5.37；IR(KBr) ν/cm：3250(—NH)，1690(—COO)，1665(—CONH)，1640(C＝C)。^{1}H-NMR(DMSO-d_6) δ：3.85(3H, s, OCH$_3$)，6.87~6.93(1H, d, J=16Hz, ＝CH—)，7.03~7.09(1H, d, J=16Hz, ＝CH—)。化合物 2-2-19c m. p. 206℃~207℃，收率：31.9%。元素分析(%)：计算值为：C，75.52；

H，5.61；测量值为：C，75.73；H，5.48；IR（KBr）ν/cm：3300（-NH），1740（-COO），1660（-CONH），1633（C=C）。^{1}H-NMR（DMSO-d$_6$）δ：2.25（3H，s，-OCH$_3$），3.83（3H，s，-OCH$_3$），6.87~6.93（1H，d，J=16Hz，=CH-），6.96~7.01（1H，d，J=16Hz，=CH-）。

初步抗炎活性实验显示在阿魏酸酰胺类化合物（2-2-19 a~d）中除化合物 2-2-19d 以外，其他 3 个目标物对二甲苯诱发小鼠耳郭肿胀模型均具有不同程度的抑制作用。

由于阿魏酸对环氧合酶（COX）的抑制具有部分选择性，对 COX-2（参与炎症等疾病过程中的诱导酶）选择弱，而某些传统的非甾抗炎药在结构修饰成酰胺后对 COX-2 的选择性增强。因此胡氏等将阿魏酸做成相应酰胺衍生物，以香草醛为主要原料，经溴化、Knoevenagel 反应、乙酰化、酰氯化、酰胺化五步反应，合成了阿魏酸酰胺类化合物（2-2-20a）。合成路线如图 2-2-20 所示。

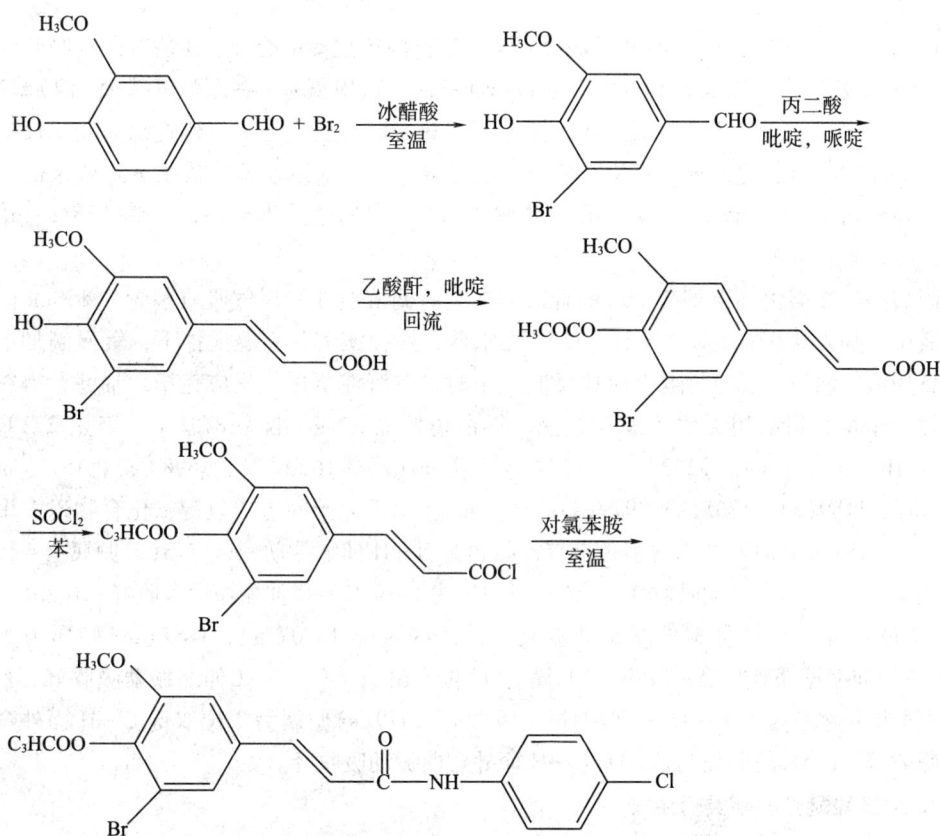

图 2-2-20 阿魏酸酰胺类化合物（2-2-20a）的合成路线

4-羟基-3-甲氧基-5-溴苯甲醛的合成：在装有滴液漏斗和尾气吸收装置的150ml 三颈烧瓶，加入 3.04g（0.02mol）香草醛和40ml 冰醋酸，搅拌溶解，量取 3.2g（1ml）液溴于滴液漏斗中，用4ml 冰醋酸稀释，室温搅拌下，缓慢滴加液溴冰醋酸溶液，滴毕，继续反应 2 小时，反应过程中有沉淀析出。反应完毕，将反应物倒入 100ml 冰水中，抽滤，滤饼用蒸馏水洗至滤液显中性，得白色粉末，干燥，粗品用无水乙醇重结晶，得无色结晶 3.5g，收率 75.8%，熔点 164℃~166℃。

（E）-3-[（4-羟基-3-甲氧基-5-溴）苯基]丙烯酸的合成：在装有分水器装置的150ml

圆底烧瓶中，加入3.5g(0.015mol)4-羟基-3-甲氧基-5-溴苯甲醛，3.2g(0.03mol)丙二酸，15ml苯，10ml吡啶，10滴哌啶，搅拌下加热回流6小时，反应完毕，反应物自然冷却至室温，然后加入40ml饱和碳酸氢钠溶液，搅拌10分钟，将反应物转移至分液漏斗中，静置，分层，水层用浓盐酸-水(1:1)酸化至pH=2，此时有沉淀析出，抽滤，滤饼用稀盐酸洗涤，再用蒸馏水洗涤，洗至滤液显中性，得淡黄色粉末，干燥，粗品用醋酸-水(3:1)重结晶，得淡黄色针晶3.3g，收率79%，熔点256℃~258℃。

(E)-3-[(3-甲氧基-4-乙酰氧基-5-溴)苯基]丙烯酸的合成：在50ml圆底烧瓶中加8.8g(E)-3-[(4-羟基-3-甲氧基-5-溴)苯基]丙烯酸，10ml乙酸酐，10滴无水吡啶，搅拌加热回流3小时，反应完毕，将反应物冷却至室温，有沉淀析出，抽滤，滤饼用蒸馏水洗至滤液显中性，得白色粉末，干燥，粗品用冰醋酸重结晶，得白色结晶8g，收率78.8%，熔点208℃~212℃。

(E)-3-[(3-甲氧基-4-乙酰氧基-5-溴)苯基]丙烯酰氯的合成：在装有尾气吸收装置的50ml圆底烧瓶中，加入3.14g(0.01mol)(E)-3-[(3-甲氧基-4-乙酰氧基-5-溴)苯基]丙烯酸，10ml无水苯和3ml二氯亚砜，搅拌下加热回流，反应至无气体逸出为止。反应完毕，将反应物减压蒸馏，蒸除苯及过量的二氯亚砜，再加入适量苯，减压蒸除残余的二氯亚砜，残留物用10ml苯溶解备用。用石油醚重结晶，得白色晶体3.1g，收率92.8%，熔点119℃~121℃。

阿魏酸酰胺类化合物2-2-20a的合成：在装有滴液漏斗和尾气吸收装置的150ml的三颈烧瓶中，加入0.02mol对氯苯胺、15ml无水苯，搅拌溶解，室温搅拌下，缓慢滴加上述酰氯备用液，滴毕，反应物继续搅拌反应8小时，有沉淀析出，反应完毕，抽滤，得粉末状固体，干燥，粗品用无水乙醇重结晶，得白色针晶3.7g，收率87.1%，熔点223℃~226℃。IR(KBr) ν/cm: 3253(s)，1773(s)，1660(s)，1620(s)，1598(s)，1570(m)，1485(m)，1189(s)，1265(s)，979(s)，895(m)。由于分子间形成氢键，化合物以多聚体存在，在3253/cm(s)左右出现多重谱带，归属为N—H伸缩振动峰；1773(s)归属为4位乙酰氧基上C=O伸缩振动吸收峰；1660(s)归属为1-位C=O伸缩振动吸收峰；1620(s)归属为2-位双键C=C骨架伸缩振动吸收峰；1598(s)，1570(m)，1485(m)归属为苯环C=C骨架伸缩振动吸收峰；1189(s)归属为4-位乙酰氧基C—O—C伸缩振动吸收峰；1265(s)归属为3-甲氧基上C—O—C伸缩振动吸收峰；979(s)归属为2位双键C—H面外弯曲振动吸收峰；895(m)归属为苯环上C—H面外弯曲振动吸收峰。

4. 阿魏酸醚类和酮类衍生物

由于阿魏酸酯和酰胺的衍生物多具有较明显的药理活性，而且有些已经显示出很好的疗效，其研究的热点多集中于此。又因为酮类和醚类在体内不易代谢，药理作用时间较长，所以在合成和药理方面的报道相对较少。醚类的合成多是通过小分子将阿魏酸连接成对称性的化合物，莫氏等先以香草醛与二溴代烷反应得中间体2-2-21a~c，或与3-氯-1，2-环氧丙烷反应制得中间体2-2-21d，中间体再与丙二酸发生Knoevenagel反应，就得到双分子阿魏酸的醚类化合物2-2-21e~h。该类化合物由于水溶性差，未能进行体外抗凝试验。

双-香草醛-丙醚(1，3)(2-2-21a)的合成过程：将1.52g(0.01mol)香草醛，1g(0.005mol)1，3-二溴丙烷，1.38g无水碳酸钾及0.25g碘化钾一并加入150ml无水丙酮中，搅拌回流16小时。过滤，用水洗滤饼，丙酮母液浓缩后所得的固体与滤饼合并，得0.78g

粗产品，熔点150℃~151℃（乙醇）。

化合物2-2-21b~c的合成方法与合成2-2-21a的方法相同。

双香草醛-2-羟基-丙醚（1，3）（2-2-21d）的合成过程：将12.29g（0.08mmol）香草醛溶于200ml 2%氢氧化钠水溶液中，加入12ml 3-氯-1，2-环氧丙烷，在室温搅拌8小时，放置过夜，滤取固体，水洗。滤液再继续搅拌8小时，放置过夜，析出的固体同上处理。合并所得固体，加入二氯甲烷，滤取不溶部分，得6g 2-2-21d，无水乙醇重结晶得4.1g，产率28.3%，熔点为145℃~147℃。

2-2-21a~d的物理常数列于表2-2-6。

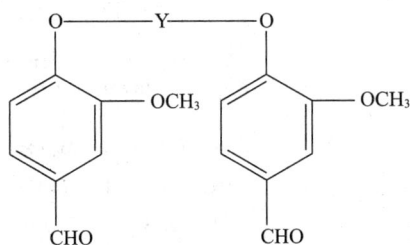

表2-2-6　　　　　　　　　　　　　　2-2-21a~d 的物理常数

| 化合物 | Y | m. p. /℃ | 元素分析/% | | | |
| | | | 计算值 | | 测定值 | |
			C	H	C	H
2-2-21a	—(CH₂)₃—	150~151	66.3	5.8	66.02	5.99
2-2-21b	—(CH₂)₆—	160~161	68.37	6.78	68.19	6.56
2-2-21c	—CH₂—〈benzene〉—CH₂—	152~154	70.74	5.4	70.96	5.72
2-2-21d	OH —CH₂—CH—CH₂—	145~147	63.3	5.56	63.27	5.80

双-阿魏酸-丙醚（1，3）（2-2-21e）的合成过程：将0.69g（0.002mol）2-2-21a与0.68g（0.0065mol）丙二酸一并加入6ml无水吡啶中，加入少量六氢吡啶，加热搅拌18小时（外温维持80℃）。放置后，有白色针状结晶析出。滤集，得0.8g粗产物，95%乙醇重结晶，熔点210℃~212℃。

化合物2-2-21f和2-2-21g分别以2-2-21b和2-2-21c为原料，以同法合成；化合物2-2-21h以2-2-21d为原料，按照2-2-21e的合成方法制备，粗产物用冰醋酸重结晶。2-2-21e~h的物理常数见表2-2-7。

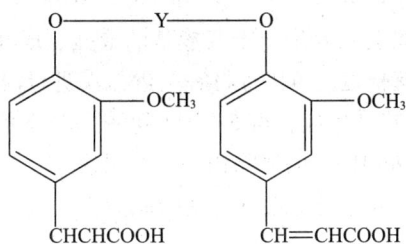

表 2-2-7   2-2-21e～h 的物理常数

化合物	Y	m. p. /℃	^{1}HNMR （D$_2$0+Na） · ppm
2-2-21e	—（CH$_2$）$_3$—	210～212	2.15（2H, t, —OCH$_2$ CH$_2$CH$_2$O—）, 3.79（6H, s, 2OCH$_3$）, 3.86～4.28（4H, t, —OCH$_2$CH$_2$ CH$_2$O—）, 6.33（2H, d, 2=CH—, J=15Hz）, 7.30（2H, d, 2=CH—, J=15Hz）, 6.8～7.50（6H, m, ArH）
2-2-21f	—（CH$_2$）$_6$—	250～253	1.0～1.48（4H, br-OCH$_2$CH$_2$CH$_2$CH$_2$CH$_2$CH$_2$O-）, 1.48～1.88（4H, br-OCH$_2$CH$_2$CH$_2$CH$_2$CH$_2$CH$_2$O-）, 3.79（6H, s, 2OCH$_3$）, 3.8～4.0〔4H, br, -OCH$_2$（CH$_2$）$_4$CH$_2$O-〕, 6.36（2H, d, 2=CH-, J=15Hz）, 7.30（2H, d, 2=CH-, J=15Hz）, 6.68～7.20（6H, m, ArH）
2-2-21g	—CH$_2$—⬡—CH$_2$—	296～300	3.70（6H, s, 2OCH$_3$）, 4.92（4H, s, 2ArOCH$_2$-）, 6.16（2H, d, 2=CH-, J=15Hz）, 7.10（2H, d, 2=CH-, J=15Hz）, 6.48～6.90（6H, m, 2ArH）, 7.4～7.5（4H, m, ArH）
2-2-21h	—CH$_2$-CH-CH$_2$— (OH)	223～228	3.71（6H, s, 2ArOCH$_3$）, 3.75～4.05（4H, b, 2ArOCH$_3$-）, 4.10～4.30（1H, b, —CH— OH）, 6.19（2H, d, 2=CH-, J=15Hz）, 7.12（2H, d, 2=CH-, J=15Hz）

羧酸香兰素酯在丙酮碱性溶液中进行 Claisen—Schmidt 反应得到阿魏酸酮类化合物，其结构如图 2-2-21 所示。

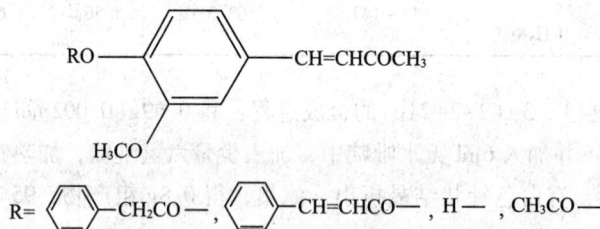

图 2-2-21 阿魏酸酮类化合物结构式

5. 芳环有取代基的阿魏酸衍生物

阿魏酸的酚羟基具有清除自由基活性，可以清除超氧阴离子（O$_2^-$），羟自由基（·OH）。文献报道对于阿魏酸的结构改造主要集中于其羧基的成盐、成酯或成酰胺上，但对于苯环上的取代基对活性的影响少有报道。黄氏等将香兰素与溴进行溴代反应得 5-溴香兰素，其再和丙二酸进行 Knoevenagel 缩合反应，得 5-溴阿魏酸；用分光光度法检测其对羟自由基（·OH）、二苯基苦基苯肼（DPPH·）的清除作用。结果表明：5-溴阿魏酸具有较强的清除·OH、DPPH·的能力。5-溴阿魏酸清除自由基的能力强于阿魏酸。5-溴阿魏酸为白色粉末，熔点为230℃~232℃。IR（973，1174，1593，1496，3384）。^{1}H-NMR（300MHz，DMSO-d$_6$）δ：3.90（3H，s，OCH$_3$），6.36（1H，d，J=15.9Hz，=CH），7.19（1H，s，Ph-H），7.30（1H，s，Ph-H），7.45（1H，s，J=15.9Hz，HC=）；9.65（1H，s，ArOH）；12.02（1H，br.，COOH）。MSm/z：[M+H]$^+$：273；[M+H]+1：274；[M+H]+2：275，元素分析（%）：计算值：C，43.98；H，3.32；测量值：C，43.97；H，3.34。

赵氏等将阿魏酸的羟基乙酰化，对苯环溴代，合成了3-[（3-甲氧基-4-乙酰氧基-5-溴）苯基]丙烯酸。以香草醛为原料，经溴代、Knoevenagel反应、乙酰化得到目标化合物。该化合物为白色晶体，产率为86.4%，熔点为208℃~213℃。元素分析（%）：计算值：C，45.69；H，3.50；N，25.39；测量值：C，45.71；H，3.49；N，25.40。IR（KBr）ν/cm：2999，2918，2697，2585，1760，1689，1635，1594，1572，1486，1448，1313，1280，1200，854。从化合物的红外图谱中可以看出，2999/cm和2918/cm为饱和C-H伸缩振动，2697/cm和2585/cm为羧基上羟基O-H的伸缩振动峰，1760/cm为乙酰基上C=O的伸缩振动峰，1689/cm为羧基上C=O的伸缩振动峰，1635/cm为烯键上C=C的伸缩振动峰，1594/cm、1572/cm、1486/cm和1448/cm为苯环C=C的骨架伸缩振动，1313/cm为羧基中C-O-C的伸缩振动，1280/cm为甲氧基中C-O-C的伸缩振动，1200/cm为乙酰氧基中C-O-C的伸缩振动，854/cm为苯环上C-H面外弯曲振动。

6. 阿魏酸金属配合物的合成

将一些具有药用功能的分子与金属离子配位，可以派生出一系列新的化合物，并兼具金属和有机分子的双重功能，是开发新的药物和功能分子的一条主要途径。稀土配合物具有比较好的消炎、抗菌、抗病毒、抗凝血和抗肿瘤等生物活性。邓氏等以水合硝酸铈和阿魏酸为原料，采用机械化学法合成了阿魏酸铈配合物。研究了反应加料比和质子接受剂以及分散剂对铈转化率的影响，并对合成产物进行了表征。结果表明：由于阿魏酸的酸性弱，铈离子与阿魏酸的阳离子交换反应难以发生，因此，六次甲基四胺的加入对于促进阿魏酸铈配合物的形成起主要作用。随六次甲基四胺加入量的增加，铈的转化率增大；但要使铈转化完全，阿魏酸与铈的摩尔比应达到6:1，六次甲基四胺与阿魏酸的摩尔比应达到1.5:1。聚乙二醇（2000）添加量的增加也能提高铈转化率，其合理的添加量为1%~2%（质量分数）。在此条件下只需球磨30分钟，就可以使铈转化率超过99.5%。所合成配合物是淡黄色的粉末，不溶于水，在一般有机溶剂中的溶解度非常小，但可溶于DMSO。表2-2-8为配合物的元素分析结果及其由（C$_{10}$H$_9$O$_4$）$_3$Ce·3H$_2$O组成式计算的理论值。可以看出，实验值与计算值吻合得很好，表明合成配合物的组成为（C$_{10}$H$_9$O$_4$）$_3$Ce·3H$_2$O。

表2-2-8　　　　　　　　　阿魏酸铈的元素分析理论计算值和实验值

元素分析/%	C	H	O	Ce
根据（C$_{10}$H$_9$O$_4$）$_3$Ce·3H$_2$O组成式的计算值	46.55	4.27	31.03	18.12
实验值	46.05	4.36	31.35	18.24

配合物的红外光谱图与游离配体阿魏酸的标准图谱相比，自由配体的羧酸（-COOH）特征吸收峰$\nu_{C=O}$1692/cm，δ_{O-H}1658/cm，二分子缔合体O-H非平面摇摆振动ω_{O-H}948/cm在形

成配合物后均消失，而出现了羧酸根（-COO-）的特征反对称与对称伸缩振动吸收峰 $\nu_{as(-COO-)}$ 1511.52/cm 和 $\nu_{s(-COO-)}$ 1399.61/cm。表明配体中的羧基氧参与了配位。$\triangle\nu = \nu_{as(-COO-)} - \nu_{s(-COO-)}$ 值为 110/cm，且在 1720/cm 附近无-C=O 的振动峰出现，这说明羧基氧以双齿配位。Ce-O 在 528.14/cm 出现了振动峰，这进一步表明配合物是以羧基氧原子与稀土离子配位的。在 3100～3700 之间的多重宽峰是配体中-OH 的伸缩振动峰（3388.83/cm）和水分子的羟基伸缩振动峰的叠加，说明配合物中有水分子且酚羟基未参加配位，与元素分析结果一致。

根据元素分析结果和红外数据，可以确定配合物的组成和结构如图 2-2-22 所示。表 2-2-9 为合成配合物在氘代 DMSO 溶剂中的 ^{1}H-NMR 化学位移数据及配体阿魏酸的标准图谱数据。其中，酚羟基氢(E)的化学位移 δ 为 9.513ppm，与配体酚羟基氢的 9.57ppm 位移相当。苯环上 3 个氢(C)，(D) 和 (G) 的化学位移位为 3.88ppm(d, 1H)、6.925ppm(d, 1H) 和 7.615ppm(s, 1H)，与配体相比移向了低场，而烯烃双键上的(A)，(B) 两个氢的化学位移在 4.551 ppm(d, 2H) 处，与配体相比有很大的差异，且移向了高场。这证明苯环氢和烯键上氢受配位金属离子的影响是不同的。由于配位，对烯键质子的化学位移影响更大，说明配位位置离烯键更近。苯环上连接的甲氧基的 3 个氢(F)的化学位移变化较小，和 3 个水分子(H)的六个氢共 15 个氢相互重合，在 3.946 ppm 处出现了强宽峰。配体在 12.2 ppm 的羧基氢的峰在配合物中消失，说明羧基氢已经脱去，证明是羧基氧直接与铈配位的。采用元素分析、红外光谱和核磁共振氢谱等技术，确定了合成产物的组成为 $(C_{10}H_9O_4)_3Ce \cdot 3H_2O$，阿魏酸中的羧基与铈直接配位。

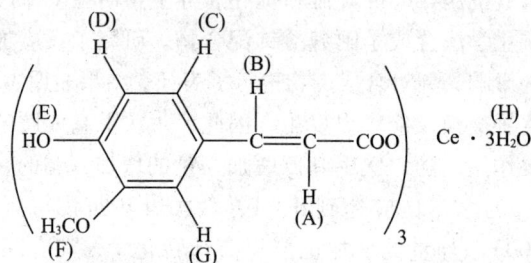

图 2-2-22   阿魏酸铈的组成图

表 2-2-9   阿魏酸铈和阿魏酸的 ^{1}H-NMR 化学位移值（δ/ppm）比较

化合物	H(A)	H(B)	H(C)	H(D)	H(E)	H(F)	H(G)	H(H)
$C_{10}H_{10}O_4$	6.396	7.524	7.106	6.819	9.57	3.838	7.302	-
$(C_{10}H_{10}O_4)_3Ce \cdot 3H_2O$	4.551	4.551	7.388	6.924	9.513	3.946	7.615	3.946

参考文献

[1] 孙永跃，李淑芬，宋慧婷，等. 超临界 CO$_2$ 萃取川芎中药效成分研究. 化学工程，2006，34（3）：60.

[2] 阴健，郭力. 中药现代研究与临床应用. 北京：学苑出版社，1994.

［3］胡益勇，徐晓玉．阿魏酸的化学和药理研究进展．中成药，2006，28(2)：253.

［4］刘放，黄卫平．归脾丸中阿魏酸含量测定．河南中医药学刊，1996，11(1)：23.

［5］金芳，张蕾．高效液相色谱法测定龙克栓胶囊中阿魏酸含量．中国医院药学杂志，1996，16(10)：456.

［6］冯毅凡，孟青，李伟胜．高效液相色谱法测定参茸白凤丸中阿魏酸的含量．广东药学院学报，1996，12(1)：19.

［7］贾晓斌，施亚芳，黄一平，等．当归和川芎中阿魏酸高效液相色谱测定方法的改进．中成药，1998，20(6)：37.

［8］陈勇，程智勇，韩凤梅．当归注射液的质量探讨．湖北大学学报(自然科学版)，2000，22(3)：278.

［9］丁明玉，马帅武，刘德麟．阿魏酸的稳定性及其在川芎和当归药材中的存在形式．中草药，2004，35(1)：28.

［10］陈倩洁，孙明，梁瑞雪，等．煎煮时间对川芎中阿魏酸稳定性影响的研究．中药新药与临床药理，2002，13(4)：249.

［11］徐自升，蔡宝昌，张弦．中药川芎中阿魏酸稳定性的研究．现代中药研究与实践，2004，18(2)：25.

［12］李行利，周祖坤．阿魏酸水溶液稳定性研究．中成药，1993，15(8)：5.

［13］宋浩亮，罗华菲，官洪义．阿魏酸及其制剂的稳定性研究．安徽医药，2003，7(4)：252.

［14］肖永庆，李丽，游小琳，等．川芎化学成分研究．中国中药杂志，2002，27(7)：519.

［15］邹坤明．川芎中阿魏酸提取工艺研究．现代中医，2005，(3)：59.

［16］王文祥，顾明，徐向毅，等．正交试验法优选川芎总酚提取工艺．中成药，2000，22(5)：325.

［17］白海波，王剑飞，宋子荣．川芎提取工艺的优化．中国实验方剂学杂志，2003，9(4)：8.

［18］崔丽娟，刘玉明．正交试验法优选川芎中阿魏酸的提取工艺．齐鲁药事，2005，24(9)：560.

［19］秦海燕，汪伟，索志荣．川芎中阿魏酸的提取工艺研究．中国新技术新产品，2009，(18)：19.

［20］马双成，邓少伟．川芎提取、纯化工艺条件的实验研究．中国中药杂志，1999，24(4)：215.

［21］初阳，宋洪涛，李丹．应用大孔吸附树脂纯化川芎有效部位．沈阳药科大学学报，2007，24(6)：365.

［22］蔡翠芳，唐星，李积军．川芎中阿魏酸的提取纯化工艺．沈阳药科大学学报，2008，25(1)：70.

［23］杨广德，梁明金，贺浪冲，等．川芎中阿魏酸的提取方法研究．中成药，2002，24(6)：418.

［24］舒茂，霍丹群，侯长军，等．微波法提取川芎中有效成分阿魏酸的实验研究．中成药，2007，29(6)：908.

［25］张虹，柳正良，王洪泉．超临界萃取法提取川芎中有效成分的研究．中草药，2001，32(12)：1077.

［26］李莉，窦春菊，姚兰．超临界 CO_2 萃取、HPLC 法测定川芎中的阿魏酸．化学分析计量，2006，15(2)：42.

［27］吴清，李云谷，杜守颖，等．当归、川芎提取工艺研究．中国实验方剂学杂志，1999，5

（6）：17.

[28] 张国昇，张森，倪进树，等．制备阿魏酸的新方法．化学试剂，1994，16(6)：379.

[29] Chenault J, Dupin J F E. Side reaction in the phase transfer catalysed Wittig-Hormer synthesis：a convenientmethod of preparation of hydroxycinnamic acids. Synthetic Communications，1984，14(11)：1059.

[30] 隋治华，计志忠，徐荣华．均匀设艺在工艺考察中的应用．沈阳药学院学报，1986，3(3)：218.

[31] 笪远峰，许燕萍．反式阿魏酸的合成．中国医药工业杂志，1997，28(4)：188.

[32] 张相年，向军，季波．阿魏酸的合成研究．广东药学院学报，2001，17(2)：100.

[33] 马逢时，李家明．阿魏酸及其衍生物的合成及药效研究进展．亚太传统医药，2008，4(5)：55.

[34] 张岳玲，韦长梅，王锦堂．阿魏酸的合成及其分子改造研究进展．淮阴师范学院学报（自然科学版），2003，2(1)：50.

[35] 靖会，姚凌云，李教社，等．国内阿魏酸钠的药理研究进展．西北药学杂志，2002，17(5)：236.

[36] 唐刚华，姜国辉，王世真，等．阿魏酸盐的合成及药理作用研究．中国药学杂志，1999，34(10)：697.

[37] 叶云华．阿魏酸苦参碱盐的合成．安徽化工，2009，35(3)：19.

[38] 李东明，吕彤，陈晶，等．合成阿魏酸乙酯方法的研究．当代化工，2005，34(5)：318.

[39] 王汝涛，周四元，张峰，等．阿魏酸乙酯的药理活性及其机制研究．中国I临床药理学与治疗学，2004，9(8)：925.

[40] 刘鹰翔，计志忠，徐颖，等．4-肉桂酰阿魏酸苯酚酯衍生物的合成及其抗炎活性，中国药物化学杂志，1997，7(1)：18.

[41] 仇文，陈莉，孔祥文，等．呋咱氮氧化物与阿魏酸偶联化合物的合成及生物活性研究．化学试剂，2008，30(4)，251.

[42] 周北斗，张鲁勉，郑锦鸿．7-羟基异黄酮阿魏酸酯衍生物的设计与合成．汕头大学医学院学报，2009，22(1)：1.

[43] 韦长梅，徐斌，朱红军，等．1，3-二环己基碳化二亚胺催化的阿魏酸对硝基苯酚酯一步合成法．应用化学，2004，21(11)：1184.

[44] 辛嘉英，柳眉，张蕾，等．有机相脂肪酶催化合成阿魏酸乙酯．食品科学，2007，28(9)：137.

[45] 刘鹰翔，马玉卓，计志忠，等．(E)-4-桂皮酰氧基苯乙烯衍生物的合成及抗炎活性．中国药物化学杂志，1999，9(3)：186.

[46] 胡志忠，田硕，罗素琴，等．阿魏酸酰胺类化合物的合成，内蒙古医学院学院，2007，29(6)：407.

[47] 莫若莹，邵国贤，朱丽遂，等，阿魏酸衍生物的合成．药学学报，1985，20(8)：584.

[48] Elias G, Rao M N A. Synthesis and anti-inflammatory activity of substituted (E)-4-phenyl-3-buten-2-ones. European Journal of Medicinal Chemistry，1988，23：379.

[49] 黄华永，张鲁勉，郑锦鸿．5-溴阿魏酸的合成及其清除自由基研究．汕头大学医学院学报，2005，18(3)：129.

[50] 赵冬冬，刘乐乐，乌恩，等．3-［(3-甲氧基-4-乙酰氧基-5-溴)苯基]丙烯酸的合成．内蒙古医学院学报，2007，29(1)：13.

第三节　川芎嗪

川芎嗪（Ligustrazine，Lig；Tetramethylpyrazine，TMP）是从中药伞形科植物川芎（*Ligusticum Chuanxiong*）的根茎中分离提纯出的生物碱单体，又名川芎 I 号碱，是川芎的有效成分之一，约占生药含量的 0.1% ~ 0.2%，具有扩张血管、抑制血小板聚集、防止血栓形成、改善脑缺血等多种作用，已广泛用于心脑血管等疾病的治疗并取得较好的疗效。

一、理化性质

川芎嗪的化学名称为 2，3，5，6-四甲基吡嗪（图 2-2-23），分子式为 $C_8H_{12}N_2$，相对分子量为 136.20，为无色针状结晶，熔点为 80℃ ~ 82℃，沸点 190℃，密度 1.080g/cm^3。川芎嗪具有特殊异臭，属于吡嗪类生物碱，有吸湿性，易升华，易溶于热水、石油醚，溶于氯仿、稀盐酸，微溶于乙醚，不溶于冷水。川芎嗪主要有盐酸川芎嗪（TMPH）和磷酸川芎嗪（TMPP）两种形式，早在 20 世纪 70 年代就从川芎提取物中获得了川芎嗪单体，现已可人工合成。川芎嗪与碘化铋钾试剂产生橘红色沉淀，与碘化汞钾试纸产生白色沉淀，川芎嗪的水溶液在 295nm 处有最大吸收。

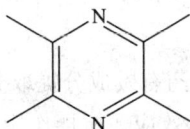

图 2-2-23　川芎嗪的化学结构示意图

二、川芎嗪的提取和分离

杨氏等用乙醇回流，减压浓缩，而后用大孔吸附树脂分离的方法，得到质量和收率稳定的川芎提取物，收率为 0.6%，其中川芎嗪占 5% ~ 7%。具体提取分离过程如下：取150g 川芎饮片，稍粉碎，用 95% 乙醇于索氏回流提取装置中回流提取 9 小时。溶媒用量为8 ~ 10 倍。提取液用布氏抽滤器抽滤，抽滤液减压浓缩至干，再加适量水，加热时溶解，抽滤，滤液回到已处理好的大孔树脂柱（干膏和树脂的比例为 1：15 ~ 20）上，控制加样流速为 3 秒/滴，慢慢滴加完后，先用水洗（1 ~ 2 秒/滴）洗至还原糖反应呈阴性，（1ml 水洗脱液加入甲基萘酚 0.5% 试液 2 ~ 3 滴。沿试管壁缓缓加入 0.5ml 浓硫酸，阴性为二者界面处出现棕色环）约用 30% 乙醇洗脱至无色，合并 30% 乙醇洗脱液减压回收乙醇，冷却后用乙醚萃取，醚提取液用 1N 硫酸溶液萃取，酸液经饱和碳酸钠溶液碱化至 pH 为 9 ~ 10，用氯仿提取，提取液减压回收氯仿至干，得到总生物碱。取总生物碱石油醚溶解部分，减压蒸发石油醚，得橙黄的膏状物，上碱性 Al_2O_3 柱，层析分离，石油醚-氯仿（8：2）的洗脱部分，减压浓缩，经升华结晶得无色的针状结晶，即为川芎嗪。该方法提取川芎嗪操作简单，收率稳定，适用于工业生产。因川芎嗪极易升华，所以在提取回流过程中，温度不要太高，尤其是在回收干燥过程中，尽量控制在 60℃ 左右。

宋氏等采用正交试验设计结合高效液相色谱法，以川芎嗪含量为评价指标，对川芎嗪的最佳提取工艺进行了研究。在实验过程中将乙醇回流提取法与乙醇超声提取法的提取效果进行了比较。乙醇回流提取的具体过程为：取川芎药粉50g，加6倍量80%乙醇浸泡40分钟，回流提取1.5小时，利用高效液相色谱法计算出50g川芎药粉中川芎的提取量为1.7055mg。乙醇超声提取的具体过程为：取川芎药粉50g，加6倍量80%乙醇浸泡40分钟，超声处理30分钟，利用高效液相色谱法计算出50g川芎药粉中川芎的提取量为0.4981mg。以上实验结果表明回流提取效果最佳。采用正交试验设计结合高效液相色谱法讨论了乙醇体积分数、乙醇溶液用量、提取时间对川芎嗪提取效率的影响，影响程度为：乙醇体积分数>乙醇溶液用量>提取时间。根据正交试验筛选得到最佳工艺条件为：80%乙醇12倍量为提取溶剂，回流提取2小时，在此基础上还可以进一步通过增加提取次数来增加药材中川芎嗪的提取转移率。

马氏等采用正交实验对川芎最佳提取工艺进行考察，以高效液相色谱［条件为Kromacil C_{18}(150mm×4.6mm，5μm)色谱柱为分析柱，以甲醇-1%醋酸水溶液(25:75)］为流动相，流速1.0ml/min，检测波长280nm。柱温为室温作为优化分析手段。结果表明，川芎的最佳提取工艺为80%乙醇(含5%乙酸)12倍量，超声提取2次，45分钟/次。盐酸川芎嗪在2.02～60.6μg/ml范围内呈良好的线性关系，回归方程为y=20205x-11452(r=1.00)，平均回收率为101.70，相对标准偏差为(RSD)为2.79%。该实验对川芎药材中的有效成分川芎嗪的提取效率高，检测快速准确。在此HPLC条件下川芎嗪和其他成分之间能得到很好的分离。

超声提取技术是近年来应用在中草药有效成分提取分离方面的一种新型技术。利用超声波产生的强烈空化效应、强烈振动、热效应、搅拌作用，可以加速药物有效成分进入溶剂，从而提高提取效率，缩短提取时间，节约溶剂，并且避免了高温对提取成分的破坏。与常规的煎煮法、蒸馏法、溶剂浸提法相比，超声法具有提取温度低、产物生物活性高、溶剂使用量少、操作简便、省时节能等优点。李氏等采用正交实验法，用高效液相色谱法进行测定，以盐酸川芎嗪为指标，研究了川芎中盐酸川芎嗪的最佳超声提取工艺。实验中考察了溶剂用量、乙醇体积分数、超声时间等因素对川芎提取效果的影响，结果表明：超声时间对提取率影响最大，其次为乙醇体积分数，再次为溶剂用量。通过单因素和正交实验的结果分析，超声提取川芎中川芎嗪的最佳工艺条件为5g川芎粗粉，以50ml含0.1mol/L HCl，体积分数为30%的乙醇溶液作为溶剂，超声60分钟，盐酸川芎嗪得率为0.5604mg/g。该法简便、快速、节能、溶剂用量少、提取效率高，适宜于川芎中川芎嗪的提取。

王氏等采用正交试验法，以超临界萃取为提取条件，以提取液中川芎嗪含量为考察指标，对影响川芎嗪提取工艺的因素进行研究。研究结果表明：对川芎中川芎嗪提取率的影响程度大小的因素依次为：粒度>乙醇浓度>萃取压力>萃取温度，优选出川芎中川芎嗪的最佳超临界萃取条件是粒度中(24目)、夹带剂乙醇浓度80%、萃取压力24MPa、萃取温度70℃-55℃-45℃。在此最佳萃取条件下，川芎药粉中川芎嗪含量可达103μg/g。

三、川芎嗪的合成

川芎嗪可从川芎中提取分离，但提取过程繁琐、耗时长、收率低，且需耗费大量的有机溶剂，生产成本高。张氏等以3-羟基-2-丁酮(别名己偶姻)和乙酸铵为原料，以二氧化锰为氧化剂反应合成川芎嗪，收率可达72%，合成路线如图2-2-24所示。与其他制备川芎嗪方法相比较此法收率高，且制备过程中的有机物反应完全，排放物中有机物残留少，利于环保。因此本合成技术有生产成本低，操作简单的优点，并且为工业化高产率生产提供了可靠的技术途径。

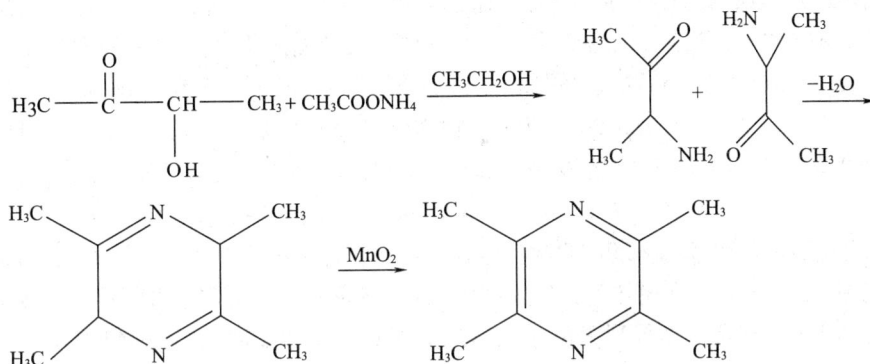

图2-2-24　川芎嗪的新合成路线

川芎嗪的具体合成过程如下：在100ml圆底烧瓶中加入10g 3-羟基-2-丁酮（0.072mol）、30ml乙醇和7.15g乙酸铵（0.108mol），并通入氮气保护，油浴加热至79℃～89℃时磁力搅拌5～8小时，使其充分环合，结束时敞口磁力搅拌12小时，使其与空气中的氧气缓慢氧化后，再加入6.29g二氧化锰（0.072mol）磁力搅拌1～2小时，用布氏漏斗减压抽滤剩余二氧化锰，减压蒸馏在0.072MPa 32℃至0.078MPa 20℃收取针晶，用乙酸乙酯重结晶，烘干，共收到针晶7.2g（0.052mol），熔点为80.9℃～81.1℃。^{1}H-NMR（CDCl$_3$，400MHz）δ_{ppm}：2.470（s，12H，-CH$_3$）；^{13}C-NMR（CDCl$_3$，400MHz）δ_{ppm}：21.296、148.175。

四、川芎嗪的结构修饰

川芎嗪因具有降压，扩张血管，溶栓的作用而被广泛用于心脑血管病变。然而川芎嗪的药代动力学研究表明：川芎嗪生物在体内利用度极低，代谢快，半衰期短，仅2.89小时。临床上为保持有效的药物治疗浓度必须频繁给药，容易造成体内积蓄中毒，其应用受到一定限制。川芎嗪的构效关系研究表明：川芎嗪分子中的吡嗪环是其药效基团，而四个取代基主要决定其药代动力学性质和毒性。因此，以川芎嗪为先导药物，进行化学结构的改造和修饰，研究构效关系，改善其药代动力学参数，提高其疗效，具有十分重要的理论和现实意义。国内外研究者在川芎嗪结构修饰方面做了大量的工作，具体实例如下。

1. 与酸反应成盐

川芎嗪含有吡嗪杂环，具有碱性，遇酸形成稳定的川芎嗪盐。

唐氏等以阿魏酸和川芎嗪为原料合成了阿魏酸川芎嗪盐（2-2-25a）。阿魏酸川芎嗪盐的制备过程如下：称取阿魏酸3.900g（0.020mol），加入乙醇30ml，加热溶解。另取川芎嗪1.360g（0.010mol），加乙醇7ml，加热溶解，在搅拌下，趁热将此溶液加入阿魏酸乙醇溶液中，冷却，过滤，乙醇洗。25%乙醇重结晶得白色针状晶体阿魏酸川芎嗪盐4.594g，产率87.7%，m. p. 169℃～170℃。MS m/z：524，194，179，136，133；^{1}H-NMR（DMSO-d$_6$）：9.37（1H，s，-COOH），7.51（1H，d，Ar-CH=C$\overset{.}{\underset{.}{\diagdown}}$），6.3～7.4（3H，m，Ar-H），6.77

（1H，d，$-OCCH=C<$），4.02（1H，s，Ar—OH），3.20（3H，s，$-OCH_3$），2.48（12H，s，$-CH_3$）。元素分析 $C_{28}H_{32}N_2O_8$，计算值%：C，64.12；H，6.11；N，5.34；O，24.43；测定值%：C，64.08；H，6.06；N，5.43；O，24.43。药理实验表明：阿魏酸川芎嗪盐具有较强的抗血凝功能和较强的抗血栓作用，其作用强于川芎嗪。

杨氏等以川芎嗪为药物先导化合物，通过化学修饰的方法，将其与阿魏酸、硫酸、丙二酸、对氨基苯甲酸、3,5-二硝基苯甲酸、柠檬酸等反应制成盐类（图2-2-25a～f）。

阿魏酸川芎嗪（2-2-25a）的制备过程：三水合川芎嗪1.90g，无水乙醇7ml，加热溶解于100ml烧瓶中。另取阿魏酸3.90g，无水乙醇30ml于50ml烧瓶中，加热溶解，在搅拌下，趁热将此溶液加入川芎嗪乙醇溶液中，回流1小时，冷却，过滤，75%乙醇洗，干燥。25%乙醇重结晶得白色针状晶4.28g，产率81.68%，m. p. 164.6℃～166.1℃。

二水合硫酸川芎嗪（2-2-25b）的制备过程：将三水合川芎嗪1.90g，无水乙醇7ml置于15ml烧瓶中，加热溶解。在搅拌下，趁热将0.5ml浓硫酸加入川芎嗪乙醇溶液中，冷却，过滤，干燥。25%乙醇重结晶得到无色片状晶1.20g，产率44.44%，m. p. 63.6℃～66.1℃。元素分析 $C_8H_{18}N_2O_6S$，实验值（%）：C^1，35.76；H，7.35；N，10.27；理论值（%）：C，35.56；H，6.67；N，10.37。IR（KBr）ν/cm：3322，2941～2620，1654，1467，1435，1398，1215，1066，992，585。

丙二酸川芎嗪（2-2-25c）的制备过程：三水合川芎嗪1.90g，无水乙醇7ml置于50ml烧瓶中，加热溶解。另取丙二酸1.04g，无水乙醇10ml于25ml烧瓶中，加热溶解。在搅拌下，趁热将此溶液加入川芎嗪乙醇溶液中，回流1小时，冷却，过滤，75%乙醇洗，干燥。25%乙醇重结晶得白色针状晶1.12g，产率46.67%。m. p. 147.8℃～148.7℃。元素分析 $C_{11}H_{16}N_2O$，实验值（%）：C，54.92；H，6.99；N，11.57；理论值（%）：C，55.00；H，6.67；N，11.67。IR（KBr）ν/cm：3424，3001～2499，1712，1459，1416，1226，1160，985。

对氨基苯甲酸川芎嗪（2-2-25d）的制备过程：三水合川芎嗪1.90g，无水乙醇7ml置于100ml烧瓶中，加热溶解。另取对氨基苯甲酸2.74g，无水乙醇35ml于50ml烧瓶中，加热溶解。在搅拌下，趁热将此溶液加入川芎嗪乙醇溶液中，回流1小时，冷却，过滤，乙醇洗，干燥。乙醇重结晶得黄色针状晶2.85g，产率69.52%。m. p. 158.6℃～161.1℃。元素分析 $C_{22}H_{26}N_4O_4$，实验值（%）：C，64.33；H，6.72；N，13.61。理论值（%）：C，64.39；H，6.34；N，13.66。IR（KBr）ν/cm：3440（OH），3327（N—H），2965（CH_3），1662（C=O），1599、1520（C_6H_6），1415（C=N），1286、1168、1125（C—H，苯环1,4-取代），929。

3,5-二硝基苯甲酸川芎嗪（2-2-25e）的制备过程：0.95g三水合川芎嗪与2.12g 3,5-二硝基苯甲酸反应，回流1.5小时，冷却，过滤，乙醇洗，干燥。乙醇重结晶得浅黄色鳞片状晶1.47g，产率84.48%。m. p. 181.8℃～182.7℃。元素分析 $C_{15}H_{16}N_4O_6$，实验值（%）：C，50.14；H，4.21；N，14.91。理论值（%）：C，51.72；H，4.59；N，16.09。IR（KBr）ν/cm：3442（OH），3106～2927（CH_3），1707（C=O），1629，1543（C_6H_6），1465（C=N），1350（$-NO_2$），1244、1179、750（C—H，苯环1,3,5-取代），989。

柠檬酸川芎嗪（2-2-25f）的制备过程：一水合柠檬酸2.10g与2.85g三水合川芎嗪同上实验步骤进行反应。乙醇重结晶得白色针状晶2.54g，产率64.14%。m. p. 164.2℃～165.9℃。元素分析 $C_{36}H_{52}N_6O_{14}$，实验值（%）：C，56.54；H，7.38；N，11.93。理论值

（%）：C，54.55；H，6.57；N，10.61。IR（KBr）ν/cm：3434（OH），2923～2489（CH$_3$），1710（C=O），1456、1413（C=N），1268，1175，983。

以川芎嗪为对照，比较了川芎嗪与其衍生物的水溶性。实验结果表明：阿魏酸川芎嗪（2-2-25a）和3，5-二硝基苯甲酸川芎嗪（2-2-25e）的水溶性较川芎嗪降低，其原因是由于脂溶性基团的引入。二水合硫酸川芎嗪（2-2-25b）、丙二酸川芎嗪（2-2-25c）、对氨基苯甲酸川芎嗪（2-2-25d）和柠檬酸川芎嗪（2-2-25f）的水溶性均较川芎嗪有明显的提高，这说明水溶性基团的引入可以使川芎嗪的水溶性得到改善。采用比色法测试了合成的这6种川芎嗪衍生物的抗自由基活性，并与川芎嗪进行了比较。结果表明，除柠檬酸川芎嗪（2-2-25f）没有清除 $\overline{O_2}$·的活性外，阿魏酸川芎嗪（2-2-25a）、二水合硫酸川芎嗪（2-2-25b）、丙二酸川芎嗪的制备（2-2-25c）、对氨基苯甲酸川芎嗪（2-2-25d）和3，5-二硝基苯甲酸川芎嗪（2-2-25e）均具有清除 $\overline{O_2}$·的活性，3，5-二硝基苯甲酸川芎嗪（2-2-25e）清除 $\overline{O_2}$·的能力较川芎嗪明显提高，其余的川芎嗪衍生物清除 $\overline{O_2}$·的能力较川芎嗪弱。在清除·OH活性实验中，川芎嗪对·OH无清除作用，但其衍生物2-2-25a～f却具有清除·OH的能力且效果明显，其中3，5-二硝基苯甲酸川芎嗪（2-2-25e）的清除能力最强。从实验结果可以看出，3，5-二硝基苯甲酸川芎嗪（2-2-25e）在对 $\overline{O_2}$·和·OH的清除作用均优于川芎嗪。

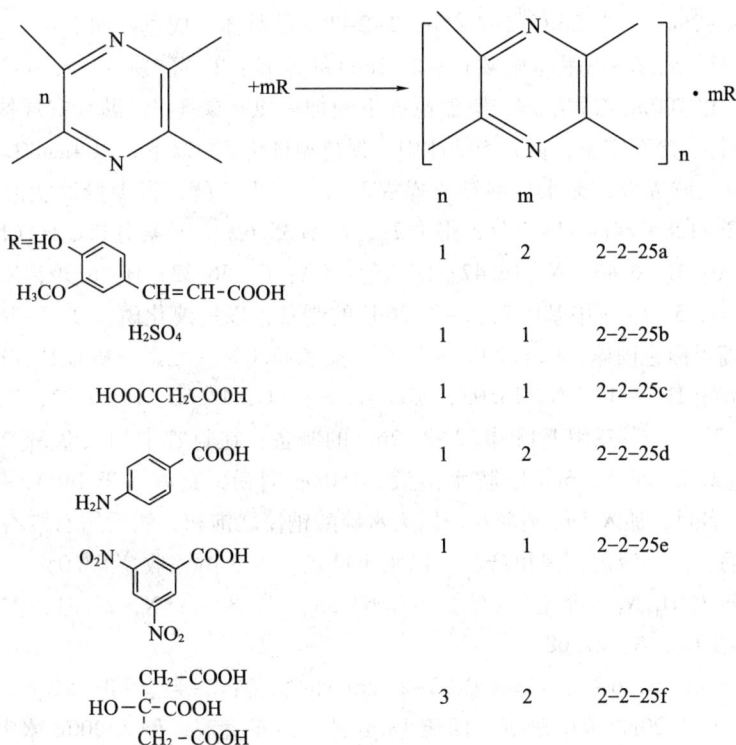

图2-2-25 川芎嗪盐酸衍生物的合成

2. 母核的改造

（1）母核的取代

川芎嗪能抑制血小板聚集而防止动脉血栓的形成。临床试用表明，病人静注川芎嗪盐酸盐后，川芎嗪在脑干中分布较多。因而用以治疗缺血性脑病获得了肯定的疗效。但疗效并不令人满意，显效以上（基本痊愈和显效）仅占 60% 左右。为了寻找疗效更好的治疗血管疾患，尤其是脑血管疾患的药物，杨氏等对川芎嗪进行了结构改造。考虑可以先用别的基团取代其中的一个甲基，若引入某种基团是有利的，则可以取代分子中的 2 个或更多的甲基。因此合成了结构为式 2-2-26a～l 的 2-取代-3，5，6-三甲基吡嗪类化合物 12 个（图 2-2-26）。其中 2-2-26a，2-2-26b，2-2-26e～2-2-26h，2-2-26j，2-2-26l 为已知化合物，化合物 2-2-26c，2-2-26d，2-2-26i，2-2-26k 为新化合物，化合物 2-2-26a～l 的合成路线如图 2-2-27 所示。

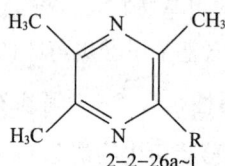

图 2-2-26   化合物 2-2-26a～l 的化学结构式

R=a：CH_2COCH_3，b：CH_2OH，c：CH_2Br，e：OH，f：Cl，
g：Br，h：NH_2，i：$NHCH_3$，j：CN，k：$OCOC_6H_5$，l：H

化合物 2-2-26c，2-2-26d，2-2-26i，2-2-26k 的具体合成过程如下：

2-氯甲基-3，5，6-三甲基吡嗪（2-2-26c）的制备：2-羟基-3，5，6-三甲基吡嗪（2-2-25b）3g，以 100ml 乙醚溶解，室温搅拌下滴加三氯化磷 3ml，继续室温搅拌30 分钟，加热回流 15 分钟。冷至室温，倒入 50g 冰中。保持温度为 5℃ 以下，以 4mol/L 氢氧化钠中和至 pH=7。以乙醚提取，无水硫酸镁干燥提取液，蒸去乙醚，得少量油状液体，减压蒸馏，收集 126℃～128℃/4mmHg 组分，得 1.2g，产率 35.6%。元素分析 $C_8H_{11}ClN_2$，理论值（%）：C，56.30；H，6.45；N，16.42；实验值（%）：C，56.33；H，6.39；N，16.42。

2-溴甲基-3，5，6-三甲基吡嗪（2-2-26d）的制备：以三溴化磷按 2-2-26c 制备法制备之。减压蒸馏得白色固体，m. p. 29℃～32℃，收率 42.0%。元素分析 $C_8H_{11}BrN_2$，理论值（%）：C，44.67；H，5.12；N，13.03；实验值（%）：C，44.62；H，5.07；N，13.13。

2-甲胺基-3，5，6-三甲基吡嗪（2-2-26i）的制备：在封管中加入 0.5g 2-氯-3，5，6-三甲基吡嗪（2-2-26f），6ml 甲胺水溶液，150mg 铜粉，封好。于 140℃～150℃ 加热4 小时。冷却，启封，加入 5ml 蒸馏水，以无水硫酸钠使之饱和，然后用乙酸乙酯提取。干燥提取液，过滤，蒸去溶剂，得粗产品。以水重结晶，得 0.4g，收率 83.0%，m. p. 55℃～58℃。元素分析 $C_8H_{13}N_3$，理论值（%）：C，63.58；H，8.61；N，27.81，实验值（%）：C，63.36；H，8.67；N，27.68。

2-苯甲酰氯-3，5，6-三甲基吡嗪（2-2-26k）的制备：2-羟基-3，5，6-三甲基吡嗪（2-2-26e）3g，加入 20ml 苯甲酰氯，回流 15 分钟，冷至室温，倒入 200g 冰水混合物中。搅拌，在冰浴冷却下的条件下，以浓氨水中和，使之呈弱碱性。倾去上清液，余液加入 100ml 乙醚，原来黏稠的半固体物质，即呈结晶状。过滤，适量洗涤，得粗品。以氯仿重结晶，得 4.6g，收率 86.3%，m. p. 165℃～166℃。元素分析 $C_{14}H_{14}O_2N_2$，理论值（%）：C，69.42；H，5.79；N，11.57；实验值（%）：C，69.20；H，5.76；N，11.43。

化合物在进行抗血小板聚集实验时，最好能溶于水，这样可以避免有机溶剂溶解的样

①
$H_2O_2/HOAc$ 　　　Ac_2O

2-2-26a 　　　$NaOH/H_2O$ 　　2-2-26b 　　　PX_3 　　2-26c:R=Cl
2-26d:R=Br

② $CH_3CHBrCOOC_2H_5$ 　$\xrightarrow{NH_3}$ 　$CH_3CHNH_2CONH_2 \cdot HBr$ 　$\xrightarrow{CH_3COCOCH_3}$

2-2-26e 　$\xrightarrow{POCl_3/H_2SO_4}$ 　2-2-26f 　$\xrightarrow{Cu/H_2NR}$ 　2-2-26h:R=H
2-2-26i:R=CH_3

③ 　C_6H_5COCl 　　　PBr_3
2-2-26k 　　　　　　2-2-26g

$CuCN$ 　2-2-26j

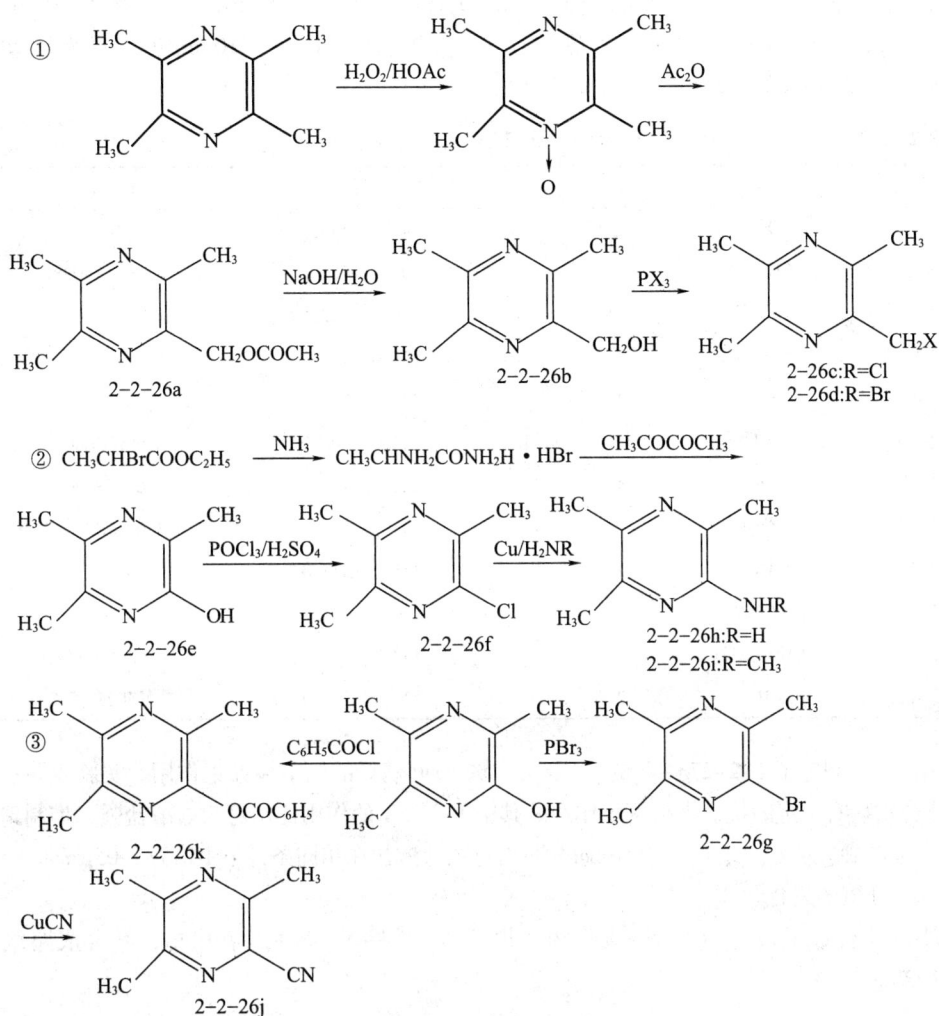

图 2-2-27　化合物 2-2-26a~l 的合成路线

品对血浆的影响。为此，杨氏等还制备了 2-2-26a~l 的盐酸盐 2-2-27a~l（结构式见表 2-2-10），12 个盐均为首次制备。

2-2-27a~l 的制备过程：将相应的化合物 2-2-26a~l 溶于乙醚或无水乙醇中，滴加盐酸乙醇液至 pH 为 3 左右。放置，滤饼以乙醚洗至 pH 为 5~7，红外灯下干燥 6~8 小时，用

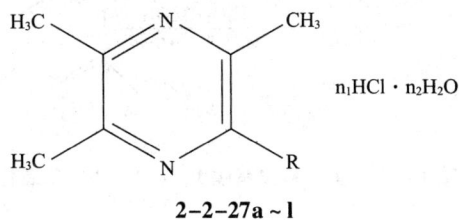

$n_1HCl \cdot n_2H_2O$

2-2-27a~l

甲醇或乙醇重结晶即可。各盐酸盐的组成经红外光谱和元素分析证实。在红外光谱中，各

化合物有共同的吸收峰，如：2300 ~ 2900/cm（s，ν_{NH^+}）；2975/cm，2875/cm 附近（w，ν_{CH,CH_3}）；1430/cm，1380/cm 附近（m，δ_{CH,CH_3}），1610/cm，1510/cm（s，骨架振动）。化合物 2-2-27a ~ l 的物理参数见表 2-2-10。

表 2-2-10　　　　　　　　　　　　化合物 2-2-27a ~ l 的物理参数

化合物	R	n_1	n_2	熔点（℃）	IR（KBr，cm^{-1}）
2-2-27a	CH_2OCOCH_3	2	0	143.5 ~ 145.5	1760
2-2-27b	CH_2OH	1	1	96.0 ~ 98.0	3300 ~ 3600
2-2-27c	CH_2Cl	1	0	129.0 ~ 132.0	
2-2-27d	CH_2Br	1	0	105.0 ~ 107.0	
2-2-27e	OH	1	1	222.0 ~ 224.0	3300 ~ 3600
2-2-27f	Cl	2	1/2	102.0 ~ 105.0	3100 ~ 3600
2-2-27g	Br	1	1	120.0 ~ 122.0	3200 ~ 3600
2-2-27h	NH_2	2	0	235.0 ~ 237.0	3300，3275
2-2-27i	$NHCH_3$	2	0	245.0 ~ 247.0	3350
2-2-27j	CN	1	1	169.5 ~ 172.5	2230
2-2-27k	$OCOC_6H_5$	1	1	230.0 ~ 231.5	3200 ~ 3600，1750
2-2-27l	H	2	0	120.0 ~ 123.0	3025

用比浊法测定了 2-2-27a ~ k 的抗 SD 大白鼠 ADP 诱导的血小板聚集作用。实验表明：各目标化合物均有一定的抗血小板聚集作用。其中 2-2-27i 的作用比川芎嗪盐酸盐强，抑制聚集达 50% 的微摩尔浓度（IC_{50}）为 1.15μmol，而川芎嗪盐酸盐在相同条件下 IC_{50} 为 2.05μmol。

（2）母核的氧化

Klein 等合成了川芎嗪 1-N-氧化物和川芎嗪 1，4-N，N′-二氧化物，其合成路线如图 2-2-28。

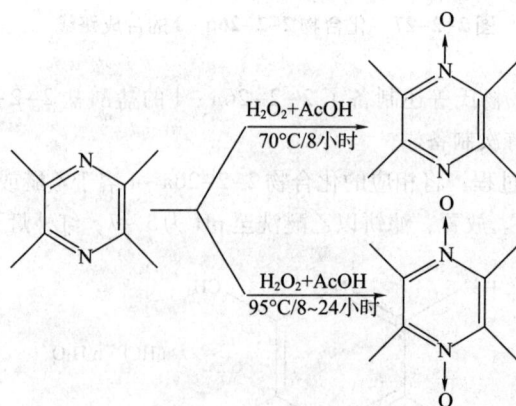

图 2-2-28　川芎嗪 1-N-氧化物和川芎嗪 1，4-N，N′-二氧化物的合成路线

川芎嗪 1-N-氧化物产率为 90%，熔点为 83℃，元素分析 $C_8H_{12}N_2O$，理论值（%）：C，63.14；H，8.21；实验值（%）：C，63.25；H，8.07。川芎嗪 1，4-N，N′-二氧化物产

率为89%，熔点为224℃，元素分析 $C_8H_{12}N_2O_2$，理论值（%）：C，57.12；H，7.12；实验值（%）：C，57.38；H，7.24。Klein 等还研究了川芎嗪、川芎嗪 1-N-氧化物和川芎嗪 1，4-N，N'-二氧化物的紫外可见光谱（UV-Vis）。川芎嗪在水溶剂中 UV-Vis 的 $\lambda_{max}=295nm$（$\log\varepsilon=3.71$），川芎嗪 1-N-氧化物的 UV-Vis：$\lambda_{max}=212nm$（$\log\varepsilon=4.16$），259nm（$\log\varepsilon=3.74$），297nm（$\log\varepsilon=3.78$），川芎嗪 1，4-N，N'-二氧化物的 UV-Vis：$\lambda_{max}=234.5nm$（$\log\varepsilon=4.14$），295nm（$\log\varepsilon=4.34$）。

陈氏等以川芎嗪为对照观察川芎嗪 1-N-氧化物和川芎嗪 1，4-N，N'-二氧化物对血小板聚集性的影响。结果发现：川芎嗪 1-N-氧化物（分子中引入一个吸电子的氧原子）作用较盐酸川芎嗪弱；川芎嗪 1，4-二氧化物（分子中引入二个吸电子的氧原子）几乎没有作用。这证明川芎嗪的抑制血小板聚集作用与其氮上的电子密度有关。

（3）母核的还原

川芎嗪可直接在催化加氢的条件下被还原得到 2，3，5，6-四甲基哌嗪（图2-2-29），其活性研究尚未见文献报道。

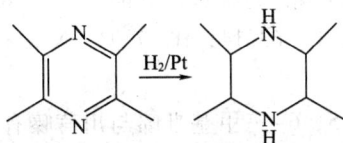

图2-2-29 2，3，5，6-四甲基哌嗪的合成路线

2. 侧链的改造

（1）侧链的氧化

川芎嗪侧链的氧化是川芎嗪在体内的主要代谢途径。侧链甲基先经氧化成醇，醇继而氧化为醛，醛进一步氧化为羧基。目前这三类代谢产物均已人工合成，并对其生物活性做了初步研究。

陈氏等用过氧化氢将川芎嗪氧化为单氧化物，该单氧化物在醋酸中回流，发生乙酰化反应，生成 2-乙酰氧基-3，5，6-三甲基吡嗪，继而在碱性条件下水解，得到 2-羟甲基-3，5，6-三甲基吡嗪（2-2-30a），合成路线见图2-2-30。

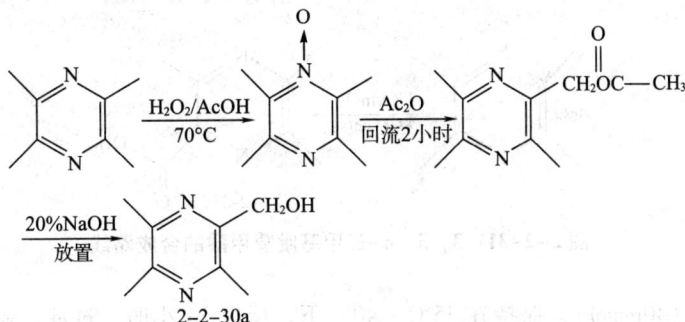

图2-2-30 2-羟甲基-3，5，6-三甲基吡嗪（2-2-30a）的合成路线

化合物（2-2-30a）的具体合成路线如下：

四甲基吡嗪单氧化物的制备过程：取四甲基吡嗪 2g（0.0147mol），冰醋酸 4.2ml（0.0735mol），30%过氧化氢 1.62ml（0.0294mol），反应开始时先加入一半量的过氧化氢，其余在反应中途加入。70℃加热 8 小时后，于 45℃减压浓缩成原体积的 1/3，再用等量冷水稀释。加 20%氢氧化钠溶液使之成碱性，抽滤，沉淀用苯重结晶，得四甲基吡嗪单氧化物 1.5g，为白色粉末状固体，m. p. 80℃～83℃，产率为 67%。

2-乙酰氧基甲基-3，5，6-三甲基吡嗪的制备过程：取四甲基吡嗪单氧化物 1.5g（0.01mol），于 5.1ml 醋酐中回流 2 小时，减压浓缩，冷却，抽滤，用乙醚洗涤残渣，合并母液和乙醚液，回收乙醚后进行真空蒸馏，收集 132℃～135℃/1200Pa 时的产物，得 2-乙酰氧基甲基-3，5，6-三甲基吡嗪 1.2g，产率为 63%。

2-羟甲基-3，5，6-三甲基吡嗪（2-2-30a）的合成过程：取 2-乙酰氧基甲基-3，5，6-三甲基吡嗪 1.2g 加 20%氢氧化钠 6ml，剧烈振荡，放热，放置 24 小时，抽滤，滤液用氯仿萃取 5 次，每次 2ml，减压蒸去氯仿，所得固体用石油醚重结晶数次，得 2-羟甲基-3，5，6-三甲基吡嗪（2-2-30a）0.85g，为浅黄色针晶，m. p. 76℃～78℃，产率为 90%。元素分析 $C_8H_{12}N_2O$，计算值（%）：C，63.14；H，7.94；N，18.41；实验值（%）：C，63.21；H，8.47；N，17.86。

实验表明：2-羟甲基-3，5，6-三甲基吡嗪与川芎嗪有相似的药理活性，二者在降低血液黏度、抑制血小板聚集等方面无显著性差异。2-羟甲基-3，5，6-三甲基吡嗪保留了川芎嗪的母核，陈氏等推测它对血小板的作用机理与川芎嗪相似，是由于川芎嗪母核上含有孤对电子的氮原子置换了膜上的 Ca^{2+} 而使血小板聚集受到抑制。

陈氏等还以川芎嗪为对照，进一步研究了 2-羟甲基-3，5，6-三甲基吡嗪（2-2-30a）对心血管系统的药理作用。实验表明：2-羟甲基-3，5，6-三甲基吡嗪能明显延长小鼠心电消失时间和血液凝固时间，能明显降低大鼠主动脉血压，但对大鼠心率无明显影响。这表明其有改善心肌耐缺氧能力、降压和抗凝等作用。该化合物是在川芎嗪的侧链上引入一个具有化学活性的羟基，形成的 2-羟甲基-3，5，6-三甲基吡嗪仍具有与母体药物相似的心血管系统的药理作用，且较母体药物的毒性更低，水溶解度更高。

刘氏等将 $KMnO_4$ 直接氧化川芎嗪得到 3，5，6-三甲基吡嗪甲酸（2-2-31a），合成路线见图 2-2-31。具体合成过程如下：取 2.72g（20mmol）川芎嗪，加水 20ml，搅拌时分数次加

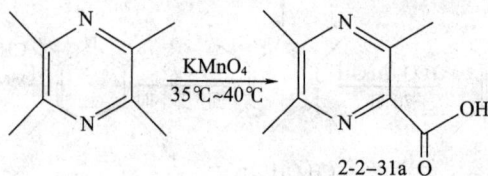

图 2-2-31　3，5，6-三甲基吡嗪甲酸的合成路线

入 $KMnO_4$ 6.32g（40mmol），保持在 35℃～40℃下，反应 24 小时，过滤，滤液用浓 HCl 调 pH=1～2，在冰箱中过夜，析出结晶，P_2O_5 真空干燥，得 3，5，6-三甲基吡嗪甲酸。m. p. 161℃～164℃，收率 35%。元素分析（%）：测定值（理论值）：C，57.79（57.83）；H，5.98（6.02）；N，16.95（16.87）。IR（KBr）cm^{-1}：3480（v_{OH}）；2500（v_{N^+-H}）；1950（$v_{C=N}$）；

1700，1750（$\nu_{C=O}$）；1460；1400（$\nu_{C=N}$）；1310，1280（ν_{C-N}）；1200；1155（ν_{C-O}）。将该化合物进行了兔的抗动脉粥样硬化试验。初试结果表明，该化合物具有降低血清胆固醇及血低密度脂蛋白的作用，是有待进一步研究和开发的活性化合物。

奥扎格雷（Ozagrel）和 Dazoxiben（图 2-2-32）为选择性的 TXA_2 合成酶抑制剂，具有很强的抗血小板聚集作用。它们的结构特征均为一端为碱性基团，另一端具有酸性基团。奥扎格雷临床上主要用于急性脑梗死、冠心病和心绞痛的治疗。李氏等以奥扎格雷和 Dazoxiben 为模型化合物，以川芎嗪和阿魏酸为先导物，按照生物电子等排和药物拼合原理，用川芎嗪基替代咪唑基，将川芎嗪与阿魏酸等芳酸通过醚键进行拼合，设计合成了 6 个全新结构的川芎嗪芳酸类衍生物 2-2-33a～f，合成路线见图 2-2-33。

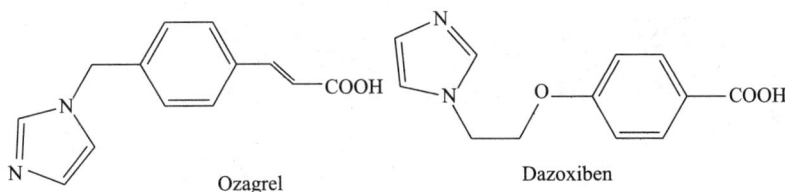

图 2-2-32 奥扎格雷（Ozagrel）和 Dazoxiben 的化学结构

2-溴甲基-3，5，6-三甲基吡嗪的合成过程：在 250ml 三颈瓶中依次加入原料川芎嗪（20.0g，0.147mol），NBS（26.8g，0.151mol），过氧化苯甲酰（50.0mg，0.206mmol），溶剂 CCl_4（75ml），白炽灯照射下，回流反应 10 小时，薄板层析（TLC）[V（石油醚）：V（乙酸乙酯）=2：1 为展开剂]检测显示反应基本完全（原料 R_f=0.4，产物 R_f=0.6），反应液呈紫红色，冷却后，过滤除去生成的丁二酰亚胺，得紫红色滤液，减压蒸出 CCl_4 后的紫红色黏稠液体，经减压蒸馏，收集产物 99℃～101℃ 267Pa 馏分，得 2-溴甲基-3，5，6-三甲基吡嗪无色液体 19.0g，冷却后固化，m. p.41.2℃～44℃，收率为 60.1%。

（E）-3-{4-[（3,5,6-三甲基吡嗪-2-基）甲氧基]-3-甲氧基苯基}丙烯酸乙酯（2-2-33a′）的合成过程：在 100ml 三颈瓶中依次加入 2-溴甲基-3，5，6-三甲基吡嗪（0.65g，3.02mmol），阿魏酸乙酯（0.97g，4.37mmol），无水碳酸钾（1.0g，7.25mmol），DMF（40ml），加热至 85℃，搅拌，反应 10 小时，TLC[V（环己烷）：V（乙酸乙酯）=3：1]检测显示反应完全（原料 R_f=0.6，产物 R_f=0.5），过滤得滤液，加水 30ml，用氯仿（30ml×3）萃取，合并氯仿层用水（20ml×2）洗涤后，经无水硫酸钠干燥，减压回收氯仿后的淡黄色油状物用硅胶柱分离，V（石油醚）：V（乙酸乙酯）=3：1 为洗脱剂，收集产物，减压回收溶剂后得（E）-3-{4-[（3，5，6-三甲基吡嗪-2-基）甲氧基]-3-甲氧基苯基}丙烯酸乙酯（2-2-33a′）0.75g，收率 69.7%，m. p. 111.5℃～111.9℃；^{1}H-NMR（$CDCl_3$，300MHz）δ：1.34（t，J=7.11Hz，3H，CH_2CH_3），2.52（s，6H，5′，6′-CH_3），2.65（s，3H，3′-CH_3），3.87（s，3H，OCH_3），4.26（q，J=7.11Hz，2H，CH_2CH_3），5.24（s，2H，$ArCH_2O$），6.31（d，J=15.9Hz，1H，=CH），7.02～7.08（m，3H，ArH），7.62（d，J=15.9Hz，1H，ArCH=）；^{13}C-NMR（$CDCl_3$，75.5MHz）δ：167.1，151.3，150.2，150.1，149.9，148.5，145.4，144.4，128.2，122.3，116.3，113.8，110.3，70.9，60.4，56.0，55.9，21.7，21.4，20.7，14.4；IR（KBr）ν/cm：3079.2，2995.2，2932.8，1703.1，1635.9，1590.9，1508.4，1460.0，1416.7，1305.0，1260.4，1179.8，1138.4，994.0，836.9，806.9；

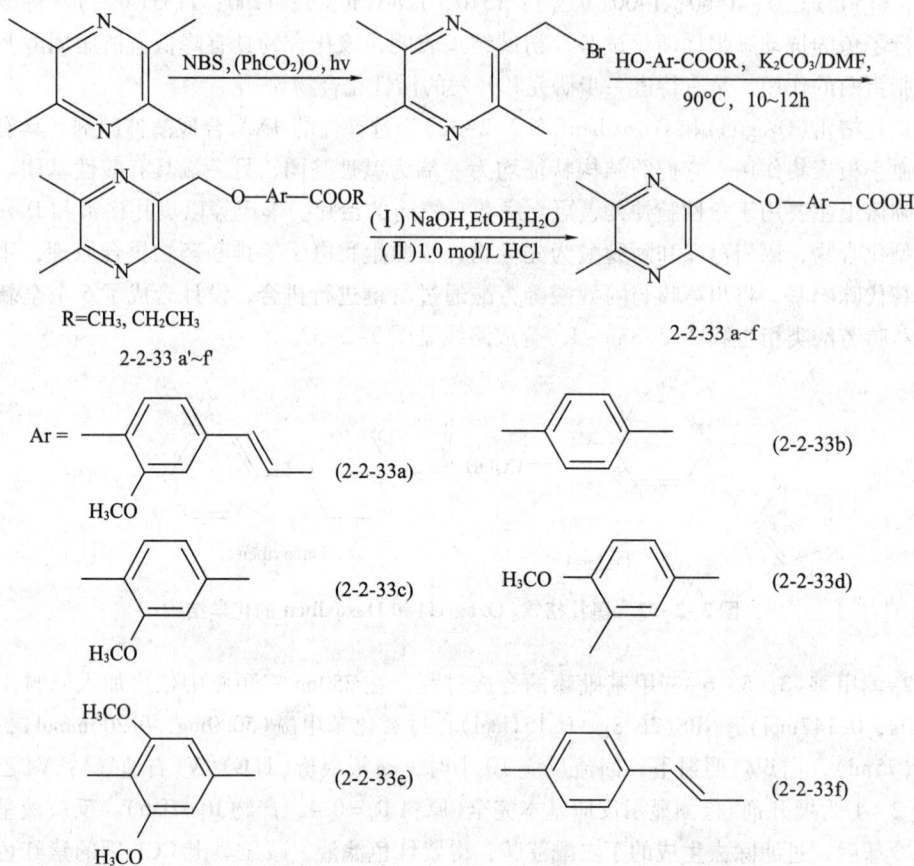

图 2-2-33　川芎嗪芳酸类衍生物 2-2-33a ~ f 的合成路线

ESI-MS m/z：357.39(M⁺+H)。HRMS calcd for $C_{20}H_{24}N_2O_4$：356.1736，found 356.1738。

用类似方法得到了化合物 2-2-33b′ ~ 2-2-33f′。

4-［(3,5,6-三甲基吡嗪-2-基)甲氧基］苯甲酸乙酯(2-2-33b′)：白色晶体，收率 63.3%，m. p. 75.0℃ ~ 75.7℃；^{1}H-NMR(CDCl$_3$，300MHz)δ：1.38(t，J = 7.11Hz，3H，CH$_2$CH$_3$)，2.53(s，6H，5′，6′-CH$_3$)，2.59(s，3H，3′-CH$_3$)，4.35(q，J = 7.11Hz，2H，CH$_2$CH$_3$)，5.21(s，2H，ArCH$_2$O)，7.03(d，J = 8.75Hz，2H，ArH)，8.00(d，J = 8.75Hz，2H，ArH)；^{13}C-NMR(CDCl$_3$，75.5MHz)δ：166.3，162.3，151.6，150.0，148.8，145.2，131.6，123.5，114.5，70.1，60.7，21.8，21.5，20.7，14.5；IR(KBr)ν/cm：3085.2，2975.7，2933.5，1705.9，1604.4，1507.5，1461.9，1415.3，1278.8，1236.0，1167.3，1104.6，1018.1，852.1，766.3；ESI-MS m/z：301.34(M⁺+H)。HRMS calcd for $C_{17}H_{20}N_2O_3$：300.1474，found 300.1471。

4-［(3,5,6-三甲基吡嗪-2-基)甲氧基］-3-甲氧基苯甲酸甲酯(2-2-33c′)：类白色晶体，收率69.35%。m. p. 129.8℃ ~ 130.4℃；^{1}H-NMR(CDCl$_3$，300MHz)δ：2.52(s，6H，5′，6′-CH$_3$)，2.62(s，3H，3′-CH$_3$)，3.89(s，6H，OCH$_3$，COOCH$_3$)，5.27(s，2H，ArCH$_2$O)，7.07(d，J = 8.46Hz，1H，ArH)，7.55(s，1H，H)，7.65(d，J = 8.46Hz，1H，ArH)；^{13}C-NMR(CDCl$_3$，75.5MHz)δ：166.9，152.1，151.5，150.2，149.3，148.7，

145.2，123.4，123.3，112.9，112.6，70.9，56.1，52.1，21.8，21.5，20.8；IR（KBr）ν/m：3081.3，2985.8，2951.7，1714.5，1597.9，1515.2，1452.8，1415.5，1295.4，1275.6，1230.6，1182.0，1107.5，1039.9，991.0，874.0，836.0，760.1；ESI-MS m/z：317.39（M^++H）。HRMS calcd for $C_{17}H_{20}N_2O_4$：316.1423，found 316.1422。

3-[（3，5，6-三甲基吡嗪-2-基）甲氧基]-4-甲氧基苯甲酸乙酯（2-2-33d'）：类白色晶体，收率为60.7%，m. p. 106℃～108℃；^1H-NMR（$CDCl_3$，300MHz）δ：1.39（t，$J=7.11Hz$，3H，CH_2CH_3），2.52（s，6H，5',6'-CH_3），2.62（s，3H，3'-CH_3），3.89（s，3H，OCH_3），4.36（q，$J=7.11Hz$，2H，CH_2CH_3），5.24（s，2H，$ArCH_2O$），6.89（d，$J=8.37Hz$，1H，ArH），7.71（d，$J=8.37Hz$，1H，ArH），7.75（s，1H，ArH）；$^{13}C-NMR$（$CDCl_3$，75.5MHz）δ：166.3，153.7，151.3，150.1，148.7，147.6，145.5，124.3，123.0，115.0，110.7，71.0，60.8，56.0，21.7，21.4，20.7，14.5；IR（KBr）ν/m：3089.1，2979.7，2843.2，1715.8，1601.0，1517.8，1416.4，1269.0，1218.6，1177.7，1125.7，1022.0，870.0，837.6，757.9；ESI-MS m/z：331.31（M^++H）。HRMS calcd for $C_{18}H_{22}N_2O_4$：330.1579，found 330.1575。

4-[（3，5，6-三甲基吡嗪-2-基）-甲氧基]-3，5-二甲氧基苯甲酸乙酯（2-2-33e'）：淡黄色晶体，收率为61.6%，m. p. 121.7℃～123.2℃；^1H-NMR（$CDCl_3$，300MHz）δ：1.40（t，$J=7.1Hz$，3H，CH_2CH_3），2.49（s，3H，5'-CH_3），2.52（s，3H，6'-CH_3），2.71（s，3H，3'-CH_3），3.86（s，6H，2×OCH_3），4.38（q，$J=7.11Hz$，2H，CH_2CH_3），5.16（s，2H，$ArCH_2O$），7.28（s，2H，2×ArH）；$^{13}C-NMR$（$CDCl_3$，75.5MHz）δ：166.3，153.4，151.1，150.7，148.5，146.2，140.6，126.1，106.7，74.0，61.3，56.2，21.7，21.4，20.6，14.5；IR（KBr）ν/m：3108.0，2985.8，2948.7，1708.3，1594.2，1462.1，1415.5，1332.1，1250.0，1220.4，1126.6，1029.6，977.7，761.8cm；ESI-MS m/z：361.36（M^++H）。HRMS calcd for $C_{19}H_{24}N_2O_5$：360.1685，found 360.1681。

（E）-3-{4-[（3，5，6-三甲基吡嗪-2-基）甲氧基]-苯基}丙烯酸乙酯（2-2-33f'）：类白色晶体，收率76.7%，m. p. 90～92℃；^1H-NMR（$CDCl_3$，300MHz）δ：1.26（t，$J=7.11Hz$，3H，CH_2CH_3），2.45（s，6H，5'，6'-CH_3），2.51（s，3H，3'-CH_3），4.18（q，$J=7.11Hz$，2H，CH_2CH_3），5.11（s，2H，$ArCH_2O$），6.24（d，$J=16.01Hz$，1H，=CH），6.94（d，$J=8.69Hz$，2H，ArH），7.40（d，$J=8.69Hz$，2H，ArH），7.56（d，$J=16.01Hz$，1H，ArCH=）；$^{13}C-NMR$（$CDCl_3$，75.5MHz）δ：167.2，160.3，151.5，149.9，148.5，145.2，144.1，129.7，127.7，116.1，115.2，70.0，60.3，21.7，21.4，20.6，14.4；IR（KBr）ν/m：3044.6，2969.5，1703.4，1630.6，1601.0，1513.0，1417.0，1292.8，1244.5，1166.8，1008.9，980.1，828.4，796.4；ESI-MS m/z：327.17（M^++H）。HRMS calcd for $C_{19}H_{22}N_2O_3$：326.1630，found 326.1627。

（E）-3-{4-[（3，5，6-三甲基吡嗪-2-基）甲氧基]-3-甲氧基苯基}丙烯酸（2-2-33a）的合成：在100ml圆底瓶中加入水（20ml），NaOH（0.14g，3.5mmol），搅拌溶解后，加入95%乙醇（20ml），（E）-3-{4-[（3，5，6-三甲基吡嗪-2-基）甲氧基]-3-甲氧基苯基}丙烯酸乙酯（2-2-33a'）（1.0g，2.8mmol），室温搅拌，反应4小时，TLC[V（石油醚）：V（乙酸乙酯）=3：1为展开剂]检测显示反应完全，减压蒸出乙醇，反应液冷却下用6.0mol/L盐酸溶液调pH至4～5，析出固体，过滤，固体用冷水洗涤3次，抽干，用无水乙醇重结晶，

70℃干燥 8 小时得白色晶体 0.87g，收率 94.6%，m. p. 156℃ ~158℃；^{1}H-NMR（DMSO-d$_6$，300MHz）δ：2.45（s，3H，ArCH$_3$），2.46（s，3H，ArCH$_3$），2.49（s，3H，ArCH$_3$），3.79（s，3H，ArOCH$_3$），5.17（s，2H，ArCH$_2$O），6.46（d，J =15.9Hz，1H，=CH），7.13（d，J = 8.28Hz，1H，ArH），7.21（d，J = 8.28Hz，1H，ArH），7.33（s，1H，ArH），7.52（d，J = 15.9Hz，1H，ArCH=），12.22（brs，1H，COOH）；^{13}C-NMR（DMSO-d$_6$，75.5MHz）δ：167.8，151.1，149.7，149.5，149.3，148.3，145.2，143.9，127.7，122.4，117.1，113.4，110.8，70.1，55.7，21.2，20.9，20.1；IR（KBr）ν/cm：3399.8，2926.3，1689.0，1628.8，1595.0，1514.0，1419.1，1263.8，1209.0，1169.2，1140.8，1036.0，983.4，843.1，806.1；ESI-MS m/z：327.28（M$^+$-H）。HRMS calcd for C$_{18}$H$_{20}$N$_2$O$_4$：328.1423，found 328.1420。

用类似方法得到了化合物 2-2-33b ~ 2-2-33f。

4-[（3,5,6-三甲基吡嗪-2-基)甲氧基]苯甲酸（2-2-33b)：白色晶体，收率 89.8%，m. p. 179℃ ~181℃；^{1}H-NMR（DMSO-d$_6$，300MHz）δ：2.45（s，3H，ArCH$_3$），2.50（s，3H，ArCH$_3$），2.56（s，3H，ArCH$_3$），5.23（s，2H，ArCH$_2$O），7.12（d，J = 8.67Hz，2H，ArH），7.89（d，J = 8.67Hz，2H，ArH），12.63（brs，1H，COOH）；^{13}C-NMR（DMSO-d$_6$，75.5MHz）δ：166.9，161.9，151.1，149.3，148.4，144.9，131.3，123.4，114.6，69.4，21.2，20.9，20.1；IR（KBr）ν/cm：2920.0，1703.2，1604.1，1509.5，1418.7，1260.3，1211.0，1168.7，1107.2，1019.3，851.9，810.7，772.7；ESI-MS m/z：273.06（M$^+$+H）。HRMS calcd for C$_{15}$H$_{16}$N$_2$O$_3$：272.1161，found 272.1164。

4-[（3,5,6-三甲基吡嗪-2-基)甲氧基]-3-甲氧基苯甲酸（2-2-33c)：白色晶体，收率 92.6%，m. p. 179℃ ~185℃；^{1}H-NMR（DMSO-d$_6$，300MHz）δ：2.46（s，3H，ArCH$_3$），2.47（s，3H，ArCH$_3$），2.51（s，3H，ArCH$_3$），3.80（s，3H，ArOCH$_3$），5.22（s，2H，ArCH$_2$O），7.22（d，J = 8.45Hz，1H，ArH），7.47（d，J = 1.57Hz，1H，ArH），7.56（d，J = 8.45Hz，1H，ArH）；^{13}C-NMR（DMSO-d$_6$，75.5MHz）δ：167.2，151.5，151.2，149.5，148.7，148.4，145.0，123.9，122.9，112.7，112.3，70.1，55.6，21.3，20.9，20.1；IR（KBr）ν/cm：3497.2，2937.6，1695.0，1596.9，1514.9，1457.5，1421.8，1384.7，1263.1，1215.0，1180.4，1147.6，1109.7，1029.1，872.9，767.5，741.4；ESI-MS m/z：301.33（M$^+$-H）。HRMS calcd for：302.1267，found 302.1263。

3-[（3,5,6-三甲基吡嗪-2-基)甲氧基]-4-甲氧基苯甲酸（2-2-33d)：白色晶体，收率 90.7%，m. p. 190℃ ~192℃；^{1}H-NMR（DMSO-d$_6$，300MHz）δ：2.47（s，3H，ArCH$_3$），2.48（s，3H，ArCH$_3$），2.52（s，3H，ArCH$_3$），3.83（s，3H，ArOCH$_3$），5.19（s，2H，ArCH$_2$O），7.08（d，J = 8.52Hz，1H，ArH），7.61（d，J = 8.52Hz，1H，ArH），7.66（d，J = 1.50Hz，1H，ArH），12.66（brs，1H，COOH）；^{13}C-NMR（DMSO-d$_6$，75.5MHz）δ：167.0，153.0，151.0，149.5，148.2，147.2，145.2，123.8，122.9，114.2，111.3，70.1，55.7，21.2，20.9，20.1；IR（KBr）ν/cm：3425.1，2943.4，1681.4，1598.0，1517.5，1443.1，1305.7，1271.4，1228.2，1136.0，1022.8，826.1，764.1；ESI-MS m/z：302.33（M$^+$+H）。HRMS calcd for C$_{16}$H$_{18}$N$_2$O$_4$：302.1267，found 302.1274。

4-[（3,5,6-三甲基吡嗪-2-基)甲氧基]-3,5-二甲氧基苯甲酸（2-2-33e)：类白色晶体，收率 95.4%，m. p. >218℃（dec)；^{1}H-NMR（DMSO-d$_6$，300MHz）δ：2.40（s，3H，ArCH$_3$），2.44（s，3H，ArCH$_3$），2.59（s，3H，ArCH$_3$），3.80（s，6H，2×OCH$_3$），5.04（s，

2H，ArCH$_2$O），7.22（s，2H，ArH）。^{13}C-NMR（DMSO-d$_6$，75.5MHz）δ：166.8，152.9，150.7，150.0，147.8，145.8，139.9，126.4，106.6，73.5，56.0，21.2，20.8，19.9；IR（KBr）ν/cm：3441.6，2934.7，1712.3，1592.1，1503.8，1459.3，1412.2，1325.5，1220.2，1177.0，1129.3，974.8，852.7，761.9，700.6；ESI-MS m/z 331：26（M$^+$-H）。HRMS calcd for C$_{17}$H$_{20}$N$_2$O$_5$：332.1372，found 332.1368。

（E）-3-{4-[（3，5，6-三甲基吡嗪-2-基）甲氧基]-苯基}丙烯酸（2-2-33f）：白色晶体，收率93.0%，m.p. 152℃~154℃；^{1}H-NMR（DMSO-d$_6$，300MHz）δ：2.46（s，6H，2×ArCH$_3$），2.49（s，3H，ArCH$_3$），5.21（s，2H，ArCH$_2$O），6.39（d，J=16.0Hz，1H，=CH），7.07（d，J=8.58Hz，2H，ArH），7.55（d，J=16.0Hz，1H，ArCH=），7.64（d，J=8.58Hz，2H，ArH），12.22（brs，1H，COOH）；^{13}C-NMR（DMSO-d$_6$，75.5MHz）δ：167.5，159.7，150.8，149.1，148.0，144.8，143.3，129.6，127.0，116.5，114.8，69.2，21.0，20.7，19.9；IR（KBr）ν/cm：2920.8，1673.4，1626.6，1600.4，1509.6，1421.0，1250.2，1213.7，1171.4，982.5，866.1，825.5；ESI-MS m/z：299.10（M$^+$+H）。HRMS calcd for C$_{17}$H$_{18}$N$_2$O$_3$：298.1317，found 298.1315。

川芎嗪芳酸醚类衍生物的抗血小板聚集实验结果显示，化合物 2-2-33a，2-2-33b，2-2-33d 对 ADP 诱导的血小板聚集具有较好的抑制活性，均强于奥扎格雷阳性药。其中川芎嗪阿魏酸拼合物（2-2-33a）的抑制活性是奥扎格雷的 5.7 倍，是川芎嗪阿魏酸盐的 192 倍，显示出川芎嗪阿魏酸拼合物具有较高的抗血小板聚集活性，预示其具有良好的新药开发前景。

李氏等还对川芎嗪芳酸类衍生物的构效关系进行了初步研究。奥扎格雷和 Dazoxiben 从咪唑末端氮原子到羧基羰碳间隔 11 个原子，该分子长度正好适合插入到 TXA$_2$ 合成酶的结合区域。川芎嗪芳酸醚类衍生物中川芎嗪基上有 2 个氮原子（N$_1$和 N$_4$）可以作为与 TXA$_2$ 合成酶特定区域的结合位点。当所合成的小分子化合物酚醚的邻位有甲氧基取代时，川芎嗪基与芳酸之间的醚键不能自由旋转，反之则能够自由旋转。川芎嗪与阿魏酸的醚类拼合物（2-2-33a），由于阿魏酸上 3-OCH$_3$ 的存在，影响了川芎嗪与阿魏酸之间醚键的自由旋转，从川芎嗪-N$_1$ 到羧基羰碳之间的间隔正好也是 11 个原子，可能该分子的稳定构象更适合与 TXA$_2$ 合成酶的结合，从而产生更好的抗血小板聚集活性。化合物（2-2-33b）因醚键可以自由旋转，从川芎嗪-N$_4$ 到羧基羰碳之间的间隔是 10 个原子，也具有较好的抗血小板聚集活性。化合物 2-2-33c 从川芎嗪-N$_4$ 到羧基羰碳之间的间隔是 12 个原子。化合物 2-2-33c 和 2-2-33e 从川芎嗪-N$_1$ 到羧基羰碳之间的间隔是 9 个原子，由于分子长度较大或较小，从而影响了小分子化合物与酶的亲和度，导致活性的消失。从所合成的小分子化合物的初步构效关系可以看出，分子结构中碱性基团与羧基间的距离是影响抗血小板聚集活性的主要因素。

（2）侧链的酯化

刘氏等以 2-羟甲基-3，5，6-三甲基吡嗪为先导化合物，在此分子结构上引入了烟酰基、乙酰水杨酰基、阿魏酰基等在抗心脑血管疾病方面具有良好活性的药效基团，设计合成了一系列川芎嗪酯类衍生物 2-2-34a~u（图2-2-34），合成路线如图2-2-34 所示。实验结果表明：这些新合成的化合物可有效地刺激正常人胎儿脐静脉血管内皮细胞（HUVECs）增殖，并且对过氧化损伤的 HUVECs 有保护作用，其活性是川芎嗪的 1.5~4.5 倍，其中

2-烟酰氧甲基-3，5，6-三甲基吡嗪（2-2-34a）活性最强，在 0.1mmol/L 浓度时的最大增殖率（P_{max}）为 88.57%，而 0.6mmol/L 川芎嗪的 P_{max} 仅为 20.66%。

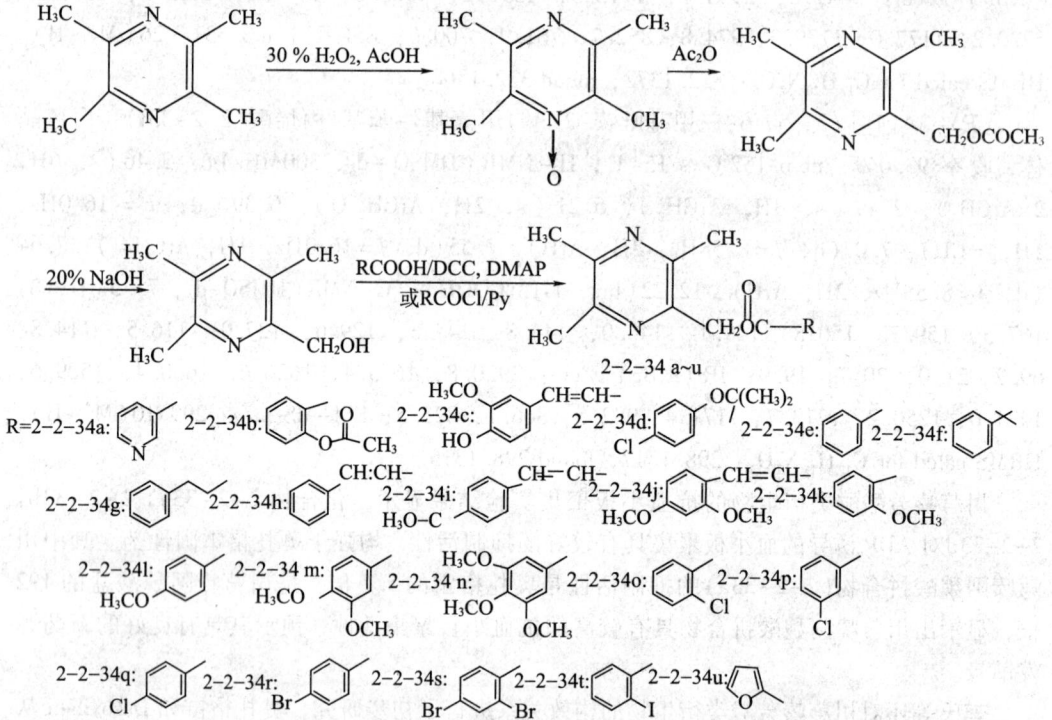

图 2-2-34　2-羟甲基-3，5，6-三甲基吡嗪酯类化合物的合成

其中，代表性化合物的 ^{1}H-NMR（CDCl$_3$，δ_{ppm}）、IR 和 MS（EI）数据如下所示。

2-2-34a：^{1}H-NRM：9.22～7.36（m，4H，Ar-H），5.45（s，2H，CH$_2$），2.58（s，3H，6-CH$_3$），2.53（s，3H，5-CH$_3$），2.47（s，3H，3-CH$_3$）；IR（KBr，cm^{-1}）：3085，3068，3044（$\nu_{p,-H}$），298.3，2949，2854（ν_{CH}），1706（$\nu_{C=O}$），1587，1416（$\nu_{C=C}$），1276，1144（ν_{C-O-C}），745（γ_{Ar-H}）；MS（m/z）：M+1：258.9。

2-2-34b：^{1}H-NMR：7.58-6.94（m，4H，Ar-H），5.38（s，2H，CH$_2$），2.56（s，3H，6-CH$_3$），2.52（s，3H，5-CH$_3$），2.51（s，3H，CH$_3$COO-Ar），2.31（s，3H，3-CH$_3$）。IR（Nujol，cm^{-1}）：2991，2952，2923（ν_{CH}），1753（$\nu_{C=O}$），1615，1469（$\nu_{C=C}$），1308，1253（ν_{C-O-C}）；MS（m/z）：M+1：314.1。

2-2-34c：IR（KBr，cm^{-1}）：3326（ν_{NH}），2923，2850（ν_{CH}），1762，1700（$\nu_{C=O}$），1629，1509，1423（$\nu_{C=C}$），1274，1218（ν_{C-O-C}，CH$_2$OCO），1235，1155（ν_{C-O-C}，Ar-O-CH$_3$）；2-MS（m/z）：M+1：371.9。

2-2-34d：^{1}H-NMR：7.11（d，2H，C$_2'$-H，C$_6$-H，J=8.7Hz），6.76（d，2H，C$_3$-H，C$_5'$-H，J=9.0Hz）5.26（s，2H，CH$_2$），2.49（s，3H，6-CH$_3$），2.45（s，3H，5-CH$_3$），2.41（s，3H，3-CH$_3$），1.60（s，6H，CH$_3$-C-CH$_3$）；IR（Nujol，cm^{-1}）：2992，2939，2924，2857（ν_{CH}），1739（$\nu_{C=O}$），1594，1489（$\nu_{C=C}$），1282，1093（$\nu_{C-O-C,CO-Ar}$）。

2-2-34f：^{1}H-NMR：7.32～7.27（m，5H，Ar-H），5.21（s，2H，CH$_2$O），3.68（s，

2H，CH$_2$Ar），2.50（s，3H，6-CH$_3$），2.49（s，3H，5-CH$_3$），2.42（s，3H，3-CH$_3$）；IR（KBr，cm^{-1}）：3027，2943，2932，2850（ν_{CH}），1736（$\nu_{C=O}$），1495，1412（$\nu_{C=C}$），1245（ν_{C-O-C}），1128；MS（m/z）：M+1：271.4。

2-2-34g：^{1}H-NMR：7.27~7.16（m，5H，Ar-H），5.19（s，2H，CH$_2$O），2.97（t，2H，CH$_2$-Ar），2.70（t，2H，CO-CH$_2$），2.51（s，3H，6-CH$_3$），2.49（s，3H，5-CH$_3$），2.46（s，3H，3-CH$_3$）；IR（Nujol，cm^{-1}）：3027，2924，2862（ν_{CH}），1739（$\nu_{C=O}$），1496，1415（$\nu_{C=C}$），1158（ν_{C-O-C}）；MS（m/z）：M+1：285.2。

2-2-34i：^{1}H-NMR：7.67（d，1H，=CH-Ar，J=16.2Hz），7.41（d，2H，C$_2'$-H，C$_6'$-H，J=11.7Hz），6.89（d，2H，C$_3'$-H，C$_5'$-H，J=9.0Hz），6.35（d，1H，CO-CH=，J=16.2Hz），5.31（s，2H，CH$_2$），3.83（s，3H，OCH$_3$），2.57（s，3H，5-CH$_3$），2.52（s，6H，5，6-CH$_3$）；IR（KBr，cm^{-1}）：2972，2960，2923，2836（ν_{CH}），1704（$\nu_{C=O}$），1636（$\nu_{C=C}$），1602，1512，1412（$\nu_{C=C}$），1289，1166（ν_{C-O-C,CH_2OCO}）1248，1026（$\nu_{C-O-C,Ar-O-CH_3}$），927（$\gamma_{=CH}$）；MS（m/z）：M+1：313.4。

2-2-34q：^{1}H-NMR：7.95（d，2H，C$_2'$-H，C$_6'$-H），7.36（d，2H，C$_3'$-H，C$_5'$-H），5.40（s，2H，CH$_2$），2.54（s，3H，6-CH$_3$），2.52（s，3H，5-CH$_3$），2.48（s，3H，3-CH$_3$）；IR（KBr，cm^{-1}）：3056，2985，2956，2920（ν_{CH}），1724（$\nu_{C=O}$），1596，1415（$\nu_{C=C}$），1274（ν_{C-O-C}）；MS（m/z）：M+1：291。

（3）侧链的醚化和胺化

杨氏等用N-溴代丁二酰亚胺（NBS），在微量的过氧化苯甲酰的四氯化碳中将四甲基吡嗪的侧链溴化得到了稳定的2-溴甲基-3，5，6-三甲基吡嗪，该化合物与醇钠及仲胺反应生成相应的醚和胺类化合物2-2-35a~d，涉及的反应如图2-2-35所示。

2-乙氧基甲基-3，5，6-三甲基吡嗪（2-2-35a）的合成：在装有2-溴甲基-3，5，6-三甲基吡嗪32g（0.15g分子）的三颈瓶中，加入20ml乙醇，在室温下搅拌滴加乙醇钠的乙醇溶液20ml（内含原子钠0.15g）。在滴加过程中不断析出溴化钠沉淀。滴完后回流30分钟。将反应物倾入100ml水中，用苯50ml萃取2次。经无水氯化钙干燥后蒸除苯，真空蒸馏下收集83℃~84℃/mm馏分，得16.5g（产率61%），n_d^{20}1.4960。C$_{10}$H$_{16}$N$_2$O计算值为：C，66.64；H，8.95；N，15.54。实验值为：C，66.81；H，9.19；N，15.68。核磁共振δ值2.42（s）9H；1.16（t）3H；4.48（s）2H；3.50（q）2H。

2-烯丙氧基甲基-3，5，6-三甲基吡嗪（2-2-35b）的合成：在装有2-溴甲基-3，5，6-三甲基吡嗪（0.22g分子）及丙烯醇20ml的三颈瓶中，搅拌下滴入烯丙醇钠溶液［含钠5.0g（0.21g原子），丙烯醇50ml］，30分钟滴完，加热回流4小时。冷却，抽滤得溴化钠20g，并用乙醇淋洗2次，与滤液合并。蒸除溶剂后进行真空蒸馏，收集94℃~96℃/mm的馏分，得21~25g（产率50%~60%），n_d^{20}1.5065。C$_{11}$H$_{16}$N$_2$O计算值（%）：C，68.72，H，8.39；N，14.57。实验值（%）：C，68.73；H，8.41；N，14.59。核磁共振δ值2.32~2.40（2s）9H；4.40（s）2H；3.90（d）2H；5.0~5.28（m）2H；5.60~6.00（m）1H。

2-（N-甲基-N-苯基氨基）甲基-3，5，6-三甲基吡嗪（2-2-35c）的合成：取2-溴甲基-3，5，6-三甲基吡嗪11g（≈0.05g分子）加苯30ml，滴入N-甲苯胺12ml。加热回流6小时，冷却后分出上层。除苯后，真空蒸馏收集158℃~162℃/mm的馏分，得7g（产率58%）。经再次蒸馏后可以得到晶体，经乙醇-水复结晶，熔点59℃~60℃。C$_{15}$H$_{19}$N$_3$计算

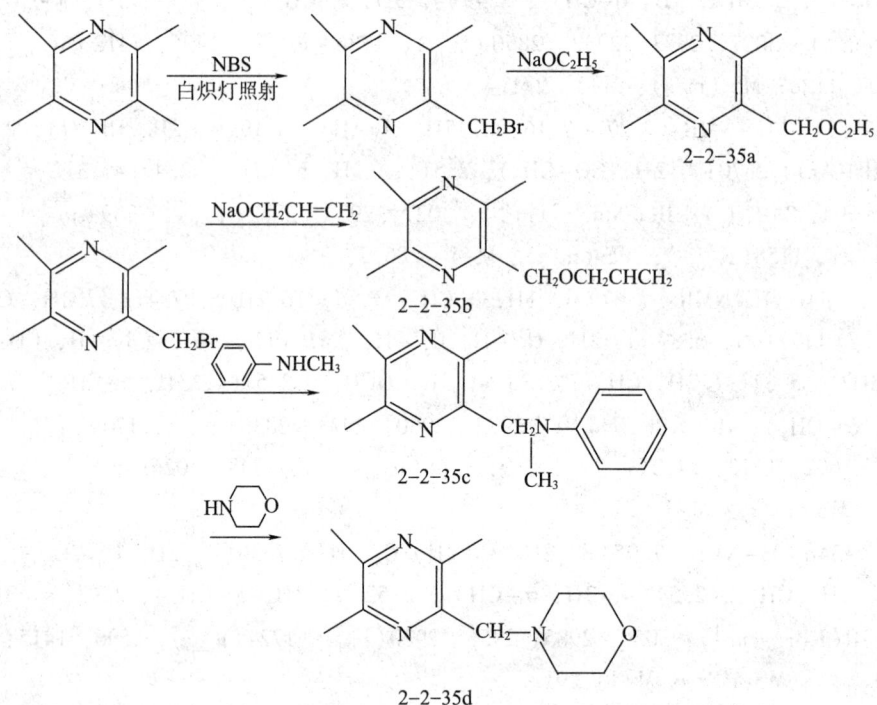

图 2-2-35　化合物 2-2-35a～d 的合成路线

值(%)：C，74.64；H，7.94，N，17.41。实验值(%)：C，74.75；H，7.96，N，16.58。核磁共振 δ 值 2.28(s)9H；2.76(s)3H；4.28(s)2H；6.36～6.68(m)3H；6.84～7.08(m)2H。

2-(N-吗啉基甲基)-3，5，6-三甲基(2-2-35d)的合成：2-溴甲基-3，5，6-三甲基吡嗪 33.5g(0.15g 分子)的苯 20ml 溶液中，搅拌下滴入吗啉 35ml(0.40g 分子)，10 分钟滴完。在水浴上加热回流半小时。冷却后抽滤，收集吗啉氢溴酸盐约 23g(熔点 205℃～207℃)。将滤液蒸除溶剂后进行真空蒸馏，收集 127℃～128℃/mm 的馏分，得 16～18g(产率 49%～54%)，n_D^{20} 1.5250。$C_{12}H_{19}N_3O$ 计算值(%)：C，65.13；H，5.65；N，18.99。实验值(%)：C，64.53；H，8.70；N，18.31。核磁共振 δ 值 2.28(s)9H；2.42～2.52(m)4H；3.40～3.60(m)6H. 质谱 m/e 221(M^+)；135(M^+-NC_4H_8O)。

薛氏等以川芎为先导药物，根据药物化学中的拼合原理和生物电子等排原理，借鉴钙通道拮抗剂氟桂嗪、桂利嗪、洛美利嗪等药物的结构特点，以川芎嗪三水化合物为原料，经氧化、酰化、水解、卤代和羟化反应合成 4 个川芎嗪哌嗪衍生物 2-2-36a～d，合成路线如图 2-2-36 所示。

中间体 2-羟甲基-3，5，6-三甲基吡嗪的合成：将 30.4g(160mmol)川芎嗪三水合物、40ml 冰醋酸和 18ml 30%(158mmol)H_2O_2 混合，于 70℃加热反应 4 小时，补充加入 18ml 30% H_2O_2，继续反应 4 小时。TLC 监测反应完全，冷却至室温，用 50% NaOH 调至 pH 为 10，$CHCl_3$ 提取，无水 $MgSO_4$ 干燥，过滤，蒸去 $CHCl_3$ 得川芎嗪单氮氧化物。然后加入 54ml (566mmol)醋酐，加热回流 2.5 小时，TLC 监测反应完全，减压蒸除过量醋酐，得黑色浆状川芎嗪乙酰化物。冷却后加入 100ml 20% NaOH，放置过夜，乙酸乙酯提取(30ml×5)，无水

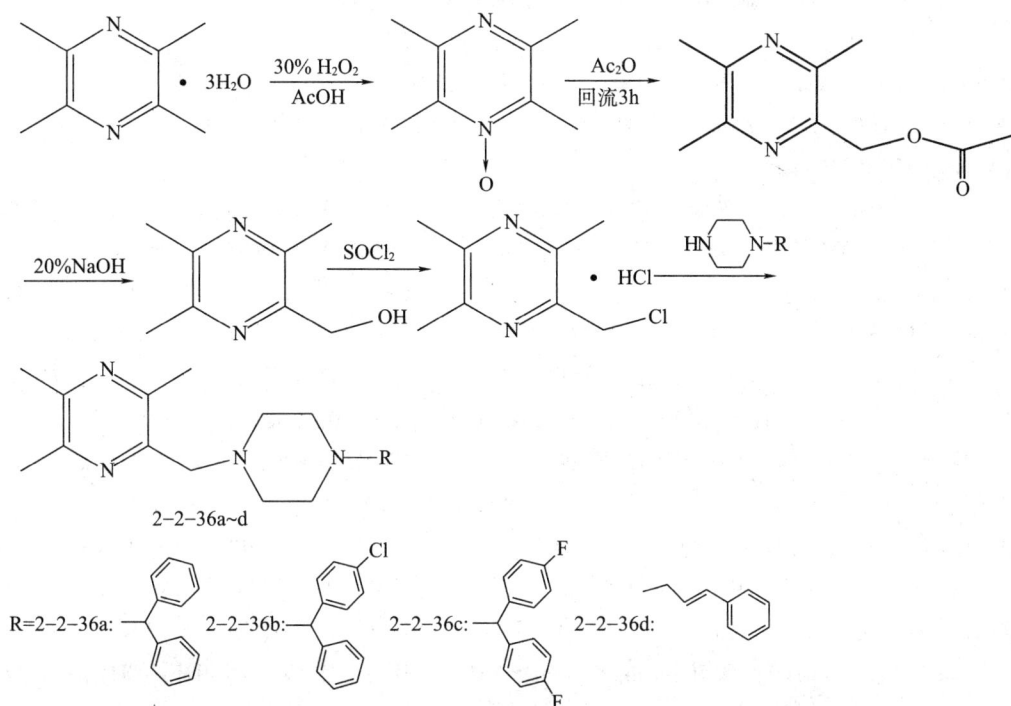

图2-2-36　化合物2-2-36a～d的合成路线

Na$_2$SO$_4$干燥，过滤，减压蒸除溶剂所得固体，用正己烷重结晶，得黄色针状结晶2-羟甲基-3，5，6-三甲基吡嗪15.5g，产率59.8%，m. p. 88℃～89℃。

中间体2-氯甲基-3，5，6-三甲基吡嗪盐酸盐的合成：将所得15.5g（96mmol）2-羟甲基3，5，6-三甲基吡嗪用217.5ml CH$_2$Cl$_2$溶解，取7.25ml（101.5mmol）SOCl$_2$，在冰浴条件下逐滴加入上述溶液中，冰浴反应30分钟，再在室温反应2.5小时，蒸除溶剂和过量SOCl$_2$，得棕色固体17.4g，产率100%。

川芎嗪哌嗪衍生物（2-2-36a～d）的合成：将10mmol 2-氯甲基-3，5，6-三甲基吡嗪盐酸盐、10mmol N-单取代哌嗪加入70ml甲苯中，再加入40mmol NaHCO$_3$和催化量的NaI。将此混合物加热回流10小时。TLC监测反应完全，过滤，滤饼用少量甲苯洗涤3次，合并滤液，减压蒸馏得油状物，快速柱分离，得淡黄色粉末，以正己烷重结晶得白色结晶川芎嗪哌嗪衍生物（2-2-36a～d）。

2-（4-二苯甲基-1-哌嗪基甲基）-3，5，6-三甲基吡嗪（2-2-36a）：快速柱分离用溶剂V（乙酸乙酯）：V（环己烷）=1：3，得淡黄色粉末，产率56%，m. p. 121℃～122℃。用正己烷重结晶，得白色结晶。IR（KBr，cm^{-1}）：2809.86（CH）；1598.06（C=C）；1585.41（C=N）。^{1}H-NMR（CDCl$_3$），δ：7.41（d，4H，J=7.75Hz，Ar-H）；7.26（t，4H，J=7.70Hz，Ar-H）；7.16（t，2H，J=7.46Hz，Ar-H）；4.22（1H，CH）；2.30～3.62（m，10H，CH$_2$）；2.56（s，3H，CH$_3$）；2.52（s，3H，CH$_3$）；2.47（s，3H，CH$_3$）。ESI-MS：387.5（M+1）。

2-[4-（4-氯苯基）苯基甲基-1-哌嗪基甲基]-3，5，6-三甲基吡嗪（2-2-36b）：快速柱分离用溶剂V（乙酸乙酯）：V（环己烷）=1：2，得油状黏稠物，产率45%，m. p.

112℃～114℃。用正己烷重结晶，得白色结晶。IR（KBr，cm^{-1}）：2950.77（CH）；1599.71（C=C）；1546.64（C=N）。^{1}H-NMR（CDCl$_3$），δ：7.35（q，4H，Ar-H）；7.27（t，2H，Ar-H）；7.24（t，2H，Ar-H）；7.18（t，1H，J=7.27Hz，Ar-H）；4.20（1H，CH）；2.30～3.62（m，10H，CH$_2$）；2.56（s，3H，CH$_3$）；2.51（s，3H，CH$_3$）；2.47（s，3H，CH$_3$）。ESI-MS：421.5（M+1）。

2-[4-（4,4'-二氟）二苯基甲基-1-哌嗪基甲基]-3,5,6-三甲基吡嗪（2-2-36c）：快速柱分离用溶剂V（乙酸乙酯）：V（环己烷）=1：1，得淡黄色粉末，产率56%，m.p. 138℃～140℃。用正己烷重结晶，得白色结晶。IR（KBr，cm^{-1}）：2954.35（CH）；1603.08（C=C）；1505.49（C=N）。^{1}H-NMR（CDCl$_3$），δ：7.34（q，4H，J=7.04Hz，Ar-H）；6.97（t，4H，J=8.65Hz，Ar-H）；4.21（s，1H，CH）；3.61～3.62（m，10H，CH$_2$，）；2.57（s，3H，CH$_3$）；2.51（s，3H，CH$_3$）；2.47（s，3H，CH$_3$）。ESI-MS：421.6（M+1）。

2-{4-[（E）-肉桂基]-1-哌嗪基甲基}-3，5，6-三甲基吡嗪（2-2-36d）：快速柱分离用溶剂V（乙酸乙酯）：V（环己烷）=1：1，得淡黄色粉末，产率43%，m.p.74℃～75℃。用正己烷重结晶，得淡黄色色结晶。IR（KBr，cm^{-1}）：2935.55（CH）；1596.95（C=N）；977.98（=CH）。^{1}H-NMR（CDCl$_3$），δ：7.36（d，2H，J=7.49Hz，Ar-H）；7.29（q，2H，Ar-H）；7.22（t，1H，J=7.33Hz，Ar-H）；6.51（d，1H，J=15.85Hz，=CH）；6.27（m，1H，=CH）；2.50～3.63（m，12H，CH$_2$）；2.57（s，3H，CH$_3$）；2.56（s，3H，CH$_3$）；2.48（s，3H，CH$_3$）。ESI-MS：337.5（M+1）。

川芎嗪哌嗪衍生物（2-2-36a～d）的结构相似，其红外光谱也有许多相似之处。3000～2850/cm范围内强吸收是甲基和亚甲基C-H伸缩振动吸收，2850～2700/cm范围内中等强度吸收是与哌嗪环上氮原子相连亚甲基（N-CH$_2$）的吸收谱带。在2-2-36d红外光谱中，1000～900/cm范围内有强吸收峰，这是反式烯键的弯曲振动吸收峰，由此可判断肉桂基的构型为反式。在化合物2-2-36a～2-2-36d的^{1}H-NMR中，δ在2.5左右时吡嗪环氮原子所连接CH$_2$的化学位移，δ在6.5到8.0之间是二苯甲基或肉桂基上芳氢或烯氢的化学位移。由烯键H的化学位移的耦合常数J为15～16Hz，也可判断化合物2-2-36d烯键的构型为反式。在对化合物2-2-36a～2-2-36d的质谱研究发现，它们均有M+1峰，这是分子离子夺取一个氢原子所形成的峰。

呈氏等根据药物化学中的拼合原理和生物电子等排原理，借鉴二苯甲基类钙通道拮抗剂药物桂利嗪、氟桂嗪的结构特征，在川芎嗪TMP的甲基上引入二苯甲基哌嗪药效团得到了3个化合物，即TMP二苯甲基哌嗪衍生物（2-2-37a～2-2-37c），见图2-2-37。

2-（4-二苯甲基-1-哌嗪基甲基）-3，5，6-三甲基吡嗪（3-2-37a）：快速柱分离条件：V（乙酸乙酯）：V（环己烷）=1：3，得白色晶体，产率56%，m.p. 121℃～122℃。IR（KBr，cm^{-1}）：2809.86（CH），1598.06（C=C），1585.41（C=N）；^{1}H-NMR（CDCl$_3$，δ$_{ppm}$）：7.41（d，4H，Ar-H，J=7.75Hz），7.26（t，4H，Ar-H，J=7.70Hz），7.16（t，2H，Ar-H，J=7.46Hz），4.22（1H，CH），2.30-3.62（m，10H，CH$_2$），2.56（s，3H，CH$_3$），2.52（s，3H，CH$_3$），2.47（s，3H，CH$_3$）；ESI-MS：387.5（M+1）。

2-[4-（4，4'-二氟）二苯基甲基-1-哌嗪基甲基]-3，5，6-三甲基吡嗪（2-2-37b）：快速柱分离条件：V（乙酸乙酯）：V（环己烷）=1：1，得白色晶体，产率56%，m.p. 138℃～140℃。IR（KBr，cm^{-1}）：2954.35（CH），1603.08（C=C），1505.49（C=N）；^{1}H-

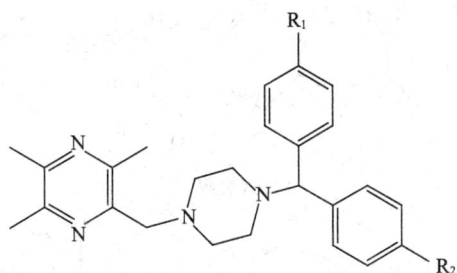

2-2-37a: R$_1$=R$_2$=H　2-2-37b: R$_1$=R$_2$=F　2-2-37c: R$_1$=H, R$_2$=Cl

图2-2-37　TMP二苯甲基哌嗪衍生物(2-2-37a~c)

NMR(CDCl$_3$, δ_{ppm}): 7.34(q, 4H, Ar-H, J=7.04Hz), 6.97(t, 4H, Ar-H, J=8.65Hz), 4.21(s, 1H, CH), 3.61~3.62(m, 10H, CH$_2$), 2.57(s, 3H, CH$_3$), 2.51(s, 3H, CH$_3$), 2.47(s, 3H, CH$_3$); ESI-MS: 423.6(M+1)。

2-[4-(4-氯苯基)苯基甲基-1-哌嗪基甲基]-3,5,6-三甲基吡嗪(2-2-37c): 快速柱分离条件: V(乙酸乙酯):V(环己烷)=1:2, 得白色晶体, 产率45%, m.p. 121℃~114℃。IR(KBr, cm^{-1}): 2950.77(CH), 1599.71(C=C), 1546.64(C=N); ^{1}H-NMR (CDCl$_3$, δ_{ppm}): 7.35(q, 4H, Ar-H), 7.27(t, 2H, Ar-H), 7.24(t, 2H, Ar-H), 7.18(t, 1H, Ar-H, J=7.27Hz), 4.20(1H, CH), 2.30~3.62(m, 10H, CH$_2$), 2.56(s, 3H, CH$_3$), 2.51(s, 3H, CH$_3$), 2.47(s, 3H, CH$_3$); ESI-MS: 421.5(M+1)。

呈氏等还研究川芎嗪二苯甲基哌嗪衍生物(2-2-37a~c)对ECV-304细胞氧化损伤的保护作用。实验中用过氧化氢致ECV-304细胞损伤, 以四甲基偶氮唑蓝(MTT)比色法检测细胞存活数量。结果表明: 川芎嗪二苯甲基哌嗪衍生物具有对ECV-304细胞氧化损伤的保护作用, 其活性比川芎嗪强。化合物(2-2-37a~c)有可能用于治疗与活性氧自由基对细胞的氧化损伤有关的心脑血管疾病。

(4) 侧链的烃化

叶氏等利用2-溴甲基-3,5,6-三甲基吡嗪和乙酰乙酸乙酯的乙醇钠乙醇溶液反应, 得到了川芎嗪的乙酰乙酸乙酯取代物。该中间体经酮式分解得到4-(3′,5′,6′-三甲基吡嗪-2′-)丁酮-2(2-2-38a); 经酸式分解得到3,5,6-三甲基吡嗪丙酸, 进一步酯化得到3,5,6-三甲基吡嗪丙酸乙酯(2-2-38b), 化合物2-2-38a~b的合成路线如图2-2-38所示。

4-(3′,5′,6′-三甲基吡嗪-2′-)丁酮-2(2-2-38a)的合成: 将4.0g(0.02941mol)无水四甲基吡嗪、3.1g(0.01732mol)NBS以及0.030mol过氧化二苯甲酰相混合, 加入30ml无水四氯化碳, 在40W白炽灯照射下加热回流5小时, 冷至室温, 过滤除去不溶固体, 以少量无水四氯化碳洗涤, 滤液减压蒸去溶剂, 得到2-溴甲基-3,5,6-三甲基吡嗪的粗产物。以10ml无水乙醇溶解, 慢慢滴入由0.4g金属钠、20ml无水乙醇以及2.26g(0.1738mol)乙酰乙酸乙酯的混合溶液中, 室温搅拌15分钟, 再加热回流1小时, GC-MS(EI)检测表明反应混合物中主要成分质谱特征峰为: 264, 249, 221, 219, 203, 193, 191, 175(基峰), 147, 表明其为理想产物, 减压蒸溶剂, 残物以20ml 5%氢氧化钠室温搅拌水解, 放置16小时, 析出的固体为未反应原料, 过滤, 回收约1.1g, 母液再以乙醚提取二次后, 用50%硫酸酸化至pH为3, 加热至沸, 并同时除去尽可能多的乙醇, 0.5小时后, 放冷, 以5%氢

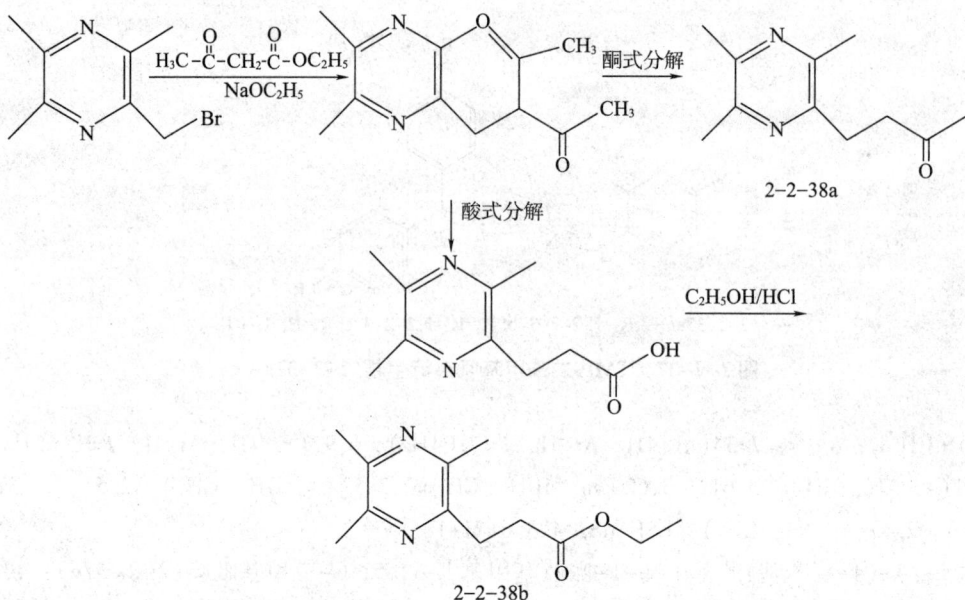

图 2-2-38　川芎嗪烃类衍生物 2-2-38a 和 2-2-38b 的合成路线

氧化钠碱化至 pH 为 9～10，以乙醚提取产物，水洗，饱和氯化钠溶液洗涤，无水硫酸镁干燥，蒸去溶剂，得到低熔点固体 1.50g，产率 45%（以 NBS 计算），GC-MS（EI）：192，177，149（100%），135，121，109，105。

将 1.0g 以上产物以无水乙醚溶解，滴加氯化氢乙醚溶液成盐，析出固体，乙酸乙酯重结晶，m. p. 121℃～123℃，元素分析 $C_{11}H_{16}N_2O \cdot HCl \cdot 0.3H_2O$ 计算值（%）：C，56.43；H，7.58；N，11.96；实测值（%）：C，56.46；H，7.23；N，11.75。^1H-NMR（D_2O，δ_{ppm}）：2.32（s，3H，$COCH_3$），2.72（m，9H，3×CH_3），3.20（t，4H，$-CH_2CH_2CO$）。

3，5，6-三甲基吡嗪丙酸乙酯（2-2-38b）的合成：参照化合物（2-2-38a）同样的方法和用量制备得到了川芎嗪的乙酰乙酸乙酯取代物，再进行以下的酸式分解。以上得到的产物中加入含 7.8g（0.1386mol）氢氧化钾的 20ml 60% 乙醇水溶液，先室温搅拌 0.5 小时，再加热回流 2 小时，减压蒸去大部分溶剂，得到的反应液以水稀释，以乙醚提取 3 次后，减压蒸去溶剂，得到的残物以无水乙醇提取，得到的提取液通氯化氢气体至饱和，室温放置 24 小时后，再加热回流 2 小时，减压蒸去溶剂，得到的残物以少量冰水溶解，用 10% 碳酸钾中和碱化至 pH=9～10，以乙醚提取、水洗，饱和氯化钠溶液洗涤，无水硫酸镁干燥，蒸去溶剂，得到的残物以硅胶柱层析分离纯化得到产物 1.2g，产率约 30%（以 NBS 计）。GC-MS（CI）：252［$(MH)^+ + 28$］，223［$(MH)^+$］，177，149。^1H-NMR（D_2O，δ_{ppm}）：1.20（t，3H，J=7.2Hz，$-CH_2CH_3$），2.64（s，9H，3×CH_3），2.88（t，2H，J=6.8Hz，CH_2CO），3.24（t，2H，J=6.8Hz，CH_2CH_2），3.96～4.28（q，2H，J=7.2Hz，$-OCH_2$）。

（5）侧链的氘代

由于元素的同位素质量不同及核自旋等性质的差异，导致同位素取代分子的物理性质、化学性质及生物活性等的差别，就是通常所指的同位素效应。同位素效应是与同位素原子质量相关的，如果化学键连接的原子被重同位素取代，由于其质量较大，振动频率较低，键的零电能（即最低的基态振动能）较低。由于重同位素体系的能级比轻同位素体系的能级低，在反应中形成不稳定的活化配体所需的活化能较大，因此重同位素体系的反应速度较慢。同位素质量相对差别越大，其同位素效应越大。显然，氢及其同位素之间的同位素效应最显著，氘比普通氢质量大100%，氚比普通氢质量大200%。由于氘是氢的稳定同位素，不具有放射性，避免了放射性同位素对人体的辐射及环境污染，而且氘标记化合物的合成比较简单。因此，在观察同位素效应研究中，氘是最常用的核素。利用氘同位素效应可以阻滞或减慢药物失活代谢，延长和增加药效，减缓药物的产毒代谢，降低药物毒性，减少不良反应等，因此同位素效应在药物研究中得到了较广泛的应用；尤其是利用同位素效应的"代谢开关"作用，可使药物代谢发生特定的转向或阻断不利的代谢，这对于探索药物作用机制和设计新药具有重要意义。

叶氏等为了深入研究川芎嗪的代谢，制备了它的氘标记物。以丁酮和氘水在无水K_2CO_3存在下经过多次交换反应得到氘代丁酮，后者和亚硝酸乙酯反应生成肟经锌粉还原及脱水环缩合制成氘标记川芎嗪（2-2-39a），合成路线如图2-2-39所示。

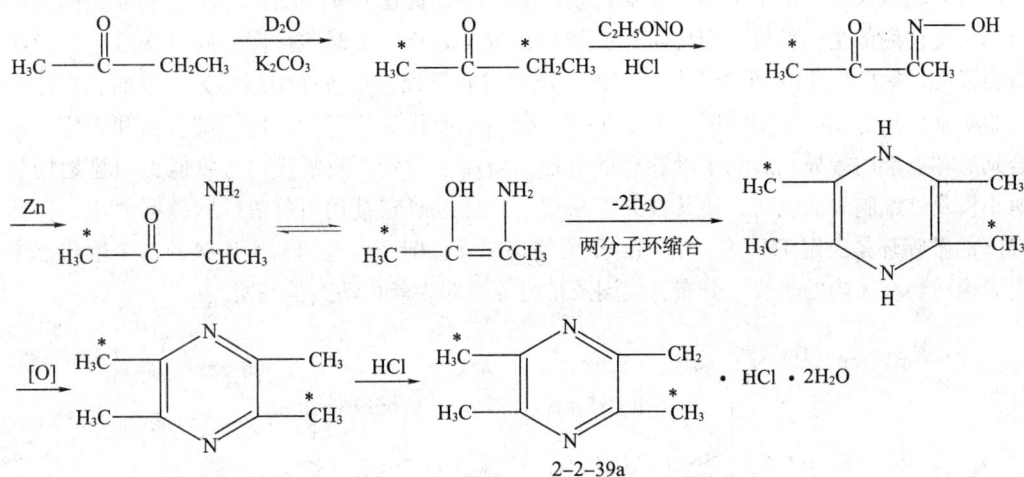

图2-2-39　氘标记川芎嗪（2-2-39a）的合成路线
*代表氘标记位置

氘代丁酮的制备：将25ml丁酮、7ml氘水（丰度>99.8%），和75mg无水K_2CO_3混合，剧烈搅拌下在85℃～90℃油浴上加热回流16小时，蒸馏得到丁酮（丁酮-水共沸物，b. p. 73℃）。此丁酮和新鲜氘水在相同条件下进行交换反应，如此重复进行8次，最终得到氘代丁酮22ml，可直接用于下步反应。

氘代TMP及其盐酸盐的制备：将经以上同位素交换反应制得的12ml氘标记丁酮和2ml浓盐酸混合，于45℃～50℃水浴上搅拌，缓慢导入亚硝酸乙酯气体，控制反应内部温度在55℃～60℃，通气时间为4小时。形成的棕黄色溶液经冰浴冷却后，加入15ml冰醋酸、10ml水和7.5g NH_4Cl。然后将7.5g锌粉慢慢分批加入，控制内部温度在60℃以下，形成的混合物在沸水浴上加热回流1小时。冷至室温，以40%NaOH水溶液碱化至pH为8～9，进行水蒸气蒸馏，得到产物和水的混合物。冷却，过滤得固体0.5g，滤液再经NaCl饱和，又得产物0.3g。产物与活性炭混合，以水蒸气蒸馏，得其精品0.6g（收率约6%），m. p. 75℃～77℃。

取0.5g经室温干燥后的TMP，加少量无水乙醚，使大部分溶解，搅拌下滴加HCl乙醚溶液至 pH 为 2 ~ 3。放置，过滤沉淀，用无水乙醚洗涤至中性，烘干得到 TMP 盐酸盐 0.45g，m. p. 86℃ ~ 88℃。

姜氏等在川芎嗪（TMP）甲基上设计合成了氘代川芎嗪 6D-TMP（2-2-40a，结构见图 2-2-40）和 12D-TMP（2-2-40b，结构见图 2-2-40），以试图减慢川芎嗪氧化代谢过程，增强药效。同时，他们还对比研究了 TMP、6D-TMP 和 12D-TMP 对 ^{131}I、^{125}I 双标记静脉血栓增长模型及血小板聚集的影响。结果表明：6D-TMP 和 12D-TMP 在体内体外的抗血栓作用均大于 TMP。血小板聚集实验表明：在一定剂量范围内 TMP、6D-TMP 和 12D-TMP 有良好的量效关系，以其 IC_{50} 值估算，12D-TMP 和 6D-TMP 抑制血小板聚集作用强度分别约为 TMP 的 2.67 倍和 1.27 倍。大鼠体内试验表明：三者对 ADP 诱导的血小板聚集均有抑制作用，其中 12D-TMP 的作用最显著，它们的作用强度依次是：12D-TMP>6D-TMP>TMP。该结果表明，氘代川芎嗪具有明显的同位素效应，而且随氘原子取代数目的增加，同位素效应增强。该研究还讨论了氘代川芎嗪生物活性增大的可能原因：一方面，TMP 分子内四个甲基上的氢被氘取代后，由于氘的同位素效应，使得 C-D 键比 C-H 键难以断裂，特别是当氘结合部位是代谢的主要部位，而代谢类型又是以脱氢氧化为主时，代谢受同位素效应的影响就会很大。因此使 TMP 在体内代谢变慢，作用时间延长，药效亦增强。另一方面，在体外实验中氘代川芎嗪的作用仍明显大于 TMP，提示氘取代氢原子后，由于结合氢和相应的结合氘的零点能的差异，影响了吡嗪环的电性，增加了药效，使氘代川芎嗪能更明显地增加血小板及红细胞表面电荷，使其彼此不易聚合。通过研究氘代川芎嗪的同位素效应，推测 TMP 的吡嗪环是决定 TMP 药理作用的重要结构部分，即药效基团，所连接的四个取代基主要影响药物在体内的吸收、分布、代谢及排泄等，即为药代动力学基团。

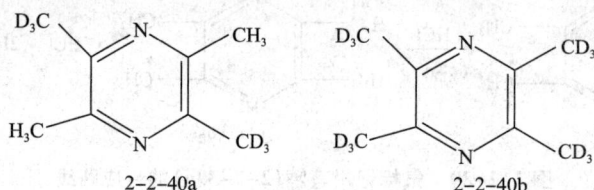

图 2-2-40   化合物 2-2-40a 和 2-2-40b 的结构式

3. 络合反应

川芎嗪可以与一些金属形成络合物。杨氏等在无水乙醇中合成得到了四甲基吡嗪 TMP 的 Cu^{2+} 和 Ag^+ 配合物。将 $CuCl_2$ 和 TMP 的 0.1mol/L 的无水乙醇溶液混合，放置后得到黑褐色针状结晶。将较稀的 $AgNO_3$ 的乙醇溶液滴加到 0.1mol/L 的 TMP 的无水乙醇溶液中得到有金属光泽的鳞片状晶体，此晶体在空气中可长期保持其光泽而不变黑。元素分析表明，它们的化学式分别为 $Cu(TMP)Cl_2$、$Ag(TMP)NO_3$。配合物的红外光谱图除配合物 $Ag(TMP)NO_3$ 中 $1410/cm^{-1}$ 处 NO_3^- 的强吸收峰除外，其余吸收与配体 TMP 相似。配合物 $Ag(TMP)NO_3$ 的核磁共振 ^{1}H 谱表明，配合物溶解于二甲基亚砜后配体 TMP 由配位前的一个峰变为配位后的两个峰。配合物 $Cu(TMP)Cl_2$ 的可见吸收光谱表明，Cu^{2+} 的 d-d 电子跃迁由 TMP 配位前的 900nm 移至配位后的 800nm（无水乙醇为溶剂）。配合物均难溶于水及一般有机溶剂。通过分析研究，认为这两种配合物在固体状态时均属聚合结构。配合物中的 Cu^{2+} 具有八配位环境，四个 Cl^- 与 Cu^{2+} 配位构成一个平面正方形，两个 TMP 分别在平面的上下

方与 Cu^{2+} 配位，Cu^{2+} 与 Cu^{2+} 之间以 Cl^- 和 TMP 为桥连接，这样无限延伸形成聚合大分子。聚合物 II 中，Ag^+ 具有平面三配位结构，其中一个配体是 NO_3^-，另外两个是 TMP，Ag^+ 与 Ag^+ 之间以 TMP 为桥延伸形成链状分子，链状分子间又可以和吡嗪间的大 π 键互相结合，形成层状结构，配合物有金属光泽的鳞片状晶体也支持了这一分析。

田氏等控制不同的反应条件，川芎嗪与 $PdCl_2$ 可以得到不同颜色的晶体，经过 X-射线结构分析，证实了它们为不同的反应产物：$Pd(TMP)_2Cl_2$ 和 $(TMPH_2)PdCl_4 \cdot 4H_2O$。将 $PdCl_2$ 配制成无水甲醇的饱和溶液，与川芎嗪的甲醇溶液混合，川芎嗪：$PdCl_2$ 的分子比 > 1:1。此溶液在室温下静置，数天后得到红橙色四方状晶体 $Pd(TMP)_2Cl_2$。将 $PdCl_2$ 1:1 溶于 HCl 溶液中，然后加入等摩尔的川芎嗪的甲醇溶液，室温下静置后析出褐色针状晶体 $(TMPH_2)PdCl_4 \cdot 4H_2O$。研究表明：要想得到川芎嗪作为配体的金属配合物，必须防避酸性介质，配体本身的酸性(盐酸川芎嗪)，金属盐的酸性($FeCl_3$)，试剂本身的酸性(氯金酸)都将导致川芎嗪的非配位。

参考文献

[1] 陈立娜，金哲雄，蒋竟，等. 川芎嗪提取工艺的研究. 黑龙江医药，2000，13(5)：278.

[2] 杨虹，刘璐，张海菊. 川芎嗪提取工艺及质量标准研究. 中国民族民间医药，2009，(2)：24.

[3] 宋煜，陈建忠，陆晓红. 正交设计优选川芎中川芎嗪提取工艺. 福建中医学院学报，2007，17(6)：33.

[4] 马琳，王秀杰，张坚，等. 中药川芎中川芎嗪提取工艺优化的探索. 时珍国医国药，2007，18(12)：3057.

[5] 李小燕，关瑜婷，黄安宝，等. 正交实验法优选盐酸川芎嗪的超声提取工艺. 时珍国医国药，2009，20(8)：1990.

[6] 王芳，朱克，尤卫民. 川芎中川芎嗪超临界 CO_2 萃取法提取工艺研究. 中国药业，2008，17(24)：42.

[7] 张锋，车玲. 川芎嗪的新合成路线. 第三军医大学学报，2007，29(23)：2294.

[8] 唐刚华，姜国辉，王世真，等. 阿魏酸盐的合成及药理作用研究. 中国药学杂志，1999，34(10)：697.

[9] 杨杰，段玉峰，韩果萍，等. 川芎嗪衍生物的合成及其抗自由基活性研究. 陕西师范大学学报(自然科学版)，2003，31(4)：67.

[10] 杨洪勤，屠世忠，芮耀诚. 川芎嗪类似物的合成及其抗血小板聚集作用. 中国药物化学杂志，1992，2(3)：52.

[11] Klenin B，Berkowitz J. *Pyrazine-N-oxide preparation and spectral characteristics. Journal of the American Chemical Society*，1959，81(19)：5160.

[12] 陈学敏，谢人明，郑旭光，等. 西北药学杂志，2001，16(4)：164.

[13] 马世昌. 基础有机化学反应. 西安：陕西人民教育出版社，1995，1009.

[14] 陈学敏，许淑菊，马永雯. 2-羟甲基-3，5，6-三甲基吡嗪的合成及其对血液流变性的影响. 中国药物化学杂志，1996，6(4)：254.

[15] 陈学敏，曹永孝，李官武，等. 中国医药工业杂志，1998，29(6)：258.

[16] 刘新泳，葛蔚颖，徐丽君，等. 山东医科大学学报，1997，35(1)：80.

［17］李家明，赵永海，马逢时，等．川芎嗪芳酸衍生物的合成及抗血小板聚集活性．有机化学，2008，28(9)：1578.

［18］Liu X Y，Zhang R，Xu W F，etal. *Synthesis of the novel liqustrazine derivatives and their protective effect on injured vascular endothelial cell damaged by hydrogen peroxide. Bioorganic & Medicinal Chemistry Letters*，2003，13：2123.

［19］杨楚耀，黄新明．2-溴甲基-3，5，6-三甲基吡嗪及其衍生物的制备．复旦学报(自然科学版)，1980，19(4)：390.

［20］薛鹏，吕国凯，程先超，等．川芎嗪哌嗪衍生物的合成与表征．化学试剂，2006，28(9)：513.

［21］程先超．川芎嗪衍生物的设计、合成及其心脑血管药理活性研究：山东大学硕士学位论文．济南：山东大学，2005，5.

［22］程先超，刘新泳，徐文方，等．川芎嗪二苯甲基哌嗪衍生物对ECV-304细胞氧化损伤的保护作用．山东大学学报(医学版)，2007，45(9)：931.

［23］叶云鹏．川芎嗪的代谢转化和结构改造的研究：中国协和医科大学博士学位论文．北京：中国协和医科大学，1990，9.

［24］叶云鹏，王世真，江骥．氘标记川芎嗪的合成．同位素，1992，5(4)：209.

［25］姜国辉，王世真，江骥，等．氘代川芎嗪与川芎嗪药理作用比较(一)抗血栓及抗血小板作用．1996，12(2)：133.

［26］杨频，田燕妮．四甲基吡嗪配合物的合成及结构研究．科学通报，1993，38(10)：958.

［27］田燕妮，杨频，郁开北．川芎嗪与二氯化钯的不同反应产物及晶体结构研究．无机化学学报，1994，10(4)：426.

第四节　川芎哚

川芎哚(Perlolyrine)即川芎Ⅲ号碱，它是从中药川芎总生物碱中分离得到的一种有效活性生物碱。经结构分析证明，为1-(5-羟甲基-2-呋喃基)-9H-吡啶［3，4-b］吲哚(结构示意图见图2-2-41)。初步药理实验证明它能舒张冠脉，增加缺血区血流量，降低血压和心肌氧耗量，对冠心病有一定的疗效。

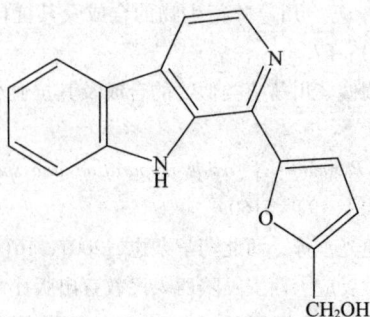

图2-2-41　川芎哚的结构示意图

一、川芎哚的合成研究

动脉粥样硬化(AS)是心脑血管疾病的主要病理基础,严重地危害着人类的健康。大量资料表明,血管内皮细胞(VEC)损伤不仅是动脉粥样硬化的始动因素,而且对冠心病、高血压等疾病的发展起着重要的作用。因此,研究对损伤的保护是防治这类疾病的新途径。刘氏等探讨川芎咔啉碱的新合成方法及其对血管内皮细胞损伤的保护作用,以色胺为原料,经 Pictet-Spengler 环合反应,脱氢芳化反应制得川芎哚,川芎咔啉碱的化学结构由元素分析、红外光谱、核磁共振波谱分析证实。用过氧化氢诱导血管内皮细胞损伤,以 MTT 法检测细胞的活力,计算细胞增殖率。结果表明:川芎咔啉碱对 H_2O_2 引起的人胎儿脐静脉内皮细胞(HUVEC)的损伤具有保护作用,当浓度达到 1.2mmol/L 时保护作用最大,在浓度 0.1 ~ 1.2mmol/L 范围内,存在剂量依赖性关系。因此,川芎哚可能对内皮损伤修复具有重要的意义。

川芎哚的合成路线如图2-2-42所示。以色胺(2-2-42a)为原料,通过与5-乙酰氧甲基呋喃甲醛(2-2-42b)缩合反应生成 Schiff's 碱(2-2-42c),不经分离,在酸性条件下环合形成四氢β-咔啉(2-2-42d),化合物(2-2-42e)在硫粉甲苯中回流脱氢芳构化形成乙酰川芎咔啉(2-2-42f),再经水解生成终产物川芎哚。具体合成过程如下所示:

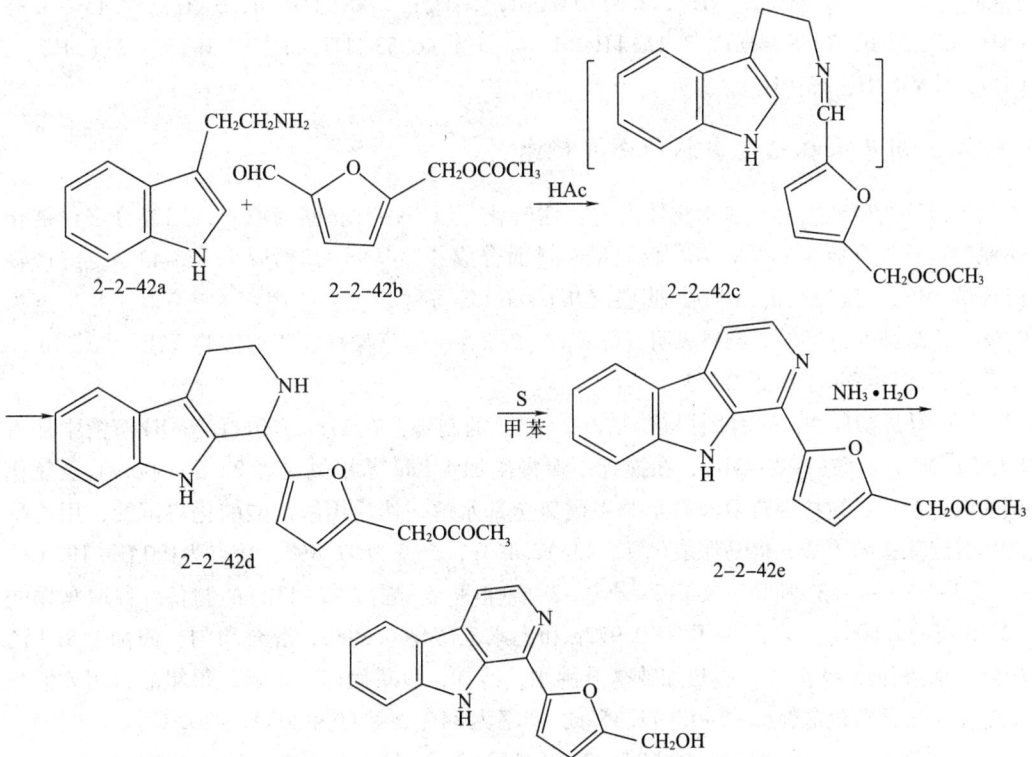

图2-2-42 川芎哚的合成路线

1-(5-乙酰氧甲基-2-呋喃基)-1,2,3,4-四氢-9H-吡啶并[3,4-b]吲哚(2-2-42d)的合成:将色胺(2-2-42a)与5-乙酰氧甲基呋喃甲醛(2-2-42b)以摩尔比1:1.1的比例混合，加入适量的冰醋酸，于90℃加热约30分钟（TLC监测），倒入冷水中，用碳酸钠调至pH呈弱碱性后，用氯仿提取得粗品，乙酸乙酯重结晶得白色固体。产率60%，m. p. 144℃~145℃。

1-（5-乙酰氧甲基-2-呋喃基）-9H-吡啶并[3,4-b]吲哚（2-2-42e）的合成：将3.1g 1-（5-乙酰氧甲基-2-呋喃基）-1，2，3，4-四氢-9H-吡啶并[3，4-b]吲哚（2-2-42d）与0.64g的升华硫粉悬浮于60ml的甲苯中，加热回流8小时，冷至室温后，过滤除去过量未反应的硫粉，滤液减压浓缩至干得粗品，乙酸乙酯重结晶得淡黄色柱状结晶1.16g，收率38%，m. p. 155℃~157℃。元素分析（%）：计算值：C，70.85；H，4.61；N，8.15；测得值：C，71.02；H，4.51；N，8.20。

川芎哚[1-（5-羟甲基-2-呋喃基）-9H-吡啶并[3,4-b]吲哚的合成：将3.06g（10mmol）的化合物（2-2-42e）溶于约100ml的甲醇中，搅拌下加入2ml的浓氨水，室温继续搅拌4小时，减压蒸发至干，乙酸乙酯重结晶得黄色柱状结晶1.76g，收率67%，m. p. 177℃~179℃。元素分析（%）：计算值：C，72.72；H，4.58；N，10.60；测定值：C，72.56；H，4.49；N，10.69。IR（KBr压片，cm^{-1}）：3373（s，ν_{NH}），3123（w，ν_{Ar-H}），2918（w，ν_{CH_2}），1630（s），1570（s），1493（m），1456（s），1425（s）（$\nu_{C=N,C=C}$），1379（w），1319（s），1291（m），1235（s），1196（w），1145（w），1011（s，ν_{C-O}），743（s）。^{1}H-NMR（DMSO-d$_6$）δ（ppm）：8.79（1H，broad，NH），8.32（1H，d，4-H），7.88（1H，d，3-H），7.15~8.35（4H，m，5，6，7，8-4H），7.22（1H，d，4'-H），6.53（1H，d，3'-H），5.21（1H，s，OH），4.69（2H，s，CH$_2$）。

二、川芎哚标记化合物的合成研究

唐氏等为研究川芎哚在动物体内的代谢转化，以^{15}N-甘氨酸为原料，铝镍合金作催化还原剂，首先合成[α-^{15}N]-dl-色氨酸，进而合成[2-^{15}N]-川芎哚（2-2-43a）。终产物经质谱（MS）、紫外光谱（UV）、薄层层析（TLC）等方法表征。总产率为7.3%，^{15}N丰度为92%，化学纯度为98%。结果表明，合成的[2-^{15}N]-川芎哚符合药理实验要求。[2-^{15}N]-川芎哚合成路线示于图2-2-43。

^{15}N-马尿酸[^{15}N-苯甲酰甘氨酸]（2-2-43c）的制备：在11ml 100g/L NaOH溶液中加入1.055g^{15}N-甘氨酸（2-2-43b），在搅拌下慢慢滴加4.8ml苯甲酰氯和22.5ml 100g/L氢氧化钠的混合溶液，搅拌混合溶液直至苯甲酰氯全部水解，然后用浓盐酸酸化得沉淀，用乙醚洗涤沉淀除去苯甲酸，得马尿酸（2-2-43c）2.463g，产率为97.8%，熔点为190℃~192℃。

[3-^{15}N]-4-（3-吲哚甲叉）-2-苯基-2-噁唑啉-5-酮（2-2-43d）的制备：称取马尿酸（2-2-43c）1.000g、吲哚-3-甲醛0.972g和无水乙酸钠0.388g，混合均匀，滴加1.8ml乙酸酐，水浴加热15分钟，趁热加数毫升沸水，冷却，收集固体，干燥，得粗品，用冰醋酸重结晶，得橘黄色晶体（2-2-43c）1.352g，产率为84%，熔点为200℃~202℃。

[α-^{15}N]-α-苯甲酰胺基-β-吲哚-3-丙烯酸（2-2-43e）的制备：取化合物（2-2-43d）0.864g，加入其质量100倍的10g/L NaOH溶液，煮沸，反复数次，直至残余物全部溶解，盐酸酸化，冷却，收集固体，再用70%乙醇重结晶，得浅黄色固体化合物（2-2-43d）0.685g，产率为74.6%，熔点为226℃~228℃。

[α-^{15}N]-dl-N-苯甲酰色氨酸（2-2-43f）的制备：称取α-苯甲酰胺基-β-吲哚-3-丙烯

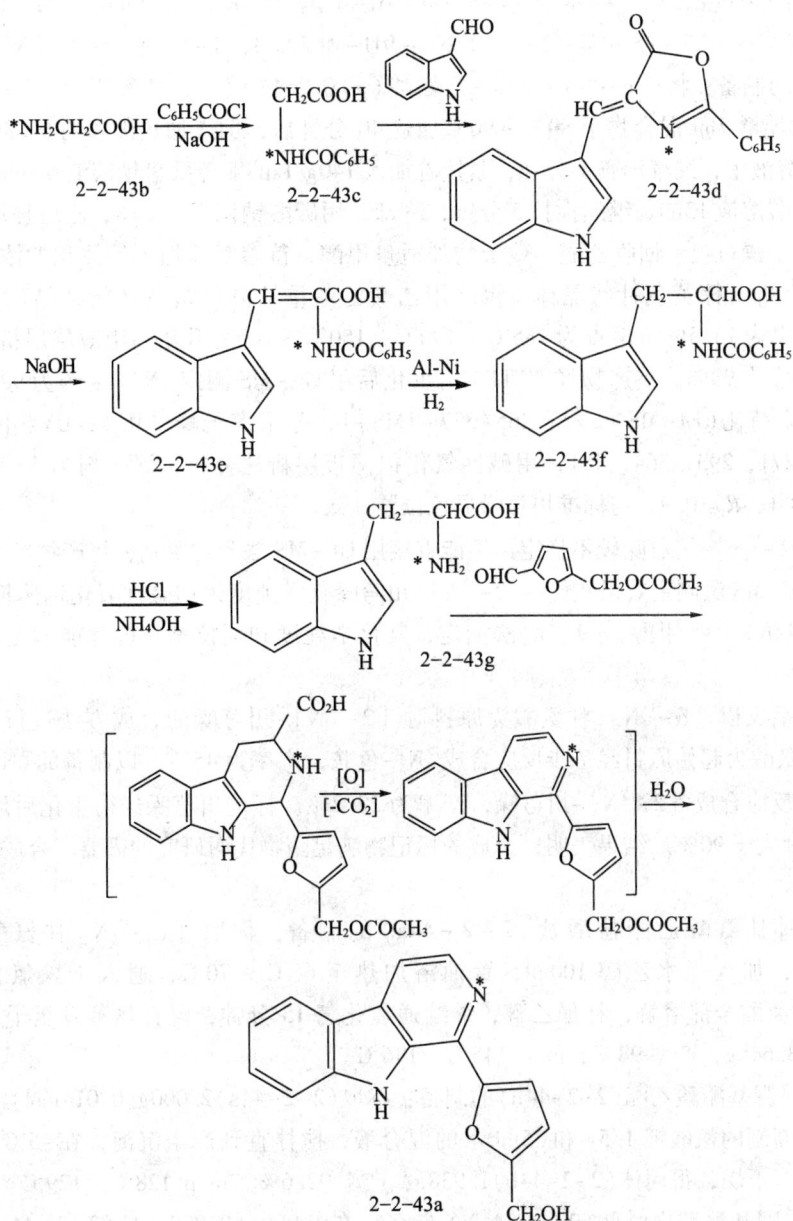

图 2-2-43 [2-^{15}N]-川芎哚的合成路线

酸(2-2-43e)0.600g 溶于 7ml 1mol/L NaOH 溶液中，加入铝镍合金 0.322g 中，搅拌 6 小时，过滤，水洗，滤液用盐酸酸化，收集固体，用乙醇水溶液重结晶，得粉色固体(2-2-43f)0.580g，产率为 96%，熔点为 190℃ ~ 192℃。

[α-^{15}N]-dl-色氨酸(dl-α-氨基-β-吲哚-丙酸，2-2-43g)的制备：将 dl-N-苯甲酰色氨酸(2-2-43f)0.500g、氢氧化钡 2.750g 和水 12.9ml 搅拌混匀，回流 24 分钟，用 4mol/L H$_2$SO$_4$ 除去钡离子，滤液蒸发至干，残渣用乙醇洗涤去苯甲酸，浅黄色固体用水重结晶得白色固体(2-2-43g)0.264g，产率为 79.7%，熔点为 283℃(分解)。用纸层析法分析，展开剂

为 $V($正丁醇$)$：$V($乙酸$)$：$V($水$)=12$：3：5，$R_f=0.5$，UV $\lambda_{max}^{H_2O}=279nm$。

$[2-^{15}N]-1-(5-$羟甲基$-2-$呋喃基$)-9H-$吡啶$[3,4-b]$吲哚$[2-^{15}N]-$川芎哚$(2-2-43a)$的制备：将$[\alpha-^{15}N]-dl-$色氨酸$(g)0.264g$、$5-$乙酰氧甲基$-2-$呋喃甲醛$0.264g$及冰醋酸$7ml$混合物于$80℃\sim90℃$加热40分钟后，倒入加热沸腾的$66.8ml$重铬酸钾$-$硫酸水溶液中，继续沸腾1分钟，紧接着加入$140g/L$的亚硫酸氢钠溶液$6.6ml$，再加入$120g/L$的草酸溶液$13ml$，继续搅拌5分钟，冷却，用碳酸钠调至$pH=8$，乙醚提取，水洗，无水硫酸钠干燥过夜。回收乙醚，残余物加适量甲醇，待溶解后加入等体积的浓氨水，放置$3\sim4$天，析出棕黄色针状晶体。粗品用乙酸乙酯重结晶得黄色针状结晶$(2-2-43a)$ $0.053g$，产率为15.5%，熔点为$185℃\sim190℃$，$150℃\sim160℃$升华，用薄层层析(TLC)法测定化学纯度为98%，终产物经$MSTFA$衍生化后用$GC-MS$测定^{15}N丰度约为92%。电子电离$-$质谱质荷比$(EI-MS\ m/z)$：$265(337-TMS+1$，分子离子峰，$M^+)$；$UV($甲醇$)/nm$：237，255，271，293，364，381，用碱性氧化铝薄板层析法分析，展开剂为 $V($氯仿$)$：$V($甲醇$)=9$：1，$R_f=0.9$，与标准川芎哚显色位置一致。

由于$[2-^{15}N]-$川芎哚较不稳定，不能直接用$GC-MS$法测定鉴别，将产物经$MSTFA$衍生化后用$GC-MS$法测定效果较好，$[2-^{15}N]-$川芎哚化学纯度采用碱性氧化铝薄板层析[展开剂为 $V($氯仿$)$：$V($甲醇$)=9$：1]法测定，其化学纯度和同位素丰度都能满足药理实验要求。

唐氏等后又以$[\alpha-^{15}N]$甘氨酸为原料对$[2-^{15}N]-$川芎哚的合成方法进行改进，以$[\alpha-^{15}N]$甘氨酸为起始原料经7步反应合成$^{15}N_b-$色胺，产率为45%。以制备的$^{15}N_b-$色胺为原料经3步反应合成$[2-^{15}N]-$川芎哚，产率为22.2%。标记川芎哚经衍生化后用$GC-MS$测得^{15}N丰度大于90%。结果表明，合成的标记物满足药物代谢研究的需要。合成路线如图$2-2-44$所示。

$[\alpha-^{15}N]$甘氨酸乙酯盐酸盐$(2-2-44a)$的制备：称取$[\alpha-^{15}N]$甘氨酸$2.000g$ $(0.027mol)$，加入无水乙醇$100ml$，置油浴加热至$65℃\sim70℃$，通入干燥氯化氢，约30分钟后甘氨酸全部溶解，补加乙醇，继续通氯化氢15分钟，混合物蒸发至干，得固体$(2-2-44a)3.646g$，产率98%，$m.p.145℃\sim146℃$。

$[\alpha-^{15}N]$脲基醋酸乙酯$(2-2-44b)$的制备：称取$(2-2-44a)2.000g(0.014mol)$溶于$80ml$水中，加入新制的氰酸钾$1.5g$和$35ml$水的混合液，搅拌直到产生沉淀，在$-5℃$下冷却$2$小时，过滤，干燥，得固体$(2-2-44b)1.938g$，产率$92.6\%$，$m.p.128℃\sim129℃$。

$[1-^{15}N]$脲基醋酸内酰胺$(2-2-44c)$的制备：在$1.900g(0.008mol)(2-2-44b)$中加入$25\%$的盐酸$45ml$，过夜蒸干得粗品，乙醇提取，得精品$(2-2-44c)1.280g$，产率$98.4\%$，$m.p.212℃\sim214℃$。

$[1-^{15}N]-$吲哚甲叉脲基醋酸内酰胺$(2-2-44d)$的制备：将$(2-2-44c)0.924g$ $(0.009mol)$、吲哚$-3-$甲醛$1.474g(0.010mol)$和哌啶$45ml$的混合物，置于$150℃$的油浴中加热20分钟后，倒入$1000ml$水中，乙酸酸化，过滤，水洗，冰醋酸重结晶得产物$(2-2-44d)$ $1.993g$，产率95%，$m.p.315℃\sim318℃$。

$[1-^{15}N]-$吲哚甲基脲基醋酸内酰胺$(2-2-44e)$的制备：在$(2-2-44d)1.000g$ $(0.004mol)$中，加入$1mol/L\ NaOH$溶液$10ml$，搅匀，加铝镍合金$1.250g$，搅拌10小时，过滤，盐酸酸化得无色晶体$(2-2-44e)0.988g$，产率97.9%，$m.p.216℃\sim218℃$。

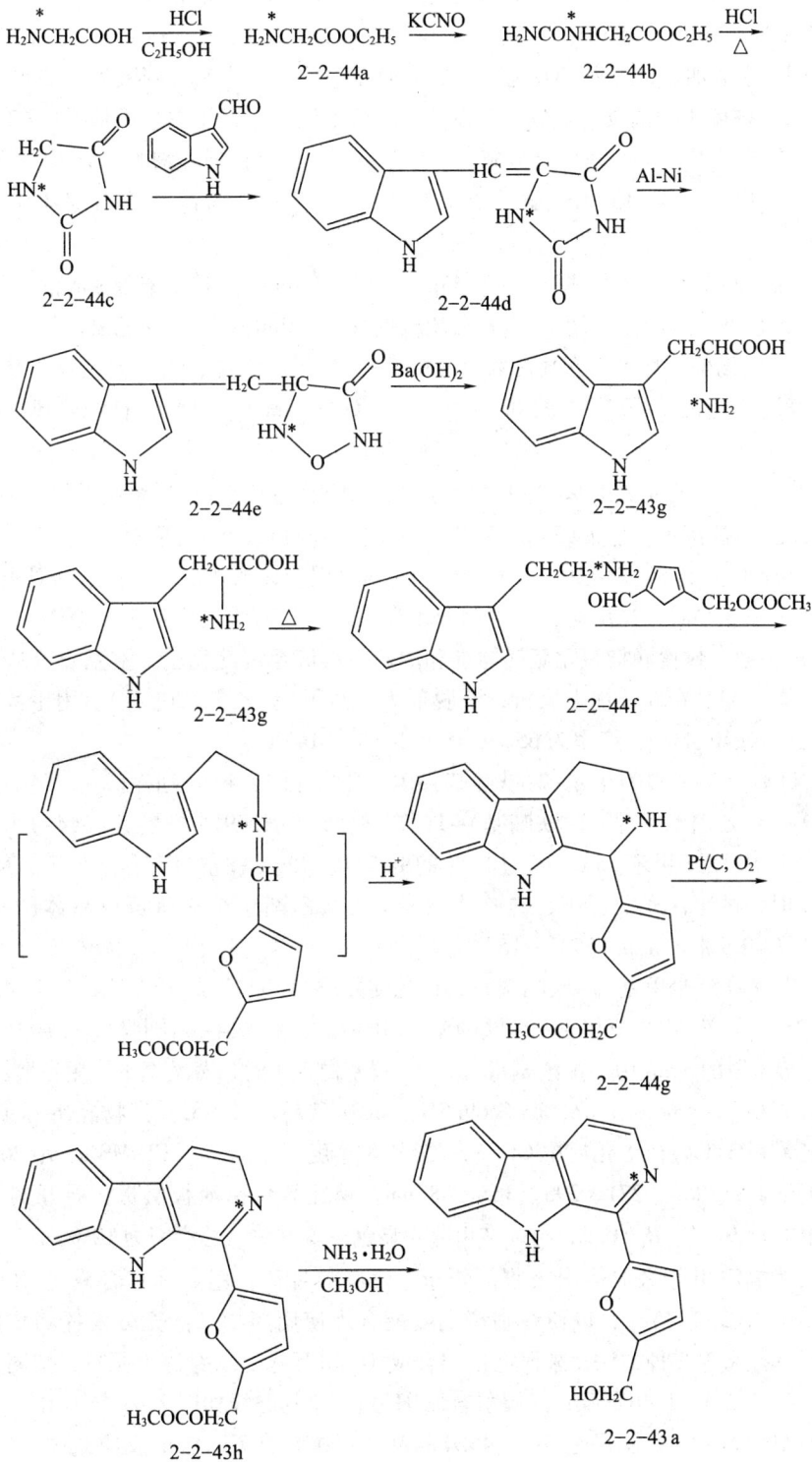

图 2-2-44　改进的[2-¹⁵N]-川芎哚合成路线

[α-15N]-dl-色氨酸([α-15N]-dl-α-氨基-β-吲哚-丙酸，2-2-43g)的制备：将(2-2-44e)0.920g(0.004mol)、氢氧化钡4.600g(0.027mol)和28ml水搅拌混匀，回流24小时，稀释至80ml，水浴加热，通入CO_2气体使上清液显中性，过滤除去碳酸钡，沸水洗涤，滤液用2mol/L硫酸除去钡离子，过滤，蒸发至干，乙醇洗，干燥得白色固体产物(2-2-43g)0.740g，产率90.3%，m.p.281℃(分解)。纸层析：$R_f=0.5$，展开剂为V(正丁醇)：V(乙酸)：V(水)=12:3:5。EI-MS m/z：205(M^+)；$UV\lambda_{max}^{H_2O}=279nm$。以上数据及其理化性质和色氨酸标准品一致。

15Nb-色胺(2-2-44f)的合成：(2-2-43g)0.740g(3.6mmol)和二苯醚8ml混合物加热回流1小时，反应混合物冷却，用2mol/L稀盐酸提取(3×30ml)，水层用乙醚洗涤，6mol/L稀氢氧化钠溶液碱化至pH=8，乙醚提取(5×35ml)，醚层用水洗，无水硫酸钠干燥，蒸干，苯重结晶得浅黄色晶体15Nb-色胺0.349g，产率60%，m.p.114℃~115℃。EI-MS m/z：161(M^+)。

[2-15N]-1-(5-乙酰氧甲基-2-呋喃基)-1，2，3，4-四氢-9H-吡啶并[3，4-b]吲哚(2-2-44g)的制备：15Nb-色胺(2-2-44f)0.349g(2.2mol)和5-乙酰氧甲基-2-呋喃甲醛0.403g(2.4mol)分别溶于环己烷25ml中，两种溶液混合，加几毫克催化量的对甲苯磺酸，反应混合物回流3小时，在反应过程中用分水器去水，然后将反应液蒸发至干，加乙二醇二甲醚50ml溶解，慢慢滴加氯化氢气体饱和的乙醚溶液至沉淀完全，室温静置2小时，减压蒸馏去溶剂，粗品在硅胶柱上层析，洗脱剂为三氯甲烷-乙醇(20:1)，用甲醇重结晶，得产物(2-2-44g)0.438g，产率为65%，m.p.143℃~145℃。

[2-15N]-1-(5-乙酰氧甲基-2-呋喃基)-9H-吡啶并[3，4-b]吲哚(2-2-44h)的制备：[2-15N]-1-(5-乙酰氧甲基-2-呋喃基)-1，2，3，4-四氢-9H-吡啶并[3,4-b]吲哚(g)0.438g(1.4mmol)溶于甲苯25ml中，加5%的Pt/C 0.100g，在空气存在条件下，反应混合物回流8小时，过滤，蒸发至干，硅胶柱层析，乙酸乙酯重结晶得黄色晶体(2-2-44h)0.212g，产率49.1%，m.p.155℃~157℃。

[2-15N]-1-(5-羟甲基-2-呋喃基)-9H-吡啶并[3,4-b]吲哚(川芎哚，2-2-43a)的制备：[2-15N]-1-(5-乙酰氧甲基-2-呋喃基)-9H-吡啶并[3,4-b]吲哚(2-2-44h)0.200g(0.7mmol)溶于甲醇50ml中，加浓氨水0.1ml，置室温3小时，蒸发至干，用乙酸乙酯重结晶得黄色晶体(2-2-43a)0.120g，产率69.5%，m.p.177℃~179℃。产物经N-甲基三甲基硅基三氟乙胺(BSTFA)衍生化后用GC-MS测得15N丰度大于92%。EI-MS m/z：266(M^+)。UV(MeOH)：237、253、271、293、365、382nm。碱性氧化铝薄板层析：展开剂为V(氯仿)：V(甲醇)=9:1，$R_f=0.9$，与标准川芎哚显色位置一致。总产率为10%。

华氏等为搞清川芎哚在体内吸收、分布、代谢的规律，用氚标记合成了3H-川芎哚(3H-Perlolyriue，2-2-45a)，以便在临床上既能合理使用药物又能充分发挥药物的疗效。已有机合成和氚曝射2种方法，来研究标记合成3H-川芎哚。以糠醇为原料，按图2-2-45所列路线标记合成了3H-川芎哚；氚曝射合成3H-川芎哚的路线如图2-2-46所示。

2-乙酰氧甲基-2-呋喃甲醛(2-2-45b)的制备：在装有干燥管的反应瓶中，依次加入120g糠醇、130g乙酸酐、200ml石油醚和50g无水乙酸钠，在40℃~45℃时搅拌回流4小时，冷却后，反应液倾入800ml冷水中，静置，分出油层，用石油醚洗水层(50ml×3)，然后合并石油醚层和油层，再加入5%碳酸钠100ml，继续搅拌2小时，水洗，无水硫酸钠干

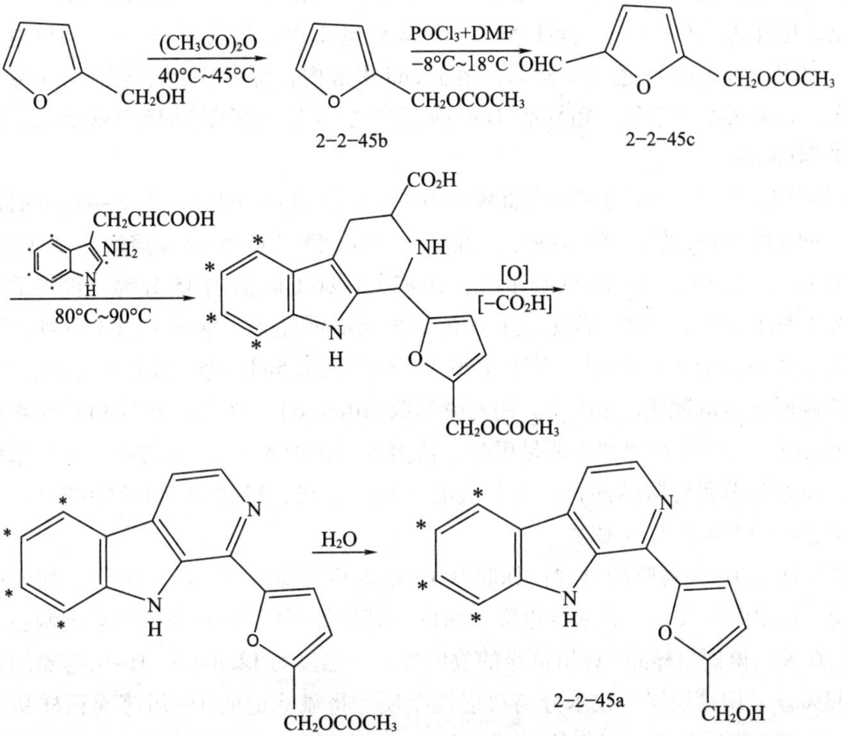

图 2-2-45　³H-川芎哚有机合成路线

*表示标³H记的位置

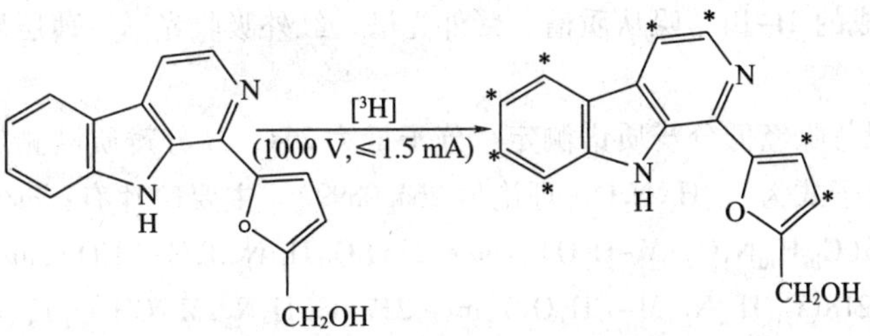

图 2-2-46　氚曝射合成³H-川芎哚的路线

燥，回收石油醚，减压蒸馏得淡黄色产物141g。沸点66℃~67℃/7~6mmHg，收率82.2%。

5-乙酰氧甲基-2-呋喃甲醛(2-2-45c)制备：将三氯氧磷62ml冷却至半固态，慢慢滴加二甲基甲酰胺140ml，边加边振摇，然后，自然升温至室温，搅拌4小时，冷却反应液至-15℃时，开始滴加2-乙酰氧甲基呋喃(2-2-45b)105g，滴加完毕，在-5℃~-6℃时振摇1小时，再升至室温继续搅拌2小时，放置18~20小时。将反应混合物倾入冰乙醚中(4:1)，待冰溶解后，加入140g无水碳酸钠，再用饱和碳酸钠调至pH=8，静置后，分出醚层。水层用乙醚(100ml×6)提取，合并醚层，水洗(100ml×3)，加入适量无水硫酸钠干燥，放置过夜。回收乙醚，冷却油状物，析出淡黄色针状结晶，用石油醚(60℃~90℃)、乙醚洗，晾干，得粗产物67g，熔点56℃。粗产物用石油醚提取重结晶得白色针状结晶，熔点56℃。

³H-色氨酸的标记制备：用蒸馏水溶解20ml L-色氨酸，加入适量玻璃丝棉浸润，待蒸

发干后置入放电曝射瓶内。抽真空至 8×10^{-3} mmHg，再通氚气 2 个 Ci(20mmHg)。然后进行辉光放电，电压为 1000V，电流≤1.5mA。每天放电 2 次，每次 10 分钟，共放电 7 天。从曝射瓶内取出氚标记的 L-色氨酸样品，溶于 3ml 甲醇内，待挥发干后再加入 3ml 甲醇，反复进行 2 次，以除去不稳定氚，粗样品 ^{3}H-色氨酸的放射性总强度为 17.7mCi/mg，放射性比度为 180.54mCi/mg。

^{3}H-川芎哚{1-(5-羟甲基-2-呋喃基)-9H-吡啶[3,4-b]吲哚}(2-2-45a)的标记合成：先将 17.7mCi 约 20mg 的 ^{3}H-色氨酸粗样品，与 10mg 稳定 L-色氨酸溶解于 2ml 冰醋酸中，再加入 50mg 5-乙酰氧甲基-2-呋喃甲醛，在 82℃~86℃时加热 45 分钟，再将重铬酸钾硫酸水溶液 7.5ml 加热至沸腾。首先把上述色氨酸反应液注入，继续沸腾 1 分钟，紧接着加入 16% 亚硫酸氢钠溶液 0.75ml，再加入 20% 草酸溶液 1.5ml，继续搅拌 5 分钟，待冷却后，用 37.5% 碳酸钠溶液碱化至 pH=8。用乙醚萃取(10ml×6)，水洗(10ml×3)，无水硫酸钠干燥后回收乙醚，向剩余物中加入适量甲醇，待溶解后再加入 1~2ml 浓氨水进行水解。放置 3~4 天，沉淀出黄色针状结晶，沉淀物离心分离、干燥，得到 ^{3}H-川芎哚结晶，产率约为 21%，放射性总强度为 1.6mCi。

曝射法标记 ^{3}H-川芎嗪的过程：称取 10mg 稳定川芎哚溶于 3ml 甲醇中，加入适量玻璃丝棉浸润，待甲醇挥发干，置入放电曝射瓶内。其后处理同 ^{3}H-色氨酸的标记制备，区别在于共放电 6 天。得到粗样品 ^{3}H-川芎哚的放射性，总强度为 12.3mCi，^{3}H-川芎哚的放射化学纯度为 33%。采用薄层层析技术分离放射性杂质。将氚标记的 ^{3}H-川芎哚粗样品溶于丙酮中，用碱性氧化铝层析板，以氯仿-甲醇(9:1)为展开剂，点样展开后，取 R_f=0.9 左右的氧化铝，用丙酮反复提取氚标记的川芎哚。得 11ml ^{3}H-川芎哚丙酮溶液，放射性比浓度为 0.1909mCi/ml，放射性总强度共 2.1mCi。

华氏等对合成的 ^{3}H-川芎哚从质谱、紫外光谱、红外吸收光谱、薄层层析等方面进行了结果鉴别。

合成的 ^{3}H-川芎哚经低分辨质谱测定，分子量为 264，高分辨质谱测定，精确分子量为 264.0981，相应分子式为 $C_{16}H_{12}N_2O_2$(理论值 264.0899)。主要碎片有：m/e 247 ($C_{16}H_{11}N_2O$，M-OH)，m/e 246($C_{16}H_{10}N_2O$，M-H$_2$O)，m/e 235 ($C_{15}H_{11}N_2O$，M-CHO)，m/e 233 ($C_{15}H_9N_2O$，M-CH$_2$OH)，m/e 218($C_{15}H_{10}N_2$，M-CH$_2$O$_2$)，m/e 217($C_{15}H_9N_2$，M-CH$_3$O$_2$)，m/e 205 ($C_{14}H_9N_2$，M-C$_2$H$_3$O$_2$)，m/e 182 ($C_{12}H_{10}N_2$，M-C$_4$H$_2$O$_2$)，m/e 168 ($C_{11}H_8N_2$，M-C$_5$H$_4$O$_2$)，m/e 167($C_{11}H_7N_2$，M-C$_5$H$_5$O$_2$)，m/e 140 ($C_{10}H_9N$，M-C$_6$H$_6$NO$_2$)，139 以下没有强离子峰。

川芎哚的紫外光谱为：λ_{max}^{EtOH}(mμ)：238(lgε=4.30)，254(lgε=4.24)，276(lgε=4.21)，239(lgε=4.24)，300(肩峰 lgε=4.17)，369(lgε=4.07)，386(lgε=4.10)。

川芎哚红外吸收光谱 λ_{max}^{EBr}(cm^{-1})：3362(S, NH)；C=C, C=N 分布在 1700~1500 中；1630(S)，1607(W)，1569(S)，1535(W)，1496(S)，1016(S)。

利用碱性氧化铝层析板对合成的 ^{3}H-川芎哚进行薄层层析，样品用丙酮溶解，展开剂为氯仿-甲醇(9:1)。在紫外灯下有亮紫色荧光点 R_f=0.90，标准川芎哚显色位置与上述两个方法标记合成的 ^{3}H-川芎哚放射性峰位置一致，^{3}H-川芎哚的放射化学纯度大于 90%。

用 X$_4$ 显微熔点测定仪测定 ^{3}H-川芎哚的熔点为 187℃(温度计未经校准)。

取已知量 ^{3}H-川芎哚甲醇溶液加入 5ml 闪烁液中，用 FJ-353G 型双道液体闪烁计数器，测定 ^{3}H-川芎哚的放射性比度。合成法得到的 ^{3}H-川芎哚的放射性比度为 38.4mCi/mg，而用辉光放电法得到的放射性比度为 56.57mCi/mg。

华氏等还对合成法和曝射法合成的[3]H-川芎哚的鉴别结果进行了讨论。薄层层析鉴定结果表明这2种方法所得到的放射化学纯度有很大差别，而放射性比度差别不大。合成法得到的放射化学纯度(>90%)远远大于曝射法的放射化学纯度(33%)，后者只有经过薄层层析分离技术，才能达到合成法的放射化学纯度。从理论上，曝射法标记的[3]H-川芎哚的放射性比度应该比合成法标记的高。因为这两种方法标记合成的[3]H-川芎哚，除共同在吲哚环上的 5-，6-，7-，8-，四个位置上可能有氚标记外，曝射法在吡啶环的 3-，4-，2 个位置上和呋喃环的 3'-4'-，2 个位置上都可能存在氚标记，所以曝射法得到的放射性比度应该非常高。而实验结果并非如此，与合成法得到的放射性比度相差不很大。这可能是由于一方面，氚曝射本身不是定位标记，另一方面，川芎哚在氚的直接曝射条件下不太稳定，会分解成某些产物，致使放射性比度降低，如呋喃环和吡啶环之间键的断裂或者其他形式键的断裂。

三、川芎哚的结构修饰

初步药理实验证明，川芎哚对冠心病有一定疗效，但在动物体内代谢迅速，排泄较快，生物利用度低及药效维持时间较短。因此有必要对其进行结构改造研究。

川芎哚是含 β-咔啉(β-carboline)结构的羟基化合物，β-咔啉结构是川芎哚的母核，可能是其药效基团，5-乙酰氧甲基-2-呋喃基可能是其药代动力学基团，改变药代动力学基团，合成一系列的衍生物，有可能在保留川芎哚的基本药效的同时，寻找到有较好药代动力学特性的新型药物。β-四氢咔啉基(tetrahydro-β-carboline)和色胺-Nb-酰胺基是 β-咔啉重要合成前体(precursor)结构，对 β-四氢咔啉基和色胺-N_b-酰胺基的结构改造研究也是寻找新型药物的一种重要手段。

川芎哚是脂溶性生物碱，水溶性差，很难适于制剂的要求。为了改善川芎哚的溶解性，唐氏等将其与甲磺酸反应制成甲磺酸盐(2-2-47a)(合成路线见图 2-2-47)，便于药理实

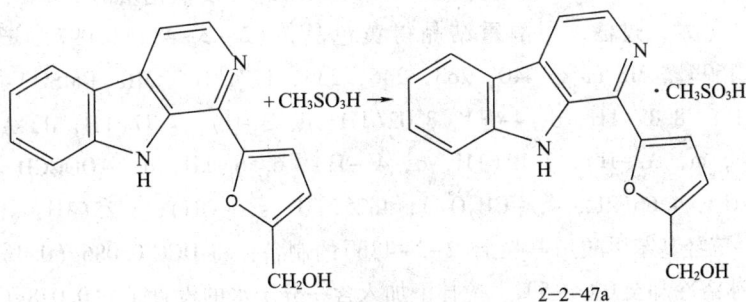

图 2-2-47 甲磺酸川芎哚盐的合成路线

验，适应制剂的需要。甲磺酸川芎哚(2-2-47a)的制备过程：称取川芎哚 0.528g (2.0mmol)，加甲醇 10ml，加热溶解后，慢慢滴加甲磺酸 0.160ml(2.5mmol)，搅拌，回流 0.5 小时，冷却，得黄色粗品。用甲醇重结晶得黄色晶体(24)0.461g，产率为 64%，m.p. 238℃ ~ 240℃。MS m/z: 360，263，79;^{1}H-NMR(DMSO): 12.5(1H，s，-SO₃H)，8.73(1H，s，-NH-indole)，8.32(1H，d，4-H)，7.88(1H，d，3-H)，7.1 ~ 8.3(4H， m，Ar-H），7.22（1H，d，4'-H），6.53（1H，d，3'-H），5.42（1H，s，R-OH），4.69（2H，s，-CH$_2$O），3.54（3H，s，-SO$_3$CH$_3$）。元素分析 C$_{17}$H$_{16}$N$_2$SO$_5$，计算值（%）：C，56.67；H，4.44；N，7.78；S，8.89；O，22.22；测定值（%）：C，56.52；H，4.43；N，7.68；S，8.95；O，22.42。

　　川芎哚是含羟基的生物碱，在体内易于继续氧化或与葡萄糖醛酸等结合，生成极性较大的代谢物排出体外。因而，它在体内转运和代谢较快，作用时间较短。为维持有效血药浓度，延长作用时间，对其进行了结构修饰。首先，对川芎哚药代动力学基团上的羟基进行结构修饰，让其分别与阿魏酸、3，4，5-三羟基苯甲酸和3，4，5-三甲氧苯甲酸发生酯化反应，合成3种川芎哚酯（2-2-48a～c）（图2-2-48），以提高酯水分配系数，延长药物作用时间。

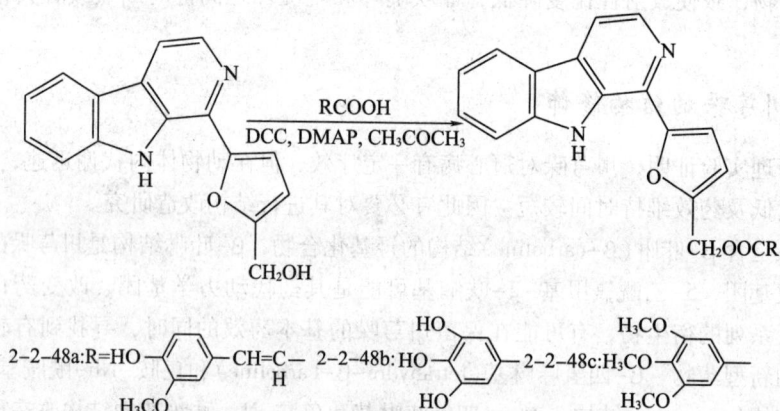

图2-2-48　化合物2-2-48a～c 的合成路线

　　阿魏酸川芎哚酯（2-2-48a）的制备：将川芎哚0.100g（0.4mmol）、阿魏酸0.081g（0.4mmol）溶于丙酮15ml 中，加入 DCC 0.086g（0.4mmol）及催化量的 DMAP，室温搅拌4小时。过滤，蒸发，过滤，甲醇重结晶得黄色晶体（2-2-48a）0.097g，产率58.2%，m.p. 155℃～159℃。MS m/z：440，263，246，235，177；^{1}H-NMR（DMSO）：11.10（1H，s，-NH-indole），8.37（1H，d，4-H），8.02（1H，d，3-H），7.77（1H，d，Ar-CH=C<），7.1～8.2（7H，m，Ar-H），7.19（1H，d，4'-H），6.56（1H，d，-OOCCH=C<），6.30（1H，d，3'-H），4.66（2H，s，-CH$_2$O-），4.25（1H，s，-OH），3.25（3H，s，-OCH$_3$）。

　　3，4，5-三羟基苯甲酸川芎哚酯（2-2-48b）的制备：将 DCC 0.086g（0.4mmol）溶于丙酮10ml 中，冰浴冷却至0℃～5℃，搅拌下加入含一分子水的没食子酸0.078g（0.4mmol）及催化量的 DMAP，搅拌10分钟。加川芎哚0.100g（0.4mmol），室温搅拌4小时，自然蒸干，5%碳酸氢钠溶液捣碎，过滤，戊烷洗，乙酸乙酯重结晶得黄色晶体（2-2-48b）0.081g，产率51.4%，m.p. 165℃～170℃。MS m/z：416，263，153；^{1}H-NMR（DMSO）：8.88（1H，s，-NH-indole），8.23（1H，d，4H）7.77（1H，d，3-H），7.1～8.2（6H，m，Ar-H），6.94（1H，d，4'-H），6.57（1H，d，3'-H），4.66（2H，s，-CH$_2$O-），4.20（3H，s，-OH）。

　　3，4，5-三甲氧基苯甲酸川芎哚酯（2-2-48c）的制备：将川芎哚0.100g（0.4mmol）和

3，4，5-三甲氧基苯甲酸 0.088g(0.4mmol)溶于丙酮 15ml 中，加入 DCC 0.086g(0.4mmol)及催化量的 DMAP，室温搅拌 6 小时，过滤去不溶物，自然蒸发，过滤，甲醇重结晶得黄色晶体(2-2-48c)0.102g，产率 58.8%，m. p. 120℃～123℃。MS m/z：458，263，246，235，195，153；^{1}H-NMR(DMSO)：11.11(1H，s，-NH-indole)，8.35(1H，d，4-H)，8.02(1H，d，3-H)，7.2～8.1(6H，m，Ar-H)，7.19(1H，d，4′-H)，6.56(1H，d，3′-H)，4.67(2H，s，-CH$_2$O-)，3.20(9H，s，-OCH$_3$)。

另外，保持 β-咔啉环药效团不变，改变其药代动力学基团，分别用苯基和吲哚基取代 5-乙酰氧基甲基-2-呋喃基，合成了两种 β-咔啉衍生物(2-2-49a 和 2-2-49b)(图 2-2-49)，可提高稳定性，增加脂水分配系数。

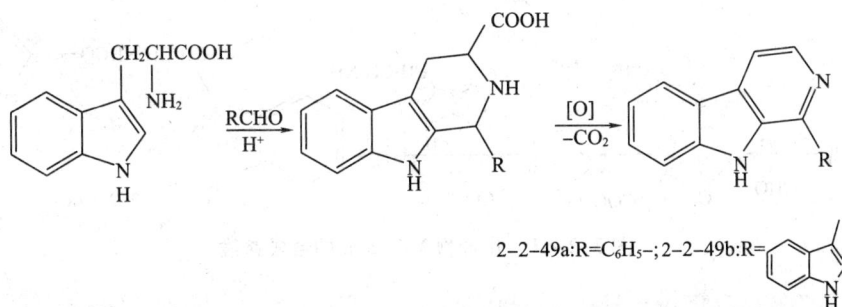

2-2-49a:R=C$_6$H$_5$-；2-2-49b:R=

图 2-2-49　化合物 2-2-49a～b 的合成路线

1-苯基-9H-吡啶并[3,4-b]吲哚(2-2-49a)的制备：将 L-色氨酸 1g(4.8mmol)与苯甲醛 0.702g(6.6mmol)及冰醋酸 25ml 于 80℃～90℃加热 40 分钟后，倒入加热沸腾的重铬酸钾硫酸水溶液(重铬酸钾 4g，浓硫酸 3.2ml 和水 250ml 中)，继续沸腾 1 分钟。紧接着加入 16% 的亚硫酸氢钠溶液 25ml，再加入 20% 的草酸溶液 50ml，继续搅拌 5 分钟，冷却。用碳酸钠碱化至 pH=8，乙醚提取，水洗，无水硫酸钠干燥过夜。回收乙醚，残余物用甲醇重结晶得浅黄色晶体(2-2-49a)0.663g，产率 55.4%，m. p. 246℃～248℃。MS m/z：244，167，77；^{1}H-NMR(DMSO)δ：8.98(1H，s，-NH-indole)，8.26(1H，d，4-H)，7.86(1H，d，3-H)，6.2～8.1(9H，m，Ar-H)。

1-(1H-3-吲哚基)-9H-吡啶并[3,4-b]吲哚(2-2-49b)的制备：将 L-色氨酸 1g(4.8mmol)与 1H-吲哚-3-甲醛 0.853g(5.9mmol)及冰醋酸 25ml 的混合物，按合成(2-2-49a)方法进行，回收乙醚，残余物用甲醇重结晶，得红色针状晶体(2-2-49b)0.493g，产率 35.5%，m. p. 199℃～201℃。MS m/z：283，167，145，116，89；^{1}H-NMR(DMSO)δ：9.95(1H，s，-NH-indole)，8.12(1H，d，4-H)，7.52(1H，d，3-H)，7.2～8.2(9H，m，Ar-H)。

β-四氢咔啉衍生物是 β-咔啉的合成前体与类似物，色胺-Nb-酰胺衍生物是 β-咔啉的合成前体，对这两者进行结构改造，也有望寻找到新药。以此为基础，以市售色氨酸及色胺为起始原料合成了 β-四氢咔啉的衍生物(2-2-50a，2-2-50b 和 2-2-50c)(图 2-2-50)和色胺-Nb-2-呋喃甲酰胺(2-2-51a)(图 2-2-51)。

1-(2-呋喃基)-1，2，3，4-四氢-9H-吡啶并[3,4-b]吲哚(2-2-50a)的制备：将色胺 1g(6.3mmol)、新鲜糠醛 0.653g(6.8mmol)和环己烷 20ml 的混合物，加热回流4 小时，用分

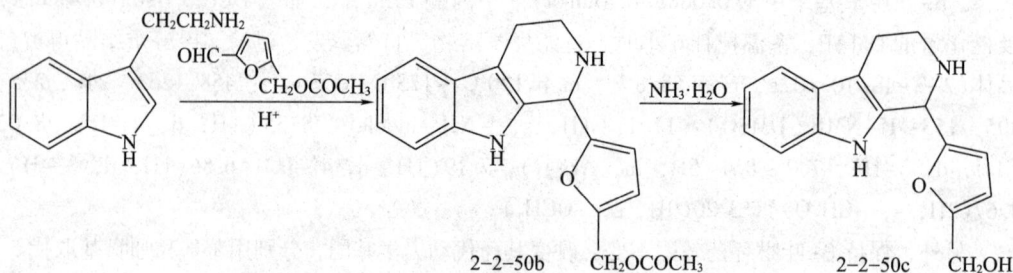

图 2-2-50　化合物 2-2-50a～c 的合成路线

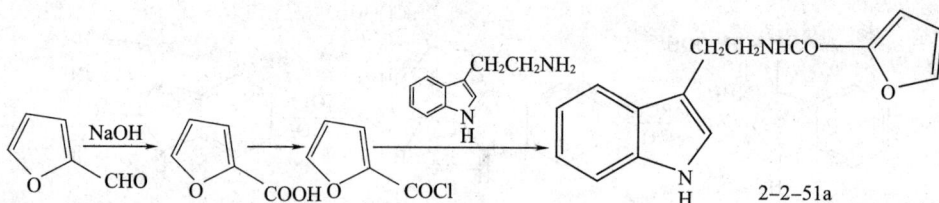

图 2-2-51　化合物 2-2-51a 的合成路线

水器去水，冷却，收集固体，用环己烷洗涤，环己烷-己烷重结晶得浅黄色固体 N-（2-呋喃甲叉）-色胺 1.359g，产率 91.4%，m. p. 135℃～137℃。

将 N-（2-呋喃甲叉）-色胺 1.359g（5.7mmol）慢慢滴加到氯化氢饱和的四氢呋喃溶液 0.487g 中，边加边搅拌，保持温度在 10℃ 以下，室温搅拌 2 小时，1-（2-呋喃基）-1，2，3，4-四氢-9H-吡啶并［3，4-b］吲哚盐酸盐析出，收集晶体，用四氢呋喃洗涤。收集的晶体溶于冷水 100ml 中，在强烈搅拌下用 1mol/L NaOH 溶液中和至 pH 为 8～9，收集乳白色沉淀，水洗，二氯甲烷重结晶得浅黄色固体粉末（2-2-50a）1.250g，产率 92%，m. p. 129℃～130℃。MS m/z：238，171，67；^{1}H-NMR（DMSO）δ：10.54（1H，s，-NH-indole），6.9～7.6（4H，m，Ar-H），6.40（1H，d，4′-H），6.11（1H，d，3′-H），5.7（1H，s，2-NH），5.18（1H，s，1-H），3.12（2H，m，4-H），2.67（2H，m，3-H）。

1-（5-乙酰氧甲基-2-呋喃基）-1，2，3，4-四氢-9H-吡啶并［3，4-b］吲哚（2-2-50b）的制备：色胺 2g（12.6mmol）、5-乙酰氧甲基-2-糠醛 2.520g（15mmol）和冰醋酸 60ml 的混合物，在约 95℃ 水浴下加热 30 分钟，冷却，倒入水 1000ml 中，二氯甲烷提取（200ml×2），水层用 14% 的氨水调至 pH 为 8，收集固体，乙酸乙酯重结晶得白色固体（2-2-50b）2.426g，产率 62.6%，m. p. 145℃～148℃。MS m/z：310，280，171，80；^{1}H-NMR（DMSO）δ：8.22（1H，s，-NH-indole），7.0～7.8（4H，m，Ar-H），6.36（1H，d，4′-H），6.14（1H，d，3′-H），5.34（1H，s，1-H），5.30（2H，s，-CH$_2$O-），3.72（3H，s，-COOCH$_3$），3.21（2H，m，4-H），2.92（2H，m，3-H），2.8（1H，s，2-NH）。

1-（5-羟甲基-2-呋喃基）-1，2，3，4-四氢-9H-吡啶并［3，4-b］吲哚（2-2-50c）的制备：（2-2-50b）1.096g（3.5mmol）溶于温热的甲醇 40ml 中，加浓氨水 8ml，在室温置暗处两周后，倾入冷水 600ml 中，乙醚提取（200ml×3），水洗（30ml×2），无水硫酸钠干燥过夜，回收乙醚，用甲醇重结晶无色或浅黄色固体（2-2-50c）0.771g，产率 81.4%，m. p. 156℃～159℃。

MS m/z：268，239；¹H-NMR（DMSO）δ：8.62（1H，s，-NH-indole），7.0～8.0（4H，m，Ar-H），6.25（1H，d，3′-H），6.20（1H，d，4′-H），5.43（1H，s，-OH），5.31（1H，s，1-H），4.74（2H，s，-CH₂O-），3.15（2H，m，4-H），2.82（2H，m，3-H），1.31（1H，s，2-NH）。

色胺-Nb-2-呋喃甲酰胺（2-2-51a）的制备：① 2-呋喃甲酸的制备：在250ml 烧杯中放置新鲜蒸馏过的糠醛16.4ml（0.2mol），冰浴冷却。另取 NaOH 8g（0.2mol）溶于水12ml 中，冷却后，在搅拌下，慢慢滴加到糠醛中，在滴加过程中必须保持反应液温度在8℃到12℃之间。加完后，仍保持此温度继续搅拌1小时，得黄色浆状物。在搅拌下加入水约18ml，使沉淀刚好溶解，此时溶液呈暗红色。乙醚提取（15ml×4），水层用盐酸处理，调至 pH 为3，冷却，过滤，水洗，收集固体，用水重结晶得白色晶体7.895g，产率35.2%，m.p.128℃～130℃。② 2-呋喃甲酰氯的制备：在2-呋喃甲酸3g（0.027mol）中，滴加二氯亚砜20ml，回流2小时，蒸馏除二氯亚砜后，减压蒸馏得无色或浅红色液体3.128g，产率89.5%，b.p.112℃/16kPa。③ 色胺-Nb-2-呋喃甲酰胺（2-2-51a）的制备：取色胺0.5g（3mmol）溶于 DMF 9ml 中，滴入2-呋喃甲酰氯0.5g（3.8ml）及三乙胺9～15滴，室温反应30分钟。在搅拌下，滴入适量的水，用14%氨水调 pH 为8，产生白色沉淀，过滤，水洗，甲醇重结晶得白色晶体（2-2-51a）0.635g，产率80%，m.p.145℃～146℃。MS m/z：254，143，130，95；¹H-NMR（DMSO）：8.1（1H，s，1-NH-），7.7（1H，m，2-H），7.4（1H，s，3′-H），7.2（4H，m，Ar-H），6.5（2H，m，4′，5′-H），3.8（2H，q，β-H），3.1（2H，t，α-H），2.1（1H，s，-NHCO-）。

药物代谢产物既可能是母药的衍生物，又可能是一种先导物。研究药物代谢产物，可推测代谢途径和母药的药效基团与药代动力学基团，阐明构效关系，是发现新药的有效途径。唐氏等测定了川芎哚的主要代谢产物，化合物2-2-52a 的合成路线（图2-2-52）。

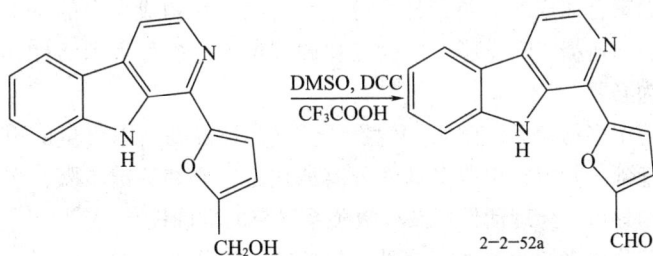

图2-2-52 化合物2-2-52a 的合成路线

川芎哚醛（2-2-52a）的制备：在川芎哚0.146g（0.5mmol）、无水 DMSO 1ml、环己烷1ml、吡啶0.04ml 及三氟乙酸0.02ml 的混合物中，加入 DCC 0.310g（1.5mmol），密封，置室温反应过夜。加乙醚15ml 及含草酸0.140g 的甲醇溶液1.5ml，搅拌20分钟。加水15ml，过滤除去不溶物，水层用乙醚提取，合并醚层，醚层用5%碳酸氢钠洗2次，水洗2次，用无水硫酸钠干燥，回收乙醚，甲醇重结晶得黄色固体（2-2-52a）0.124g，产率85.6%，m.p.132℃～135℃。MS m/z：262，167，95；¹H-NMR（DMSO）δ：11.02（1H，s，NH-indole），8.93（1H，s，-CHO），8.25（1H，d，3-H），8.01（1H，d，4-H），7.0～8.3（4H，m，Ar-H），7.25（1H，d，3′-H），6.56（1H，d，4′-H）。

参考文献

[1] 北京制药工业研究所. 川芎生物碱的提取和分离. 北京医药工业, 1975, (4): 8.

[2] 北京制药工业研究所. 川芎生物碱的结构鉴定. 北京医药工业, 1975, (4): 12.

[3] 许正春, 陈文为. 川芎Ⅲ号碱对鼠肝线粒体氧化磷酸化作用的研究. 生物化学杂志, 1987, 3(1): 33.

[4] 华英圣, 马桂华, 刘丽波, 等. 川芎Ⅲ号碱药理作用的初步研究. 中医药学报, 1989, (2): 40.

[5] 刘新泳, 赵全芹, 李朝武, 等. 川芎咔啉碱的合成及其对血管内皮细胞损伤的保护作用. 山东大学学报(医学版), 2003, 41(5): 485.

[6] 唐刚华, 王世真, 吴淑琴, 等. [2-^{15}N]-川芎哚的全合成. 核化学与放射化学, 1999, 21(3): 189.

[7] 唐刚华, 王世真, 姜国辉. ^{15}N$_b$-色胺和 [2-^{15}N]川穹哚的合成. 核科学, 1999, 22(8): 504.

[8] 华英圣, 徐静娴, 宛春生. ^{3}H-川穹哚(Perlolyrine)标记合成的研究. 中医药学报, 1983, 6: 49.

[9] 唐刚华, 姜国辉, 王世真, 等. 川芎哚的结构改造及生物活性研究. 药学学报, 1999, 34(7): 498.

第五节　多糖类

多糖是由单糖聚合而成的一类天然高分子化合物, 是构成生命的基本物质之一, 具有抗肿瘤、抗衰老、降血糖、降血脂、抗病毒和调节免疫等多种生理活性, 因此对川芎多糖的研究就显得尤为必要。

系统研究川芎中多糖物质, 阐明其生物活性, 为开发高技术含量的川芎多糖保健食品和药物提供理论基础。其中, 川芎多糖的分离纯化是首要和关键步骤, 多糖纯度直接影响后续的性质、结构分析、药理活性以及构效关系研究的准确性。

目前, 提取和分离多糖的方法有多种, 包括热水浸提法、超滤法、超声提取法、微波提取法、酸浸提法、碱浸提法和酶法等。

王氏等采用水浸提法提取川芎多糖, 采用苯酚-硫酸法测定了川芎中的多糖含量, 多糖含量为(25.35±0.23)mg/g。具体提取过程如下: 称取粉碎过 40 目的川芎干粉 100g, 用 500ml 石油醚(沸程 60℃~90℃)回流 2 小时, 脱去表面的脂肪, 抽滤、风干, 重复一次。滤渣加入 8 倍体积的水, 水蒸气蒸馏 4 小时, 趁热抽滤, 滤渣复加水回流两次, 每次 2 小时, 抽滤, 合并三次滤液, 旋转蒸发浓缩至小体积后, 加入 Sevag 试剂(氯仿: 正丁醇 = 5:1)除蛋白, 反复操作至无蛋白层为止(8 次以上), 流水透析过夜, 浓缩后, 向其中加入无水乙醇至含醇 80%, 沉淀多糖, 静置过夜, 抽滤。沉淀分别用 95% 乙醇、无水乙醇、丙酮、乙醚洗涤, 干燥得川芎总多糖。川芎多糖的含量在 2% 以上。

范氏等首次从川芎水提物中分离、纯化得到川芎总多糖 LCP, 经 DEAE-纤维素柱色谱分级得到 4 个均一多糖组分 LCP-1，LCP-2，LCP-3 和 LCP-4。抗氧化实验表明 5 种多糖均有一定的抗氧化活性。LCP 和 LCP-2 对羟基自由基·OH 具有强的抑制生成作用，且具有良好的量效关系，同时发现 LCP-2 在低浓度对 O_2^-·具有强的清除作用；LCP 对两种活性氧均有清除作用，但对·OH 的清除作用强于对 O_2^-·的清除作用。LCP-1 具有适中的抗自由基活性，而 LCP-3 和 LCP-4 抗自由基生成活性较差，LCP-4 对 O_2^-·几乎无清除作用。5 种多糖呈现出不同程度的抗氧化活性，但其活性均比阳性对照维生素 C 弱，这可能与它们不同的结构有关。

多糖的提取、分离与纯化过程如下：称取粉碎过 40 目的川芎干粉 100g，用 500ml 石油醚(沸程 60℃~90℃)回流 2 小时，脱去表面的脂肪，抽滤、风干，重复一次。滤渣加入 8 倍体积的水，水蒸气蒸馏 4 小时，趁热抽滤，滤渣复加水回流两次，每次 2 小时，抽滤，合并三次滤液，旋转蒸发浓缩至小体积后，加入 Sevag 试剂(氯仿：正丁醇=5：1)除蛋白，反复操作至无蛋白层为止(8 次以上)，流水透析过夜，浓缩后，向其中加入无水乙醇至含醇 80%，沉淀多糖，静置过夜，抽滤。沉淀分别用 95% 乙醇、无水乙醇、丙酮、乙醚洗涤，干燥得川芎总多糖(LCP)。将 LCP 经 DEAE-纤维素多糖的 DEAE-纤维素柱(OH⁻，5.0×60cm)层析，依次以 0~0.5mol/L NaCl 溶液梯度洗脱，流速 0.6ml/min，以每管 6ml 收集，硫酸苯酚法显色检测，合并含糖峰位，透析、浓缩、醇沉、洗涤、真空干燥得精制多糖组分。以紫外光谱 SephadexG-200 凝胶柱层析对多糖组分的纯度进行鉴定。

该实验采用石油醚脱脂、水蒸气蒸馏除去挥发油、沸水回流提得川芎总糖，80% 的乙醇沉淀得到多糖半成品，多糖半成品经 Sevag 法除蛋白，透析除去小分子化合物，浓缩，沉淀，干燥得棕褐色粉末川芎总多糖(LCP)3.8g，提取率为 3.8%。LCP 经 0~0.5mol/L 的 NaC1 溶液 DEAE-纤维素柱梯度洗脱，得到水洗组分 LCP-1、0.2mol/L 盐洗组分 LCP-2、0.3mol/L 盐洗组分 LCP-3 和 0.4mol/L 盐洗组分 LCP-4。由阿拉伯糖、葡萄糖、甘露糖以及半乳糖组成的 4 个均一多糖组分 LCP-1，LCP-2，LCP-3 和 LCP-4，分别为白色粉末、浅灰色粉末、土黄色粉末和浅褐色粉末，相对分子质量分别约为 31kD、52kD、90kD 和 36kD。四者都溶于水，尤其易溶于热水。4 种多糖均与苯酚-硫酸、Molish 反应呈阳性反应，与茚三酮、碘-碘化钾反应以及费林试剂均呈阴性反应，表明均为不含氨基酸或蛋白质的非淀粉多糖。各组分在 LCP 中的含量分别为 35%、3.6%、18% 和 26%。多糖的总回收率为 85%。紫外光谱鉴定发现川芎的 4 种多糖组分在 260~280nm 均无吸收峰，说明四种多糖均不含核酸和蛋白质等杂质。SephadexG-200 凝胶柱层析均呈现单一对称峰，表明为均一多糖。

红外光谱分析结果显示 LCP-1、LCP-2 和 LCP-4 均具有多糖的特征吸收峰。LCP-1 在 3146.10、2929.26、1644.11、1419.62、1000~1200、931.41、761.56、847.22/cm 处有吸收峰，显示 LCP-1 为 α-糖苷键吡喃环多糖化合物；LCP-2 在 3419.61、2931.59、1740.10、1644.11、1000~1200、865.52、760.22/cm 处有吸收峰，表明 LCP-2 为含甘露糖的吡喃环多糖类化合物；LCP-3 在 3428.16、2934.38、1746.99、1626.36、1000~1200、894.82、761.42/cm 处有吸收峰，显示 LCP-3 为 β-糖苷键吡喃环多糖化合物；LCP-4 在 3428.33、2936.79、1751.19、1628.62、1000~1200、916.29、890.02、764.90/cm 处有吸收峰，表明 LCP-4 为 β-糖苷键吡喃环多糖化合物。

¹H-NMR 光谱分析：LCP-1 的 C_1 上质子的 δ 值为 5.36，此为 α 型吡喃环 C_1 质子的位移

值，从而确定 LCP-1 为 α-糖苷键吡喃环多糖化合物。LCP-2 的 C_1 上质子的 δ 值为 5.34、5.04、4.84、4.78。5.34、5.04 属于 α 型质子，4.84、4.78 属于 β 型质子，谱图上 α 型和 β 型 C_1 质子峰面积比接近 1。由此确定 LCP-2 为含有 α、β-苷键且其量相近的吡喃型多糖化合物。LCP-3 的 C_1 上质子的 δ 值为 5.12、5.08、5.05、4.85、4.79、5.10、5.06、5.04 为 α 型质子的弱吸收，而 4.85、4.79 属于 β 型质子的强吸收，谱图上 α 型和 β 型峰面积比为 1.0：2.8，表明 LCP-3 为以 β-糖苷键为主，同时含 α-糖苷键的吡喃型多糖化合物。LCP-4 的 C_1 上质子的 δ 值为 5.10、5.06、5.04、4.85、4.79、5.10、5.06、5.04 为 α 型弱吸收质子峰，而 4.85、4.79 为 β 型强吸收质子峰，谱图上 α 型和 β 型峰面积比为 1.0：1.7。表明 LCP-4 为以 β-糖苷键为主，同时含 α-糖苷键的吡喃型多糖化合物。

^{13}C-NMR 光谱分析：LCP-1 的 C_1 化学位移值为 99.7，α 型连接，C_2，C_3，C_4 和 C_5 化学位移在 70 到 76 之间，而 C_6 化学位移值为 60.5，进一步确定 LCP-1 为 α-糖苷键的多糖化合物。

赵氏将川芎粉末经石油醚脱脂，75% 乙醇溶液去除挥发油物质，将剩余残渣用冷水浸提，热水煮提，过滤，合并滤液，明火浓缩至少量，70℃ 水浴浓缩，得川芎粗糖溶液。加入 3 倍体积的 95% 乙醇溶液，4℃ 冰箱过夜沉淀多糖。离心收集得川芎粗糖，常规脱水，真空干燥，最后得到棕褐色川芎粗多糖粉末。称重计算，粗多糖收率为 6.7%，苯酚硫酸法和蒽酮硫酸法测定川芎多糖的总糖含量为 4.11%。川芎粗多糖在冷水中溶解度较低，热水中溶解度较高。分子量为 3 万~5 万。经纸层析、薄层分析和气相色谱证明川芎水溶性粗多糖中含有阿拉伯糖（Ara）、半乳糖（Gal）和葡萄糖（Glc）。其摩尔比为 1：1.4：7.9。凯氏定氮法测定川芎多糖中蛋白质的含量为 12.37%。

赛德艾合买提等将川芎的干燥根经常温粉碎，分别采用石油醚提脱去脂溶性物质、根据多糖在 95% 乙醇溶液中不溶的性质，沉淀出粗多糖。粗多糖经无水乙醇、无水乙醚、丙酮脱水，真空干燥，得到川芎多糖的粗多搪粉末。称重计算，粗多糖的收率为 6.7%。粗多糖经冻融、超滤分级、蛋白酶法和 Sevage 法联合脱蛋白，凝胶层析后分离得到一个纯化级份 LPC-4。LPC-4 为白色絮状物，易溶于水，比旋光度为 $[\alpha]_D^{20} = +55.0$，分子量约为 3.2 万。加入碘液后，有颜色变化，说明 LPC-4 结构中葡萄糖是含有连续的 α-1，4-糖苷键结构。经 SepharoseCL-6B、HPLC 和比旋光度测定表明：LPC-4 在分子极性及分子大小上都均一。气相色谱分析表明单糖组成为葡萄糖、半乳糖、甘露糖、阿拉伯糖，摩尔比为 9.98：3.57：1.34：1，是一种中性杂多糖。红外光谱分析结果如下：3600 ~ 3200/cm 有 -OH 吸收峰，在 2930/cm 左右有一强的吸收峰，为 -CH，$-CH_2$ 的共振吸收峰，1617/cm 左右的峰是多糖的水合振动峰，在 840/cm 和 890/cm 分别有 α 糖苷键和 β 糖苷键的特征吸收峰。LPC-4 经三氟乙酸部分酸水解，高碘酸氧化、Smith 降解、红外光谱分析、甲基化产物经水解、还原、乙酰化后用 GC-MS 进行测定，结果表明：LPC-4 为少分支结构，主要由 α 构型构成，少部分为 β 构型；主链部分由葡萄糖 1→6，葡萄糖 1→4，6 和甘露糖 1→3，6 构成，支链部分由半乳糖 1→6、半乳糖 1→4，以及阿拉伯糖 1→3 键型构成；分支点为葡萄糖的 4-0 处和甘露糖的 3-0 处；平均每 10 个单糖残基约有 2 个分支，末端残基为葡萄糖。

由于碱能够破除植物细胞壁中的 β-1，4-糖苷键，同时碱法提取设备要求低，方法简便，原料便宜且利于生产，唐氏等研究碱法提取川芎多糖的最佳工艺条件，为川芎多糖的研究提供参考。采用单因素实验和正交设计研究温度、时间、氢氧化钠溶液浓度、料液比对川芎多糖提取的影响。实验结果表明，提取的最佳工艺条件为：提取温度为 95%，提取时间为 150 分钟，氢氧化钠溶液浓度为 0.8mol/L，料液比 1：200（g/ml）。具体提取过程如下：准确称取原料 1g，加入 200ml 0.8mol/L 氢氧化钠溶液，在 95℃ 反应 150 分钟。反应完毕后，室温平衡，用冰醋酸调节溶液 pH 值至 7，4℃，4000r/min 离心 10 分钟；上清液蒸发浓缩至 50ml，再加入 5ml 石油醚，放置 30 分钟后蒸馏为恒重为止；按 1：5 比例和 1：1 比例分别向溶液中加氯仿和正丁醇，搅拌 30 分钟。4℃，4000r/min 离心 15 分钟，取上清液，重复操作直到离心后无乳白色沉淀；在溶液中加入 1.5% 活性炭，静置 30 分钟后过滤，反复操作 3 次；将除色素后溶液加入 4 倍体积的无水乙醇，在冰箱中过夜；按照无水乙醇，丙酮，无水乙醚的顺序反复洗涤多糖，70% 烘干，得固体多糖，称其重量，计算川芎多糖的提取率为 2.69%。碱法提取川芎多糖的提取率较低。

向氏等研究超声波法提取川芎多糖的最佳工艺条件。采用正交设计法研究了超声时间、超声功率、料液比、提取次数对提取川芎多糖的影响，用蒽酮-硫酸法测定多糖含量。实验结果表明：最佳工艺条件为超声时间 40 分钟、超声功率 400W、料液比 1：10 以及提取次数为 2 次。其中，超声时间的影响最大，其次是超声波功率和料液比。经过浓缩、脱脂、除蛋白质、脱色、沉淀多糖、过滤和干燥后得到川芎多糖，提取率为 2.74%。与传统的热水浸提法相比，超声波法提取川芎多糖具有时间短，效率高，活性保存高，溶剂用量少的特点，具有可行性。提取多糖的具体过程如下：称取 500g 川芎粉末，按 1：10 比例加入蒸馏水，混匀，在超声波功率为 400W 的条件下作用 40 分钟，离心取上清液。超声波提取 2 次。将两次提取离心后的上清液混合，减压浓缩至 30ml，加入 25ml 石油醚，冷凝回流脱脂。加入液体体积 0.2 倍的氯仿和 0.04 倍的正丁醇，混合震荡 15 分钟，6000r/min 离心 10 分钟取上清液，如此重复操作去除蛋白。然后加入 1.5% 活性炭，静置 30 分钟脱色，抽滤，取滤液。向滤液中缓慢加入 4 倍体积的无水乙醇，使含醇量达 80%，4℃ 过夜，抽滤，依次用无水乙醇、丙酮、乙醚洗涤沉淀 2～3 次，60℃ 干燥，得粗多糖。

黄氏等采用微波法提取川芎多糖，利用单因素实验和正交实验，以微波功率、料液比、萃取时间为因素，每个因素 3 个水平，选择 $L_9(3^4)$ 正交表，用蒽酮-硫酸比色法测定多糖含量。实验结果表明：微波功率对提取影响最大，其次是萃取时间和料液比。最佳提取条件为微波功率 231W，料液质量比 1：40，萃取时间 10 分钟。将在最佳提取条件下所得溶液浓缩，脱脂，除蛋白，脱色，80% 乙醇沉淀多糖，离心并干燥至恒重，即为川芎粗多糖用蒽酮-硫酸法测定多糖含量，计算得提取率为 3.06%。采用微波技术从川芎中提取多糖，与其他方法相比，具有时间短、提取率较高的特点。

水浸提法是传统的提取方法，操作繁琐而且提取率低，超声波法和微波法则成本相对较高，而酶法作用条件温和，操作相对简单又能保证较高的提取率。由于果胶物质主要存在于植物初生壁和细胞中间，而复合果胶酶能够除去细胞壁中的果胶质，从而有效地破除细胞壁，使细胞中的多糖溶解出来。李氏等研究采用果胶酶提取川芎多糖的最佳工艺条件，采用单因素实验和正交设计进行优选，考察酶用量、pH、反应时间和反应温度对川芎多糖提取的影响。实验结果表明，提取川芎多糖的最佳工艺条件为：果胶酶用量为 1%，pH 值为 3.5，反应时间为 150 分钟，反应温度为 60℃。在最佳提取工艺条件下，川芎多糖的具体提取过程为：准确称取原料 10.0g，加入 0.1g 复合果胶酶，按料液比 1：20 用 pH 为 3.5 的柠檬酸缓冲液溶解，60℃ 反应 150 分钟。反应结束在沸水浴中加热 5 分钟，使酶失活。抽滤，除去溶液中的残渣。将滤液浓缩至 30ml 左右。在滤液中加入约 50ml 石油醚(川芎：石油醚＝1：5)脱脂。蒸馏，使石油醚挥发完全。再将滤液加入 1/4 体积的 Sevag 试剂(氯仿：正丁醇＝5：1)除蛋白。将上述滤液搅拌约 15 分钟，6000r/min 离心 5 分钟。取上层液按除蛋白的过程重复 2～3 次。最后，向除完蛋白的滤液中加入 1.5% 活性炭，放置 30 分钟，使滤液脱色，真空抽滤，滤液中加入其 4 倍体积的无水乙醇，使乙醇含量达到 80%，静置过夜，使多糖沉淀。将多糖溶液过滤，滤渣依次用乙醇、丙酮、乙醚清洗 2～3 次，60℃ 干燥，得到多糖，称量，计算。多糖的平均得率为 11.3%。

由于纤维素酶能够降解植物中的纤维素，而复合果胶酶则能够除去细胞壁中的果胶质和蛋白质。因此，同时使用这两种酶可以有效地破除细胞壁，使细胞中的多糖溶解出来。丁氏等采用单因素实验和正交实验研究了时间、温度、pH 值、酶加量四个因素对提取川芎多糖的影响。单因素实验确定了纤维素酶、复合果胶酶提取川芎多糖的最佳工艺条件：纤维素酶 0.15%，复合果胶酶 6%，pH 值为 3.5，时间 150 分钟，温度 60℃；正交实验得到川芎多糖的最佳工艺条件为：纤维素酶 0.15%，复合果胶酶 10%，时间 210 分钟，pH 值 3.5，温度 60℃。川芎多糖在此最佳工艺条件下提取的过程：称取一定量川芎，加入 0.15% 纤维素酶和 10% 复合果胶酶，用 pH 为 3.5 的柠檬酸缓冲液(g/v，1：20)溶解，在 60℃ 反应 210 分钟后，在沸水浴中加热 5 分钟使酶失活。过滤，滤液加 1.5% 活性炭脱色，并加 1/4 体积的 Sevag 试剂(氯仿：正丁醇＝4：1)除蛋白，反复操作 3 次后，将液体浓缩至一定体积，再向其中加无水乙醇直至含醇量为 80%，使多糖沉淀，静置过夜，抽滤，干燥得多糖，称其质量。计算多糖的提取率为 3.03%。酶法提取川芎多糖简单、快捷，提取率较高。

孙氏等研究了纤维素酶法提取川芎多糖的工艺条件，采用单因素实验和正交实验研究了时间、温度、pH 值、酶加量四个因素对提取川芎多糖的影响。影响因素的强弱顺序为：pH 值>酶解时间>加热温度>酶加量。实验结果表明：纤维素酶提取川芎多糖的最佳工艺条件为：温度 50℃，加热时间 120 分钟，纤维素酶的酶加量 0.25%，纤维素酶的 pH 值为 4.0。川芎多糖的具体提取过程为：准确称取川芎 10.0g，根据正交实验得出的最优组合提取多糖。将反应完毕的溶液放入沸水浴中加热 5 分钟，使其中的酶失活。真空抽滤，除去溶液中的残渣。将滤液浓缩至 30ml 左右。在滤液中加入约 50ml 石油醚将滤液脱脂。蒸馏，使石油醚挥发完全，再将滤液加入 1/4 体积的 Sevag 试剂(氯仿：正丁醇＝5：1)，进行除蛋白。将上述滤液用磁力搅拌器搅拌约 15 分钟，在 6000 rpm 离心 5 分钟。取上层液体按除蛋白的过程重复 2～3 次。最后，向除完蛋白的滤液中加入 1.5% 的活性炭，放置 30 分钟，使滤液脱色。真空抽滤，滤液中加入其 4 倍体积的无水乙醇，使乙醇含量达到 80%。静置过夜，使多糖沉淀。将多糖溶液过滤，滤渣依次用乙醇、丙酮、乙醚清洗 2～3 次。将多糖转移到坩埚内，放入 60% 恒温干燥箱干燥，得到粗品多糖。利用蒽酮-硫酸法测量其吸光度，再根据葡萄糖标准曲线计算出多糖的提取率，多糖的提取率为 7.26%。

在多糖的分离纯化过程中，蛋白质在多糖提取中占了很大比例，如何尽量多地去除蛋白质而保留多糖的有效成分是一个具有重要意义的课题。多糖中蛋白质的去除方法有多种，包括 Sevag 法、三氯乙酸法、蛋白酶法、盐酸法等。不同的方法适用于不同来源的多糖，要具体摸索，实验中常采用几种方法联合除蛋白。方氏等对川芎多糖进行除蛋白处理，筛选最佳的除蛋白方法。采用 Sevag 法、三氯乙酸法、三氯乙酸-正丁醇法 3 种方法对川芎多糖进行除蛋白处理，通过比较不同方法处理后的蛋白含量及多糖含量来确定最佳的除蛋白方法。结果表明：Sevag 法的蛋白质去除率高（90% 以上），但多糖回收率仅为 40%；三氯乙酸法的蛋白质去除率为 37.28%，多糖回收率为 73.19%；三氯乙酸-正丁醇法的蛋白质去除率为 83.60%，多糖回收率为 85.16%，且操作快速、简便。由此得出：三氯乙酸-正丁醇法除蛋白效果较好。

参考文献

［1］李辉，郑伟华，叶波，等．川芎多糖分离提取的研究．广西轻工业，2008，24（6）：7.

［2］王晓亚，鲁建丽．川芎和抚芎的多糖和重金属含量分析．广东微量元素科学，2006，13（1）：49.

［3］范智超，张志琪．川芎多糖的提取、纯化及抗氧化活性的研究．天然产物研究与开发，2005，17（5）：561.

［4］范智超，张志琪．川芎中多糖的研究．中草药，2006，37（7）：973.

［5］赵雷．川芎糖类物质的分离提取及相关性质研究：东北师范大学硕士学位论文．长春：东北师范大学，2006，5.

［6］赛德艾合买提．川芎水溶性多糖的分离纯化及其结构研究：东北师范大学硕士学位论文．长春：东北师范大学，2007，5.

［7］唐崎，王维香，王晓君．碱法提取川芎多糖的研究．时珍国医国药，2008，19（9）：2096.

［8］向鸣，王晓君，王维香．超声波提取川芎多糖的工艺优选．中成药，2008，30（11）：1621.

［9］黄鸿飞，王维香．微波辅助提取川芎多糖的研究．时珍国医国药，2009，20（11）：2734.

［10］李玲，王维香，王晓君．果胶酶法提取川芎多糖工艺的研究．中药材，2008，31（4）：600.

［11］丁文武，王维香，王晓君．酶法提取川芎多糖的研究．西华大学学报（自然科学版），2008，27（1）：42.

［12］孙显，王维香．纤维素酶法提取川芎多糖的工艺条件研究．西华大学学报（自然科学版），2009，28（5）：103.

［13］方升平，王维香，雒小龙．川芎多糖除蛋白方法研究．时珍国医国药，2009，20（9）：2176.

第三章 川芎的质量研究

第一节 川芎药材的定性鉴别

川芎始载于《神农本草经》，原名芎。具有活血行气、祛风止痛的功能。用于头痛、胸胁痛、经闭腹痛、风湿痛等病症。为伞形科植物川芎 *Ligusticum chuanxiong* Hort. 的干燥根茎。主产于四川、湖北、江西等省。夏季当茎上的节盘显著突出，并略带紫色时采挖，除去泥沙，晒后炕干，再除去须根。

一、性状鉴别

川芎药材呈不规则结节状拳形团块。长约4～8cm，直径4～6cm。表面深黄棕色，粗糙皱缩，多数有隆起的环状轮节，并多数有瘤状突起的茎痕，顶端凹陷，下侧及轮节上有点状隆起的根痕。质坚实。纵切片边缘不整齐，形似蝴蝶（习称蝴蝶片），切片类黄色，形成层呈明显环状，随处散有黄色油点（油室）。气浓香，味苦、辛，稍有麻舌感，微回甜。见图2-3-1。

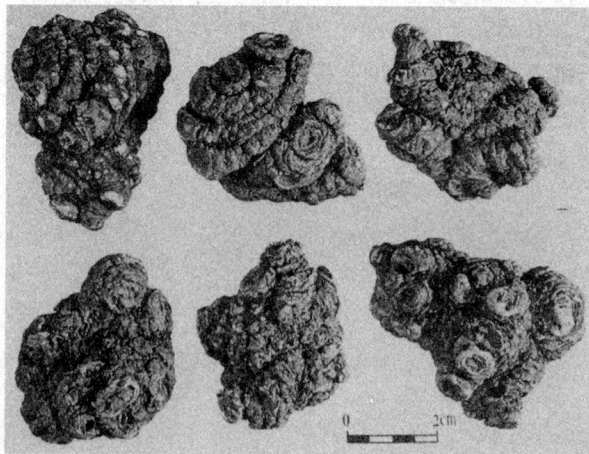

图2-3-1 川芎

川芎饮片多为纵切片，为不规则的片状，形如蝴蝶者，习称"蝴蝶片"，直径1.5～7cm，厚2～3mm，表面黄白色或灰黄色，片面可见波状环纹或不规则多角形的纹理，散有黄棕色的小油点（油室），切面光滑，周边黄褐色或棕褐色，粗糙不整齐，有时可见须根痕、茎痕及环节。形成层环波状弯曲，髓部色较淡。质坚韧。具特异香气，味苦、辛，稍有麻舌感，微回甜，质坚硬。见图2-3-2。

酒川芎色泽加深，偶见焦斑，质坚脆，略有酒气。见图2-3-3。

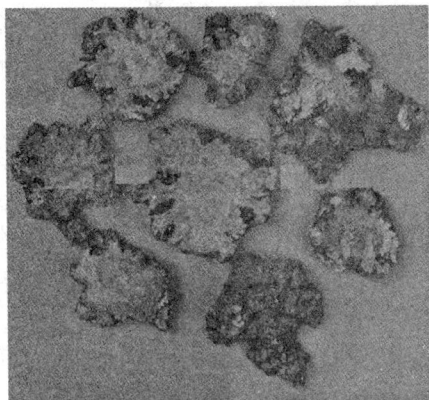

图2-3-2 川芎饮片

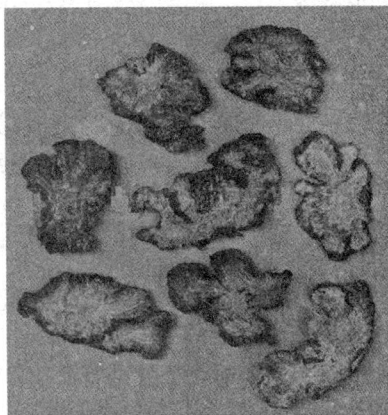

图2-3-3 酒川芎

混淆品：①江西、湖南、湖北等省栽培的抚芎，原植物为抚芎 *Ligusticum chuanxiong* Hort. CV Fuxiong，系川芎的栽培变种。其植物和药材性状与川芎的主要区别是：抚芎的叶片轮廓呈阔卵状三角形，3(4)回羽状分裂，第1(2)回裂片基部的一对裂片轮廓呈阔卵形，基部下沿呈短柄或近无柄。根茎呈结节状团块，并具许多须根，表面灰黄褐色至黄棕色，有数个瘤状突起，顶部中央有突起的圆形茎痕不凹陷。抚芎按川芎同等入药，但习惯认为它的质量不如川芎好。见图2-3-4。

②吉林省延边朝鲜族自治州栽培的东川芎，原植物为东川芎 *Cnidium officinale* Makino，其根茎入药，系朝鲜族民族药。自产自销，有时销至省外，目前产量很少。根茎性状与川芎相似，为不规则团块状，长3~10cm，直径2~5cm，暗褐色，表面有皱缩的结节状轮环，断面淡褐色。有特异香气，味微苦。见图2-3-5。

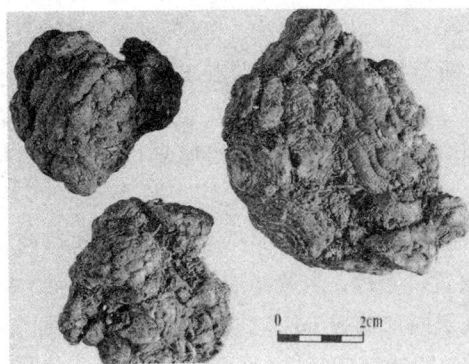

图2-3-4 抚芎

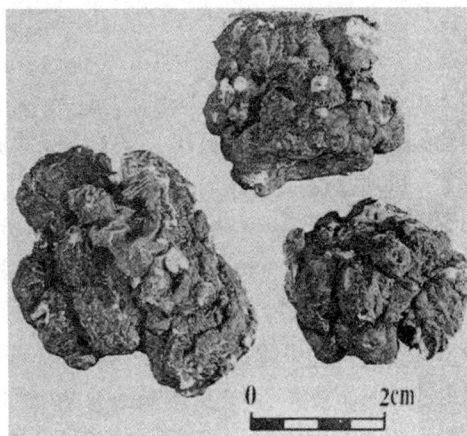

图2-3-5 东川芎

二、显微鉴别

横切面：木栓层为 10 余列细胞。皮层狭窄，散有根迹维管束，其形成层明显。韧皮部宽广，形成层呈环波状或不规则多角形。木质部导管呈多角形或类圆形，大多单列或排成"V"形，偶有木纤维束。髓部较大。薄壁组织中散有多数油室，呈类网形、椭圆形或形状不规则，淡黄棕色，靠近形成层的油室小，向外渐大；薄壁细胞中富含淀粉粒，有的薄壁细胞中含草酸钙晶体，呈类圆形团块或类簇晶状。

粉末淡黄棕色或灰棕色。呈淀粉粒较多，单粒呈椭圆形、长圆形、类圆形、卵圆形或肾形，直径 5～16pm，长约 21μm，呈脐点点状、长缝状或人字状；偶见复粒，由 2～4 分粒组成。草酸钙晶体存在于薄壁细胞中，呈类圆形团块或类簇晶状，直径 10～25μm。木栓细胞深黄棕色，常多层重叠，表面观呈多角形，微波状弯曲。油室多已破碎，偶可见油室碎片，分泌细胞壁薄，含有较多的油滴。导管主为螺纹导管，亦有网纹导管及梯纹导管，直径 14～50μm，有的螺纹导管增厚壁互相联结，为似网状螺纹导管。

三、理化鉴别

取本品粉末 1g，加石油醚(30℃～60℃)5ml，放置 10 小时，时时振摇，静置，取上清液 1ml，挥干后，残渣加甲醇 1ml 使溶解，再加 2% 3，5-二硝基苯甲酸的甲醇溶液 2～3 滴与甲醇饱和的氢氧化钾溶液 2 滴，显红紫色。

四、薄层色谱鉴别

1. 取川芎药材粉末 1g，加乙醚 20ml，超声提取 20 分钟，滤过，挥干，残渣加乙醇 1ml 使溶解，作为供试品溶液。另取川芎对照药材 1g，同法制成对照药材溶液。照薄层色谱法(2005 年版《中华人民共和国药典》一部附录ⅥB)试验，吸取上述 2 种溶液各 5μl，分别点于同一硅胶 G 薄层板上，以正己烷-乙酸乙酯(7：1)为展开剂，展开，取出，晾干，置紫外光灯(365nm)下检视。供试品色谱中，在与对照药材色谱相应的位置上显相同的蓝色荧光斑点。

取本品粉末 1g，加稀盐酸 15ml，超声提取 20 分钟，用乙醚(30、20ml)提取 2 次，合并乙醚液，滤过，挥干，残渣加乙醇 1ml 使溶解，作为供试品溶液。另取阿魏酸对照品适量，加无水乙醇溶解，制成每 1ml 含 1mg 的对照品溶液。照薄层色谱法［2005 年版《中华人民共和国药典》(一部)附录ⅥB］试验，吸取上述 2 种溶液各 5μl，分别点于同一硅胶 G 薄层板上，以环己烷-乙酸乙酯-冰醋酸(3：1.5：0.2)为展开剂，展开，取出，晾干，喷以 10% 磷钼酸乙醇溶液，再置氨蒸汽中熏数分钟。供试品色谱中，在与对照品色谱相应的位置上显相同的深蓝色斑点。

2. 精密称取藁本内酯对照品适量，加甲醇配制成 0.5g/L 的对照品溶液。称取川芎药材粉末各 2.0g，加甲醇 10ml，超声提取 10 分钟，放置，滤过，取续滤液作为供试品溶液。吸取上述对照品溶液 2μl，供试品溶液 5μl，分别点于同一硅胶 GF254 薄层板上，以石油醚-乙酸乙酯(4：1)为展开剂，展开，取出，晾干，置紫外灯(365nm)下检视，供试品色谱与对照品色谱在相应的位置上显相同的亮蓝色荧光斑点(见图 2-3-6)。

3. 取川芎挥发油 10mg，加甲醇 20ml 使溶解，作为供试品溶液。另取川芎对照药材 1g，

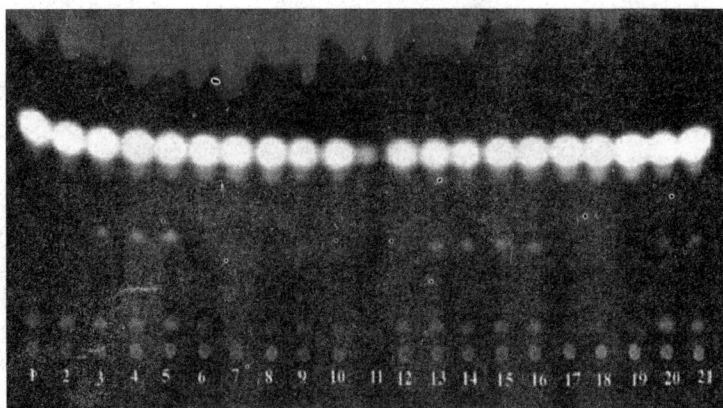

图2-3-6　川芎药材的 TLC 图（365nm）

1. 都江堰（老）-1　2. 都江堰（老）-2　3. 都江堰（老）-3　4. 都江堰（新）-1

5. 都江堰（新）-2　6. 都江堰（新）-3　7. 灌县-1　8. 灌县-2　9. 灌县-3　10. 对照药材

11. 藁本内酯　12. 对照药材　13. 澎州-1　14. 澎州-2　15. 澎州-3　16. 亳州-1　17. 亳州-2

18. 亳州-3　19. 湖北-1　20. 湖北-2　21. 湖北-3

加乙醇20ml，加热回流1小时，滤过，滤液挥干，残渣加醋酸乙酯2ml 使溶解，作为对照药材溶液。取藁本内酯对照品适量，加甲醇使溶解作为对照品溶液，按照薄层色谱法（2005版中国药典附录ⅥB）试验，吸取上述三种溶液各1~2μl，分别点于同一硅胶 G 薄层板上，以正己烷-醋酸乙酯（9:1）和石油醚-氯仿（19:1）为展开剂，展开，取出，晾干，置紫外光灯（365nm）下检视。供试品色谱中，在与对照品和对照药材色谱相应的位置上，显相同颜色的荧光斑点（见图2-3-7，2-3-8）。

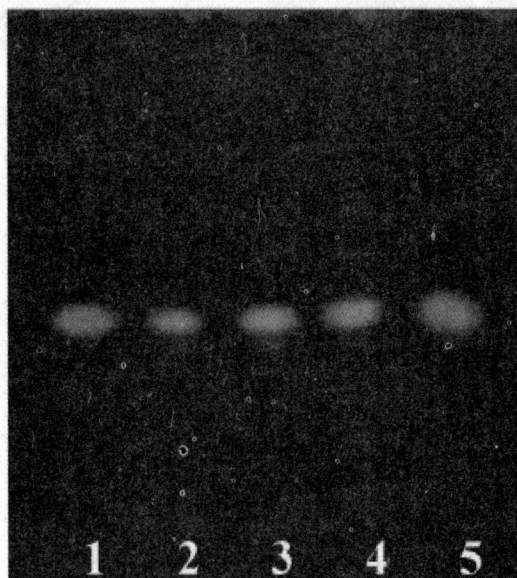

图2-3-7　川芎挥发油的 TLC 鉴别展开剂：正己烷-醋酸乙酯（9:1）

1. 藁本内酯对照品　2. 川芎对照药材　3、4、5. 川芎挥发油

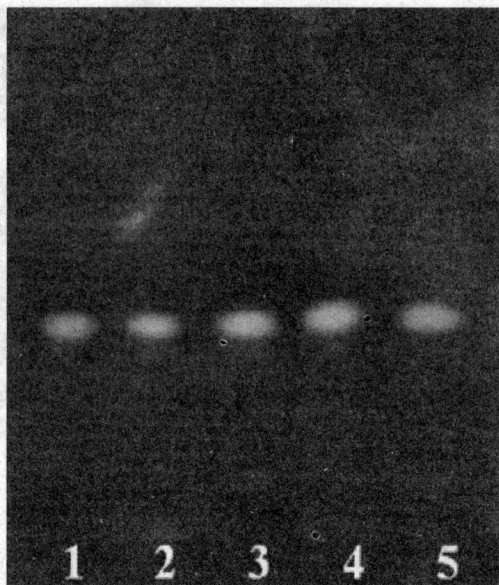

图2-3-8　川芎挥发油的 TLC 鉴别展开剂：石油醚-氯仿（19∶1）

1. 藁本内酯对照品　2. 川芎对照药材　3、4、5. 川芎挥发油

参考文献

［1］国家药典委员会. 中华人民共和国药典(一部). 北京：化学工业出版社，2005.89，131.

［2］甘业梅，曾玲. 川芎药材质量标准研究. 中国中医药信息杂志，2007，14(11)：48～49.

［3］张玉爱，吴泽榕，郑起平，等.HPLC 测定养血当归软胶囊中阿魏酸的含量. 中成药，2006，28(4)：599.

［4］张村，李丽，耿立冬，等. 川芎药材有效成分鉴别及其含量标准研究. 北京中医药大学学报，2005，28(2)：66～69.

［5］何宇新，李玲，米之金，等. 川芎挥发油的质量标准研究. 西华大学学报(自然科学版)，2009，28(3)：72～75.

第二节　含量测定

一、阿魏酸的含量测定

川芎是中医常用的活血化瘀药，来源于伞形科植物川芎的干燥根茎。现代化学和药理实验研究结果表明，川芎的活性成分主要包括苯酞类衍生物(以藁本内酯为主)、生物碱(以川芎嗪为代表)和酚酸类化合物(以阿魏酸为代表)等成分。阿魏酸是川芎的有效成分之一，具有明显的增加冠脉血流量，改善心肌缺血，抑制血小板聚集和凝血作用。

（一）川芎药材中阿魏酸的含量测定

1. 方法 1

（1）色谱条件

色谱柱：Kromasil C$_{18}$(5μm，4.6×250mm)；流动相：甲醇–1% 乙酸(35∶65)；检测波长：320nm；流速 1.0ml/min；柱温：25℃。在此条件下川芎药材中阿魏酸与其他组分能达到基线分离。

（2）供试品溶液制备

取样品粉末 0.5g，精密称定，置具塞三角瓶中，精密加入甲醇 20ml，称定重量，超声提取 10 分钟，放冷，称重，以甲醇补足减失的重量，滤过，取续滤液过微孔滤膜(0.45μm)，作为供试品溶液。

（3）样品测定

精密吸取阿魏酸对照品溶液及供试品溶液，注入液相色谱仪进行测定，结果都江堰川芎(老)药材中阿魏酸含量为 0.046% ~ 0.055%，都江堰川芎(新)药材中阿魏酸含量为 0.045% ~ 0.090%，灌县产药材中阿魏酸含量为 0.061% ~ 0.076%。

（4）方法学验证

①线性关系考察

精密称取阿魏酸对照品 5.12mg，加甲醇定容至 50ml，分别吸取 1、3、5、7、9μl，注入液相色谱仪，每个体积重复进样 2 次，以进样量(μg)为横坐标、峰面积为纵坐标绘制标准曲线，并计算回归方程：y = 48774+6132199x，r = 0.9999，表明阿魏酸在 0.10 ~ 0.92μg 有较好的线性关系。

②精密度试验

精密吸取川芎样品溶液，重复进样 5 次，阿魏酸峰面积积分值的相对标准偏差为 1.50%。

③提取方法考察

提取溶剂的选择　精密称取川芎粉末 0.5g，取 10 份，分别精密加入甲醇、乙醇、三氯甲烷、乙酸乙酯，甲醇与 1% 乙酸的混合溶液各 20ml，称重，超声提取 10 分钟，放冷，称重，以相应溶剂补足减失的重量，滤过，精密量取续滤液 10ml 减压浓缩，残留物以甲醇洗出，定容至 10ml。结果以甲醇提取率最高，故选择甲醇为提取溶剂。

提取方法的选择　精密称取川芎粉末 0.5g，共 6 份，分别精密加入甲醇 20ml，称定重量，分别以超声 5、10、20、30 分钟和冷浸 12、24 小时提取后，放冷，称重，以甲醇补足减失的重量，滤过，取续滤液过微孔滤膜(0.45μm)，进行液相测定。结果超声提取的阿魏酸含量比冷浸提取的高，超声提取不同时间对阿魏酸的含量影响不明显，因此，选择甲醇超声提取 10 分钟作为供试品的提取方法。

④稳定性试验

精密吸取川芎供试品溶液 10μl，分别在 0、2、4、6、8、10、12、24 小时进样，依法测定。由峰面积积分值统计结果可见，川芎供试品溶液在 24 小时内保持稳定，RSD 为 1.09%。

⑤重复性试验

取川芎粉末 5 份，各约 0.5g，精密称定，制备成供试品溶液，依法测定，结果阿魏酸 5

次测定值的相对标准偏差为 1.75%。

⑥加样回收率实验

精密称取已知含量的川芎粉末 0.25g，精密加入适量阿魏酸对照品，按供试品溶液制备及测定法操作，进行色谱分析，结果符合定量分析要求。平均回收率为 99.68%，RSD 为 1.17%。

2. 方法 2

（1）色谱条件

色谱柱为 Kromasil C_{18}（250mm×4.6mm，5μm），柱温 30℃；流动相 A 为 1% 冰醋酸-水溶液，B 为乙腈，梯度洗脱 1~18 分钟为 B（19%），18~60 分钟为 B（19%~60%）；流速 1ml/min；检测波长 320nm；进样量 10μl；阿魏酸峰的理论板数不低于 5000。同样条件下，川芎中总阿魏酸的含量测定改用流动相乙腈-1% 冰醋酸（18∶82）。

（2）供试品溶液的制备

取约 0.5g 药材粉末（过 4 号筛），精密称定，置 50ml 具塞锥形瓶中，精密加入 25ml 甲醇-甲酸溶液（95∶5），超声 100 分钟，放至室温，补足减失的重量，摇匀，用 0.45μm 微孔滤膜滤过，即得川芎药材未水解供试品溶液。同法称取，精密加入 25ml 甲醇-2% 碳酸氢钠溶液（95∶5），同法处理得川芎药材水解供试品溶液。

（3）对照品溶液的制备

精密称取阿魏酸对照品适量，加甲醇-冰醋酸（99∶1）配成 26.56μg/ml 的对照品溶液。

（4）样品的测定

取不同产地的川芎药材，按供试品制备方法操作，进行测定，四川都江堰川芎药材的阿魏酸含量为 0.1371%~0.1770%，四川新都为 0.1156%~0.1540%，四川郫县为 0.0946%~0.1880%。

（5）方法学验证

线性关系考察结果，总阿魏酸回归方程为：$y = 5.456×10^3 x - 9.079×10^4$，$r = 0.9996$，结果表明阿魏酸在 0.053~0.478μg 范围内呈现良好的线性关系。精密度试验结果得阿魏酸峰的 RSD 为 0.59%，表明仪器的精密度良好；重复性试验测得总阿魏酸的 RSD 为 1.79%；稳定性试验的 RSD 为 1.46%，表明供试品溶液在 8 小时内基本稳定；回收率试验的 RSD 为 1.74%，平均回收率为 100.90%。

（二）川芎中阿魏酸和香草醛的含量测定

1. 仪器与试剂

美国 Waters 高效液相色谱仪，包括 2695 泵，2996 二极管阵列检测器，Empower 色谱工作站；美国戴安公司 ASE200 快速溶剂萃取仪。阿魏酸（含量测定用，中国药品生物制品检定所），香草醛（熔点测定用 99.93%，中国药品生物制品检定所），甲醇（色谱纯），重蒸馏水，冰醋酸（分析纯），乙醇（分析纯）。川芎为伞形科植物川芎 *Ligusticum chuanxiong* Hort. 的干燥根茎。

2. 色谱条件

Xterra ODS（250mm×4.6mm，5μm）色谱柱，流动相为甲醇-0.05% 冰醋酸（35∶65），体积流量 0.5ml/min；检测波长 310nm；柱温为室温；定量方法用外标法。在上述色谱条件下，阿魏酸和香草醛色谱峰与样品提取液中其他组分色谱峰的分离度均大于 1.5。

3. 供试品溶液的制备

精密称取川芎1g，用快速溶剂萃取仪提取。提取条件：压力1500psi，温度100℃，静态萃取时间15分钟，吹扫体积60%，冲洗时间60秒，循环2次。提取液浓缩至干，加甲醇溶解，置25ml量瓶中定容至刻度，过0.45μm微孔滤膜，取续滤液进样。

4. 对照品溶液的制备

精密称取阿魏酸对照品14mg，香草醛对照品5mg，分别用甲醇溶解并定容至25ml量瓶中，即得到对照品溶液。

5. 样品测定

分别取供试品溶液和对照品溶液，按上述方法测定，以外标法计算样品中阿魏酸和香草醛的含量。四川产川芎中阿魏酸的含量为0.24~1.83mg/g，香草醛的含量为0.011~0.093mg/g；福建产川芎中阿魏酸的含量为0.57~1.01mg/g，香草醛的含量为0.059~0.066mg/g；重庆产川芎中阿魏酸的含量为1.42~1.60mg/g，香草醛的含量为0.049~0.056mg/g；贵州产川芎中阿魏酸的含量为0.92~1.50mg/g，香草醛的含量为0.006~0.028mg/g。

6. 方法学验证

线性关系考察结果，阿魏酸回归方程为：$y = 1.15 \times 10^8 x - 1.89 \times 10^4$，$r = 0.9999$，表明阿魏酸在2.8~168μg/ml与峰面积呈线性关系，香草醛回归方程：$y = 7.64 \times 107 x + 1.04 \times 103$，$r = 0.9998$，表明香草醛在0.1~6μg/ml与峰面积呈线性关系。精密度试验结果为：阿魏酸和香草醛的RSD分别为0.91%和0.90%。重复性试验结果：阿魏酸和香草醛含量RSD分别为1.5%和2.1%。稳定性试验结果：阿魏酸和香草酸RSD分别为3.1%、2.9%，表明阿魏酸和香草醛样品溶液至少在72小时内稳定。回收率试验结果，阿魏酸平均回收率99.3%，RSD为2.7%；香草醛平均回收率95.8%，RSD为3.6%。

（三）川芎不同部位阿魏酸的含量测定

1. 色谱条件

色谱柱：Phenomenex LunaC_{18}(2)(4.6mm×150mm，5μm)；流动相：乙腈-0.085%磷酸溶液(17:83)；柱温35℃；进样量10μl；检测波长316nm；流速0.8ml/min。理论塔板数按阿魏酸峰计算，应不低于5000。

2. 线性关系

精密称取阿魏酸对照品5.87mg，置10ml棕色量瓶中，加甲醇使溶解并稀释至刻度，摇匀。分别精密量取0.1、0.2、0.3、0.4、0.5、1.0ml，置6个50ml棕色量瓶中，加甲醇稀释至刻度，摇匀。按上述以峰面积A为纵坐标，对照品浓度C为横坐标，进行线性回归，得回归方程$y = 1.35 \times 10^8 x + 4.10 \times$（1.17~11.74μg/ml）。

3. 供试品溶液的制备

取川芎样品地下部分约0.2g、地上部分1.0~2.0g，置锥形瓶中，精密加入甲醇50ml，密塞，称定重量，放冷，再称定重量，用甲醇补足减失的重续滤液，即得。

4. 样品含量测定

川芎根茎、须根、茎、叶样品分别依供试品溶液制备方法制成供试品溶液，依法测定，阿魏酸含量测定结果：根茎0.160%、须根0.163%、茎0.025%、叶0.014%，RSD分别为0.8%、1.2%、0.6%、1.1%，测定结果表明，川芎不同部位均含有阿魏酸，根茎和须根含量较高，茎和叶含量较低，川芎茎、叶和须根有一定的利用价值。

（四）不同产地川芎中阿魏酸的含量测定

川芎作为四川的道地药材，在四川省内各地均有种植，但不同产地的质量有很大的差异，通过对四川省不同产地川芎中阿魏酸的含量进行测定，可以为评价和控制川芎的质量，并为川芎采收和加工提供依据。

1. 仪器和试药

HPLC 仪包括 SPD-10Avp 检测器和 CkChrom 色谱工作站，Diamonsil C_{18} 柱和 Shimadzu 预柱；TG328A 型电光分析天平。

川芎均为伞形科植物川芎 *Ligusticum chuanxiong* Hort. 的干燥根茎。阿魏酸对照品（中国药品生物制品检定所，批号 0752-200209）；甲醇（色谱纯）；冰醋酸（分析纯）；水为重蒸馏水。

2. 色谱条件

色谱柱为 Diamonsil C_{18} 柱（250mm×4.6mm，5μm）；Shimadzu 预柱（12.5mm×2.1mm，5μm）；柱温35℃；流动相为甲醇-水-冰乙酸（30：68：2）；流速为 1.0ml/min；进样10μl；检测波长 320nm。

3. 对照品溶液的制备

精密称取阿魏酸对照品约 16mg，置 100ml 棕色量瓶中，加流动相溶解并稀释至刻度，摇匀，得对照品储备液。精密量取对照品储备液 1ml，置 10ml 棕色量瓶中，加流动相稀释至刻度，摇匀，得16μg/ml 浓度的对照品溶液。

4. 样品溶液的制备

取川芎药材粉碎，粉末过 80 目筛，40℃ 干燥 2 小时备用。精密称取干燥川芎粉末约 1g，加水 100ml，回流 2 小时，滤过，滤液放冷后转移至 100ml 量瓶中，加水至刻度，摇匀，0.45μm微孔滤膜滤过，即得。

5. 系统适应性实验

分别取阿魏酸对照品溶液和样品溶液，按色谱条件测定。阿魏酸对照品的保留时间约为 17 分钟，样品溶液色谱图中阿魏酸与相邻组分的分离度>1.5，分离效果良好，理论塔板数为 3660。

6. 不同产地样品含量测定

精密称取 4 个产地的干燥川芎粉末各约 1g 进行测定，四川省崇州市、彭州市、都江堰市和郫县产的川芎中阿魏酸的含量分别为（0.198±0.012）%、（0.208±0.014）%、（0.217±0.011）% 和（0.187±0.015）%（n=3）。通过单因素方差分析得知，4 个产地川芎中阿魏酸的含量无显著性差异（P>0.05）。

7. 方法学考察

（1）线性关系的考察

分别吸取阿魏酸对照品储备液 0.1、0.2、0.4、0.6、0.8、1.0ml 置于 5ml 量瓶中，加流动相稀释至刻度，摇匀。依次进样 10μl，以峰面积（A）对浓度（c）做线性回归，得阿魏酸的回归方程为：y=34476x+1783.9，r=0.9999。结果表明，阿魏酸在 3.16～31.6μg/ml 范围内线性关系良好。

（2）精密度试验

取对照品溶液，按色谱条件 1 天内重复进样 6 次，连续测定 5 天，计算阿魏酸峰面积的日内 RSD 为 0.42%（n=6），日间 RSD 为 0.88%（n=5）。

（3）稳定性试验

取同一样品溶液分别于 0、2、4、8、12、24 小时时进样 10μl，以阿魏酸峰面积计算得 RSD 为 1.47%（n=6），表明样品溶液在配制后 24 小时内稳定。

（4）回收率试验

精密称取已测定含量的干燥川芎粉末约 1g，共 9 份，分别加入低、中、高浓度的阿魏酸对照品溶液 1ml，加水至 100ml，得到浓度分别为 1.76、2.20、2.64μg/ml 的溶液，按照 2.1 项下方法操作并测定浓度。计算得到低、中、高浓度阿魏酸的回收率分别为（97.17±2.25）%、（98.33±0.71）% 和（98.33±1.17）%（n=3）。

（五）川芎及天芎注射液中阿魏酸的含量测定

天芎注射液由川芎、天麻两味中药组成，用于偏头痛、老年痴呆、头风眩晕、目系眩急、身体拘倦等症。方中川芎的主要成分为阿魏酸。现代药理研究表明，阿魏酸有抑制血小板聚集、降低血小板活性和改善微循环的作用，是天芎注射液中的有效成分之一。

1. 仪器与试药

Waters 600E 泵，Waters PDA996 检测器，Waters 717 自动进样器，Waters Miliennum32 色谱工作站。川芎，四川产，鉴定为川芎 Ligusticum chuanxiong Hort. 的根茎；天芎注射液市售，阿魏酸对照由中国药品生物制品检定所提供，甲醇为色谱纯，其他试剂均为分析纯。

2. 实验方法

（1）色谱条件

色谱柱：Inertsil ODS-3（250mm×4.6mm，5μm）；流动相：甲醇-1% 醋酸溶液（35∶65）；流速：1.0ml/min；检测波长：320nm。

（2）川芎药材供试品溶液的制备

取本品粉末约 0.2g，精密称定，置量瓶中，精密加 30% 乙醇 10ml，称定质量，静置 24 小时，振摇后再超声处理 20 分钟，再称定质量，用 30% 乙醇补足减失的质量，摇匀，静置。取上清液离心，即得。

（3）天芎注射液供试品溶液的制备

精密量取天芎注射液 30ml，加水饱和正丁醇提取 6 次，每次 20ml，合并正丁醇液，减压蒸干，残渣加温热的甲醇-5% 醋酸溶液（1∶4）溶解，转移至 10ml 量瓶中，放冷，加甲醇-5% 醋酸溶液（1∶4）至刻度，摇匀，即得。

（4）样品测定

吸取对照品溶液、供试品溶液和阴性对照溶液各 20μl，依法测定，样品与对照品在同一保留时间里有一相应的色谱峰，阴性对照溶液无干扰。取川芎药材和天芎注射液样品，按上述方法测定阿魏酸的含量，川芎药材中阿魏酸的含量测定为 0.14%~0.17%，天芎注射液中阿魏酸的含量为 0.67~0.75mg/支。

（5）方法学考察

①线性范围考察：精密称取阿魏酸对照品 10mg 于 100ml 量瓶中，加甲醇-5% 醋酸溶液

（1∶4）溶解并稀释至刻度，摇匀，冰箱内贮存，备用。精密吸取对照品储备液0.5、1.0、2.0、4.0、6.0ml，置10ml量瓶中，用甲醇–5%醋酸溶液（1∶4）稀释至刻度，各进样20μl，记录峰面积。以对照品溶液浓度（X）与其相应峰面积（Y）进行回归处理，得回归方程 y=4.9909×10⁶x+2.5688×10⁴，r=0.9999，线性范围为0.1~1.2μg。

②精密度试验：取阿魏酸对照品溶液，重复进样6次，记录阿魏酸峰面积，结果RSD为0.53%。

③重复性试验：取同一批号样品5份，按上述方法测定阿魏酸的含量，结果川芎药材的RSD为1.53%，天芎注射液为1.38%。

④稳定性试验：取同一批号供试品溶液，在0、1、4、8、12、24小时分别进样20μl，记录峰面积，结果阿魏酸峰面积的RSD：川芎药材的为1.06%，天芎注射液的为1.06%，表明供试品溶液在24小时内均稳定。

⑤回收率试验：川芎药材回收率试验：采用加样回收法。精密称取同一批号本品粉末0.1g各5份（含量为0.165%，水分为8.15%），置25ml量瓶中，分别精密加入阿魏酸对照贮备溶液（称取阿魏酸对照品8.54mg，置于100ml量瓶中，加30%乙醇溶解并稀释至刻度，浓度为0.0854mg/ml）1.6ml各3份、2.2ml各2份，精加30%乙醇至溶剂总量为10ml，称定质量，静置24小时，振摇后再超声处理20分钟，再称定质量，用30%乙醇补足减失的质量，摇匀，静置。取上清液离心，作为供试品溶液。另精密配制含阿魏酸20μg/ml的对照品溶液，进样，记录峰面积，外标法计算。结果平均回收率为101.0%，RSD为1.07%（n=5）。

天芎注射液回收率试验：采用加样回收法。精密量取天芎注射液15ml各5份（批号20011105，含量为0.687mg/支），分别精密加入阿魏酸对照贮备溶液（称取阿魏酸对照品9.21mg，置于100ml量瓶中，加水溶解并稀释至刻度，精密量取10ml，置于50ml量瓶中，加水溶解并稀释至刻度，浓度为0.01842mg/ml）5.0ml，加水饱和正丁醇提取6次，每次20ml，合并正丁醇液，减压蒸干，残渣加温热的甲醇–5%醋酸溶液（1∶4）溶解，定量转移至10ml量瓶中，放冷，稀释至刻度，摇匀，滤过，取续滤液作为供试品溶液。另精密配制含阿魏酸20μg/ml的对照品溶液，进样，记录峰面积，外标法计算，结果平均回收率为99.3%，RSD为2.00%（n=5）。

（六）川芎愈伤组织中阿魏酸的含量测定

1. 仪器与试药

Agilent 1100 series高效液相色谱仪。川芎愈伤组织继代次数分别为第8代、第9代、第10代；阿魏酸对照品（中国药品生物制品检定所，供含量测定用，批号0773–9910）。试剂：甲醇、乙腈均为色谱纯，水为重蒸馏水，其余试剂均为分析纯。

2. 实验方法

（1）色谱条件

ZORBAX 300SB–C₁₈色谱柱（250mm×4.6mm，5μm）；流动相：乙腈–1%三乙胺溶液（用磷酸将pH值调至3.0，15∶85）；检测波长：320nm；流速：1.0ml/min；柱温：27℃；进样20μl。

（2）阿魏酸对照品溶液的配制

精密称取阿魏酸对照品 0.93mg 于 100ml 容量瓶中，以甲醇溶解并稀释至刻度，摇匀，即得。

（3）供试品溶液的制备

川芎愈伤组织供试品溶液制备：取川芎经粉碎的干燥愈伤组织 0.5g，精密称取，加甲醇-甲酸（95：5）溶液 20ml，超声处理（功率 250W，频率 50 kHz）50 分钟，取出，放冷，过滤，收上清液，水浴蒸干，残渣用 3ml 甲醇溶解，用 0.45μm 微孔滤膜过滤，取续滤液，备用。另取川芎对照药材 0.5g，同法制成对照药材溶液。

（4）样品的含量测定

精密称取干燥愈伤组织粉碎品 1.0g，制备供试品溶液，吸取 20μl 注入高效液相色谱仪，测定含量，共测定 3 代。样品中阿魏酸含量分别为第八代 0.007%，第九代 0.008%，第十代 0.008%。

（5）方法学考察

①检测波长的选择：取阿魏酸对照品溶液，置于紫外分光光度计中，在 200~400nm 范围内进行扫描，结果在 320nm 处有较大吸收峰，吸收度较强且不受溶剂峰的干扰，故选择 320nm 处测定吸收波长。

②线性关系考察：精密吸取对照品溶液 100、126、167、251、502μl，加甲醇定容至 1ml，摇匀，进样量为 20μl，以对照品峰面积 Y 为纵坐标，以进样浓度 X（μg/ml）为横坐标进行线性回归，得回归方程为：$y = 416126x - 23.959$，相关系数 $r = 0.9998$。表明阿魏酸在 0.93~4.67μg/ml 浓度范围内线性关系良好。

③精密度试验：精密吸取上述对照品溶液 20μl，重复进样 5 次，测得阿魏酸峰面积积分值分别为 933.6、940.2、964.6、965.6、953.1，RSD = 1.51%，表明仪器精密度良好。

④稳定性试验：将待测样品溶液在室温下贮存，在相同的色谱条件下，每隔 1 小时进样 1 次，共 5 次，测得阿魏酸峰面积积分值分别为 504.7、503、507.6、514.2、506.2，RSD = 0.85%，表明样品溶液在 5 小时内基本稳定。

⑤重复性试验：取同一代样品 5 份，每份 0.8g，精密称取，按 2.3 项方法处理，残渣用 0.5ml 甲醇溶解，测得阿魏酸峰面积积分值分别为 1486.1、1479.4、1454.9、1505.8、1515.2，结果求得含量的 RSD = 1.59%。表明重现性良好。

⑥加样回收率试验：采用加样回收法。精密称取已知含量（1.276μg/ml）的样品，分别精密加入一定量的阿魏酸（1.556μg/ml）对照品，按样品溶液的制备方法及色谱条件，依法测定峰面积，计算回收率，结果平均回收率为 99.98%，RSD = 1.63%。

（七）川芎油中阿魏酸的含量测定

川芎油为川芎药材经超临界 CO_2 流体萃取制得，主要含有苯酞内酯类、阿魏酸、川芎嗪等成分，在国内许多药物研究单位已将其作为研发新药的原料。为了控制其质量，以阿魏酸为定量指标，李氏等采用 GC 内标法对川芎油进行了含量测定。

1. 仪器与试药

SHIMADZUgC-14C 气相色谱仪；FID 检测器；CLASS-GC10 色谱工作站；HA-221-40-11-C 型超临界萃取装置。对照品：阿魏酸（批号 0733-9910，中国药品生物制品检定所提供，含量测定用），香荆芥酚，归一法测定含量为99%，其他试剂均为分析纯。川芎药材为伞形科植物 *Ligusticum chuanxiong* Hort. 的干燥根茎。川芎油：自制（称取川芎饮片300g，粉碎，过20目筛，置超临界 CO_2 萃取装置中萃取，萃取温度50℃，萃取压力35MPa，萃取时间2小时，分离温度40℃，压力5.5MPa，CO_2 流量为20L/h。提取物经乙醚萃取，无水硫酸钠脱水后挥去溶剂，得澄明的棕黄色川芎油）。

2. 实验方法与结果

（1）对照品溶液和内标物溶液的制备

对照品溶液的制备：精密称取阿魏酸对照品210mg，以醋酸乙酯定容至25ml量瓶中，制得浓度为8.04mg/ml对照品贮备液。

内标物溶液的制备：精密称取香荆芥酚221.2mg，以醋酸乙酯定容至50ml量瓶中，制得浓度为4.424mg/ml的内标物溶液。

（2）色谱条件

色谱柱为DB-17石英毛细管柱（30mm×0.25mm，0.25μm）；载气为氮气，分流比为20∶1；柱前压100 kpa；柱温为起始温度80℃，以5℃/min速率升至210℃；气化温度240℃；检测器温度240℃；进样量1μl。

（3）样品的测定

称取川芎油约0.5g置于5ml棕色量瓶中，精密加入内标物溶液0.5ml稀释至刻度，摇匀，吸取1μl注入气相色谱仪，以内标法计算阿魏酸含量。样品含量测定结果：蕲春药市0.085%（折合生药），北京同仁堂0.109%，桂林0.073%。

（4）方法学考察

①标准曲线的制备：分别精密吸取阿魏酸对照品贮备液0.5、1、2、4、8ml，置10ml量瓶中，各精密加入内标物溶液1ml定容至刻度，摇匀。分别吸取1μl注入气相色谱仪，按色谱条件进行测定，以对照品浓度为横坐标，对照品与内标物峰面积比值为纵坐标，绘制标准曲线，进行回归分析，得回归方程 $y = 1.0675x - 0.3543$，$r = 0.9996$，表明阿魏酸在0.402~6.432mg/ml范围内具有良好线性关系。

②校正因子的测定：取阿魏酸对照品约8、10、12mg（相当于80%、100%、120%），精密称定，置10ml量瓶中，精密加入内标溶液1ml稀释至刻度，摇匀，取1μl注入气相色谱仪，连续进样3次，按平均峰面积计算校正因子，结果3种不同浓度的溶液所测校正因子的平均值为1.9151，RSD为0.84%。

③精密度试验：取0.804mg/ml含内标物的对照品溶液，重复进样6次，结果RSD为1.47%，表明精密度良好。

④重复性试验：取同一批供试品溶液6份，按供试品测定方法测定，计算阿魏酸含量，结果RSD为1.21%，表明重复性良好。

⑤稳定性试验：取上述供试品溶液，分别于0、2、4、6、8、10、12、24小时进样，依法测定，结果RSD为1.49%，表明供试品溶液在24小时内稳定性良好。

⑥加样回收率试验：分别精密称取已测定含量的同一批川芎油6份，各约0.25g，加入阿魏酸对照品适量，精密加入内标物溶液0.5ml于5ml量瓶中，醋酸乙酯定容至刻度，摇匀。分别吸取1μl注入气相色谱仪中，记录色谱，结果阿魏酸平均加样回收率为101.5%，

RSD 为 1.66%。

(八) 胶束电动毛细管色谱法同时测定川芎中阿魏酸和腺苷的含量

川芎为伞形科植物的干燥根茎，据报道其含有挥发油、生物碱、有机酸等多种成分。其中，阿魏酸有明显的扩张冠脉、抑制血小板聚集和改善微循环等作用，其含量测定有高效液相色谱法、毛细管电泳法等。腺苷也是川芎中有效成分之一，具有改善心脑血液循环、防止心律失常和调节腺苷酸环化酶活性等作用。

1. 仪器与试药

HP3DG1600A 型高效毛细管电泳仪；LIBRORAEL–60 电子天平；AS5150A 超声波清洗器；阿魏酸、腺苷对照品(中国药品生物制品检定所)；去氧胆酸钠；甲醇为色谱纯；其他试剂为分析纯。

2. 毛细管电泳条件

未涂层石英毛细管 50μm i.d. ×56cm，有效长度 47.5cm。检测波长 254，325nm；压力进样 5.0 kPa，5 秒；分离电压 28kV；毛细管温度 22℃；运行缓冲液：65mmol/L 硼砂–8mmol/L 去氧胆酸钠(pH9.5)–5% 甲醇(47.5∶47.5∶5.0)。毛细管柱使用前以1mol/L氢氧化钠溶液、重蒸馏水和运行缓冲液依次冲洗 5、5、8 分钟，每次电泳后以运行缓冲液冲洗胶束电动毛细管色谱法，同时测定川芎中阿魏酸和腺苷的含量。在此条件下，观察阿魏酸、腺苷和内标的分离情况。

3. 样品溶液的制备

精密称取 60℃ 干燥的川芎粉末 2.0g，用 20ml 的甲醇–水(80∶20)超声提取 10 分钟，3000r/min 离心 10 分钟，取上清液。残渣分别用上述提取液重复提取 2 次，合并上清液，减压回收溶剂，并用甲醇–水(80∶20)定容至10ml，再经 0.45μm 滤膜滤过后得供试品溶液。

4. 分离条件的优化

(1)检测波长和内标物的选择

阿魏酸对照品溶液在 216nm 和 325nm 处有吸收峰；而腺苷在 208nm 和 254nm 处有吸收峰。为了消除进样等因素所引起的误差，采用内标法定量，对氨基苯甲酸的出峰时间在腺苷和阿魏酸之后，用其作内标物可明显改善分析精密度。

(2)缓冲液 pH 值对分离的影响

当 pH 值低于 6 时，阿魏酸和腺苷都不能达到基线分离，随着 pH 值的增加，迁移时间缩短。在65mmol/L 硼砂缓冲液中进行电泳时，缓冲液 pH 值在 9.0～10.0 间对阿魏酸、腺苷和对氨基苯甲酸的迁移时间影响不大，但对分离度有较大影响，实验发现，在 pH9.5 的缓冲液中，阿魏酸、腺苷和对氨基苯甲酸与相邻峰能达到基线分离。

(3)缓冲液浓度对分离的影响

研究表明，缓冲液浓度增加，迁移时间延长，且分离度增加。但缓冲液浓度低于40mmol/L时，腺苷和阿魏酸均不能与相邻峰达到基线分离。综合考虑分离度和分析时间二者的要求，选择在 65mmol/L 硼砂缓冲液中进行。

(4)表面活性剂对分离的影响

研究发现用去氧胆酸钠能提高腺苷和相邻峰的分离度，且峰形较好，但去氧胆酸钠浓度超过20mmol/L 时，阿魏酸与相邻峰的分离度降低，而且出现"鬼峰"，故选在含8mmol/L去氧胆酸钠的缓冲溶液中进行。

（5）有机改性剂对分离的影响

缓冲液中加入甲醇（或乙腈），能改善峰形，同时提高腺苷、阿魏酸和相邻峰的分离度；但甲醇含量高于10%时，阿魏酸的迁移时间过长。在满足分离度大于1.5的前提下，为了尽可能缩短分析时间，选择在含5%甲醇的缓冲溶液中进行。

5. 方法学考察

在上述优选的电泳条件下，取不同浓度的对照品溶液分别进样，记录各自峰面积，以阿魏酸、腺苷与对氨基苯甲酸的峰面积比为纵坐标（Y），浓度为横坐标（X）进行线性回归，得阿魏酸、腺苷的回归方程分别为：$y = 2.339x + 0.0665$，$r = 0.9999$、$y = 2.549x + 0.01204$，$r = 0.9992$；线性范围分别为 $20 \sim 320$、$10 \sim 160\mu g/ml$。精密度试验按阿魏酸与内标的峰面积比计算得 RSD 为3.7%；按腺苷与内标的峰面积比计算得 RSD 为2.6%。稳定性试验以阿魏酸含量计算 RSD 为3.2%；以腺苷的含量计算 RSD 为5.7%。阿魏酸平均回收率为98.3%，RSD 为3.8%；腺苷的平均回收率为96.0%，RSD 为4.3%。

6. 样品测定

称取60℃干燥的川芎供试品溶液4份，进行测定，样品测定结果（n=3）：阿魏酸平均含量0.646mg/g，RSD 为3.5%；腺苷平均含量0.0934mg/g，RSD 为5.7%。

（九）高效毛细管电泳法分离测定川芎中阿魏酸的含量

1. 仪器与试药

WatelsCaPill IonAnalyzer 毛细管电泳仪，空心熔融石英毛细管75μm×100cm，离心沉淀器，Branson1200 超声振荡仪。阿魏酸和双氯灭痛（内标）标准对照品由中国药品生物制品检定所提供，并用70%乙醇溶解配制成浓度分别为1mg/ml和4mg/ml溶液备用，川芎药材为市购品，其他试剂均为分析纯。

2. 实验方法

（1）电泳条件

用缓冲液为10mmol/L硼砂溶液，运行电压25kV，温度25℃，重力进样，时间10秒，紫外检测波长214nm。

（2）样品测定

精密称定川芎细粉适量，置于10ml试管中，加入70%乙醇约7.5ml，超声振荡提取30分钟，离心后取上清液置25ml容量瓶中，同法再重复提取两次，合并提取液，加入内标使其浓度为40μg/ml，加70%乙醇定容至刻度，按上述电泳条件进行分离测定。川芎样品中阿魏酸的含量为10.08%~20.11%，RSD 为1.47%。

（3）方法学考察

①分离条件的选择：阿魏酸呈酸性，故使用其碱性缓冲液为佳。本实验采用硼砂缓冲液并对其浓度进行了选择。在10~20mmol/L浓度范围内，阿魏酸的迁移时间随硼砂浓度的增加而增加且分离逐渐得到改善。通过实验确定10mmol/L硼砂为分离用缓冲液较为理想，在此条件下可对川芎中的阿魏酸进行良好的分离测定。

②线性关系考察：精取阿魏酸对照品溶液适量，经稀释后使其浓度分别为10、20、50、70、100μg/ml，内标浓度为40μg/ml。按上述电泳条件进行分离测定，阿魏酸在此浓度范

围内其与内标峰面积之比和浓度呈良好的线性关系（r>0.999）。

③精密度和加样回收率试验：对浓度分别为 10、50μg/ml 和 100μg/ml 的阿魏酸对照品溶液进行日内和日间精密度试验，平均回收率为 101.57%，RSD 为 1.58%（n=3），符合定量分析要求。

（十）微波法提取测定川芎中有效成分阿魏酸的含量

1. 仪器与试药

AgilentHP 1100 高效液相色谱仪；色谱柱：依利特 C_{18} 柱（4.6mm×250mm，10μm）；PJ21F-B 型微波炉。阿魏酸对照品（批号：0773-9809，供含量测定用，中国药品生物制品检定所）；川芎药材为川芎 *Ligusticum chuanxiong* Hort. 的干燥根茎。甲醇为色谱纯；冰醋酸为分析纯；乙醇为化学纯；水为三蒸水。

2. 阿魏酸的含量测定

（1）色谱条件

色谱柱：依利特 C_{18} 柱（4.6mm×250mm，10μm）；流动相：甲醇-水（1% 醋酸）（35∶65），流速：1.0ml/min；检测波长：313nm；柱温：35℃。

（2）标准曲线的绘制

精密称取阿魏酸对照品3.8mg，置100ml量瓶中，加甲醇至刻度，摇匀，即得对照品溶液（0.038mg/ml）。吸取对照品 1、3、5、7、9μl 分别注入高效液相色谱仪，测得峰面积。以峰面积为横坐标，进样量为纵坐标进行回归。其回归方程为：$y = 30-7x-0.0185$，$r=0.9919$，表明阿魏酸在 0.04~0.34μg 范围内线性关系良好。

（3）阿魏酸含量的测定

将待测溶液稀释到标准曲线的适用浓度范围内。精密吸取待测溶液5μl，注入高效液相色谱柱中，测其峰面积，然后通过标准曲线查出阿魏酸的含量。

3. 均匀设计筛选工艺

精确称取一定量预先处理好的川芎粉末放入锥形瓶中，选择乙醇浓度、固液比、微波功率、微波提取时间4个因素进行实验，考察这4个因素对川芎有效成分提取率的影响。将前3个因素取6个水平，后一个取3个水平，按均匀设计表2-3-1进行试验。以提取物中阿魏酸的含量为考察指标，将各实验条件下阿魏酸含量列于表2-3-2。

表 2-3-1　　　　　　　　　　　因素水平表

水平/因素	A 乙醇浓度/%	B 液料比/v/g	C 微波时间/min	D 微波功率/w
1	20	6∶1	4	233
2	35	8∶1	8	350
3	50	10∶1	12	490
4	65	12∶1	16	
5	80	15∶1	20	
6	95	20∶1	24	

表 2-3-2   按 U7(76) 表安排实验结果及优化条件

实验号	乙醇浓度/v%	液料比/v/g	微波时间/min	微波功率/w	阿魏酸含量/%
1	20	8:1	12	350	0.0162
2	35	12:1	24	233	0.0182
3	50	20:1	8	490	0.0201
4	65	6:1	20	233	0.0154
5	80	10:1	4	490	0.0202
6	95	15:1	16	350	0.0117

将实验结果经 DPS 数据处理分析数：$Y = 0.09323 - 0.003784C2 - 0.001216A \times B + 0.0009125A \times C - 0.00571A \times D$，其中：①相关系数 R = 0.96836，F = 3.76442，显著水平 S = 0.3666，剩余标准差 S = 0.0104；②正号表示对提取率正影响，负号表示对提取率负影响；③两影响相乘表示两因素交互作用；④以此方法求最优化点。由表 3-2-2 看出，各因素对实验结果重要性为因素 A5B3C1D3 所得阿魏酸的含量最高，是本实验体系的最佳优化条件。

4. 重复性验证试验

按上述最佳优化条件进行实验，即选用 80% 乙醇，总量为药材的 10 倍，功率为 490W 的微波提取 4 分钟。阿魏酸的提取含量为 0.0203%，与均匀设计筛选工艺所得含量接近。说明微波提取川芎有效成分阿魏酸具有良好的稳定性。

（十一）川芎不同炮制品中游离阿魏酸和总阿魏酸的含量测定

1. 仪器与试药

高效液相色谱仪（包括 HITACHI LC2130 泵、L2200 自动进样器、LC2030 紫外检测器、T2000P 工作站）；CQ5200 型超声波清洗器；试验所用水为超纯水，乙腈为色谱纯，其他所用试剂均为分析纯。

川芎药材为伞形科藁本属植物川芎 *Ligusticum chuanxiong* Hort. 的根茎；阿魏酸对照品均购自中国药品生物制品检定所，批号：110773-200611。

2. 药物制备

取原药材，除去杂质，洗净，闷润，切薄片，低温烘干，筛去碎屑，制备生川芎饮片；取生川芎片，按质量比 10:1 加入黄酒拌匀，稍闷润，待酒被吸尽后，置炒制容器内，用文火加热，炒至棕黄色时，取出晾凉，筛去碎屑，制备酒炙川芎饮片；取净川芎，用水浸 3 小时，捞起，沥干水，按质量比 10:1 加入黄酒拌匀，待酒被吸尽后，蒸 3 小时至透心，取出，放冷，切薄片，低温烘干，筛去碎屑，制备川芎饮片。

3. 实验方法

（1）对照品溶液的制备

称取阿魏酸对照品适量，精密称定，先用少量甲醇全部溶解标准品，再以甲酸-水溶液（5:95，V/V）定容至刻度，制得浓度为 232.4μg/ml 的对照品储备液，备用。

（2）供试品溶液的制备

①游离阿魏酸样品制备：取约 0.5g 药材粉末（过 20 目筛），精密称定质量，置具塞锥形瓶中，精密加入 25ml 甲醇-甲酸溶液，称定质量，超声 60 分钟，放冷，用提取溶剂补足减失的质量，摇匀，过 0.45μm 微孔滤膜，收取续滤液作为供试品溶液。

②总阿魏酸样品制备：取约 0.5g 药材粉末（过 20 目筛），精密称定质量，置具塞锥形瓶中，精密加入 25ml 甲醇-20g/L NaHCO$_3$ 溶液，称定质量，超声 60 分钟，放冷，用提取溶剂补足减失的质量，摇匀，过 0.45μm 微孔滤膜，收取续滤液作为供试品溶液。

③水煎液样品制备：取约 0.5g 药材粉末（过 20 目筛），精密称定质量，精密加入 25ml 蒸馏水，称定质量，浸泡 30 分钟，回流 1 小时，放冷，用蒸馏水补足减失的质量，摇匀，过 0.45μm 微孔滤膜，收取续滤液作为供试品溶液。

（3）色谱条件

Diamonsil C$_{18}$ 分析柱（250mm×4.6mm，5μm）；流动相为乙腈-体积分数 1% 冰醋酸（20：80，V/V）；检测波长：320nm；流速：1.0ml/min；柱温：室温。进样量：10μl。

（4）样品的含量测定

精密吸取供试品溶液 10μl，注入高效液相色谱仪，按 1.8 项下色谱条件测定游离阿魏酸和总阿魏酸峰面积，计算含量，川芎生品及不同炮制品中游离阿魏酸含量测定结果（n=6）：生品川芎 1.839%，酒炙川芎 3.265%，制川芎 2.748%；总阿魏酸含量测定结果：生品川芎 1.733%，酒炙川芎 1.451%，制川芎 2.245%；水煎液中阿魏酸含量测定结果：生品川芎 1.390%，酒炙川芎 0.502%，制川芎 0.413%。

（5）方法学考察

①提取方法的确定：采用超声提取方法，选取了甲醇、甲醇-水（95：5，V/V）、甲醇-甲酸（95：5，V/V）、甲醇-20g/L NaHCO$_3$（95：5，V/V）等提取溶剂进行比较，采用高效液相色谱（HPLC）法，色谱条件为 A：体积分数 0.1% 冰醋酸水溶液，B：乙腈；梯度洗脱：体积分数 19% B0～18 分钟，18%～60% B18～60 分钟；检测波长：320nm；流速：1.0ml/min；柱温：30℃；进样量：10μl，观察 HPLC 图谱，发现阿魏酸的含量发生规律性的变化，在用甲醇-20g/L NaHCO$_3$ 为溶剂提取时，阿魏酸峰（A 峰）面积增大，而 B 峰（根据文献推测可能为阿魏酸松柏酯峰）几乎消失；以甲醇-甲酸为溶剂提取时，A 峰面积最小，B/A 峰面积比最大。按照文献方法测定游离阿魏酸以尽量保留 B 峰，测定总阿魏酸则以 B 峰消失，A 峰明显增大为标准。故选用甲醇-甲酸作为提取川芎药材游离阿魏酸的溶剂，以甲醇-20g/L NaHCO$_3$ 提取总阿魏酸的溶剂。以甲醇-甲酸及甲醇-20g/L NaHCO$_3$ 为提取溶剂，对 20、40、60、100 分钟等超声时间进行考察，60 分钟后阿魏酸峰面积均不再明显变化，故选择 60 分钟作为超声提取时间。

②线性关系考察：精密量取阿魏酸对照品储备液适量，置 10ml 棕色量瓶中，加甲酸-水溶液（5：95，V/V）定容至刻度，摇匀，配制成浓度为 2.324、4.648、11.620、23.240、46.480μg/ml 的对照品溶液，分别取上述溶液各 10μl 注入液相色谱仪，按 1.8 项下色谱条件测定峰面积。以各对照品进样量（X/μg）对峰面积（Y/mAu）进行线性回归，得到标准方程：y=5132092.09x+15233.67（r=0.9999），线性范围 0.02324～0.4648μg。

③精密度试验：取同一对照品溶液，连续进样 5 次，测定阿魏酸峰面积 S$_R$ 为 1.35%，表明仪器精密度良好。

④重复性试验：取川芎生品，分别制备 5 份供试品溶液，测定游离阿魏酸平均含量为 0.364mg/g，S$_R$ 为 2.98%；总阿魏酸平均含量为 1.03mg/g，S$_R$ 为 2.38%。

⑤稳定性试验：取同一供试品，分别制备游离阿魏酸供试品溶液及总阿魏酸供试品溶液，并分别在 0、5、10、15、20、24 小时进样 1 次，测定峰面积，阿魏酸峰面积 S$_R$ 分别为

1.15%、1.68%，表明供试品24小时内稳定。

⑥回收率试验：精密称取6份已知含量的供试品各约0.25g，每份添加对照品适量，制备供试品溶液，测得游离阿魏酸及总阿魏酸含量，并计算回收率。游离阿魏酸的平均回收率为103.81%，S_R为0.71%；总阿魏酸的平均回收率为100.15%，S_R为1.93%。

（十二）川芎超临界萃取物中阿魏酸的含量测定

1. 仪器与试剂

超临界萃取仪：HA221-50-06型；高效液相色谱仪：Waters 600 controller型，配有SPD-10A紫外可变波长检测器；数据处理器：N2000型；色谱柱：Phenomenex柱（250mm×4.6mm，5μm）；超声波清洗器：AS3120型；甲醇：色谱纯；阿魏酸对照品：中国药品生物制品检定所；冰乙酸：分析纯；实验用水为二次蒸馏水。

2. 实验方法

（1）色谱条件

流动相为：甲醇-水-冰乙酸（体积比为30：70：0.2），流速为1.0ml/min；检测波长：320nm；柱温：室温；进样量：10μl。

（2）样品制备

取一定量川芎样品，采用超临界CO_2萃取法，在60℃、35MPa条件下萃取2小时，制得萃取液。精密吸取萃取液0.1ml，置于5ml的容量瓶中，加甲醇稀释至刻度，经超声波混匀后放置，与室温平衡后，用微孔滤膜（0.22μm）过滤，取续滤液作为待测样品。

3. 实验结果

（1）超临界CO_2萃取试验条件

按表2-3-3设计川芎中阿魏酸提取试验的因素水平表。选L9(3^3)正交试验对川芎中阿魏酸进行超临界萃取，并按上述方法进行含量测定，测定结果见表2-3-4，统计结果列于表2-3-5。

表2-3-3　　　　　　　　　　超临界提取阿魏酸正交试验因素水平表

水平	A（温度）/℃	B（压力）/MPa	C（时间）/h
1	50	25	1.5
2	60	30	2.0
3	70	35	2.5

表2-3-4　　　　　　　　　　　　L_9(3^3)正交试验结果

序号	水平			阿魏酸含量/mg·g^{-1}
	A（温度）	B（压力）	C（时间）	
1	1	1	1	0.15
2	1	2	2	0.51
3	1	3	3	0.22
4	2	1	2	0.45
5	2	2	3	0.48
6	2	3	1	0.78

序号	水平			阿魏酸含量/mg·g^{-1}
	A（温度）	B（压力）	C（时间）	
7	3	1	3	0.45
8	3	2	1	0.28
9	3	3	2	0.87

表 2-3-5　　　　　　　　　　　各因素对阿魏酸提取率的影响

水平	统计结果		
	A（温度）	B（压力）	C（时间）
K_1	0.88	1.05	1.21
K_2	1.71	1.27	1.83
K_3	1.60	1.87	1.15
k_1	0.29	0.35	0.40
k_2	0.57	0.42	0.61
k_3	0.53	0.62	0.38
R	0.28	0.27	0.23
优化方案	A_2	B_3	C_2

由表 2-3-5 可知，各因素对川芎中阿魏酸提取率的影响程度依次为 A>B>C，即萃取温度为最明显的影响因素，其次是压力、时间，且温度和压力对萃取效果的影响相差不大。最佳提取条件为 $A_2B_3C_2$，即萃取罐的温度为 60℃、萃取压力为 35MPa、萃取时间为 2.0 小时。

（2）方法学考察

线性范围试验得回归方为：y=201942x+146318，r=0.9872，线性范围为 0.2~1.0μg。精密度试验测得结果的相对标准偏差为 2.45%（n=6），表明本方法的精密度良好。回收率试验测定阿魏酸的回收率为 92.3%~103.4%（n=5）。

（十三）当归、川芎、红花及其合并提取液中阿魏酸的含量测定

当归为伞形科植物当归 *Angelica sinensis*（Oliv.）Diels 的根，有补血、和血、调经止血、润肠滑肠之功效。红花为菊科植物红花 *Carthamus tinctorius* L. 的花，功能活血通经、祛瘀止痛，为临床常用药。当归、川芎、红花组成的复方方剂具有活血行气、祛风止痛的功能，是活血化瘀的良方，临床用于中风、心肌梗死等栓塞性疾病。阿魏酸（ferulic acid）是当归、川芎的有效成分之一，药理学研究表明，阿魏酸具有抗氧化和清除自由基作用，能有效抑制血小板聚集和血栓形成，增加冠脉血流量。临床用于治疗血管栓塞性脉管炎、动脉粥样硬化、急性脑血栓和偏头痛及动脉粥样硬化等症。李艳红等考察当归、川芎和红花不同提取方法及三者不同搭配后醇提取液中的阿魏酸含量，从而研究 3 味中药在配伍应用时，是否会影响阿魏酸的含量变化。

1. 材料与仪器

DIONEX Summit 高效液相色谱系统：Chromeleon 色谱工作站，PDA-100 二极管阵列检测器，TCC-100 柱温箱，ASI-100 自动进样器，P680 HPLC 泵，Diamonsil C_{18} 色谱柱（Hypersil）。阿魏酸：中国药品生物制品检定所；甲醇为色谱醇，购自广州迪马公司。磷酸等其他试剂均为分析纯。水为去离子水（Milli-Q 型密理博纯水机制备）。

2. 实验方法

（1）对照品溶液的制备

精密称取阿魏酸 1mg 定容于 10ml 棕色量瓶中，配成 100μg/ml 对照品储备液，再以甲醇稀释，分别配成 0.4、0.8、1.0、2.0、4.0、8.0 及 10μg/ml 标准品工作液。

（2）供试品溶液制备

甲醇提取液制备　川芎、红花及两种批号当归（当归 1 及当归 2）粉末（均过 3 号筛）分别充分混匀，各精密称取 0.5g；再称取相同量以上药粉，充分混匀，精密称取当归 1/红花、川芎/红花、当归 1/川芎/红花各 0.5g，分别加入甲醇溶液 40ml 超声 40 分钟后取出，放至室温，滤过，定容至 50ml。过 0.45μm 微孔滤膜，得 10mg/ml 生药浓度的供试品溶液，备用。

水煎提取液制备　批号 1 当归粉末充分混匀后，精密称取 40g，加水 480ml，室温浸泡30 分钟，保持微沸煎煮 2 小时，滤过，滤渣加水 320ml 保持微沸煎煮 1 小时，过滤，合并滤液用旋转蒸发仪浓缩约 40ml。取 0.1ml 浓缩液于 10ml 容量瓶中，以超纯水定容至10ml，得与甲醇提取液相同生药浓度的当归水提取液，备用。

（3）色谱条件

色谱柱：Diamonsil C_{18}（250mm×4.6mm，5μm）；流动相：甲醇：0.05% 磷酸 = 35：65（v/v）；用前经 0.45μm 滤膜过滤。流速：0.8ml/min；柱温：25℃；检测波长：313nm。自动进样器温度 5℃。在上述色谱条件下，样品中阿魏酸与杂质峰分离良好，保留时间约 11分钟。

（4）方法学考察

①线性关系考察：取上述系列标准品工作液，进样 10μl 记录色谱峰面积。由峰面积（Y）对相应的浓度（X）作直线回归，阿魏酸回归方程为 y = 0.0902 + 1.4759x，r = 0.9997，表明阿魏酸在 0.4 ~ 10.0μg/ml 的浓度范围内线性关系良好。

②精密度考察：精密吸取对照品溶液 10μl，连续进样 5 次，测定阿魏酸的峰面积，其峰面积 RSD 为 2.1%，表明仪器精密度良好。精密吸取当归试样 10μl，1 日内重复进样 5次，测定阿魏酸的峰面积，其峰面积 RSD 分别为 1.1%、1.5% 及 0.4%，表明日内精密度良好。

③稳定性考察：同一样品连续测定 5 天，精密吸取 10μl，进样，测定峰面积值，计算阿魏酸含量，其 RSD 在 1.2% ~ 5.7%，表明阿魏酸在 5 天内稳定。

④加样回收率考察：称取已知含量（0.08%）的同一当归样品 6 份，每份 0.1g，精密称定后，分别加入 1μg/ml 的阿魏酸标准品溶液 5、10 及 15μl，按上述方法制备，精密吸取10μl，进样，计算回收率，其 RSD 为 5.8%。

（5）样品测定

取供试品溶液，在上述色谱条件下，进样 10μl，记录阿魏酸色谱峰面积，由回归方程计算阿魏酸的浓度。样品中阿魏酸含量：当归（醇提）0.0805%，RSD 为 1.8%；当归 1（水提）0.2332%，RSD 为 0.04%；川芎（醇提）0.2607%，RSD 为 1.4%；当归 + 红花（醇提）

0.0816%，RSD 为 5.1%；川芎+红花(醇提)0.2417%，RSD 为 1.8%；当归+川芎+红花(醇提)0.4061%，RSD 为 2.6%。

(十四) 川芎、奶芎和山川芎中阿魏酸的含量测定

川芎为川产道地药材，是临床常用中药，含多种有效成分，如挥发油、阿魏酸、生物碱等。川芎在坝区生长 120 天左右采收为奶芎；280 天左右采收为川芎正品；山上育种后的地下根茎为山川芎(栽培时间更长)。由于奶芎、山川芎常混入川芎正品，二者能否作川芎药用，已成为迫切需要解决的问题。针对川芎中含有酚酸类成分阿魏酸，刘圆等采用 RP-HPLC 法测定奶芎、山川芎与川芎中阿魏酸的含量，以评价其药材质量。

1. 仪器与试药

LC-6A 高效液相色谱仪，SPD-6AV 紫外检测器，灵敏度 0.04AUFS，SCL-6A 系统控制器，CTO-6A 恒温箱；P-586MMX200 微机，LC2000 色谱数据工作站；CQ-250 型超声波清洗器；TU-1001 型紫外-可见分光光度计；BP211DAG 电子天平；

2. 色谱条件

Kromasil C_{18} 柱(250mm×4.6mm，5μm)，柱温 40℃。流动相为乙腈-甲醇-1% 醋酸水溶液(15∶15∶70)，流速 0.6ml/min。阿魏酸峰形对称、尖锐，理论板数达 5000，考虑到不同仪器、色谱柱的性能可能存在差异，故确定理论板数应不低于 2500。

取阿魏酸对照品适量，精密称定，加甲醇制成 0.064mg/ml 的对照品溶液。于 200 ~ 600nm 范围内扫描，在 320nm 处有最大吸收峰。因此，选择用 320nm 作为检测波长。

3. 方法与结果

(1)供试品溶液处理方法

①提取条件的考察：精密称取川芎药材粉末 1.0g(过 10 目筛)，分 4 份，分置 4 个具塞锥形瓶中，分别加入甲醇-36% 醋酸(95∶5)、甲醇、乙酸乙酯、乙醇各 20ml，密塞，称定重量，冷水中超声提取 30 分钟，取出，再称定重量，以相应溶剂补足减失的重量，摇匀，取上清液，离心 5 分钟(4000 r/min)，作为样品溶液。分别精密吸取样品溶液 20μl，按上述色谱条件，注入高效液相色谱仪，测定峰面积积分值，以峰面积积分值最大且无干扰为最佳选择，结果表明：甲醇-36% 醋酸(95∶5)提取效果最好(由于川芎酚酸类成分加热不稳定将影响测定结果，因而采用超声提取法)。

②提取时间考察：精密称取川芎药材粉末 1g(过 10 目筛)3 份，分别加入甲醇-36% 醋酸(95∶5)20ml，甲醇、乙酸乙酯、乙醇各 20ml，密塞，称定重量，超声提取时间分别采用 30、60、90 分钟，进样后，测定峰面积积分值，积分值最大表明提取完全。结果表明超声提取时间以 60 分钟为好。

(2)方法学考察

①线性关系的考察：取阿魏酸对照品适量，精密称定，加甲醇准确配成 4.44、11.1、2.2、32、66.6g/ml 的对照品溶液，吸取 20μl 注入液相色谱仪，测定峰面积。以阿魏酸的浓度为横坐标，峰面积为纵坐标进行回归，回归方程为：y = 1.034×105x+7.266(r=0.9998)，线性关系良好。

②仪器精密度的考察：精密吸取对照品溶液(0.0640mg/ml)10μl，重复进样 5 次，测定峰面积积分值。计算峰面积积分值的 RSD 为 1.11%，表明仪器(进样与峰面积检测)精密度良好。

③样品溶液稳定性的考察：样品溶液于配制完成时及避光放置1、2、3、4、8小时后分别进样，测定峰面积积分值，峰面积的RSD为1.75%，表明对照品溶液避光放置在8小时内稳定。

④回收率试验：精密称取已测定含量的药材样品6份，每份1g，精密加入阿魏酸对照品适量(3种不同水平，为样品中阿魏酸含量的65%、92%、112%，每个水平各2份)，测定含量，计算回收率，平均回收率100.2%，RSD为1.0%。

⑤重复性试验：按拟定的含量测定方法，精密称取川芎药材样品1.0g，共5份，测定含量，计算每克药材中所含阿魏酸的量，RSD为1.84%，表明本法具有较好的重复性。

（3）药材样品的含量测定

精密称奶芎、山川芎和川芎药材粉末1.0g(过10目筛)，制备成供试品溶液。分别精密吸取20μl，注入高效液相色谱仪，测定峰面积，标准曲线法计算出阿魏酸的含量，结果显示阿魏酸的平均含量：奶芎0.044%，山川芎0.086%，川芎0.047%。

（十五）川芎当归单煎、共煎液中有效成分的含量变化

1. 仪器与试药

Waters2690高效液相仪；PDA996二极管阵列检测器；Millenium32数据处理系统；梅特勒AG204电子天平；Milli-Q纯水仪；Millipore 0.22μm滤膜和过滤器；Eppendorf5417C高速离心机。试剂：甲醇为色谱纯；水为超纯水；其他试剂为分析纯。盐酸川芎嗪对照品(中国药品生物制品检定所)，阿魏酸对照品(中国药品生物制品检定所)。药材：川芎饮片(产地四川，批号20051023)，当归饮片(产地甘肃，20051122)。

2. 方法与结果

（1）色谱条件

Waters symmetry C_{18}柱(4.6mm×150mm，5μm)，柱温25℃；流动相A(1%冰醋酸)，B相为甲醇，梯度洗脱；流速1ml/min，检测波长290nm。

（2）标准曲线的制备

精密称取盐酸川芎嗪对照品2.5mg，溶剂为(28%甲醇+1%醋酸+71%水)，定容到10ml量瓶为川芎嗪储备液；精密称取阿魏酸对照品7.0mg，用上述溶剂定容在10ml棕色量瓶为阿魏酸储备液。从川芎嗪储备液里分别取1、0.5、0.4、0.2、0.1、0.05、0.025ml置1至7号10ml棕色量瓶中，从阿魏酸储备液里分别取0.5、0.25、0.2、0.1、0.05、0.025、0.0125ml分别置上述量瓶中，用上述溶剂定容。取7号瓶溶液稀释为原来浓度1/5，2/5为L1，L2标准品浓度。分别进样20μl测定，以峰面积(y)为纵坐标，对应浓度(ρ)为横坐标，川芎嗪回归方程y = 58.401x+3.9318，r = 0.9997，表明在0.625~25mg/L范围内相关性良好；阿魏酸回归方程y = 76.976x−12.375，r = 0.9999，表明在0.875~35mg/L内相关性良好。通过7号溶液及L1，L2溶液测得系统的最低检测限为1.76ng，最低检测质量浓度为0.0879mg/L。

（3）煎液的制备

①川芎单煎：称取川芎药材10g，剪碎置圆底烧瓶，12倍沸水浸泡30分钟，电热套加热煮沸15分钟，冷却约10分钟后过滤。残渣加12倍沸水继续煮沸15分钟，冷却10分钟后过滤。合并滤液测量体积。

②当归单煎：称取当归药材10g，剪碎置圆底烧瓶，12倍沸水浸泡30分钟，电热套加

热煮沸 15 分钟，冷却约 10 分钟后过滤。残渣加 12 倍沸水继续煮沸 15 分钟，冷却 10 分钟后过滤。合并滤液测量体积。

③川芎当归合煎：称取川芎 10g、当归 10g，方法同上，测量滤液体积。

（4）样品的制备

分别取上述 3 种滤液约 1ml 置离心管，10000r/min 离心 10 分钟，取上清液于 0.22μm 滤膜滤过，20μl 进样测定。比较 3 种煎液的有效成分含量时分别按各自最后"滤液体积"折算成等量药材相同煎液体积下的含量。

（5）合煎有效成分变化

阿魏酸在当归和川芎单煎液中的含量之和小于其在合煎液的含量，川芎嗪在川芎单煎液中的量亦小于其在合煎液中的量，阿魏酸和川芎嗪的含量变化结果中川芎单煎含 43.47μg 川芎嗪，0.885mg 阿魏酸；当归、川芎合煎含 97.16μg 川芎嗪，0.885mg 阿魏酸。表明两味中药在合煎之后有利于阿魏酸和川芎嗪的溶出。

川芎、当归这二味中药存在于多种中药复方中，在"血府逐瘀方"中川芎当归作为辅药，用以增强红花、桃仁两位主药以达活血去瘀、行气止痛之功效。本实验检测到川芎当归共煎后有利于其特征成分川芎嗪和阿魏酸在煎液中含量的提高，表明其配伍有一定的合理性。该研究为中药配伍提供了一定的实验依据，可以为中药复方方剂分析、研究中药组方原理及临床治疗药物监测提供参考。

参考文献

[1] 张村，李丽，耿立冬，等．川芎药材有效成分鉴别及其含量标准研究．北京中医药大学学报，2005，28（2）：66～69.

[2] 王妙闻，张艺，张静，等．HPLC 测定川芎中的总阿魏酸．华西药学杂志．2008，23（1）：100～102.

[3] 张秀丽．HPLC 法测定川芎中阿魏酸的含量．中国药事，2009，23（5）：469～471.

[4] 王铁杰，曹阳，王玉，杨志，毕开顺，等．HPLC 法测定川芎中阿魏酸和香草醛的含量．中草药，2004.8，35（8）：944～945.

[5] 易进海，刘云华，陈燕，等．RP-HPLC 测定川芎不同部位藁本内酯和阿魏酸含量．中成药，2009.5，31（5）：811～813.

[6] 黄东萍，文东旭，林文翰．HPLC 法测定川芎及天芎注射液中阿魏酸的含量．中草药，2005.4，35（4）：409～411.

[7] 张蓓蕾，夏醒醒，陈勤．RP-HPLC 法测定川芎愈伤组织中阿魏酸的含量．2007.11，14（11）：43～44.

[8] 李秋怡，干国平，王光忠，等．气相色谱法测定川芎油中阿魏酸的含量．时珍国医国药，2007，18（7）：1687～1688.

[9] 隋因，郭涛，孙沂，等．胶束电动毛细管色谱法同时测定川芎中阿魏酸和腺苷的含量．解放军药学学报，2004，20（1）：43～45.

[10] 许自明，纪松岗．高效毛细管电泳法分离测定川芎中阿魏酸的含量．药学实践杂志，1998，16（3）：165～166.

[11] 舒茂，霍丹群，侯长军，等．微波法提取川芎中有效成分阿魏酸的实验研究．中成药，

2007，29(6)：908～909.

[12] 夏茎，文惠玲，李土光，等. 高效液相色谱法测定川芎不同炮制品中游离阿魏酸和总阿魏酸的含量. 广州中医药大学学报，2009，26(4)：384～387.

[13] 李莉，窦春菊，姚兰. 超临界 CO_2 萃取、HPLC 法测定川芎中的阿魏酸. 化学分析计量，2006，15(2)：42～44.

[14] 李艳红，刘昌辉，张银卿，等. 当归、川芎、红花及其合并提取液中阿魏酸的含量测定. 中药材，2008，31(11)：1673～1675

[15] 刘圆，贾敏如. RP-HPLC 测定川芎、奶芎和山川芎中阿魏酸的含量. 华西药学杂志，2004，19(5)：363～365.

[16] 周建设，孔毅，申屠建中，等. 川芎当归单煎共煎液中有效成分含量的变化. 中国药学杂志，2008，43(2)：95～98.

二、川芎嗪的含量测定

川芎为干燥根茎，味辛、性温，具有活血行气、祛风镇痛之效。川芎嗪为川芎的主要活性成分之一，具有扩张血管、增加冠脉血流和脑血流的作用，并能抑制血小板聚集、降低血小板活性，能有效治疗缺血性心脑血管疾病。

(一) 不同川芎炮制品中生物碱的含量测定

1. 仪器与试药

CS-910 薄层扫描仪；川芎嗪对照品(北京中医药大学中药学院鉴定教研室提供)，川芎药材购自河南省药材公司；所用试剂均为分析纯。

2. 实验方法

(1)样品制备

①川芎生品：川芎饮片粉碎过 20 目筛备用。

②川芎酒炙品：川芎饮片与黄酒拌匀(12%)，闷润至酒吸尽时，置锅内用文火炒至表面呈黄色为度，取出，晾干，粉碎过 20 目筛即得。

③川芎醋炙品：川芎饮片与米醋拌匀(20%)，闷润至醋尽时，置锅内用文火炒至表面呈黄色为度，取出，晾干，粉碎过 20 目筛备用。

(2)样品溶液的制备

取上述三种样品各 100g，精密称定，分别置圆底烧瓶内，加乙醇回流提取 3 次，合并提取液，减压浓缩，水浴蒸干，残留物加水溶解，并以乙醚萃取，合并乙醚液以 0.5mol/L 硫酸液提取，保留硫酸溶液并以饱和碳酸氢钠溶液调 pH9～10，用氯仿萃取，合并氯仿液水浴蒸干，并以氯仿溶解残留物置 50ml 量瓶中稀释至刻度，作为 A 类供试品溶液，分别精密吸取各 A 类供试液置于 1～25ml 量瓶中，加氯仿稀释至刻度，作为 B 类供试液。

(3)对照品溶液的配制

取川芎嗪对照品 0.5mg，精密称定，置 50ml 量瓶中，加氯仿溶解并稀释至刻度，作为川芎嗪对照品溶液。

(4)总生物碱的含量测定

分别精密吸取各样品 A 类供试液 10ml，水浴蒸干，精密加入 0.01mol/L 标准硫酸溶液 15ml，溴酚蓝指示剂 3 滴，以 0.02mol/L 标准氢氧化钠溶液滴定，至溶液至淡紫色作为滴定终点，计算总生物碱含量，川芎各炮制品总生物碱含量(n=5)：生品 0.041%，酒炙品

0.052%，醋炙品 0.060%。

（5）薄层扫描法测定川芎嗪含量

①测定条件：硅胶薄层板，105℃活化 30 分钟，备用。展开剂：氯仿-醋酸乙酯-二乙胺（9∶5∶1），显色剂：碘化铋钾的冰醋酸溶液。扫描条件 $\lambda_S = 292nm$，$\lambda_R = 272nm$，狭缝 1.2×1.2mm，线性化系数 $S_x = 3.0$，反射法锯扫描。

②标准曲线绘制：分别精密吸取川芎嗪对照品溶液 4.0μl、10μl、20μl、30μl、40μl 点于薄层板上，依法展开，显色，扫描。以点样量为横坐标，峰面积积分值为纵坐标，计算回归方程为：$y = 62.6313x + 2.1926$，$r = 0.994$。

③稳定性试验：精密吸取川芎嗪对照品 10μl，点于硅胶 G 薄层板上，依法展开，扫描，测定积分面积，每隔 0.5 小时扫描一次，结果表明在 2 小时内稳定。

④回收率试验：取样品适量，精密称定，加入川芎嗪适量，依法提取，精制制成供试品溶液；依法点样、展开、扫描测定，计算回收率。平均回收率 95.9%，RSD 为 0.6%。

⑤样品含量测定：精密吸取样品 B 类供试品溶液 20μl，川芎嗪对照品溶液 10μl、30μl，分别点于同一薄层板上，依法展开，显色，扫描，川芎炮制品中川芎嗪含量测定结果（n=5）：生品 0.0168%，RSD 为 1.93%；酒炙品 0.0158%，RSD 为 2.35%；醋炙品 0.024%，RSD 为 2.16%。

川芎炮制品中总生物碱含量顺序为：醋炙>酒炙>生品，川芎嗪含量顺序为醋炙>生品>酒炙。酒炙川芎中川芎嗪的含量较生品低，但总生物碱的含量仍比生品高。这是由于川芎嗪的熔点为 80℃~82℃，受热易升华散失引起的，因此酒炙品中川芎嗪的含量较生品低，而醋炙品含量比生品高，则说明酸与生物碱形成盐易于提出。

（二）川芎单煎液和川芎当归共煎液中川芎嗪的含量测定

川芎、当归均为伞形科植物，是常用中药材。川芎嗪为川芎的主要活性成分之一。当归为多年生草本植物，其干燥的贮藏根入药，但当归并不含有川芎嗪成分。徐朝江等采用反相高效液相色谱（RP-HPLC）法测定川芎、当归单煎和共煎液中有效成分川芎嗪含量的变化，为中药复方方剂分析，研究中药组方原理及临床治疗药物监测提供参考。

1. 仪器与试药

Waters2690 高效液相仪；PDA996 二极管阵列检测器；Millenium 数据处理系统；梅特勒 AG204 电子天平；Milli-Q 纯水仪；Millipore 0.22μm 滤膜和过滤器；Eppendorf5417C 高速离心机。

甲醇为色谱纯；水为超纯水；其他为分析纯。盐酸川芎嗪对照品（中国药品生物制品检定所，批号：817-200104）。川芎饮片（产地四川，批号：20051023），当归饮片（产地：甘肃）。

2. 方法与结果

（1）色谱条件

Waters symmetry C_{18} 柱（4.6mm×150mm，5μm）；柱温：25℃；流动相 A 为水，B 相为甲醇，梯度洗脱；流速 1ml/min；检测波长 298nm。

（2）标准曲线的制备

精密称取盐酸川芎嗪对照品 2.5mg，溶剂为（28% 甲醇+1% 醋酸+71% 水），定容到 10ml 容量瓶，即为川芎嗪储备液。从川芎嗪储备液里分别取 1.00、0.50、0.40、0.20、

0.10、0.05、0.01ml 置 1~7 号 10ml 棕色容量瓶中，用上述溶剂定容。取 7 号瓶溶液分别稀释为原来浓度 1/5、2/5，为 L1、L2 标准品浓度。分别进样 20μl 测定，以峰面积（Y）为纵坐标，对应浓度（X）为横坐标，川芎嗪回归方程 y = 58.4010x + 3.9318，r = 0.9997。结果表明川芎嗪在 0.25~25.00μg/ml 范围内相关性良好。通过 7 号溶液及 L1、L2 溶液测得系统的最低检测限为 1.76ng，最低检测浓度为 0.0879μg/ml。

（3）煎液的制备

①川芎单煎：称取川芎药材 10g，剪碎置圆底烧瓶，12 倍沸水浸泡 30 分钟，电热套加热煮沸 15 分钟，冷却约 10 分钟后过滤。残渣加 12 倍沸水继续煮沸 15 分钟，冷却 10 分钟后过滤。合并滤液测量体积。

②当归单煎：称取当归药材 10g，剪碎置圆底烧瓶，煎煮方法同上，测量滤液体积。

③川芎、当归合煎：称取川芎、当归各 10g，剪碎置圆底烧瓶，煎煮方法同上，测量滤液体积。

（4）样品的制备与测定

分别取上述 3 种滤液约 1ml 置离心管，10000r/min 离心 10 分钟。在不同的时间里，以相同的方法分别测定川芎、当归单煎和共煎液川芎嗪的含量。结果川芎嗪在川芎单煎液中的量明显小于其在合煎液中的量。表明两味中药合煎，有利于川芎嗪溶出，含量提高。

参考文献

［1］李松林. 不同川芎炮制品中生物碱含量测定. 河南中医药学刊，2001，16(5)：18-19.

［2］徐朝江，孔毅，郑公义，等. 川芎单煎液和川芎当归共煎液中川芎嗪的含量测定. 医药导报 2007，26(10)：1207-1209.

三、藁本内酯的含量测定

川芎所含的成分较为复杂，有极性差异很大的各类成分，其挥发油是川芎的主要有效部位，而其中藁本内酯的量最高，是公认的主要有效成分，且有较强的药理作用。现代药理研究表明，藁本内酯具有抗血小板聚集，松弛子宫和气管平滑肌，抑制中枢神经系统等活性，在川芎中可达 1% 以上，在川芎挥发油中达 30% 以上。

（一）川芎药材中藁本内酯的含量测定

1. 方法 1

（1）色谱条件

色谱柱：Kromasil C$_{18}$（5μm，4.6×250mm）；流动相：甲醇-水（70∶30）；检测波长：240nm；流速：0.9ml/min。在此条件下川芎药材藁本内酯与其他组分均能达到基线分离。

（2）供试品溶液制备

取样品粉末 0.5g，精密称定，置具塞三角瓶中，精密加入甲醇 25ml，称重，超声提取 10 分钟，放冷至室温，补充失去的重量，滤过，精密量取续滤液 2ml，加甲醇稀释至 5ml，过微孔滤膜（0.45μm），作为供试品溶液。

（3）样品的含量测定

照上述测定藁本内酯的方法制备供试品溶液，精密吸取藁本内酯对照品溶液 10μl 及其供试品溶液 20μl，注入液相色谱仪进行测定，结果：都江堰（老）1.28% ~ 1.64%，都江堰（新）2.03% ~ 2.68%，灌县 2.39% ~ 3.43%。

（4）方法学验证

①线性关系考察：精密称取藁本内酯对照品适量，加甲醇配制成每毫升含 19.792μg 的溶液，分别进样 2、4、6、8、10、12μl，每个体积重复进样 2 次，以进样量（μg）为横坐标，峰面积为纵坐标绘制标准曲线，并计算回归方程：$y = 917634.20x - 637.77$，$r = 0.9998$，表明藁本内酯在 0.0396 ~ 0.2376μg 线性关系良好。

②精密度试验：精密吸取川芎样品溶液，重复进样 5 次，藁本内酯峰面积积分值的相对标准偏差为 0.4%。

③提取方法考察：a. 不同提取溶剂比较：取川芎粉末 0.5g，共 8 份，精密称定，分别精密加入甲醇、乙醇、乙酸乙酯、氯仿 25ml，称重，超声提取 10 分钟，放凉，称重，以相应溶剂补足减失的重量，滤过；取续滤液 10ml，减压浓缩，残留物以甲醇洗出，定容至 25ml。结果 4 种溶剂的提取率较接近，以甲醇略高，故选择甲醇为提取溶剂。b. 不同提取方法比较：取川芎粉末约 0.5g，精密称定，共 7 份，各精密加入甲醇 25ml，称重，分别以冷浸 3、6、9 小时和超声 5、10、20、30 分钟提取后，放冷，称重，以甲醇补足减失的重量，摇匀，滤过，取续滤液过微膜，注入液相色谱仪依法测定，结果以超声 10 分钟提取率最高。

④稳定性试验：精密吸取川芎供试品溶液 20μl，分别在 0、2、4、6、8、10、12、24 小时进样，依法测定由峰面积积分值，统计结果，可见川芎供试品溶液在 24 小时内保持稳定，RSD 为 1.50%。

⑤重复性试验：取川芎粉末 5 份，各约 0.5g，精密称定，制备成供试品溶液，并进行测定。结果表明，藁本内酯 5 次测定值的相对标准偏差为 0.90%。

⑥加样回收试验：精密称定已知含量的川芎粉末 0.25g，精密加入适量藁本内酯，按供试品溶液制备及测定法操作，进行色谱分析，平均回收率 101.86%，RSD 为 1.80%。

2. 方法 2

汪程远等建立了 HPLC 的外标法测定藁本内酯含量的方法，并测定了川芎道地产区——四川灌县各地产的不同采收时间的多批川芎药材以及不同川芎品种（山川芎、奶芎、日本川芎）中藁本内酯的量，揭示了川芎药材中藁本内酯的变化规律，为川芎的合理利用提供了依据。

（1）色谱条件

色谱柱：岛津 ODS-C_{18}（150mm×4.6mm，5μm）柱；流动相：甲醇-5% 异丙醇水溶液（55：45）；检测波长为 280nm；体积流量为 1.0ml/min；柱温为 25℃。在此条件下，样品中的藁本内酯与其他峰均能达到基线分离，其理论塔板数为 9500，藁本内酯与相邻后峰的分离度为 2.8，对称因子为 0.98。

（2）对照品溶液的制备

精密称取藁本内酯对照品 5.5mg，加甲醇溶解定容至 10ml，摇匀，即得。

（3）样品溶液制备

分别取各种川芎药材，粉碎过 40 目筛，精密称取 1g 粉末，分别加入 20ml 甲醇，超声提取 20 分钟，滤过，药渣再分别加甲醇（10、10ml）按上述方法超声提取两次，滤液滤过后合并，甲醇定容至50ml，备用。

（4）样品测定

分别取各制备好的样品溶液，按上述色谱条件，进样5μl，测定，记录藁本内酯峰面积，重复测定3次，取平均值，计算各自藁本内酯的量，各种川芎中藁本内酯的含量：都江堰川芎0.532%～1.482%，彭州敖平川芎0.294%～1.857%，都江堰山川芎1.193%，都江堰奶芎0.456%，彭州敖平奶芎0.503%，都江堰山川芎1.193%。

（5）方法学考察

线性关系考察结果表明：藁本内酯的进样量在0.55～5.5μg时与峰面积呈良好线性关系。精密度试验RSD为1.0%；稳定性试验RSD为1.7%；重复性试验RSD为1.4%；加样回收率试验结果，藁本内酯的平均回收率为99.2%，其RSD为1.1%。

（二）川芎挥发油中藁本内酯的含量测定

1. 方法1

（1）色谱条件

色谱柱：Kromasil C_{18} 柱（4.6mm×250mm）；流动相：甲醇–水（75：25）；流速：1ml/min；检测波长：280nm；灵敏度：0.01 AUFS。在上述色谱条件下藁本内酯与其他组分均能达到基线分离。

（2）样品含量测定

取川芎挥发油约20mg，精密称定，置于25ml量瓶中，加入甲醇稀释至刻度，再精密吸取1ml置25ml量瓶中，加甲醇定容至刻度，摇匀，即得。吸取5μl进样，测定，记录色谱图，测定峰面积，计算含量。三批样品测定结果分别为：61.64%，61.91%，62.03%。测定结果表明，川芎挥发油中藁本内酯含量稳定。

（3）方法学验证

①标准曲线的制备：取藁本内酯对照品约20mg，精密称定，置25ml量瓶中，加甲醇稀释至刻度，再精密吸取1ml置25ml量瓶中，加甲醇定容至刻度，摇匀，即得（每1ml含0.32μg藁本内酯）。分别吸取1、2、4、6、8、10μl进样，测定，记录色谱图，测定峰面积。以峰面积A对进样量C（μg）回归得回归方程为：$y = 12684557.6513x - 47471.5452$，$r=0.9999$。结果表明，藁本内酯进样量在0.032032～0.320320μg内呈良好线性关系。

②精密度试验：分别精密吸取藁本内酯对照品溶液3μl重复进样5次，测得峰面积值，RSD为1.91%。结果表明该仪器精密度良好。

③重复性试验：取同一批川芎挥发油样品5份，每份约20mg，精密称定，置25ml量瓶中，加入甲醇稀释至刻度，再精密吸取1ml置25ml量瓶中，加甲醇定容至刻度，摇匀，即得。吸取5μl进样，测定，记录色谱图，测定峰面积，计算藁本内酯含量为61.64%，RSD为0.72%。结果表明该测定方法重复性良好。

④稳定性试验：取样品供试液置冰箱避光冷藏，分别于0、2、4、6、8小时精密进样5μl，测得峰面积值，计算RSD为0.44%。结果表明：供试品溶液峰面积值在8小时内无显著性变化，表明其在冰箱避光冷藏保存较为稳定，可满足测定要求。

⑤加样回收率试验：取已知含量的川芎挥发油样品，分别加入一定量的藁本内酯对照品溶液，按样品含量测定方法处理和测定，计算加样回收率。结果藁本内酯平均回收率为

98.70%，RSD 为 1.53%，表明该含量测定方法合理可行。

2. 方法 2

林氏等采用超临界萃取提取川芎挥发油，RP-HPLC 法以等度洗脱的方式测定了川芎挥发油中藁本内酯的含量，所测藁本内酯色谱峰与相邻色谱峰得到很好的分离。

（1）仪器与试药

高效液相色谱仪：Shimadzu LC-10AD；SPD-10A 紫外可见检测器；CLASS-LC10 色谱工作站；Shimadzu UV-265 FW 紫外可见分光光度计；Sartorius AG（BP210S）电子天平。藁本内酯对照品；川芎挥发油（经超临界萃取制备）；甲醇（色谱纯），乙腈（色谱纯）；重蒸水（自制）。尼群地平（内标物，经高效液相色谱归一化法测定含量为 95.0%）。

（2）色谱条件

Hypersil ODS2 柱（4.6mm×200mm，5μm）大连依利特分析仪器有限公司，流动相：甲醇-乙腈-水（33∶21∶46），流速 0.8ml/min，检测波长 275nm，柱温为室温，进样 10μl。在此色谱条件下，理论塔板数按藁本内酯计算不低于 13000，藁本内酯与相邻峰分离度合乎要求，脱尾因子 1.02。

（3）样品溶液制备

精密称取川芎挥发油 20.0mg 置 10ml 量瓶中，用乙腈定容至刻度，摇匀。精密吸取 0.2ml 置 10ml 量瓶中，再精密加入内标物溶液 0.5ml，用乙腈定容至刻度，摇匀，0.45μm 微孔滤膜过滤，备用。

（4）对照品溶液制备

精密称取 2 份藁本内酯对照品适量（经高效液相色谱归一化法测定含量为 96%），分别用乙腈制成 0.292g/L 的溶液（绘制标准曲线用）和 0.304g/L 的溶液（回收率实验用）作为对照品溶液。

（5）内标物溶液制备

精密称取内标物尼群地平适量，用乙腈制成 0.196g/L 的溶液，作为内标物溶液。

（6）样品测定

取 5 批经超临界萃取所得川芎挥发油，按样品溶液制备方法项下操作，进样测定，平均含量分别为 34.79%、32.79%、28.36%、42.08%、44.21%，RSD 分别为 2.7%、2.5%、1.3%、2.9%、2.9%。

（7）方法学考察

线性关系考察结果表明，藁本内酯溶液在 2.92～29.2mg/L 线性关系良好；精密度试验 RSD 为 0.6%（n=5）；稳定性试验 RSD 值为 1.2%，表明供试品溶液在 8 小时内基本稳定；重复性试验 RSD 为 2.7%（n=6）；回收率试验采用加样回收法，测得平均回收率为 95.1%，RSD 为 2.3%。

（三）川芎药材中藁本内酯和川芎内酯的含量测定

1. 仪器与试药

安捷伦-1100 高效液相色谱仪及二极管阵列检测器；藁本内酯对照品（自制，纯度为 97.0%），川芎内酯对照品（自制，纯度为 99.0%），两者均不稳定，对光、氧敏感，封存于充氮容器中避光保存于 -20℃ 冰箱内。

2. 色谱条件

色谱柱：C_{18}(150mm×4.6mm)；流动相：甲醇–1.2%醋酸水溶液(55：45)；柱温：室温；流速：1ml/min；检测波长：250nm。在上述条件下藁本内酯、川芎内酯与其他组分均能达到基线分离。

3. 样品的含量测定

精密称取川芎粗粉(40目)0.5g，置50ml量瓶内，加40ml正己烷，用超声波提取30分钟，冷却后再加正己烷调至刻度。取该液25ml回收溶剂，甲醇溶解残渣，并定容至25ml，经Millipore样品过滤器过滤，精密吸取样液10μl，测得样液中藁本内酯、川芎内酯的含量，换算出川芎药材中藁本内酯的含量为1.02%~1.54%、川芎内酯的含量为0.45%~0.65%；川芎药材中藁本内酯、川芎内酯的百分含量之比为2.2%~2.6%；川芎药材中藁本内酯、川芎内酯百分含量之和为1.2%~2.2%。

4. 方法学验证

经实验研究表明，藁本内酯和川芎内酯均在0.146~1.026μg内呈良好的线性关系，相关系数均为0.9999；精密度试验相对标准偏差均小于0.1%；重复性试验相对标准偏差均小于3%；稳定性试验结果表明供试品溶液在12小时内基本稳定；加样回收率试验结果藁本内酯平均回收率为(100.88±1.71)%，RSD为1.70%；川芎内酯平均回收率(99.56±2.30)%，RSD为2.31%。

（四）川芎不同部位藁本内酯的含量测定

川芎主要有效成分为藁本内酯、阿魏酸和生物碱等成分。易进海等采用RP-HPLC法对都江堰道地产区川芎不同部位中藁本内酯和阿魏酸的含量进行测定，为综合利用川芎丰富的药用资源提供依据。

1. 色谱条件

色谱柱：Phenomenex Luna C_{18}(2)(4.6mm×150mm，5μm)；流动相：甲醇–乙腈，柱温35℃；进样量10μl；检测波长274分钟。理论塔板数按藁本内酯峰计算，应不低于3000。

2. 供试品溶液的制备

取川芎样品粉末(过三号筛)地下部分0.2g、地上部分0.5~1.0g，精密称定，置具塞棕色瓶中，精密加入甲醇50ml，密塞，称定重量，超声处理30分钟(功率100W，频率40kHz)，放冷，再称定重量，用甲醇补足减失的重量，摇匀，滤过，取续滤液，即得。

3. 对照品溶液的制备

精密称取藁本内酯对酯对照品24.92mg，置25ml棕色量瓶中，加无水乙醇溶解并稀释至刻度，摇匀。

4. 样品的含量测定

川芎根茎、须根、茎、叶样品分别依法测定，藁本内酯含量测定结果：根茎1.61%，RSD为0.6%；须根1.07%，RSD为0.9%；茎0.58%，RSD为0.7%；叶0.24%，RSD为1.3%。测定结果表明，川芎不同部位均含有藁本内酯，根茎和须根含量较高，茎和叶含量较低，川芎茎、叶和须根有一定的利用价值。

5. 方法学考察

精密度试验RSD为0.76%(n=5)；重复性试验藁本内酯含量为1.63%，RSD为0.64%(n=5)；稳定性试验RSD为0.77%，表明在24小时内基本稳定；加样回收率试验结果回收率平均值为99.3%，RSD为1.0%（n=6）。

（五）东川芎内酯的含量测定

东川芎内酯（又名：洋川芎内酯、正丁基-4，5-二氢苯酞），是川芎中活血化瘀的一个主要有效成分，有较强的药理作用。汪氏等通过自制的高纯度东川芎内酯，建立了HPLC测定方法，测定了川芎道地产区（四川灌县）的多批川芎药材中东川芎内酯的含量，并揭示了其含量变化规律。

1. 色谱条件

色谱柱：ShimadzuODS-C_{18}（150mm×4.6mm，5μm）柱；流动相：甲醇-5%异丙醇水溶液（55∶45）；检测波长为280nm；流速为1ml/min；柱温为25℃。在此条件下，样品中的东川芎内酯与其他峰均能达到基线分离。

2. 样品溶液制备

分别取各种川芎药材，粉碎过40目筛，精密称取2g粉末，分别加入20ml甲醇，超声提取20分钟，过滤，药渣再分别加甲醇（10、10ml）按上述方法超声提取两次，滤液过滤后合并，甲醇定容至50ml备用。

3. 标准曲线的制备

精密称取东川芎内酯对照品3.5mg，加甲醇溶解定容至10ml。按上述色谱条件，分别进样1、2、4、6、8、10μl测定，记录各自峰面积，测定3次，取平均值。以对照品重量（μg）为横坐标，以峰面积为纵坐标，东川芎内酯线性回归方程为 $y = 1×10^6 x - 9.4×10^4$，r=0.9998。结果表明：东川芎内酯的进样量分别在范围0.35～3.5μg时与峰面积呈良好线性关系，可用外标两点法计算含量。

4. 样品的含量测定

分别取各制备好的样品溶液，按上述色谱条件，进样10μl测定峰面积，重复测定三次，取平均值，计算各自东川芎内酯的含量，各种川芎中的东川芎内酯含量为：都江堰0.430%～0.933%，彭州敖平0.394%～0.595%。

5. 方法说明

精密度试验RSD为1.6%，表明精密度良好；稳定性试验RSD为1.9%，表明样品溶液在至少8小时内稳定；重复性试验RSD为1.2%；加样回收率试验结果东川芎内酯的平均回收率为98.4%，RSD为2.1%。

（六）川芎挥发油中Z-藁本内酯及川芎内酯A的含量测定

1. 色谱条件

50mm×0.2mmSE-54毛细管柱，柱温240℃，柱前压210 kPa，汽化室温度280℃，检测器温度280℃，分流比1∶30，尾吹40ml/min，检测器FID。在上述色谱条件下，川芎挥发油中Z-藁本内酯、川芎内酯A的色谱峰与样品中其他成分色谱峰达到基线分离。

2. 内标物的选择

选用丁香酚、邻苯二甲酸二甲酯、邻苯二甲酸二丁酯、邻苯二甲酸二乙酯为内标进行考察。取川芎挥发油约50mg，置量瓶中，分别加入丁香酚、邻苯二甲酸二乙酯、邻苯二甲酸二丁酯约10mg，加三氯甲烷1ml溶解，摇匀，取1μl进行气相色谱检测，色谱图见图3-2-1。

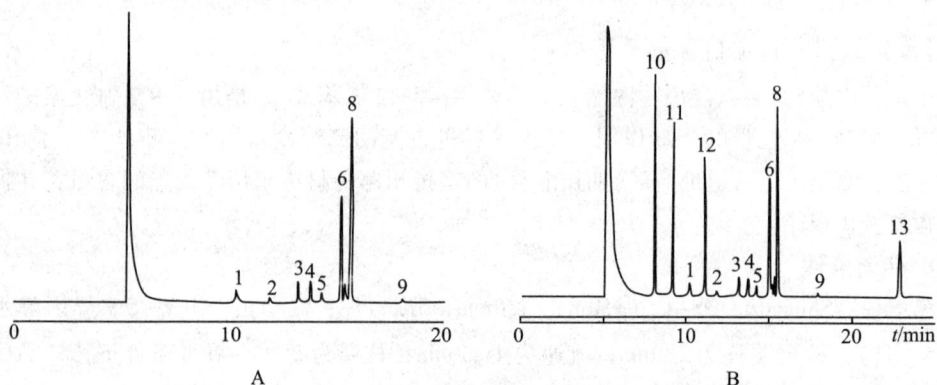

图 3-2-1　川芎挥发油（A）、川芎挥发油加内标物（B）的色谱图

6. 川芎内酯 A　8. Z-藁本内酯　10. 丁香酚；

11. 邻苯二甲酸二甲酯　12. 邻苯二甲酸二乙酯　13. 邻苯二甲酸二丁酯

由图 3-2-1 中 A、B 两图可以看出，川芎挥发油色谱图中，在丁香酚、邻苯二甲酸二甲酯、邻苯二甲酸二丁酯、邻苯二甲酸二乙酯出峰位置均无色谱峰出现，因此均可做 Z-藁本内酯及川芎内酯 A 含量测定的内标物。就出峰位置而言，邻苯二甲酸二甲酯、丁香酚距 Z-藁本内酯及川芎内酯 A 位置较远，而邻苯二甲酸二丁酯则出峰时间太长，因此，选取邻苯二甲酸二乙酯作为内标物较为理想。

3. 对照品溶液的制备

取 Z-藁本内酯对照品 15mg、川芎内酯 A 10mg，精密称定，置量瓶中，加入内标物邻苯二甲酸二乙酯 16mg，精密称定，精密加入三氯甲烷 1ml 溶解，摇匀，作为对照品溶液。

4. 供试品溶液的制备

取川芎挥发油样品约 50mg，精密称定，置量瓶中，加入内标物邻苯二甲酸二乙酯 16mg，精密称定，精密加入三氯甲烷 1ml 溶解，摇匀，作为供试品溶液。

5. 含量测定

（1）定量校正因子的测定

取 Z-藁本内酯对照品 10mg、川芎内酯 A 10mg，精密称定，置量瓶中，加入内标物邻苯二甲酸二乙酯 16mg，精密称定，精密吸取三氯甲烷 1ml 溶解，摇匀，取溶液 1μl 注入气相色谱仪，计算校正因子。

（2）样品含量测定

取供试品溶液 1μl，注入气相色谱仪，按校正因子计算，即得，川芎挥发油中 Z-藁本内酯和川芎内酯 A 的含量结果（n=5）：第一批含 （34.20±0.6） mg/g Z-藁本内酯，（22.18±0.9） mg/g 川芎内酯 A；第二批含 （33.51±1.4） mg/g Z-藁本内酯，（20.32±3.6）mg/g 川芎内酯 A；第三批含 （33.12±0.8） mg/g Z-藁本内酯，（19.36±2.5） mg/g 川芎内酯 A。

6. 方法学验证

线性范围考察结果表明，Z-藁本内酯、川芎内酯 A 分别在 5.23 ~ 26.15mg/ml 及 3.25 ~ 16.26mg/ml 呈现良好的线性关系，Z-藁本内酯、川芎内酯 A 回归方程分别为：$y=0.8300x+0.7893$，$r=0.9999$；$y=0.9692x-0.3109$，$r=0.9987$。精密度试验结果 Z-藁本内酯的 RSD 为 0.72%（n=5），川芎内酯 A 的 RSD 为 1.0%（n=5），说明精密度良好。重复性试验结果

Z-藁本内酯的 RSD 为 0.81%（n=5），川芎内酯 A 的 RSD 为 2.1%（n=5）。稳定性试验 Z-藁本内酯的 RSD 为 1.1%（n=6），川芎内酯 A 的 RSD 为 1.6%（n=6），结果表明，供试品溶液在 8 小时内稳定。加样回收率试验结果，Z-藁本内酯、川芎内酯 A 的平均回收率（n=5）分别为 100.2% 和 97.29%，RSD 分别为 2.0% 和 2.6%。

（七）不同产地川芎中藁本内酯的含量测定

程氏等用 HPLC 法建立了测定川芎中藁本内酯的方法，并对 21 份不同来源川芎原药材中的藁本内酯进行了含量测定和比较。

1. 仪器与材料

HP1100 系列高效液相色谱仪，配置 HP G1322A 真空在线脱气机，HPg1312A 四元梯度泵，HPg1329A 自动进样仪，HPg1316A 柱温箱，HP G1315A 二极管阵列检测器，HP 色谱工作站（ChemStation for LC 3D, Rev. A. 08. 01）。Z-藁本内酯对照品由本实验室自制，经核磁共振氢谱和碳谱鉴定，其纯度以 HPLC 峰的面积归一化法计算大于 98.0%。Millipore 纯净水发生器。乙腈为色谱纯，其他试剂为分析纯。川芎原药材样品分别收集于川芎的道地产区四川省都江堰市、彭州市和非道地产区以及香港公司。

2. 实验方法

（1）供试品溶液的制备

取样品粉末（20 目）0.5g，精密称定，置 60ml 于具密封盖的棕色瓶中，精密加入甲醇 25ml，密闭，称重；超声提取 90 分钟后取出，称重，补足失重；摇匀，静置；取上清液经 0.20μm 微孔滤膜过滤，作为供试品溶液。

（2）色谱条件

色谱柱 Alltima C_{18}（4.6mm×150mm，5μm）；保护柱 C_{18}（4.6mm×7.5mm，5μm）；流动相乙腈-水（60：40）；流速为 1.0ml/min；柱温为室温（20℃～23℃）；进样量 10μl；检测波长 350nm。在该色谱条件下，Z 和 E-藁本内酯峰达到基线分离。

（3）对照品溶液制备

精密称取 Z-藁本内酯对照品适量，置棕色量瓶中，立即加无水甲醇稀释至刻度，摇匀，制得 1.0mg/ml 的对照品溶液。

（4）样品测定

每份药材样品粉末称取 2 份，按供试品溶液的制备方法制成供试品溶液，各进样（10μl）测定 2 次。根据回归方程计算样品中 Z-藁本内酯的含量。因未获得 E-藁本内酯对照品，而 E-藁本内酯与 Z-藁本内酯系顺、反异构体，其紫外光谱相似。因此，本法中将 E-藁本内酯在样品中的含量以 Z-藁本内酯计算。不同来源的川芎药材中藁本内酯的含量：四川都江堰含（11.41±0.05）mg/g Z-藁本内酯，（0.179±0.001）mg/g E-藁本内酯；四川彭州含（7.84±0.09）mg/g Z-藁本内酯，（0.114±0.0004）mg/g E-藁本内酯；云南含（8.94±0.24）mg/g Z-藁本内酯，（0.138±0.004）mg/g E-藁本内酯；香港公司含（4.45±0.03）mg/g Z-藁本内酯，0.062±0.001g/g E-藁本内酯。

（5）方法学考察

①线性范围考察：分别精密吸取对照品溶液 0.1、0.5、1.0、1.5、2.0、2.5、3.0、4.0ml 于 10ml 量瓶中，加无水甲醇稀释至刻度，摇匀。依选定的色谱条件进样（10μl）测定，以峰面积与对照品量（μg）进行线性回归，回归方程 y=1644.1x+17.534，r=0.9996（n=8）。

结果表明，Z-藁本内酯进样量在 0.10~4.0μg 峰面积与进样量呈良好的线性关系。

②精密度试验：取对照品溶液，依选定的色谱条件连续进样 6 次，测定峰面积，其 RSD 为 0.83%（n=6）。

③稳定性试验：分别取对照品溶液和供试品溶液于棕色瓶中，密闭、室温保存。于 0、12、24、48、72、96 小时进样 2 次，测定 Z-藁本内酯的峰面积，其 RSD 分别为 0.35%，0.75%（n=6）。说明 Z-藁本内酯在此溶液中的稳定性良好。

④重复性试验：取同一样品粉末 6 份，照供试品溶液制备方法制成供试品溶液，进样测定，计算 Z-藁本内酯的含量，其 RSD 为 1.7%（n=6）。

⑤加样回收率试验：取已知 Z-藁本内酯含量的川芎药材约 0.25g，5 份，精密称定。分别精密加入 Z-藁本内酯量的对照品溶液（0.6461mg/ml）3.6ml 和 21.4ml 甲醇。按照供试品溶液制备方法制成供试品溶液，分别测定 Z-藁本内酯的含量。其平均回收率为 98.5%（RSD 为 2.4%，n=5）。

（八）川芎中的四种内酯类化合物的含量测定

1. 仪器及试剂

HP1100 高效液相色谱仪，配有四元梯度泵、柱温箱和二极管阵列检测器（DAD）。

川芎内酯对照品：以市售的川芎挥发油（超临界流体萃取法制得）为原料，直接采用高压制备液相色谱分离纯化，所得内酯纯度为：洋川芎内酯-H，98.1%；洋川芎内酯-I，93.8%；瑟丹酸内酯，97.0%；藁本内酯，86.8%。甲醇为色谱纯；乙醇、乙酸乙酯等试剂均为分析纯，水为 Millipore 超纯水（18.2MΩ·CM，总有机碳：3mg/L）。

2. 对照品溶液制备

精密称取洋川芎内酯-H、洋川芎内酯-I、瑟丹酸内酯和藁本内酯对照品适量，分别用甲醇配成 1g/ml 左右的储备液。系列对照品溶液均为此储备液用甲醇稀释后得到。

3. 样品溶液的制备

称取同样条件下干燥的川芎药材及饮片粉末约 5g，加入 50ml 80% 乙醇，超声提取 0.5 小时，过滤，残渣再用 40ml 80% 乙醇超声提取 0.5 小时，过滤。合并滤液，用无水乙醇定容至 100ml 备用。进样前用 0.45μm 滤膜过滤。

4. 样品提取方法的选择

采用超声提取方式对样品进行提取。考察了水和不同浓度乙醇提取时得到的川芎内酯类产物的差异，结果表明，用水作溶剂时，极性较强的洋川芎内酯-H 和洋川芎内酯-I 提取率较高，极性较弱的瑟丹酸内酯和藁本内酯提取率较低；用 80% 乙醇作溶剂时，4 种内酯均有较高的提取率，故最终选用 80% 乙醇为溶剂进行超声提取。

5. 色谱条件

色谱柱：Eclipse XBD-C_8（150nm×4.6mm i.d.，5μm）；流动相为甲醇-1%（体积分数，以下同此）乙酸水溶液，其体积比在 15 分钟内从 55:45 性变为 100:0；流速 0.8ml/min；检测波长 280nm；柱温 30℃；进样量 10μl。

4 种内酯虽都属于苯酞类化合物，但极性差别很大。洋川芎内酯-H 和洋川芎内酯-I 的分子结构上带有两个羟基，具有较强的极性，若采用等度洗脱，很难在合理的时间内同时分离上述 4 种内酯。当采用等度洗脱时，洋川芎内酯-H 和洋川芎内酯-I 在 6 分钟内出峰，且达到基线分离，但瑟丹酸内酯和藁本内酯由于极性较弱，在色谱柱中的保留很强，不易洗脱出来；若将甲醇浓度提高到足以洗脱并分离瑟丹酸内酯和藁本内酯的程度，则前两种内酯出峰太快而不能完全分离。因此最终选择采用梯度洗脱。经过实验优化，在此条件下4种内酯类化合物及共存杂质在10分钟内达到了较好分离。

6. 样品的含量测定

称取市售饮片及产自四川灌县和四川都江堰的川芎药材，分别制备样品液，测定其中4种内酯类化合物的含量，样品1含0.901mg洋川芎内酯-H、0.060mg洋川芎内酯-I、5.529mg川芎内酯、5.557mg Z-藁本内酯；样品2含1.304mg洋川芎内酯-H、2.083mg洋川芎内酯-I、5.270mg川芎内酯、7.486mg Z-藁本内酯；样品3含0.7950mg洋川芎内酯-H、1.185mg洋川芎内酯-I、2.570mg川芎内酯、4.105mg Z-藁本内酯；样品4含0.5560mg洋川芎内酯-H、0.714mg洋川芎内酯-I、5.767mg川芎内酯、8.427mg Z-藁本内酯。

7. 方法学考察

（1）检测波长的选择

用Agilent 8453紫外-可见分光光度计在190~400mm范围内对各组分的标准溶液进行光谱扫描，结果发现，4种内酯成分在280nm处都有较大的吸收，故选280nm作为检测波长。

（2）工作曲线与检测限

取洋川芎内酯-H、洋川芎内酯-I、瑟丹酸内酯和藁本内酯储备液用甲醇配成一系列不同质量浓度的内酯混合溶液，在所述色谱条件下，进样 $10\mu l$，以各自的峰面积和质量浓度进行线性回归，得到的线性回归方程及相关参数：洋川芎内酯-H回归方程为 $y=57.878x-1.509$，$r=0.992$，线性范围0.4~2.2mg/L；洋川芎内酯-I回归方程为 $y=6.782x+0.771$，$r=0.9979$，线性范围0.4~2.2mg/L；川芎内酯回归方程为 $y=12.619x-0.468$，$r=0.9992$，线性范围2.6~7.8mg/L；Z-藁本内酯回归方程为 $y=21.8799x+1.997$，$r=0.9998$，线性范围4.8~14.3mg/L。

（3）精密度、重复性和回收率试验

取川芎内酯类化合物对照品，按色谱条件重复进样6次，测定色谱分析方法的精密度（用相对标准偏差RSD表示），该方法的RSD为0.85%~3.5%，说明4种内酯类化合物其色谱峰面积的重现性较好。取同一批川芎饮片3份，制备样品溶液，重复进样6次，洋川芎内酯-H、洋川芎内酯-I、川芎内酯、Z-藁本内酯的RSD分别为1.67%、2.59%、2.77%、2.05%。

精密称取3份已知川芎内酯含量的川芎药材粉末，分别加入一定量的对照品，制备样品液，计算回收率，洋川芎内酯-H平均回收率96.05%，洋川芎内酯-I平均回收率108.68%，川芎内酯平均回收率104.55%，Z-藁本内酯平均回收率108.12%。

（九）紫外分光光度法测定川芎中内酯的总量

1. 仪器与材料

Agilent 8453紫外-可见分光光度计。瑟丹酸内酯对照品自制，HPLC面积归一法测定纯度为87.94%；川芎药材产地四川都江堰。其他试剂均为分析纯，水为去离子水。

2. 对照品溶液的制备

准确称取瑟丹酸内酯对照品42.4mg，用无水乙醇溶解并定容至10ml。分别精密吸取250、

370、500、620、750、870μl 稀释至10ml，得 93.25、138.01、186.50、231.26、279.75、324.51μg/ml 的系列对照品溶液。

3. 样品测定

将不同来源的川芎药材制备成供试品溶液，稀释到合适浓度，加碱水解后测定，不同产地不同储存年限的川芎药材中川芎总内酯的测定结果：市售饮片 22.91mg/g，四川灌县 43.83mg/g，都江堰（往年）31.93mg/g，都江堰 40.41mg/g。

结果表明，不同产地的川芎药材中川芎总内酯的量差别很大，四川灌县产川芎中川芎总内酯量较高，同一产地不同年份川芎药材中川芎总内酯的量也差别较大，还有不同的加工方法、存放条件也会影响川芎药材中川芎总内酯的量，因此在中药材的生产中必须注重药材的产地和加工储藏条件。

4. 方法学考察

（1）测定波长的选择：川芎内酯类都有苯酞类母核结构，无水乙醇溶液最大紫外吸收波长为280nm，加碱水解后内酯键打开，吸收波长红移为305nm，内酯分子中非官能团部分结构略有不同，对紫外吸收光谱影响不大，且在一定浓度范围内紫外吸光度与浓度呈线性关系。其他杂质在此波长下无明显干扰，故采用瑟丹酸内酯作为对照品，在305nm 波长下测量。

（2）试剂用量与温度：初步实验表明，温度、内酯和氢氧化钠的用量都影响该水解反应的进行。因此，在选择水解条件时，根据初步实验结果，采用了表 2-3-6 所示的三因素三水平正交试验方案(3^4)。

表 2-3-6　　　　　L9(3^4) 正交试验的因素和水平

水平	因素	
	A 温度 t/℃	B 反应时间 t/分钟
1	20	15
2	25	20
3	30	30

表 2-3-7　　　　　L9(3^4) 正交试验结果及其分析

序号	A	B	C	吸光度
1	20	15	2.0	0.392
2	20	20	3.0	0.526
3	20	30	4.0	0.642
4	25	15	3.0	0.448
5	25	20	4.0	0.654
6	25	30	2.0	0.760
7	30	15	4.0	0.576
8	30	20	2.0	0.710
9	30	30	3.0	0.834
K1	1.560	1.416	1.862	

续表

序号	A	B	C	吸光度
K2	1.862	1.890	1.808	
K3	2.120	2.236	1.872	
K1/3	0.520	0.472	0.620	
K2/3	0.620	0.630	0.602	
K3/3	0.706	0.746	0.624	
极差	0.186	0.274	0.022	

　　结果表明，各因素的优水平组合是 $A_3B_3C_3$，反应时间和加碱量对水解反应的影响较大，而温度的影响较小。为了保证方法的检出限满足要求，选择了如下的水解条件：NaOH 溶液的用量 4ml，30℃保温反应 30 分钟。

　　（3）线性关系考察：准确吸取上述对照品溶液 1.0ml 于 10ml 容量瓶中，加入 4.0ml 30mg/ml NaOH 溶液，加无水乙醇稀释至刻度，摇匀，置 30℃水浴中保温反应 30 分钟，以无水乙醇为参比，于 305nm 处测定吸光度，以质量浓度为横坐标，吸光度为纵坐标，绘制标准曲线，瑟丹酸内酯对照品溶液的质量浓度在 90~300μg/ml 范围内与吸光度呈良好的线性关系，回归方程为：$y=1.7x+25.1$（mg/ml），$r=0.9984$（$n=6$），$\varepsilon=1.83\times10^2$L/（mol·cm）。

　　（4）稳定性试验：取对照品及供试品溶液加碱水解后，在 2 小时内每隔 5 分钟测定一次吸光度，计算对照品及供试品的 RSD 分别为 0.62%、0.85%，表明对照品及供试品溶液经碱水解后在 2 小时内稳定。为了节约时间并保证吸光度的稳定性，选择在加碱 30 分钟内测定。

　　（5）重现性试验：准确称取同批供试品 6 份，稀释到合适浓度，加碱水解后测定，计算得平均质量分数为 2.24mg/g，RSD 为 0.80%，表明方法重现性良好。

　　（6）回收率试验：准确称取已知川芎内酯含量的川芎提取物 5 份，依次加入瑟丹酸内酯对照品 32.00、64.00、96.00、128.0、160.0μg，加碱水解后测定，计算得到瑟丹酸内酯平均回收率为 99.18%（RSD 为 0.82%，$n=5$）。

参考文献

　　[1] 张村，李丽，耿立冬，等．川芎药材有效成分鉴别及其含量标准研究．北京中医药大学学报，2005，28(2)：66~69.

　　[2] 汪程远，张浩，钱忠明．HPLC 测定不同川芎药材中藁本内酯．中草药，2006，37(3)：447~449.

　　[3] 晁真真，晁若冰．HPLC 测定川芎药材中藁本内酯的含量．华西药学杂志，2004，19(3)：197~199.

　　[4] 何宇新，李玲，米之金，等．川芎挥发油的质量标准研究．西华大学学报（自然科学版）．2009，28(3)：72~75.

　　[5] 林燕芝，唐星，毕开顺．RP-HPLC 测定川芎挥发油中藁本内酯的含量．中国中药杂志，2004.2，29(2)：154~157.

　　[6] 魏玉平，刘俊，廖杰，等．GAP 基地川芎药材中苯酞类成分的监测．中国药学杂志，2004，39(11)：815~817.

［7］易进海，刘云华，陈燕，等．RP-HPLC 测定川芎不同部位藁本内酯和阿魏酸含量．中成药，2009.5，31（5）：811～813.

［8］汪程远，张浩，钱忠明．HPLC 测定川芎中东川芎内酯的含量．中药材，2005.12，28（12）：1072～1074.

［9］张达磊，李桂生，任召言，等．气相色谱法测定川芎挥发油中 Z-藁本内酯及川芎内酯 A 的含量．药物分析杂志，2006，26（6）：895～897.

［10］程世琼，吕光华，梁士贤，等．不同产地川芎中藁本内酯的含量及其质量指标．中国中药杂志，2006，31（14）：1143～1146.

［11］曹建敏，王宗花，丁明玉，等．反相高效液相色谱法同时测定川芎中的四种内酯类化合物．色谱，2005，23（5）：531～533.

［12］孙广平，杨学东，王巧娥，等．紫外分光光度法测定川芎中内酯的总量．分析试验室，2007，26（1）：9～11.

四、苯酞类成分的含量测定

川芎中其活性成分挥发油中主要为内酯类化合物，如丁基夫内酯（butylphthalide）、丁烯基夫内酯（butylidene phthalide）、川芎夫内酯（senkyunolide）、藁本内酯（ligustilide）、新蛇床内酯（ncocnidilide）和丁烯基苯酞（butylidenephthalide）等，具有广泛的生理活性。药理研究表明，苯酞类成分具有保护心脑血管、抗惊厥、解痉平喘、镇静镇痛等多种生理活性。丁烯基苯酞是苯酞类的成分之一，丁烯基苯酞具有明显的抗实验性脑缺血作用，且较藁本内酯稳定，测定川芎药材中的丁烯基苯酞的含量，可作为川芎药材质量控制的方法。

（一）川芎药材中丁烯基苯酞的含量测定

侯氏等建立了川芎 CO_2 超临界流体萃取物中丁烯基苯酞的高效液相色谱测定法。为控制川芎 CO_2 超临界流体萃取物的质量提供了有效手段。

1. 色谱条件选择及系统适用性试验

色谱柱：Diamonsil（钻石）C_{18} 柱（200mm×4.6mm，5μm），流动相：甲醇（体积分数为10%），异丙醇水溶液（体积比为 60∶40）；流速：1.0ml/min；检测波长：235nm；柱温：40℃。在选定的色谱条件下，丁烯基苯酞色谱峰的理论塔板数为 8546，丁烯基苯酞色谱峰与相邻色谱峰的分离度均大于 1.5。

2. 样品测定

取川芎二氧化碳超临界流体萃取物约 18mg，精密称定，置 25ml 量瓶中，用甲醇溶解并稀释至刻度，摇匀，取 20μl，注入液相色谱仪，记录色谱图，按标准曲线法计算含量质量分数为 4.86%，RSD 为 1.25%。

3. 标准曲线的制备

取丁烯基苯酞对照品约 20mg，精密称定，置 25ml 量瓶中，用甲醇溶解并稀释至刻度，摇匀，分别精密吸取 0.1、0.2、0.4、0.6、0.8、1.0ml，置 10ml 量瓶中，用甲醇稀释至刻度，摇匀，分别吸取 20μl，注入液相色谱仪，记录色谱图，以质量浓度 X（mg/L）对峰面积 Y 进行线性回归，得回归方程为：$y = 7450x + 1984$（$r = 0.9995$）。结果表明丁烯基苯酞在 7.28～72.8mg/L 呈良好的线性关系。

4. 方法学考察

精密度试验结果：高、中、低 3 个质量浓度的 RSD 分别为 0.98%、1.21%、1.25%。

稳定性考察试验结果可知，样品溶液在 8 小时内稳定。回收率试验测定结果：平均回收率 99.7%，RSD 为 2.72%。

汪氏等用自制的丁烯基苯酞对照品建立了川芎药材中丁烯苯酞的含测定方法，测定了川芎道地产区（四川灌县）的多批川芎药材中丁烯基苯酞的含量，不同川芎药材中内酯的含量为都江堰 0.038%～0.134%，彭州敖平 0.061%～0.144%。该研究结果初步发现了川芎药材中丁烯基苯酞含量变化的趋势。

传统观点认为川芎药材中本身含有一定比例的各种内酯，其内酯的异构化反应是趋于平衡，而使其中各内酯含量在长期放置中不会发生明显变化。汪氏等通过收集了川芎同一道地产区不同地点不同采收时间采集的药材，并在相同的环境条件下放置几年后，测定发现川芎中丁烯基苯酞含量随着采收后放置时间的延长其含量有缓慢上升的趋势，这将给川芎的合理利用提供参考。

（二）川芎中丁烯基苯酞测定

单氏等采用反相高效液相色谱方法对四川产川芎中丁烯基苯酞进行了测定。

1. 仪器与试药

高效液相色谱（安捷伦 1100 系列）；JLS-350 超声波清洗器。丁烯基苯酞对照品（中国医学科学院药物研究所提供，经 HPLC 检测，质量分数在 98% 以上）；川芎（产地为四川），乙腈（色谱纯），甲醇（色谱纯），其余试剂均为分析纯。

2. 色谱条件

色谱柱：Kromasil C_{18}（250mm×4.6mm，5μm）；流动相：乙腈–醋酸水溶液（pH 4.0）（45：55）；检测波长：228nm；体积流量：1.0ml/min；柱温：40℃。理论塔板数按丁烯基苯酞峰计算不低于 5000。

3. 对照品溶液的制备

精密称取丁烯基苯酞对照品 48.60mg，置 10ml 棕色量瓶中，加甲醇稀释至刻度，摇匀，作为对照品储备液。精密量取上述溶液 1ml，置 50ml 棕色量瓶中，加甲醇稀释至刻度，摇匀，作为对照品溶液。

4. 供试品溶液的制备

称取川芎粉末（40 目）2g，精密称定，置具塞锥形瓶中，加入乙醚 50ml，超声处理 20 分钟，回收乙醚至干，用甲醇充分溶解，准确转移到 25ml 量瓶中，加甲醇至刻度，摇匀，0.45μm 滤膜滤过，收取续滤液，作为供试品溶液。

5. 样品测定

取 5 批川芎药材，分别制成供试品溶液，精密吸取对照品溶液 10μl、供试品溶液 25μl，按上述色谱条件测定丁烯基苯酞的峰面积，以外标法计算丁烯基苯酞含量，结果川芎中丁基苯酞的含量（n=3）为 0.786%～0.801%。

6. 方法学考察

（1）线性关系考察

用甲醇分别将对照品溶液稀释成 311.04、155.52、77.76、38.88、9.72μg/ml 的溶液，液相色谱仪进样 10μl 测定，以质量浓度 X 为横坐标，峰面积 Y 为纵坐标，绘制标准曲线，得回归方程：y=27.406x+42.965，r=0.9999，表明丁基苯酞在 9.7～311.0μg/ml 与峰面积呈良好线性关系。

（2）精密度试验

精密吸取对照品溶液（0.0972mg/ml）10μl，连续进样6次，记录丁烯基苯酞峰面积，测定结果RSD为1.14%。

（3）稳定性试验

精密吸取同一供试品溶液10μl，24小时内每隔一定时间共测定5次，峰面积RSD为1.25%，表明供试品溶液在室温条件下24小时内稳定。

（4）重复性试验

取同批样品5份，按样品测定项下依法平行操作，测定每份样品中丁基苯酞的质量分数，RSD为1.47%。

（5）加样回收率试验

取已知丁烯基苯酚量的川芎药材粉约1g，精密称定，分别加入丁烯基苯酞对照品溶液（质量浓度8mg/ml）1ml左右，测定，计算加样回收率，结果平均回收率为98.90%，RSD为1.81%（n=9）。

（三）不同产地川芎中丁烯基苯酞的HPLC分析

姜氏等采用RP-HPLC方法以丁烯基苯酞为指标来评价川芎的质量，为不同产地川芎药材的收购及栽培等提供有效监控依据。

1. 仪器与试药

Waters 515/2487高效液相色谱仪；TL-9900色谱工作站；甲醇（色谱纯）；双蒸水（自制）；石油醚（30℃~60℃）（AR）；丁烯基苯酞标准品（自制，含量>98.5%）。

2. 供试品溶液的制备

取不同产地的川芎，粉碎后过40目筛，取粉末1g，精密称定，置100ml圆底烧瓶中，加石油醚60ml，75℃水浴回流提取1小时，滤过，残渣加入石油醚40ml，回流提取0.5小时，滤过，滤纸及滤器用10ml石油醚分次洗涤，合并洗液及滤液，水浴挥干溶剂，残渣用甲醇溶解并定容至25ml，经0.45μm滤膜滤过，取续滤液，即得。

3. 对照品溶液的制备

取丁烯基苯酞对照品适量，精密称定，置棕色量瓶中，加甲醇制成每1ml含丁烯基苯酞870μg的溶液，摇匀，作为储备液，再精密吸取上述储备液1.0ml至25ml棕色容量瓶中，加甲醇稀释并定容，得到质量浓度为34.80μg/ml的对照品溶液。

4. 色谱条件

色谱柱：迪马公司产Diamonsil C_{18}（200mm×4.6mm，5μm）；流动相：甲醇-水（体积比67:33）；流速：1.0ml/min；检测波长：230nm；进样量：10μl；柱温：室温。

5. 样品的含量测定

取不同产地的川芎药材，依法测定，川芎中丁烯基苯酞的含量（n=3）：四川（0.04±0.0003）%，海南（0.04±0.0002）%，河北（0.06±0.0005）%，深圳（0.09±0.0003）%。经方差分析，不同产地川芎中丁烯基苯酞的含量之间差异有显著性（P<0.01）。

6. 方法学考察

（1）线性关系考察

精密吸取对照品溶液分别用甲醇稀释制成质量浓度为6.96、13.92、27.84、34.80、41.76、69.60μg/ml的溶液，分别取10μl进样，以峰面积（Y）对质量浓度（X）进行回归分析，得回归方程：$y = 417407x + 198999$，$r = 0.9996$。结果表明丁烯基苯酞在 $6.96 \sim 69.60\mu g/ml$ 范围内线性关系良好。

（2）精密度试验

精密吸取 $34.80\mu g/ml$ 对照品溶液 $10\mu l$，重复进样 6 次，同法测定，结果 RSD 为 0.7%，表明精密度良好。

（3）稳定性试验

取供试品溶液室温下放置，于 0、2、4、6、8 小时后依法测定丁烯基苯酞的含量，结果测得 RSD 为 1.1%，表明样品溶液在室温下 8 小时内测定结果稳定。

（4）重复性试验

精密称取同一批样品粉末 6 份，依法测定丁烯基苯酞的含量，结果丁烯基苯酞平均含量 0.04%，RSD 为 1.0%，表明方法重复性良好。

（5）加样回收率试验

取已知含量的样品 0.5g，精密称定，按高、中、低 3 种浓度准确加入丁烯基苯酞 $108.8\mu g$、$217.5\mu g$、$326.3\mu g$ 混匀，制成供试品溶液，依法测定丁烯基苯酞的含量，平均回收率 97.79%，RSD 为 1.7%。

参考文献

［1］侯晓虹，李岩，高艳，等．RP-HPLC 法测定川芎 CO_2 超临界流体萃取物中丁烯基苯酞的含量．沈阳药科大学学报，2006.12，23（12）：788～790.

［2］汪程远，张浩，钱忠明．HPLC 测定川芎中丁烯基苯酞的含量．中国中药杂志，2207.6，32（6）：508～510.

［3］单进军，狄留庆，罗兴洪，等．RP-HPLC 法测定川芎中丁烯基苯酞．中草药，2006.2，37（2）：281～282.

［4］姜笑寒，冯毅凡，梁汉明，等．不同产地川芎中丁烯基苯酞的 HPLC 分析．广东药学院学报，2006，22（6）：607～609.

五、复方制剂中川芎嗪与阿魏酸的含量测定

（一）川芎嗪的含量测定

1. 舒胸胶囊中盐酸川芎嗪的含量

舒胸胶囊由三七、川芎和红花 3 味中药组方而成，具有活血、祛瘀、止痛等功效。临床上用于瘀血阻滞，胸痹心痛；跌打损伤，瘀血肿痛等症。在治疗冠心病、心绞痛、心率失常以及软组织挫伤等方面取得了良好的效果。张氏采用 HPCC 法测定舒胸胶囊中盐酸川芎嗪的含量。

（1）色谱条件

色谱柱：Alltima C_{18}（250mm×4.6mm，5μm）；流动相：甲醇-1% 醋酸水溶液（52：48）；流速：0.8ml/min；检测波长：292nm；柱温：室温。进样量：20μl。

（2）供试品溶液的制备

精密称取舒胸胶囊内容物适量，置 100ml 锥形瓶中，加无水乙醇 30ml，放置过夜，超

声30 分钟，滤过，按上法将残渣用无水乙醇再提取 2 次，合并滤液。置 100ml 烧杯中，加 1mol/L的盐酸甲醇溶液适量，混匀，调 pH 至 1.2，置恒温水浴 50℃蒸干。加 1mol/L 盐酸 9ml 溶解残渣，滤过。滤液用氨水调 pH 至 9~10 后，再用二氯甲烷提取 2 次（10，10ml）。将二氯甲烷提取液置 50ml 烧杯中，用 1mol/L 盐酸甲醇液调 pH 至 1.2，置恒温水浴上 50℃蒸干。残渣加甲醇 5ml 溶解后，0.45μm 微孔滤膜滤过，即得。

（3）对照品溶液的制备

精密称取盐酸川芎嗪对照品 2.5mg，置 10ml 量瓶中，甲醇溶解并稀释至刻度，摇匀，得浓度为 0.25mg/ml 的盐酸川芎嗪储备液。精密吸取该储备液 1ml，置 25ml 量瓶中，甲醇定容，摇匀，即得。

（4）阴性对照溶液的制备

取缺川芎的其他各味药材，按处方工艺制成阴性样品，同法制成阴性对照溶液。

（5）系统适应性试验

取阴性对照溶液、对照品溶液和供试品溶液按上述色谱条件进样。结果表明：阴性对照溶液对样品中盐酸川芎嗪的测定无干扰，盐酸川芎嗪的保留时间为 12.5 分钟。用二极管阵列检测器做峰纯度检查，匹配度大于 999，表明为纯的色谱峰。

（6）样品含量测定

取不同批号制剂，制备供试品溶液，分别取 20μl 注入高效液相色谱仪，在上述色谱条件下以外标法测定盐酸川芎嗪的含量，盐酸川芎嗪含量测定结果（n=3）为 34.97%~36.23%。

（7）方法学考察

线性关系的考察结果表明：盐酸川芎嗪在 0.100~0.500μg 范围内线性关系良好；精密度试验 RSD 为 0.5%；稳定性试验 RSD 为 1.0%，结果表明供试品溶液在 12 小时内稳定；重复性试验 RSD 为 0.7%；加样回收率试验结果平均回收率为 99.88%，RSD 为 0.2%。

2. HPLC 法测定异位康合剂中盐酸川芎嗪的含量

异位康合剂是由莪术、水蛭、桃仁、川芎、蒲黄、桂枝、延胡索、青皮、黄芪 9 味中药煎煮而成。本品性状为棕黄至棕褐色的液体，气味香，味微苦，具有活血化瘀、止痛作用，适用于子宫内膜异位症，中医辨证属寒凝、气滞血瘀者。郭氏测定了异位康合剂中盐酸川芎嗪的含量。

（1）仪器与试剂

Waters 液相色谱仪，盐酸川芎嗪对照品（购自中国药品生物制品所），甲醇、醋酸为色谱纯，其他为分析纯。

（2）色谱条件

色谱柱：Allfima C_{18}（250mm×4.6mm，5μm）；流动相：甲醇-0.5%醋酸水溶液（50：50）；流速 1ml/min；检测波长 295nm；柱温：室温。

（3）对照品溶液的制备

精密称取盐酸川芎嗪对照品 25mg，置 50ml 量瓶中，甲醇溶解稀释至刻度，摇匀，得浓度为 0.5g/L 的盐酸川芎嗪储备液。精密吸取该储备液 0.2ml，置 10ml 量瓶中，甲醇定容，摇匀，即得对照品溶液。

（4）供试品溶液的制备

按异位康合剂的处方工艺将 9 味中药加水浸泡 1 小时，煎煮 2 次，第 1 次 2 小时，第 2

次 1 小时，合并 2 次煎液，去渣，滤过，浓缩至 100ml，静置 12 小时，滤过，加水调整至 100ml，搅匀，即得。取 5ml 于 100ml 烧杯中，加入 20ml 乙醇，混匀，调节再加入 1mol/L 的盐酸甲醇溶液适量，混匀，pH 至 1.2，置恒温水浴 45℃蒸干。加 1mol/L 盐酸 9ml 溶解残渣，滤过。滤液用浓氨水调 pH 至 9 后，再用二氯甲烷提取 2 次(10，10ml)。将二氯甲烷提取液置 50ml 烧杯中，用 1mol/L 盐酸甲醇液调 pH 至 1.2，置恒温水浴上 45℃蒸干。残渣加甲醇 5ml 溶解后，0.45μm 微孔滤膜滤过，即得。

(5)专属性试验

取缺川芎的其他各味药材，按处方工艺制成阴性样品，按供试品溶液的制备方法制成阴性对照溶液。

取阴性对照溶液、对照品溶液和供试品溶液按上述色谱条件进样。结果表明：阴性对照溶液对样品中盐酸川芎嗪的测定无干扰，盐酸川芎嗪的保留时间为 12.5 分钟。

(6)线性关系的考察

分取盐酸川芎嗪对照品储备液 0.05、0.1、0.2、0.4、0.8ml，加甲醇制成每 1ml 含 2.5、5、10、20、40μg 的溶液，分别取 20μl 注入高效液相色谱仪。以对照品溶液(x)为横坐标，峰面积(y)为纵坐标进行回归，线性方程为 $y = 232.42x + 1.75$，$r = 0.9998$。结果表明：盐酸川芎嗪在 0.05～0.8μg 范围内线性关系良好。

(7)精密度试验

取对照品溶液，连续进样 6 次，每次 20μl，记录盐酸川芎嗪峰面积，结果 RSD 分别为 48.23%、48.30%、48.27%、48.33%、48.19%、48.25%。

(8)稳定性试验

取供试品溶液，分别于 0、2、4、6、8、12 小时进样，测定盐酸川芎嗪峰面积，结果表明供试品溶液在 12 小时内稳定。

(9)加样回收率试验

精密称取已测含量的样品 5 份，精密加入对照品适量，分别取 20μl 注入高效液相色谱仪，计算回收率，平均回收率 97.59%，RSD 为 0.2%。

(10)样品含量测定

按供试品溶液制备方法制成供试品溶液，注入液相色谱仪进行测定，平均 120.9μg/100ml (n=3)。

3. 川芎茶调颗粒中川芎嗪的研究

川芎茶调颗粒剂来源于太平惠民和剂局方中的经典方，主要由川芎、白芷、细辛、荆芥、薄荷等组成，对于风寒感冒引起的发热头痛具有良好的疗效，原方为散剂，但散剂调服，难以吞咽，服用不便，故改为颗粒剂，为保证颗粒剂具有原始散剂的疗效，桂氏等采用 HPLC 法对方中君药川芎的主要化学成分川芎嗪在制备过程中的动态变化进行了追踪考察，为设计合理的川芎茶调颗粒剂制备工艺提供实验依据。

(1)材料与仪器

川芎、白芷、细辛、荆芥、薄荷等中药材，川芎嗪对照品；甲醇为色谱纯，水为重蒸馏水，其他常规试剂均为分析纯。LC-6A 高效液相色谱仪，SCL-6A 系统控制仪，C-R3A 数据处理机。

（2）色谱条件

岛津 Shim-pack CLC-ODS 柱（6.5mm×150mm）；YWG-C₁₈预柱（6mm×5mm）；柱温：室温；流速：1.0ml/min；检测波长：292nm；流动相：甲醇-水-0.1mol/L 醋酸钠缓冲液（150∶150∶50）。

（3）标准曲线

精密称取川芎嗪对照品适量，加甲醇溶解制成每毫升含 0.1278mg 的对照品溶液。精密吸取对照品溶液 1、2、4、6、8、10μl 分别进样，按上述色谱条件测定峰面积，以峰面积积分值为纵坐标，川芎嗪进样量为横坐标，绘制标准曲线，计算得回归方程：$y=43612.48x-2473.96$，相关系数 $r=0.9996$，由此可知，川芎嗪进样量在 0.1278～1.2780μg 范围内，峰面积积分值与浓度呈线性关系。

（4）精密度试验

精密吸取上述对照品溶液，重复进样 5 次，川芎嗪峰面积的相对标准偏差为 2.15%。

（5）回收率试验

精密量取川芎嗪对照品溶液（0.1278mg/ml）2.5ml 加入定量的已知含量的样品中，依法测定，平均回收率 98.5%，RSD 为 2.12%。

（6）不同提取方法对川芎嗪提取率的影响

水煎法：按处方比例称取一定量的药材，水煎 2 次，加水量分别为 10 倍、8 倍量，提取时间分别为 2.0、1.5 小时，合并两次煎出液，静置，滤过，滤液减压浓缩至 1∶1（1ml 样品含生药 1g）。

醇提法：按处方比例称取一定量的药材，用 65% 乙醇浸泡 12 小时，回流提取 2 次，加醇量分别为 10 倍、8 倍量，提取时间分别为 2.0、1.5 小时，合并两次醇提液，滤过，滤液减压浓缩至 1∶1（1ml 样品含生药 1g）。

川芎嗪的提取率：精密量取提取液，置具塞刻度试管中，加入等量甲醇，超声提取 30 分钟，放冷，用甲醇补足损失量，摇匀，离心（3000r/min）5 分钟，取上清液注入高效液相色谱仪，依法测定川芎嗪含量。结合药材含量计算川芎嗪的提取率，水煎煮的提取液中川芎嗪含量为 20.03μg/g，川芎嗪转移率为 30.95%；乙醇回流提取的提取液中川芎嗪含量为 58.96μg/g，川芎嗪转移率为 91.13%。

（7）不同浓缩方法对川芎嗪含量的影响

按处方比例称取一定量药材，采用乙醇回流提取法进行提取，合并两次醇提液，取滤液 3 份，分别采用旋转蒸发法、常压蒸馏及减压蒸馏进行浓缩，浓缩至 1∶1（1ml 样品含生药 1g）。对浓缩后的提取液进行处理，依法测定川芎嗪含量，结合药材含量计算川芎嗪的转移率，不同浓缩方法的川芎嗪含量：旋转蒸发法的浓缩液中川芎嗪含量 51.86μg/g，川芎嗪转移率 87.96%；同样，常压浓缩为 35.60μg/g，60.38%；减压浓缩为 45.01μg/g，76.34%。

（8）不同干燥方法川芎嗪含量的影响

在用旋转蒸发法浓缩得到的稠浸膏中加淀粉和糊精制粒，然后分别用烘箱干燥 24 小时（60℃）、12 小时（80℃），减压干燥得样品。将样品用甲醇超声提取 30 分钟，放冷，用甲醇补足损失量，摇匀，离心（3000r/min）5 分钟，取上清液注入高效液相色谱仪，依法测定川芎嗪含量。结合药材含量计算川芎嗪的转移率，不同干燥方法的川芎嗪含量：常压 60℃ 的颗粒中川芎嗪含量为 21.17μg/g，川芎嗪转移率 40.83%；同样，常压 80℃ 的为 27.28μg/g，

52.61%；减压干燥的为38.61μg/g，74.45%。

4. 复方川芎胶囊中阿魏酸和川芎嗪含量

复方川芎胶囊由当归、川芎两种成分组成，具有活血化瘀、通脉止痛的功效，临床上用于冠心病、稳定型心绞痛的治疗。阿魏酸为当归和川芎的主要成分之一，而川芎嗪为川芎的主要有效成分之一。阿魏酸和川芎嗪都具有抑制血小板凝聚，改善血液循环，缓解心绞痛，降低血脂等作用。鲁氏采用HPLC法同时测定了复方川芎胶囊阿魏和川芎嗪的含量。

(1)色谱条件

色谱柱为Inertsil ODS_2 C_{18}柱(150mm×4.6mm，5μm)；流动相为甲醇-0.5%冰醋酸溶液(25：75)；检测波长：280nm；流速：1.0ml/min；柱温：30℃。

(2)供试品溶液的制备

取10粒复方川芎胶囊，倾出内容物，取约0.50g，精密称定，置50ml量瓶中，加入甲醇适量超声45分钟，冷却至室温，加甲醇稀释至刻度，摇匀。用0.45μm微孔滤膜滤过作为供试品溶液。

(3)对照品溶液的制备

精密称取阿魏酸对照品22.0mg置于10ml量瓶中，加甲醇溶解并稀释至刻度，摇匀，备用。另精密称取磷酸川芎嗪对照品101mg于10ml量瓶中，加甲醇溶解并稀释至刻度，摇匀，作为对照品贮备液，备用。精密量取阿魏酸和磷酸川芎嗪贮备液各1.0ml置10ml量瓶中，加甲醇并稀释至刻度，摇匀，即得浓度分别为阿魏酸0.22mg/ml，磷酸川芎嗪0.10mg/ml混合对照品液。

(4)含量测定

取样品约0.5g复方川芎胶囊各10粒，精密称定。按上述方法制备供试品溶液，取10μl注入液相色谱仪，记录色谱图。计算出复方川芎胶囊中阿魏酸及川芎嗪的含量：第1批含1.64mg/g阿魏酸，0.65mg/g硫酸川芎嗪；第2批含1.67mg/g阿魏酸，0.83mg/g硫酸川芎嗪；第3批含1.74mg/g阿魏酸，0.71mg/g硫酸川芎嗪。

(5)方法学考察

线性关系考察结果表明，阿魏酸浓度在4.4~44μg/ml、硫酸川芎嗪浓度在2.0~20.2μg/ml范围内，与峰面积线性关系良好；精密度试验结果为：阿魏酸RSD为0.9%，磷酸川芎嗪RSD为1.3%(n=6)；重复性试验结果为：阿魏酸含量为l.57mg/g，RSD为1.0%，川芎嗪含量为0.54mg/g，RSD为1.0%(n=5)；稳定性试验结果为：阿魏酸和川芎嗪峰面积RSD<2%，表明样品在6小时内基本稳定。回收率试验结果(n=6)，阿魏酸平均回收率100.6%，RSD为2.1%；川芎嗪平均回收率100.9%，RSD为2.2%。

5. 古方生化汤中阿魏酸和川芎嗪的含量测定

古方生化汤是由当归、川芎、桃仁、干姜和炙甘草5味中药组成，有温经止痛、活血化瘀之功效，用于补血、活血、产后恶露不行、虚寒腹痛、月经不调等症。伞形科植物当归[Angelica sinensis(Oliv.)Diels]和川芎(Ligusticum chuanxiong Hort.)中均含有阿魏酸(feruic acid，FA)，具有抗氧化、抑制血栓形成等作用；川芎中含的另一种成分川芎嗪(tetramethylpyrazine，TMP)也具有抗血小板凝集、抑制血栓的作用。宋氏测定了生化汤中阿魏酸和川芎嗪的含量。

（1）仪器与试药

高效液相色谱仪为 LC-9A 系统，包括 LC-9A 输液泵，SPD-6AV 紫外检测器，SCL-6B 系统控制器，CTO-6A 柱温箱，C-R4A 数据处理器；阿魏酸对照品；磷酸川芎嗪对照品；甲醇（色谱纯，天津四友）；其他试剂均为分析纯；水为注射用水；生化汤（自制，按基本处方的 4 倍量，即取当归 96g，川芎 48g，桃仁 24g，炙甘草 8g，干姜 8g，加入 10 倍水量，煎煮 2 小时后，倒出煎出液，再向药渣中倒入适量水，煎煮 1.5 小时，合并两次煎出液，取上清液，浓缩至 100ml，备用）。

（2）色谱条件

色谱柱为 ZorbaxSB C_{18}（250mm×4.6mm，5μm），以甲醇-水（含 1% 冰醋酸）（7∶18）为流动相，用前超声脱气 20 分钟，流速 1.0ml/min，紫外检测波长 280nm。

（3）检测波长的选择

由阿魏酸和磷酸川芎嗪的紫外扫描图谱得知，阿魏酸的最大吸收波长为 315.6nm，磷酸川芎嗪的最大吸收波长为 279.6nm，而阿魏酸在 280nm 处亦有较大吸收，故选择 280nm 作为检测波长。

（4）对照品溶液的制备

精密量取阿魏酸对照品 80.6mg 与磷酸川芎嗪对照品 40.3mg，分别置 100ml 棕色量瓶中，用甲醇定容。再精密量取阿魏酸液 1、2、4、6、8ml 分置 5 个 100ml 棕色量瓶中，量取磷酸川芎嗪液 1、2、3、4、5ml 分置上述量瓶中，分别以甲醇稀释至刻度。在上述色谱条件下，进样 10μl。由峰面积（Y）对相应浓度（X）直线回归，阿魏酸回归方程为 y=1811.32+1170.33x，r=0.9954，在 8.06～64.48mg/L 的浓度范围内相关性良好；磷酸川芎嗪回归方程为 y=1401.94x+16.60，相关系数 r=0.9941，在 4.03～20.15mg/L 的浓度范围内相关性良好。

（5）样品测定

精密量取样品 10ml，置分液漏斗中，用二氯甲烷 75ml 和 50ml 分别提取两次，合并提取液。加 1mol/L 盐酸的甲醇液，适量混匀，使溶液偏中度酸性（pH=3），置 45℃ 左右水浴上蒸干。残渣用适量甲醇溶解后，置 100ml 量瓶中，用甲醇定容至刻度，得供试品，进样 10μl，由回归方程计算结果为：020321 批含 0.1389g/L 阿魏酸，RSD 为 1.3%，0.1602g/L 川芎嗪，RSD 为 2.1%；020325 批含 0.1302g/L 阿魏酸，RSD 为 1.1%，0.1572g/L 川芎嗪，RSD 为 1.9%；020328 批含 0.1393g/L 阿魏酸，RSD 为 1.5%，0.1596g/L 川芎嗪，RSD 为 2.4%。

（6）方法学考察

重复性试验结果：阿魏酸的平均含量为 0.1391g/L，RSD 为 1.5%（n=5）；川芎嗪的含量为 0.1599g/L，RSD 为 2.4%（n=5）。稳定性试验结果阿魏酸的平均峰面积为 18093，RSD 为 1.6%；川芎嗪的平均峰面积为 22434，RSD 为 2.9%，表明该溶液在 12 小时内稳定。加样回收试验结果：阿魏酸平均回收率 97.9%，RSD 为 1.4%；川芎嗪平均回收率 101.9%，RSD 为 2.6%。精密度试验结果：阿魏酸 RSD 为 1.8%，川芎嗪 RSD 为 2.4%。方法学考察结果符合定量分析要求。

（二）阿魏酸的含量测定

1. 舒胸滴丸中阿魏酸的含量测定

（1）仪器与试药

Agilent1100 高效液相色谱仪；DWJ－2000 型试验滴丸机；AL204 型电子天平（MettlerToledo）。甲醇为色谱纯（Merck）；水为超纯水；其余试剂均为分析纯。阿魏酸对照品，三七、川芎、红花符合药典有关规定。

（2）舒胸滴丸的制备

取红花粗粉，水提 3 次，滤过合并浓缩，大孔吸附树脂柱纯化，去离子水洗脱除杂，5 倍量 10% 乙醇洗脱，减压回收，得红花黄色素；取川芎粗粉，80% 醇回流 3 次，合并滤过浓缩，水沉，大孔吸附树脂纯化，去离子水洗脱除杂，5 倍量 50% 乙醇洗脱，减压回收乙醇，得川芎总酚；取三七粗粉，75% 醇回流 3 次，合并滤过浓缩，水沉，大孔吸附树脂除杂，去离子水洗脱除杂，5 倍量 50% 乙醇洗脱，减压回收乙醇，得三七总皂苷。取红花黄色素、川芎总酚及三七总皂苷，加入已融溶的聚乙二醇 6000 和聚乙二醇 4000 的混合物中，充分搅拌均匀，于（85±2）℃滴入 10℃ 的二甲基硅油中，冷却成型后取出，去除二甲基硅油，即得。

（3）色谱条件

大连 Elite C$_{18}$ 色谱柱（4.6mm×250mm，5μm）；流动相甲醇－0.5% 磷酸水溶液，梯度洗脱，15% 甲醇（0~3 分钟），15%~95% 甲醇（3~55 分钟），95% 甲醇（55~65 分钟）；流速 1ml/min；柱温 25℃；检测波长 280nm。

（4）供试品溶液的制备

取舒胸滴丸 20 粒，研细，取适量，精密称定，置 50ml 量瓶中，加水适量，超声处理 20 分钟（40℃），加水至刻度，摇匀，过滤，取续滤液作为供试品溶液。

（5）对照品溶液的制备

精密称取阿魏酸对照品 9.3mg，用甲醇定容于 50ml 量瓶中，摇匀，作为对照品溶液。

（6）阴性对照品溶液的制备

按舒胸滴丸的处方和制备工艺制备缺川芎的阴性对照滴丸，再按上述供试品液的制备方法制备阴性对照液。

（7）含量测定

按上述色谱条件测定的样品中阿魏酸含量为 0.114、0.114、0.115mg/丸。

（8）方法学考察

线性关系考察结果表明，阿魏酸在 0.093~0.279μg 与峰面积呈良好的线性关系；精密度试验 RSD 为 1.69%；重复性试验 RSD 为 1.55%；稳定性试验 RSD 为 1.52%，说明溶液至少在 8 小时内稳定；专属性试验结果在阿魏酸处无吸收峰，表明舒胸滴丸中的其他组分不干扰阿魏酸的测定；平均回收率 99.6%，RSD 为 1.2%，表明加样回收率良好。

2. 大川芎注射液中阿魏酸的含量测定

（1）色谱条件

色谱柱为 Diamonsil TM 柱（250mm×4.6mm，5μm）；SHIMADZU 预柱；柱温：37℃；流动相为甲醇－水－冰醋酸（30：68：1）；流速：1.0ml/min；检测波长：322nm。

（2）供试品溶液的制备

取本品1支，加少量水稀释后转移至10ml量瓶中，加水至刻度，摇匀，得供试品溶液。

（3）对照品溶液的制备

精密称取阿魏酸对照品15.8mg，置100ml置棕色量瓶中，加流动相溶解并稀释至刻度，摇匀，得对照品储备液（158mg/L）。精密吸取对照品储备液1ml，置10ml棕色量瓶中，用流动相稀释至刻度，摇匀，得浓度为15.8mg/l的对照品溶液，备用。

（4）阴性溶液的制备

按处方比例制得不含川芎的阴性样品，按供试品溶液的制备方法操作，制成川芎阴性样品溶液。

（5）样品含量测定

分别取3批大川芎注射液各5支，分别制成供试品溶液。精密吸取阿魏酸对照品溶液和供试品溶液各10ml，注入色谱仪。测定，记录色谱图，以外标法计算样品中阿魏酸的含量。070501批平均含0.207mg/支，RSD为0.90%；073502批平均含0.203mg/支，RSD为0.78%；073502批平均含0.202mg/支，RSD为0.56%。

（6）方法学验证

线性关系考察，阿魏酸回归方程为：$y=2177265x+293.37$，$r=0.9998$，表明阿魏酸在$0.0316 \sim 0.5056 \mu g$线性良好；精密度试验的RSD为0.41%。重复性试验的RSD为0.55%。稳定性试验的RSD为0.32%，表明样品溶液在24小时内稳定。回收率试验结果（n=9）：平均回收率98.43%，RSD为1.52%。

3. 新生化颗粒中阿魏酸的含量测定

新生化颗粒由当归、川芎、甘草等7味药组成，其中当归为处方中的君药，其主要化学成分有阿魏酸、藁本内酯、对甲基苯甲醇、苯酚、香草醛等成分，具有补血活血、调经止痛的功效。川芎为本品中的臣药，其主要化学成分含有川芎嗪、阿魏酸、藁本内酯等成分，功效活血行气、祛风止痛，用于月经不调，经闭痛经等。覃氏以阿魏酸为定量指标，选择高效液相色谱法测定当归、川芎中的总阿魏酸。

（1）仪器与试药

Agilent 1100型高效液相色谱仪；Hypersil ODS-C_{18}（250mm×4.6mm，5μm）色谱柱。新生化颗粒样品（规格：5g/袋）；阿魏酸对照品（中国药品生物制品检定所；批号：0773-9910，供含量测定用）；甲醇为色谱纯；水为重蒸水，其他试剂均为分析纯。

（2）色谱条件

色谱柱：Hypersil ODS-C_{18}（250mm×4.6mm，5μm）色谱柱；柱温：25℃；流动相：甲醇-5%冰乙酸（25:75）；检测波长：323nm；流速：1.0ml/min。

在上述条件下，阿魏酸峰与样品中其他组分色谱峰可达基线分离，且与其他相邻色谱峰分离度大于1.5；理论塔板数按阿魏酸峰计算应不低于5000。

（3）供试品溶液制备方法的选择

超声处理时间的比较：取本品研细，取3份，每份约2.5g，精密称定，分别加甲醇50ml，分别超声处理（功率100W，频率40 kHz）20、30、40分钟，滤过，滤液蒸干，残渣加5%碳酸钠溶液15ml使溶解，转入分液漏斗中，加乙醚振摇提取2次，每次20ml，洗去乙醚，水层用盐酸调 pH 1～2，再用乙醚振摇提取 3 次，每次 20ml，合并乙醚液，挥干，残渣加甲醇溶解，转移至 10ml 量瓶中，加甲醇稀释到刻度，摇匀，即得。分别作为供试品溶液。测定结果表明，超声时间 20、30、40 分钟阿魏酸的含量基本一致，故选择超声时间为 20 分钟。

①萃取次数的比较：取本品研细，取 2.5g，精密称定，加甲醇 50ml，超声处理（功率 100 W，频率40kHz）20 分钟，滤过，滤液蒸干，残渣加 5% 碳酸钠溶液 15ml 使溶解，转入分液漏斗中，加乙醚振摇提取 2 次，每次 20ml，水层用盐酸调 pH 1～2，再用乙醚振摇提取 4 次，每次 20ml，1～3 次提取液合并，第 4 次另置，分别挥干，残渣加甲醇溶解，1～3 次转移至10ml量瓶中，第 4 次转移至 5ml 量瓶，分别加甲醇稀释至刻度，摇匀，即得。结果表明，萃取 3 次，阿魏酸能萃取完全。

②供试品溶液的制备：取本品颗粒研细，取 3.0g，精密称定，加甲醇 50ml，超声处理（功率 100W，频率40kHz）20 分钟，滤过，滤液蒸干，残渣加 5% 碳酸钠溶液 15ml 使溶解，转入分液漏斗中，加乙醚振摇提取 2 次，每次 20ml，弃去乙醚液，水层用盐酸调 pH 1～2，再用乙醚振摇提取 3 次，每次 20ml，合并乙醚液，挥干，残渣加甲醇溶解，转移至 10ml 量瓶中，加甲醇稀释到刻度，摇匀，即得。

（4）专属性试验

分别取缺当归、缺川芎、缺当归与川芎的其余处方量药材，按制备工艺方法制备缺当归、缺川芎、缺当归与川芎的阴性样品，按供试品溶液制备方法制得 3 种阴性溶液，进行测定，结果表明，当归中的阿魏酸与川芎中的阿魏酸总量（0.57mg/袋）与样品中的阿魏酸的含量基本相近，缺当归与川芎双阴性样品无干扰，其余两个阴性样品均有干扰。

（5）10 批样品测定

精密吸取 10 批供试品溶液与对照品溶液各 10μl，注入液相色谱仪，按照已定液相色谱条件测定峰面积，计算阿魏酸含量为 0.53～0.61mg/袋。

（6）方法学考察

线性范围考察：精密吸取阿魏酸对照品溶液（浓度为 0.0224mg/ml）2、6、10、14、18μl，分别注入色谱仪，按照上述色谱条件测定峰面积。以峰面积为纵坐标，阿魏酸进样量为横坐标，绘制标准曲线，其回归方程为：$y=4473.714x+7.266$，$r=0.9996$。结果表明：阿魏酸在 0.045～0.403μg 范围内线性关系良好。

精密度试验结果阿魏酸的平均峰面积为 1036，RSD 为 0.92%。稳定性试验阿魏酸的平均峰面积为 1068，RSD 为 0.74%。结果表明阿魏酸溶液在 24 小时内稳定。

重复性试验平均阿魏酸含量为 0.557mg，RSD% 为 0.71%。回收率试验结果（n=5）：平均回收率 97.48%，RSD 为 0.53%。

4. 调经止痛片中阿魏酸的含量测定

戚氏等测定了调经止痛片中阿魏酸的含量。

（1）色谱条件

色谱柱：大连依利特 C_{18}（4.6mm×200mm，5μm）；流动相：乙腈-0.085% 磷酸溶液（17：83）；流速：0.8ml/min；柱温：室温；检测波长：316nm；加样量：5μl。理论板数按阿魏酸峰计算应不低于 5000。

（2）供试品溶液的制备

取本品 20 片，除去薄膜衣，研细，精密称取约 0.6g，置具塞锥形瓶中，精密加入 70% 甲醇 20ml 密塞，称定重量，加热回流 30 分钟，放冷，再称定重量，用 70% 甲醇补足减失的重量，摇匀，静置，取上清液用微孔滤膜（0.45μm）滤过，取续滤液，即得。

（3）对照品溶液的制备

精密称取阿魏酸对照品适量，加 70% 甲醇制成每 1ml 含 12.5μg 的溶液，即得。

（4）阴性对照溶液的制备

取照本品处方和制备工艺配制的阴性样品，并照供试品制备方法，以 70% 甲醇为溶剂制备溶液，作为阴性对照溶液。

（5）样品测定

取 6 批样品，制备供试品溶液，依法进样测定，结果阿魏酸含量分别为 0.22、0.22、0.21、0.19、0.19 和 0.19mg/片（n=2）。考虑到当归与川芎药材含量差异及生产工艺中的波动，暂定每片含当归和川芎以阿魏酸（$C_{10}H_{10}O_4$）计，不得少于 0.17mg/片。

（6）药材的测定

对当归和川芎药材进行含量测定。结果当归药材中阿魏酸含量，分别为 0.084%、0.085% 和 0.085%（n=2）；川芎药材中阿魏酸含量，分别为 0.144%、0.143% 和 0.143%。

（7）方法学验证

专属性试验结果表明，在与阿魏酸峰相应的保留时间处，无干扰峰检出，阴性溶液对阿魏酸的测定无干扰。线性关系考察结果表明，阿魏酸在 0.0125～0.1125μg 范围内，呈良好线性关系（R 为 0.9999）。精密度试验 RSD 为 0.20%。表明所用仪器具良好的精密性。稳定性试验 RSD 为 0.24%（n=5），表明 12 小时内供试品溶液中阿魏酸的含量基本稳定。重复性试验 RSD 为 0.80%。加样回收率试验结果阿魏酸平均回收率为 97.82%，RSD 为 1.53%（n=6）。

5. 克心痛滴丸中阿魏酸的含量测定

闫氏等采用毛细管电泳方法测定了克心痛滴丸中阿魏酸的含量。

（1）电泳条件

电泳溶液为 30mmol/L 硼砂溶液，以 NaOH 调节 pH 值为 9.45，20psi 气压下进样 5 秒，定电流 50μA 分离 20 分钟，电泳温度 20℃，二极管阵列 PDA 检测器检测，检测波长 295nm。

（2）标准曲线和线性范围

精密称取 5mg 的阿魏酸，用 90% 的甲醇（含 5% 冰醋酸）定容于 25ml 的量瓶中，得浓度为 212mg/L 的对照品的贮备液。精密量取贮备液 0.1、0.2、0.5、1、1.5、2、2.5ml 置 5ml 量瓶中，各加入 1ml 对硝基苯甲酸内标液，定容至 5ml 备用。将标准液依次进样，按上述电泳条件测定，以阿魏酸峰面积与对硝基苯甲酸内标峰面积之比为横坐标，以阿魏酸浓度为纵坐标，绘制标准曲线。阿魏酸的浓度在 4～264mg/L 范围内，与峰面积呈线性关系。

（3）样品溶液的配制和测定

精密称取克心痛滴丸约 0.155g，3 份，用 pH 为 10 的氢氧化钠碱液 40ml 加热回流提取 30 分钟，提取液调 pH 值为 3～4，用乙醚（20，20，20ml）提取 3 次，合并乙醚提取液，水浴挥干乙醚，残留物用甲醇转移至 5ml 量瓶中，0.45μm 微孔滤膜滤过并定容至刻度备用。取 3 个平行供试样品各 6 份，实验条件与制定标准曲线法相同，测得克心痛滴丸中阿魏酸含量为(1.30±0.02)mg/g，RSD 为 2.11%。

6. 产舒康颗粒中阿魏酸的含量测定

产舒康颗粒由当归 20g，川芎 9g，益母草 20g，桃仁 6g，炮姜 3g，炙甘草 5g 组成，为产后康复用的新研制制剂。当归、川芎、益母草均含有效成分阿魏酸。程氏测定了产舒康颗粒中阿魏酸的含量。

（1）仪器与材料

WatersHPLC 系统：600E 泵，7725i 定量进样阀，2996 二极管阵列检测器，M32 色谱工作站；Kromasil C$_{18}$柱（200mm×4.6mm，5μm）。甲醇为一级色谱纯；其他试剂均为分析纯。阿魏酸对照品，（供含量测定用，批号 773-200403）中国药品生物制品检定所。

（2）阿魏酸提取溶媒选择

取本品 6g，研细，精密称定，分别加甲醇、无水乙醇、醋酸乙酯、乙醚各 50ml，加热回流提取 1 小时，滤过，回收溶剂至干，残渣加甲醇使溶解，定容于 10ml 棕色量瓶中，作为供试品溶液。本品为水提取工艺制成，使用极性较小的溶媒提取，杂质较少，色谱分离效果好。经色谱图峰面积积分值比较，醋酸乙酯和乙醚提取阿魏酸含量较高。

（3）溶液的制备

①供试品溶液的制备：取本品 2 袋，研细，取 12g，精密称定，置具塞锥形瓶中，精密加水 50ml，称定重量，超声处理 20 分钟，放冷，再称定重量，加水补足减失的重量，摇匀，滤过，精密量取续滤液 25ml，加盐酸调至 pH1~2，加醋酸乙酯振摇提取 5 次，每次 30ml，合并醋酸乙酯液，回收至干，残渣加甲醇溶解，移至 10ml 棕色量瓶中，并稀释至刻度，摇匀，用微孔滤膜滤过，取续滤液，即得。

②阴性对照溶液的制备：另取缺当归、川芎、益母草及缺当归、川芎模拟剂，同法制备阴性对照溶液。

③对照品溶液的制备：精密称取干燥至恒重的阿魏酸对照品 2.5mg，加甲醇溶解，定容于 10ml 棕色量瓶中，制成每 1ml 含 0.25mg 的溶液，即得。

（4）色谱条件

甲醇-2% 冰醋酸水溶液（40：60）为流动相；流速：1.0ml/min；柱温：25℃；检测波长：324nm；进样量：10μl。吸取当归、川芎、益母草的阴性对照品、对照品、供试品溶液 10μl 分别进样，记录色谱图，结果表明阴性无干扰。

（5）供试品的含量测定

取 3 个批号的产舒康颗粒，按上述条件测定阿魏酸含量，舒康颗粒中阿魏酸含量测定结果（n=5）：第 1 批的含量为 0.054%，RSD 为 2.1%；第 2 批的含量为 0.037%，RSD 为 2.1%；第 3 批的含量为 0.054%，RSD 为 2.1%；第 4 批的含量为 0.042%，RSD 为 3.0%。

（6）当归、川芎、益母草药材含量测定：分别取当归、川芎、益母草粉末 1g，精密称定，加乙醚 50ml，置具塞锥形瓶中，冷浸 24 小时，滤过，乙醚洗涤 3 次，合并滤液，回收乙醚至干，残渣加甲醇使溶解，定容于 10ml 棕色量瓶中，微孔滤膜过滤，测定阿魏酸含量，当归的含量为 0.038%~0.062%，川芎的含量为 0.097%~0.12%，益母草的含量为 0.0025%~0.0054%。阿魏酸由药材到制剂的平均转移率为 77.93%。

（7）方法学考察

①检测波长的选择：取对照品溶液在 190~400nm 波长范围内扫描，于 324nm 得阿魏酸

最大吸收峰。并经 HPLC 色谱对照品、供试品中的阿魏酸色谱峰的光谱扫描图验证。

②标准曲线的制备：精密吸取对照品溶液（0.25mg/ml）2.5、5.0、7.5、10.0、12.5、15.0μl，进样，按上述色谱条件测定，得回归方程 $y = 4.08 \times 10^6 x - 1.23 \times 10^5$，$r = 1.000$。阿魏酸在0.625~3.75μg 范围内与峰面积积分值呈良好线性关系。

③精密度试验：精密吸取同一供试品溶液，重复进样5次，测定供试品中阿魏酸的峰面积积分值分别为：7513000，7273070，7549588，7463702，7457888，RSD 为1.5%（n=5），显示仪器精密度良好。

④稳定性试验：精密吸取同一供试品溶液，按0、0.5、1、3、4 小时时间间隔进样，测定峰面积，积分值分别为：6996054，7513000，7273070，7457888，7466137；RSD 为2.9%（n=5）。表明供试品溶液在4 小时内基本稳定。

⑤重复性试验：取产舒康颗粒4 袋，研细，约6g，精密称定，共5 份，按2.2 方法制备供试品溶液，测定阿魏酸含量，含量计算结果：0.0371%、0.0367%、0.0377%、0.0380%、0.0383%，RSD 为1.7%。

⑥加样回收率试验：取已知阿魏酸含量的产舒康颗粒3g，精密称定，共5 份，分别加入精密称定的1mg 对照品，按上述供试品制备方法制备，在上述色谱条件下测定，计算回收率。平均回收率96.8%，RSD 为2.0%。

7. 复方川芎胶囊中阿魏酸的含量测定

复方川芎胶囊由当归、川芎两味中药组成，临床上用于冠心病、稳定型心绞痛属心血瘀阻证者。阿魏酸为当归和川芎的主要有效成分，临床应用中，患者反映复方川芎胶囊疗效不稳定。鉴于阿魏酸为主要有效成分，兰氏等建立了高效液相色谱法测定复方川芎胶囊中阿魏酸的含量。

（1）仪器与试药

Waters 液相色谱仪；阿魏酸对照品（中国药品生物制品检定所，供含量测定用）；甲醇为色谱纯；其他试剂均为分析纯。

（2）色谱条件

色谱柱 Nova-PakC$_{18}$柱（3.9mm×300mm，4μm）；流动相：甲醇-水（35:65，V/V）；柱温：30℃；流速：0.7ml/min；检测波长：322nm；进样量：10μl。在此色谱条件下阿魏酸色谱峰与其他成分色谱峰分离效果良好。

（3）对照品溶液的制备

精密称取干燥至恒重的阿魏酸对照品适量，加80% 甲醇溶液配制成每1ml 含0.612mg 的溶液，作为对照品储备液。

（4）供试品溶液的制备

取复方川芎胶囊20 粒，倒出其内容物，研细混匀，精密称定约0.5g，置100ml 具塞锥形瓶中，加入80% 甲醇溶液50ml 称重，加热回流提取40 分钟，室温冷却30 分钟，补充损失的溶剂，用0.45μ 微孔滤膜滤过，弃去初滤液，续滤液即为供试品液。

（5）样品含量测定

精密吸取对照品溶液（15.3μg/ml）和样品供试液各10μl，进样，记录峰面积，按外标峰面积法计算样品中的阿魏酸含量，第1 批平均含量为1.82mg/g，第2 批平均含量为1.72mg/g，第3 批平均含量为2.36mg/g。

（6）方法学考察

①线性关系的考察：精密量取对照品储备液适量，用80%甲醇分别稀释成3.82、7.65、15.30、22.95、30.60、45.90μg/ml的浓度系列，进样10μl。进行色谱分析，记录色谱峰面积，以阿魏酸浓度（X）为横坐标，峰面积（Y）为纵坐标，得线性方程为：$y = 6.938 \times 10^4 x + 4.189 \times 10^4$，$r = 0.9998$，线性范围是3.82～45.90μg/ml。

②仪器的精密度和样品的稳定性试验：精密度试验，取同一份供试品溶液10μl，重复进样5次，结果峰面积的RSD为0.68%。稳定性试验，取同一批样品适量，制成供试品溶液，分别于0、1、2、4、8、24小时进样，每次10μl，记录峰面积，结果阿魏酸含量的平均值为每1g含1.72mg，RSD为1.7%。

③重复性试验：取同批号样品6份，照样品测定方法测定，计算每份样品中阿魏酸的含量，分别是1.69、1.70、1.76、1.72、1.74、1.78mg/g，平均样品含量为1.73mg/g，RSD为2.2%。

④加样回收率试验：取已知含量的同批号样品适量共9份约0.3g（相当于阿魏酸约0.7mg），精密称定，分别精密加入阿魏酸对照品储备液（0.6832mg/ml）0.5、1、1.5ml，配制成低、中、高三种浓度系列，每一种浓度配制3份，按供试品溶液制备方法配制，照样品含量测定方法操作，每份进样2次，以平均峰面积计算阿魏酸含量，计算回收率，平均回收率为98.89%，RSD为1.3%。

（7）讨论

采用甲醇回流提取、超声波法提取、超声波提萃取法三种不同方法进行提取，不同提取方法测定的阿魏酸的含量结果为：回流提取的阿魏酸平均含量为1.73mg/g，超声波法提取的阿魏酸平均含量为1.31mg/g，超声波提取的阿魏酸平均含量为1.20mg/g。用80%甲醇作溶媒，分别测定回流时间为30、40、60分钟提取液中阿魏酸的含量。结果表明，回流提取40分钟即可提取完全。

8. 四物合剂中阿魏酸的含量测定

四物合剂收载于《药典》（2005年版），由当归、川芎、白芍和熟地黄四味药组成。具有养血调经的作用，用于血虚所致的面色萎黄，头昏眼花，心悸气短，月经不调等症。历来为中医临床用于治疗各种血虚证患者的代表方剂。夏氏测定了四物合剂中阿魏酸的含量。

（1）仪器与药品

Agilent 1100高效液相色谱仪；Agilent色谱化学工作站；KQ-250DE型医用数控超声波清洗器。阿魏酸对照品，甲醇、乙腈为色谱纯；水为重蒸馏水；三乙胺、磷酸等试剂均为分析纯。

（2）色谱条件

色谱柱：ZORBAX 300SB-C_{18}（250mm×4.6mm，5μm）；流动相：乙腈-1%三乙胺溶液（用磷酸将pH值调至3.0）（10∶90）；检测波长：320nm；流速：1.0ml/min；柱温：27℃；进样量：20μl；理论塔板数以阿魏酸峰计应不小于6000；分离度大于2.5。

（3）对照品溶液的配制

精密称取阿魏酸对照品2.8mg于50ml容量瓶中，以甲醇溶解定容，摇匀，配成56.0μg/ml的溶液。

（4）供试品溶液的制备

取样品10ml，加20ml乙醚溶液超声萃取（功率250W，频率50 kHz）10分钟，重复3

次，合并 3 次的乙醚液，低温回收乙醚至近干，残渣用流动相 5ml 定容，经 0.45μm 微孔滤膜过滤，取续滤液，作为供试品溶液。

（5）专属性实验

依照处方比例制备不含当归，川芎的阴性对照品，按供试品溶液的制备方法制备阴性对照溶液。分别吸取上述 3 种溶液依照所述色谱条件进样测定。结果阴性对照溶液在阿魏酸相应的保留时间处无干扰。

（6）样品的含量测定

取 3 批样品，按样品制备方法制备供试品溶液，精密吸取 20μl 供试品溶液注入液相色谱仪，测定含量。四物合剂中阿魏酸测定结果（n = 3）：第 1 批含阿魏酸 139.6μg/支，RSD 为 0.6%；第 2 批含阿魏酸 139.9μg/支，RSD 为 0.7%；第 3 批含阿魏酸 139.8μg/支，RSD 为 0.8%。

（7）方法学考察

线性关系考察结果得回归方程为：$y = 4.1558 \times 10^2 x - 8.5139 \times 10^2$，相关系数 $r = 0.9998$。表明阿魏酸在 9.3 ~ 28.0μg/ml 浓度范围内线性关系良好。精密度试验阿魏酸峰面积平均值为 6925.25，RSD 为 0.5%（n = 5），表明仪器精密度良好。稳定性试验测得阿魏酸峰面积平均值为 4937.59，RSD 为 0.9%，表明样品溶液在 4℃ 避光条件下 120 小时内基本稳定。重复性试验 5 份样品的平均含量为 139.9μg/支，RSD 为 0.7%（n = 5），结果表明重复性良好。回收率试验结果：平均回收率 101.6%，RSD 为 1.1%。

9. 慈航软胶囊质量标准研究

慈航软胶囊由慈航丹（益母草、当归、川芎）加香附等组成，经用半仿生提取法（SBE 法）剂改研制而成。具有调经活血功效，用于妇女经血不调，癥瘕痞块，产后血晕，恶漏不尽等症。阿氏等用高效液相法对阿魏酸、川芎嗪进行了含量测定，并初步制定了质量标准。

（1）阿魏酸含量测定

①色谱条件：Agilent1100 Phenomen C_{18} 柱（5μm，4.6mm×250mm）；甲醇–5% 冰醋酸溶液（34∶66）为流动相；检测波长为 320nm；进样：10μl。

②含量测定：精取供试品溶液及阿魏酸对照品溶液依法测定，95% 置信区间为 0.2653 ~ 0.2780。据此，规定本品每 1g 含量不得少于 0.21mg。

③回收率试验：取同批产品，用加样回收率法试验，取慈航软胶囊 6 份，剪开，倾出内容物，置 25ml 量瓶中，精密称定。分别精密加入阿魏酸对照品溶液，加甲醇定容，按供试液的制备方法提取，分别制得 6 份供试品溶液，依法测定，平均回收率为 99.92%，RSD 为 1.44%。

（2）川芎嗪的含量测定

①液相色谱条件：Phenomen C_{18} 柱（5μm，4.6mm×250mm）；流动相：甲醇–水（85∶15）；检测波长：292nm；柱温：室温；流速：1.0ml/min。

②含量测定：精密吸取供试品溶液及对照品溶液，依法测定，结果 95% 置信区间为 3.8048 ~ 3.8749。据此，规定本品每 1g 含量不得少于 3.04mg。

③回收率试验：取同一批号的慈航软胶囊（川芎嗪含量为 3.8637mg/g）0.6g，共 5 份，精密称定，分别加入川芎嗪对照品一定量，制备供试品溶液，依法测定，计算回收率。平均回收率为 99.50%，RSD 为 1.53%。

10. 毛细管区带电泳法测定四物汤及其配伍组方中川芎嗪和阿魏酸的含量

复方四物汤是传统医学中补血调血的代表方剂，由川芎、当归、地黄、白芍4味中药组成，历来被中医临床用于治疗各种血虚证。川芎嗪和阿魏酸是其中两种活性成分。现代药理研究表明，川芎嗪和阿魏酸有较明显的扩张冠脉、增加冠脉血流量、抑制血栓的形成、改善心肌缺血、抑制胶原和二磷酸腺苷诱导的血小板聚集作用。付氏测定了四物汤及其配伍组方中川芎嗪和阿魏酸的含量。

（1）仪器与试药

P/ACE MDQ型高效毛细管电泳系统，配有二极管阵列检测器（DAD）及仪器操作和数据采集软件（P/ACE System MDQ软件）。未涂敷熔融石英毛细管，内径50μm，柱长48.65cm，有效柱长38.40cm。pHS-25型酸度计，超声波振荡器（BRANSON SB3200-T）。盐酸川芎嗪对照品、阿魏酸对照品，甲醇为色谱纯，Milli-Q超纯水，其他试剂均为分析纯。

（2）操作条件

①缓冲溶液：50mmol/L硼酸钠（pH 9.00）；检测波长：212nm；压力进样：3.45kPa×10秒；电压：20kV；温度：25℃。

②对照品溶液的配制：精密称取7.20mg盐酸川芎嗪溶于5ml 70%甲醇中配成1.44g/L溶液（相当于川芎嗪0.936g/L）；精密称取阿魏酸7.20mg溶于5ml 70%甲醇中配成1.44g/L溶液。溶液可用50 mmol/L硼酸钠溶液进一步稀释至所需浓度。精密称取内标对羟基苯甲酸10.0mg，溶于10.0ml 70%甲醇中配成1.00g/L溶液。使用前所有试样在4℃下保存。

③样品预处理：精密称取在50℃下干燥24小时的各种药材粉末，按川芎（5.00g）、当归（5.00g）、川芎+当归（各5.00g）、川芎+当归+白芍（各5.00g）、川芎+当归+熟地黄（各5.00g）、四物汤配伍（川芎、当归、白芍和熟地黄各5.00g）分别置于250ml锥形瓶中，各加入150ml 70%甲醇，放于阴凉处冷浸过夜（24小时）。超声40分钟，过滤，滤渣中再加入100ml 70%甲醇超声40分钟，过滤。合并滤液，将滤液浓缩，用70%甲醇定容至25.00ml。取1.00ml溶液，加入内标对羟基苯甲酸（1.00g/L）0.40ml，用50 mmol/L硼酸钠缓冲液稀释至10.00ml作为供试品溶液。

④电泳操作：开机后先用0.1mol/L的氢氧化钠冲洗6分钟，再用纯水冲洗6分钟，最后用背景缓冲液冲洗6分钟再开始实验。实验之间用0.1mol/L的氢氧化钠冲洗5分钟，再用纯水冲洗3分钟，最后用背景缓冲液冲洗8分钟。每次更换缓冲液后需用新缓冲液清洗15分钟。样品进样前需超声以脱气，所有的溶液均过0.45μm滤膜以保证实验的重复性。

（3）实验结果

①分析条件的优选

缓冲溶液浓度对分离的影响：缓冲溶液的浓度不仅影响毛细管内表面的Zeta电势，还影响溶液的黏度系数及分析物的扩散系数，最终影响分析物的分辨率和迁移时间。改变硼酸钠缓冲溶液（pH 9.00）的浓度使其依次为20、30、40、50，60mmol/L，结果发现当浓度小于50mmol/L时，川芎嗪和阿魏酸峰与周围未知峰聚集在一起，难以分开；当浓度大于50mmol/L时，虽然分离状况有所好转，但由大电流产生的大量焦耳热和严重的噪声信号不利于检测限的提高。综合考虑，选择50mmol/L硼酸钠溶液（pH 9.00）为缓冲溶液。

缓冲溶液pH值对分离的影响：改变硼酸钠缓冲溶液50mmol/L的pH值分别为8.50、8.70、9.00、9.30、9.62，当pH值为9.30时，虽然川芎嗪峰和阿魏酸峰与周围峰完全分离，但是阿魏酸和内标的迁移时间过长；当 pH 值为 9.62 时，阿魏酸峰和内标峰在 30 分钟内均未出现；当 pH 小于 9.00 时，川芎嗪峰与周围小峰重叠在一起，所以最佳 pH 值为 9.00。

运行电压对分离的影响：考察不同的运行电压(15，18，20，22，25kV)对分离的影响，发现当电压大于 20kV 时，虽然迁移时间缩短，但是基线噪声和背景电流增大；当运行电压小于 20kV 时，迁移时间又太长。只有当运行电压为 20kV 时，背景电流适中，而且信噪比最高，故选择运行电压为 20kV。

②定量分析

标准曲线和检测限：精密量取川芎嗪和阿魏酸的对照品溶液适量，置于 10ml 容量瓶中，加入 0.4ml 的对羟基苯甲酸，用 50mmol/L 的硼酸钠溶液稀释至刻度，摇匀，得到系列浓度的对照品溶液：川芎嗪的质量浓度分别为 18.72、37.44、56.16、74.88、93.60mg/L；阿魏酸的质量浓度分别为 28.80、57.60、86.40、115.20、144.00mg/L。将上述溶液在毛细管电泳仪上按优化条件进样分析，共 3 次，记录电泳图。分别以各组分的峰面积 Ai 与内标的峰面积 As 之比 Y(即相对峰面积 Ai/As)的平均值对各组分的质量浓度 X(mg/L)回归，川芎嗪回归方程为 $y = 4.49306x + 0.02741$，$r = 0.9967$，线性范围 18.72～93.60mg/L；阿魏酸回归方程为 $y = 14.16146x + 0.01037$，$r = 0.9997$，线性范围 28.80～144.00mg/L。可以看出，川芎嗪和阿魏酸的相对峰面积与各自的进样浓度在一定范围内线性关系良好，检测限(以信噪比为 3 计)较低。

精密度：分别取 56.16mg/L 川芎嗪及 86.40mg/L 阿魏酸对照品溶液连续进样 6 次，川芎嗪和阿魏酸迁移时间相对标准偏差(RSD)分别为 0.56%、1.87%；相对峰面积的 RSD 分别为 3.43%、2.50%。

回收率：将阿魏酸和川芎嗪对照品分别加入到稀释的四物汤样品溶液当中，做加样回收试验，测得回收率结果：阿魏酸平均回收率 98.2%，RSD 为 5.60%；川芎嗪平均回收率 100.1%，RSD 为 3.60%。

样品测定：按配比制备各种样品，在上述优化电泳条件下直接进样分析。表 2-3-8 为各种样品中的川芎嗪及阿魏酸分析结果。图 2-3-2、2-3-3 分别为川芎、四物汤样品的电泳谱图。由图 2-3-2、2-3-3 可知，尽管电泳谱图显示样品的化学成分非常复杂，但是川芎嗪峰和阿魏酸峰都和周围峰达到了很好的分离。实验结果显示，采用本文优化的方法能够快速和有效地分析中草药和中药制剂成分。实际样品的萃取方法简单，分析时间短，运行成本低。

表 2-3-8　　　　　　　　　　川芎及其相关制剂的分析结果(n=3)

样品编号	川芎嗪		阿魏酸	
	含量/mg	RSD/%	含量/mg	RSD/%
F1	9.082	2.31	2.935	4.16
F2	3.836	6.75	1.534	10.07
F1+F2	14.225	6.64	5.818	4.20
F1+F2+F3	15.000	2.97	6.609	2.24
F1+F2+F4	16.436	1.87	6.128	3.50
F1+F2+F3+F4	16.632	7.49	4.744	3.87

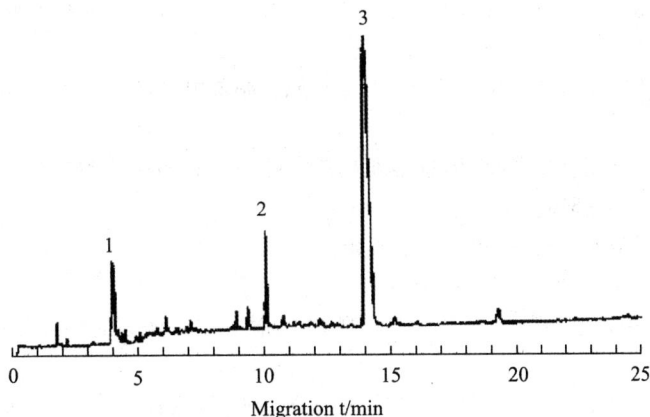

图2-3-2　川芎样品的电泳谱图

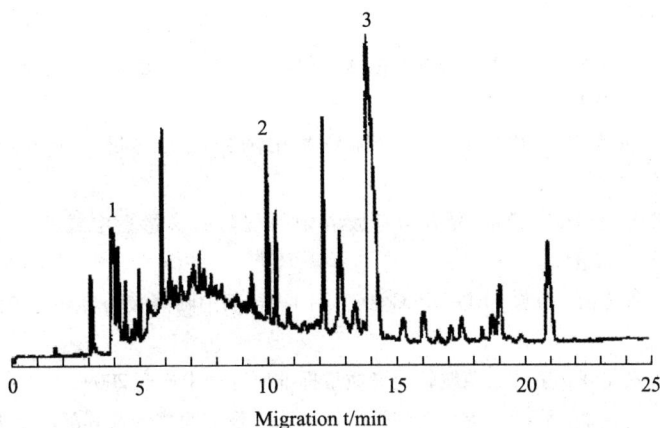

图2-3-3　四物汤电泳谱图

（4）讨论

结果表明，川芎、当归单味药提取物中川芎嗪的溶出量分别为 9.082 和 3.836；川芎和当归配伍，川芎嗪的溶出量为 14.225，说明在该配方下，川芎嗪的溶出量有一定的加合性；加入白芍或地黄后，川芎嗪的溶出量略有增加，这可能是由于白芍或地黄的化学成分对当归和川芎的化学成分助溶而使溶出量增加；四物汤中川芎嗪的溶出量为 16.63mg，是组方配伍中川芎嗪的最大溶出量，可能是由于白芍和地黄同时产生了助溶作用。

川芎、当归单味药提取物中阿魏酸的溶出量分别为 2.93、1.53mg；当归和川芎配伍，阿魏酸的溶出量为 5.82mg，比二者加合量稍大；加入白芍或地黄后，可能由于白芍或地黄的化学成分对当归和川芎的化学成分助溶而使阿魏酸的溶出量增加；四物汤中阿魏酸的溶出量反而有所降低，这可能是由于白芍和地黄同时加入，其中的化学成分产生相互抑制作用的缘故。

参考文献

［1］张伟，林凯. HPLC 测定舒胸胶囊中盐酸川芎嗪的含量. 中成药，2006，28(6)：920~922.

[2] 郭道利，陈华. HPLC 法测定异位康合剂中盐酸川芎嗪的含量. 现代中西医结合杂志，2009，18(28)：3487~3488.

[3] 桂卉，肖锦仁，邹龙. HPLC 考察川芎茶调颗粒制备中川芎嗪的动态变化. 中成药，2003，25(4)：279~281.

[4] 鲁建武，曹俊芬，宋金春. HPLC 法同时测定复方川芎胶囊中阿魏酸和川芎嗪含量. 中国药师，2008，11(7)：814~816.

[5] 宋金春，王杨杨，杨鹤，等. 高效液相色谱法同时测定古方生化汤中阿魏酸和川芎嗪的含量. 中国医院药学杂志，2004，2(7)：419~420.

[6] 张汉杰，吴建兵，邱明丰，等. HPLC 测定舒胸滴丸中阿魏酸的含量. 中国中药杂志，2007，32(1)：78~81.

[7] 吕智杰，徐艳丽. HPLC 法测定大川芎注射液中阿魏酸的含量. 黑龙江医药，2008，21(5)：16~18.

[8] 覃满仙. HPLC 法测定新生化颗粒中阿魏酸的含量. 中医药导报，2009，15(7)：82~84.

[9] 戚颖欣，孟军. HPLC 法测定调经止痛片中阿魏酸的含量. 天津药学(药品质量与检验)，2009，21(3)：9~11.

[10] 闫滨，马山，张秋红，等. 毛细管电泳法(HPCE)测定克心痛滴丸中阿魏酸的含量. 中成药，2005，27(1)：37~39.

[11] 程立方，崔秀君. HPLC 测定产舒康颗粒中阿魏酸的含量. 中成药，2007，29(4)：605~607.

[12] 兰顺，叶冬梅. HPLC 测定复方川芎胶囊中阿魏酸的含量. 中成药，2004，26(10)：附18~20.

[13] 夏醒醒，张蓓蕾，陈勤. RP-HPLC 法测定四物合剂中阿魏酸的含量. 中国药事，2007，21(4)：247~259.

[14] 阿古拉，张兆旺，王芳. 慈航软胶囊质量标准研究. 中成药 2009，31(7)：1044~1048.

[15] 付绍平，王龙星，张峰，等. 毛细管区带电泳法测定四物汤及其配伍组方中川芎嗪和阿魏酸的含量. 色谱，2003，21(4)：371~374.

第三节　指纹图谱研究

中药质量评价一直是中药研究与应用中的难点与重点问题，而建立在中药成分系统研究基础上的中药指纹图谱分析是一种综合、有效的评价手段，已成为国际公认的控制中药或天然药物质量的最有效的方法之一。

一、川芎高效液相色谱指纹图谱研究

(一) 川芎药材指纹图谱研究

1. 中药川芎指纹图谱共有模式的建立

蔡氏等采用气相色谱与液相色谱建立了川芎药材指纹图谱共有模式。

(1)仪器与试剂

HP6890gC 气相色谱仪，氢火焰离子化检测器 FID（美国安捷伦公司），GH-500B 氢气发生器 SPB-3 全自动空气发生器，H66025T 超声清洗机，HP1100 高效液相色谱系统，G1322A 脱气机，G1311A 四元泵，G1313A 自动进样器，G1316A 柱温箱，G1315BDAD 检测器。

川芎药材样品取样地点定在彭州、都江堰、郫县、崇州、新繁五地。以上的样品分别用塑料袋密封好，再贴上标签，详细注明采集地、贮存年限、规格、数量。所有样品的产地、加工方法一致，全部取晒干品。共收集了不同产地和规格的川芎共 85 种。川芎规格以头数计，各地川芎分别尽量收集齐全 18 头、28 头、36 头、70 头与统货。石油醚、乙醚、醋酸乙酯，均为 AR 级。甲醇，色谱纯；95% 乙醇和磷酸，均为 AR 级，水为重蒸去离子水。

（2）供试品溶液的制备

①气相色谱用供试液：取川芎饮片粉碎，过 60 目筛。精密称取川芎粉末 0.5g，置具塞三角烧瓶中，加乙醚 10ml，浸泡 1 小时，超声提取 15 分钟（0.5mA），滤过，滤液挥去乙醚，残渣加醋酸乙酯定容至 5ml。精密称取薄荷醇 0.0596g，以醋酸乙酯定容至 1ml，使浓度为 0.0298g/ml。精密吸取内标液 10μl 加入供试品溶液中，摇匀，即得。

②高效液相色谱用供试液：称取川芎饮片 2g，置圆底烧瓶中，加入甲醇 30ml，70℃ 水浴加热回流提取，沸后保持 1 小时，停止加热，过滤至蒸发皿中，残渣按同法再提取一次，过滤，合并两次滤液，滤液浓缩后以甲醇定容至 10ml，经 0.45μm 微孔滤膜过滤后直接进样分析。

（3）色谱条件

①气相色谱：HP-5MS 5% Phenyl Methyl Siloxane，柱长：30m；液膜厚度：0.25m；内径：0.25mm；载气：N_2；柱温：程序升温 50℃→20℃/min→90℃→3℃/min→280℃；进样口温度：280℃；进样口压力：13.56psi；总流量：54.3ml/min；分流模式进样，分流比40∶1；恒压模式：13.56psi；线速度：31cm/sec；检测器温度：280℃；氢气流量：40ml/min；空气流量：450ml/min；尾吹气流量：45ml/min；数据采集速率：20Hz；最小狭缝宽度：0.01 分钟。精密吸取供试品溶液 1μl 注入气相色谱仪分析，记录气相色谱图。

②高效液相色谱：Kromasil KR100-5C_{18} 分析柱（150mm×4.6mm），进样量：10μl，流动相 A：0.5% 磷酸-水溶液，流动相 B：0.5% 磷酸-甲醇溶液，梯度洗脱，15%B 保持 3 分钟，3~55 分钟，15%B→95%B，95%B 保持 5 分钟。流速：1.0ml/min；柱温：25℃；检测器：DAD 检测器；检测波长：280nm；参比波长：360nm。精密吸取供试品溶液 10μl 注入液相色谱仪分析，即得。

（4）川芎指纹图谱共有模式的建立

①川芎气相色谱指纹图谱的建立：川芎气相色谱可分离出 30 个左右的峰，经比较所有测定和记录的色谱图，从中选定了 10 个共有峰，作为可以构成指纹图谱稳定的特征峰。为利于辨认，将整个色谱图分为三个区，代表性的特征色谱图见图 2-3-4。1~2 号峰为第一区（保留时间范围 0~24 分钟），3~8 号峰为第二区（保留时间范围 24~34 分钟），9 号峰为第三区（保留时间范围 34~60 分钟）。其中第二区尤为重要。

②川芎高效液相色谱指纹图谱的建立：川芎高效液相色谱可分离出 100 个左右的峰，经比较所有测定和记录的色谱图，从中选定了 14 个共有峰，作为可以构成指纹图谱稳定的

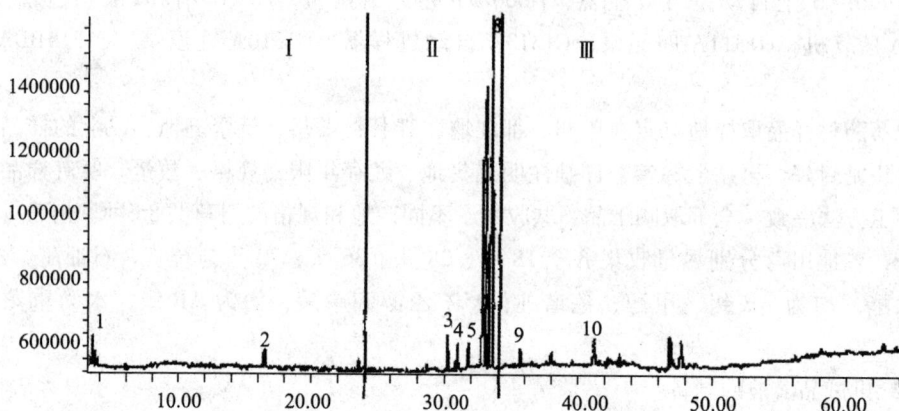

图 2-3-4　川芎特征性气相指纹图谱

特征峰。为利于辨认，将整个色谱图分为四个区，代表性的特征色谱图见图 2-3-5。1～3号峰为第一区（保留时间范围 10～22 分钟），4～7 号峰为第二区（保留时间范围 22～34 分钟），8～12 号峰为第三区（保留时间范围 34～44 分钟），13～14 号峰为第四区（保留时间范围 44～54 分钟）。

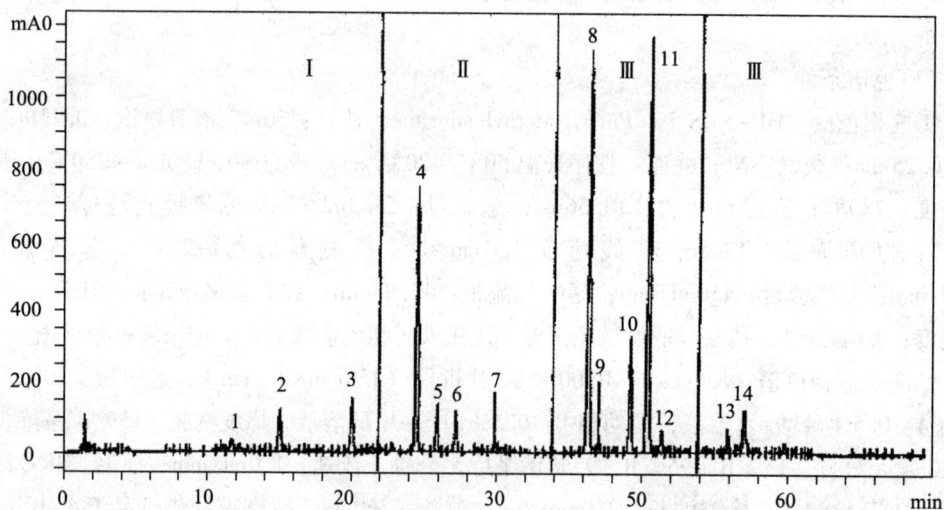

图 2-3-5　川芎根茎特征性高效液相指纹图谱

（5）讨论

①药材提取方法：气相色谱比较川芎乙醚提取液、石油醚超声提取液、醋酸乙酯提取液，依上述条件由 FID 检测器记录色谱图。三者比较，乙醚提取液杂质较少，利于处理，因而确定采用乙醚作为提取溶剂。高效液相比较了川芎不同溶剂：25%、50%、75%、90%、EtOH、MeOH，不同粉碎粒度：饮片、10 目、20 目、40 目、60 目，粉末的不同提取方法回流、超声等的提取物，和一系列不同的波长，依上述条件由高效液相色谱系统 DAD 检测器记录色谱图。经比较，饮片 60 目粉末甲醇回流提取，既利于处理又能提取出较多成

分，因而确定采用这种条件作为提取条件。

②建立川芎指纹图谱共有模式：采用气相色谱仪氢火焰离子化检测器进行检测，选择了薄荷醇作为内标。川芎气相色谱可分离出 30 个左右的峰，经比较所有测定和记录的色谱图，从中选定了 10 个共有峰，作为可以构成指纹图谱稳定的特征峰，以内标薄荷醇的保留时间为 1 计，计算其余共有指纹峰的相对保留时间，以样品中保留时间约为 33.4 分钟的化合物的峰面积为 1，计算其余共有指纹峰的相对峰面积，建立共有模式，通过 CHITEST 计算各样品与共有模式的相关性。

应用高效液相色谱对非挥发性成分进行分析，从中选定共有峰作为可以构成指纹图谱稳定的特征峰。借助"中药指纹图谱相似度计算软件（DEMO 版）"，将图谱进行数据变换，从中提取数量特征导入分析系统，采用全图谱峰面积比较法，进行峰位（保留时间）的校正和谱峰的自动匹配，进行谱图整体相似性评价和各谱峰差异性评价。以样品中保留时间约为 36.4 分钟的化合物为参照物，其保留时间和峰面积均计为 1，计算其余峰的相对保留时间、相对峰面积，计算整体相似度。选取主流产地中多个相似度较高的样品，进行峰位（保留时间）的校正，使谱峰匹配，建立了川芎对照用指纹图谱（共有模式），以指纹图谱共有模式为标准，对药材进行评价。应用川芎指纹图谱共有模式对川芎的产地、规格与品种质量作了全面的比较。

不同规格川芎间的比较　对相同产地不同规格的川芎质量比较研究表明，各样品绝大多数与共有模式的相关性和相似度较高，表明所含成分基本一致，但各成分比例不尽相同。虽然各峰丰度与面积变化比较大，但是在共有峰保留时间和峰面积等整体特征基本形成的情况下，这些变化的存在不会影响川芎的特征图谱的构成。不同规格川芎中总成分的含量在气相色谱中相差较大，而在高效液相色谱中则不明显。实验结果表明，川芎总成分含量变化和各特征峰比例的变化与规格没有呈现相关性。

不同产地川芎间的比较　气候、土壤条件不同，对川芎的生长有着较大的影响。四川是川芎的主产区，四川的川芎产量占全国的四分之三以上。然而在四川境内也略有差别，川芎道地产区位于成都平原西北，栽培有 800 多年历史。省内其余各地土壤环境不同，栽培出的川芎品质也不同。实验结果表明，不同产地相同规格的川芎之间成分相似，但含量因地而异。如 70 头川芎，非挥发性成分差别不大，但气相色谱所表现的挥发性成分相差达到 10 倍强。统货品质差别就更大，有的地区统货品质依然很好，而有的地区质量就很差。同一地区的不同乡镇，所产的川芎差别也很大，如同在彭州市、君平镇和楠木乡的川芎质量相差就很大，这可能与土壤、川芎栽培、采收与贮藏等一系列的过程有关。

不同年份川芎品质的比较　不同年份的川芎之间品质各不相同。非挥发性成分差别不太明显，而挥发性成分变化显著，尤其是规格为 18 头和 28 头的川芎，但是仍然基本保持着川芎特有的峰形比例。而规格为 38 头和 70 头的川芎挥发性成分降低却没有前两者明显。可见，经过一年的贮藏，川芎挥发性成分还是有可能保存较好的。川芎的贮藏条件与成分变化的关系，以及是否会对川芎药材的功效产生影响，有待进一步研究。

川芎与山川芎、抚芎的比较　川芎生长发育有一定的特性。在川芎生长的各个不同时期采收，得到的药材质量不同。四川川芎种植历史悠久。根据川芎生长种植方式，当地人对各阶段的川芎有一些特殊的称呼。常见的称呼有抚芎，又称奶芎，这与植物学上所讲的抚芎 Ligusticum sinense Oliv. cv. chaxiong Mass. 同，还有山川芎。在四川，山川芎和抚芎不作药用。比较川芎、山川芎与抚芎，可见抚芎和山川芎的质量根据各地情况而变化，品质不稳定。

2. 川芎药材化学成分 HPLC 指纹图谱研究

刘氏等采用高效液相色谱法建立了川芎药材化学成分的指纹图谱。

（1）仪器与试药

Waters 液相色谱系统（Milford，MA，USA）由 Delta 600 四元泵和 2487 双波长紫外检测器组成，工作站为 Millennium32。乙腈、甲醇（色谱纯）；三氟乙酸（分析纯）；屈臣氏蒸馏水。

（2）实验方法

①色谱条件：色谱柱为 SpherisorbODS2（5μm，4.6mm×250mm）。柱温箱温度为30℃；检测波长为300nm。分析时采用流速1ml/min的梯度洗脱系统：A（0.1%三氟乙酸水溶液），B（乙腈），C（甲醇）。起始浓度为90% A、10% B 和0% C，最后在60分钟时达到0% A、0% B 和100% C。

②供试品溶液的制备：取川芎药材10g，过40目筛。取粉末约1g，精密称定，置具有冷凝回流装置的圆底烧瓶中，加50ml水，称定重量，煎煮提取1小时，放冷，再称定重量，用水补足减失的重量。再向烧瓶中精密加入50ml甲醇，称定重量，超声处理30分钟，时时振摇，放冷，再称定重量，用50%的甲醇补足减失的重量，摇匀，放置，过滤，滤液通过0.45μm微孔滤膜，用于HPLC进样分析。

③检测波长的选择：为了在化学成分指纹图谱中获得最大量的以色谱峰代表的化学成分信息，对川芎HPLC-UV指纹图谱的检测波长进行了筛选，从250nm到36nm，每隔10nm进行1次分析，通过获得的指纹图谱比较发现，300nm下检测，化学成分指纹图谱的色谱峰最多，可代表的化学成分信息量最大。所以，选定300nm为检测波长。

（3）川芎化学成分指纹图谱的建立

来自四川省马祖、徐渡、石羊及崇州的20批川芎药材的化学成分HPLC指纹图谱数据，通过国家药典委员会的软件"中药色谱指纹图谱相似度评价系统"进行分析，以"平均数法"得到了20批川芎药材的模拟对照指纹图谱（图2-3-6），图谱以阿魏酸（图2-3-7）为参照物，有18个共有峰。

（4）讨论

①供试品溶液制备方法的选择：取相同的药材3份，分别以水煎煮、甲醇超声和先水煎后甲醇超声的两步提取法提取药材，获得了指纹图谱（图2-3-8）。通过分析可知，先水煎煮然后再加入甲醇超声的两步提取法可以提取出来的成分最多，是供试品溶液制备的最优方法。

②川芎化学成分指纹图谱可移植性和适用性：为了考察该化学成分指纹图谱系统的可移植性和广泛的适用性，另外选取了3种相同规格色谱柱，以相同的方法进行了川芎化学成分 HPLC 指纹图谱分析并与 Spherisorb ODS2 进行了比较（图2-3-9）。另外3种色谱柱分别为：HypersilODS2（HYPERSIL，UK），Kromasil（AKZO NOBEL，SWEDEN）和 VenusilMP-C$_{18}$（AGELAUSA）。从4种色谱柱指纹图谱的比较中发现，色谱图中的化学成分峰的分布形

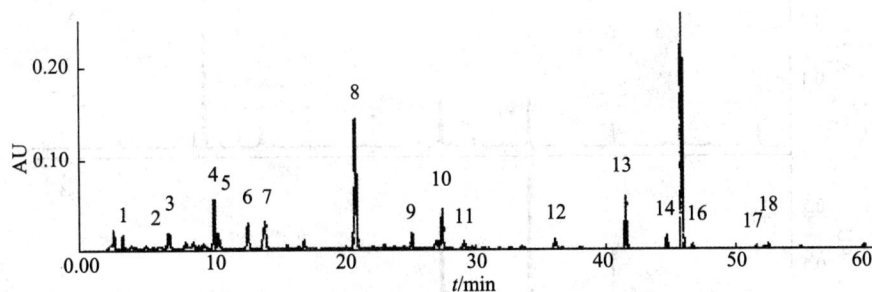

图2-3-6　软件生成的模拟川芎药材化学成分指纹图谱

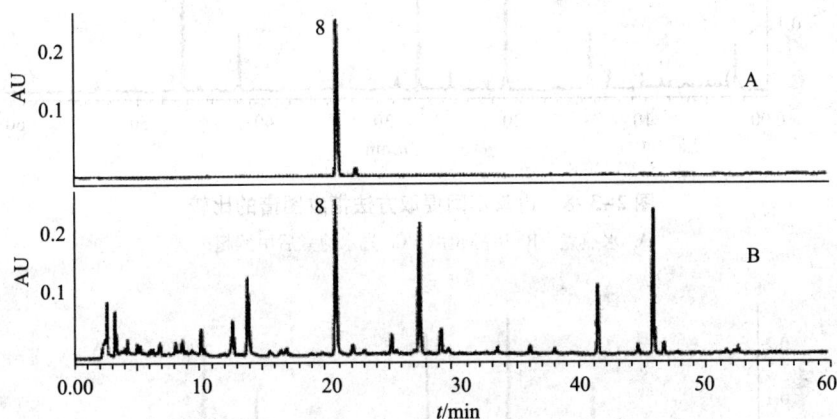

图2-3-7　HPLC指纹图谱

A. 阿魏酸　B. 川芎药材化学成分指纹图谱

式较相似，说明该方法的可移植性和适用的广泛性较好。

③不同产地川芎指纹图谱的比较：对四川省4个不同地区采集的川芎药材进行了化学成分指纹图谱分析，对每个地区的指纹图谱数据以平均数法生成了模拟对照指纹图谱（图2-3-10）。通过分析比较发现，各地所产川芎所含主要成分的种类基本相同，指纹图谱的相似度在90%以上，但是不同类成分的含量有差异。

④不同等级川芎指纹图谱的比较：对18头、28头、38头、60头、70头这5种等级的川芎药材进行了化学成分指纹图谱分析，对每个等级的指纹图谱数据以平均数法生成了模拟对照指纹图谱（图2-3-11）。通过分析比较发现，各等级川芎所含主要成分的种类基本相同，但是不同类成分的含量有差异。

3. 川芎HPLC指纹图谱的建立

宋氏等采用高效液相。

（1）仪器与试药

①仪器：Agilent-1100高效液相色谱仪；四元泵，DAD检测器；G137PA自动脱气机；标准自动进样器；柱温箱；化学工作站。色谱柱Zorbax SB-C_{18}柱（250mm×4.6mm，5μm）；超声波清洗器（5200H）。

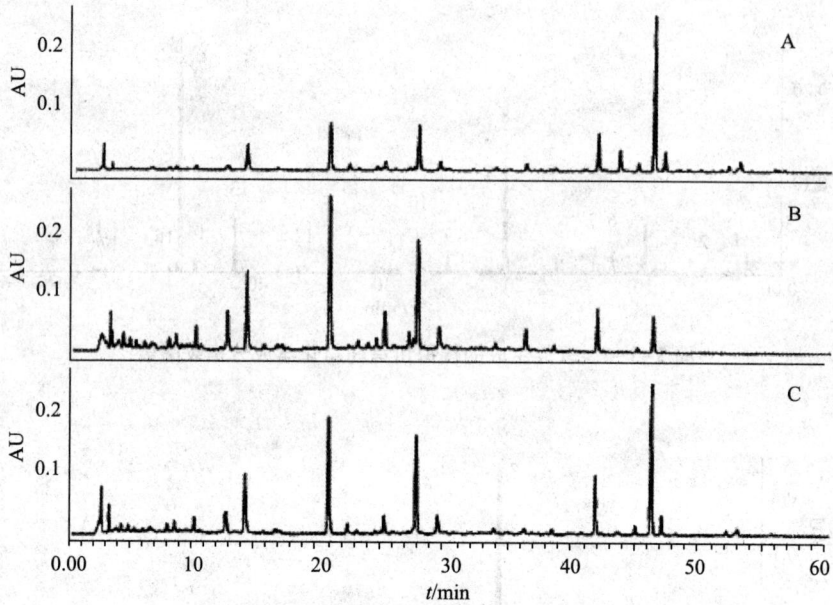

图 2-3-8　川芎不同提取方法指纹图谱的比较
A. 水煎煮　B. 甲醇超声　C. 先水煎煮后甲醇超声

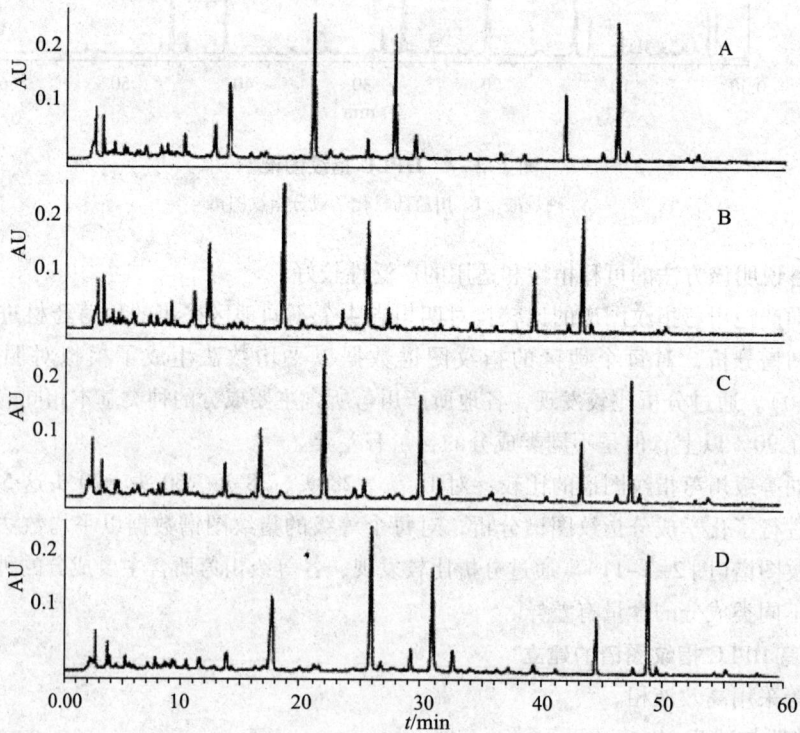

图 2-3-9　不同色谱柱川芎指纹图谱的比较
A. Spherisorb 柱　B. Hypersil 柱　C. Kromasil 柱　D. Venusil 柱

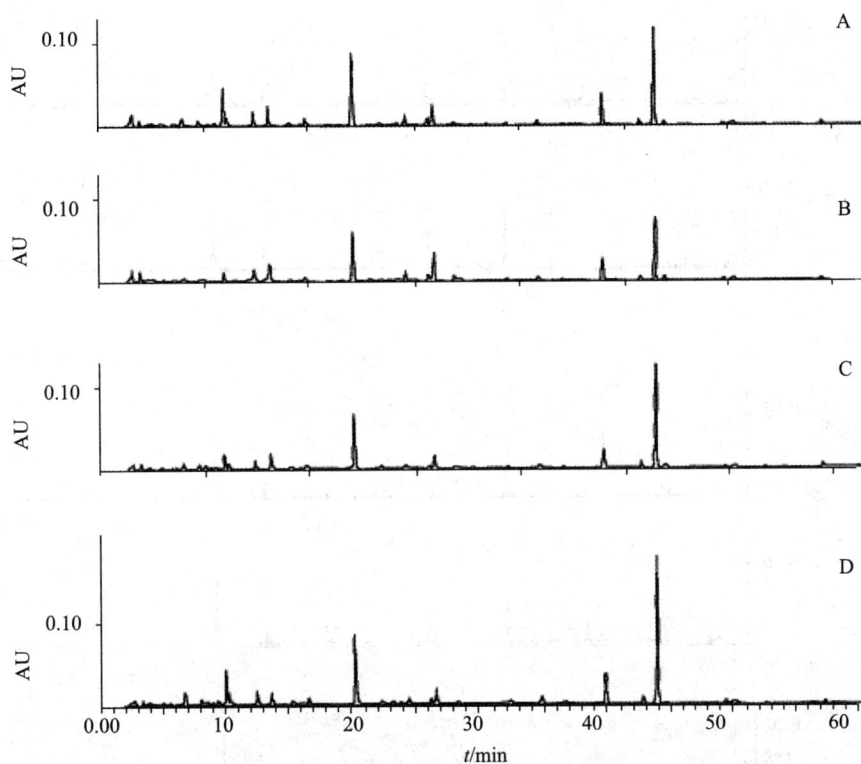

图 2-3-10　不同产地川芎指纹图谱的比较

A. 崇州　B. 马祖　C. 徐渡　D. 石羊

②药品和试剂：甲醇为色谱级（Fisher）；水为重蒸水；甲醇、冰醋酸均为分析纯；阿魏酸对照品（中国药品生物制品检定所）；川芎药材（产地为四川灌县）。其他试剂均为分析纯。

③数据处理软件：用"计算机辅助相似度评价系统"软件进行数据处理，将多个色谱图进行比较，得到可全面反映多个色谱图特征的对照模式色谱图。以此模式为基准，计算每个色谱图与之相比较的相似度，并采用相关系数（均数）评价。

（2）实验方法

①HPLC 的流动相选择：以甲醇和 1% 冰醋酸水溶液为流动相梯度洗脱，运行时间 100 分钟，0~36 分钟从 10：90 变化到 48：52，36~70 分钟从 48：52 变化到 80：20；70~100 分钟从 80：20 变化到 100：0；柱温为 25℃；流速为 10ml/min 检测波长为 323nm；理论塔板数以阿魏酸计，不低于 5000。

②检测波长的考察：采用二极管阵列检测器对检测波长进行了考察，分别记录在 323、250、246、350 和 400nm 波长处的色谱图，结果在 323nm 处各色谱峰均有较好的紫外吸收，色谱信息最为丰富，并且分离度好，因此，选择该波长作为检测波长。洗脱时间为 120 分钟。

③提取方法的考察：分别采用了甲醇回流提取的方式。比较川芎不同溶剂 25%，50%，75%，90% 乙醇、甲醇，不同粉碎粒度片状、过二号筛、三号筛、四号筛粉末的不同提取

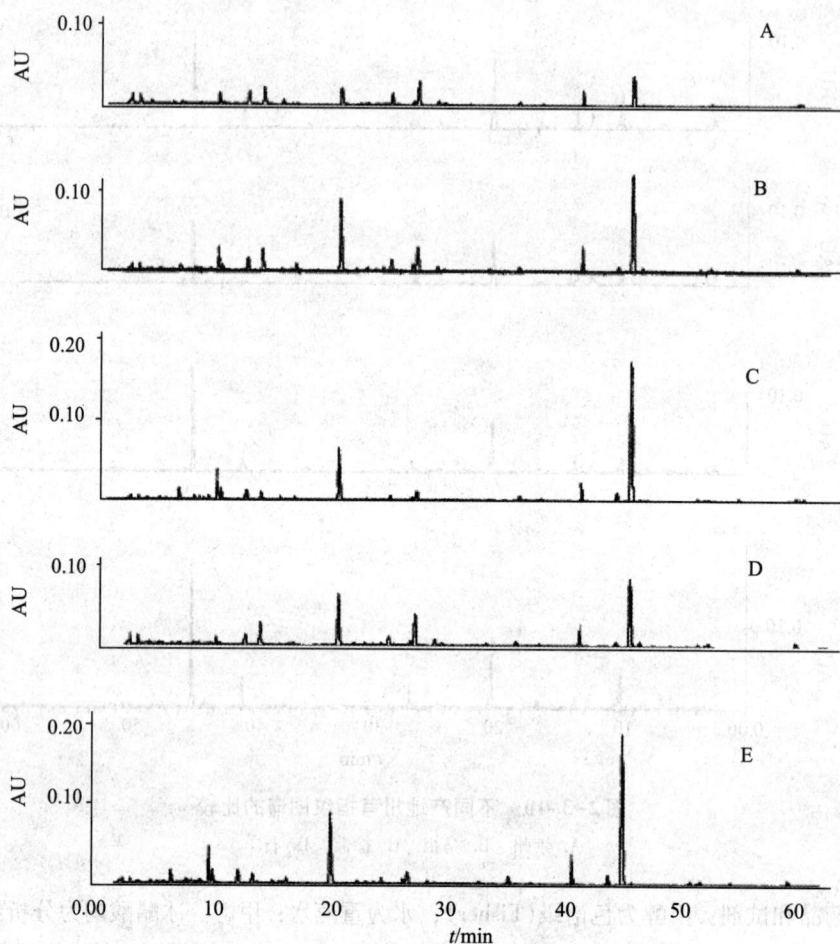

图 2-3-11 不同等级川芎指纹图谱的比较
A. 18 头 **B.** 28 头 **C.** 38 头 **D.** 60 头 **E.** 70 头

方法回流、超声等的提取物，依上述条件由高效液相色谱系统 DAD 检测器记录色谱图。经比较 60 目粉末甲醇回流提取既利于处理又能提取出较多成分，因而确定采用这种条件作为提取条件。另外采用了川芎超声提取方法，并与甲醇回流提取的方式进行了比较，甲醇回流提取比川芎超声提取方法分离度差，而且考虑到甲醇的毒性和超声提取的无毒、简便易行的优点，因此采取超声提取的方法。

(3) 川芎药材 HPLC 指纹图谱中的特征峰

根据 10 批不同供试品指纹图谱的检测结果，总结出供试品中指纹图谱中的典型色谱峰共 10 个，其中峰 3 为阿魏酸的色谱峰，标为 S(参照峰)。以样品药材指纹图谱为例(图2-3-12)，各色谱峰的保留时间匹配较好，RSD 均小于 1%，符合规定。峰面积比值的 RSD 均小于 3%，说明指纹图谱的重复性良好。

共有指纹峰面积及保留时间比值根据《中药注射剂指纹图谱研究的技术要求(暂行)》，以参照物峰(s)的相对保留时间和峰面积为 1，计算 10 批指纹图谱中 10 个共有指纹峰的相对保留时间为：1(0.602~0.619)，2(0.702~0.716)，3(1.000)，4(1.149~1.160)，5(2.138~2.146)，6(2.390~2.399)，7(2.462~2.482)，8(2.576~2.593)，9(4.069~4.100)，10(4.472~4.486)；其峰面积与参照物峰(S)面积的比值为1(0.129~0.140)，2(0.192~0.201)，3(1.000)，4(0.092~0.100)，5(0.075~0.079)，6(0.027~0.029)，7(0.298~0.302)，8(0.646~0.650)，9(0.092~0.098)，10(0.025~0.027)。其中3(S)、8号峰的单峰面积占总峰面积为20%以上，比值差异在±20%内。共有峰总面积占总峰面积的90%以上，符合《中药注射剂指纹图谱研究的技术要求(暂行)》对中药材的技术要求。

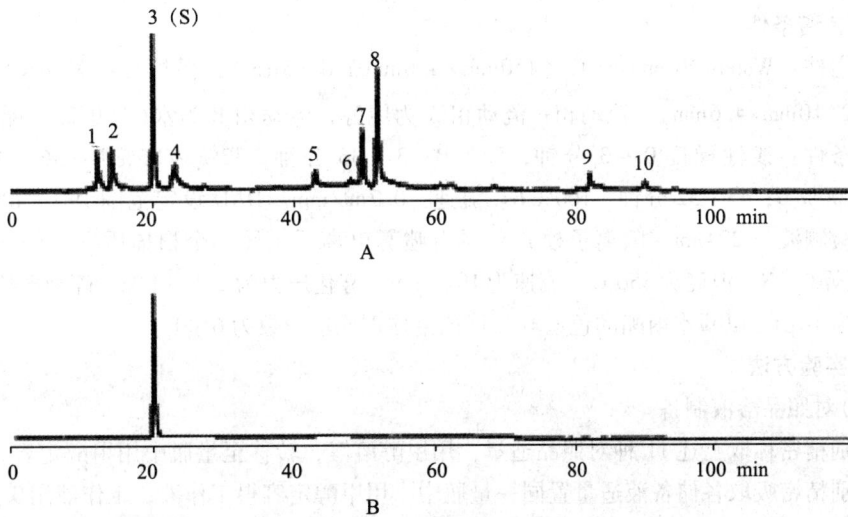

图2-3-12 川芎药材的指纹图谱

A. 川芎药材　B. 阿魏酸对照品

(4)川芎药材的指纹图谱相似度评价

从湖北省中药材公司(产地为四川灌县)购得商品川芎10批，记录指纹图谱(图2-3-12)，并采用"计算机辅助相似度评价系统"软件进行数据处理，结果样品A-J的相似度分别为0.96、0.98、0.95、0.95、0.97、0.96、0.96、0.97、0.95和0.96。从实验收结果可以看出，虽然某些批次的药材在某些色谱峰上有差异，但均为很小的次要峰，主要色谱峰均能找到，而且10批川芎药材的相似度均大于0.9，说明这10批川芎药材有较好的一致性，稳定性较好，均可作为投料使用。

(二) GAP基地产川芎指纹图谱研究

李氏等采用HPLC-DAD-MS研究了GAP基地产川芎药材的指纹图谱。

1. 材料

(1) 仪器

美国Agilent 1100 HPLC-DAD-MS系列液相色谱-质谱联用仪。Agilent G1315A二极管阵列(DAD)检测器，配有Agilent电喷雾电离接口的HewlettPackard G1946B单四极杆质谱分析仪。HPLC级甲醇为德国E. Merck产品，其他试剂均为分析纯。

(2) 药品与试剂

川芎药材由四川省川芎GAP示范基地3家公司提供，分别是公司I(样品a~c)，公司

II（样品 d~f）和公司 III（样品 g~i），采收时间 2002 年 5 月中下旬，样品干燥方式为自然太阳光晒干或木炭烘烤干，普通蛇皮袋或麻袋包装，常温通风不避光储存。

（3）对照品

vallinin（98%）购自瑞士 Fluka Chemie 公司，ferulic acid（99%）和 tetramethylpyrazine（TMP，98%）购自比利时 Acros Organics 公司，Z-ligustilide（98%）、3-butylidenephthalide（96%）、senkyunolide I（99%）、senkyunolide H（94%）、senkyunolide A（95%）、coniferylferulate（94%）、riligustilide（98%）和 levistolide A（98%）均是从商品川芎提取，并经 HPLC-DAD-MS 和 1HNMR 测定数据与文献数据对照确证结构和测定纯度。

2. 色谱条件

色谱柱：Waters Symmetry C_{18}（150mm×4.6mm i. d，5μm），保护柱：Waters Spherisorb S5 ODS2（10mm×4.6mm）。流动相：流动相 A 为甲醇，流动相 B 为水（含 0.25% 醋酸）。梯度洗脱条件：线性梯度 0~3 分钟，32% B；3~36 分钟，32%~85% B；36~43 分钟，85%~100% B；43~52 分钟，100% B。流速：0.7ml/min。DAD 设定范围 190~400nm。指纹图谱检测波长 294nm。阳离子模式获得电喷雾电离质谱图，全扫描质谱范围 m/z100~800。干燥气（N_2）温度为 350℃；流速为 10L/min。雾化压力为 241.5 kPa；碎裂电压为 50V；进样量为 10μl。以藁本内酯的色谱峰计算色谱柱理论塔板数为 6500。

3. 实验方法

（1）对照品溶液制备

分别精密称取上述 11 种对照品适量，用甲醇溶解，转移至量瓶中用甲醇定容，得储备液。分别精密吸取各储备液适量置同一量瓶中，用甲醇定容得工作液，工作液用 0.45μm 微孔滤膜过滤，滤液直接进样。

（2）供试品溶液制备

精密称取川芎药材粉末（40 目）0.1g，加甲醇适量超声波提取两次，每次 20 分钟，合并提取液，加甲醇定容至 10ml，0.45μm 微孔滤膜过滤，滤液直接进样。

（3）色谱条件的优化

经过对流动相的组成、比例和洗脱方式等参数的考察和优化，采用的色谱条件能将川芎药材的甲醇提取液中各类成分在 50 分钟之内洗脱，且各类成分在选择的检测波长条件下考察能得到良好的分离（图 2-3-13A，B）。

（4）检测波长的选择

通过对样品在 190~400nm 的三维色谱图和 11 个对照品最大吸收波长的分析，先选择 4 个不同波长进行检测，分别是 294、284、274 和 254nm，再对 4 个波长下检测的色谱图进行比较，发现 294nm 波长下检测的色谱图能最大限度地反映川芎药材中所含的 3 类组分的化学浓度信息，故最后选择 294nm 作为指纹图谱检测波长。

（5）方法学考察

取川芎样品 1 份，按供试液制备方法制备供试液，连续进样 3 次，所得指纹图谱中 13 个归一化法相对峰面积大于 1% 的主要色谱峰的保留时间和相对峰面积与参照峰 13 的保留时间和相对峰面积的比值基本一致（RSD 分别为 0.7% 和 0.3%~3.4%）。取同一批号川芎样品 3 份，按供试液制备方法制备供试液，分别测定指纹图谱。结果表明各指纹图谱中 13

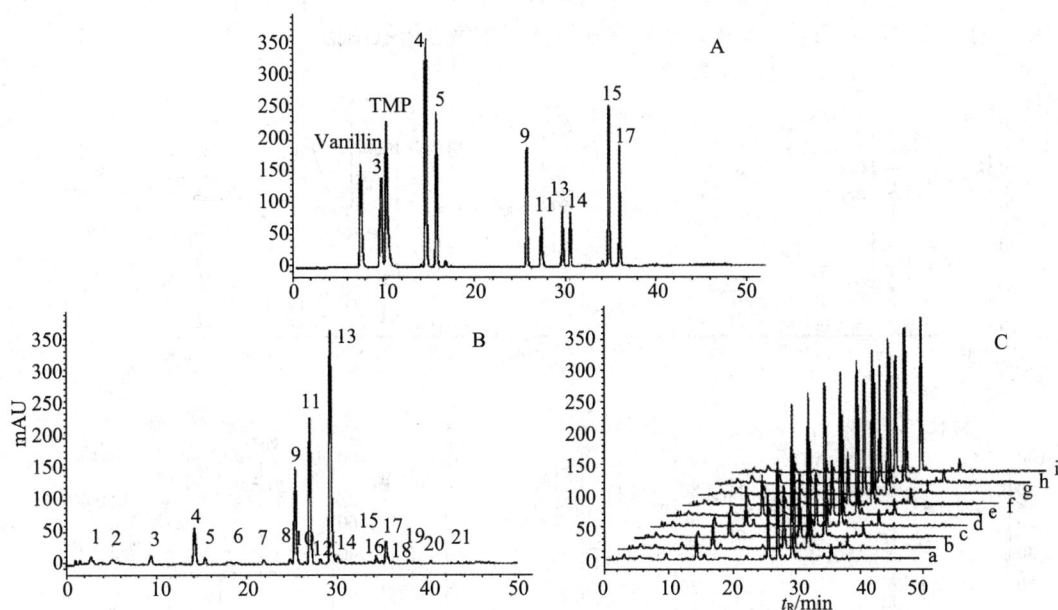

图 2-3-13 川芎药材高效液相色谱图

a, b, c: From company Ⅰ; d, e, f: From company Ⅱ; g, h, I: From company Ⅲ

个归一化法相对峰面积大于 1% 的主要色谱峰的保留时间和相对峰面积与参照峰 13 的保留时间和相对峰面积的比值基本一致(RSD 分别为 0.7% 和 0.8% ~5.0%)。表明方法的精密度和重现性均符合指纹图谱测定的要求。

取川芎样品 1 份,按供试液制备方法制备供试液,分别在 0、1、3、4、8、16 和 24 小时测定指纹图谱。结果表明 8 小时前,13 个主要色谱峰:归一化法峰面积(1%)的保留时间和相对峰面积基本没有变化,8 小时后峰 3 相对峰面积有所增加,而峰 11 的相对峰面积有所降低。表明样品在 8 小时内测定是稳定的。

4. 样品主要色谱峰的鉴定和特征指纹谱的建立

应用 HPLC-DAD-MS 的分析结果对川芎药材中 21 主要色谱峰进行鉴定。其中 9 个色谱峰保留时间(t_R)、紫外光谱(UV)和质谱(MS)与对照品分别对应确证。其余色谱峰紫外光谱(UV)和质谱(MS)分别与文献资料的相关数据对应进行鉴定。所鉴定的色谱峰对应之化合物名称见表 1,部分色谱峰的紫外光谱和质谱图见图 2-3-14。公司 Ⅰ 样品代表性指纹图谱见图 2-3-13B。依据各主要色谱峰化合物的性质将指纹图谱分为 4 个区,保留时间 0~12 分钟为第 1 区,共有 3 个主要峰,主要为酚酸类成分和生物碱成分,峰 3 被确证为 ferulic acid,而在该色谱条件下对照品色谱图中同样分布于该区的 vanillin 和 TMP 在所有样品中均未被检测到(vanillin 和 TMP 的检测限分别为 5×10-8 和 1×10-7g/g 干药材),提示 vanillin 和 TMP 均不是川芎的主要成分;12~24 分钟为第 2 区,共 4 个主要峰,主要是羟基化苯酞类成分,如峰 4senkyunolide I 和峰 5senkyunolide H;24~32 分钟为第 3 区,共 7 个主要峰,多为烷基化苯酞类成分(11 号峰为酚酸类成分),如峰 9 senkyunolide A,峰 13 Z-ligustilide 和峰 14 3-butylidenephthalide;32~50 分钟为第 4 区,共 7 个主要峰,主要为苯酞二聚体化合物,如峰 15 riligustilide 和峰 17 levistolide A 等。从各色谱峰的强度来看,峰 13 Z-ligustilide 为最强峰，指定为参照峰，以其相对保留时间为 1、相对峰面积为 100，计算各峰的相对保留时间和相对峰面积，从而建立川芎液相色谱指纹图谱。

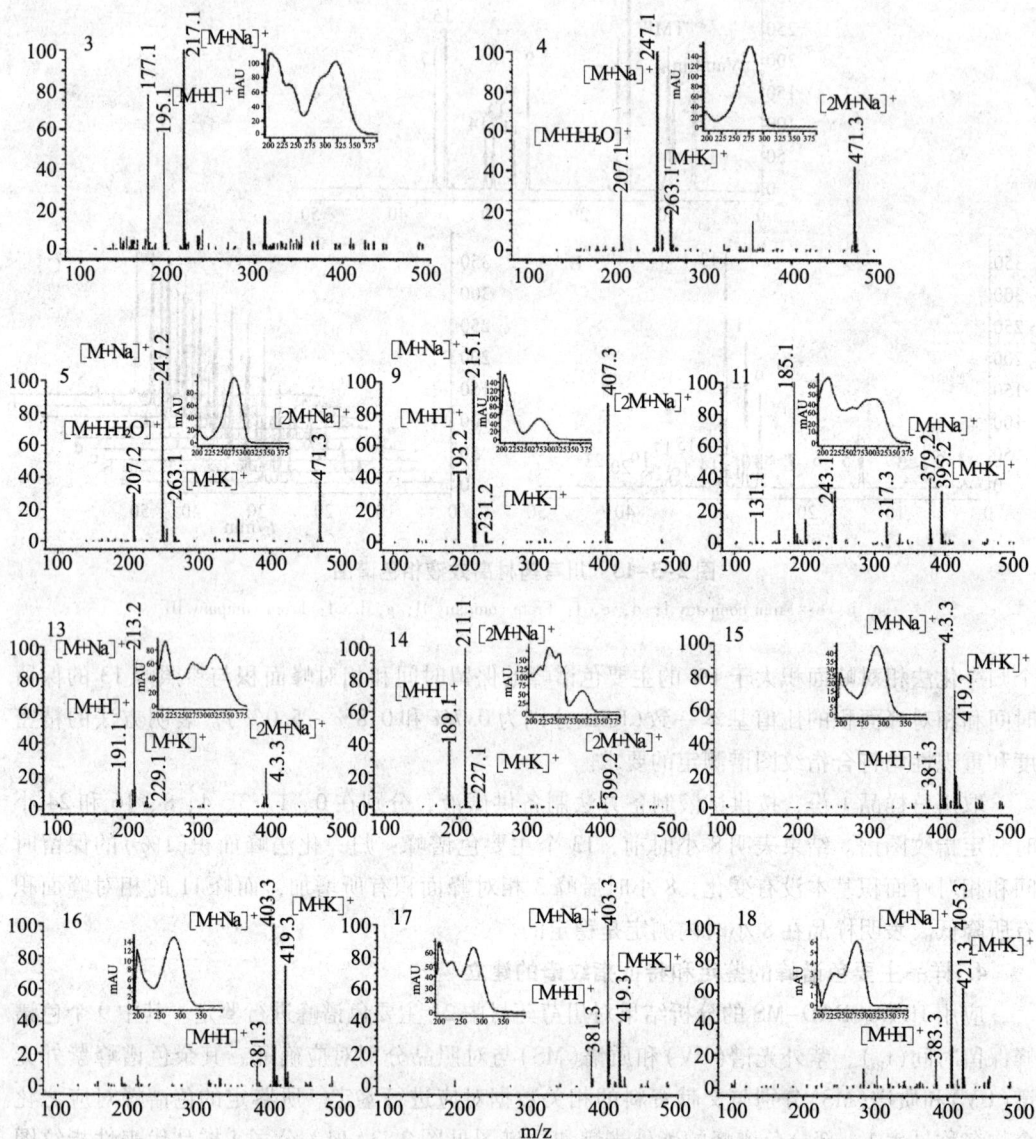

图 2-3-14   川芎药材指纹图谱主要色谱峰紫外光谱和质谱图

5. 不同来源川芎药材指纹图谱的比较

测定 3 家公司 5 月中下旬产川芎药材 9 份样品共 27 个数据，样品所有指纹图谱有 21 个共有峰。同一公司同年生产的 3 份样品质量较为稳定，不但 13 个主要成分均含有，而且相应的相对峰面积的 RSD 均在 5% 以下。而 3 家公司的产品相互之间比较，虽然 13 个主要成分都含有，但各峰的相对峰面积差异非常显著，同时单位重量（g）干药材主要峰 13 的峰面积差异也非常显著，说明 3 家公司产品不但所含主要成分的相互比例差异大，而且绝对含量也有明显的差异。

研究结果表明,虽然3家公司的川芎GAP基地均处于四川省都江堰地区,但由于可能存在的栽培品种、栽培技术、小生态环境和初加工方法等的不同,川芎药材的质量存在着明显差异。这种质量上的差异是否足以引起药效学和临床疗效的不同值得进一步研究。同时也提示同种药材的GAP生产最好由权威机构组织在系统研究的基础上制定统一的标准操作规程(SOP),以便保证最终药材质量的稳定。

(三) 川芎药材极性部分特征性指纹图谱研究

彭氏等对川芎药材极性部位的指纹图谱进行了研究。

1. 仪器与试药

Agilent1200高效液相色谱仪(DAD检测器,VWD检测器);阿魏酸对照品(中国药品生物制品检定所);川芎药材;甲醇为色谱纯,其他的均为分析纯。

2. 实验方法

(1)色谱条件

色谱柱为Eclipse XDB-C_{18}(ODS-2,250mm×4.6mm,5μm),流动相为甲醇-1%醋酸梯度洗脱,流速1.0ml/min,柱温25℃,以阿魏酸为对照品,检测波长298nm。

(2)供试品溶液的制备

精密称取川芎药材粉末2.0g,置于具塞锥形瓶中,加体积分数为95%乙醇50ml放置过夜,超声提取20分钟,过滤,挥干溶剂后加20ml水溶解,再分别以20、20、10ml醋酸乙酯萃取3次,合并萃取液,挥干,残渣加甲醇溶解并定容至10ml容量瓶中,经0.45μm微孔滤膜过滤,即得。

3. 指纹图谱的建立

本指纹图谱共确定10个共有峰,其中7号峰为阿魏酸峰,为本指纹图谱的参照峰。供试品溶液的色谱图具有对照指纹图谱中的全部10个共有峰,且顺序一致。各峰保留时间及相对峰面积见表2-3-11。

表2-3-11　　　　　　　　　　10个共有峰的保留时间及相对峰面积

编号	保留时间 t/min	相对峰面积
1	7.272	0.504435
2	9.228	0.361229
3	21.978	0.297339
4	22.84	0.935853
5	24.284	0.178815
6	25.171	0.566268
7(S)	37.044	1
8	45.309	0.384368
9	47.247	1.628873
10	50.554	0.354287

按照正文方法共测定了5批样品,以批号01的样品图为参照,时间窗0.2,对照谱生成

方法为平均数,共选择了10个色谱峰进行自动匹配,并确定这10个峰为川芎药材的特征峰。

从这10批样品的高效液相色谱指纹图谱中可以看到,不同产地、不同采集时间的川芎样品,以及云南产川芎样品的指纹图谱,与川芎对照药材相比较指纹图谱的相似度都在90%以上,这说明所研究的川芎指纹图谱具有比较好的稳定性和重复性。

(四) 川芎药材水提取物的指纹图谱分析

1. 仪器与试剂

液相色谱仪(HPLC),Surveyor 液相色谱柱:C_{18}50×2.1mm,流动相:甲醇-0.5% 乙酸水溶液;梯度:0:90~100:00;流速:200μl/min;柱温:300℃;检测波长:290nm。甲醇为色谱纯,其他试剂为分析纯。

川芎药材购于四川成都。样品处理:样品溶剂经氮吹挥干,以1ml甲醇溶解,直接用自动进样器进样。

2. 样品前处理

(1) 水提取物制备

称取100.0g研细的川芎原药材,用水浸泡过夜后,在80℃水浴下用250ml水热回流提取,反复提取合并提取液,水浴40℃下减压蒸馏,浓缩至200ml。

(2) 乙酸乙酯萃取物的制备

100ml上述水提取物用乙酸乙酯分别萃取四次,合并相同有机相提取液,回收各部分有机溶剂,得到乙酸乙酯萃取物。将乙酸乙酯相溶解于甲醇,用0.45μm的微孔滤膜过滤,进行 HPLC-MS 分析。

3. 实验方法

(1)HPLC 指纹图谱分析

川芎药材中水提取物提取量为0.15g/g。川芎水提取物经乙酸乙酯萃取后,川芎中的主要成分被萃取完全。HPLC 指纹图谱见图2-3-15。

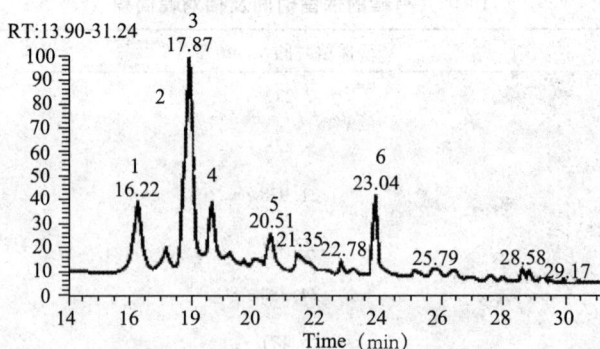

图2-3-15 川芎水提取物色谱图

1. 阿魏酸 2. 洋川芎内酯 3. 洋川芎内酯;

4. 洋川芎内酯异构体 5. 丁基内酯 6. 藁本内酯

(2)川芎内酯类化合物的鉴定

对川芎原药材进行了提取处理,水提取物经萃取后获得化学组分。采用高效液相-质谱联用法(HPLC-MS)分析,应用 Mass Frontier 对主要化合物进行推测,色谱峰2、3、4分别为洋川芎内酯I、H及洋川芎内酯I异构体，具体方法如下。

①HPLC-MS分析：用HPLC-MS分析川芎萃取相，总离子流图中主要色谱峰2、3、4对应的化学成分有相同的分子离子峰［M+H］+(m/z 225)，分子易失去一分子水，形成碎片离子207。洋川芎内酯H、I及I的异构体的分子量均为224。其分子易失去一分子水，形成碎片离子207。

②Mass Frontier分析：对中药指纹图谱中图1的主要的色谱峰3、6对应的化合物，应用Mass Frontier对该化合物进行分析，分析其主要碎片离子峰的形成过程。质谱图见图2-3-16，2-3-17。

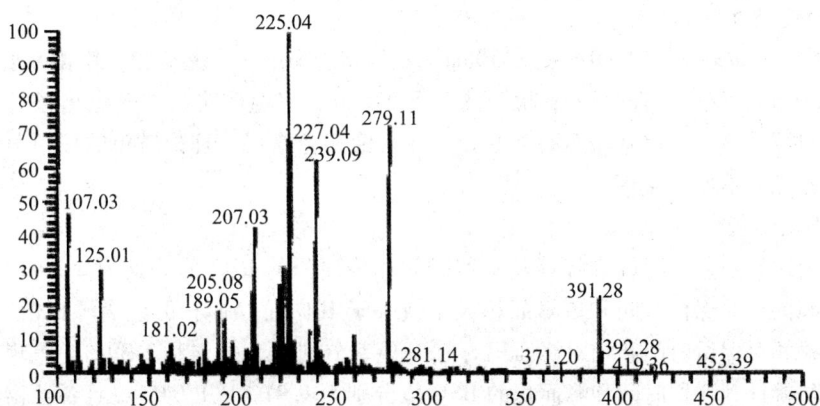

图2-3-16 苯提取物峰3的质谱图

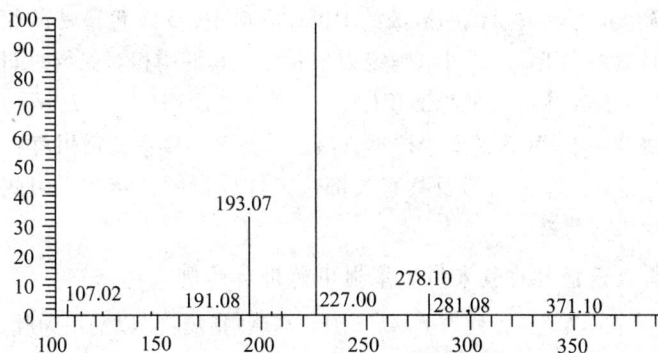

图2-3-17 峰6化合物的质谱图

（五）川芎药材活性部位的指纹图谱研究

王氏等对川芎的活性部位指纹图谱进行了研究。

1. 仪器与试药

Shimadzu 10Avp高效液相色谱仪，包括：LC-10ATvp溶剂输送泵，SPD-M10AvpDAD（二极管阵列检测器），SPD-10Avp型紫外检测器，Class-vp及Anastar色谱工作站。色谱纯乙腈和甲醇；三重蒸馏水（自制）；其余试剂均为分析纯；川芎嗪及阿魏酸对照品（中国药品生物制品检定所）。样品经低温干燥后粉碎过目筛成粗粉备用。

2. 实验方法

（1）分析溶液的制备

①对照品溶液制备：精密称取川芎嗪及阿魏酸对照品适量加甲醇溶解并定容，制成含川芎嗪及阿魏酸分别为 0.42mg/ml 和 0.61mg/ml 的对照品储备液，对照品溶液由此稀释得到。

②供试品溶液的制备：精密称取川芎药材粗粉样品各 2.0g，置具塞锥形瓶中，加 95%（体积分数）乙醇 50ml，放置过夜后，超声提取 20 分钟，滤过，挥干溶剂后加水 20ml 溶解，每份样品分别用醋酸乙酯（20，20，10ml）萃取 3 次，合并萃取液，挥干提取溶剂，残渣加甲醇溶解并定容至 10ml，作为川芎醋酸乙酯有效部位的供试品溶液。

（2）色谱条件

色谱柱：Diamonsil TM ODS 柱（150mm×4.6mm，5μm）；流动相：甲醇-水-冰醋酸（30：70：0.5）；流速：1ml/min；检测波长为 276nm；室温测定。在此色谱条件下，分别精密吸取对照品溶液和供试品溶液各 10μl，注入液相色谱仪，理论塔板数按川芎嗪及阿魏酸峰计算分别应不低于 4500。

（3）方法学考察

精密度试验结果以阿魏酸峰计其保留时间和峰面积的 RSD 值分别为 2.30%、1.68%，且各色谱峰的相对保留时间和单峰面积大于或等于 10% 总峰面积的色谱峰比值基本一致。稳定性结果相对保留时间和相对峰面积的 RSD 值，分别为 1.65% 和 2.39%。重现性试验结果以阿魏酸峰计其保留时间和峰面积的 RSD 值分别为 1.01%、1.04%，且各色谱峰的相对保留时间和单峰面积大于或等于 10% 总峰面积的色谱峰比值基本一致。

3. 指纹图谱建立

分别计算图谱中各主要色谱峰相对于阿魏酸峰（3 号峰）的相对保留时间（α）和相对峰面积值（A），在 7 份川芎药材供试品溶液的 HPLC 图谱中，5 个色谱峰的相对保留时间（α）均比较稳定，相对偏差小于 3%，可以确定为主要峰，其平均相对保留时间为 0.304 ~ 2.112 分钟；分别计算 7 个样本主要峰的总面积（$A_{总}$）、平均总面积（$\bar{A}_{总}$）以及总面积的相对偏差，舍去总面积相对偏差小于 -50% 的 2 个样本，最后其余 5 个样本确定川芎有效部位的共有峰为 1、2、3、4、5 号峰，作为川芎及其有效部位定性分析的指标峰。用此定性指标鉴定 7 个样本，结果均为川芎药材。

（六）色谱指纹图谱分析技术用于鉴别中药川芎产地

川芎始载于《神农本草经》，列为上品。《图经本草》指出："以蜀川为胜"，故名川芎。川芎主产于四川灌县、重庆和都江堰市等地，以灌县产为最佳，在江西、湖北及云南等地亦有栽培，目前，市场上不同产地的川芎很容易混淆，使用者多据性状鉴别，这对经验依赖性强。陈氏等用高效液相色谱对川芎的水溶性化学组分进行检测，提取谱图中 15 个色谱峰作为指纹峰，用聚类分析、主成分分析及相关主成分分析进行考察，并用相似性度量方法定量鉴别。研究结果表明，这 15 个色谱指纹峰组成的指纹特征可用于鉴别川芎的一些产地。

1. 实验方法

（1）生药样品来源

由全国各代表性产地采集 21 个川芎药材其中 1 ~ 4 号为云南玉溪产，5 ~ 8 号四川灌县产，9 ~ 12 号湖北咸宁产，13 ~ 16 号江西九江产，17 ~ 20 号市场统货，21 号市场购进的劣质货。

（2）仪器及色谱操作条件

高效液相色谱仪：Agilent 1100 型；色谱柱：Shimadzu VP-ODS（150mm×4.6mm）；流速：0.5ml/min；进样量：20μl；紫外检测器 λ=254nm；室温操作。线性梯度洗脱，流动相 A 为水，B 为甲醇，梯度程序如下：0～20 分钟，B 的体积百分比由 0% 增至 6%；20～45 分钟，B 的体积百分比由 6% 增至 60%；45～60 分钟，B 的体积百分比由 60% 增至 90%；60～70 分钟，B 的体积百分比由 90% 增至 100%。双蒸水，甲醇为色谱纯，其余试剂均为分析纯。

（3）样品测定及其方法学考察

样品粉碎后，过 200 目筛，精密称取 1g，分别用水 30ml 和 20ml 煮沸回流提取 2 次，每次 30 分钟，合并提取液，定容至 50ml，过 0.45μm 的微孔滤膜后，进样 20μl 分析。

2. 结果

（1）主成分分析

分析结果表明，云南玉溪产 1～4 号、四川灌县产 5～8 号以及湖北咸宁与江西九江产 9～16 号药材样品分别聚集成类，表明色谱指纹峰能较好地表征各产地川芎药材的差异。另外，1～4 号样品分布较聚集，提示云南玉溪产不同样品间化学组成差异可能相对较小；9～12 号样品较为分散，提示湖北咸宁产不同样品间化学组成差异相对较大。17～20 号样品与湖北和江西产川芎药材样品较为相近，21 号样品则与云南玉溪产川芎药材样品更接近。

（2）聚类分析

由系统聚类谱系分析可知，云南玉溪产和四川灌县产药材各自聚为一类，而湖北咸宁产与江西九江产药材同聚为一类。市场统货 17～20 号样品与湖北和江西产药材聚为一类，21 号样品与云南玉溪产药材聚为一类，这与前述主成分分析结果一致。

（3）相似度计算

通过相似度计算可定量衡量两指纹图谱间的相似程度。将 1～4 号样品色谱图中 15 个指纹峰的面积值分别计算平均值，组成云南玉溪产药材标准指纹图谱的数据矢量，并计算所有样品指纹图谱与该标准指纹图谱的相似度。同理，建立其他产地的标准指纹图谱，计算其与各样品指纹图谱间的相似度。结果同产地药材指纹图谱之间的相似度都在 0.95 以上，这表明相同产地川芎样品间相似程度较高。除湖北和江西产川芎指纹图谱之间相似度较高外，其余不同产地间药材指纹图谱相似度都在 0.7 以下。

（4）Fisher 因子分析

采用 Fisher 因子分析法进一步分辨湖北咸宁产和江西九江产川芎药材。Fisher 因子分析法是主成分分析的一种改进方法，它在提取药材产地的 Fisher 因子（Fisherfactor，FF）时不仅考虑谱图中谱峰的变化因素，还考虑谱峰变化与药材产地的相关性，故特征提取能力更强。分析可知，在 Fisher 因子得分图中很容易区分两者，江西九江产川芎样本均在图左方，湖北咸宁产川芎样本则落在图右方。市场统货与湖北咸宁产药材聚在一起，推测它们可能产自湖北，这与市场统货的标示一致。

（七）日本川芎药材的 HPLC 指纹图谱分析

徐氏等对日本川芎药材的指纹图谱进行了研究。

1. 仪器与试药

LC-9A 高效液相色谱仪，SPD-6AV 紫外可见检测器，SIL-6B 自动进样器，C-R4A 数据处理机；可变式 HS6150D 型超声波清洗仪。川芎药材（日本）；阿魏酸对照品（中国药品生物制品检定所）。

2. 实验方法

（1）色谱条件

Shimpack CLC-ODS 色谱柱（6.0mm×150mm，5μm）；流动相为冰醋酸（1∶100）-甲醇（80∶28）；检测波长 322nm；柱温 30℃；灵敏度 0.04AUFS；理论塔板数以阿魏酸峰计不低于 4000。

（2）检测波长的选择

用川芎嗪测定波长 280nm 和阿魏酸测定波长 322nm 进行川芎醇提取物的测定，在 280nm 和 322nm 测定的色谱图中，峰的个数和峰高低相差不大，故采用 322nm 作为川芎药材指纹图谱的检测波长。

（3）方法学考察

①溶液的制备：取阿魏酸对照品适量，分别用甲醇溶解，制成 0.0098mg/ml 的对照品溶液。分别取 10 批经粉碎过 30 目筛的日本川芎粉末 2g，精密称定，加稀乙醇（1∶2）20ml，超声提取 1 小时，离心（3000 r/min）10 分钟，吸取上清液，残留物用 5ml 稀乙醇洗涤，离心 10 分钟，合并上清液定容至 25ml，作为供试品溶液。

②精密度试验：以供试品溶液连续进样 5 次，对共有峰的相对保留时间和相对峰面积进行统计，RSD<3%。

③重复性试验：取供试品 5 份，按以上色谱条件进行测定，对共有峰的相对保留时间和相对峰面积进行统计，5 份供试品液的 RSD<3%。

④稳定性试验：取供试品溶液，考察时间为 0、6、24 小时。对共有峰的相对保留时间和相对峰面积进行计算，该供试品 24 小时内基本稳定，RSD<3%。

3. 指纹图谱的建立

（1）共有峰的确定

HPLC 分析时间 90 分钟，样品图谱显示，30 分钟前有较尖锐的峰出现，35 分钟后的峰形低且宽，所以采样时间定为 35 分钟。通过 10 批川芎药材供试品的测定，以阿魏酸对照品作川芎指纹图谱的参照物（S），根据参照物的保留时间，计算 10 批供试品图谱中各峰的相对保留时间，标定出川芎药材的共有峰 10 个。

（2）共有指纹峰面积的比值

通过 10 批药材供试品的测定，分别对共有峰面积与参照峰面积的比值统计，按《药材指纹图谱研究技术要求》中的"共有峰指纹峰面积的比值"项下规定："中药材的供试品图谱中各共有峰面积的比值与指纹图谱中各共有峰面积的比值比较，保留时间小于或等于 30 分钟的共有峰，单峰面积占总峰面积大于或等于 20% 的共有峰，其差值不得>±20%"。通过 10 批日本川芎药材供试品的测定，结果，峰 4、峰 10 的单峰面积占总峰面积的百分比分别>20%，其差值<±20%。

（4）非共有峰面积

通过 10 批川芎药材供试品的测定，统计各批非共有峰总面积与总面积的百分比，其结果非共有峰总面积百分比在 4%~9%。符合指纹图谱研究<10%的技术要求。

（八）川芎配方颗粒高效液相色谱指纹图谱研究

川芎配方颗粒为伞形科植物川芎 *Ligusticum chuanxiong* Hort. 的干燥根茎经加工制成的

配方颗粒，主要含生物碱类、有机酸类和挥发油类成分。功能为活血行气、祛风止痛，用于治疗月经不调、经闭痛经、癥瘕腹痛、胸胁刺痛、跌扑肿痛、头痛、风湿痹痛。韩氏对川芎配方颗粒的 HPLC 指纹图谱进行了研究。

1. 仪器与试药

Waters2695-2996 高效液相色谱仪；Empower 色谱工作站；甲醇（色谱纯，Fisher）；磷酸（分析纯）；水（Milli-Q 级）；川芎配方颗粒 10 批（为伞形科植物川芎 *Ligusticum chuanxiong* Hort. 的干燥根茎经加工制成的配方颗粒）；川芎饮片 3 批（川芎配方颗粒的投料饮片）；阿魏酸对照品（中国药品生物制品检定所提供）。

2. 色谱条件及测定方法

色谱柱为 KromasilKR-100-5 C_{18}（4.6mm×250mm，5μm）；流动相为 0.5% 磷酸水溶液（A）和甲醇（B），梯度洗脱为 0~3 分钟（85% A），3~55 分钟（85% A~10% A），55~60 分钟（10% A）；流速：1.0ml/min；检测波长：240nm；柱温：20℃；记录时间为 60 分钟；进样量 10μl。

3. 方法学考察

选取阿魏酸作为参照物。取同一供试品溶液，连续进样 6 次，同时取峰面积大于总峰面积的 3.0% 的色谱峰保留时间峰面积进行统计，其保留时间的相对标准偏差 RSD 均低于 1%，表明仪器精密度良好。取同一供试品溶液，分别在 0、1、2、4、8、12、24、48 小时进行检测，同时取峰面积大于总峰面积的 3.0% 的色谱峰保留时间峰面积进行统计，其保留时间的相对标准偏差 RSD 均低于 1%，表明样品 48 小时内稳定性良好。同一批号供试品，分别制备供试品溶液 6 份，进样检测，同时取峰面积大于总峰面积的 3.0% 的色谱峰保留时间峰面积进行统计，其保留时间的相对标准偏差 RSD 均低于 1%，表明重复性良好。

4. 结果分析

（1）峰的辨认和分区

指纹图谱建立的原则应从色谱峰的整体性出发，找出能构成指纹特征的色谱峰的峰号、峰位、峰数。经比较所有测定和记录的色谱图，在观察众多供试品色谱图后，确定川芎配方颗粒的 11 个峰作为特征组成其指纹图谱。将整个色谱图分成 A、B、C、D 4 个区。A 区包括 1~7 号峰（保留时间范围 0~20 分钟），为极性较大的水溶性成分；B 区包括 8~11 号峰（保留时间范围 20~40 分钟），为生物碱和有机酸等中等极性的成分；C 区（保留时间范围 40~50 分钟）是川芎挥发油特征区；D 区（保留时间范围 50~60 分钟）为极性较小的成分。

（2）川芎配方颗粒指纹图谱的建立

取川芎配方颗粒 10 批样品，按照供试品溶液的制备和检测方法进行检测。以样品 1 为参照图谱，其全谱的相似度（相关系数法）分别为 1.000、0.996、0.996、0.994、0.996、0.995、0.987、0.991、0.983、0.983，同时取峰面积大于总峰面积的 3.0% 的色谱峰保留时间峰面积进行统计，其保留时间的相对标准偏差 RSD 均低于 1%。

（3）川芎配方颗粒与川芎饮片指纹图谱的比较

取 10 批川芎配方颗粒的投料饮片，照川芎配方颗粒指纹图谱供试品的处理方法及分析条件对川芎饮片进行指纹图谱分析。将川芎配方颗粒与川芎饮片指纹图谱进行比较，配方颗粒与饮片之间存在一定的差异，可能的原因是，饮片经提取、成型等工艺后，有效成分总体减少，但不同的成分减少的程度不一致，因此部分成分的信号相对增强，部分成分的信号相对减弱。

中药配方颗粒是以单味中药饮片为原料，经提取、浓缩、干燥、制粒等工序制成的粉末状或颗粒状制剂。中药配方颗粒指纹图谱的研究，皆在考察配方颗粒与饮片物质组成的异同，为配方颗粒制备工艺的合理性提供依据。

（九）川芎、当归共煎液的指纹图谱研究

宋氏等将川芎、当归共煎液的指纹图谱进行了研究。

1. 仪器与试药

1100 高效液相色谱仪，包括四元梯度泵、DAD 检测器、G137PA 自动脱气机、标准自动进样器、柱温箱、色谱工作站。

当归为伞形科植物当归 *Angelica sinensis* 的干燥根，川芎为伞形科植物 *Ligusticum chuanxiong* Hort. 的干燥根茎；甲醇为色谱纯，其他试剂均为分析纯。

2. 实验方法

（1）色谱条件

色谱柱：Zorbax SB-C18（250mm×4.6mm，5μm）；流动相：A 相为甲醇，B 相为 0.5% 醋酸水溶液，梯度洗脱，分析时间为 60 分钟；流速：0.8ml/min；检测波长：313nm；柱温：25℃；进样量：10μl。

（2）供试品溶液的制备

取当归、川芎粗粉（20g 过 10 目筛），加 10 倍水煎煮 2 次，每次 1.5 小时，滤过，第 2 次煎煮过滤后的药渣用 50ml 的水洗涤，合并煎液及洗涤液，浓缩定容至 100ml，摇匀取 10ml 以 3000r/min 离心，取上清液，即为供试品溶液。高效液相色谱（HPLC）分析前用 0.45μm 微孔滤膜滤过。20g 药材中川芎与当归比例依次为 10∶0、9∶1、8∶2、7∶3、6∶4、5∶5、4∶6、3∶7、2∶8、1∶9、0∶10。

（3）方法学验证

以川芎∶当归＝4∶6 配伍样本为测定对象，在 313nm 波长处对仪器精密度、实验方法稳定性、回收率和重现性作了考察。精密度试验结果表明，各色谱峰相对保留时间的 RSD≤1.0%，各色谱峰峰面积的 RSD≤2.0%。稳定性考察结果表明，各色谱峰的相对保留时间和主要峰的峰面积比值在 24 小时基本没有明显变化。重现性试验结果表明，各色谱峰相对保留时间的 RSD≤1.0%，各色谱峰峰面积的 RSD≤3.0%。

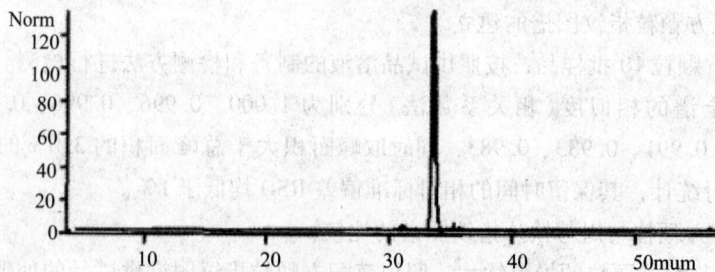

图 2-3-18　阿魏酸标准品的 HPLC 色谱图

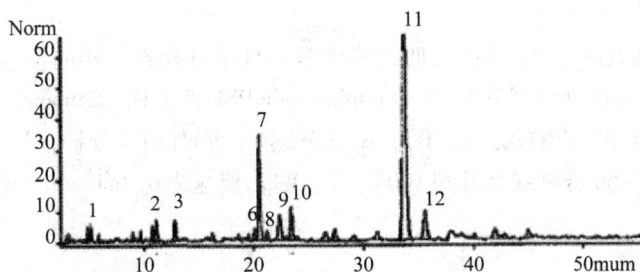

图 2-3-19 当归的 HPLC 色谱图

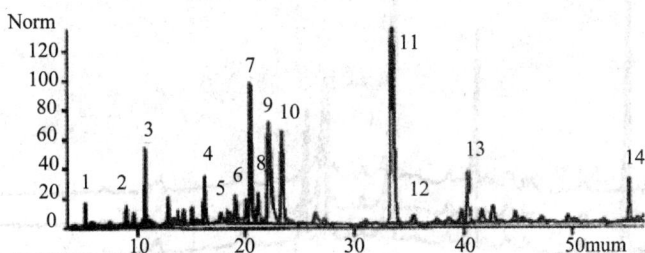

图 2-3-20 川芎的 HPLC 色谱图

3. 讨论

当归、川芎水煎液中极性弱的成分较多(图 2-3-19、图 2-3-20);且由于当归、川芎同为伞形科,因此两者共有成分比较多。两者合煎时,其物质具有加和性,且未发现有新物质生成;由阿魏酸含量测定结果发现,川芎:当归=7:3 时,阿魏酸(11 号峰)的含量最大。不同比例川芎、当归的合煎液,可以抑制或促进某些成分的溶出,从而产生不同比例的物质群,进而产生不同的药理作用。有些成分(如 10 号峰)的峰面积跟配比的关系比较小,可能是因为其性质比较稳定,煎出量受其他组分影响相对较小所致。

(十) 川芎、赤芍配伍的指纹图谱研究

中药复方配伍理论是方剂的精华。配伍后中药复方的独特疗效有其相应的化学物质基础,即中药的化学成分。中药的化学成分包括无机物、小分子有机化合物(贰类、生物碱、有机酸等)及生物大分子物质(多肽、蛋白质、多糖等)。近年来方剂配伍的化学成分研究主要集中在配伍前后个别化学成分的定量分析和复方配伍后质变研究。本文应用液相色谱-光电二极管阵列检测器(HPLC-DAD)研究中药川芎和赤芍的配伍后的化学成分变化。通过比较合煎液和单煎液中各成分的保留时间和紫外光谱确定合煎液中各峰的归属;并比较了配伍前后化学成分含量的变化。

1. 样品的制备

川芎-赤芍合煎液:称取川芎、赤芍各 2.50g,混匀,用 10 倍量的超纯水浸泡40分钟后,回流提取 1 小时;倾出提取液后,药渣用8 倍质量的超纯水回流提取 1 小时,合并两次提取液,浓缩后的样品用 30% 甲醇定容为 25ml。

川芎单煎液:称取川芎 2.50g,同法处理。

赤芍单煎液:称取赤芍 2.50g,同法处理。

2. 色谱分离条件

Waters2690 高效液相色谱系统（四元梯度泵、自动进样器、样品恒温系统、柱恒温系统、996 光电二极管阵列检测器），WatersspherisothoDS1 色谱柱（250mmx2.0mm，5μm）；流动相为乙腈（A）-1.0% 乙酸水溶液（B）；A 由 3%（V：V）保持 3 分钟，3～65 分钟线性升到 40%（V：V），55～60 分钟线性升到 100%（V：V）。流速为 0.2ml/min；进样量为 10μl。

3. 实验结果

（1）峰归属的确定

川芎、赤芍及其合煎液比较的色谱图见图 2-3-21、2-3-22，由图中可以清晰地分辨出

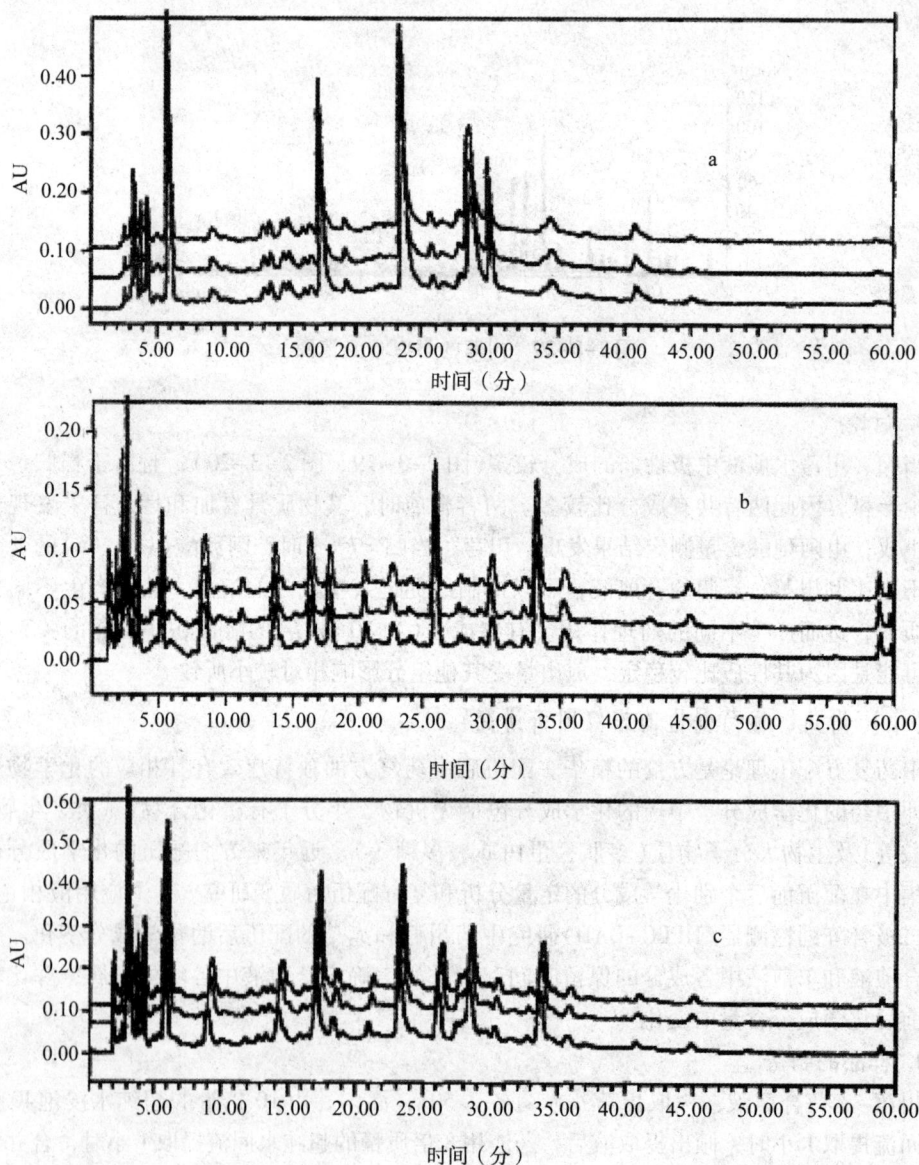

图 2-3-21　川芎、赤芍单煎液及其合煎液水提后连续 3 次进样的色谱图

a-赤芍　b-川芎　c-赤合煎液

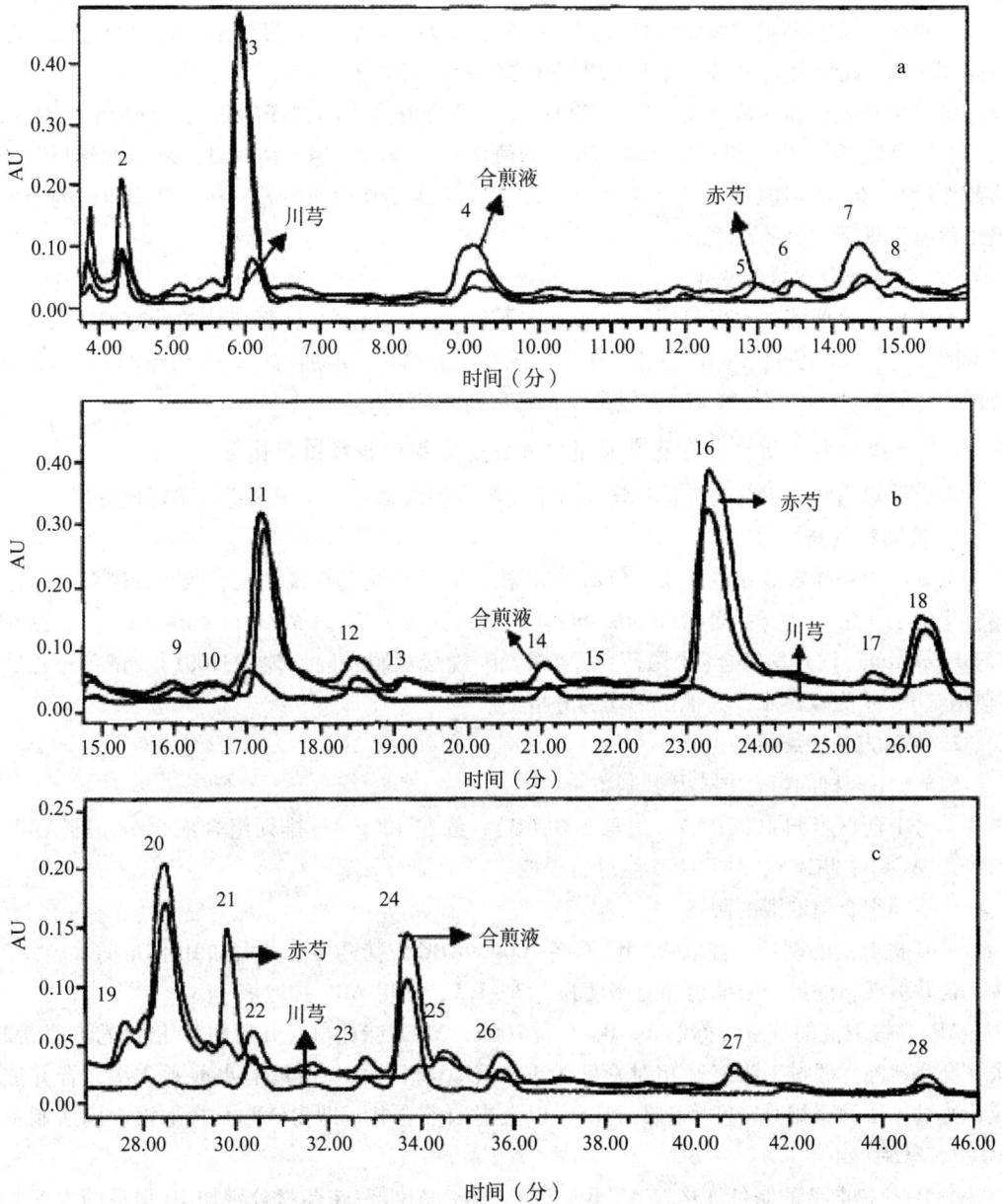

2-3-22　川芎、赤芍单煎液及其合煎液的色谱图

(a：段 1；b：段 2；c：段 3)

合煎液中各峰的由来。利用保留时间初步确定合煎液中峰 1~4、7、8、11、16、20、21、22、24、28 为共流出峰；峰 12、14、18、23、26 来源于川芎的贡献；峰 5、6、9、10、13、15、17、19、25、27 来源于赤芍的贡献。由于中药的色谱峰有共流出现象，所以配伍后单一的用保留时间进行峰归属是不可靠的。应用色谱流出物的紫外图，比较配伍前后每个相应色谱峰的紫外光谱是否相同，从而验证用保留时间进行的峰归属。

提取合煎液中 28 个峰的紫外光谱图，用来建立标准的紫外光谱库。利用色谱工作站的紫外谱图匹配功能确定合煎液中各峰的归属。据分析，峰1在合煎液中的紫外最大吸收是237、259nm，赤芍药材中峰1的紫外最大吸收是235nm，而川芎药材中此峰的紫外最大吸收是257nm，由紫外光谱确定峰1是川芎和赤芍的共流出峰。

结合紫外光谱和保留时间，确定了川芎和赤芍合煎液中的各峰的归属。合煎液中峰1、4、7、8、11、16、20、21、22、24、28为共流出峰；峰12、14、18、23、26来源于川芎的贡献；峰5、6、9、10、13、15、17、19、25、27来源于赤芍的贡献。在川芎和赤芍的合煎液中没有发现新成分的产生。

(2)化学成分含量的变化

配伍后，合煎液中大部分峰的峰高变化不显著，峰高发生显著变化的峰有峰17、19、21和峰24。实验说明：川芎-赤芍配伍后，既有成分的含量增加（如峰19和峰24），又有成分的含量降低（如峰17，峰21），但是没有发现新峰的产生。

（十一）当归、川芎、红花不同组合方式提取物的指纹图谱比较

宋氏等对当归、川芎、红花三味药材不同组合提取物的指纹图谱进行了对比分析。

1. 仪器和试药

Aglient1100高效液相色谱仪，包括DAD检测器，在线真空脱气机、四元梯度泵和柱温箱，化学工作站。试药：当归（*Radix Angelicae Sinensis*）、川芎（*Rhizoma Chuanxiong*）、红花（*Flos Carthami*）饮片均符合《中国药典》要求。阿魏酸对照品（批号：031001）。试剂：乙腈（色谱纯），水为双蒸水，其他试剂均为分析纯。

2. 实验方法和结果

(1)方中药材的组合方式及其制备

①将中药材当归100g(A)，川芎100g(B)，红花100g(C)排列组合成5组，即ABC、AB+C、AC+B、BC+A、A+B+C 5组进行提取。

②不同组合提取液的制备

ABC提取液的制备　称取A、B、C各100g，ABC三味药材合并后加10倍量的水煎煮2次，合并煎液，滤过，浓缩至相对密度为1.3~1.5，即得ABC提取液。

AB+C提取液的制备　称取A、B、C各100g，AB二味药材合并后加10倍量的水煎煮2次，合并煎液，滤过，浓缩至相对密度为1.3~1.5，C加10倍量的水煎煮2次，合并煎液，滤过，浓缩至相对密度为1.3~1.5，以上提取液合并，即得AB+C提取液。同法制备AC+B、BC+A组合。

A+B+C提取液的制备　称取A、B、C各100g，ABC三味药材分别加10倍量的水煎煮2次，合并煎液，滤过，浓缩至相对密度为1.3~1.5后，合并三味药的提取液，即得A+B+C提取液。

(2)对照品溶液的制备

精密称取阿魏酸对照品7.9mg，置于25ml棕色量瓶中，加甲醇稀释并定容至刻度。

(3)供试品溶液的制备

分别取5种组合提取物各15ml，用乙酸乙酯萃取3次，每次20ml，合并3次提取液，挥干溶剂，用甲醇溶解，定容至10ml的棕色量瓶中，摇匀，即为供试品溶液。HPLC分析前用0.45μm微孔滤膜过滤，取续滤液备用。

（4）色谱条件

色谱柱：Zorbax SB－C₁₈柱（4.6mm×250mm，5μm，Agilent 公司）；流动相：A 相为乙腈，B 相为 0.03% 磷酸水溶液，梯度洗脱，分析时间为 63 分钟，流速：1.0ml/min；检测波长：300nm；柱温：30℃；进样量：10μl。以阿魏酸的色谱峰（10 号）计算理论塔板数不低于 5000。

（5）结果分析

各单味药的色谱图与 ABC 组合的色谱图见图 2-3-23。由图 2-3-23 可见，4、5、10、11 号峰为 A（当归）的特征峰，3、4、5、10、11、12、13、14 号峰为 B（川芎）的特征峰，其中的 4、5、10 号峰又为 A 和 B 的共有峰（10 为阿魏酸的峰），8、15、16、17 号峰为 C（红花）的特征峰；1、2 号峰可能为 ABC 三味药合煎时出现的新峰，18 号峰为 AB 或 AC 合煎所出现的新峰。

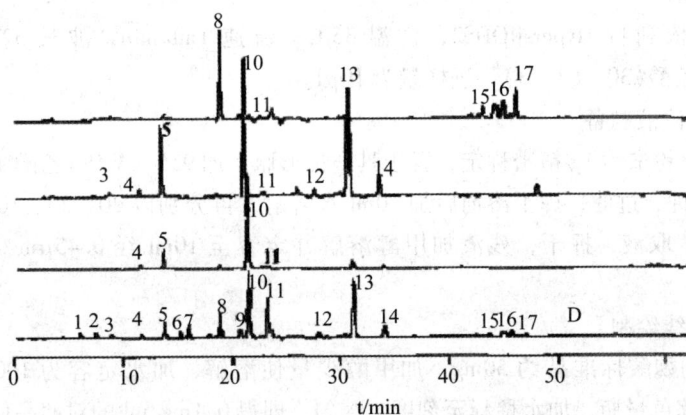

图 2-3-23　典型样品的色谱指纹图谱

A-红花单煎提取液；B-川芎单煎提取液；C-当归单煎提取液；

D-ABC 组合的样品；10-阿魏酸；1~9，11~18-未知峰

各共有峰紫外光谱图，1（UVmax295），2（UVmax283，230），3 ［UVmax261，295（sh）］，4（UVmax320），5 ［UVmax220，243（sh），326（sh），298］，7（UVmax223，282），8（UVmax228，312），10 ［UVmax220，235，300（sh），323］，11（UVmax295），12（UVmax270），13（UVmax280），14（UVmax280），6、9、15、16、17、18 等 6 个峰在 UV190~400nm 均无明显吸收。

3. 讨论

从色谱峰的有无和数目看，合煎液有新峰出现。说明不同提取方式，可能分别发生了某些特殊的化学反应，有新的化学成分产生、消失。而化学成分的变化通常会影响药物的治疗效果。

从 5 种组合提取液的指纹图谱中共有的 6 个主要峰的相对峰面积来看，存在较大的差异。除 BC+A 组合中 8 号峰的相对峰面积值与 ABC 组合合煎的相对峰面积值基本相等外，ABC 组合合煎的相对峰面积值均大于其他组合的峰，说明合煎有助于药材中有效成分的煎出。另一方面，从共有峰的相对峰面积值来看，5 种组合的化学成分组成比例的差异较大，这种改变可能导致这几种组合在药效上的差异，故还需在药效学上作进一步的研究。

（十二）不同川芎药材中川芎嗪及阿魏酸含量及指纹图谱研究

传统使用的川芎均指老芎。通常在无性繁殖过程中，于大寒后立春前，采挖坝区未成熟的根茎称"奶芎"，运上山育苓。奶芎主要出口日本，也有些农户将奶芎在药材市场作川芎或奶芎出售。此时距川芎（老芎）收获期尚有4个月左右，奶芎扰乱药材市场，严重影响川芎药用的质量。老芎与奶芎是否有明显区别，本研究通过朱氏等测定灌县、都江堰、彭州及江西九江的川芎、奶芎中川芎嗪和阿魏酸含量，并建立指纹图谱及相似度进行比较分析。

1. 仪器与材料

Waters 高效液相色谱仪，Waters2487 检测器，250B 超声波清洗器。盐酸川芎嗪对照品（批号110817-200305）；阿魏酸对照品（批号：0073-9910）。

2. 阿魏酸的含量测定

（1）色谱条件

色谱柱为依利特 HypersilODS2，柱温 35℃，流速 1ml/min，波长 322nm，流动相：甲醇-水-36%乙酸（30∶67∶3），进样量为 10μl。

（2）供试品溶液制备

取川芎药材粉末约 1g 精密称定，置于具塞锥形瓶，加 95%（V/V）乙醇 10ml 放置过夜，超声提取 20 分钟，过滤，挥干溶剂后加 20ml 水溶解，再分别以 20、20、10ml 乙酸乙酯萃取 3 次，合并萃取液，挥干，残渣加甲醇溶解并定容至 10ml 经 0.45μm 微孔滤膜过滤，即得。

（3）标准曲线绘制

精密称取阿魏酸标准品约 50mg，加甲醇少量使溶解，加水定容为 100ml，精密量取 20ml 置 100ml 棕色量瓶，加水稀释至刻度，摇匀，即得 0.1mg/ml 的对照品储备液。分别吸取该溶液 0.4、0.8、1.2、1.6、2.0ml 置 10ml 量瓶，用水稀释至刻度，摇匀，吸取上述溶液各 10μl 进样，测定得回归方程为：$y = 32882.53x + 728472$，$r = 0.99914$，进样量在 $40 \sim 200μg$ 范围内线性关系良好。

（4）加样回收率测定

精密称取已知阿魏酸含量的川芎样品 5 份，每份约 0.45g，加入阿魏酸对照品适量（按 1∶1 的比例加入），按供试品溶液制备方法制备并进行测定，加样回收率为 99.90%，RSD 为 2.31%。

（5）样品测定结果

分别取 6 种川芎样品溶液，进样 10μl 记录图谱。不同川芎药材（老芎、奶芎）中川芎嗪及阿魏酸的含量，老芎均远高于奶芎，灌县老芎最高。

3. 指纹图谱的建立

分别取上述 6 种川芎药材提取液进样 10μl。记录图谱 30 分钟。用中药色谱指纹图谱相似度评价系统软件处理数据，将 3 种老芎及 3 种奶芎及 6 种川芎药材的色谱图分别比较并多点校正与匹配，得到可全面反映多个色谱图特征的对照模式色谱图。以此模式为基准，计算每个色谱图的相似度。

结果：3 个不同产地的老芎样品相似度较为接近，相似值在 0.95 以上；3 个不同产地奶芎样品相似度也较为接近，其中都江堰的日本种子奶芎与九江产奶芎样品最为相似，其相似度在 0.95 以上；由 6 种不同产地、不同品种的川芎药材指纹图谱及相似度计算比较可以看出老芎与奶芎之间的相似性较差,它们之间的相似值均低于0.95。

二、川芎气相色谱指纹图谱研究

(一) 川芎气相色谱指纹图谱

川芎药材中含有挥发性成分,慕氏等对不同产地川芎药材的气相指纹图谱进行了研究。

1. 仪器与试药

色谱仪:岛津GC-17A气相色谱仪,氢火焰检测器(FID);色谱柱:DB-1(25mm×0.32mm,0.25μm)的石英毛细管柱,Class-5000数据处理器。旋转蒸发仪:上海亚荣生化厂。

试剂:乙酸乙酯为色谱纯,水为三蒸水(自制),其余均为分析纯。川芎药材购自湖南、湖北、浙江、四川等地药材公司。

2. 实验方法

(1)溶液配制

①内标溶液的制备:取喹啉0.2g,精密称定,置100ml的量瓶中,用乙酸乙酯溶解,并稀释至刻度,摇匀,作为内标溶液。进样量:1.0μl。

②供试品的制备:分别称取川芎药材50.0g,置挥发油提取器1L的烧瓶中,加水500ml,浸泡1小时后,自测定器上端加水使充满刻度部分,连接冷凝管,加热蒸馏6小时,开始收集馏分至60ml,收集的馏分分别用乙酸乙酯(60、60、60ml)萃取3次,合并萃取液,减压蒸干,转移至5ml的量瓶中,再吸取内标储备液0.5ml至该量瓶中,用乙酸乙酯稀释至刻度,进样。

(2)测试条件

柱初始温TC=50℃,保持10分钟,以5℃/min的速度升至80℃,再以8℃/min的速度升至110℃,保持10分钟。以1.8℃/min升到160℃,再以2.5℃/min的速度升至200℃,最后以4℃/min升至240℃,保持7分钟。检测时间为90分钟。检测器温度TD:280℃,进样口温度Tj 260℃。进样量1.0μl;总流量25ml/min,分流比5:1。氢气流速45ml/min,空气流速500ml/min。

(3)方法学考察

取川芎挥发油样品,在相同条件下,连续进样5次。考察样品中各色谱峰的保留时间、色谱峰面积与内标物峰的保留时间、色谱峰面积的比值一致性。结果表明,样品中各主要色谱峰相对保留时间的 $RSD<1\%$,色谱峰相对面积的 $RSD<3\%$,表明仪器精密度好,样品测定具有良好的重现性。相同色谱条件下分别在间隔0、12、24、48、72小时进样分析,考察各主要色谱峰峰面积、保留时间与内标物色谱峰峰面积、保留时间的比值。峰面积相对值RSD<3%,保留时间的相对保留值RSD为<2%,结果表明组分稳定性良好。

3. 指纹图谱建立

按供试品制备方法制备13个不同产地川芎药材的供试品溶液,取供试品溶液进样1.0μl,采样时间90分钟,获得41个共有峰,内标峰为S峰,其典型的色谱指纹图谱见图2-3-24。

4. 川芎样品相似度分析

采用Microsoft Excel软件编辑公式,利用夹角余弦法计算相似度,以13个产地的川芎全体样本的均值为对照模板,根据峰匹配的结果,将待测样品的完整指纹图谱与对照模板的完整指纹图谱进行整体相似性计算,相似度在0.74~0.99。

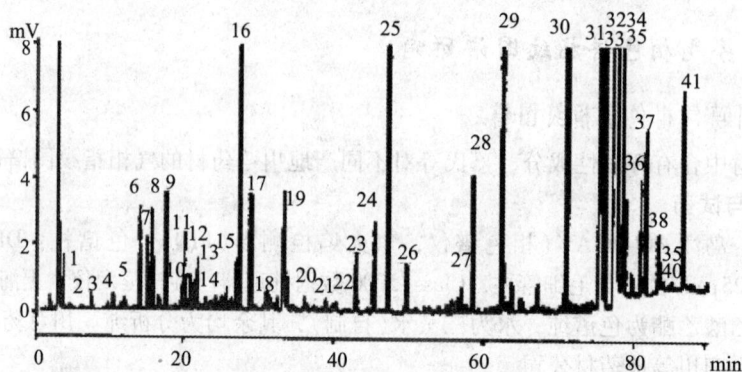

图 2-3-24　川芎药材 HPLC 指纹图谱

5. 川芎样品系统聚类分析

系统聚类分析是一种无管理、无指导的模式识别方法，是根据事物本身的特征研究个体分类的方法，可依据所测样品的色谱指纹图谱特征数据，对样品进行分类。慕氏等采用聚类分析将 13 个川芎样品分为 2 类，通过与中国生物制品检定所所购买的对照药材比较，并结合形态学鉴定结果，可判定第Ⅰ类为优质品，第Ⅱ类为一般品。13 个产地川芎药材的聚类分析结果见图 2-3-25。

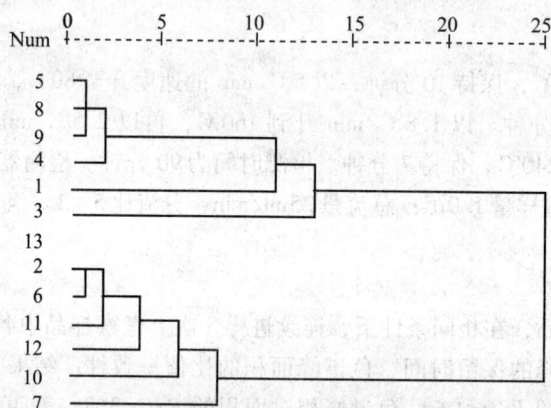

图 2-3-25　川芎聚类谱系图

从指纹图谱中可以看出，13 个不同产地的川芎挥发油色谱图中虽然都出现了相应的色谱峰，但是峰面积比值有所不同，因此中药制剂中的原药材需要来自于相同产地，并在相同提取工艺下，才能保证中药制剂质量的稳定可靠。

（二）川芎挥发油的指纹图谱研究

1. 水蒸气蒸馏提取川芎挥发油的指纹图谱

石氏等采用 GC-MS 建立了川芎挥发油的指纹图谱。

（1）仪器与试药

岛津 GC—MS-QP2010 气相色谱质谱联用仪。无水乙醇等试剂均为分析纯，藁本内酯对照品为自制。

（2）实验方法

①仪器条件：DB-1 石英毛细管柱（30mm×0.25mm，0.25μm）；进样室温度 250℃、接口温度 250℃、离子源（EI）温度 200℃；柱温条件：50℃ 保持 2 分钟，以 4℃/min 升至 140℃，保持 1 分钟，以 8℃/min 升至 250℃，保持 25 分钟；分流进样，分流比 30，载气为氦气，体积流量：1.5ml/min；质荷比扫描范围为 33～500；检测器电压 1.1kV，电子轰击电压 70eV。

②供试品溶液的制备：取川芎粉碎药材 50g，加 10 倍量的水，按《药典》2005 年版一部附录挥发油测定甲法收集挥发油于 25ml 量瓶中，加无水乙醇至刻度，避光备用。

③GC-MS 测定方法：取川芎挥发油供试品溶液，进样 0.5μl，得挥发油供试品总离子流图。以藁本内酯峰作为对照，计算总离子流图中各色谱峰的相对保留时间和峰面积比值。取川芎挥发油样品进行分析，结果显示 60～120 分钟没有出峰，60 分钟内挥发油成分出峰完全，各主要色谱峰间分离良好。

④方法学考察：精密度试验结果 8 个主要成分的相对保留时间一致，RSD 均小于 0.05%，峰面积比值的 RSD 均小于 3%。重现性试验结果 8 个主要成分的相对保留时间一致，RSD 均小于 0.05%，峰面积比值的 RSD 均小于 5%。稳定性试验结果 8 个主要成分的相对保留时间一致，RSD 均小于 0.05%，峰面积比值的 RSD 均小于 3%，说明供试品溶液在 48 小时内稳定性较好。

（3）指纹图谱的建立

①共有峰的标定：通过对 10 批川芎样品 GC-MS 总离子流图数据比较，以 12 号峰（藁本内酯）为参照峰，确定 13 个主要色谱峰为共有峰。

②特征指纹峰的确定：通过比较 10 批川芎样品色谱峰的相对峰面积变化情况，发现其中 1、2、3、4、13 号峰相对峰面积较小，且 1、2、3 号峰的相对峰面积批间差异较大，不适合作为特征指纹峰进行进一步的分析和质量控制。因此选择 5、6、7、8、9、10、11、12 号峰作为特征指纹峰。

③共有模式的建立和相似度计算：分别通过平均矢量法计算共有模式对照指纹图谱，相关系数法和夹角余弦法进行相似度计算，结果表明两种计算方法的结果非常接近，10 批川芎挥发油指纹图谱与共有模式对照指纹图谱有非常好的相似度，相似度均在 99.5% 以上。

（4）讨论

利用气相色谱-质谱联用技术在选定的仪器测定条件下，川芎挥发油成分分离良好。通过对 10 批川芎药材挥发油成分的相对保留时间、相对峰面积及变化情况确定 13 个共有峰和 8 个特征指标指纹峰。以 8 个指标成分峰作为评价指标，在精密度与稳定性试验中，其相对保留时间 RSD 均小于 0.05%，峰面积比值的 RSD 均小于 3%；在重现性试验中，其相对保留时间 RSD 均小于 0.05%，峰面积比值的 RSD 均小于 5%，方法的精密度、稳定性和重现性良好。通过平均矢量法计算共有模式，相关系数法与夹角余弦法进行相似度计算，10 批川芎挥发油指纹图谱与共有模式对照指纹图谱间相似性非常好。

2. 超临界 CO_2 萃取川芎挥发油的指纹图谱

（1）仪器与试药

HA-221-40-11-C 型超临界 CO_2 萃取装置，日本岛津 GC14C 型气相色谱仪，氢焰离子化检测器(FID)，CLASS GC10 色谱工作站。阿魏酸对照品试剂均为分析纯。川芎药材共 10 批。

（2）实验方法

①供试品溶液的制备：取川芎饮片，粉碎，过 20 目筛，称取药粉 300g，置于超临界 CO_2 萃取装置中进行萃取，压力 35MPa，温度 50℃，时间 2 小时，收集萃取物，得红棕色透明川芎油。精密称取 0.5g 置 10ml 量瓶中，加醋酸乙酯至刻度，摇匀，即得。

②气相色谱条件：DB WAX 石英毛细管色谱柱(30mm×0.32mm×0.25μm)；柱温升温程序：80℃以10℃/min升至200℃，再以2℃/min 升至220℃，保持40分钟；进样口温度：250℃；FID 温度250℃；载气为高纯度氮气，体积流量：2ml/min；柱前压为50 kPa；分流比为 10∶1；进样量为1μl；记录120分钟色谱图，其中60分钟以后没有出峰，提示60分钟内川芎油成分出峰完全。

③方法学考察：精密度试验，以阿魏酸为参照峰，计算各共有峰相对保留时间和相对峰面积，结果表明：各峰相对保留时间 RSD<3%，各峰相对峰面积 RSD<5%。稳定性试验以阿魏酸为参照峰，计算各共有峰相对保留时间和相对峰面积，结果表明：各峰相对保留时间 RSD<3%，各峰相对峰面积 RSD<5%，说明供试品溶液在 24 小时内基本稳定。重现性试验以阿魏酸为参照峰，计算各共有峰相对保留时间和相对峰面积，结果表明：各峰相对保留时间 RSD<3%，各峰相对峰面积 RSD<5%。

（3）川芎油指纹图谱的建立及共有峰的确认

按测定条件记录各批川芎油样品的气相色谱图，从中选取了 13 个共有峰作为指纹图谱的特征峰，并利用 GC-MS 联用仪进行确认，1 号峰为匙叶桉油烯醇(spathulenol)，2 号峰为 2-甲氧基-4-乙烯基苯酚(2-methoxy-4-vinylphenol)，S 号峰为阿魏酸(ferulic acid)，3 号峰为正十四烷(tetradecane)，4 号峰为 3-丁烯基苯酞(3-butylidene phthalide)，5 号峰为 3-丁基苯酞(3-butylphthalide)，6 号峰为新蛇床内酯(neocnidilide)，7 号峰为藁本内酯(ligustilide)，8 号峰为洋川芎内酯(senkyunolide)，9 号峰为 β-榄香烯(β-elemene)，10 号峰为棕榈酸(palmitic acid)，11 号峰为油酸(oleic acid)，12 号峰为亚油酸(linoleicacid)，共有指纹峰的峰面积占总峰面积的 90% 以上，其共有峰指纹图谱见图2-3-26。

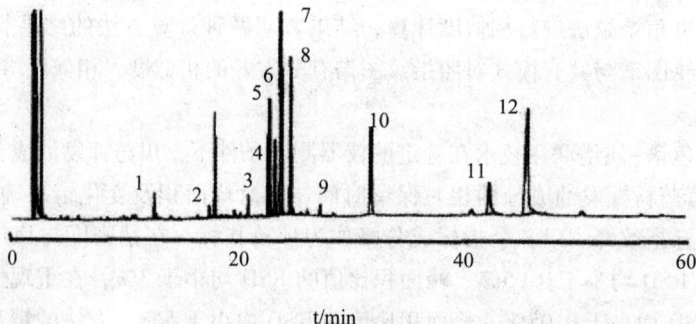

图 2-3-26　川芎油共有峰指纹图谱

（4）色谱指纹图谱的评价

计算 10 批川芎油样品的指纹图谱与它们共有模式图谱(共有模式图谱的建立采用中位数法)的重叠率和相关系数，结果表明：10 批样品中大部分样品指纹图谱相似度高，符合指纹图谱相似度要求。

（三）川芎化学成分的气相-质谱联用研究

1. 仪器与试药

HP-6890 GC/5973N MS 气-质联用系统。川芎药材。乙醚，AR 级，醋酸乙酯，AR 级。

2. 方法

（1）色谱条件

色谱柱 HP-5MS 5% Phenyl Methyl Siloxane（30mm×0.25μm，0.25mm）；载气：He；流速：1ml/min；柱温：程序升温初始50℃，以每分钟20℃升至90℃，再以每分钟5℃升至250℃；进样口温度：250℃；分流模式进样，分流比40∶1，辅助线温度：280℃；离子源：230℃；四极杆：150℃；电离方式：EI；采集方式：扫描；扫描质量范围：35~500mAU。

（2）药材提取方法

比较川芎乙醚提取液、石油醚超声提取液、水蒸气蒸馏正己烷萃取液，依上述条件由质谱检测器记录总离子流（TLC）色谱图，三者比较乙醚提取液杂质较少，利于处理，因而确定采用乙醚作为提取溶剂。供试品溶液制备方法为：取川芎饮片粉碎，过40目筛。称取川芎粉末2g，置具塞三角烧瓶中，加乙醚10ml，超声提取15分钟，滤过，滤液挥去乙醚，残渣加醋酸乙酯定容至5ml。

3. 结果分析

（1）川芎乙醚提取物的气质联用分析

分析川芎乙醚提取物的总离子流色谱图见图2-3-27（分段放大图），检出47个峰，鉴定了28种化合物，占总组成的76.42%，各峰的鉴定主要通过 NIST98 质谱数据系统检索，并与标准质谱图比较分析而得。其中主要成分为3-亚丁基苯酞（3.12%）、匙叶桉油烯醇（0.50%）、3，4-二甲基苯甲酸甲酯（2.15%）、4-庚基苯酚（15.14%）、5，7，8-三甲基二氢香豆精（38.52%）。

（2）川芎和当归的乙醚提取物指纹图谱分析

川芎三种提取方法在14~22分钟（RT）之间均有一段峰群，保留时间分别位于17.95、18.40、18.84、19.52、19.63、19.87分钟附近，这一峰群保持着相似的峰高比例，在其他溶剂如石油醚、正己烷、醋酸乙酯及甲醇提取物中也有见到。而同属植物药材当归则与之不同。对当归相同条件的乙醚超声提取液在相同色谱环境下获得的总离子流图与川芎作比较，结果表明当归在18.12分钟处比川芎多一个峰，而在18.55、18.84分钟则没有出峰，川芎的19.52、19.63分钟处的明显峰在当归图谱中也没有显现。

（四）川芎有效部位气-质联用研究

1. 仪器与试剂

GC/MS-QP2010 气相色谱-质谱联用仪，配有 GC/MS solution 色谱工作站和 NIST 质谱数据库；DB-5MS 毛细管柱：内径30mm×0.25mm，粒径0.25μm；HA220-50-06 型超临界萃取装置。

藁本内酯（Ligustilide）标准品：高效液相色谱（HPLC）法测定纯度>98%。

2. 实验条件

（1）色谱条件

DB-5MS（内径30mm×0.25mm，粒径0.25μm）毛细管柱，载气为高纯氦气，程序升温：

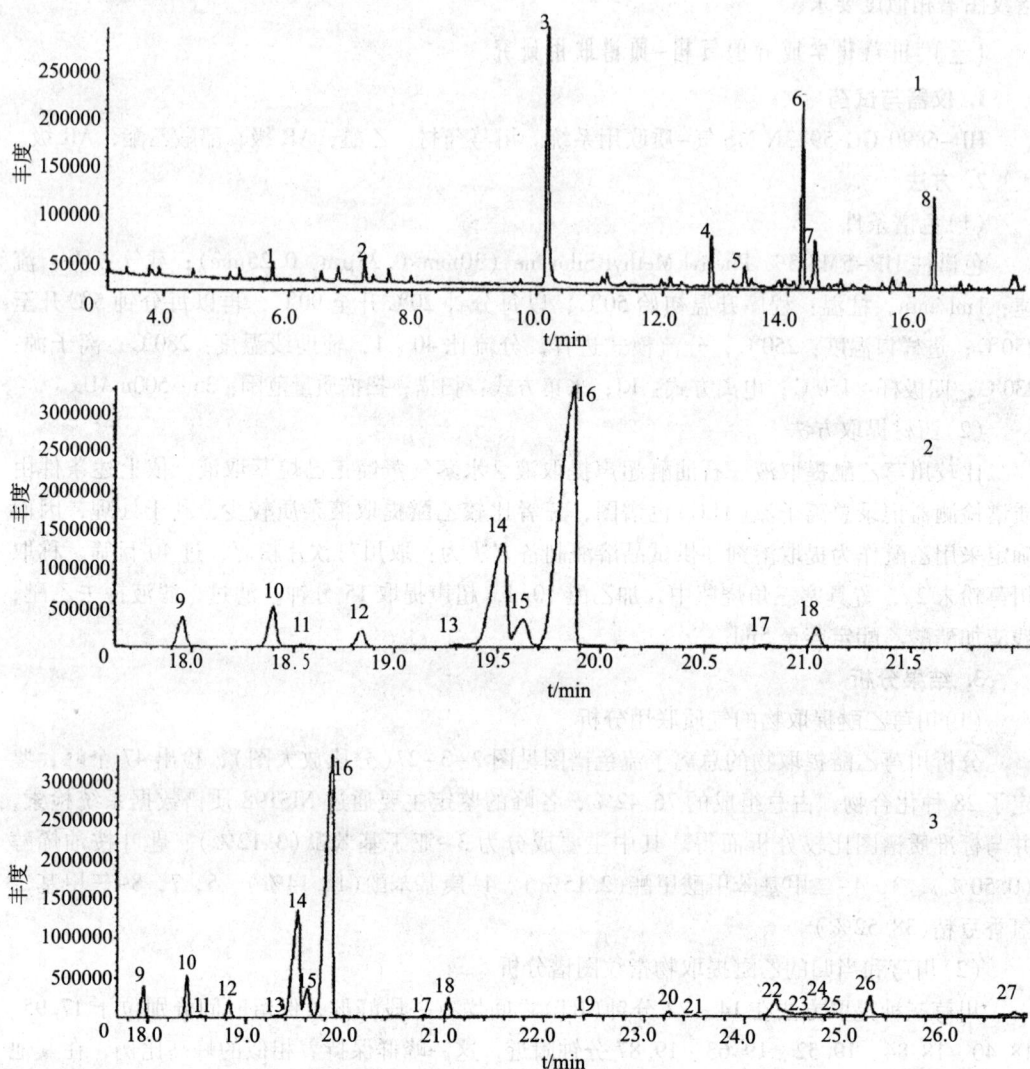

图 2-3-27   川芎乙醚提取物指纹图谱

1. 5~18 分钟；2. 18~22 分钟；3. 18~27 分钟

起始温度 80℃，保持 2 分钟，以 10℃/min 速率升温至 250℃，保持 11 分钟。

（2）质谱条件

进样口温度 250℃；进样方式：分流进样；分流比 50；接口温度 250℃；电子轰击（EI）离子源温度 200℃；采集总离子流（TLC）；进样量 1.0μl，流速 1.2ml/min；溶剂延时时间 2.5 分钟。

（3）溶液制备

①藁本内酯标准液：称取藁本内酯标准品 20.1mg，用正己烷溶解并定容至 50ml，得每 1ml 含藁本内酯 0.402mg 的标准液。

②有效部位供试液：取川芎药材样品粉碎，过 20 目筛，称取药粉 0.5kg，置于 1L 超临界 CO₂ 萃取釜中。开启制冷装置、萃取釜和分离釜加温装置，待达到设定温度后打开压缩

泵，萃取釜压力保持为 20.0MPa，温度为 40℃，以 40kg/h 流速循环萃取 3 小时。从分离釜底部接收提取物，呈黄色油状，称重为 18.6g，计算提取率为 3.72%。将川芎超临界萃取物作为川芎有效部位。取川芎有效部位约 40mg，置于 10ml 量瓶中，用正己烷溶解并定容至刻度，摇匀，过滤，取续滤液作为有效部位供试液。

③GC/MS 测定方法：取藁本内酯标准液和有效部位供试液各 1.0μl，注入 GC/MS 色谱仪测定。获得藁本内酯和有效部位供试液的总离子流色谱图，并以藁本内酯峰为对照，计算供试液中各色谱峰的相对保留时间(α_i)，采用归一化法计算各色谱峰的相对峰面积($A_i\%$)。

（4）方法学考察

精密度试验结果相对峰面积大于 0.5% 的 16 个色谱峰的相对保留时间(α_i)的平均值 RSD 均小于 0.1%。重现性试验结果 16 个色谱峰的相对保留时间(α_i)的平均值 RSD 均小于 0.1%。稳定性试验结果表明 16 个色谱峰 α_i 值的平均值 RSD 均小于 0.1%。

3. 指纹图谱建立

（1）样品测定

在上述色谱条件下，测定 12 份不同产地和不同批次的川芎有效部位供试液，记录其 GC/MS 总离子流谱图，计算不同样品中各色谱峰的 α_i 值和 $A_i\%$ 值。

（2）共有峰确定

参照不同样品气相色谱图，计算相对峰面积大于 0.5% 的各色谱峰的相对保留时间 α_i 值和相对峰面积 $A_i\%$ 值。对至少 9 个样品(80%)中存在的色谱峰进行统计处理，由相对保留时间比较稳定的色谱峰(相对标准偏差小于 0.1%)确定主要色谱峰有 16 个，其平均相对保留时间为 0.758～1.323，分别计算 12 个样品中的上述 16 个色谱峰的相对峰面积及其平均标准偏差，结果证明各色谱峰化合物在样品中含量差别较大。12 个样品中的 16 个共有峰在 GC/MS 指纹图谱中相对稳定，这可以反映川芎有效部位的组成特征，可作为定性鉴别的指标参数用以控制川芎药材质量。

（五）当归、川芎及其药对的超临界提取物的 GC-MS 成分分析

当归、川芎同属伞形科，临床上经常配伍使用。主要用于治疗心脑血管、呼吸、泌尿系统及妇科方面的疾病。其配伍使用，更能有效地发挥药物功效。"当归-川芎"药对主要通过其中的总有机酸类、总生物碱类、总苯酞类等化学成分多环节、多途径地作用于机体而发挥出协同效应。

当归和川芎两味药材均富含挥发油，其中最主要的挥发油为内酯类化合物，其中含量最高的成分是藁本内酯(ligustilide)。挥发油成分是这两味中药的有效成分之一。冯氏等采用 GC-MS 法，研究对比了当归、川芎及其药对的超临界 CO_2(SFE-CO_2)提取物中挥发油成分种类和含量的异同，为研究两者超临界提取物的药理作用提供参考。

1. 仪器与试药

6890 型气相色谱仪和 5973NMSD 型质谱仪(Agilen 公司，包括 Agilent 化学工作站)；HA221-40-11 型超临界 CO_2 萃取装置。

当归药材，经鉴定为伞形科植物当归 Angelica sinensis(Oliv.)Diels 的干燥根；川芎药材，经鉴定为伞形科植物川芎 Ligusticum chuanxiong Hort. 的干燥根茎。所用试剂均为分析纯，水为重蒸去离子水。

超临界提取物 A、B、C、D 分别为当归超临界提取物、川芎超临界提取物、当归和川芎超临界提取物(折成生药)的1∶1混合物、当归和川芎1∶1混合后的超临界提取物。

2. 方法和结果

(1)超临界提取

①采用超临界梯度提取:第一梯度,在低温低压、不加夹带剂提取总苯酞类成分;第二梯度,采用90%乙醇,在较高温较高压下提取有一定极性的总有机酸;第三梯度,先加碱化剂使生物碱游离,再与夹带剂,采用无水乙醇在高温高压下提取极性较大的总生物碱。分别取当归或川芎生药200g,按上述SFE-CO$_2$提取工艺,提取得超临界提取物A、B、C、D。

②供试品溶液:取经无水硫酸钠干燥后的超临界提取物适量(约合1g生药量),置25ml量瓶中,加甲醇定容。精密量取1ml,以甲醇稀释至5ml。

(2)GC-MS条件

色谱柱HP-5弹性石英毛细管色谱柱(30mm×0.25mm,0.25μm,涂层为5%苯基+95%二甲基聚硅氧烷);气化室温度310℃,程序升温(初始温度100℃,保持3分钟,升温速率5℃/min至170℃,3℃/min至210℃,8℃/min至250℃,终止温度250℃,保持5分钟);载气氦气,分流进样,分流比30∶1;电离方式EI,电离能量70eV,离子源温度280℃,接口温度280℃,流速1ml/min,扫描间隔1.0秒,扫描范围40~700amu,溶剂延迟3分钟;进样量1μl。

提取物A、B、C、D中的最高峰均为藁本内酯,提取物B中成分的种类和含量明显多于提取物A,提取物C和D在成分的种类上无明显差异,但提取物D中多个成分的含量相比提取物C有一定的提高。

(3)GC-MS对成分的鉴定和解析

①各成分的鉴定及含量比较:通过计算机NIST谱库检索及与文献质谱数据对比,鉴定了提取物D中37个主要化合物,并与A、B、C的成分比较,提取物A、B、C、D中最主要的成分均为苯酞类化合物;川芎中挥发油成分的种类和含量明显多于当归;混合后超临界提取比分别提取后混合,在成分的种类上无明显差异,但前者多个成分的含量高于后者,与前期研究结果吻合。

②主要的苯酞类物质的解析

3-丁烯基苯酞(峰18):m/z190、133、105和77,与文献报道的质谱数据一致。主要碎片离子形成为133(M+-C$_4$H$_9$)和105(M+-C$_4$H$_9$-CO)。

3-丁烯基苯酞(峰20):m/z188(M+,23)、159(100)、131(23)、103(19)和77(19),与文献数据对比后,确定其为丁烯基苯酞。(Z)-藁本内酯(峰21):m/z190(M+,66%)、161(100)、148(84)、133(18)、105(51)、77(28)和55(41)。文献[5]报道,GC-MS分析藁本内酯时,Z-型峰远远大于E-型峰,经与文献数据比较,确定色谱峰21为(Z)-藁本内酯。

洋川芎内酯A(峰24):m/z192(18)、107(100)和135(6),与文献报道的一致。碎片形成为192(M+)、135(M+-C$_4$H$_9$)、107(M+-C$_4$H$_9$-CO)和79(M+-C$_4$H$_9$-CO×2)。

进一步确认了苯酞类成分,鉴定了其他5种苯酞类化合物的结构为正丁基-4,5-二氢基苯酞(n-butyl-4,5-dihydrophthalide)(峰23),3-亚丁基-7-羟基苯酞(3-butylidene-7-hydroxyl-phthalide)(峰26),二丁基苯酞(dibutyl phthalide)(峰27),6,7-环氧藁苯内酯

（6，7-epoxyligustilide）（峰33），二羟基藁本内酯（dihydroxyl-ligustilide）（峰35）。

（六）高效液相和气质联用色谱法检测川芎挥发油的化学成分

1. 仪器与试药

Shimadzu LC-10ATvp 高效液相色谱仪（LC-10ATvp 泵、SPD-10Avp 紫外检测器、CTO-10Asvp 柱温箱、SCL-10Avp 系统控制器、Class-vp 色谱工作站）；HP6890/5973 气质联用仪。为川芎药材（*Ligusticum chuanxiong* Hort.）；阿魏酸（Ferulic acid，FA）标准品（中国药品生物制品检定所，批号 0773-9910）；洋川芎内酯 I（Senkyunolide I，SI），洋川芎内酯 A（Senkyunolide A，SA），藁本内酯（Z-Li-gustilide，LG），Levistolide A 对照品自制，经 HPLC 峰面积归一化测定纯度大于 98%；乙腈为色谱纯；其他试剂均为分析纯；水为注射用水。

2. 实验方法

（1）提取条件

①水蒸气蒸馏提取条件：取 200g 药材粉末过 2 号筛，加 10 倍量水，浸泡 1.5 小时后回流提取，用加满饱和氯化钠溶液的挥发油测定器收集回流挥发油至其不再增加为止。挥发油收率约 0.4%。

②石油醚提取条件：取 200g 药材粉末过 2 号筛，加 3 倍量石油醚，50℃回流提取 2 次，每次 1 小时。合并回流提取液浓缩得黄棕色或黄色油。挥发油收率约 1%。

（2）高效液相色谱条件

色谱 Phenomenex lunaC_{18}（2）100A 柱（250mm×4.6mm，5μm）；流速：1.0ml/min；柱温：30℃；进样量：10μl；检测波长：280nm；指标成分：藁本内酯；以乙腈-0.1%磷酸水溶液梯度洗脱。

（3）GC-MS 系统条件

色谱柱：3.0mm×0.25mm×0.25μm；载气：氦气；分流比：20∶1；柱恒流：1ml/min；进样量：1μl；进样口温度：260℃；GC-MS 界面：260℃；扫描质量范围：30～450amu；离子源 EI 电离能量：30ev。质谱标准库：NIST 库。

（4）对照品溶液的制备

分别精密称取阿魏酸、洋川芎内酯 I、洋川芎内酯 A、藁本内酯、Levistolide A 对照品适量，分别加甲醇定容至 100ml，作为阿魏酸、洋川芎内酯 I、洋川芎内酯 A、藁本内酯、Levistolide A 储备液备用。

（5）供试品溶液的制备

水蒸气蒸馏提取挥发油经无水硫酸钠脱水后，取适量以甲醇溶解于量瓶，并稀释定容至 0.1g/ml，过 0.45μm 微孔滤膜，取续滤液作为 HPLC 供试品。石油醚提取物浓缩后取适量以甲醇溶解，并于量瓶稀释定容至 0.1g/ml，过 0.45μm 微孔滤膜，取续滤液作为 HPLC 供试品；供试品低温、避光保存。分别取上述 HPLC 供试品 1ml，挥干溶剂，加乙醚溶解，制成 0.1g/ml 的样品作为 GC 供试品。

3. 结果

（1）HPLC 检测结果

对于川芎水蒸气蒸馏提取样品，HPLC 分离较好且含量较高的峰有 3 个，根据已有对照品可以鉴定的峰有 1 峰：阿魏酸；2 峰：洋川芎酯；3 峰：藁本内酯。对于川芎石油醚提取样品，HPLC 分离较好且含量较高的峰有 4 个，根据已有标准品可以初步鉴定的峰有 1 峰：

洋川芎内酯I；2峰：洋川芎内酯A；3峰：藁本内酯；4峰：levistolide A。

（2）GC-MS检测结果

根据 NIST 标准谱库鉴定不同方法提取川芎挥发油样品中化合物见表2-3-3，表2-3-4。

表2-3-3　　　　　川芎石油醚提取样品 GC-MS 鉴定化合物

峰编号	化合物名称	保留时间/min
1	Y-terpinene	4.99
2	Trans-sabinenen hydrate	5.32
3	3-cyclohexn-1-ol	7.29
4	待定	12.67
5	待定	12.93
6	β-香桧烯	15.09
7	α-香桧烯	15.30
8	匙叶桉油烯醇	20.49
9	3-丁叉苯酞	28.42
10	Z-butylidenephthalide	28.77
11	Senkyunolide A	30.37
12	Butylidene phthalide	31.55
13	藁本内酯	32.63
14	棕榈酸甲酯	33.96
15	Senkyunolide F	34.68
16	二氢藁本内酯	35.85
17	棕榈酸乙酯	36.88
18	棕榈酸	37.09
19	1,2-十八烷二烯酸	42.85
20	乙烷基亚油酸酯	45.55
21	9,12-十八烷二烯酸	46.99
22	亚油酸	47.53

表2-3-4　　　　　川芎水蒸气蒸馏提取样品 GC-MS 鉴定化合物

峰编号	化合物名称	保留时间/min
1	α-pinene α-蒎烯	3.12
2	sabinene 香桧烯	3.73
3	α-terpipene α-松油烯	4.32
4	tran-β-ocimene 反-β-罗勒烯	4.55
5	sabinene 香桧烯	4.60
6	para-cymene 对-伞花烯	4.70
7	γ-松油烯	4.98

峰编号	化合物名称	保留时间/min
8	异松油烯	5.40
9	罗勒烯	5.92
10	戊(烷)基苯	6.59
11	香芹薄荷醇	7.30
12	待鉴定(苯酞类化合物 M207)	7.45
13	(正)十三(碳)烷	7.51
14	乙酸芳樟丙酸酯	7.71
15	对苯异丙基-8 醇	8.09
16	β-榄香烯	11.17
17	环葵烯	11.66
18	4-vinyl-2-methoxy-phenol	12.17
19	五葵烷	12.40
20	Y-榄香烯	12.56
21	待定(苯酚类化合物)	12.67
22	1-pentanone	12.92
23	大根香叶烯	14.66
24	β-芹子烯	15.12
25	α-芹子烯	15.31
26	双环大根香叶烯	15.49
27	γ-榄香烯	18.31
28	蓝桉烯	20.24
29	匙叶桉油烯醇	20.52
30	α-雪松醇	21.81
31	异斯派烯	23.42
32	蓝桉醇	24.52
33	待定(苯酚类化合物 M207)	26.28
34	3-butylphrhalide	28.60
35	Z-butylidene phthalide	29.00
36	senkyunolide A	30.43
37	藁本内酯	32.56
38	bueylidene dihyudro-phthalide	32.80
39	3n-bueylphthalide(E-ligustilide)	32.84
40	待鉴定(Senkyunolide)	33.11
41	棕榈酸甲酯	34.03
42	senkyunolide F	34.68
43	butylidene dihydro-phthalide	35.97

续表

峰编号	化合物名称	保留时间/min
44	棕榈酸乙酯	36.89
45	棕榈酸甲酯(油酸甲酯)	42.51
46	9,12-octadecadienoic acid，methy	42.87
47	ethyl linolete 乙烷基亚油酸酯	42.56
48	linoleic acid butyl ester 亚油酸丁基酯	49.14

4. 讨论

（1）GC-MS 分析结果

川芎水蒸气蒸馏提取样品鉴定的有 48 个化合物，石油醚提取样品鉴定的有 20 个化合物，相同的化合物有 11 个，分别占样品鉴定化合物的 23% 和 55%。石油醚提取样品的苯酞类化合物种类比水蒸气蒸馏提取样品的多。川芎水蒸气蒸馏提取样品 GC-MS 检测结果不含脂肪酸，脂肪酸酯含量、种类也较少，主要是小分子易挥发的烯萜类成分。

（2）HPLC 和 GC-MS 分析结果比较

GC-MS 未能检测到 levistolide A 这类聚合物，可能是 GC-MS 进样口温度过高（可达 260℃），聚合物在高温下不稳定，转化或裂解。另外，GC-MS 可检测到大量萜烯类小分子化合物，HPLC 检测不到，可见这两种方法各有优势，在一定程度上形成互补。

三、其他指纹图谱研究

（一）川芎药材的高效毛细管电泳指纹图谱

1. 仪器与材料

HP3DG160OA 型高效毛细管电泳仪，LIBRORAEIJ-160 电子天平；AS5150A 超声波清洗器；甲醇为色谱纯，其他试剂为分析纯。川芎对照药材购于中国药品生物制品检定所；第 1~3 批灌县川芎采收于 2000 年 5~6 月，第 4~10 批采收于 2001 年 6 月，生长期均为 2 年；其他产地川芎药材购于当地药材公司。

2. 毛细管电泳条件

未涂层石英毛细管（50μm×66.5cm，有效长度 58cm）；检测波长：210nm；压力进样 50mbar，55；分离电压 24kV；毛细管温度 20℃；运行缓冲液 40mmol/L 硼砂和 40mmol/L 磷酸二氢钠，其中含 5% 甲醇的缓冲液。毛细管柱使用前以 1mol/L 氢氧化钠溶液，重蒸馏水和运行缓冲液依次通过压力冲洗 5、5、10 分钟，每次电泳后以运行缓冲液冲洗 8 分钟，所用溶液均经超声脱气。

3. 样品溶液的制备

精密称取 50℃干燥 2 小时的川芎粉末 2.0g(过 40 目筛)，用甲醇-水(80∶20)20ml 超声提取 10 分钟，3000r/min 离心 10 分钟，取上清液，残渣分别用上述提取液重复提取 2 次，合并上清液，减压回收甲醇，用甲醇-水(80∶20)定容至 10ml，0.45μm 微孔滤膜滤过后备用。

4. 实验条件的选择

（1）不同提取方法的考察

分别精密称取干燥的川芎粉末 2.0g，采用索氏提取法、超声提取法(60% 乙醇为提取溶剂)和煎煮法提取,进行 HPCE 分析,结果表明,以阿魏酸、腺苷的含量以及出峰数目计算,煎煮法的提取率低,回流法和超声波法的提取率基本一致,但超声波法简单、省时。

(2)电泳条件的选择

考察了不同缓冲盐(硼砂和磷酸盐)、缓冲液浓度(10~100mmol/L)以及加入有机改性剂和表面活性剂对分离的影响;同时考察了不同检测波长(210,254,275,313nm)对峰的检测灵敏度,结果发现,运行缓冲液为 40mmol/L 硼砂和 40mmol/L 磷酸二氢钠,其中含5%甲醇时,在 210nm 处检测的峰数目最多,且分离度较好。

5. 指纹图谱的建立

经过对 10 批样品的测定,确定共有指纹峰为 17 个,其中 1、11、12、15 号峰相对峰面积较大,而 2~10 及 13、14 号峰的相对峰面积较小。利用 HP 化学工作站中的峰纯度检查功能,对各色谱峰纯度进行评价,结果表明,除了 1、3、5、13、16、17 号峰的纯度因子小于 900 外,其余峰的纯度因子均大于 950。通过比较在线紫外吸收光谱和加入对照品溶液的方法,我们确认 4 号峰为腺苷,11 号峰为阿魏酸。

6. 不同产地川芎药材指纹图谱的比较

分别取 10 个产地的川芎药材及川芎对照药材,测定其指纹图谱,结果表明,10 个产地中有 9 个产地的川芎药材指纹图谱的主要峰群的图貌基本一致,浙江川芎指纹图谱的图貌与灌县川芎的差异较大,不同产地川芎中各成分的相对含量也有所不同,尤其是 4、11、12、15 号峰的相对含量差异显著。

(二) 川芎水提液 HPCE 指纹图谱研究

1. 仪器与材料

Beckman P/ACETMMDQ 毛细管电泳系统,二极管阵列检测器,eCAPTMCapill 毛细管(75μm×60cm,有效长度 50cm),盐酸川芎嗪(批号 0817-9803,中国药品生物制品检定所),硼砂盐、NaOH、乙腈、甲醇等均为分析纯,水为 Millipore 超纯水。

2. 实验方法

(1)对照品溶液的制备

精密称取盐酸川芎嗪 8.4mg,溶于重蒸水配成 10.0mg/ml(相当于川芎嗪6.5mg/ml),即得盐酸川芎嗪对照品溶液。

(2)供试品溶液的制备

精密称取川芎粗颗粒 50g,加 10 倍量水,称重,回流提取 2 次,1 小时/次,抽滤,用水补足减少的重量,药液在 70℃减压浓缩,得浓度为 1g/ml 川芎水提取液,取浓缩液 1ml 加水稀释至 10ml,离心(1000r/min)5 分钟,上清液用 0.45μm 微孔滤膜过滤,滤液作为供试品溶液。

(3)电泳条件

含 5% 乙腈的 30mmol/L(NaOH 调 pH 为 9.60)硼砂盐缓冲系统,检测波长为 296nm,压力进样:0.5psi,5 秒;25kV 恒压电泳,电泳时间 20 分钟,毛细管温度 20℃。

(4)电泳条件的选择和优化

①缓冲液种类、浓度对分离效果的影响:考察了磷酸缓冲盐和硼砂缓冲盐体系对川芎样品的分离,发现后者较前者基线平稳;20~50mmol/L 范围内硼砂缓冲盐浓度增高,迁移时间延长,且分离度增大,但超过 30mmol/L 时分离度增大的趋势变化并不明显,尤其是导致川芎嗪峰和其后的小干扰峰无法达到基线分离,且峰响应降低。这与缓冲盐浓度增加,

电流增大导致区带增宽有关。鉴于此，以 30mmol/L 硼砂缓冲盐进行分析。

②分离电压对分离的影响：考察样品在 16、20、23、25kV 不同运行电压下的分离效果，降低分离电压，峰迁移时间延长，峰展宽，且峰响应降低，但分离效果并没有得到明显改善，结果表明 25kV 较好。

③柱温对分离的影响：考察样品在 15、20、25℃柱温条件下，分离效果的改变，降低柱温，峰迁移时间延长，峰展宽，分离效果并未得到明显的改善；而升高柱温，出峰提前，导致峰之间的分离效果降低，结果表明 20℃较好。

④缓冲盐 pH 及极性改性剂对分离的影响：用 0.1mol/L NaOH 调节 pH，发现升高 pH 有利于川芎嗪峰的分离，但降低了阿魏酸与邻峰的分离度，pH 为 9.60 时能兼顾两主峰的分离；为了进一步改善分离效果，分别在缓冲体系中加入 10% 的阴离子表面活性剂 SDS、有机试剂乙腈、甲醇、乙醇，结果表明加入 5% 乙腈对分离效果有改善。

⑤检测波长的选择：为了获得最大量的成分信息，用 DAD 检测器对川芎提取液从 200～420nm 进行全波长扫描，根据色谱峰的响应程度、色谱峰数目、基线情况，认为 296nm 较好。

（5）方法学考察

①精密度试验：取同一份盐酸川芎嗪对照品溶液，按照电泳条件连续进样 6 次，结果盐酸川芎嗪对照品峰面积的相对标准偏差 RSD 为 2.53%，表明精密度良好。

②重现性试验：取同一批川芎 6 份，制备供试品溶液，并按电泳条件进行电泳分析，结果盐酸川芎嗪对照品峰面积的相对标准偏差 RSD 为 3.53%，表明方法重现性良好。

③稳定性试验：取同一供试品溶液，4℃放置，分别在 0、5、10、15、25、30 小时进样分析，结果盐酸川芎嗪对照品峰面积的相对标准偏差 RSD 为 4.53%，表明供试品溶液在 30 小时内稳定。

（6）样品分析

称取川芎适量，制备样品，并按电泳条件进行电泳分析，色谱图见图 2-3-28，结果表

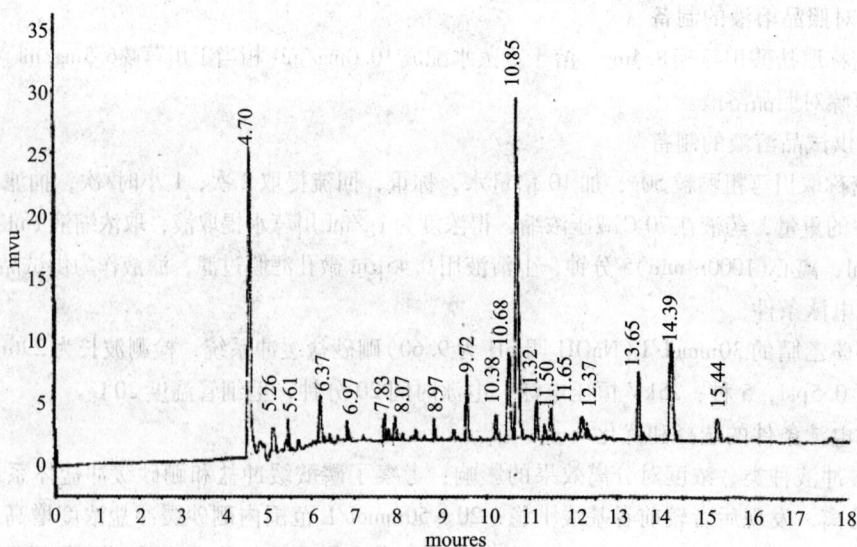

图 2-3-28　川芎水提液电泳图

明川芎水提液具有 19 个特征峰,迁移时间分别为 4.70、5.26、5.61、6.37、6.97、7.83、8.07、8.97、9.72、10.38、10.68、10.85、11.32、11.50、11.65、12.37、13.65、14.39、15.44 分钟,且各峰之间均达到良好的基线分离。

参考文献

[1] 蔡宝昌,潘扬,王天山,等.中药川芎指纹图谱共有模式的建立及其在药材质量控制中的应用.世界科学技术——中药现代化.2002,4(6):41~46.

[2] 刘洋,石任兵,刘斌,等.川芎药材化学成分 HPLC 指纹图谱研究.北京中医药大学学报,2006,29(5):335~337.

[3] 宋金春,胡传芹,曾俊芬,等.川芎 RP-HPLC 指纹图谱的建立及其质量研究.中国药师,2006,9(4):297~301.

[4] 李松林,林鸽,钟凯声,等.应用 HPLC-DAD-MS 联用技术研究中药川芎指纹图谱.药学学报,2004,39(8):621~626.

[5] 彭红,付建武,周玉春,等.川芎药材极性部分特征性指纹图谱研究.时珍国医国药,2009,20(9):2113~2114.

[6] 徐宇,方鲁延,谈红.川芎药材的指纹图谱研究.中南药学,2003,1(1):41~44.

[7] 王嗣岑,朱丽华,贺浪冲.川芎药材活性部位的高效液相色谱指纹图谱定性分析方法.西安交通大学学报(医学版),2003,24(3):221~224.

[8] 陈闽军,吴永江,范晓晖,等.色谱指纹图谱分析技术用于鉴别中药川芎产地.中国中药杂志,2003,28(7):606~610.

[9] 徐宇,方鲁延,谢凌阳.日本川芎药材的 HPLC 指纹图谱分析方法研究.华西药学杂志,2003,18(6):422~424.

[10] 韩丽,黄媛莉,杨明,等.川芎配方颗粒高效液相色谱指纹图谱研究.时珍国医国药,2008,19(12):2924~2925.

[11] 国家药典委员会.中国药典,Ⅰ部.北京:化学工业出版社,2005:28.

[12] 宋金春,代军,以盛,等.不同比例川芎当归共煎液指纹图谱考察.中国药房,2007,18(9):677~680.

[13] 李秀玲,徐青,张曦,等.HPLC 研究川芎-赤芍配伍的化学成分变化.世界科学技术—中医药现代化,2004,6(1):221~24.

[14] 宋金春,刘红,刘薇芝.当归、川芎、红花不同组合方式提取物的指纹图谱比较.中国药学杂志,2006,41(15):1136~1138.

[15] 朱长福,石全信,严玉平,等.不同川芎药材中川芎嗪及阿魏酸含量及指纹图谱研究.中药材,31(8):1113~1115.

[16] 慕善学,高广慧,封国铮,等.中药材川芎质量控制的气相色谱指纹图谱研究.中南药学,2007,5(2):179~182.

[17] 石世学,潘勤,元英群,等.GC-MS 法建立都江堰产川芎挥发油的指纹图谱.中草药,2007,38(8):1177~1180.

[18] 李秋怡,宋恬,干国平,等.川芎油的气相色谱指纹图谱研究.中草药,2008,39(2):206~208.

[19] 杨光明,蔡宝昌,王天山,等.川芎化学成分的气相-质谱与指纹图谱研究.西北药学杂

志，2002，17（4）：147～150.

［20］梁明金，贺浪冲，李永茂. 川芎有效部位气相色谱–质谱研究与指纹图谱分析. 质谱学报，2004，25（3）：150～156.

［21］冯敬骞，杨义芳. 当归、川芎及其药对的超临界提取物的 GC–MS 成分分析. 中国医药工业杂志，2009，40（10）：754～757.

［22］王普善，高宣亮. 中药川芎的化学成分研究. 中草药，1985，16（3）：41～42.

［23］罗永明，张金梅，潘家祐，等. 特产中药茶芎化学成分的研究. 中国药学杂志，1994，29（12）：714～715.

［24］石力夫，邓延昭，吴柏生. 川芎干燥根茎挥发油化学成分及其稳定性的研究. 药物分析杂志，1995，15（3）：26～30.

［25］李其生，熊文淑，潘家祐，等. 茶芎化学成分的研究. 中草药，1993，24（4）：180～182.

［26］谢静，张浩，易涛，等. 高效液相和气质联用色谱法检测不同方法提取川芎挥发油的化学成分. 中国医院药学杂志，2008，28（6）：418～422.

［27］孙沂，郭涛，隋因，等. 川芎药材的 HPCE–FP 方法学研究. 中国中药杂志，2003，28（2）：167～171.

［28］魏凤环，肖亚聪，罗庆群，等. 川芎水提液化学成分谱 HPCE 方法学研究. 中药材，2008，31（8）：1149～1151.

第四章　川芎的药物动力学研究

第一节　川芎嗪的药物动力学研究

川芎嗪（tetramethylpyrazine，TMPz）化学名为四甲基吡嗪，具有扩血管、增加冠脉及脑血流、改善微循环、抑制血小板聚集、降低血小板活性、改善肾脏缺血及保护肾功能等作用，为临床上广泛应用的治疗心脑血管疾病的药物，目前已开展了大量系统而深入的有关川芎嗪药代动力学的研究，使得临床对川芎嗪的药代动力学特征有了深刻的认识。

一、川芎嗪在小鼠血、脑和肝中的药代动力学研究

1. 仪器与试药

川芎嗪；盐酸川芎嗪对照品、阿司匹林内标物对照品（中国药品生物制品检定所，批号分别为110817-200305、100113-200302）；川芎嗪微乳、川芎嗪水溶液（自制）；甲醇、乙腈均为色谱纯。KQ5200DE型数控超声波清洗器；XW-80A微型旋涡混合仪；AUY220电子天平；TGL-16B型台式离心机；微量移液器；HPLC仪：SummitP680A泵，Summit PDA-100二极管阵列检测器；Chromeleon色谱工作站。

2. 色谱条件

Hypersil ODS-C_{18}色谱柱（250mm×4.6mm，5μm）；甲醇-1.5%冰醋酸溶液（45：55）为流动相；内标物为阿司匹林对照品；柱温：室温；体积流量：1ml/min；紫外检测波长：279nm；进样量：20μl。

3. 实验动物与生物样品的收集

（1）实验动物 NIH小鼠，雌雄不限，体质量（20±2）g。

（2）生物样品的处理方法

①血浆样品的处理：取血浆于具塞塑料试管中离心，取上清液0.2ml，定量加入0.4ml混有内标物（3μg/ml）的乙腈液提取，涡旋2分钟，15000r/min离心10分钟，移取上清液（内标物质量浓度为2μg/ml），即得。

②脑、肝组织样品处理：取小鼠84只，随机分为川芎嗪微乳组和川芎嗪水溶液组，各42只，每组各随机分为7个小组（每小组6只），每个小组分别对应1个时间点。小鼠1次性尾静脉注射给药（川芎嗪给药剂量为36mg/kg），分别于给药后2.5、5、10、20、45、60、90分钟取血。取血时先用肝素润湿小烧杯，摘除眼球取血。取血后立刻取出小鼠脑和肝组织样品。

取小鼠全脑（剥离软脑膜）及一叶肝脏（每次均在同一位置），用吸水纸蘸净残余血迹，分别精密称质量后加5倍量生理盐水，用玻璃匀浆器匀浆，得脑匀浆和肝匀浆。离心30分

钟后取上清液 0.2ml，加 0.4ml 混有内标物(3μg/ml)的乙腈，涡旋 2 分钟，15000r/min离心 30 分钟，取上清液(内标物质量分数为2μg/ml)，即得。

4. 体内分析方法的建立

（1）专属性试验

分别取对照品溶液，血、脑和肝样品溶液及阴性溶液注入色谱仪，记录色谱。结果，盐酸川芎嗪峰保留时间在血浆、脑匀浆和肝匀浆中均为 8.5 分钟，而内标阿司匹林峰保留时间均为 10 分钟；样品色谱中盐酸川芎嗪峰、阿司匹林峰和杂峰分离效果良好，分离度>1.5；理论塔板数按盐酸川芎嗪峰计算应不小于3000；阴性对照色谱在相应位置上无干扰峰。

（2）标准曲线与线性范围

精密称量 12.5mg 盐酸川芎嗪对照品，置于100ml 量瓶中，加乙腈溶解，稀释至刻度，摇匀，即得对照品溶液。取空白小鼠血浆、脑匀浆和肝匀浆上清液各2ml，加入盐酸川芎嗪对照品溶液适量，按样品的处理方法处理，制成 0.00625、0.0312、0.156、0.781、3.906、7.813μg/ml 的溶液(内标物质量浓度2μg/ml)，进样。以对照品与内标物峰面积比(Y)为纵坐标，对照品质量浓度(X)为横坐标进行线性回归，川芎嗪在血浆中的回归为 y = 6.4562x + 1.5303，r = 0.9985；在脑中的回归方程为 y = 6.6372x + 0.5098，r = 0.9973；在肝中的回归方程为 y = 8.0380x − 0.7121，r = 0.9964。结果表明，生物样品中川芎嗪质量浓度在 0.00625 ～ 7.813μg/ml 与峰面积积分值呈良好线性关系。

（3）最低检出限试验

使川芎嗪峰高为仪器响应噪声的 3 倍高，测得血浆、脑、肝中川芎嗪的最低检出限分别为 0.5、1.55 和 1.55ng/ml。

（4）精密度试验

取血浆、脑和肝样品溶液(0.781μg/ml)，分别于 1 天内重复测定 5 次，求得日内精密度；每日 2 次，重复测 5 天，求得日间精密度。结果，日内精密度的 RSD 分别为0.28% ～ 1.25%、0.42% ～ 1.65% 和 0.37% ～ 1.82%；日间精密度的 RSD 分别为 1.34% ～ 2.71%、1.29% ～ 3.52% 和 1.36% ～ 3.15%，表明仪器精密度良好。

（5）稳定性试验

将已知浓度的川芎嗪血浆、脑和肝样品分别置室温、冰冻条件下存放不同时间，再测试其含量，考察样品放置稳定性。另取已知浓度样品，反复冻融 3 次，考察样品冻融稳定性。结果表明，川芎嗪血浆、脑和肝样品在室温条件下至少能稳定 24 小时，在冰冻条件下至少能稳定 15 天；反复冻融 3 次并不影响血药浓度。

（6）回收率试验

采用加样回收法，取小鼠空白血浆、肝匀浆和脑匀浆，加入盐酸川芎嗪对照品溶液适量，按供试品方法处理，使成为低、中、高(0.165、0.781、3.906μg/ml)3 个浓度(内标物浓度为2μg/ml)，进样，测定，根据标准曲线计算测得量和回收率，血浆、脑和肝样品的加样回收率分别为 97.26%、96.44% 和 95.43%，RSD 分别为 3.40%、4.19% 和 4.94%。结果表明方法回收率良好。

5. 小鼠体内药动学研究

计算血浆、脑、肝中川芎嗪的质量浓度。采用 PKanalyst 药代动力学处理软件处理，以

AIC（Akaike criteria）、SIC（Schwartzcriteria）最小准则，结合拟合度、相关系数等指标进行最佳房室模型的判别，同时进行非房室模型分析，并将川芎嗪微乳组与水溶液组在血、脑、肝中的各个药动学参数进行对比。实验结果见图 2-4-1、2-4-2 及表 2-4-1。

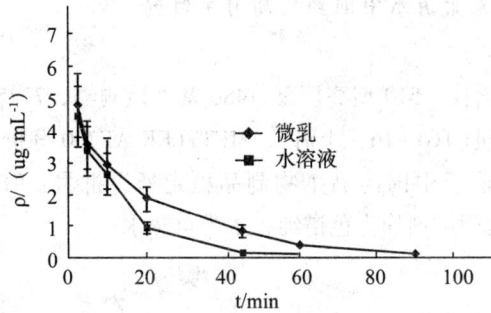

图 2-4-1　小鼠体内川芎嗪血药浓度经时曲线（x±s，n=6）

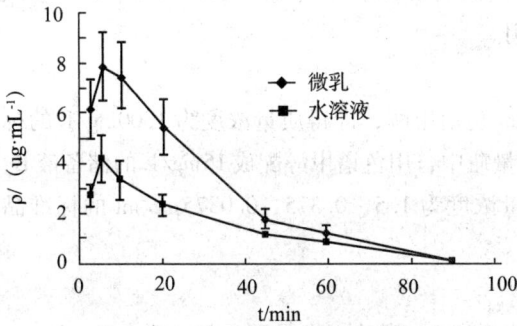

图 2-2-2　川芎嗪在小鼠脑中药物
浓度经时曲线（x±s，n=6）

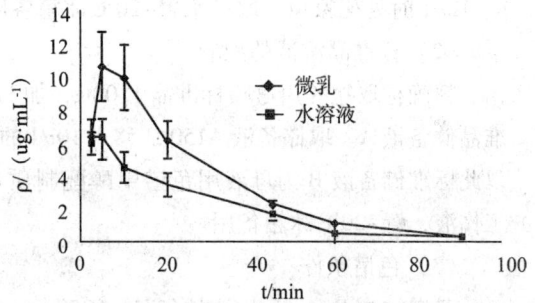

图 2-4-3　川芎嗪在小鼠肝中药物
浓度经时曲线（x±s，n=6）

表 2-4-1　　　　　川芎嗪微乳和川芎嗪水溶液在小鼠体内主要药动学参数（n=6）

参数	血		脑		肝	
	微乳	水溶液	微乳	水溶液	微乳	水溶液
t_{max}/min	2.50	2.5	5.00	5.00	5.00	2.50
Cmax/（μg/ml）	4.79	4.42	7.81	4.14	10.66	6.33
AUC/（mg/min/L）	15.70	72.74	259.51	130.19	305.81	182.51
MRT/min	20.88	12.54	23.09	25.90	21.88	23.03
房室模型	二房室	一房室	一房室	一房室	一房室	一房室

　　川芎嗪微乳与水溶液的实验比较证明：微乳可以改变川芎嗪在血、脑、肝的药动学行为，使其分布均有所增加，并且脑药分布提高明显。微乳增加了川芎嗪在血浆、脑、肝内浓集的倾向，血浆中药物浓度增加说明周围组织中药物浓度会相对减少，此时脑药浓度的显著提高可能是由于微乳中的油相组分增强了药物与脑组织的亲和性，同时微乳属于纳米微粒载药体系，可使微乳携带包裹于内相（油相）的药物迅速通过血脑屏障，提高药物在脑内的分布。由以上结果预测，川芎嗪微乳具有脑靶向性。川芎嗪常用于脑血管类疾病的治

疗，但脑内的分布并不高。

二、盐酸川芎嗪药代动力学研究

（一）盐酸川芎嗪兔眼房水中的药代动力学研究

1. 仪器与试剂

Waters 公司液相色谱仪，510 型高压泵，486 紫外检测器，7725 进样器；上海三锐色谱工作站，高速台式离心机（TGL-16，上海），METTLER AE260 分析天平。

盐酸川芎嗪标准品购于中国药品生物制品检定所，批号：817-200104，川芎嗪药物（每支40mg/2ml）。实验用试剂均为色谱纯，水为重蒸水。

2. 实验方法

（1）实验动物

44 只新西兰白兔，体重 2.0～2.5kg，随机分为 11 组，每组 4 只（8 眼），腹腔注射盐酸川芎嗪 80mg/kg，分别于用药前（0 小时）和用药后 0.25、0.5、0.75、1、1.5、2、3、5、8、12 小时处死家兔，取房水置-20℃冰箱备用。

（2）标准品溶液的配制

精确称取盐酸川芎嗪标准品 1.0mg，加 1ml 色谱甲醇，即得质量浓度为 1000mg/L 的标准品储备液 A。取储备液 A 150μl 移入 10ml 的量瓶中，用色谱甲醇配成 15mg/L 的储备液 B，以此标准储备液 B 为母液用色谱甲醇配制质量浓度为 1.5、0.375、0.0375μg/ml 的标准品工作液，置-20℃冰箱备用。

（3）色谱条件

色谱柱为 Diamonsil C_{18} 柱（5μm，250mm×4.6mm）；流动相为甲醇：水 = 62：38；流速：0.9ml/min；紫外检测波长为 280nm。

（4）样品处理

分别取不同时间组白兔房水各 100μl，漩涡振荡混匀 1 分钟，12000r/min 离心 5 分钟，取上清液 50μl，分别加色谱纯甲醇 50μl，漩涡振荡混匀 1 分钟，12000r/min 离心 5 分钟，取上清液 40μl 进样测定。

（5）标准曲线制备

精确吸取 150μl 正常白兔房水液，用不同质量浓度的盐酸川芎嗪工作液配制成质量浓度为 0.0125、0.125、0.5、1.0、2.0、4.0、8.0、16.0、24.0μg/ml 的房水加标准盐酸川芎嗪液，漩涡振荡混匀 1 分钟，12000r/min 离心 5 分钟，取上清 50μl，分别加色谱甲醇 50μl，漩涡振荡混匀 1 分钟，12000r/min 离心 5 分钟，取上清 40μl 进样。按上述色谱条件进行测定。以峰面积 Y 和浓度 X 进行线性回归，回归方程 y=79798.5x-792.3，r=0.9999。线性范围 0.0125～24.0μg/ml，按信噪比为 3 计算最低检测质量浓度，盐酸川芎嗪在房水的最低检测质量浓度为 5ng/ml。

（6）回收率和精确度试验

分别配制 0.125、3.0、16.0μg/ml 3 种质量浓度的房水加标准盐酸川芎嗪液进行分析，结果表明川芎嗪在房水液中的回收率均在 95%～99%，RSD 值在 0.01%～0.08%。在同一天和 5 天间（每天 1 批）对以上 3 种质量浓度的川芎嗪标准房水液分别处理 5 批后进样分析，日内 RSD 在 1.50% ~ 8.28% 、日间的 RSD 在 0.81% ~ 6.77% 。

3. 实验结果

（1）色谱行为

在此色谱条件下，盐酸川芎嗪的保留时间为 6.9 分钟，无其他峰干扰，方法的准确度和精确度符合生物样品的测定要求。

（2）兔眼房水盐酸川芎嗪含量

盐酸川芎嗪经腹腔注射，不同时间兔眼房水川芎嗪的质量浓度测定结果：15 分钟为 $(11.91 \pm 1.41) \mu g/ml$，30 分钟达高峰为 $(18.71 \pm 1.13) \mu g/ml$，以后逐渐下降，45 分钟为 $(15.09 \pm 1.86) \mu g/ml$，1 小时为 $(7.05 \pm 2.70) \mu g/ml$，1.5 小时为 $(1.93 \pm 0.66) \mu g/ml$，2.0 小时为 $(0.95 \pm 0.28) \mu g/ml$，3.0 小时为 $(0.40 \pm 0.11) \mu g/ml$，5 小时降至 $0.06 \mu g/ml$，8 小时和 12 小时降至微量质量浓度，分别为 0.02、$0.01 \mu g/ml$。

（3）家兔玻璃体药代动力学模型拟合及相关参数

腹腔注射盐酸川芎嗪后，其质量浓度在正常新西兰白兔眼房水中呈开放式二房室模型，药代动力学参数数据为：C_{max} 为 $13.73 \mu g/ml$、T_{max} 为 0.28 小时、半衰期 $T_{1/2\alpha}$ 为 0.42 小时、$T_{1/2\beta}$ 为 3.97 小时、V/F 为 0.84L/kg、AUC 为 $13.78 \mu g/(h.ml)$、CL 为 1.34L/h。

结果显示，川芎嗪能透过血-房水屏障，进入房水，消除较快，30 分钟达高峰，以后逐渐下降，5 小时降至 $0.06 \mu g/ml$，8 小时和 12 小时降至微量质量浓度 $0.02 \sim 0.01 \mu g/ml$。

（二）盐酸川芎嗪在兔眼视网膜组织中的药代动力学

1. 仪器与试药

Waters 公司高效液相色谱仪（Waters Inc. USA），510 型高压泵，486 紫外检测器，7725 进样器；上海三锐色谱工作站（上海），高速台式离心机（TGL-16，上海），METTLER AE260 分析天平。盐酸川芎嗪标准品由中国药品生物制品检定所提供，批号：817-200104。川芎嗪药物来自常州制药厂有限公司，批准文号为苏卫药准字（1986）第 310704 号，药物批号为 0204002（40mg/2ml）。流动相用甲醇（色谱纯，天津市光学精细研究所），水为重蒸水。

2. 实验方法

（1）实验动物

44 只新西兰白兔，体重 2.0 ~ 2.5kg，随机分为 11 组，每组 4 只，腹腔注射盐酸川芎嗪 80mg/kg，分别于用药前（0 小时）和用药后 0.25、0.50、0.75、1、1.5、2、3、5、8、12 小时处死白兔，取视网膜组织置-20℃冰箱备用。

（2）标准品溶液的配制

精确称取盐酸川芎嗪标准品 1.0mg，加 1ml 色谱甲醇，即得浓度为 1000mg/L 的标准品储备液 A。取储备液 A150μl 移入 10ml 的量瓶中，用色谱甲醇稀释至刻度，配成15mg/L的储备液 B，以此标准储备液 B 为母液用色谱甲醇配制浓度为 1.5、0.375、0.0375mg/L 的标准品工作液，置-20℃冰箱备用。

（3）色谱条件

色谱柱为 Diamonsil C_{18} 不锈钢柱（$5 \mu m$, 250mm×4.6mm）;流动相为甲醇:水 = 62:38（ml）;流速：0.9ml/min。紫外检测波长为 280nm。

（4）样品处理

精确称取视网膜组织 200mg 左右，放入 1ml 玻璃研磨器中，加入等体积的色谱甲醇 200μl 左右后研磨 5 分钟，将视网膜匀浆液移入 1.5ml 离心管中，12000r/min 离心 5 分钟，取上清液 40μl 进样测定。

（5）标准曲线制备

精确称取视网膜组织 200mg 左右，放入 1ml 玻璃研磨器中，加入等体积的色谱甲醇 200μl 左右，研磨 5 分钟，用不同浓度的盐酸川芎嗪工作液配制成浓度为 0.0125、0.0625、0.25、0.5、1.0、2.0、4.0mg/L 溶液，按上述视网膜处理条件和色谱条件进行测定。以峰面积 Y 和浓度 X 进行线性回归，视网膜川芎嗪浓度回归方程 $y = 177997.7x - 2262.4$，$r = 0.9994$，线性范围 0.0125 ~ 4.0mg/L。按信噪比为 3 计算最低检测浓度，盐酸川芎嗪在视网膜中的最低检测浓度为 5.0μg/L。

（6）回收率和精确度试验

分别配制 0.0625、0.5、2.0mg/L 3 个浓度的川芎嗪标准视网膜组织液进行分析，计算视网膜组织液中的回收率。结果表明川芎嗪在视网膜组织液中的回收率均在 96% ~ 103% 之间，RSD 值在 0.02% ~ 0.03%。在同一天和 5 天间（每天 1 批）对以上 3 个浓度的川芎嗪标准视网膜组织液分别处理 5 批后进样分析，日内 RSD 在 2.32% ~ 3.24%，日间的 RSD 在 2.71% ~ 4.76%。由结果可知，盐酸川芎嗪在视网膜中的回收率较高，日内和日间变异较小，表明该方法较为稳定。

3. 实验结果

（1）白兔视网膜组织盐酸川芎嗪含量

44 只家兔腹腔注射盐酸川芎嗪后，在不同时间测定视网膜组织中的盐酸川芎嗪含量。由结果可知，腹腔注射盐酸川芎嗪后，在新西兰白兔眼视网膜中，30 分钟达高峰，以后逐渐下降，5 小时后视网膜中川芎嗪的含量降至最低，为 0.06 ~ 0.02mg/g。

（2）白兔视网膜组织中的药代动力学模型拟合及相关参数

腹腔注射盐酸川芎嗪后，其浓度在正常新西兰白兔视网膜组织中呈开放型二室模型，药代动力学参数数据如下：$V/F = 6.37L/kg$、$T_{1/2\alpha} = 0.351$ 小时、$T_{1/2\beta} = 2.5$ 小时、$T_{1/2K\alpha} = 0.14$ 小时、$AUC = 2.34\mu g/(h \cdot mg)$、$CL = 7.89g/h$、$T_{max} = 0.323$ 小时和 $C_{max} = 1.63mg/g$。

结果表明，川芎嗪在兔眼视网膜组织的药动学呈开放型二室模型，30 分钟达高峰，5 小时含量 <0.1mg/g，半衰期 $T_{1/2\alpha}$ 为 0.35 小时，$T_{1/2\beta}$ 为 2.50 小时，清除率（CL）为 7.89g/h。盐酸川芎嗪在眼视网膜组织中的最低检测浓度为 5.0μg/L。

（三）盐酸川芎嗪在兔玻璃体中的药代动力学研究

1. 仪器与试药

美国 Waters 公司液相色谱仪，510 型高压泵，486 紫外检测器，上海三锐色谱工作站，高速台式离心机，METTLER AE260 分析天平。盐酸川芎嗪标准品川芎嗪药物实验用试剂均为色谱纯或分析纯，溶剂及流动相用水为重蒸水。

2. 实验方法

（1）实验动物

44 只健康新西兰家兔，体重 2.0 ~ 2.5kg，随机分为 11 组，腹腔注射盐酸川芎嗪

80mg/kg体重，分别于注射前和注射后15、30、45、60、90分钟及2、3、5、8、12小时采取耳缘静脉空栓处死家兔，取玻璃体置−20℃冰箱备用。

（2）色谱条件

色谱柱为Diamonsil C_{18}不锈钢柱(5μm，250mm×4.6mm)。流动相为甲醇：水＝65：35，流速：0.9ml/min。紫外检测波长为280nm。

（3）样品处理

分别取不同时间组家兔玻璃体各100μl，漩涡振荡混匀1分钟，12000r/min离心5分钟，取上清液50μl，分别加色谱甲醇50μl，漩涡振荡混匀1分钟，12000r/min离心5分钟，取上清液40μl进样测定。

（4）标准曲线制备

玻璃体中标准盐酸川芎嗪液的稀释浓度为0.0125、0.1250、0.5000、2.0000、8.0000、16.0000、24.0000μg/ml，按上述色谱条件进行测定。以峰面积(y)和浓度(x)进行线性回归，回归方程y＝79520.7x−257.2，r＝0.9997。线性范围0.0125～24.0000μg/ml，按信噪比为3计算最低检测浓度，盐酸川芎嗪玻璃体的最低检测浓度为5ng/ml。

（5）回收率和精确度试验

分别配制0.125、2.000、16.000μg/ml 3个浓度的玻璃体加标准盐酸川芎嗪液，按样品处理方法操作并进行分析，计算川芎嗪在玻璃体液中的回收率在96%～100%。在同一天和5天间(1批/天)对以上3个浓度的川芎嗪标准玻璃体液分别处理5批后进样分析，日内相对标准偏差（RSD）在0.97%～2.21%、日间的相对标准偏差（RSD）在2.23%～4.43%。

3. 实验结果

（1）家兔玻璃体液盐酸川芎嗪含量

44只家兔腹腔注射盐酸川芎嗪后，15、30、45、60、90分钟及2、3、5、8、12小时玻璃体中盐酸川芎嗪的浓度分别为(7.69±1.44)、(12.40±2.13)、(9.23±0.87)、(6.26±2.99)、(3.40±1.63)、(3.07±0.50)、(2.85±0.36)、(0.41±0.18)、(0.14±0.09)、(0.02±0.00)μg/ml。

（2）家兔玻璃体药代动力学模型拟合及相关参数

腹腔注射盐酸川芎嗪后，其浓度在正常家兔玻璃体中呈二房室模型，药代动力学参数数据为：C_{max}为9.25mg/L、T_{max}为0.43小时、半衰期$T_{1/2\alpha}$为0.65小时、$T_{1/2\beta}$为1.71h，V/F为1.35L、$T_{1/2K\alpha}$为0.14小时、AUC为17.22mg/（h·L）、CL为1.07L/h。

研究结果表明，家兔腹腔注射川芎嗪后，川芎嗪能很容易的透过血−眼屏障进入玻璃体，且川芎嗪的消除时间较长，这一结果为川芎嗪全身用药治疗眼底疾病提供了实验数据。

（四）兔玻璃体中盐酸川芎嗪的含量测定

1. 仪器与试药

美国惠普公司HP1050A−型高效液相色谱仪；瑞士梅特勒公司AE−200型电子分析天平；美国惠普公司6010型紫外−可见分光光度计。试剂：盐酸川芎嗪注射液；甲醇（色谱纯，一级），磷酸二氢钠（分析纯），SDS（分析纯）。盐酸川芎嗪对照品，由中国药品生物制品检定所提供（供含量测定）。500～750g普通级健康新西兰纯种大白兔5只，雌雄不拘。

2. 实验方法与结果

（1）色谱条件

色谱柱：美国惠普公司 ODS C_{18}（150mm×4.6mm，5μm）；流动相为甲醇：水＝40：60，1000ml 中含 SDS 1g、磷酸二氢钾 0.6g、冰醋酸 1ml；检测波长：280nm；流速：1.0ml/min；室温操作。理论塔板数按盐酸川芎嗪峰计，不低于 3000。

（2）样品制备、采集与预处理

①含药兔玻璃体样品的制备：将家兔固定于兔笼中，取盐酸川芎嗪注射液 2ml，眼内滴 4 滴，剩余药液均匀地洒于治疗电极眼垫上，阳极导入，置于兔眼睑皮肤表面，浸有生理盐水的非治疗电极棉垫置于家兔颈枕部，适当压紧后通电 15 分钟，采用电流强度 1mA。

②样品采集：将家兔固定于兔笼中，4% 戊巴比妥钠（1ml/kg 体重）耳缘静脉注射麻醉，0.5% 地卡因溶液滴眼结膜表面麻醉；于 1 点钟方位距角巩膜缘 7～8mm 处，用 7 号针头直接刺透巩膜，1ml 注射器抽取玻璃体 0.1ml，置于消毒试管中备用。

③样品预处理：于玻璃体样品中加入甲醇 0.1ml，涡旋振荡 30 秒，离心 10 分钟（12000r/min），取上清液，室温挥干至 1ml，取 15μl 进样。

（3）对照品溶液制备

精密称取盐酸川芎嗪对照品 0.1728g，加甲醇 10ml 溶解、混匀，使其浓度为 17.28 mg/ml，作为盐酸川芎嗪对照品储备液。

（4）空白实验

分别取对照品溶液、玻璃体加盐酸川芎嗪对照品溶液、空白玻璃体，依照样品预处理方法进行处理进样，结果显示盐酸川芎嗪与玻璃体内源物质及试剂的色谱峰分离良好，并无重合峰等干扰峰出现，盐酸川芎嗪的保留时间为 6.296 分钟。

（5）线性关系

用空白兔玻璃体将盐酸川芎嗪对照品储备液稀释成 17.28、8.64、4.32、2.16、1.08、0.54μg/ml 浓度的标准液，按样品方法进行测定。以峰面积为纵坐标（Y），以浓度为横坐标（X）进行回归，求得线性回归方程为：$y = 15.865x + 3.514$，$r = 0.9994$，$P < 0.001$。结果表明，玻璃体中盐酸川芎嗪的浓度在 0.54～17.28μg/ml 范围内线性关系良好。最低检测浓度为 0.08μg/ml。

（6）加样回收率和精密度

用空白玻璃体将盐酸川芎嗪对照品储备液稀释成浓度分别为 1.08、4.32、17.28μg/ml 的标准液，每个浓度各做 5 份，按样品预处理方法处理样品，进样，连续重复做 5 天，求得低、中、高 3 种浓度的回收率均大于 90%，平均回收率为 92.54%，日内精密度和日间精密度均小于 10%。

（7）玻璃体中盐酸川芎嗪含量的测定

实验兔 5 只（10 只眼）予眼部直流电盐酸川芎嗪注射液离子导入 15 分钟，半小时后用 1ml 注射器抽取玻璃体 0.1ml。进行 HPLC 测定，测得峰面积值，按线性回归方程计算其浓度为（5.522±0.474）μg/ml。

三、盐酸川芎嗪大鼠鼻腔给药脑内药动学研究

1. 仪器与试药

盐酸川芎嗪对照品(批号：200305，中国药品生物制品检定所)和盐酸川芎嗪原料(纯度98.5％)；甲醇(色谱纯)；双蒸水(自制)；人工脑脊液(aCSF)组成：145mmol/L 氯化钠，0.6mmol/L 氯化钾，1.0mmol/L 氯化镁，1.2mmol/L 氯化钙，0.1mmol/L 抗坏血酸，2.0mmol/L 磷酸二氢钾，2.0mmol/L 磷酸氢二钾，pH7.4；其余试剂均为分析纯。

微透析脑探针(MD-2200；外径0.5mm，膜长2mm，BAS 公司，USA)；微透析脑探针底座(MD-2251；BAS 公司，USA)；脑微透析成套设备：微电脑流速控制器(MD-1000-K)，微量泵(MD-1001)，脑立体定位仪，自动恒温冷冻收集器；Agilent 1100 Series 高效液相色谱仪。

2. 实验方法

(1)实验动物

雄性 Sprague-Dawley(SD)大鼠6只，清洁级，体重约350g。

(2)大鼠脑微透析手术方法

取 SD 大鼠6只，用3％戊巴比妥钠40mg/kg 腹腔注射麻醉后，固定于脑立体定位仪上。颅顶皮肤消毒，矢状切开大鼠头部正中皮肤，暴露颅骨。在前囟前0.2mm，矢状线左旁开3.2mm 处(左侧纹状体)钻开一直径约0.5mm 的微孔，插入微透析带管芯针底座，以硬脑膜为标准向腹侧垂直插入7.0mm，先后用螺钉和牙托粉将探针底座固定于颅骨上，缝合皮肤。术后大鼠在标准环境中单笼恢复6天〔温度(22±2)℃；相对湿度(60±10)％；昼夜12小时人工交替；自由饮食和饮水〕。

(3)色谱条件

色谱柱：ZOBAX SB-C$_{18}$(4.6mm×250mm，5μm)；流动相：甲醇-水(用磷酸调节 pH3)(50：50)；流速：1.0ml/min；检测波长：278nm；柱温：室温。

(4)脑微透析探针体内回收率测定

采用反透析法测定脑微透析探针的体内回收率。取术后恢复后大鼠，先拔出管芯针，再将微透析探针插入微透析底座中，探针通过导管与微量泵相连。以流速2μl/min 灌流aCSF 平衡2小时后，向探针内灌注含 TMPH 分别为0.50，1.00 和5.00mg/L 的 aCSF，间隔10分钟，收集1小时。第一管和最后收集的透析液弃之，测定透析液(ρ_{out})和灌流液(ρ_{in})中 TMPH 的浓度，计算体内回收(R$_{in vivo}$)。

(5)大鼠脑内药动学实验

采用交叉设计，以鼻腔和静脉注射两种给药方式，每只大鼠实验后恢复3天，交替进行实验。取恢复后大鼠，实验前禁食24小时，但可自由饮水和活动，实验时拔出管芯针，将微透析探针插入底座中，探针通过导管与微量泵相连，灌流 aCSF，流速2μl/min，平衡2小时。用大鼠鼻薪膜给药装置鼻腔给药(左侧鼻腔给药20μl)或静脉注射(尾静脉注射1.0ml)，剂量均为10mg/kg，给药后每10分钟收集一次，收集90分钟。透析液样品直接进样，HPLC 测定峰面积，经标准曲线计算，再根据回收率校正($\rho = \rho t / R_{in vivo}$)后折算成脑内药物浓度。

3. 实验结果

（1）标准曲线制备

精密称取盐酸川芎嗪对照品10.0mg，置于25ml量瓶中，以人工脑脊液液溶解，得0.40g/L的对照品储备液。依次稀释之，得质量浓度分别为0.04、0.10、0.50、1.00、5.00、10.00mg/L的标准液，进样均为10μl，以峰面积（Y）为纵坐标，质量浓度（X）为横坐标绘制标准曲线。回归方程为：$y = 24.070x + 0.9576$，$r = 0.9996$。盐酸川芎嗪在0.1～10.0mg/L内，线性关系良好，最低检测限为0.04mg/L。

（2）精密度

取质量浓度为0.10、1.00、10.00mg/L标准液，分别在1天内测定5次并连续测定5天，考察方法的日间、日内精密度。日间、日内RSD均小于15%。

（3）盐酸川芎嗪脑内的ρ-t曲线

两种给药途径的脑内药物浓度-时间曲线见图2-4-4，主要药动学参数见表2-4-2。

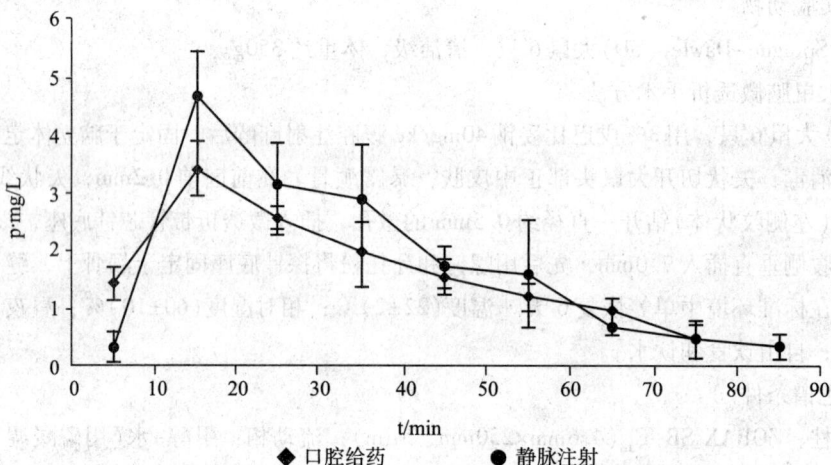

图2-4-4　盐酸川芎嗪鼻腔和静脉注射给药后的脑内平均药物浓度-时间曲线

表2-4-2　盐酸川芎嗪大鼠腔和静脉注射给药的脑药动学参数（n=6）

参数	m	iv
$AUC_{0-\infty}$/mg. min. L^{-1}	145.72±28.09	163.36±46.40
AUC_{0-t}/mg. min. L^{-1}	128.35±18.49	152.49±36.26
MRT/min	38.81±5.26	37.12±3.53
CLs/Ml. min^{-1}	21.74±2.20	19.80±3.16
ρ_{max}/mg. L^{-1}	3.43±0.46	4.67±0.76
t_{max}/min	15	15

从图2-4-4中可看出，盐酸川芎嗪鼻腔给药5分钟后即可吸收入脑，而静脉注射5分钟后却入脑不显著，表明盐酸川芎嗪经鼻腔给药后可能存在直接的鼻-脑通路。二者的t_{max}无显著性差异，可能是由于盐酸川芎嗪直接经鼻-脑通路入脑的药物量较少，而大部分仍进入血循环并透过血脑屏障后入脑。但是二种给药途径的脑内药物消除均较快。实验结果表明，鼻腔给药和静脉注射两种给药方式除ρ_{max}外，其余药动学参数均无显著性差异。因此，

鼻腔给药有望成为盐酸川芎嗪新的给药途径，从而克服静脉注射患者顺应性差等缺点。

四、川芎嗪药物代谢研究

大多数口服药物的生物转化均依靠体内细胞色素 P450（CYP450）酶的参与。当两种以上的药物合用时，根据其对 CYP450 酶的诱导或抑制作用，适当增加或减少药量，从而达到满意的疗效或减轻药物的副作用是联合用药的原则。因此，有必要对川芎嗪代谢转化进行研究，了解参与川芎嗪代谢的 CYP450 酶亚型，为临床川芎嗪个体化用药、正确地联合应用川芎嗪提供科学依据。

1. 仪器与试药

葡萄糖-6-磷酸脱氢酶、牛血清白蛋白、β-萘黄酮、辅酶Ⅱ；葡萄糖-6 磷酸单钠盐；三（羟甲基）氨基甲烷；甲醇（色谱纯）；川芎嗪；地塞米松（dexamethasone，DEX），苯巴比妥（phenobarbita，PB），酮康唑（ketoconazole，Ket），红霉素（erythromycin，ERY）均购于中国药品生物制品检定所。

动物：SD 大鼠，雄性，体重（225±20）g。

高效液相色谱分析仪，UV2100 紫外分光光度仪；GS-15R 高速冷冻离心机；BP61s 电子分析天平；Cyberscan PH510 酸度仪；SU-PELCO 固相萃取仪。

2. 实验方法

（1）动物肝微粒体的诱导

选取 SD 大鼠 20 只，雄性，体重（225±20）g，随机分成 4 组，每组 5 只。第 1 组给予 DEX 色拉油混悬液 75mg/kg，ig×4 天；第 2 组给予 PB 生理盐水溶液 75mg/kg，ig×3 天；第 3 组给予 β-NF 色拉油混悬液 80mg/kg，ig×3 天；第 4 组为对照组，给予等量色拉油。大鼠于处死前禁食 12 小时，于最后一次给药后 24 小时断头处死。

（2）肝微粒体组分悬浮液的制备、蛋白含量测定及温孵条件

按 $CaCl_2$ 沉淀法制备肝微粒体后备用，通过 Lowry 法对所制备的肝微粒体蛋白含量进行测定，参考文献并试验选择适宜的温孵条件。

（3）温孵液中 TMPz 浓度的测定

采用 HPLC 测定温孵液及血浆中 TMPz 的浓度。

①样品预处理：样品处理采用固相萃取方法。首先使用甲醇活化 C_{18} 小柱，后用双蒸水平衡，取待测样 1.0ml 过柱，用含 20% 甲醇的双蒸水 1.0ml 冲洗 2 次，最后用 0.25ml 甲醇收集，20μl 进样。

②色谱条件：C_{18} 色谱柱（4.6mm×150mm，5μm），流动相甲醇-水（62∶38），流速 1.0ml/min，紫外检测波长 280nm。

（4）各诱导剂对 TMPz 在大鼠肝微粒体温孵液中代谢影响的比较

将各组肝微粒体组分悬浮液适量（使 NADPH 再生反应体系中肝微粒体蛋白量为 1.0g/L）分别与高、中、低 3 个底物（TMPz 分别为 2.4、1.2、0.6μg/ml）在 NADPH 再生温孵体系中共同温孵，HPLC 测定 TMPz 在各温孵体系中剩余量；计算 TMPz 代谢消失率。TMPz 代谢消失率（%）=（加入量-剩余量/加入量）×100%；并分析其代谢消失率与各诱导剂之间的关系。

(5)酶活性与 TMPz 代谢消失率的相关分析

在各组诱导与未诱导的大鼠肝微粒体中，通过 Nash 法测 N-脱甲基酶的活性，并将其与 TMPz 代谢消失率作相关回归，探明酶活性与 TMPz 代谢消失率间的相关性。

(6)酮康唑抑制 TMPz 代谢的试验

取 DEX 诱导处理的肝微粒体蛋白 1.0g/L，加入 NADPH 再生反应体系，Ket(终浓度为 0.1mmol/L)，用 Tris 缓冲液将反应总体积稀释到 0.99ml，反应体系置于 37℃振荡温孵 30 分钟后，加入 TMPz 终浓度为 2.4μg/ml，于 37℃再振荡温孵 30 分钟后立即取出，置于 -30℃冰箱终止反应。测定 TMPz 剩余量，先算出各组的 TMPz 代谢消失率，再计算 Ket 的抑制率(%)=(对照或 DEX 组的代谢消失率-加 Ket 后相应组的代谢消失率/对照或 DEX 组的 TMPz 代谢消失率)×100%。

(7)整体实验采血及血样处理

选取 SD 雄性大鼠 30 只，体重(320±10)g。将其随机分成 3 组，每组 10 只。第 1 组给予 DEX 色拉油混悬液 75mg/kg，腹腔注射 4 天；第 2 组在采血前 4 小时给予静脉注射 Ket 色拉油混悬液 500mg/kg；第 3 组为对照组，给予等量色拉油。采血当日每组大鼠均静脉注射相同剂量的 TMPz 10mg/kg，并分别在静脉注射 TMPz 前及注射后 5、10、20、30、60、90、120、180 分钟各时间点采取颈动脉血 0.5ml 置入已肝素化的 1ml 高速离心管中，3000r/min 离心 10 分钟制得血浆。

3. 实验结果

(1)大鼠血浆、肝微粒体温孵液中 TMPz 的色谱行为

本试验建立的 HPLC 分析方法，所得 TMPz 色谱峰形良好，分离完全，在 0.1 ~ 9.6μg/ml 呈线性关系，最低可定量为 0.1μg/ml(信噪比>3)，回收率达(97.1±4.9)%，日内和日间精密度的 RSD 均小于 5%，符合生物样本分析的方法学要求。肝微粒体系统温孵后的 TMPz 经该 HPLC 方法检测，稳定地出现 2 个分离完全的色谱峰，与空白样本及 TMPz 未经代谢的标准样本比较鉴别，M 峰是 TMPz 代谢后出现的色谱峰；对 M 峰的峰高与温孵液代谢后测得 TMPz 各剩余量进行了相关性分析，其结果显示二峰间呈现高度的正相关性，相关系数为 0.999，相关系数显著性分析 P<0.01，推测 M 峰可能是 TMPz 代谢产物峰；而 TMPz 在大鼠体内代谢的图谱中也有 2 个峰，M 峰随着在大鼠体内代谢的时间增加，峰高值也逐渐加大，这也表明 M 峰为大鼠体内 TMPz 的代谢产物峰。

(2)TMPz 在诱导和未诱导大鼠肝微粒体内代谢的情况

以经典的 CYP3A 诱导剂 DEX 为探针，诱导后的 TMPz 在大鼠肝微粒体中代谢明显加快，而主要诱导 CYP2B 的 β-NF 和 PB 则对 TMPz 的代谢无明显影响。DEX 组 TMPz 平均代谢消失率为(79.2±9.5)%，PB 组 TMPz 平均代谢消失率为(18.1±6.7)%，β-NF 组 TMPz 平均代谢消失率为(14.3±1.5)%，对照组 TMPz 平均代谢消失率为(14.0±1.6)%。

(3)CYP3A 特异性抑制剂对 TMPz 代谢的影响

CYP3A 的特异抑制剂 Ket 可以抑制 TMPz 的代谢，尤其与诱导剂 DEX 共同温孵时，Ket 的抑制效应则表现得更为突出，其抑制率达 70%。

(4)TMPz 代谢消失率与 ERYN-脱甲基酶活性的相关性分析

在 DEX 诱导的肝微粒体内，TMPz 代谢消失率与 ERYN-脱甲基酶活性之间有高度的相关性为：y=0.0018x+0.0442，r=0.9994。表明 TMPz 代谢与 ERYN-脱甲基反应由同一酶催化，而

ERYN-脱甲基反应为 CYP3A 的特征性反应。因此，可以认为 CYP3A 参与了 TMPz 代谢反应。

（5）诱导剂和抑制剂对 TMPz 在大鼠体内药动学的影响

诱导剂 DEX 和抑制剂 Ket 可明显影响 TMPz 在大鼠体内的药动学过程，对照组、DEX 组、Ket 组的药动学参数 $t_{1/2}$ 分别为（1.605±0.159）、（1.082±0.157）、（1.925±0.177）h，CL（s）分别为（6.878±1.070）、（13.282±2.235）、（4.940±0.047）L/（h·kg），AUC 分别为（1.485±0.225）、（0.773±0.113）、（2.055±0.266）mg/（L·h）。

4. 讨论

试验结果表明，特异性 CYP3A 诱导剂 DEX 可以显著地加快 TMPz 的代谢；强效 CYP3A 抑制剂 Ket 则明显地抑制 TMPz 的代谢；TMPz 的代谢转化与 CYP3A 的特征性 ERYN-脱甲基反应呈现了高度的相关性。整体试验的结果显示，CYP3A 诱导剂 DEX 和抑制剂 Ket 能明显影响 TMPz 在大鼠体内的代谢转化。提示参与 TMPz 代谢的 CYP450 酶的亚型主要为 CYP3A。

综上所述，TMPz 若与 CYP3A 酶的诱导药或抑制药合用，由于该酶的活性变化，TMPz 在体内的代谢量可能增加或减少，血中 TMPz 浓度也发生相应的改变，显然，TMPz 药理作用将会增强或削弱，临床必须通过减少或增加 TMPz 用量方可达到预期效应。

五、盐酸川芎嗪在大鼠体内的组织分布

1. 仪器与材料

盐酸川芎嗪标准品：纯度大于 99%。盐酸川芎嗪注射液，石油醚及磷酸盐缓冲试剂均为分析纯。752-G 紫外分光光度计。H-84 微型混合器。动物采用雄性大鼠，体重 220±18g，用药前禁食 12～14 小时，可自由饮水。

2. 实验方法

（1）标准曲线的制备

取用滤纸吸干血液的大鼠组织：心、肝、脾、肺、肾、脑、肌肉、睾丸各 0.50g，分别加入 pH=8 的磷酸盐缓冲液 2.5ml，用玻璃匀浆器制成匀浆，取匀浆或血浆各 0.5ml，加入磷酸盐缓冲液配制的 TMPH 标准液各 0.5ml，标准液的浓度系列为 0、0.76、1.53、3.05、6.1、12.21、24.41、43.83、97.63mg/L，混匀后加石油醚 4ml，振荡 2 分钟，以 2500r/min 速度离心 5 分钟，吸取有机相，用紫外分光光度计 278nm 处测定其吸光度（A），实验重复 3 次，以吸光度均值对药浓作一元线性回归，分别求算出每种组织的回归方程，吸光度和药浓间线性相关关系良好，其相关系数为：0.9990～0.9997。

（2）组织中 TMPH 含量的测定

雄性大鼠 44 只，随机分为 11 组备用，尾静脉注射 TMPH 50mg/kg 后分别在 1、15、30 分钟、1.0、1.5、2.0、3.0、4.0、5.0、6.0、7.0 小时处死动物，立即心脏取血 1.5ml 左右，肝素抗凝，制成血浆，同时迅速取出心、肝、脾、肺、肾、脑、肌肉及睾丸组织，滤纸吸干，称取 0.50g，加 2.5ml 的 pH=8 的磷酸盐缓冲液制成组织匀浆，取血浆、组织匀浆各 0.5ml，再分别加入 0.5ml 缓冲液混匀，加入石油醚 4.0ml，余后步骤同标准曲线制备，由测出的吸光度（A），根据各种组织的回归方程换算出相应的药物浓度。

（3）数据处理

将均数药物浓度-时间数据作为原始数据输入 IBM-PC 计算机，采用中国数学药理学会编制的实用药代动力学计算程序（3p87），根据样条插值法估算统计矩。

3. 结果与讨论

药物浓度-时间数据经非线性最小二乘法拟合的结果见图2-4-5（A，B）。

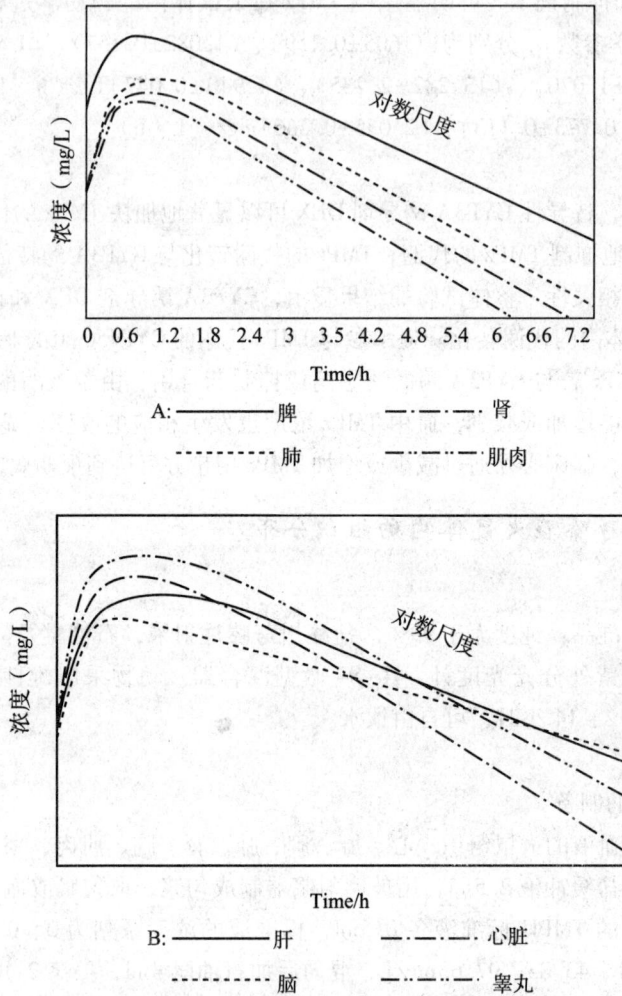

A:　———— 脾　　—·—·— 肾
　　- - - - - 肺　　—— —— 肌肉

B:　———— 肝　　—·—·— 心脏
　　- - - - - 脑　　—— —— 睾丸

图2-4-5　（A、B）脏器中TMPH浓度的比较

结果表明，在剂量相同、体内消除率不变的条件下，各组织的AUC反映了药物分子进入该组织的量，AUC的大小顺序为：肝、心、脾、脑、睾丸、肺、肾、肌肉、血浆。肝脏的AUC高达247.9mg/（h·L），是血浆的3.15倍，肝中药物浓度较高，用药后收集24小时尿液、粪便，尿中原形药物排泄只占用药剂量的2.76%，粪便中不能检出，提示TMPH可能主要经生物转化消除。结果可见：该药主要分布在肝、心、脾等血流丰富的器官。脑中AUC值较大，提示该药能通过血-脑屏障进入中枢神经系统。

MRT为平均驻留时间，结果表明：脾脏、血浆、肌肉的MRT小，药物消除快。脑、肺、肾、肝消除次之，心脏MRT最大，消除最慢。

C_{max}的值以肝脏、脾、心脏等较大，对应的AUC值相对较高，C_{max}和AUC之间的相关系数：$r=0.8021$，它们分别表征着药物分布的不同侧面，AUC表示脏器分布的总药量，C_{max}指组织药浓的高峰浓度。

T_{max} 为组织药浓的达峰时间，T_{max} 越小，药物向该组织分布越快。血浆、肌肉、脾脏、脑组织 T_{max} 较小，对应的 MRT 也较小，说明这些组织为分布快、消除快的组织，T_{max} 反映了组织摄取药物的快、慢，MRT 反映药物消除的快慢。心脏的 MRT 最大，AUC 值居第二，可能与该药较强的心脏作用有直接关系。

第二节　阿魏酸的药物动力学研究

一、阿魏酸在人体血清中的浓度变化测定

1. 仪器与试药

美国 Waters 高效液相色谱系统（7725 手动进样器，600 泵，996 二极管阵列检测器，M32 数据处理系统），TGL16G 台式高速离心机。

阿魏酸对照品，对羟基苯甲醛内标物（化学纯），乙腈、甲醇、冰醋酸等有机试剂均为分析纯，水为自制双蒸水，健康人空白混合血清由本院血库提供。川芎、红花、降香、赤芍、丹参药材，组成冠心 II 号方剂。

受试对象：健康自愿者 6 名，3 男 3 女，年龄 20～58 岁，平均年龄 34.8±15.4 岁，体重 50～67.5kg，平均体重（57.9±5.5）kg。受试者受试前经常规化验和查体均正常，无心、肝、肾和胃肠道等疾患。服药前 14 小时未饮含酒精饮料，未吸烟，受试期间少量饮水。

2. 方法和结果

（1）色谱条件

色谱柱：Kromasil C_{18} 柱（250mm×4.6mm，5μm）；流动相：甲醇-水-冰醋酸（36.4∶63∶0.6）；检测波长：322nm；流速：1.0ml/min；柱温：室温。

在上述色谱条件下，血样中阿魏酸和内标物分离完全，空白血清无干扰，通过二维、三维色谱图对其吸收峰定性，其保留时间均与对照品一致。

（2）对照品溶液的制备

精密称取阿魏酸对照品 0.994mg，置于 100ml 容量瓶中，甲醇溶解并定容至刻度，摇匀，即得对照品贮备液。同法配制对羟基苯甲醛，浓度为 23.94μg/ml。临用前，取阿魏酸贮备液适量，用甲醇按倍数稀释法稀释至所需浓度，即得。

（3）口服冠心 II 号汤剂的制备

采用临床煎煮方法。川芎、红花、降香、赤芍、丹参药材按 1∶1∶1∶1∶2 的质量比配制成冠心 II 号成方，总量为 1500g。充分混匀后放入不锈钢锅内，加水 3000ml 浸泡 30 分钟，煮沸 30 分钟，过滤药渣再加水 1500ml，煮沸 30 分钟，过滤，滤液合并。多次重复上述步骤，将所得全部滤液混在一起，加热浓缩得每毫升药液内含有川芎、红花、降香、赤芍各 0.5g，丹参 1.0g。-4℃冰箱冷藏待用。

（4）样品的制备

受试者空腹 14 小时后，按 3g/kg 剂量（其中川芎为 0.5g/kg）服用冠心 II 号汤剂，分别于服药前及服药后 5、10、15、30、60、90、120 分钟从肘静脉取血 3ml，离心血清，置 -20℃冰箱保存待测。

（5）血样预处理

用微量加样器吸取 1.0ml 血清，置于 5ml 塑料高速离心管中，准确加入对羟基苯甲醛内标液 10μl，电动混匀器充分混匀 45 秒，然后加入乙腈 3.5ml 后再次混匀 5 分钟，10000 r/min 离心 10 分钟，取上清液置 5ml 一次性塑料试管中，在 57℃ 水浴上通氮气流挥干后用 100μl 流动相复溶，再次 10000r/min 离心 10 分钟，取上清液 50μl 进样。

（6）标准曲线的制备

取空白血清 1.0ml 于 5ml 塑料高速离心管中并编号，加入不同体积的阿魏酸对照品溶液，其中阿魏酸浓度分别为 9.94、19.88、39.76、49.70、79.52、159.04ng/ml，每管加入对羟基苯甲醛内标液 10μl，充分混匀后测定，以阿魏酸和内标物的峰面积比与其浓度作线性回归，得到此色谱条件下阿魏酸的回归方程为：$y = 0.01247x + 0.00102$，$r = 0.9925$，阿魏酸在 9.94 ~ 159.04ng/ml 线性关系良好。以信噪比为 3 时计算，阿魏酸的最低检测限为 0.596ng，血清中阿魏酸的最低检测浓度为 5ng/ml。

（7）回收率及精密度

取线性范围内不同浓度，分别测定其回收率和日内及日间精密度，平均回收率为 99.77%，RSD 为 1.23%（n=5），平均日内精密度 RSD 为 2.44%，平均日间精密度 RSD 为 3.80%，回收率和精密度均较好。

（8）样品血药浓度测定

取已制备的血清样品在室温下融化后，测定，由标准曲线计算出阿魏酸的血药浓度。结果见表 2-4-3。

表 2-4-3　　　　健康人口服冠心 II 号后血清中各时点的阿魏酸浓度（n=6）

时间（分钟）	5	10	15	30
阿魏酸浓度（ng/ml）	7.66±1.80	16.55±4.85	23.01±7.69	27.49±6.37
时间（分钟）	60	90	120	
阿魏酸浓度（ng/ml）	23.03±10.89	11.38±2.27	6.525±0.95	

二、阿魏酸和川芎汤剂中阿魏酸在大鼠体内的吸收动力学对比研究

1. 仪器与试药

LC-20AT 高效液相色谱仪，SPD-M20A 二极管阵列检测器，SIL-20A 自由进样器，DGU-20A3 在线脱气机，Lcsolution 数据采集处理系统；LDZ4-0.8 自动平衡微型离心机；MA110-型电子分析天平。阿魏酸对照品（中国生物药品制品检定所），冰醋酸（分析纯），甲醇（色谱纯）。雄性 Wistar 大鼠，体重 200 ~ 250g。

2. 实验方法

（1）供试药品制备

取川芎片 200g，加适量的水，浸没药材 30 分钟加热煮沸 10 分钟，转入小火煎 30 分钟，趁热过滤。药渣用同法提取 2 次，合并 3 次煎出液，用纱布过滤，加热浓缩至 100ml，加 20ml 乙醇和 80ml 聚乙二醇进行溶解备用。用 HPLC 法测定川芎水提取物中阿魏酸的浓度为 3.5mg/ml。阿魏酸溶液（乙醇/PEG400/水，1∶4∶5，v/v/v）按照 30mg/kg 和 3mg/kg 的

给药剂量配制备用。

(2)色谱条件

色谱柱：Cosmosil-C$_{18}$(150mm×4.6mm，5μm)；检测波长：323nm；流动相：甲醇-3%醋酸溶液(32∶68，v/v)；流速：0.8ml/min；柱温：室温；进样量：20μl。

(3)动物给药实验

大鼠实验前禁食12小时，水自由饮取。在乙醚麻醉下，将聚乙烯管插入其右股动脉，待其苏醒1小时后给药。阿魏酸溶液(30mg/kg)和川芎供试液(所含阿魏酸浓度为30mg/kg)分别给大鼠灌胃，另外将3mg/kg的阿魏酸溶液通过静脉给大鼠注射。灌胃给药后0、2、5、10、20、30、45、60、90、120、180分钟和静脉注射给药后0、4、7、10、15、20、30、40、55、70、90分钟通过动脉插管抽去0.25ml血样。每次取样后为了补充减少的血量，通过插管注入同体积的肝素(100IU/ml)生理盐水。给药1小时后给大鼠供水。

(4)血浆样品处理

将血样离心，取0.1ml血浆加0.4ml含内标10.0μg/ml的芦丁甲醇溶液，旋涡振荡混合1.0分钟，静置5.0分钟，再次旋涡振荡1.0分钟，4000r/min离心，上清液过0.45μm滤膜后20μl进样分析。

(5)标准曲线和线性范围

将阿魏酸标准品溶于含有内标的甲醇中制成55.5μg/ml，进一步稀释获得一系列浓度的阿魏酸标准溶液，分别与0.1ml空白血浆混合得到0.1、1.0、5.0、10.0、15.0、25.0和50.0μg/ml的阿魏酸血浆样品。按血浆样品处理方法处理后，进样测阿魏酸和内标的峰面积，以阿魏酸和内标的峰面积之比对应阿魏酸在血浆中质量浓度进行线性回归。为了避免高浓度对低浓度造成不必要的偏差，将标准曲线分为两个浓度范围：0.1~5.0和5.0~50.0μg/ml。其回归方程分别为y=0.651x+0.0066和y=0.7139x-0.3738(式中Y为阿魏酸与内标峰面积之比，X为阿魏酸的血浆浓度)，其相关系数分别为0.9994和0.9999。表明血浆样品中阿魏酸在0.1~50μg/ml内线性关系良好，信噪比为10时阿魏酸的定量限为0.03μg/ml。

(6)稳定性考察

取空白血浆0.1ml制备50μg/ml的FA加样血浆样品3份，分别平行测定5次，连续测定96小时，考察其在低温、避光、自然条件下的稳定性。

(7)回收率考察

取空白血浆0.1ml制备1.0、5.0、50.0μg/ml高中低三个浓度的阿魏酸加样血浆样品，每一浓度进行5样本分析；考察阿魏酸的回收率，分析结果平均回收率分别为104.15%、96.42%、87.93%，RSD分别为1.85%、1.75%、1.19%。

(8)方法的准确度和精密度

取空白血浆0.1ml，制备0.1、0.5、1.0、5.0、10.0、25.0、50.0μg/ml浓度的含有内标的加样样品，每一浓度进行5样本分析，连续测定3天，考察日内日间准确度与精密度，测定结果日内精密度RSD分别为7.76%、4.53%、4.50%、2.45%、1.03%、1.14%、1.07%；日间精密度RSD分别为7.66%、3.07%、4.26%、2.66%、2.19%、2.35%、1.19%。

3. 实验结果

(1)色谱行为与色谱图

FA的保留时间为7.7分钟，内标的保留时间为12.5分钟。从色谱图中可以看出川芎中其他活性成分对 FA 测定没有影响。药物峰和内标峰峰形较好，血浆中内源性物质对测定没有干扰，可以确保分析的准确性。

（2）静脉注射药-时曲线

将配制好的 30mg/kg 和 3mg/kg 的 FA 给大鼠静脉注射，注射后按样品处理。方法操作进行色谱分析，计算相应时间的血浆药物浓度。结果反映出，当 FA 的瞬间注射量从 3mg/kg 增加到 30mg/kg 时，表观总体清除率、清除半衰期及分布体积未见明显差异，且曲线下面积成比例增加（数据未列出），由此可知 FA 溶液的药动学线性过程。

（3）灌胃药-时曲线及吸收率

将配制好的 30mg/kg 的 FA 和 460mg/kg（相当于 30mg/kg 的 FA）的川芎汤剂给大鼠灌胃，灌胃给药后进行色谱分析，计算相应时间的血浆药物浓度，绘制平均血药浓度时间曲线。由平均血药浓度时间曲线可知，灌胃 FA 溶液在 9 分钟时达到最大血药浓度（平均增长 32.67μg/ml），而川芎汤剂中 FA 浓度在 2.4 分钟时达到峰值（平均 2.28μg/ml），通过 T 检验可以发现它们之间虽然给药剂量相同但存在显著性差异。造成这种差异的主要原因是川芎提取物所含化学成分较多，因而其对 FA 在大鼠体内的吸收影响较大，达峰时间及最大血药浓度有一定的差异。为了估算 FA 在胃肠道的吸收率，将测定数据用反卷积法处理，并据此对口复给药后 FA 在胃肠中的吸收率进行了评价，结果表明在 20 分钟内，FA 到达体循环的量迅速增加至 45%，而后缓慢增加，直到 3 小时才达 60%。但是由于川芎汤剂中的 FA 在大鼠胃肠的吸收不是一个线性过程，因而不能用此方法进行算。

通过比较研究，发现单体和单味药中两个相同组分在大鼠体内的吸收存在显著性差异。由此可见，在临床应用中不应简单地用纯品单体的药动学参数来推测服用单味中药后其有效成分的体内过程。

三、丹参素和阿魏酸合用的药动学相互作用

丹参、川芎为临床常用的传统活血化瘀中药，多用于心脑血管疾病的预防。一般这两味中药在临床上多以复方配伍使用。文献报道，丹参与川芎配伍使用可能表现"相恶"效应。这说明丹参与川芎配伍使用存在一定的药效学或药动学的相互作用。李氏等选用丹参和川芎水溶性成分丹参素与阿魏酸分别作为被检测的代表药物，从药动学的体内分布与消除方面来研究丹参与川芎水溶性活性主成分的药物相互影响，为丹参和川芎的临床联合应用提供实验依据。

1. 材料与方法

丹参素与阿魏酸标准品购自中国药品生物制品检定所，内标为对羟基苯甲酸。丹参水溶性组分（丹参素含量大于 20%），批号为 050114；阿魏酸（含量大于 90%）；甲醇（色谱纯）；乙酸乙酯（分析纯）。Agilent 1100 高效液相色谱仪系列，包括 G131A 泵，G1322A 在线脱气机，7225i 手动进样器，G1314AVWD 检测器。Agilent HC‑C$_{18}$ 色谱柱（150mm × 4.6mm，5μm）。色谱数据用 Agilent 化学工作站处理。

实验动物：健康雄家兔 6 只，体重 2～2.5kg。置于室温条件，自然光条件下饲养。

2. 实验方法

①给药与采样：家兔随机分为 3 组，采用自身对照与交叉实验设计，每次实验后的药物清洗期为 1 周。家兔实验前禁食 12 小时，每组动物分别经耳缘静脉注射丹参水溶性组分

（按丹参素的量计3mg/kg）、阿魏酸3mg/kg、丹参组分与阿魏酸的处方6mg/kg（丹参素：阿魏酸为1：1）。分别在给药前与给药后0、1、2、5、15、30、45、60、90、120、240和360分钟经对侧耳缘静脉取血1ml，3000r/min离心10分钟，分离血浆保存于-20℃直至检测。

②色谱条件：丹参素与阿魏酸的血药浓度测定采用反相高效液相色谱法测定。采用梯度洗脱分离化合物，流动相甲醇和0.5%冰醋酸，0～4分钟甲醇从20%增加至45%，4～9分钟甲醇稳定在45%，9～12分钟甲醇恢复20%。流速为1ml/min，检测波长为281nm。

③血浆样品处理：取家兔空白血浆400μl，加入50mg/L内标溶液100μl，混匀，加入1mol/L HCl 100μl，涡旋混匀，再加入1ml乙酸乙酯，涡旋1分钟后，3000r/min离心10分钟，吸取上层有机相于离心管内，下层水相再次加入1ml乙酸乙酯提取，合并2次上层有机相，于37℃氮气吹干，100μl甲醇定容，3500r/min离心15分钟，取上清液20μl进样。

3. 结果

（1）色谱行为

在选定的色谱条件下，丹参素、阿魏酸与对羟基苯甲酸的保留时间分别为3.8、7.8及5.9分钟。血浆内源性物质不干扰丹参素、阿魏酸与内标的测定。

（2）标准曲线

分别精密称取丹参素和阿魏酸标准品各10mg，分别置于5ml容量瓶中，用甲醇溶解，得到2mg/ml的样品贮备液。分别将丹参素和阿魏酸贮备液混合稀释成系列浓度样品溶液。丹参素稀释浓度为400、80、40、8、4、0.8、0.4mg/L，阿魏酸浓度为200、100、20、10、2.0、1、0.2、0.04mg/L。取400μl家兔空白血浆加入不同浓度的样品溶液100μl，则血浆丹参素浓度为100、20、10、2、1、0.2、0.1mg/L，血浆阿魏酸浓度为50、25、5、2、0.5、0.25、0.05、0.01mg/L，再加入内标100μl，按照血样处理方法进行。将测定的各浓度血浆样品中药物峰面积和内标峰面积的比值同药物浓度作图，用加权回归方法得到丹参素和阿魏酸的标准曲线。丹参素的线性范围为0.1～100mg/L，标准曲线方程为：$y = 0.5468x - 0.0332$，$r = 0.9998$，最小检测限为0.1mg/L；阿魏酸的线性范围为0.01～50mg/L。标准曲线方程为：$y = 3.1509x - 0.0473$，$r = 0.99996$，其最小检测限为10μg/L。

（3）精密度与回收率试验

精密量取丹参素和阿魏酸贮备液，分别稀释成高、中、低3种系列浓度，各取100μl加入400μl家兔血浆中，按照血浆样品处理方法处理。于1天内测定5次，计算日内精密度，1周内测定5天，计算日间精密度，结果丹参素日间精密度的RSD分别为6.29%、2.73%、9.45%，日内精密度1.69%、1.89%、6.15%；阿魏酸日间精密度的RSD分别为2.15%、2.93%、4.08%，日内精密度1.43%、2.09%、1.22%。

精密量取丹参素和阿魏酸贮备液，分别稀释成高、中、低3种系列浓度，各取100μl加入400μl家兔血浆中按照血浆样品处理方法处理。以血浆处理后样品的测得值与样品直接进样测得值的比值计算萃取回收率，结果丹参素平均回收率分别为72.7%、59.97%、64.05%，RSD分别为2.63%、7.85%、12.97%；阿魏酸平均回收率分别为91.07%、90.58%、65.25%，RSD分别为2.1%、3.92%、2.41%。

（4）单用与合用时丹参素与阿魏酸的药动学参数比较

数据用3P87药动学程序处理，自动进行算法、模型与权重选择，拟合的药-时曲线符合静脉给药二室模型，权重系数为1/C。

与单独使用丹参水溶性组分丹参素相比，合用阿魏酸后丹参素的主要药动学参数差异没有显著性。与单独使用阿魏酸相比，合用丹参水单体和单味药中两个相同组分溶性组分后，阿魏酸的主要药动学参数差异无显著性。

4. 讨论

从结果看，丹参水溶性组分和阿魏酸单独或联合静脉注射后，其在家兔的体内过程均符合静脉给药二室模型，丹参素和阿魏酸的主要药动学参数如 $T_{1/2}$、$T_{1/2\beta}$、V、AUC 与清除率（CLs）等差异均没有显著性，而且均值也非常接近，说明合用阿魏酸对丹参水溶性主成分丹参素的体内药动学特点没有显著性影响。但合用后阿魏酸能够测到的血浆药物浓度的时间点延长，单用时一般能够测到 240 分钟，而合用时能够测到 360 分钟，此种变化可能是合用阿魏酸后消除半衰期 $T_{1/2\beta}$ 延长造成的。阿魏酸单用和阿魏酸与丹参水溶性组分合用后，阿魏酸的 AUC 分别为 94.33±27.65 和 122.05±48.92，说明体内药量平均增加了 22%。

阿魏酸单用与丹参水溶性组分合用后药动学参数虽然经过检验差异没有显著性，但比较阿魏酸的分布速度常数 α，可以看出合用时阿魏酸的分布速度减慢。从中央室向周边室分布速率常数 K_{12} 可以看出，合用后阿魏酸从中央室向外周室的分布速度减慢。

第三节　川芎哚体内药物分析研究

一、川芎哚血药浓度测定

1. 仪器与试药

HP-5890 II/5971A 型气相色谱-质谱联用仪（GC-MS）；川芎哚、[2-^{15}N] -1-(5-羟甲基-2-呋喃基)-9H-吡啶并［3，4-b］吲哚（[2-^{15}N] 川芎哚)(自制）；N-甲基-N-(三甲基硅烷)三氟乙酰胺（MSTFA）（分析纯）；缓冲溶液：0.2mol/ml 碳酸钠-0.2mol/L 硼酸（含 0.2mol/L 氯化钾)-水（57：43：100），调 pH = 8 ~ 9；其他试剂均为国产分析纯。

Wistar 大鼠，雌雄兼用，体重（200±20）g。

2. 方法与结果

（1）GC-MS 分析条件

毛细管气相色谱柱 HP-1（12mm×0.22mm×0.33μm），载气：氦气，流速 1.0ml/min，进样口温度：250℃，检测器温度：280℃，进样方式：不分流进样，柱升温程序：起始温度 70℃，停留 1 分钟后，以 15℃/min 速率升温至 300℃，保持 15 分钟，进样量为 1μl，电离方式为 EI，电子轰击能量为 70eV。

（2）生物样品的制备

从大鼠颈静脉采血约 3ml，以肝素抗凝，离心分离血浆，取血浆 1ml，加入氯化钠 0.5g 及碳酸钠-硼酸-氯化钾缓冲液 1ml，振荡 1 分钟，加入抽提液乙醚-异丙醇（10：1）1ml，振荡 5 分钟，离心 10 分钟，取上清液，氮气吹干，用注射器加入 MSTFA 20μl，70℃反应 30 分钟，取 1μl 进样。GC-MS 法对川芎哚有较好的分离鉴别效果，图 2-4-6 为川芎哚质谱图，川芎哚 TMS 衍生物的分子离子峰为 m/z 336，碎片基峰为 m/z 247，为提高检测灵敏度和准确度，选择 m/z 247 为靶离子和 m/z 336 为辅助定量离子。

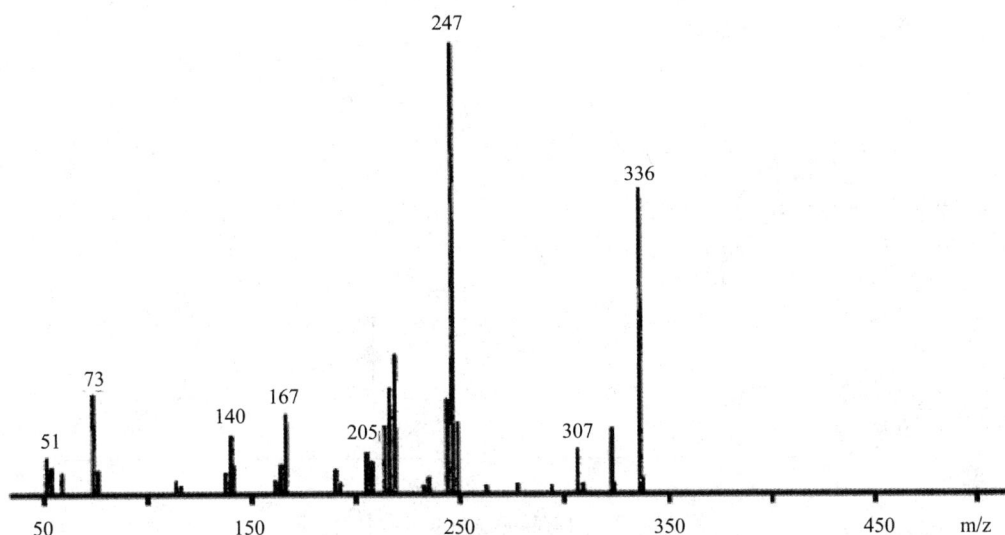

图 2-4-6 川芎哚的质谱图

（3）标准曲线制备

用大鼠空白血浆溶液配制浓度分别为 2、5、10、20、30、60ng/ml 的川芎哚标准溶液，按生物样品制备方法提取测定，制备标准曲线。结果表明，川芎哚在 2～60ng/ml 范围内，响应值与浓度呈良好的线性关系，回归方程：$y=1.24\times10^4 x-8.32\times10^2$；$r=0.9960$。信噪比 $S/N=3$ 时，最低检测浓度为 1ng/ml。

（4）回收率试验

取大鼠空白血浆溶液配制低、中、高 3 种浓度（2，10，30ng/ml）各 5 管，制备样品进样，以 3 个浓度不经抽提为标准对照，计算回收率，3 种浓度的回收率（RSD）分别为 82.52%（5.50%）、83.46%（3.69%）、87.18%（0.52%）。

（5）精密度

①日内重复性：取大鼠空白血浆溶液配制低、中、高 3 种浓度（2，10，30ng/ml），按上法制备样品进样，在 1 天内分别重复进样 5 次，得 3 种浓度的日内重复性（RSD）分别为 1.94ng/ml（7.22%）、9.82ng/ml（6.21%）、30.12ng/ml（2.36%）。

②日间重复性：取空白血浆溶液配制低、中、高 3 种浓度（2，10，30ng/ml），按上法制备样品进样，在 5 天内分别每天 1 次重复进样，得 3 种浓度的日间重复性 RSD 分别为 1.92ng/ml（8.85%）、9.91ng/ml（6.86%）、29.98ng/ml（7.61%）。

（6）川芎哚的血药浓度测定

36 只大鼠分为 9 组，每组为 4 只大鼠，分别灌胃给予川芎哚 0.5mg/kg 后，于 0.083、0.25、0.5、1、2、4、6、8、12 小时时从颈静脉采血 3ml，按生物样品制备方法提取测定。大鼠灌胃后平均血药浓度-时间曲线见图 2-4-7。

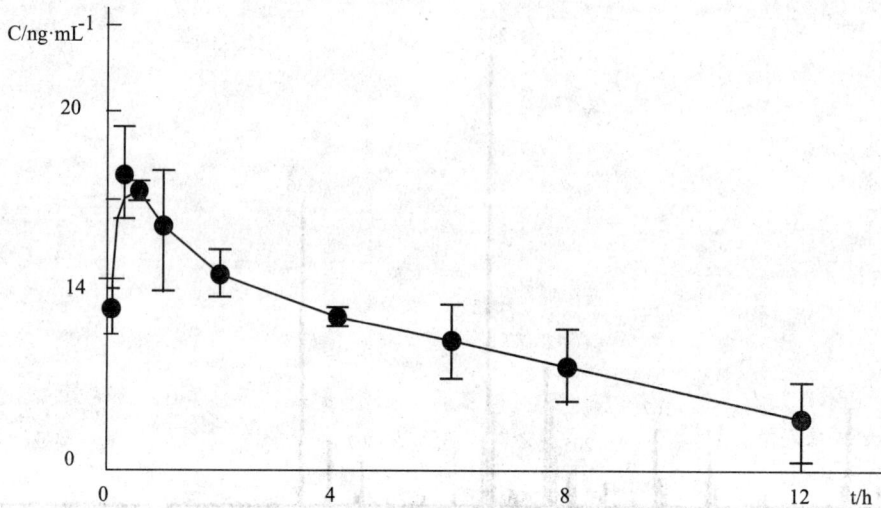

图 2-4-7 川芎哚的血药浓度-时间曲线

二、川芎哚体内代谢转化研究

川芎哚(川芎Ⅲ号碱, perlolyrine)是中药川芎(*Ligusticum wallichii Franch*)的有效活性生物碱，其化学结构为 1-(5-羟甲基-2-呋喃基)-9H-吡啶并（3，4-b）吲哚。药理实验证明川芎哚对冠心病有一定的疗效。研究表明，川芎哚在动物体内代谢迅速，排泄较快，生物利用度低。唐氏等对川芎哚在体内的代谢转化进行了研究。

1. 仪器与试剂

川芎哚和 [2-15N] 川芎哚，纯度为98%，^{15}N 丰度为92%（自制）；三甲基氯硅烷碳酸铵(TMCS)、双-三甲基硅烷三氟乙酰胺(BSTFA)、β-葡糖苷酸酶(β-glucuronidase)（Sigma公司）；碳酸氢钠、碳酸铵、碳酸钠、甲醇等均为国产分析纯。5890II/5971A 型气相层析-质谱联用仪(GC-MS)。

2. GC-MS 分析条件

毛细管气相色谱柱 HP-1(12mm×0.22mm)；载气：氦气；流速：1.0ml/min；进样口温度：250℃；检测器温度：280℃；进样方式：不分流进样；柱升温程序：起始温度70℃，停留 1 分钟后，以15℃/min 速率升温至300℃，保持15分钟；进样量为1μl，电离方式为EI；扫描范围 m/z：50～550。

3. 实验动物与尿样的收集

（1）Wistar 大鼠（约200g）。

（2）尿样收集

取健康 Wistar 大鼠4只，置于两个代谢笼中，禁食 8 小时，收集空白尿液。将川芎哚、[2-15N] 川芎哚各100mg 分别溶于无水乙醇1ml，每组各两只分别经灌胃上述试剂 0.5ml 处理，12 小时后以相同剂量灌胃追加一次，收集给药后 24 小时内尿样，过滤，-20℃ 冰箱保存备用。

（3）尿样预处理

①取尿液 5ml，加无水碳酸铵使其饱和（尿液 1ml 约需要碳酸铵 1g），用乙酸乙酯、三氯甲烷和乙醚 - 异丙醇（10：1）分别提取（6ml × 3），离心，室温氮气吹干，此为中性和碱性提取物部分，用注射器加入内含 1% 三甲基氯硅烷碳酸铵的双 - 三甲基硅烷三氟乙酰胺 100μl，70℃反应 30 ~ 40 分钟，GC-MS 测定。将剩余的水相用 3mol/L 硫酸酸化至 pH 2 ~ 3，三氯甲烷提取（6ml × 3），离心，弃有机相，水相用 N_2 吹干，残余物用甲醇提取 3 次，N_2 吹干，此部分为酸性水溶性提取物，经 BSTFA 衍生化后用 GC-MS 测定。

②取尿液 5ml，加入（或不加）β- 葡糖苷酸酶 0.4ml，在 37℃水浴中保持 20 小时后，取出冷却至室温，加入固体缓冲剂（$NaHCO_3$：Na_2CO_3 = 1：8，pH 8 ~ 9）调至 pH 8 ~ 9，用乙醚 - 异丙醇（10：1）5ml 振荡萃取 10 分钟，萃取 3 次，合并有机相，N_2 吹干（此为中性和碱性提取物部分），经 BSTFA 衍生化后用 GC-MS 测定。

4. 川芎哚及其代谢物分离提取

川芎哚为生物碱，分离和提取生物体液中川芎哚及其代谢物时，先用 $(NH_4)_2CO_3$ 调节 pH 至碱性，使其成游离状态；结合 Horning 溶剂提取法用三氯甲烷和乙醚 - 异丙醇能较有效地从生物体液中提取原型物和代谢物，可以从中性和碱性部分中提取分离出一种成分（M0）。此外，用甲醇可以从吹干的水相中提取分离出另外两种成分（M2 和 M3）。将尿液经 β- 葡萄糖苷酸酶水解，直接用乙醚 - 异丙醇提取，发现两种成分（M0 和 M1），其原型川芎哚 M0 的峰面积大于未经 β- 葡萄糖苷酸酶水解提取物 M0 的峰面积，提示部分川芎哚能不经结合反应直接排出体外，同时也说明 β- 葡萄糖苷酸酶水解能提高提取效果，该药主要以葡萄糖醛酸苷形式存在尿液中。

5. 川芎哚代谢物的确定

用 GC-MS 从未经衍生化的尿液提取物中未检出川芎哚及其代谢物。尿样提取物经 BSTFA 衍生化后，用 GC-MS 可以检出 4 种化合物（M0，M1，M2，M3）。从中性和碱性乙醚 - 异丙醇、$CHCl_3$ 提取物中检出一种化合物 M0，从 β- 葡萄糖苷酸酶水解后的中性和碱性乙醚 - 异丙醇提取物中检出两种化合物 M0 和 M1，从酸性水溶吹干部分检出两种化合物 M2 和 M3。

6. 代谢物结构推断

在给予 [2-^{15}N] 川芎哚大鼠尿经酶处理后的乙醚 - 异丙醇提取物质谱图上，共发现两个具有特征性 "质量漂移" 现象的分子离子峰（M+）化合物 M0 和 M1，提示这两个化合物均与川芎哚有关，比较给予非标记川芎哚大鼠尿中乙醚 - 异丙醇提取物同一保留时间的质谱图，证实 M0 为川芎哚，分子量为 264（336-TMS+1），其非标记物与标记物对应的分子离子峰分别为 m/z336 和 337，特征碎片峰分别为 m/z246 和 247，这是川芎哚及其标记物 [2-^{15}N] 川芎哚特征离子峰。同样可以证实 M1 为咔啉环上含单羟基川芎哚，M1 分子量为 280（424-2TMS+2），其非标记物与标记物对应的分子离子峰分别为 m/z424 和 425，对应的特征碎片峰分别为 m/z334 和 335，这是单羟基川芎哚和单羟基 [2-^{15}N] 川芎哚特征离子峰。中性和碱性 $CHCl_3$ 提取物中 M0 分子量为 264，酸性水溶性吹干部分 M2 和 M3 的分子量分别为 280 和 294，推测 M0 为川芎哚，而 M2 和 M3 可能为另一单羟基川芎哚和川芎哚酸。综上所述，川芎哚在体内的代谢途径可推断为：川芎哚→单羟基川芎哚→单羟基川芎哚醛→单羟基川芎哚酸。

由于川芎哚是含羟基生物碱，极性较大，且易在体内发生结合反应，生成极性更大的结合物,更易于被直接排出体外,很可能大部分川芎哚在体内未经完全氧化或羟化代谢即被排出体外。由此可见,川芎哚极性较大及其在体内迅速代谢转化,生成极性更大、水溶性更高的代谢产物(结合物)而被排出体外,是其体内消除较快、体内药物保留时间较短及生物利用度较低的主要原因。

三、藁本内酯体内的药代动力学研究

1. 仪器与试药

CLC-6A 型高效液相色谱仪,SPD-6AV 型检测器,Anasta 色谱工作站,TGL-16B 型超速离心机,YKH-Ⅲ快速混合器。藁本内酯对照品(自行提纯,经 GC-MS 分析质量分数为98%),肝素注射液,氯仿、甲醇为色谱纯;β-环糊精。

2. 色谱条件

色谱柱为 Diamonsil C_{18}(200mm×4.6mm,5μm);预柱:YWG C_{18}(10mm×4mm,5μm);流动相:甲醇-水-冰醋酸(78∶22∶0.3);体积流量:1.0ml/min;柱温:30℃;检测波长:320nm。

3. 实验动物与生物样品的收集

实验动物　Wistar 种大鼠,雌雄兼用,体质量 230～250g。

血浆样品的采集与处理　10 只大鼠禁食 12 小时,自由饮水,口服川芎超临界 CO_2 萃取物的 β-环糊精包合物 40mg/100g,于给药后 0.5、1、1.5、2、3、4、6、8、12、15、24 小时眼眶静脉取血 0.5ml,经肝素抗凝后 4000r/min 离心 10 分钟。吸取 0.2ml 血浆,加入 52.5μg/ml 内标物蛇床子素溶液 10μl,涡旋混合 2 分钟,加入甲醇 800μl,涡旋混合 5 分钟,4000r/min 离心 10 分钟,吸取上清液。用相同量的甲醇二次提取,合并两次所得的上清液,于 40℃水浴,N_2 吹干,加入 100μl 甲醇-氯仿(1∶1)溶解残渣,进样 20μl,内标法定量。

4. 体内分析方法的建立

(1)专属性试验

取空白血浆、含藁本内酯和蛇床子素的空白血浆、受试大鼠口服包合物后采集的血浆,按血浆样品的采集与处理项下处理,进样。结果表明,血浆样品中藁本内酯与内标蛇床子素的保留时间分别为 6.5、8.0 分钟,血浆中的内源性物质不干扰测定。

(2)标准曲线与检测限

取空白血浆 200μl,加入 1.210、2.415、6.040、12.08、24.15、60.39、150.96μg/ml藁本内酯对照品溶液 20μl,52.50μg/ml 内标物蛇床子素 10μl,混匀,配制成相当于血浆药物质量浓度为 0.210、0.525、1.05、2.10、5.25、13.1、52.5μg/ml 的血浆样品,进样分析,记录色谱图。以藁本内酯峰面积与内标物峰面积之比对质量浓度进行线性回归,得标准曲线方程:$y=46.38x+13.19$,$r=0.9996$。结果表明血浆中藁本内酯在 0.210～52.5μg/ml 线性关系良好。血浆中药物的检测限为 0.105μg/ml。

(3)精密度试验

将 0.525、1.05、5.25μg/ml 3 个质量浓度的藁本内酯血浆样品一式 5 份,1 天内经提取后进样分析,计算 3 种质量浓度的日内 RSD。同时配制 5 份含藁本内酯的血浆样品于-20℃冰箱冷冻保存,分别于 5 天提取,进行测定,计算日间 RSD。结果日内精密度的 RSD 分别为 7.91%、6.54%、3.36%,日间精密度的 RSD 分别为 12.33%、10.25%、8.23%。

（4）回收率试验

取空白血浆 200μl15 份，加入 6.04、12.08、60.39μg/ml 藁本内酯对照品溶液适量，各 5 份，配制成 0.525、1.05、5.25μg/ml 3 个质量浓度，处理，进样分析。提取回收率在 77.2%～90.7%；相对标准偏差在 2.5%～15.8%。

（5）大鼠体内药动学参数与隔室模型的建立

大鼠口服藁本内酯后的血药浓度数据用中国数学药理学会编制的药动学软件 3P97 进行处理，结果藁本内酯在大鼠体内较符合二室模型，藁本内酯在大鼠体内的药时曲线见图2-4-8。

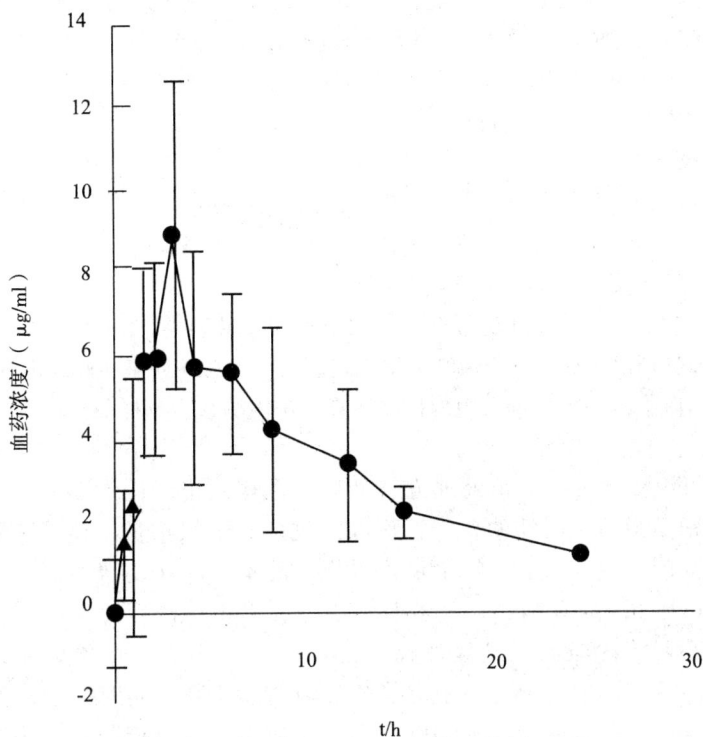

图 2-4-8　藁本内酯在大鼠体内的药时曲线

四、藁本内酯的组织分布

1. 材料

Shimadzu LC－10A 高效液相色谱仪（包括 LC－10AT 泵、SPD－10A 紫外检测器、CLASSVP 色谱工作站和 SCL－10AVP 系统控制器）；DY89－Ⅱ型电动玻璃匀浆机；TGL－16B 型台式离心机；XW－80A 型涡旋混合器。藁本内酯对照品（含量>98%）；尼莫地平对照品，购自中国药品生物制品检定所；甲醇、乙腈（色谱纯）；正己烷（色谱纯）；异丙醇（色谱纯）；水为重蒸水。

昆明种小鼠 36 只，雌雄各半，体重（22±2）g。

2. 方法和结果

（1）色谱条件

Kromasil C₁₈色谱柱（150mm×4.6mm，5μm）；流动相：乙腈：10% 异丙醇水溶液

$(58:42)$；流速：$1.0ml/min$；检测波长：$324nm$；进样量：$20\mu l$。

（2）溶液配制

精密称取尼莫地平对照品适量，加甲醇溶解并稀释，得到 $50\mu g/ml$ 的尼莫地平对照品溶液。精密称取藁本内酯对照品适量，加甲醇溶解并定容至 $10ml$，得浓度为 $1.0mg/ml$ 的对照品储备液，藁本内酯对照品溶液由此稀释得到。

（3）生物样品采集

36 只昆明种小鼠随机分为 3 组，每组 12 只，雌雄各 6 只。给药前禁食 12 小时，自由饮水。实验当日以川芎挥发油 $1mg/g$ 灌胃，3 组小鼠分别于给药后 10 分钟、1 小时、8 小时摘眼球取全血于肝素化的离心管中，3×10^{3} r/min 离心 $(r=15cm)$10 分钟，取上层血浆存于$-20℃$备测。摘眼球取血后立即解剖取心、肝、脾、肺、肾和脑，以生理盐水冲洗干净，并用滤纸吸干后称重，存于$-80℃$备测。

（4）样品预处理

取血浆样品 $200\mu l$ 于具塞玻璃离心管中，加入尼莫地平对照溶液 $10\mu l$，涡旋 30 秒，加入 $5ml$ 正己烷，涡旋 3 分钟，于 3.5×10^{3} r/min 离心 $(r=15cm)$10 分钟，取上清液 $4ml$，$40℃$水浴中以氮气流吹干，残渣用 $200\mu l$ 甲醇溶解，涡旋 1 分钟，于 $1\times10^{4}r/min$ 离心 $(r=5cm)$15 分钟后，取上清液 $20\mu l$ 进样分析。将肝脏以 $3ml$ 重蒸水，肾、脑分别以 $1ml$ 重蒸水，心、脾、肺分别以 $0.6ml$ 重蒸水制成组织匀浆液。取该匀浆液 $400\mu l$ 于具塞玻璃离心管中，随后操作同血浆样品预处理。用内标法计算藁本内酯在生物样品中的浓度。

（5）组织分布特性

将血浆和组织样品按样品预处理方法处理后进样测定，代入到相应的标准曲线计算血浆和组织样品中藁本内酯的含量，除以回收率和组织重量，计算得到每克组织所含的藁本内酯浓度。由脏器分布结果可以看出，藁本内酯在小鼠主要效应器官的浓度分布特点是：C 肺>C 心>C 脑，且随着时间延长各组织中浓度逐渐降低，这是因为从前期藁本内酯小鼠体内药动学过程来看，在给药后 10 分钟，藁本内酯在体内达到峰值。在主要消除器官的浓度分布特点是：C 肝>C 脾>C 肾，同时随着时间延长组织中浓度先增加后减少。藁本内酯在肺和脾脏中分布较多，这可能与藁本内酯的脂溶性使其与肺和脾脏有特殊的亲和力有关。

第四节　川芎复方制剂的体内分析

一、生化汤药动学及其血清指纹图谱研究

生化汤出自《傅青主女科》，由当归、川芎、桃仁、炮姜和炙甘草 5 味中药组成，具有活血化瘀、温经止痛的功效。曾氏等对生化汤中阿魏酸的药代动力学进行了研究。

1. 仪器与试药

1100 型高效液相色谱仪，包括紫外检测器、G137PA 型自动脱气机；Biofuge fresco 高速离心机。

当归、川芎、桃仁、炙甘草、炮姜均为真品；阿魏酸标准品（中国药品生物制品检定所，批号：0773-9908）；甲醇为色谱纯，水为重蒸馏水，甲醇、冰醋酸均为分析纯。

新西兰大白兔，雌性，2.0～2.5kg，实验之前禁食24小时，于股静脉插管取血，经8ml/kg灌胃生化汤处理后，采血时间分别为5、10、15、20、25、30、40、60、80、110、150、210、270、370、450分钟。

2. 实验方法

（1）生化汤的制备

按照处方量，取适量当归、川芎、桃仁、甘草、炮姜，加入10倍量水沸腾2小时后，倒出煎出液，再向药渣中加入适量水，煎煮1.5小时，合并2次煎出液，过滤，浓缩至每1ml含生药2.96g，备用。

（2）色谱条件

色谱柱：Agilent-C_{18}（250mm×4.6mm，5μm）；流速：1.0ml/min。其他色谱行为：药动学实验检测波长为323nm，流动相为甲醇-水（40：60，含1.0%冰醋酸），进样量为10μl，血清指纹图谱检测波长为300nm，流动相为甲醇-水（含1.0%冰醋酸），梯度洗脱（0～5分钟，甲醇体积为10%～12%；5～40分钟，甲醇体积为12%～40%）。

（3）血浆样品预处理与测定方法

血样分离血清后，精密量取血清0.5ml，置于2ml离心管中，摇匀，置于100℃水浴中加热5分钟，用毛细管（两端封密）搅拌至匀浆。15000r/min离心15分钟，取上清液10μl直接进样测定。

（4）标准曲线的绘制

精取干燥至恒重的阿魏酸标准品35.24mg，置于100ml棕色量瓶中，加甲醇溶解并稀释至刻度，密封，4℃下保存（作为贮备液）。用甲醇配成70.48、211.44、352.4、704.8、1409.6、2114.4、2819.2ng/ml的阿魏酸标准甲醇液。取7支2ml离心管，分别加入上述不同浓度的阿魏酸标准溶液各0.5ml，水浴挥干甲醇后，分别加入0.5ml空白血浆，制成含阿魏酸分别为70.48、211.44、352.4、704.8、1409.6、2114.4、2819.2ng/ml的血浆标准溶液，摇匀后测定。以阿魏酸的峰面积积分值（Y）对浓度（X）进行线性回归，得回归方程为：$y=0.06068x+1.644$，$r=0.9997$。结果表明，阿魏酸检测浓度在70.48～2819.2ng/ml范围内与峰面积积分值呈良好的线性关系。

（5）回收率的测定

取0.5ml含药血清，精密加入352.4、704.8、1409.6ng/ml 3种浓度阿魏酸，按样品测定方法进行测定。结果平均回收率为98.68%，RSD为1.47%（n=3），表明回收率良好、实验方法准确度高。

（6）精密度的测定

取0.5ml空白血清，精密加入211.44、704.8、1409.6ng/ml 3种浓度阿魏酸，在相同色谱条件下进行日内和日间RSD测定。结果日间RSD为3.4%，日内RSD为1.8%，表明精密度良好。

（7）兔灌胃生化汤后阿魏酸的药动学观察

取新西兰大耳兔，于股静脉插管取血，进行测定。利用药动学计算程序进行数据处理和模型拟合，兔灌胃生化汤后体内阿魏酸的分布代谢呈二室模型。$T_{1/2\alpha}$分布相生物半衰期为32.02分钟，$T_{1/2\beta}$消除相生物半衰期为230.5分钟，$T_{1/2ka}$吸收相生物半衰期为3.41分钟；从中央室消除的一级消除速度常数k_{10}为0.011/min，从中央室向周边室转运的一级消除速度常数

k_{12} 为 0.005/min，从周边室向中央室转运的一级消除速度常数 k_{21} 为 0.011/min，一级吸收速度常数 k_a 为 0.020/min；血药浓度-时间曲线下面积 AUC 为 80312，清除率 CL 为 0.0003，达峰时间 T_{max} 为 13.01，达峰浓度 C_{max} 为 710.3，表观分布容积 V 为 0.031。

3. 血清指纹图谱研究

血清指纹图谱是以中药灌给药后的血清为样品，按传统药物化学相同的研究方法，结合多种现代技术综合应用的产物。其可阐明体内直接作用物质的代谢及体内动态，研究血清中移行成分与传统疗效的相关性。取生化汤血清样品、空白血清样品在相同的色谱条件下进行 HPLC 分析，建立不同时间点血清样品指纹图谱，并比较确定不同时间点的入血成分和含量比值。由血清样品指纹图谱可知，口服生化汤后可以使血清中某些成分减少或消失，从而发挥药效。同时，在兔血清中出现 3 个移行成分，经与标准品比较得知，4 号峰为 FA。在以峰面积比较后认为，15 分钟时的血清指纹图谱中阿魏酸相对含量最大，且基本符合灌生化汤后体内阿魏酸的分布代谢二室模型的规律。

二、补阳还五汤中川芎嗪的药代动力学研究

补阳还五汤在抗血栓、抗衰老、抗血脂及免疫功能方面都有广泛的作用，其主要成分为川芎嗪。建立了反相高效液相色谱(RP-HPLC)测定生物样品中川芎嗪方法，并对其药代动力学进行了研究。

1. 仪器与试药

Waters 公司的高效液相色谱仪，Breeze 工作站，Waters2487 双波长吸收检测器。20A 型电子天平；高速冷冻离心机及 SZ-1 型快速混匀器。盐酸川芎嗪，甲醇、乙腈为色谱纯，蒸馏水为二次重蒸馏水，其他试剂均为分析纯。总生物碱自制。

2. 实验动物与生物样品的收集

Wistar 大白鼠，雌雄各半，体重 220～300g。

取大鼠 10 只，随机分为二组，每组 5 只。实验前禁食 12 小时，将用水提取、乙醇沉淀的补阳还五汤复方注射液及用阳离子交换树脂制得总生物碱有效部位注射液(复方含川芎嗪 25.12μg/ml，总生物碱含川芎嗪 30.45μg/ml，自制)1ml 尾静脉给药，分别于给药后 0.25、0.5、1.25、1.75、2.5、4.5、5.5、8、17.5 小时眼眶取血浆 400μl，备用。

将待测血浆(补阳还五汤全方及总生物碱各一份)200μl 置于尖底塑料刻度离心管中，加入三氯醋酸液 1ml，涡旋混合 5 分钟，5000r/min 离心 10 分钟，取三氯醋酸层，常温下氮气流吹干，残渣用甲醇 50μl 溶解，取 20μl 进样。

空白血浆处理：于实验前，取大鼠血样同法制得空白血浆样品。

3. 体内分析方法的建立

(1)专属性试验

分别取对照品溶液，血浆样品及空白血浆溶液注入色谱仪，记录色谱。大鼠血浆中川芎嗪峰在保留时间为 18.5 分钟左右可完全分离，空白血浆色谱在相应位置上无干扰峰。

(2)标准曲线与线性范围

取空白血浆 400μl 5 份，分别加入 0.0514mg/ml 川芎嗪甲醇溶液对照品液 1、2、3、4、5、6ml，经样品预处理后，残渣用 10ml 量瓶溶解至刻度，使血浆中川芎嗪的浓度为5.14～

$30.84\mu g/ml$。在前述色谱条件下进行测定，以川芎嗪面积为纵坐标，川芎嗪浓度为横坐标进行线性回归处理，得回归方程为：$y = 64707.9x + 863257.5$，$r = 0.9997$，结果表明川芎嗪在 $51.4 \sim 308.4ng$ 范围内呈良好线性。

（3）最低检出限试验

在本实验条件下，川芎嗪的最低检测浓度为 $20ng/ml$ ［$S/N>3$，即信号的强度（S）比噪声的强度（N）大 3 倍以上］。

（4）精密度试验

取大鼠空白血浆 $400\mu l$，加入川芎嗪对照品液，配制低、中、高三个浓度的样品，经预处理后分别测定日内精密度和日间精密度，结果日内精密度分别为 1.356%、2.471%、1.978%，日间精密度分别为 1.765%、2.333%、2.876%。

（5）回收率试验

取空白血浆，加入一定量的川芎嗪对照品液，分别配制 6 个不同浓度的样品，经预处理后测定，按回归方程计算，得到血浆中川芎嗪的平均方法回收率为 98.85%，RSD 为 1.48%。

4. 药代动力学研究

计算血浆中川芎嗪的质量浓度，得平均药物浓度-时间曲线。采用 3P87 软件分析药代动力学参数，结果可知，补阳还五汤总方及总生物碱中的川芎嗪大鼠体内药代动力学参数相近，但与单味川芎、纯品川芎嗪的药代动力学参数相差很大，主要区别在于 $T_{1/2\beta}$ 延长，这可能是由于总生物碱部位的成分与单味药材及单体组合不同，各有效成分相互作用而产生不同结果。这提示中药复方配伍能改变有效成分或部位制剂的药代动力学参数。同时从药代动力学层次证明了中药复方配伍的科学内涵。

三、大鼠口服川芎体内化学成分变化研究

中药口服后化学成分体内变化过程的研究是中药有效物质基础研究的重要组成部分。在进行中药有效物质基础研究的过程中，按照方法学路线进行川芎饮片水煎液口服后化学成分在大鼠体内的变化过程研究，力争揭示川芎产生疗效的有效物质基础化学成分的体内变化规律。

1. 仪器与材料

WATERS 液相色谱系统，由 Delta 600 四元泵和 2487 双波长紫外检测器组成，工作站为 Millennium32；阿魏酸（0773-9910）购买于中国药品生物制品检定所；乙腈（色谱纯）；三氟乙酸（分析纯）；屈臣氏蒸馏水。

Wistar 大鼠，体重 $(200\pm20)g$，6 周龄，雌雄不限。

2. 实验方法

（1）色谱条件

色谱柱为 HypersilODS2（$5\mu m$，$4.6mm\times250mm$）；柱温箱温度为 $30\,^{\circ}\!C$；检测波长为 280、300nm；分析时采用流速 $1ml/min$ 的梯度洗脱系统：A（0.1% 三氟乙酸水溶液），B（乙腈）起始浓度为 $98\%A-2\%B$，在 40 分钟时达到 $66\%A-34\%B$，在 45 分钟时达到 $35\%A-65\%B$，最后在 60 分钟时达到 $0\%A-100\%B$。

（2）供试品溶液的制备

①水煎煮法制备川芎饮片供试品溶液：取川芎饮片10g，精密称定，置具有冷凝回流装置的圆底烧瓶中，加100ml水，称定重量，浸泡1小时后煎煮提取1.5小时，放冷，再称定重量，用水补足减失的重量，过滤出提取液。再向烧瓶中精密加入100ml水，称定重量，煎煮提取1小时，放冷，再称定重量，用水补足减失的重量，过滤出提取液。2次提取液合并，通过0.45μm微孔滤膜，用于HPLC进样分析。

②肝门静脉取血制备供试品溶液：大鼠20只平均分成4组，禁食12小时，自由进水。取3组大鼠按0.02ml/g灌胃给予川芎饮片水煎煮浓缩膏（1∶1），1组大鼠按0.02ml/g灌胃给予蒸馏水作为空白对照。3组给药大鼠分别在给药后30、60、90分钟以水合氯醛麻醉后剖开腹部，切断肝门静脉，于肝门静脉胃肠端断处取血至最大量，每只鼠取得的血液分别置于肝素抗凝的试管中，3000r/min离心10分钟。取上清液1ml加入200μl的高氯酸，漩涡震荡混匀，12000r/min离心10分钟，取上清液，通过0.45μm微孔滤膜，用于HPLC进样分析。

③尿液供试品溶液的制备：大鼠20只平均分成4组，置于代谢笼中，取3组每日按0.02ml/g灌胃给予川芎饮片水煎煮浓缩膏（1∶1）；1组大鼠按0.02ml/g灌胃给予蒸馏水作为空白对照。连续给药2周，同时收集尿液。收集到的尿液通过0.45μm微孔滤膜，用于HPLC进样分析。

④颈动脉取血制备供试品溶液：用于采集尿液20只大鼠在连续给药（空白对照组给予蒸馏水）2周后，禁食12小时，自由进水。取连续给药的3组大鼠按0.02ml/g灌胃给予川芎饮片水煎煮浓缩膏（1∶1），对照的1组大鼠按0.02ml/g灌胃给予蒸馏水作为空白对照。将3组给药大鼠分别在给药后30、60、90、120分钟以水合氯醛麻醉后颈动脉取血至最大量，每只鼠取得的血液分别置于肝素抗凝的试管中，3000r/min离心10分钟。取上清液1ml加入200μl高氯酸，漩涡震荡混匀，12000r/min离心10分钟，取上清液，通过0.45μm微孔滤膜，用于HPLC进样分析。

⑤脑、心脏组织样品制备供试品溶液：将颈动脉取血后大鼠的脑、心脏立即取出，用滤纸吸干残留的血液，称重，置于组织匀浆机中匀浆。取组织匀浆1ml加入200μl高氯酸，漩涡震荡混匀，12000r/min离心10分钟，取上清液，通过0.45μm微孔滤膜，用于HPLC进样分析。

3. 结果

（1）大鼠口服川芎饮片后入血化学成分谱

通过比较不同波长HPLC图，口服川芎饮片后不同采血时间肝门静脉血、服用蒸馏水的空白血和饮片水煎液色谱指纹图谱中的化学成分色谱峰，明确了10个入血成分。分别是1号峰（8.3分钟）、2号峰（9.6分钟）、3号峰（19.7分钟）、4号峰（20.5分钟）、5号峰（21.0分钟）、6号峰（22.0分钟）、7号峰（23.7分钟）、8号峰（29.0分钟）、9号峰（35.7分钟）、10号峰（37.0分钟）。其中，1、2、3、5、6、7、8、9、10号峰与饮片谱中成分峰的保留时间完全一致，是以原型成分入血，4号峰是肠代谢转化后的新成分入血。通过比较采血时间可以发现，不同成分入血的高峰期不同，但为了考察总体入血成分情况，60分钟入血成分种类多，是较好的采血时间。

（2）大鼠口服川芎饮片后血中化学成分谱

通过280nm（2-4-9）和300nm（图2-4-10）下比较口服川芎饮片后不同采血时间颈动脉血、服用蒸馏水的空白血和饮片水煎液色谱指纹图谱中的化学成分色谱峰，发现30分钟到120分钟采血都可以，因为这段时间血中成分变化不大。

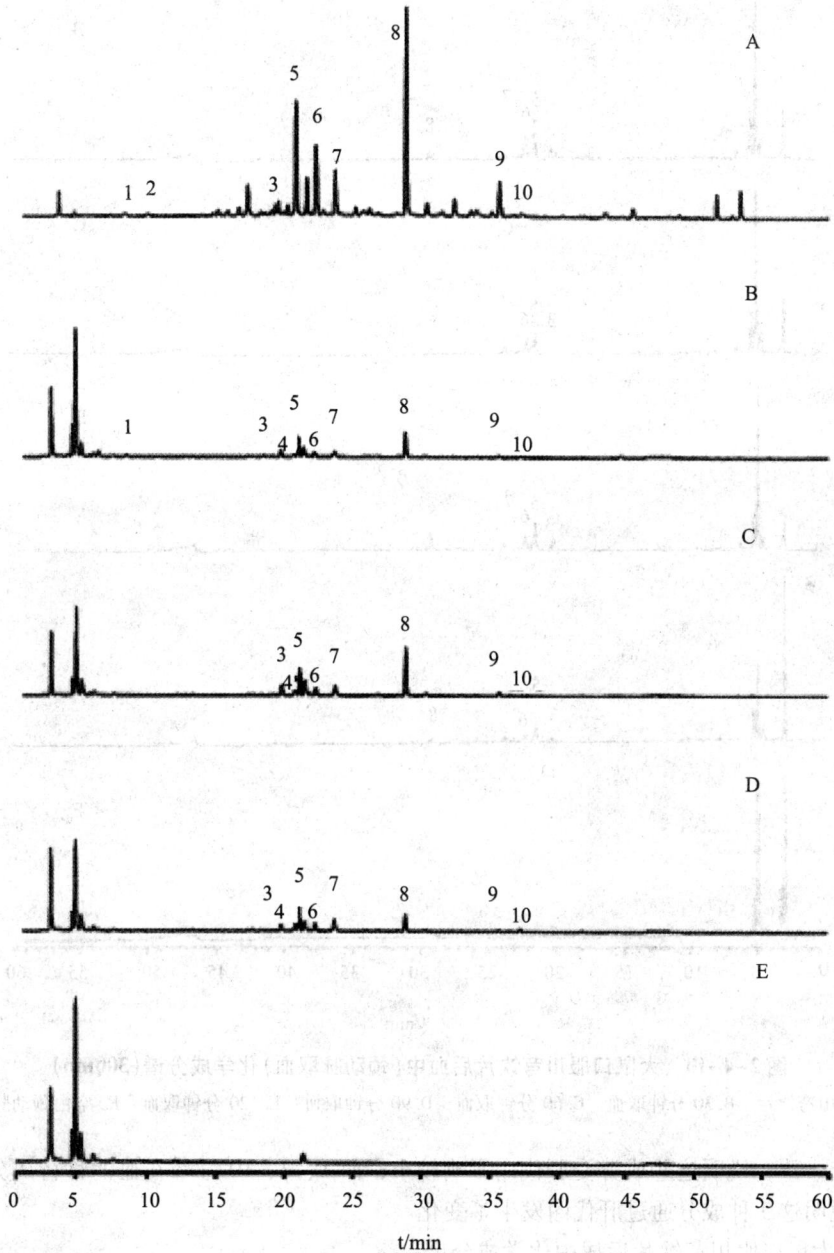

图2-4-9 大鼠口服川芎饮片后血中（肝门静脉取血）化学成分谱（300nm）

A. 川芎饮片　B. 30分钟取血　C. 60分钟取血　D. 90分钟取血　E. 空白肝门静脉血

进一步与川芎的入血成分（肝门静脉取血）的图谱比较，发现3、5、6、7、8、9号峰与

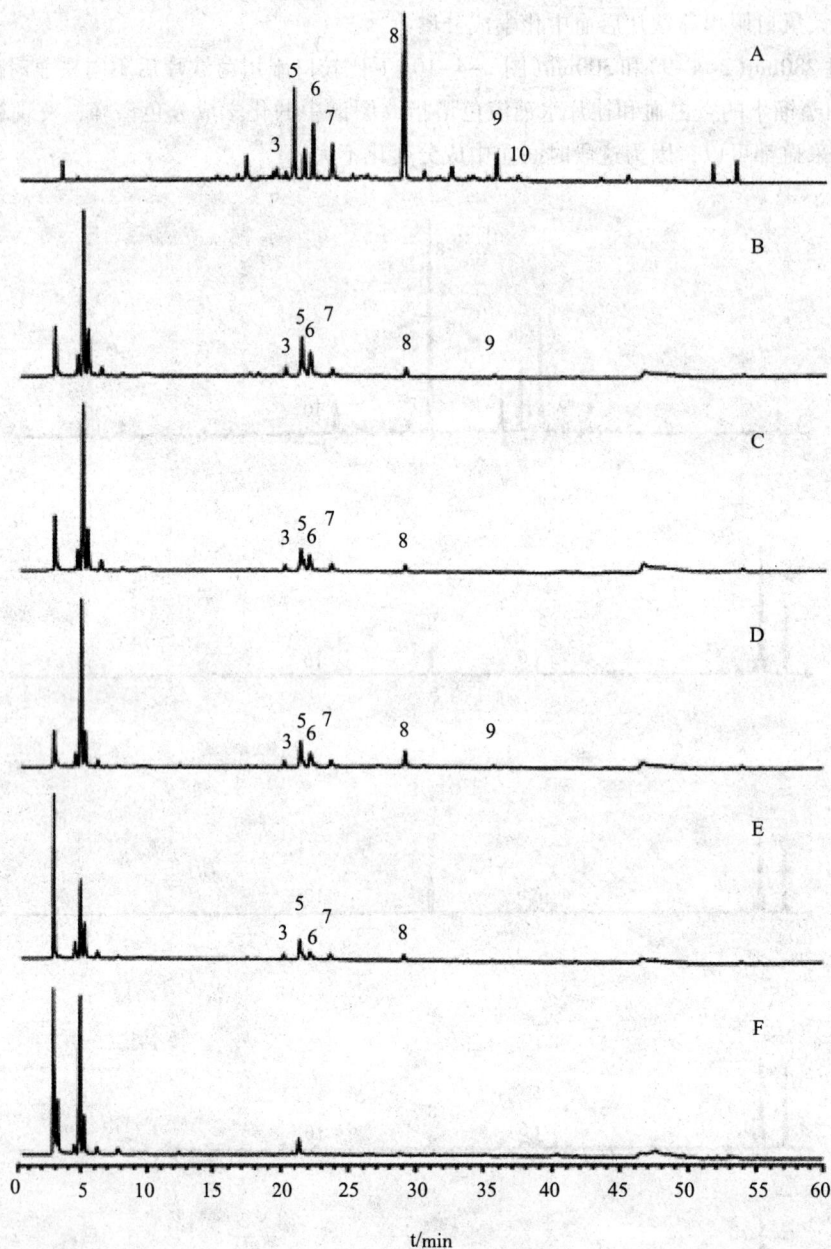

图2-4-10　大鼠口服川芎饮片后血中(颈动脉取血)化学成分谱(300nm)

A. 川芎饮片　B. 30分钟取血　C. 60分钟取血　D. 90分钟取血　E. 120分钟取血　F. 空白颈动脉血

入血成分一致,说明这些成分受肝代谢影响较小;而1、2、10号峰在血的移行成分中不易察见,说明这3种成分通过肝代谢发生了变化。

(3)大鼠口服川芎饮片后尿中化学成分谱

通过对连续2周口服川芎饮片采集的尿液与空白组尿液的色谱指纹图谱比较,发现了口服川芎饮片后肾代谢成分的色谱峰。再经过与血中成分色谱指纹图谱的比较,发现尿液中既有与血液中色谱保留时间相同的成分,也有新出现的成分,见图2-4-11。对于血中与尿液中的共同成分可以尝试以收集尿液的形式进行分离鉴定。

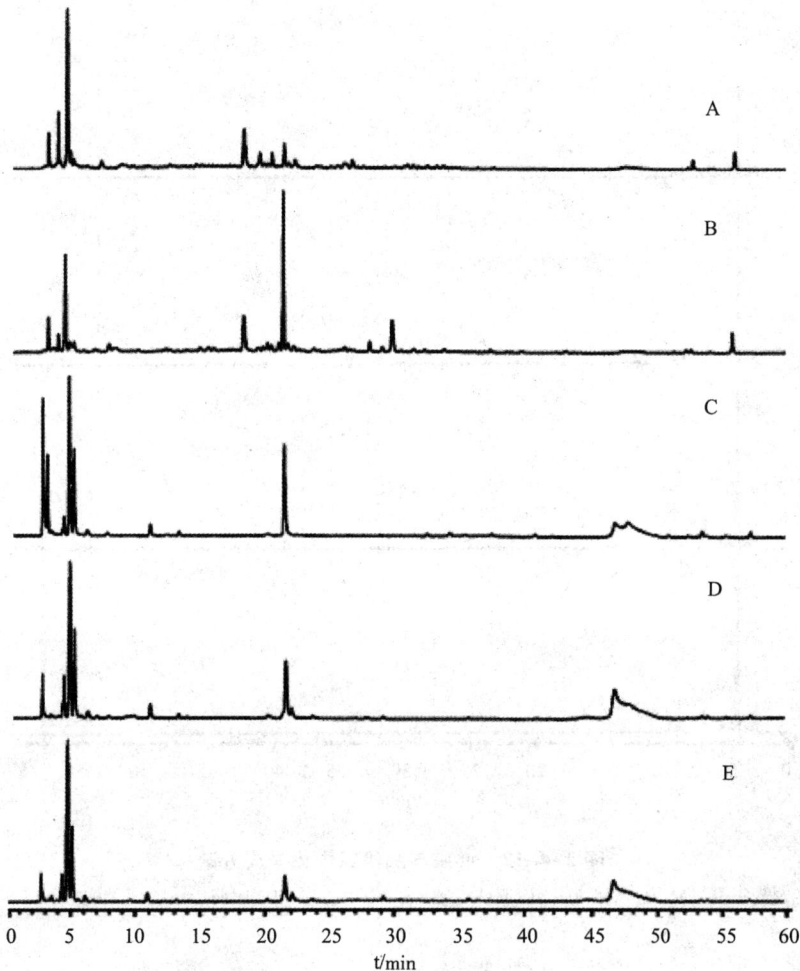

图 2-4-11 血中与尿中化学成分比较谱

A. 空白尿液 B. 服用川芎饮片后尿液 C. 空白血 D. 60 分钟颈动脉取血 E. 90 分钟颈动脉取血

（4）大鼠口服川芎饮片后心脏组织中化学成分谱

对不同采样时间心脏组织成分与空白心脏组织成分谱的比较，未发现进入心脏组织的化学成分；对不同采样时间脑组织与空白脑组织成分谱的比较，未发现进入脑组织的化学成分。结果见图 2-4-12。

研究发现川芎饮片水煎液经大鼠消化道吸收入血的化学成分多数为原型成分，说明肠代谢过程对川芎的化学成分影响较小。通过入血成分和血中移行成分的比较，发现肝代谢过程使入血的少量成分发生变化。这说明川芎通过口服吸收产生药理作用的化学成分的来源主要为原型成分，肠代谢转化成分及肝代谢转化成分较少。

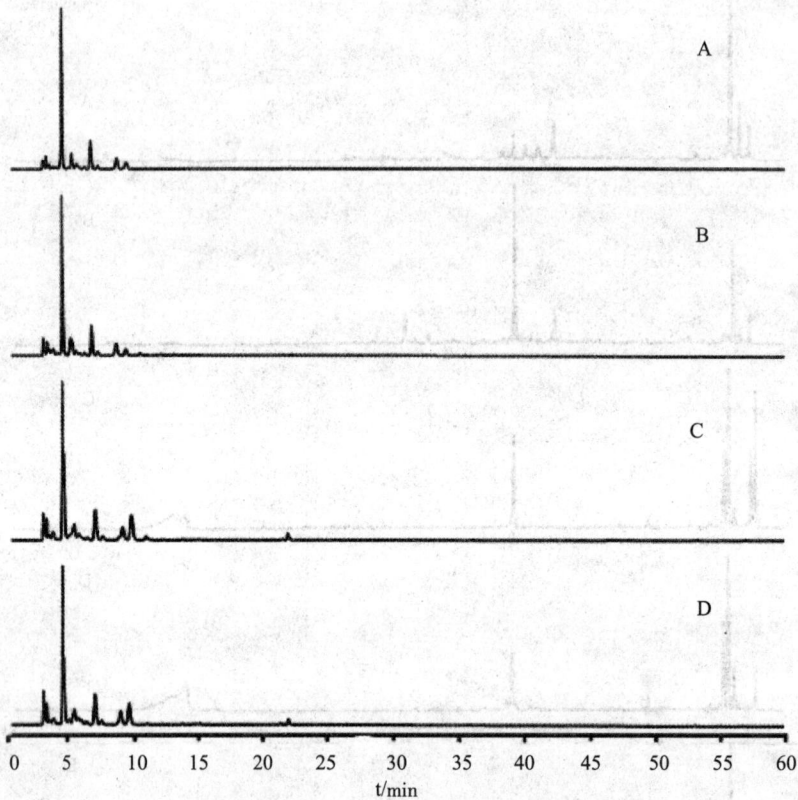

图 2-4-12　心脏与脑组织中化学成分谱

A. 空白脑　B. 服药后脑　C. 空白心脏　D. 服药后心脏

四、川芎汤中阿魏酸在人体的药动学研究

1. 材料与试药

美国 Waters 公司产高效液相色谱系统：7725 手动进样器，600 泵，966 二极管阵列检测器，M^{32}数据处理系统，Digital 586PC 机。

阿魏酸对照品：中国药品生物制品检定所制；香豆精对照品；中国药品生物制品检定所制；甲醇、冰醋酸等有机试剂均为分析纯，水为自制双蒸水。健康人空白混合血清：本院血库提供。川芎购自四川都江堰市医药公司。

受试对象：健康志愿者 10 名，7 男 3 女，年龄 31～65 岁，平均年龄 45.7±14.5 岁，体重 48～72.5kg，平均体重 58.3±10.5kg。受试前经常规化验和查体均正常，无心、肝、肾和胃肠道等疾病。服药前 14 小时未饮含酒精饮料，未吸烟，受试期间少量饮水。

2. 实验方法

（1）标准溶液配制

精密称取阿魏酸标准品 5.02mg，置于 50ml 容量瓶中，加入甲醇至刻度线，配成母液浓度为 100.4μg/ml 的溶液，再用甲醇稀释 20 倍后终浓度为 5.02μg/ml。同法配制内标香豆素，浓度为 23.92μg/ml。

（2）口服川芎汤的制备

采用临床煎煮方法：取川芎 1000g，常水洗净 2 遍后，用沸水 6000ml 浸泡 30 分钟，用不锈钢刀切成 0.5×0.5×0.5cm 的煮散，放回不锈钢锅中煮沸 30 分钟，5 层纱布过滤药液，药渣用沸水覆过药面，再煮 30 分钟，合并两次药液，最后在文火上浓缩成 1g/ml。

（3）样品制备

受试者空腹 14 小时后，按 1g/kg 剂量服用川芎汤，分别于服药前及服药后 5、10、15、30、60、90、120、150 分钟从肘静脉取血 3ml，离心血清，冰冻至-20℃ 冰箱保存待测。服药时间为早晨 8：00-9：00。

（4）色谱条件

流动相：甲醇-水-冰醋酸（40：59.7：0.3，V/V）；固定相：北京迪马公司产 Diamosil 色谱柱（150mm×4.6mm，5μm），C_{18} 保护柱（大连依利特科学仪器有限公司，5mm，10μm）；流速：1.0ml/min；检测波长：320nm。在上述色谱条件下，血样中的阿魏酸和内标分离完全，空白血清无干扰，通过二维、三维色谱图对其吸收峰定性，其保留时间均与标准品一致，分别为 8.8 分钟和 12.3 分钟。

（5）血样预处理

用微量加样器吸取 1.0ml 血清，置于 5ml 带刻度的玻璃尖底离心试管中，以微量进样器准确加入香豆精内标液 50μl，电动混匀器充分混匀 15 秒，在水沸腾时将试管放入水浴锅，至温度达 95℃ 以上时保持 10 分钟，取出冷却，用微型电动搅拌器充分搅拌，3500r/min 离心 15 分钟，取上清 100μl，置于 1ml 塑料离心管，加等量甲醇后置于-4℃ 冰箱沉淀 24 小时，取出以 9000r/min 转速离心 10 分钟，取上清 50μl 进样。

（6）标准曲线制作

取空白血清 1.0ml 于 5ml 带刻度的玻璃离心试管中并编号，加入不同体积的阿魏酸标准溶液，每管加入香豆精内标液 50μl，充分混匀后加入一定体积的甲醇，使总体积均为 1048μl，按血样预处理方法进行处理，并以二极管阵列检测器测定，提取 320nm 时阿魏酸和内标的峰面积，以阿魏酸和内标的峰面积比与其浓度作线性回归，得到此色谱条件下阿魏酸的标准曲线。以信噪比为 3 时计算最低检测限和最低检测浓度。结果阿魏酸的线性回归方程为 $y = +0.00579x - 0.4172$，$r = 0.9978$，阿魏酸在 40.16～8032ng/ml 范围具有良好的线性关系。同时检测阿魏酸的最低检测限为 2.51ng，血清中阿魏酸的最低检测浓度为 25.1ng/ml。

（7）精密度和回收率试验

以空白血清中加入对照品作为已知样品，按上述方法处理血清样品，选择一天内不同时间以及不同天数内检测，得其测定值，将其理论值与测定值相比得其回收率，并计算其日内和日间精密度。日内精密度（CV）为 5.3%；日间精密度（CV）为 4.2%；回收率为 100.3% ±1.97%，各浓度回收率基本符合要求，变异系数<10%，结果令人满意。

（8）样品测定

按样品制备方法和预处理方法分别测定各时点的血药浓度，结果见表 2-4-4。

表 2-4-4 健康人口服川芎汤后血清中各时点的阿魏酸浓度

时间（分钟）	5	10	15	30
浓度（ng/ml）	110.98±26.33	138.66±22.56	156.02±46.41	128.65±29.92
时间（分钟）	60	90	120	180
浓度（ng/ml）	99.39±13.68	92.32±10.92	93.08±17.17	83.53±5.80

（9）药代动力学测定结果

以 3p97 软件包将测得的血药浓度进行药动学拟合，结果为开放性二室模型，PK 参数见表 2-4-5。

表 2-4-5 健康人口服川芎汤体内 FA 药代动力学参数（n=10）

参数	数值（$\bar{x}±s$）
A（ng/ml）	207.51±124.35
α（min^{-1}）	0.072±0.01
B（ng/ml）	101.94±14.53
β（min^{-1}）	0.0011±0.00082
ka（min^{-1}）	0.4688±0.3953
Lag time（分钟）	2.001±1.7523
V/F（c）（ng/ml）	0.00477±0.001026
$t_{+α}$	10.0459±1.5820
$t_{+β}$	877.64±370.32
$t_{+kα}$	4.1914±1.011088
K21	0.03586±0.0109
K10	0.00215±0.0012
K12	0.03337±0.0053
AUC（ng·min^{-1}·ml^{-1}）	131910.1±43742.72
CL（s）（L/min）	0.00064±0.0000185
T（peak）（分钟）	13.55±2.14
C（max）（ng·ml^{-1}）	168.35±15.23

3. 结论

健康人一次口服川芎汤后阿魏酸的吸收半衰期为 10.0459±1.5820 分钟，达峰时间为 13.55±2.14 分钟，生物半衰期为 877.64±370.32 分钟，表明口服川芎汤后阿魏酸自胃肠道吸收迅速，达峰时间短，但消除缓慢，这为中药汤剂吸收快、能迅速发挥疗效、作用持久及给药间隔相对较长（一剂中药通常服 2 次）提供了直接的临床量化依据，阿魏酸药动学参数个体差异较大，进一步支持需要进行方剂治疗药物监测，并实施可能的个体化用药方案。

五、人血清中阿魏酸和川芎嗪的测定方法研究

1. 仪器与试药

美国 Waters 公司产高效液相色谱系统：7725 手动进样器，600 泵 996 二极管阵列检测

器，M32 数据处理系统。

阿魏酸对照品：中国药品生物制品检定所制；川芎嗪对照品：中国药品生物制品检定所制；香豆素对照品：中国药品生物制品检定所制；上述对照品 HPLC 法测定纯度均在99％以上。甲醇、冰醋酸等有机试剂均为分析纯，水为自制双蒸水。

2. 实验方法

（1）色谱条件

流动相：甲醇-水-醋酸(40∶59.7∶0.3，V/V)；固定相：日本产 Inertsil ODS-3 色谱柱，规格：150mm×4.6mm，5μm，C_{18} 保护柱（大连依利特科学仪器有限公司，5mm，10μm）；流速：1.0ml/min，检测波长：川芎嗪和内标为 279nm，阿魏酸为 322nm。在此色谱条件下，279nm 时，血清中川芎嗪、阿魏酸和内标分离完全，空白血清无干扰；在 322nm时，只可检测到阿魏酸和内标，二者亦分离完全，血清中也不存在其他干扰。血清中的阿魏酸和川芎嗪均与其标准品在相同条件下对照，结果一致，且 322nm 时阿魏酸保留时间以及 279nm 时川芎嗪和香豆素的保留时间均与标准品一致。

（2）标准溶液配制

精密称取阿魏酸标准品 5.02mg，置于 50ml 容量瓶中，加入甲醇至 50ml 刻度线，配成母液浓度为 100.4μg/ml，再用甲醇稀释 20 倍后终浓度为 5.02μg/ml。同法配制川芎嗪和内标香豆素，浓度分别为 5.91μg/ml、23.92μg/ml。

（3）血样预处理

用微量加样器吸取 1.0ml 血清，置于 5ml 带刻度的玻璃尖底离心试管中，以微量进样器加入香豆素内标溶液，电动混匀器充分混匀 15 秒，在水浴沸腾时放入试管，至温度达97℃以上时保持 10 分钟，取出冷却，用微型电动搅拌器充分搅拌，3500r/min 离心 20 分钟，取上清液 50μl，加等量甲醇混匀，9000r/min 离心 10 分钟，取上清液 50μl 进样。

（4）标准曲线制作

取空白血清 1ml 于 5ml 带刻度的玻璃离心试管中并编号，分别精确加入不同浓度的阿魏酸和川芎嗪标准溶液，每管加入香豆素内标液 50μl，按血样预处理方法进行，以二极管阵列检测器测定，分别提取 322nm 时阿魏酸峰面积，以及 279nm 时川芎嗪峰和香豆素内标峰面积，以阿魏酸和内标的峰面积比与其浓度作线性回归，得到此色谱条件下阿魏酸的标准曲线，同法得到川芎嗪的标准曲线。以信噪比为 3 时计算最低检测限和血清中的最低检测浓度。阿魏酸的线性回归方程为 y=0.0027x-0.2028，r=0.9978；川芎嗪线性回归方程为y=0.00057x+0.4750，r=0.9963。r 值表明阿魏酸在 40.16～8032ng/ml 范围内，川芎嗪在39.4～7880ng/ml 范围内均具有良好的线性关系。同时检测阿魏酸和川芎嗪的最低检测限分别为 2.51ng 和 1.97ng。血清中阿魏酸和川芎嗪的最低检测浓度分别为 25.10ng/ml 和23.64ng/ml。

（5）精密度和回收率试验

以空白血清中加入对照品作为已知样品，按上述方法处理血清样品，选择一天内不同时间以及不同天数内检测，得其测定值，将其理论值与测定值相比得其回收率，并计算其日内和日间精密度。结果阿魏酸日内精密度的 RSD 为 5.3％，日间精密度 4.2％，回收率为100.23％；川芎嗪日内精密度的 RSD 为 5.6％，日间精密度 4.4％，回收率为 96.37％。各浓度回收率基本符合要求，变异系数<10％，表明本法可靠，结果令人满意。

中药方剂进入体内/血清成分为多成分，故欲确定方剂体内/血清成分谱，必须建立方剂进入体内多成分测定方法，但现用于测定人血清中方剂有效成分的 HPLC 法多为单成分测定方法。这对于服用方剂后人血清中多成分的测定及其 PK 研究不完全适合。

六、中药配位对血清阿魏酸临床生物利用度的影响

1. 资料与方法

（1）健康自愿者

3 组受试者(共 6 人)均为同一组受试者，男 3 名，女 3 名，年龄 17～38 岁，平均(28.7±7.1)岁，体重 50.0～72.5kg，平均(58.3±10.5)kg。冠心 II 号组一人因故退出，6 人的血压、心率和脉搏均正常，无心、肝、肾和胃肠道等疾患，服药前 14 小时未饮含酒精类饮料，未吸烟，受试期间正常饮水。

（2）汤液煎煮方法

冠心 II 号和芎芍汤采用分煎合液法。单味药的煎煮方法同邓新国等的《盐酸川芎嗪腹腔注射在兔玻璃体中的药代动力学研究》，川芎芍药汤中川芎与芍药之比为 1：1，冠心 II 号中川芎、芍药、红花、降香和丹参的比例为 1：1：1：1：2。3 种方剂的最后浓度为 3g/ml。

（3）中药剂量设计

川芎汤为 1g/kg；川芎芍药汤为 2g/kg，川芎仍为 1g/kg；而冠心 II 号剂量为 3g/kg，其中川芎为 0.5g/kg。

（4）服药次序

3 组给药顺序为：川芎汤、川芎芍药汤和冠心 II 号汤，服用不同方剂时间间隔均为 2 天以上。每次空腹 14 小时后服用，服药时间均为上午 8：00～9：00。

2. 实验结果

（1）健康人口服川芎汤、川芎芍药汤和冠心 II 号后血清中阿魏酸的血药浓度-时间曲线见图 2-4-13。说明健康人口服 3 种川芎复方后全部出现了血清中 FA 浓度-时间曲线的双峰。

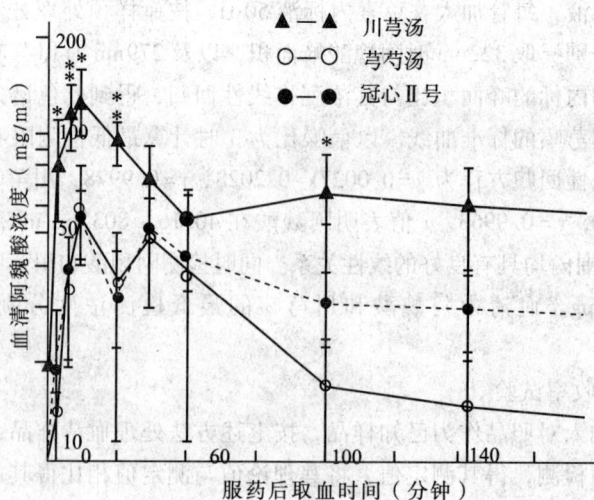

图 2-4-13　3 组服药后血清中阿魏酸的浓度-时间曲线

注：与川芎芍药汤组比较，*P<0.05

（2）川芎汤、川芎芍药汤和冠心Ⅱ号吸收入血清中 FA 的血药浓度-时间曲线下面积（AUC）见表2-4-6。3组的血药浓度及其计算出来的 AUC 值，其最高和最低的个体间差异分别为3~9倍，使得标准差比较大。

表2-4-6　　3组服药后吸收入血清中阿魏酸的生物利用度〔ng/（min·ml）〕

	AUC		
	川芎汤	川芎芍药汤	冠心Ⅱ号
1	9500.75	3592.00	6048.50
2	13187.75	2212.00	13902.25
3	29063.50	1821.50	2618.00
4	12303.75	17906.00	6761.5
5	9520.75	5706.25	11029.75
6	20832.75	3069.75	—
$\bar{x}\pm s$	15734.88±7737.97	5717.92±6124.63	8072.00±4424.31

3. 讨论

川芎配伍丹参在大鼠应用时，吸收入血清中的川芎嗪浓度及其 AUC 均降低。当川芎配伍了芍药、红花、降香和丹参时，其在人体血清中的 FA 浓度及其 AUC 值并不降低。其对临床上的意义还有待进行药动学-药效学相关研究结果而下结论。但详细的配伍组合，如除川芎外的四味药物剂量及其不同配伍组合，对 FA 的影响，对其他吸收入血清成分的影响，及其与疗效的关系，值得进一步研究。

参考文献

［1］ OhataA. Anti - platelet aggregation activity of some pyrazines. BiolPharm Bull, 1997, 20 (10)：1076.

［2］ Abu-Osba Y K. Treatment of persistent pulmonary hypertensionof the new born update. Arch Dis Child, 1991, 66(1)：74.

［3］ 王利胜，郭琦，韩坚. 川芎嗪在小鼠血、脑和肝中的药动学研究. 中草药，2009, 40(6)：935~938.

［4］ 王利胜，袁爱贤，韩坚，等. HPLC 法测定川芎嗪在小鼠血浆、脑、肝中的含量. 中国药房，2008, 19(9)：654~656.

［5］ 仝新勇，黄春玉，姚静，等. 尼莫地平微孔在小鼠体内的分布及靶向性评价. 中国药科大学学报，2002, 33(4)：293~296.

［6］ 邓新国，胡世兴，张清炯，等. 盐酸川芎嗪全身用药在兔眼房水中的药代动力学研究. 眼科研究，2004, 22(3)：233~235.

［7］ 邓新国，胡世兴，张清炯，等. 盐酸川芎嗪经腹腔注射在兔眼视网膜组织中的药代动力学. 中国药理学通报，2004, 20(10)：1115~1118.

［8］ 邓新国，胡世兴，张清炯，等. 盐酸川芎嗪腹腔注射在兔玻璃体中的药代动力学研究. 中华眼科杂志，2004, 40(8)：563~564.

[9] 薛淑红，柯雪红，王燕，等．应用高效液相色谱法对兔玻璃体中盐酸川芎嗪含量的测定．中国中医眼科杂志，2003，13（2）：69～71．

[10] 李范珠，冯耀荣，冯健．盐酸川芎嗪大鼠鼻腔给药脑内药动学研究．中国药学杂志，2008，43（6）：452～454．

[11] 况晓东，李新华，熊玉卿．川芎嗪在大鼠肝微粒体系统中的代谢研究．中国中药杂志，2006，31（23）：1971～1975．

[12] ForresterL M，Henderson C J，Glancey M J，etal. Relative expression of cytochrome P450 isoenzym es in human liver and association with themetabolism of drugs and xenobiotics. Biochem J，1992，281（1）：359．

[13] ZhaoY，Liu X Q，Qian ZY，etal. Enzyme kinetics and inhibition of felodipine in human livermicrosomes. J China Pharm Univ，2001，32（2）：112．

[14] ZhangY J，QuangY Z. Cytochrome P4503A take part in hydroxylationmetabolism ofpyquitonA in rat livermicrosome. Acta Pharm Sin，1997，32（1）：5．

[15] 黄志力，桂常青，孙瑞元．盐酸川芎嗪在大鼠体内的分布．中国药理学通报，1994，10（4）：297～300．

[16] 黄敬群，黄熙，张莉，等．RP－HPLC测定人血清中阿魏酸浓度的改进方法．中草药，2002，33（9）：792～795．

[17] 刘晓峰，武新安，魏玉辉，等．阿魏酸和川芎汤剂中阿魏酸在大鼠体内的吸收动力学研究．中药材，2007，30（7）：831～833．

[18] 李晓蓉，李晓莉，王丽娟，等．丹参水溶性主成分丹参素和阿魏酸合用的药动学相互作用．中国药理学通报，2007，23（7）：968～972．

[19] 唐刚华，姜国辉，王世真，等．气相色谱-质谱法测定川芎哚血药浓度．药物分析杂志，2000，20（3）：147～150．

[20] 唐刚华，姜国辉，王世真，等．川芎哚大鼠体内代谢转化研究．药学学报，2000，35（6）：457～460．

[21] 唐刚华，王世真，吴淑琴，等．川芎哚的有机合成研究．中国药学杂志，1998，33：492．

[22] 唐刚华，姜国辉，王世真，等．阿魏酸盐的合成及其药理活性研究．中国药学杂志，1999，34：697．

[23] 唐刚华，姜国辉，王世真，等．川芎哚的结构改造及生物活性研究．药学学报，1999，34：498．

[24] 刘洋，胡连栋，唐星．川芎挥发油中藁本内酯在大鼠体内的药动学研究．中草药，2009，40（2）：228～230．

[25] 梁文权．生物药剂学与药物动力学．北京：人民卫生出版社，2003．

[26] 钱敏，石力夫，胡晋红．口服川芎挥发油后小鼠体内藁本内酯的组织分布特性．药学服务与研究，2008，8（2）：130～132．

[27] 曾俊芬，宋金春，鲁建武．生化汤药动学及其血清指纹图谱研究．中国药房，2008，19（9）：650～652．

[28] 高学敏．中药学．北京：人民卫生出版社，2000：1754～1052．

[29] 贺福元，刘文龙，贺庆平，等．反相高效液相色谱法测定大鼠血浆中补阳还五汤总生物碱中川芎嗪的含量及药代动力学研究．中国药物与临床，2005，5（12）：920～922．

[30] 韩国柱，主编．中草药药代动力学．北京：中国医药科技出版社，1999.356．

[31] 刘洋，石任兵，刘斌，等．口服川芎饮片煎液大鼠体液化学成分变化研究．北京中医药大

学学报，2008，31(5)：334~337.

[32] 孙世仁，黄熙，张莉，等．川芎汤吸收入人血清中阿魏酸 HPLC 法测定及其药动学研究．中药材，24(10)：733~735.

[33] 孙世仁，黄熙，张莉，等．人血清中阿魏酸和川芎嗪同时测定的 HPLC 法．南京中医药大学学报(自然科学版)，2001，17(6)：355~357.

[35] 黄熙，任平，陈可冀，等．中药配伍对血清阿魏酸临床生物利用度的影响．中国中西医结合杂志，2001，21(1)：7~9.

第五章　川芎及其相关成分的药理研究

第一节　川芎的药理作用

中药川芎为伞形科藁本属植物川芎 *Ligusticum chuanxiong* Hort 的根茎，始载于《神农本草经》。其性温，味辛，微苦，具有活血行气，祛风止痛之功效，主治血瘀气滞所致月经不调，痛经经闭，肝郁气滞而致血行不畅的胸胁疼痛，头痛，风寒湿痹，跌打肿痛等疾病。其临床主要用于治疗心脑血管、呼吸、泌尿系统及妇科方面的疾病。现将川芎及其化学成分的药理作用研究概况综述如下。

一、对心脑血管系统的作用

1. 对心脏的影响

川芎煎剂对离体蛙心试验显示，浓度 10^{-4} 时呈兴奋作用，浓度 10^{-2} 时则呈抑制作用。浓度 $10^{-5} \sim 10^{-4}$ 时离体蛙心收缩幅度增大，心率变慢。给麻醉犬静脉滴注川芎嗪每分钟1mg/kg，10 分钟时，犬心率及冠状动脉血流量明显增加；剂量增至每分钟 4mg/kg 时，还出现左心室舒张末压力、心动指数、心肌耗氧量及脑血流量增加，冠状动脉和脑血管阻力及总外周阻力降低的现象。另有研究证明，川芎嗪对麻醉兔心肌缺血再灌注所致的心肌损伤和心肌顿抑有保护作用。川芎嗪有对抗脑垂体后叶素引发的急性心肌缺血缺氧的作用，可抑制 AngⅡ对胚胎期心肌细胞 ANP 和 β-actin 的表达，减少心肌细胞内蛋白，特别是异常蛋白质的增多，防止心肌细胞肥大。大鼠心肌缺血再灌注模型显示，川芎嗪可降低再灌注室性心律失常发生率、死亡率，缩短窦律恢复时间，表明川芎嗪对大鼠心肌缺血再灌注性心律失常具有良好的防治作用。

2. 对冠脉循环的影响

川芎水提物及生物碱能扩张冠脉，增加冠脉流量，改善心肌缺氧状况。给麻醉犬静脉注射川芎嗪后，冠脉及脑血流量增多，冠脉、脑血管、外周阻力降低。股动脉注射川芎醇提取物或静注川芎生物碱(25、50mg/kg)、酚性成分(50、57mg/kg)、川芎嗪(7.5、15、30mg/kg)均使麻醉犬冠脉血管扩张，增加冠脉流量。据报道，用同位素 ^{86}Rb 示踪法，显示大剂量川芎哚能显著增加清醒小鼠的冠脉血流量。川芎嗪对离体豚鼠灌流心脏产生剂量依赖性抑制心肌收缩和增加冠脉流量。杨氏等采用膜片钳细胞贴附式和内面向外式记录方式观察川芎嗪对猪冠状动脉平滑肌细胞大电导钙激活钾通道的作用，结果显示川芎嗪能直接激活冠状动脉平滑肌 BKca 通道。

3. 对脑血管的影响

川芎对脑缺血、缺氧再灌注损伤及脑梗死损伤都具有保护作用。阮氏观察川芎挥发油和川芎嗪对小鼠全脑缺血 30 分钟及再灌注 60 分钟后超氧化物歧化酶（SOD）活性、乳酸脱氢酶（LDH）活性、丙二醛（MDA）含量的影响，发现灌服川芎嗪，可显著提高脑组织 LDH 活性；灌服川芎嗪和川芎挥发油，可明显降低 MDA 含量，显著提高 SOD 活性，改善神经系统功能障碍，减轻脑缺血性损害。川芎嗪能显著增加缺血大鼠血浆中一氧化氮（NO）含量，降低 MMS 总量和组织中 MDA 的含量，降低血比黏度，对大鼠缺血性再灌注损伤具有保护作用。岑氏等用大鼠脑梗死模型观察川芎嗪对大鼠脑梗死的作用，结果显示川芎嗪静脉注射可显著改善大鼠异常神经症状，抑制 ALP 活性的下降，显著抑制 ADP 致血小板的聚集。田氏用栓线法制作大鼠大脑中动脉缺血模型（MCAO），观察川芎苯酞对大鼠脑缺血的影响，采用在体动脉血栓形成、静脉血栓形成法，观察其对血栓形成的影响，并研究了其对大鼠血小板聚集、血液流变性的影响。结果显示，川芎苯酞灌胃给药能明显改善大脑中动脉栓塞所致脑缺血大鼠的行为障碍，减少脑缺血区梗死面积，抑制大鼠体内血栓的形成和 ADP 诱导的大鼠血小板聚集，改善大鼠血液流变性，并发现川芎苯酞对大鼠局部脑缺血具有明显的抑制作用，其机制可能与改善凝血状态、抑制血小板依赖性血栓的形成有关。

4. 对外周血管及血压的影响

川芎浸膏、水浸液、乙醇水浸液、乙醇浸出液和生物碱对麻醉犬、猫、兔不论肌内注射或静脉注射均有显著而持久的降压作用。水浸液给高血压犬或大鼠灌胃，也有明显的降压作用。其机制是抑制血管平滑肌 Ca^{2+} 的内流。川芎生物碱、酚性部分和川芎嗪能抑制氯化钾和肾上腺素对家兔离体胸主动脉条的收缩作用。

二、对中枢神经系统的作用

1. 镇静作用

秋氏发现川芎挥发油对动物大脑的活动有抑制作用，而对延脑的血管运动中枢、呼吸中枢及脊髓反射有兴奋作用，剂量加大，则都转为抑制。川芎水煎剂灌胃，能抑制大鼠的自发活动，能延长戊巴比妥钠引起的小鼠睡眠时间，还能拮抗咖啡因的兴奋，但不能防止五甲烯四氮唑、可卡因引起的惊厥或致死作用，也不能对抗戊四氮所致的大鼠惊厥。朱林等研究了阿魏酸、川芎挥发油对小鼠自主活动的影响，结果发现阿魏酸高剂量组能显著地增强小鼠的自主活动，挥发油低剂量组能显著地抑制小鼠的自主活动。

2. 镇痛作用

川芎哚给小鼠按照 300mg/kg 的剂量灌胃，结果发现有明显镇痛作用。

三、对泌尿系统的作用

胡氏等研究证明，川芎能有效抑制肾缺血后体内血小板的激活，纠正循环血中 PGI_2-TXA_2 平衡失调，对肾衰竭具有积极防治作用。川芎嗪能够显著增加肾血流量，减轻兔肾热缺血模型的肾组织损伤，还能提高肾炎家兔模型肾组织的 SOD 活性，从而减轻肾组织细胞的脂质过氧化损伤，降低缺血再灌注损伤肾脏细胞的凋亡指数。傅氏等对大鼠加速型抗肾小球基底膜（GBM）抗体肾炎的研究显示，川芎嗪对其具有保护作用，可使胞浆和线粒体中 GSH-PX、CAT、SOD 等抗氧化酶活性增加，逐渐降低 MDA 含量，保护肾功能。

四、对呼吸系统的作用

王氏发现川芎嗪具有扩张静息支气管及抑制组胺、乙酰胆碱收缩支气管的作用。静脉注射肾上腺素造成大鼠剧烈的致死性肺水肿，用川芎嗪预防后，其存活率、生存时间及肺指数均明显改善。

五、对血液系统的作用

川芎嗪对血小板体内外聚集均有明显的抑制作用，使全血高切比黏度下降，低切比黏度、血浆比黏度、红细胞聚集指数、红细胞压积明显下降，增加红细胞变形指数，对血液流变性具有良好的改善作用。川芎哚在一定程度上也具有上述作用，但其作用较川芎嗪弱。黄力强在应用大川芎提取物经小鼠静注中发现，在对体外血栓形成试验中，大川芎提取物可使血栓长度明显缩小，血栓湿重和干重明显减轻，同时对实验性血栓形成也有明显的抑制作用。

六、对平滑肌的作用

川芎对在位妊娠子宫能增强收缩乃至挛缩，可致兔仔缺乏营养而死，其治产后崩中下血可能与此有关。川芎能对抗离体肠管及肾上腺素、KCl引起的血管收缩，阿魏酸和川芎内酯都具有解痉作用，川芎嗪亦有同样作用。家兔离体妊娠子宫实验证明，川芎浸膏能增强子宫收缩，形成痉挛，大剂量反而使子宫麻痹，收缩停止。川芎煎剂15g/kg或25g/kg经十二指肠给药，对兔在体子宫也呈明显收缩作用。

七、抗癌作用

川芎可降低肿瘤细胞表面活性，使其不易黏附成团而易于在血流中被单个杀灭。其溶血栓作用可改变癌症患者血液循环的"高凝状态"，使癌细胞在血流中不易黏着停留、着床，也易于被杀灭。川芎还能改善微循环，增加放射损伤部位血氧供应，抑制胶原合成，减轻放射性病理变化，有利于化疗药物到达病所，杀灭癌细胞。

八、抗血管炎症作用

血小板释放的TXA_2、5-HT、组织胺均可引起明显的血管炎症反应和支气管平滑肌收缩。川芎可抑制血小板释放功能，减轻血管炎症反应与哮喘发作程度并缩短其持续时间。

九、其他作用

川芎嗪对正常小鼠和荷瘤小鼠脾淋巴细胞增殖反应有明显的抑制作用。川芎还具有保护雏鸡避免因缺乏维生素E而引起的营养性脑病的作用。川芎对环孢素的肝肾毒性引起的胰岛β细胞的毒性均有防护作用。

第二节　川芎嗪的药理作用

一、对心血管系统的作用

（一）对心肌缺血再灌注的作用

心肌缺血或缺氧使高能磷酸化合物代谢障碍，ATP 的含量迅速减少，导致线粒体 Ca^{2+}-ATP酶、Mg^{2+}-ATP 酶活性降低，使心肌线粒体中 Ca^{2+} 含量显著升高。川芎嗪可提高缺血心肌线粒体 Ca^{2+}-ATP 酶、Mg^{2+}-ATP 酶活力，稳定线粒体 Ca^{2+} 含量，还可促进缺血心肌组织中抗凋亡基因表达 Bcl-2 蛋白而保护线粒体的结构和功能进而保护细胞。心肌缺血再灌注后产生的大量氧自由基及通过与不饱和脂肪酸作用引发脂质过氧化反应生成的丙二醛（MDA），可通过多种途径造成心肌细胞膜及亚细胞器膜结构破坏，导致再灌注损伤。

岳氏等复制家兔失血性休克再灌注模型，发现川芎嗪灌注后血浆 MDA 明显低于灌注前，全血 SOD 和 GSH-PX 活性亦较灌注前明显增高。赵氏等实验显示川芎嗪具有保护心肌细胞膜 Ca^{2+}-ATP 酶和 K^+-Na^+-ATP 酶活性，显著降低 MDA 的含量，并伴随 SOD 活性和 GSH-PX/MDA 比值显著性升高，心肌组织钙含量显著性减少。秦氏等实验也表明川芎嗪可明显对抗大鼠 MIRI 所致 SOD、GSH-PX 活性下降和 MDA 含量升高。周氏等实验表明，无钙-复钙灌流的大鼠心脏能引起与缺血-再灌注损伤（MIRI）相似的心肌损伤，特别是早期后除极的发生。TMP 对早期后除极的发生有抑制作用，且该作用可被高钙液减弱。曾有研究报道川芎嗪具有阻滞 Ca^{2+} 通道作用，并且效果优于异搏定，若与前列腺素 E_1 合用对大鼠 MIRI 保护作用有显著的协同作用，可见，TMP 防治心肌 MIRI 的作用与其钙拮抗作用有关。史氏等从分子生物学水平观察到川芎嗪可促进蛋白质、RNA 合成，诱导一氧化氮合成酶（NOS）mRNA 在缺氧缺糖的心肌细胞中的表达，表明对心肌细胞缺氧缺糖损伤有较好的保护作用。段氏等观察到大鼠 MIRI 可出现心肌细胞凋亡，且随再灌注时间延长细胞凋亡数目逐渐增多，心肌病理改变也加重，而川芎嗪可使缺血心肌凋亡细胞减少，病理组织学改变亦有减轻，表明川芎嗪对 MIRI 心肌细胞凋亡有一定抑制作用。

高氏等实验表明，川芎内酯 A 预处理能提高缺血/复氧损伤心肌微血管内皮细胞的存活数，同时提高细胞培养液中一氧化氮（NO）、一氧化氮合酶（NOS）的活性，减少细胞培养液中内皮素（ET）活性，上调内皮细胞中 iNOSmRNA 表达，下调内皮细胞中 ETmRNA 表达，表明川芎内酯 A 预处理可减轻内皮细胞损伤，对心肌血管内皮具有保护作用。王氏等实验证明，TMP 可通过增加心肌细胞的能量而减轻 MIRI，其机制可能是减少心肌细胞三磷酸腺苷（ATP）的分解及增加 ATP 的生成而延缓 ATP 的衰竭，进而加强心肌细胞能量的储备，对心肌细胞高能磷酸化合物具有明显保护作用。现将其具体的药理实验归纳如下。

1. 川芎嗪注射液对小鼠缺血再灌注心肌的保护作用

将小鼠随机分为 4 组，以 40% 川芎嗪注射液 0.25ml/10g 灌胃处理，1 周后腹腔注射垂体后叶素（30U/kg），30 分钟后腹腔注射硝酸甘油（10mg/kg），复制心肌缺血再灌注模型，观察小鼠标准Ⅱ导联心电图变化；心肌组织一氧化氮合酶（NOS）、超氧化物歧化酶（SOD）活性；脂质过氧化物丙二醛（MDA）含量；血清肌酸激酶（CK）活性。结果：缺血再灌注小鼠心电图 J

点发生明显偏移，LGT 预处理小鼠心电图 J 点变化幅度明显减少，心肌组织 NOS、SOD 活性显著增加，MDA 的含量及血清 CK 活性显著降低。川芎嗪注射液能保护心脏，减轻心肌缺血再灌注引发的损伤。其作用机制可能与增加缺血再灌注心肌组织 NOS、SOD 活性，降低 MDA 含量和血清 CK 活性有关。

2. 川芎嗪预处理对心肌缺血再灌注损伤大鼠保护作用的实验研究

建立心肌缺血再灌注损伤（MIRI）模型。静脉注入 20% 乌拉坦（5ml/kg）麻醉后，剪毛后颈中切开分离气管，插气管插管连接动物呼吸机。于右腹股沟开分离股动脉，置 20G 穿刺针导管接压力换能器（BL-420生物信号采集处理系统），测动脉血压（ABP）；置皮内电极测定心率（HR）和心电图（ECG）ST 段的改变。沿胸骨左缘切断第 3、4、5 肋骨，逐层开胸，剪开心包，暴露心脏，在肺动脉圆锥与左心房间找出左冠状动脉前降支，并用无创缝合针 6/0 丝线置于左冠状动脉前降支起始部下 2mm 处备用，将丝线两端穿入一聚乙烯小管以形成环路，轻轻抽紧丝线两端，使套管紧贴心壁，并用止血钳固定持续缺血 30 分钟，放松止血钳 120 分钟。以局部心肌颜色暗红、ECGII导联上 ST 段抬高 0.1mv 或 T 波高耸为结扎成功标志；sham 组穿线不结扎。以 ST 段下降≥1/2、心肌颜色恢复为再灌注成功标志。健康成年 Wistar 大鼠 60 只，体重 200~300g，随机分成 3 组，每组 20 只。缺血再灌注（IR）组：术前 1 小时用生理盐水（200mg/kg）灌胃；川芎嗪预处理（LI）组：用川芎嗪（200mg/kg）灌胃，每天 1 次，连续 10 天，术前 1 小时再灌胃给药 1 次，余同 IR 组；假手术（sham）组：作麻醉、只穿线不结扎冠状动脉，前 1 小时给予等量生理盐水灌胃。测定心肌 SOD、GSH-PX 活性和 MDA 含量，血清 LDH、CK、TNF-α 和 IL-6 水平，用免疫组化 S-P 法，检测 p38MAPK 蛋白的表达。本研究结果显示，缺血再灌注损伤时，SOD、GSH-PX 活性显著降低，MDA 含量显著升高；而川芎嗪预处理后，SOD、GSH-PX 活性显著升高，MDA 含量显著降低；降低 p38MAPK 的活性。此实验表明，川芎嗪预处理可提高 SOD、GSH-PX 活性，降低 MDA 含量，减轻自由基反应对心肌的损害，对缺血心肌发挥保护作用。

3. 川芎嗪对兔心肌缺血再灌注损伤的保护作用

24 只家兔随机分为 3 组，每组 8 只。组Ⅱ（缺血再灌注组）：沿胸骨左缘切断第 4、5 肋软骨，于冠状动脉左室支左心耳下缘 0.2cm 处缝扎动脉造成急性心肌缺血，45 分钟后剪断结扎线再灌注 180 分钟；组Ⅲ（川芎嗪组）：缺血前 20 分钟及缺血 40 分钟时，分别从股静脉注入盐酸川芎嗪注射液（20mg/kg），1 分钟完成；组Ⅰ（假手术组）：执行与组Ⅱ同样的操作，但只分离冠状动脉而不缝扎。观察在急性心肌缺血再灌注状态下血浆及心肌组织中磷酸肌酸激酶（CPK）、LDH、SOD、MDA 含量的变化。结果：缺血及再灌注后，组Ⅱ血浆 CPK、LDH 活性、MDA 含量进行性升高，SOD 活性进行性下降；再灌注后组Ⅲ血浆 LDH 活性低于组Ⅱ。组Ⅱ各项指标在缺血区和非缺血区均有显著差异；与组Ⅱ相比，组Ⅲ缺血区心肌组织 CPK、SOD 活性升高，MDA 含量降低。结论：川芎嗪对心肌缺血再灌注损伤有保护作用。

4. 川芎嗪对缺血再灌注后心肌细胞凋亡的影响

结扎冠状动脉左前降支 45 分钟，再灌注 180 分钟复制大鼠心肌缺血再灌注（IR）模型，川芎嗪保护组（IR+TMP）在结扎冠脉前 30 分钟腹腔注射川芎嗪（20mg/kg）。以 TUNEL 法检测细胞凋亡率，免疫组化法分析 Fas、FasL、Capase-8 及 Capase-3 蛋白表达，荧光分析法测定 Capase-3 活性。结果：缺血再灌注组（IR）心肌细胞凋亡指数（23.47±3.88）较对照组

（0.41±0.03）有显著性升高，Fas、FasL、Capase-8、Capase-3 蛋白及 Capase-3 活性均显著高于对照组。川芎嗪保护组（IR+TMP）心肌细胞凋亡指数 1.81±0.25 较 IR 组（23.47±3.882）有显著性降低，Fas、FasL、Capase-8、Capase-3 蛋白及 Capase-3 活性均显著性低于 IR 组。结论：缺血再灌注后心肌细胞凋亡数有明显的增多；川芎嗪对缺血再灌注后心肌细胞凋亡有较好的拮抗作用，其机制可能与降低 Fas 死亡受体通路的信号转导有关。

上述实验表明川芎嗪从多方面、多层次对 MIRI 有良好的保护作用。其作用机制涉及以下几方面：激发机体内预适应；抑制细胞 Ca^{2+} 的内流、保护超氧化物歧化酶（SOD）活力，保护心肌组织抗氧自由基酶活性、提高清除氧自由基的能力，减少脂质过氧化物的形成，从而抑制了氧自由基介导的心肌细胞损害；调控并改善缺血缺氧时前列环素（PGI_2）/血栓素（TXA_2）严重失衡所致的微血管强烈收缩和微血管内血栓形成与堵塞，遏制无复流现象，从而起到良好的抗心肌缺血再灌注损伤的作用；通过维持心肌细胞生物膜和心肌纤维结构的完整性，减轻缺血对线粒体的损害，因而对心肌缺血再灌注损伤具有保护作用。

（二）对心肌缺血再灌注性心律失常的保护作用

川芎嗪可降低大鼠心肌缺血再灌注模型再灌注性心律失常的发生率、死亡率，缩短窦律恢复时间，这表明川芎嗪对大鼠心肌缺血再灌注性心律失常具有良好的防治作用。梁氏等实验显示，川芎嗪药理性预适应能降低大鼠缺血再灌注时室颤和室速的发生率，降低心肌梗死面积和血浆乳酸脱氢酶增高的程度，推迟心律失常的开始时间，缩短其持续时间。左氏等报道川芎嗪也可降低离体大鼠心脏 MIRI 心律失常的发生，缩短持续时间。其机制是提高清除氧自由基的能力，削弱脂质过氧化反应，从而抑制氧自由基介导的心肌细胞损害。陈氏等实验发现，给予 TMP 预处理 24 小时后，大鼠离体心脏左心收缩与舒张功能显著改善，心律失常发生率明显降低，心肌梗死面积缩小，心肌组织抗脂质过氧化能力提高，表明经 TMP 预处理 24 小时后，大鼠离体心脏抗 MIRI 损伤能力明显增强，诱导出良好的延迟保护作用。

较多实验证实，川芎嗪对心肌缺血再灌注性心律失常具有一定的保护作用，其机制可能是川芎嗪可以抑制钙的跨膜内流，防止钙超载所致水解酶的激活及超氧阴离子的生成，稳定心肌细胞膜，从而稳定心肌电生理特性；川芎嗪能提高机体内源性 SOD 活性，抑制白细胞呼吸爆发全过程和抑制高钙催化黄嘌呤的转化过程，减少了再灌注时氧自由基的产生，减轻脂质过氧化物对心肌细胞膜的损伤，维持心肌细胞膜的完整性及渗透性。

（三）对心肌细胞缺氧及缺糖的保护作用

川芎嗪对慢性缺氧所致的豚鼠右室心肌细胞的钾电流密度下降的影响是由于长期应用能够降低肺血管阻力和肺动脉压，减轻和逆转肺血管重构，从而降低右室的后负荷，改善心脏的代谢，使心脏的病变减轻。应用后可影响一氧化氮合成酶（NOS）的活性，使一氧化氮（NO）合成减少，神经毒性作用减轻而产生保护机体的作用。而对于心肌缺氧缺糖应用川芎嗪可提高 ^3H 亮氨酸（Leu）和 ^3H 尿嘧啶核苷（UR）的掺入率，促进蛋白质、RNA 合成，显著诱导缺氧缺糖心肌细胞 NOSmRNA 的表达，从而起到改善缺氧缺糖心肌细胞代谢抑制状态的作用。

1. 川芎嗪对 DHF 大鼠心肌损伤的保护作用及其机制研究

大鼠用 3% 戊巴比妥钠以 0.003ml/g 腹腔注射麻醉，仰位固定，腹部去毛，75% 乙醇消毒后，剑突下腹正中切口，分层打开腹腔，肾动脉分支以下钝性游离腹主动脉，将9号注射器针头平行置于腹主动脉上，用5号手术线将腹主动脉和针头一同结扎，然后缓慢将针头撤出，使大鼠腹主动脉直径减少35%~40%，关腹，逐层缝合。术后每天用青霉素10万单位/只腹腔注射1周。术后4周，将模型大鼠随机分为4组，每组10只，分别为模型组（0.9%生理盐水2ml/d）和TMP高、中、低剂量组[40、20、10mg/（kg·d）]，均腹腔注射连续给药4周；造模时另取同源Wistar大鼠10只作为假手术组，该组仅游离腹主动脉，不缩窄，其他操作与手术组相同。连续给药4周后应用十六导生理记录仪测定血流动力学指标；采用透射电镜观察大鼠心肌病理改变及细胞超微结构。应用激光共聚焦扫描显微镜（LSCM）技术检测心肌细胞内Ca^{2+}变化；采用比色法测定心肌线粒体ATP酶活性。结果：与假手术组相比，模型组大鼠左心室收缩压（LVSP）、左室内压最大上升速率（+dp/dtmax）无显著变化，左心室舒张末期内压（LVEDP）显著升高，左室内压最大下降速率（-dp/dtmax）显著降低，左室松弛时间常数（T）数值显著延长，心肌损伤明显，肌细胞内Ca^{2+}浓度明显上升，线粒体钙ATP酶活性明显下降。给药4周后，与模型组比较，TMP中、低剂量组显著降低LVEDP，显著升高-dp/dtmax，显著缩短T；明显减轻心肌超微结构的损害；显著降低心肌细胞内荧光值；心肌细胞线粒体中Ca^{2+}-ATPase活力明显增加。结论：中、低剂量的TMP可以明显减轻DHF所致的心肌损伤，改善DHF大鼠心功能及心肌细胞内Ca^{2+}，提高心肌线粒体ATP酶活性，拮抗钙超载。

2. 川芎嗪预处理对心肌细胞缺血再灌注损伤延迟保护作用

实验用SD新生（1~3日）大鼠，雌雄不拘，无菌取出乳鼠心脏，经分离附着组织、胰蛋白酶消化及纯化制成心肌细胞培养，第4天随机分为4组：正常对照（Control）组、缺氧/复氧（A/R）组、缺氧预处理（APC）组、川芎嗪（TMPZ）组。观察心肌细胞搏动频率、细胞存活率（MTT法）、培养液中乳酸脱氢酶（LDH）活性。结果细胞搏动频率：缺氧/复氧组（13±3）次/min，与正常对照组相比差异有显著性；APC组（84±6）次/min、TMPZ组（85±3）次/min，对正常心肌细胞搏动频率无明显影响，与缺氧/复氧组比较差异有显著性；APC组、TMPZ组之间差异无显著性；细胞存活率：缺氧/复氧组（36.23±4.05）%，与正常对照组比较，差异有显著性；APC组（83.76±6.92）%、TMPZ组（80.56±4.65）%分别与缺氧/复氧组比较，差异有显著性，APC组、TMPZ组之间差异无显著性；LDH活性：缺氧/复氧组（36.73±2.35）U/L与正常对照组比较，差异有显著性；APC组（5.70±0.63）U/L、TMPZ组（5.74±0.34）U/L，分别与缺氧/复氧组比较，差异有显著性，APC组、TMPZ组之间差异无显著性。结论：从细胞水平证实TMPZ预处理后24小时心肌细胞对再次缺氧/复氧损伤具有保护作用。

（四）对充血性心力衰竭的作用

采用右心室快速起搏建立实验犬充血性心力衰竭（CHF）模型进行实验，发现川芎嗪可以显著降低CHF时循环血中血管紧张素Ⅱ及前胶原氨基末端肽的水平，减轻了心肌纤维化的形成，同时证实心房颤动（AF）持续时间与左心房纤维化程度呈密切正相关。林氏等通过建立实验犬慢性心衰（CHF）组和川芎嗪（TMP）干预组。结果发现，相对于CHF组，TMP组持续性AF的发生率明显减少，AF持续时间有所下降，同时左右心房的面积容积及纤维化程度亦有显著改善。此实验表明TMP可以减轻心房扩大与纤维化等结构重构，并可以有效减少持续性AF的发生与AF的持续。其分子机制为：TMP下调心房组织Ⅰ型胶原（ColⅠ）

和转化生长因子 β1（TGF-β1）的 mRNA 表达，减少胶原在心房组织中的合成与沉积，从而拮抗心房重构及心房颤动的发生与维持。

川芎嗪注射液对心梗后大鼠缺血心肌血管新生及 VEGF-mRNA 表达的影响：1% 戊巴比妥钠腹腔注射（35mg/kg）麻醉，背位固定行气管插管术，连接小动物呼吸机，人工呼吸，开胸结扎左冠脉根部，经体表心电图监测显示造成急性心肌梗死后，缝合胸壁，观察大鼠生理状态平稳后，停止人工呼吸。术后注射青霉素 3 日预防感染，成活动物随机分为川芎嗪注射液组、麝香保心丸组、模型组、假手术组。造模后 24 小时内开始药物干预：每天腹腔注射川芎嗪注射液 20mg/kg，每天饲麝香保心丸 30mg/kg；假手术组和模型组每天用同容积生理盐水10ml/kg，每天 1 次，连续 6 周后处死动物，检测各组大鼠缺血心肌中微血管密度及VEGFmRNA的表达及其灰度值。结果：模型组、川芎嗪注射液组大鼠心肌梗死边缘区MVD 较假手术组明显增多；川芎嗪注射液组较模型组明显增加。模型组 VEGFmRNA 表达及其灰度值高于假手术组；川芎嗪注射液组明显高于模型组，但无统计学差异。结论：川芎嗪注射液可促进心肌梗死后大鼠缺血心肌血管新生，其机制可能与促进 VEGFFmRNA 的表达有关。

（五）对心肌梗死的作用

急性心肌梗死是在冠状动脉闭塞或冠状动脉病变的基础上，由于冠状动脉供血急剧减少或者中断，使相应区域的心肌发生严重而持久的缺血所致。临床表现为持久的胸骨后剧烈疼痛，心电图出现缺血、损伤和坏死等特征性改变，伴有血清心肌酶学升高，死亡率高，且易引起心律失常、心源性休克或心力衰竭，是临床危重疾病之一。心肌细胞主要通过线粒体内脂肪酸的 β 氧化提供能量，这种供能方式决定了心肌细胞对有氧代谢的高度依赖性和对缺氧性损伤的高度敏感性。心肌缺血时细胞内氧自由基增多，过量的氧自由基可直接损伤心肌细胞内各种细胞器膜和心肌细胞膜，导致通透性增加，钙离子内流，引起钙超载和氧自由基的持续增多，进而引起线粒体功能的改变。心肌缺血缺氧、氧自由基损伤、钙超载和心肌线粒体损伤等，最终均能导致心肌细胞的凋亡。

1. 川芎嗪对急性心肌梗死模型大鼠的保护作用及机制

利用结扎清醒大鼠冠状动脉左前降支复制急性心肌梗死模型，将大鼠随机分为假手术组，模型组、银杏叶提取物（20mg/kg）组及川芎嗪（10、20、40mg/kg）组。测定清醒大鼠心肌酶学、心肌梗死面积、细胞凋亡和组织病理 HE 染色的变化。结果：急性心肌梗死模型大鼠 SOD 显著降低，MDA、LDH 和心肌梗死面积显著增大，心肌细胞凋亡数量亦明显增多。川芎嗪能明显提高 SOD，降低 MDA、LDH 的含量，减小心肌梗死面积和细胞凋亡数量。结论：川芎嗪对急性心肌梗死模型大鼠具有一定的保护作用，其机制可能是通过缩小心肌梗死面积、改善心肌酶学、保护受损心肌细胞凋亡等多种途径实现的。

2. 川芎嗪对急性心肌梗死模型大鼠的保护作用

利用结扎清醒大鼠冠状动脉左前降支复制急性心肌梗死模型，将 30 只 Wistar 大鼠随机分为假手术组，模型组及川芎嗪（20mg/kg）组，每组 10 只。测定清醒大鼠血清 LDH、SOD和 MDA 和心肌细胞凋亡指数。结果：川芎嗪组血清 LDH 值与模型组比较差异有统计学意义。川芎嗪组血清 SOD 活性显著高于模型组，血清 MDA 含量显著低于模型组。结论：川芎嗪能明显提高 SOD，降低 MDA、LDH 的含量，减小心肌细胞凋亡数量，对急性心肌梗死模型大鼠具有一定的保护作用。

二、对血管的作用

（一）扩张血管作用

川芎嗪能够扩张冠状动脉、脑血管、肾血管、肺血管以及周围血管。田禾等通过对猪离体冠状动脉的作用研究，发现川芎嗪可使细胞内 cAMP 水平增加，然后通过 cAMP 等系统的介导，影响血管平滑肌胞浆 Ca^{2+} 清除，降低细胞内 Ca^{2+} 浓度，从而引起血管平滑肌舒张。归纳许多研究结果显示，川芎嗪扩张血管的作用机理有如下几点：维持 NO/血浆内皮素（ET）平衡；川芎嗪有钙通道阻滞作用；通过 cGMP 介导促进血管内皮细胞释放 NO；使细胞内 cAMP 水平增加，通过 cAMP 等系统介导，影响血管平滑肌胞浆 Ca^{2+} 清除，降低细胞内 Ca^{2+} 浓度，从而引起血管平滑肌舒张；通过 β 受体影响心肌细胞慢内向电流。小剂量川芎嗪可减少心肌细胞的 Ca^{2+} 内流；较大剂量川芎嗪可诱发高钾去极、钠通道失活的豚鼠乳头状肌产生慢反应电位及收缩。另据报道，川芎嗪对高钾去极化收缩的猪冠状动脉环有明显舒张作用。

（二）抑制血管平滑肌细胞增殖作用

血管平滑肌细胞增殖可导致动脉粥样硬化、高血压、心绞痛等多种心血管疾病。近年来大量实验表明，TMP 有明显的抑制血管平滑肌细胞增殖作用，其作用机制为 TMP 降低细胞内钙调神经磷酸酶（CaN）、钙调蛋白（CaM）活性，下调细胞内原癌基因 c-myc、增殖细胞核抗原（PCNA）表达水平，从而显著抑制 Ang Ⅱ 诱导的血管平滑肌细胞（VSMCS）增殖。另外，TMP 也可抑制血管内皮因子诱导的细胞增殖。

川芎嗪抑制大鼠气道平滑肌细胞增殖的作用：采用酶消化法和改良组织块法培养原代大鼠气道平滑肌细胞。MTT 法检测血小板源生长因子（PDGF）与川芎嗪共同处理的大鼠 ASMCsA490 的吸光度值，以观察川芎嗪对 PDGF 诱导的细胞增殖的抑制作用。Westernblot 检测 ERK1/2 及 p-ERK1/2 蛋白表达水平。结果：MTT 法检测，与各对照组比较，给予 12.5、25、50、100 和 200μmol/L 浓度川芎嗪处理 6、12、24、36 和 48 小时后，各浓度组川芎嗪处理的细胞平均抑制率均增加，其中以 200μmol/L 在 48 小时时效果最明显。川芎嗪（200μmol/L）与 PDGF（20pg/L）共同处理 30 分钟和 60 分钟后，p-ERK1/2 蛋白表达水平均明显降低。结论：川芎嗪对增殖的 ASMCs 有抑制作用，可能与抑制 ERK1/2 的信号通路活化有关。

三、对脑组织的作用

（一）对脑缺血再灌注损伤的保护作用

陈氏等利用脑片技术、电镜及检测自由基代谢指标从离体与整体、功能与形态结构结合上，观察了 TMP 对大鼠不完全性脑缺血的影响。结果表明，TMP 可以提高脑片的耐抗氧能力，并呈量效关系，能抑制神经突触传递和脑组织过度兴奋，有效地防止缺氧对脑细胞造成的不可逆性损伤，对脑缺血大鼠大脑皮层的超微结构有显著保护作用，能减少大鼠缺血脑组织中血清脂质过氧化物（LPO）的生成，增加血清 SOD 和谷胱甘肽过氧化物歧化酶（GSH-PX）的含量。刘氏等探讨了川芎嗪注射液对正常家兔脑神经功能影响，动态观测了静脉注射川芎嗪注射液后正常家兔不同时点的后肢体感诱发电位变化。实验表明川芎嗪对脑缺血再灌注脑功能损伤有保护作用，其作用机理可能是通过抑制神经突触传递和脑细胞兴奋，降低神经组织的代谢，对其具有保护作用。

1. 盐酸川芎嗪注射液对大鼠脑缺血再灌注血浆 TXB_2 及 $6-Keto-PGF_{1a}$ 含量的影响

线栓大鼠左侧大脑中动脉制作大鼠脑缺血再灌注模型，15 只健康 SD 大鼠随机分为假手术组、模型组和川芎嗪组。观察川芎嗪（腹腔注射 80m/kg 盐酸川芎嗪注射液，每天 1 次）治疗 7 天后血浆 TXB_2 和 $6-Keto-PGF_{1a}$ 含量的变化。模型组术后血浆 $TXB_2/6-Keto-PGF_{1a}$ 比值明显高于假手术组。经川芎嗪治疗后，血浆 $TXB_2/6-Keto-PGF_{1a}$ 明显降低。川芎嗪能通过降低血浆 $TXB_2/6-Keto-PGF_{1a}$ 比值达到对脑缺血再灌注大鼠的神经保护作用。

2. 川芎嗪对大鼠脑缺血再灌注损伤的神经保护作用

取 SD 大鼠，用 10% 水合氯醛腹腔麻醉，行颈部正中切口，逐层分离并暴露右侧颈总动脉、颈内动脉、颈外动脉。手术显微镜下将尼龙线烧钝的一端插入颈外动脉上的小口，插线长 18~20mm。逐层缝合，并将尼龙线另一端保留在缝合口外，术后 2 小时将尼龙线轻轻回抽至动脉分叉近颈外动脉处，完成再灌注。在中脑动脉栓塞术后用单盲法进行 5 分制评分，评分标准：0 分为无明显神经病学症状，1 分为不能完全伸展左侧前爪，2 分为向左侧旋转，3 分为行走时向左侧倾倒，4 分为不能自行行走。SD 大鼠采取完全随机法随机分成 TMP 处理组（分为 TMP 20mg/kg 组、TMP 40mg/kg 组和 TMP 80mg/kg 组，术后灌胃相应剂量 TMP）和造模组、假手术组（灌胃等量生理盐水）。脑缺血再灌注损伤后，大鼠神经功能缺损症状较重，川芎嗪 80mg/kg 组在缺血再灌注损伤后 12 小时、1 天、3 天时间点神经行为学评分明显低于造模组。川芎嗪给药各组在早期与造模组比较神经元变性坏死变化不明显，7 天后缺血周围变性神经元数量较少，细胞排列逐渐规整。说明脑缺血再灌注损伤后川芎嗪通过改善神经元变性坏死程度，缓解大鼠神经功能损伤症状，起到神经保护作用。

3. 盐酸川芎嗪对大鼠脑缺血再灌注损伤的保护作用

采用线栓法使大鼠先缺血 30 分钟再灌注 120 分钟制备模型，观察盐酸川芎嗪（8mg/100g、24mg/100g，腹腔注射）对模型大鼠星形胶质细胞、氧自由基、一氧化氮合成酶、细胞凋亡等的作用。结果：与假手术组相比，缺血再灌注组大鼠胶质原纤维酸性蛋白（GFAP）免疫染色呈强阳性，血清中 NOS 和诱导型 NOS（iNOS）活性明显增强，血清和脑组织中 SOD 活力明显降低，细胞凋亡率显著增加。与缺血再灌注组相比，各川芎嗪治疗组大鼠 GFAP 免疫染色则呈阳性—弱阳性改变；川芎嗪小剂量组大鼠脑组织中 SOD 活力显著增加；川芎嗪大剂量组大鼠 iNOS 显著降低，血清和脑组织中 SOD 活力均显著增加，细胞凋亡发生率显著降低。盐酸川芎嗪对局灶性脑缺血再灌注损伤大鼠有保护作用，其机制可能与其清除氧自由基、抑制一氧化氮合成酶、抗细胞凋亡等作用有关。

4. 川芎嗪对脑缺血再灌注后大脑皮质环氧化酶-2 表达的影响

以线栓法制作大鼠大脑中动脉阻塞的局灶性脑缺血再灌注模型，模型组大鼠分别于缺血 2 小时再灌注 6 小时（R6h）、12 小时（R12h）、24 小时（R24h）、48 小时（R48h）处死动物；给药组大鼠分别在术前和术后 12 小时于腹腔内注射川芎嗪（40mg/kg）；假手术组尼龙线插入长度小于 10mm，不阻塞大脑中动脉。假手术组和给药组均于再灌注 24 小时后处死。采用免疫组织化学和神经行为相结合的方法，观测缺血再灌注侧大脑皮质内 COX-2 表达和神经功能的变化。结果：脑缺血再灌注组 COX-2 免疫阳性神经元在再灌注 6 小时后较假手术组明显增多，并随着再灌注时间的延长逐渐增加，再灌注 24 小时后达高峰；与模型组比较，川芎嗪治疗组 COX-2 的表达明显减少。实验说明川芎嗪对大鼠脑缺血再灌注损伤有保护作用，其作用机制可能是 COX-2 表达的降低，减少了前列腺素的形成，未能导致内皮细胞黏附因子的上调，减轻了血管内皮细胞与白细胞间的黏附作用。

5. 川芎嗪对脑缺血再灌注大鼠额叶皮质内 Bcl-2 和 HSP70 表的影响

采用戊巴比妥钠腹腔麻醉(50mg/100g)大鼠后，仰卧位固定、常规消毒，颈正中切开皮肤、暴露和分离左右颈动脉。切断右颈总动脉，将近心端结扎，自右颈总动脉远端逆行插管，将插管近心端插入右颈外静脉，然后用动脉夹夹闭左颈总动脉，使椎动脉进入脑中的血液经引流管进入右颈外静脉中，从而造成全脑不全缺血。自缺血开始时腹腔注射川芎嗪或静注尼莫地平。90 分钟之后夹闭右颈总动、静脉之间的引流管，开放左颈总动脉夹，制作脑缺血再灌注模型。川芎嗪按 100mg/kg 进行腹腔注射。尼莫地平经静脉给药(1mg/kg)。联合给药组则同时给上述剂量药物。三个治疗组均自缺血起给药一次，然后每 24 小时给药 1 次。所有动物额叶皮质的切片均采用免疫组织化学技术检测 Bcl-2 和 HSP70 阳性细胞的表达情况。结果显示：正常对照组 Bcl-2 和 HSP70 无阳性表达，假手术组仅 HSP70 有少量表达，模型组 Bcl-2 和 HSP70 阳性细胞数明显有所增多，而川芎嗪治疗组 Bcl-2 和 HSP70 阳性细胞数明显多于模型组。与单独用药组相比，川芎嗪+尼莫地平联合治疗组 Bcl-2、HSP70 阳性细胞数明显增多。以上结果表明川芎秦能上调 CIR 时 Bcl-2 和 HSP70 的表达，提示它们可能在 CIR 中发挥保护作用，川芎嗪对神经元保护作用是多途径的复杂过程。

6. 川芎嗪对大鼠局部脑缺血后空间学习和记忆的影响

线栓法制作大鼠大脑中动脉阻塞(MCAO)模型，术后 2 周内腹腔注射川芎嗪(40、80、120mg/kg)，第 15 天开始采用 Morris 水迷宫装置评价大鼠的空间学习记忆能力，脑切片尼氏染色观察皮质和海马的神经元数量变化。结果：脑缺血对照组大鼠在定向航行试验和空间探索试验中均表现出明显的空间认知功能的障碍，川芎嗪治疗组大鼠平均逃避潜伏期与缺血对照组比较明显缩短($P<0.01$)。在空间探索试验中，川芎嗪治疗组大鼠原平台象限停留时间百分比以及穿过原平台位置次数均大于脑缺血对照组。在形态学观察中，川芎嗪治疗组大鼠缺血侧顶叶皮质神经元数量明显多于脑缺血对照组，各组动物海马神经元数量上无统计学差异。结论：川芎嗪可以明显改善大鼠永久性局部脑缺血后空间学习记忆能力，其机制可能与川芎嗪对神经元的保护作用有关。

7. 川芎嗪对大鼠局灶性脑缺血再灌注损伤的影响

大鼠随机分为假手术组(Sham)、缺血再灌注组(IR)、川芎嗪组(TMP)。采用经大鼠右侧翼腭动脉线栓 Willis 环 30 分钟后再灌注的方法，建立大鼠局灶性脑缺血再灌注损伤的动物模型。动态观测局部脑血流(rCBF)及脑电图(EEG)的变化。测定血清丙二醛(MDA)、ATP 酶(ATPase)、内源性超氧化物歧化酶(SOD)含量。结果：与缺血再灌注组相比，川芎嗪组异常增高的 MDA 显著降低，血清和脑组织中 SOD 含量增加，ATP 酶活性提高；川芎嗪组脑血流量(rCBF)提高，脑电图恢复至正常水平时程缩短。结论：川芎嗪对局灶性脑缺血再灌注损伤大鼠有保护作用，其作用机制可能是减少大鼠局灶性脑缺血再灌注脂质过氧化、清除氧自由基、扩血管等。

8. 川芎嗪对大鼠局灶性脑缺血损伤的神经保护作用

采用线栓法制作大鼠左侧大脑中动脉阻塞模型，采用川芎嗪高、中、低剂量组(80、40、20mg/kg)。氯化三苯基四氮唑(TTC)脑片染色测定脑梗死体积，干湿重法测定脑组织含水量，快速 Golgi 银染方法观察脑缺血周围区神经元的形态改变。结果：川芎嗪能明显缩小脑梗死体积、降低脑组织含水量，随着川芎嗪剂量增大，作用更为明显，具有剂量依赖性。脑缺血后 14 天 Golgi 银染显示，模型组在梗死周围区神经元明显减少，变性和正常神经元共存。变性神经元主要表现为突起断裂、增粗，突起有大的串珠，树突棘减少。川芎嗪组较模型组皮质梗死周围神经元变性较少。结论：川芎嗪能缩小脑梗死体积、减轻脑水肿、保护缺血周围神经元，证实川芎嗪对脑缺血损伤有保护作用。

9. 川芎嗪对大鼠局灶性脑缺血炎细胞的影响

雄性 SD 大鼠 80 只，200～250g，分为缺血组、小剂量川芎嗪组（术前 3 天腹腔注射盐酸川芎嗪注射液 10mg/kg，每日 1 次）、大剂量川芎嗪组（术前 3 天腹腔注射盐酸川芎嗪注射液 50mg/kg，每日 1 次）。第 3 次注射后 30 分钟采用周锡英等方法制作大鼠单侧局部脑梗死模型，20% 乌拉糖（100g 体重 0.6ml）腹腔注射麻醉，左侧卧位固定于手术台上，于右眼外眦距外耳道连线中点，垂直切开皮肤及颞肌，暴露颞骨，齿科钻开颅，手术显微镜下切开硬脑膜，暴露大脑中动脉主干，用双极电凝器烧灼大脑中动脉主干，完全阻断血流，逐层缝合肌肉及皮肤。在缺血后 12 小时、24 小时、3 天、7 天、10 天分别麻醉动物，4% 多聚甲醛经左心室灌注固定，断头取脑。用 HE 染色和免疫组化方法观察大鼠局灶性脑缺血时不同时间点局部白细胞的浸润，在光镜下以相同光亮强度观察计数，记录网格内阳性反应的细胞数。结果：光镜下缺血 24 小时围绕坏死中心区有较多的白细胞聚集，3～7 天聚集达高峰，以多形核细胞（PMNL）为主。川芎嗪预防组缺血 3 天部分标本可见白细胞围绕坏死中心区聚集，7 天白细胞进入坏死中心区，但数量明显减少。免疫组化结果显示：缺血 3～7 天，CD3、CD8 淋巴细胞聚集达高峰，转化带有巨大细胞出现，CD4 细胞少见，川芎嗪预处理后 CD3、CD8 细胞数目明显减少，巨大细胞消失，CD4 阳性细胞略有增加。结论：川芎嗪可能减轻脑缺血局部炎性反应，具有免疫抑制和免疫调节作用。

10. 川芎嗪对大鼠脑缺血再灌注 Bcl-2、c-fos、Caspase-3 的影响

将 SD 大鼠 30 只，随机分为 3 组，即假手术组、模型组和治疗组。模型组和治疗组用动脉夹夹闭双侧颈总动脉 30 分钟。随后松开动脉夹，5 分钟后模型组和治疗组分别腹腔注射生理盐水 1ml/kg 和川芎嗪注射液 40mg/kg。随后缝合切口，继续再灌注至 24 小时后断头处死，在冰盘上快速剥离脑组织，备用。测定川芎嗪干预大鼠脑缺血 24 小时后对 Bcl-2 蛋白、c-fos 蛋白、Caspase-3 蛋白表达的变化。结果：在脑缺血再灌注损伤 24 小时后，治疗组脑组织 Bcl-2 蛋白阳性神经元数较模型组明显增多，差异有显著性意义；治疗组 c-fos 蛋白、Caspase-3 蛋白表达阳性神经元数较模型组明显减少，差异有显著性意义。结论：川芎嗪能上调 Bcl-2 蛋白和下调 c-fos 蛋白、Caspase-3 蛋白表达，川芎嗪可能通过抑制脑缺血再灌注损伤后细胞凋亡机制，从而对脑脑缺血再灌注损伤有保护作用。

应用改良线栓法复制缺血-再灌注脑梗死动物模型。将健康成年 66 只 SD 雄性大鼠随机分为 11 组，实验结束后处死大鼠，将假手术组 I 组、模型对照组 I 组、TMP 治疗组（Pre-100）I 组、治疗组（Pre-120）、治疗组（Pre-140）及 MK801 组 I 组中的脑组织切取材制片、TTC 染色、福尔马林固定后，采用病理图像分析系统，评价 TMP 是否能减少脑梗死面积；将假手术组 II 组、模型对照组（Control）II 组、治疗组（Pre-100）II 组和 MK801 组 II 组中大鼠的脑组织取材制片后，用免疫组织化学染色，观察 ED1、IL-1β 和 TNF-α 的阳性表达。结果：缺血前川芎嗪各剂量治疗组及缺血后 30 分钟川芎嗪治疗组均可减少缺血 90 分钟、再灌流 24 小时脑梗死面积的形成并改善神经学缺陷。缺血前治疗组川芎嗪 100mg/kg 同时也可以减少脑梗死区域内的 ED1、IL-1β 和 TNF-α 之免疫阳性表达。结论：川芎嗪可以减少大鼠缺血再灌注脑梗死的形成并改善其神经学缺陷；川芎嗪的治疗效用可能与抑制小胶质细胞活化、IL-1β 和 TNF-α 的免疫阳性表达有关，并且推论川芎嗪可以用于治疗人脑梗死病。

川芎嗪对脑缺血再灌注损伤的保护作用的机制比较复杂，主要有以下几种作用机制：川芎嗪可以抗脂质过氧化、增加 NO 含量和降低中分子物质（MMS）总量，通过降低 MMS 含量，引起血比黏度的下降，从而改善微循环，增加组织的血流量，可明显下调脑 c-fos 的表达，上调 Bcl-2 的表达，抑制细胞凋亡。另外川芎嗪能与 Ca^{2+} 通道受体可逆地结合，调节 Ca^{2+} 的细胞内流量，保持神经元线粒体的完整性。所以川芎嗪与 Bcl-2 均可能作用于神经元线粒体上，保护脑组织，减轻脑缺血再灌注时的脑损伤，提高神经元对缺血缺氧的耐受性。此外，川芎嗪可通过抑制 Ca^{2+} 超载、减少自由基的产生等与 Bcl-2 发生协同作用，也可通过抑制促凋亡基因如 c-fos、p53、c-jun 等发挥抗凋亡作用；脑缺血再灌注时白细胞介素-8（IL-8）水平升高，川芎嗪注射液可抑制 IL-8 的合成和释放，从而阻断 IL-8 与炎症反应及氧自由基（OFR）之间的恶性循环及连锁反应。加速缺血细胞 HSP70 基因在转录和翻译水平的表达，从而使 HSP70 合成增多，使神经细胞对缺血产生耐受，起到对神经细胞的保护作用；通过提高 Ca^{2+}-ATP 酶活性从而减轻钙超载，能有效的降低 LPO/SOD 比值，从而调节自由基与清除自由基酶之间的平衡，提高自由基清除酶的活性以拮抗自由基对脑组织的损伤；调节交感肾上腺系统和提高 NO 水平以防护老龄大鼠脑缺血再灌注脑组织损伤。通过直接清除氧自由基以阻断过多降解 NO 及促进内皮细胞合成 NO，从而升高脑缺血再灌注大鼠者血中 NO，能够显著降低脑组织肿瘤坏死因子（TNF）水平。抑制脑缺血区单核/巨噬细胞的浸润和血管内皮细胞 ICAM-1mRNA 和蛋白质的表达，从而减少白细胞和单核/巨噬细胞在脑缺血区的聚集而发挥对脑组织的保护作用。

调节脑组织 ET/CGRP 改善大鼠局灶性脑缺血再灌注损伤：线栓法制备大鼠局灶性脑缺血再灌注损伤模型。Wistar 大鼠随机分为假手术组、脑缺血再灌注损伤组、川芎素组（50、100 和 200mg/kg）以及尼莫地平 0.4mg/kg 组。脑缺血 1 小时再灌注，24 小时后观察川芎素对大鼠神经功能缺损症状、脑梗死体积、脑组织病理形态学改变以及脑组织 ET、CGRP 含量的影响。结果：川芎素可明显改善脑缺血再灌注损伤所致的大鼠神经功能缺损症状，缩小脑梗死体积，抑制 ET 的过量产生，提高脑组织 CGRP 含量，剂量依赖性地降低缺血脑组织中已经升高的 ET/CGRP 值。结论：川芎素对大鼠局灶性脑缺血再灌注损伤具有明显保护作用，其作用机制可能与川芎素降低缺血脑组织中 ET 含量，提高 CGRP 含量，使缺血脑组织中失衡的 CGRP/ET 比值趋于正常有关。

（二）对脑梗死的保护作用

汪氏等采用电凝大脑中动脉致急性局灶性脑缺血模型，观察川芎嗪对急性脑梗死的防治作用。结果表明川芎嗪高低剂量组大鼠与模型组相比 tPA（纤溶酶原激活物）活性显著升高，PAI-I（纤溶酶原激活物抑制物）和 DD（D-二聚体）含量显著降低；ET-1（内皮素-1）含量显著降低，SOD 活性显著增加。实验结果表明川芎嗪具有改善血管纤溶的功能，促进血栓溶解的作用，同时降低 ET-1 含量，增加 SOD 活性，从而防治和改善脑血管损伤，降低脑梗死的发生。

（三）对颅脑损伤的保护作用

仁增采用 Feeney 自由落体撞击法，自制撞击台，20g 重砝码由 50cm 高套管处垂直落下。致伤冲击力 1000g/cm，损伤处脑组织下陷深度约 2.5mm。重型颅脑损伤后大鼠存在神经细胞凋亡，凋亡相关蛋白基因 Bd-2 表达减少，Bax 表达增加。川芎嗪可上调抗凋亡蛋白基因 Bcl-2 表达，抑制促凋亡蛋白基因 Bax 表达，从而减少神经细胞凋亡。由此可见，川芎嗪通过抑制神经细胞凋亡，减轻重型颅脑损伤后继发脑损害，发挥脑神经保护作用。

（四）对脑缺血耐受形成的保护作用

胡氏将 96 只健康昆明小鼠随机分为假手术组、缺血损伤组、BIT 模型组、TMP 干预 BIT 组 4 组，每组 24 只。TMP 干预组用川芎嗪按 40mg/（kg·d）腹腔注射，连续 3 天；假手术组、缺血损伤组腹腔注射等量生理盐水。第 1 次腹腔注射 30 分钟后所有小鼠经 10% 水合氯醛 0.33ml/100g 腹腔麻醉，仰卧固定于手术台上，颈前正中开口，钝性分离双侧颈总动脉。BIT 模型组、TMP 干预 BIT 组用微动脉夹夹闭双侧颈总动脉 6 分钟作为预处理，然后恢复灌流。假手术组、缺血损伤组只暴露双侧颈总动脉 6 分钟，不阻断血流。最后 1 次腹腔注射 30 分钟后，所有小鼠经乙醚吸入麻醉，暴露双侧颈总动脉，缺血损伤组、BIT 模型组、TMP 干预 BIT 模型组均阻断血 40 分钟，然后恢复灌流；假手术组只暴露颈总动脉 40 分钟，不阻断血流；术中及术后注意保暖，正常饮食。术后 24 小时从各组随机选取 12 只小鼠断头处死，迅速剥取全脑，采用生化方法检测脑组织 NOS 活性和 NO 含量；采用免疫组化方法检测海马组织 Bax 和 Bcl-2 蛋白表达。HE 染色，光镜下观察海马 CA1 区组织学分级和神经元密度（neuronaldensity，ND）。最后显示缺血损伤组小鼠脑组织 NOS 活性（51.72±7.07）U/gprot、NO 含量（1.78±0.21）μmol/gprot 和 BIT 模型组 NOS 活性（50.45±6.18）U/gprot、NO 含量（1.69±0.12）μmol/gprot 与假手术组 NOS 活性（17.01±4.96）U/gprot 和 NO 含量（0.71±0.14）μmol/gprot 相比明显升高，但两者之间无差别。TMP 干预组 NOS 活性（34.74±4.18）U/gprot、NO 含量（1.33±0.11）μmol/gprot 较缺血组、BIT 模型组明显降低，而较假手术组又明显升高。与假手术组相比，缺血损伤组、BIT 模型组 Bax、Bcl-2 表达明显增多，而两者之间无差异。TMP 干预组较缺血损伤组、BIT 模型组 Bax 表达明显减弱，Bcl-2 表达明显增强。而较假手术组 Bax、Bcl-2 表达明显增强。结论证明在 CIP 诱导 BIT 形成过程中，通过川芎嗪的干预，能够使缺血脑组织 NOS 活性下降，NO 含量降低，Bcl-2 蛋白表达增多，Bax 蛋白表达减少，这可能是其提高 CIP 脑保护效果、增强脑缺血耐受的重要机制之一。

（五）对脑血栓形成的保护作用

1. 川芎嗪对实验性脑血栓栓塞大鼠血浆磷脂酸的影响

术前禁饮食 12 小时，大鼠用 1% 戊巴比妥钠腹腔注射麻醉后，仰卧位固定于手术台上，颈正中部纵向切开皮肤，切口约 2.5cm，分离颈部肌肉，游离出右侧颈总动脉（CCA），从 CCA 分叉处向上分离颈外动脉（ECA）和颈内动脉（ICA）。结扎 ECA，然后向颅底方向分离 ICA，在颅底处小心分离出翼腭动脉，并结扎其根部，仅保留 ICA 入颅底主干；结扎 CCA，暂用 2 只微型动脉夹间隔一定距离夹闭 ICA，在近心端 CCA 处用眼科剪剪一小口，插入导管（内已抽好血栓诱导剂凝血酶 20U 加入生理盐水 0.01ml）固定后，移去近导管端血管夹，少量血液流入导管头端，放置约 10 分钟形成一小栓子，然后移去另一只血管夹，缓慢将此栓子和凝血酶注入 ICA 后，拔出导管，并将 CCA 切口处结扎，缝合切口；术后单笼饲养。观察大鼠脑血栓形成后 PA 的水平。结果：实验对照组血浆 PA 水平（10.51±0.73）μmol/L 与正常对照组的（3.77±0.28）μmol/L 相比有统计学意义，预防性给予 TMP 提前干预的川芎嗪组可以明显降低血浆 PA 水平，为（4.28±1.02）μmol/L 与实验对照组比较有统计学意义，而生理盐水组与实验对照组相比无统计学意义。结论：大鼠急性脑血栓形成后血浆 PA 水平升高；预防性给予 TMP 可以抑制血浆 PA 水平的升高。

2. 川芎嗪对脑栓塞大鼠血浆溶血磷脂酸（LPA）水平的影响

将实验大鼠分为模型组、假手术组、治疗组（川芎嗪 20mg/kg）和对照组，采用颈内动脉注入凝血酶法建立大鼠脑血栓栓塞模型，预防性给予 TMP，观察大鼠脑血栓形成后 LPA 的水平。结果：实验对照组血浆 LPA 水平高于正常对照组，预防性给予 TMP 可以明显降低血浆 LPA 水平，而假手术组与实验对照组相比无统计学意义。结论：大鼠急性脑血栓形成后血浆 LPA 水平有不同程度的升高，预防性给予 TMP 可以降低血浆 LPA 的水平。

术前禁饮食 12 小时；大鼠用 1% 戊巴比妥钠（30～40mg/kg）腹腔注射麻醉后，仰卧位固定于手术台上颈正中部纵向切开皮肤，切口约 2.5cm，分离颈部肌肉，游离右侧颈总动脉（CCA），从 CCA 分叉处向上分离颈外动脉（ECA）和颈内动脉（ICA）。结扎 ECA，然后向颅底方向分离 ICA，在颅底处小心分离出翼腭动脉，并结扎其根部，仅保留 ICA 入颅底主干；结扎 CCA，暂用 2 只微型动脉夹间隔一定距离夹闭 ICA，在近心端 CCA 处用眼科剪剪一小口，插入导管固定后，移去近导管头端动脉夹，少量血液流入导管头端，放置约 10 分钟形成一小栓子，然后移去另一只动脉夹，缓慢将此栓子和凝血酶注入 ICA 后，拔出导管，并将 CCA 切口处结扎，缝合切口；术后单笼饲养。实验动物共 30 只，随机分为 5 组，每组 6 只。正常组、假手术组（实施假手术，术后 3 小时采血检测 LPA）、模型组（术后 3 小时采血检测 LPA）、川芎嗪组［建立模型前每日（共 7 天）腹腔内注射盐酸川芎嗪注射液 20mg/kg，以后过程同模型组］、生理盐水组（建立模型前 7 天，每日腹腔内注射生理盐水 1ml/kg，其余过程同模型组）。观察大鼠脑血栓形成后 LPA 的水平。结果：实验对照组血浆 LPA 水平高于正常对照组，预防性给予 TMP 可以明显降低血浆 LPA 水平，而生理盐水组与实验对照组相比无统计学意义。结论：大鼠急性脑血栓形成后血浆 LPA 水平确实有不同程度的升高；预防性给予 TMP 可以降低血浆 LPA 的水平。

四、对呼吸系统的作用

近年来对川芎嗪治疗呼吸系统疾病的作用机理进行了大量的研究。有实验结果显示，川芎嗪可降低脑缺血再灌注大鼠肺组织中 MDA 含量和提高 SOD 活性，同时能明显减轻胞浆酶 LDH 的漏出和肺水肿的发生，并能改善肺呼吸功能，提高动脉血氧分压。崔氏等用博莱霉素造成 SD 大鼠体内抗氧化酶系 SOD 和 GSH-Px 活性降低，脂质过氧化物生成增加，而川芎嗪通过提高肺组织 SOD 和 GSH-Px 活性，降低肺组织 MDA 水平，进而抑制炎症激发的纤维增生。杨氏等报道川芎嗪对正常人静息外周血淋巴细胞（PBL）胞质及胞膜 PKC 均无明显影响，但能抑制哮喘介质诱导的 PKC 活化及淋巴细胞的活化；还可以明显抑制哮喘大鼠气道壁Ⅲ型胶原的合成，使网状基底膜层增厚减轻，气道壁内外径比值较哮喘组增大，抑制气道重建初期纤维化。川芎嗪能有效降低哮喘大鼠白介素-4（IL-4）的水平及 IL-4/

γ-干扰素(IFN-γ)的比例，但对 IFN-γ 无明显作用，故认为川芎嗪具有抑制 Th 2 细胞亚群优势反应和调节免疫失衡的作用。

(一)对肺缺血再灌注损伤的作用

1. 川芎嗪对家兔肺缺血/再灌注损伤时 Fas/FasL 基因表达的影响

日本大耳白兔90只，雌雄不拘，体重 2.0 ~ 2.5kg，氨基甲酸乙酯 1.0g/kg 静脉麻醉，气管切开插管接动物呼吸机吸纯氧，通气频率 30 ~ 40 次/min，潮气量双侧肺通气 15 ~ 20ml/kg，单侧肺通气 8 ~ 10ml/kg，呼吸比为 1∶1.25。分离一侧颈外静脉并插管，生理盐水 0.5 ~ 1.5ml/min 静滴维持。在左胸第 4 肋间和第 5 肋间开胸，左肺门游离后留置阻断带，静脉注射肝素(1.0mg/kg)抗凝，即用结扎法完全阻断左肺门血管和支气管一时间后恢复其血供和通气。随机将实验兔分为 3 组：假手术对照组(sham 组)，分为 3 个亚组 (n=10)，左肺门游离后留置阻断带，观察 6 小时；肺缺血/再灌注组(I/R 组)，分为再灌注 1、3、5 小时三个亚组(n=10)，阻断左肺门 1 小时后开放再灌注 5 小时；肺缺血/再灌注+川芎嗪治疗组(I/R+LGT 组)，于肺缺血前 20 分钟耳缘静脉注射盐酸川芎嗪氯化钠注射液 60mg/kg。分别于 1、3、5 小时三个时点再灌注取左肺组织，观察 Fas/Fas 配体(Fas/FasL) mRNA 定位表达，凋亡指数(AI)，肺组织湿、干重比(W/D)，肺损伤组织学定量评价指标 (IQA)及光镜、电镜下的组织形态学改变。结果：肺再灌注 1、3、5 小时，LGT 组 Fas/FasLmRNA 在肺小动脉内(外)膜、肺小静脉内膜、肺泡上皮及肺支气管上皮弱阳性表达，与 I/R 组同一时点比较阳性表达明显减弱；AI、W/D 和 IQA 值显著低于 I/R 组；肺组织形态学异常改变不同程度减轻。结论：川芎嗪可下调肺组织 Fas/FasLmRNA 的表达而减轻细胞凋亡，对 PI/RI 发挥积极的防护作用。

2. 川芎嗪对脑缺血/再灌注后所致肺损伤的影响

健康雄性 Wistar 大鼠48只，体重 200 ~ 250g，随机分成 3 组(n=16)：对照组(control)；缺血/再灌注组(I/R)；川芎嗪+缺血/再灌注组(TEP+I/R)，于术前 30 分钟经尾静脉给予川芎嗪 6mg/kg(0.08%)，其余 2 组同时给予等体积生理盐水。缺血/再灌注组和川芎嗪+缺血/再灌注组按 Pulsinelli 等的方法建立大鼠急性全脑缺血/再灌注模型，即 20% 乌拉坦 2ml/kg 腹腔麻醉，电灼凝固双侧椎动脉，夹闭双侧颈总动脉，造成全脑缺血，30 分钟后松夹，开放双侧颈总动脉灌流 60 分钟。对照组仅做动脉分离，不进行电凝和夹闭。全部动物于实验第 1.5 小时末，经颈动脉取血测血气，然后放血处死动物，分离血浆。同时迅速取出肺脏，于气管分叉处上 1cm 剪断，称重，计算肺系数(LI，肺湿重/体重×100)，结扎并剪下右肺，制备组织匀浆，测定各组动物血浆及肺组织 SOD、MDA 和 LDH 活性。本实验结果表明川芎嗪可降低脑缺血/再灌注大鼠肺组织中 MDA 含量和提高 SOD 活性，同时能明显减轻胞浆酶 LDH 的漏出和肺水肿的发生，并能改善肺呼吸功能，提高动脉血氧分压。综合各项实验结果，表明川芎嗪对脑缺血/再灌注致肺损伤过程中的组织细胞有保护作用，其作用机理可能与川芎嗪抗氧化和细胞保护有关。

3. 川芎嗪对幼兔肺缺血再灌注损伤的保护作用

选用健康 3 ~ 4 周龄大耳白幼兔36只，雌雄不拘，体重 0.45kg，即用结扎法完全阻断左主支气管和肺门血管一定时间后，再恢复其通气和供血，于腹腔内注射戊巴比妥钠 50mg/kg，麻醉满意后，气管切开插管，连接动物呼吸机控制呼吸且吸纯氧，呼吸频率波动在 30 ~ 40 次/min，单侧肺通气 8 ~ 10ml/kg，双侧肺通气量 10 ~ 20ml/kg、呼吸比为 1∶1.25，经左侧第 4 肋间或第 5 肋间剖胸，先解剖和游离左肺门，静脉注射 1mg/kg 肝素抗凝，用无创血管钳在肺充气状态下夹闭左肺门，造成左肺缺血和缺氧，开放供血和通气后，造成左肺再灌注。并检测肺组织中超氧化物歧化酶（SOD）、丙二醛（MDA）及髓过氧化物酶（MPO）的水平。测定肺泡灌洗液（BALF）中性粒细胞（PMN）计数、计算肺湿干重比（W/D）和光镜下观察肺组织病理改变。结果：I/R 组与 S 组相比，SOD 活性下降，W/D、MDA 含量及 MPO 活性均显著增加，肺组织病理损伤明显。LZ 组与 I/R 组相比，W/D、SOD 活性增加，MDA 含量、MPO 活性降低及再灌注肺 BALF 中性粒细胞计数 LZ 组低于 I/R 组，肺组织病理损伤明显减轻。结论：川芎嗪能明显减轻幼兔肺缺血再灌注损伤，其作用机制可能与抑制中性粒细胞在肺内积聚、减轻氧自由基造成的肺损伤有关。

（二）对急、慢性肺损伤的作用

1. 川芎嗪对脓毒症诱导的急性肺损伤小鼠血管内皮生长因子水平变化的影响

将小鼠随机分为假手术组（Sham 组）、脓毒症组（Sep 组）、治疗对照组（NS 组）、TMP-A 组和 TMP-B 组，Sep 组、NS 组、TMP-A 组和 TMP-B 组采用盲肠结扎穿刺术（CLP）复制脓毒症相关性 ALI 模型，造模成功后，TMP-A 组和 TMP-B 组分别经腹腔注射 100mg/kg 和 40mg/kg TMP，Sham 组和 NS 组经腹腔注射等量生理盐水，Sep 组不作处理。分别于造模后 0、12、24 和 48 小时取材，HE 染色观察小鼠肺组织病理学变化；ELISA 检测小鼠血浆中 VEGF 含量变化；Westernblot 检测小鼠肺组织 VEGF 蛋白水平。结果：TMP 组小鼠在造模后 12 小时时肺组织病理变化与 Sep 组相比有所减轻，24 小时肺泡水肿、肺出血及中性粒浸润均明显减轻，48 小时时 TMP 作用最理想；TMP 组小鼠血浆 VEGF 水平造模后 24 小时开始低于 Sep 组，48 小时持续下降，已接近 Sham 组水平；TMP 组小鼠肺组织 VEGF 蛋白水平在造模后 24 小时比 Sep 组明显升高，但低于 Sham 组；100mg/kg TMP 的效果优于 40mg/kg；小鼠肺组织 VEGF 水平与血浆 VEGF 水平呈负相关。结论：TMP 能够有效减轻脓毒症所致 ALI，这一作用与降低血浆 VEGF 水平、恢复肺组织 VEGF 蛋白水平有关。

2. 川芎嗪对脓毒症小鼠肺内炎症损伤的影响

小鼠经腹腔注射川芎嗪后，行盲肠结扎穿孔术以诱导小鼠脓毒症（小鼠术前禁食 8 小时，以 1% 戊巴比妥 50mg/kg，腹腔注射麻醉后，于腹部作 1cm 正中切口，找到盲肠后，在距回盲瓣约 0.5m 处结扎盲肠，用 7 号针头穿孔一次，挤出少量粪便后将盲肠返回腹腔，分层缝合腹壁。术后背部皮下注射生理盐水 50ml/kg 以补充术中液体流失）。18 小时后处死小鼠，收集肺泡灌洗液检测蛋白浓度并计数细胞总数；肺组织匀浆检测丙二醛含量及髓过氧化物酶活性；取肺组织块称重计算湿/干重比并行 HE 染色、观察组织病理学改变；离心收集血浆，ELISA 法检测血浆中 IL-6 浓度。结果：川芎嗪明显减轻脓毒症小鼠肺组织病理学损伤，降低肺组织湿/干重比、丙二醛含量及髓过氧化物酶活性，降低肺泡灌洗液中蛋白浓度及细胞总数，下调脓毒症小鼠血浆中 IL-6 水平。结论：川芎嗪可有效抑制脓毒症小鼠肺内和全身炎症反应，减轻肺组织损伤。

3. 川芎嗪对慢性阻塞性肺疾病大鼠模型白细胞介素-8 的影响

24 只 SD 大鼠随机分为正常组、模型组、川芎嗪组各 8 只，采用熏吸香烟并经气管内注入脂多糖法建立大鼠 COPD 模型；川芎嗪组于 COPD 模型开始建立后第 8 天起每日腹腔注射川芎嗪注射液 80mg/kg，至第 28 天。观察各组气道炎症病理特点，肺平均内衬间隔和平均肺泡数，计数支气管肺泡灌洗液中白细胞总数、中性粒细胞数及 IL-8 浓度。结果：川芎嗪组肺组织形态学改变较模型组减轻；定量指标 MLI 较模型组降低，较正常组增高，而 MAN 与之相反。川芎嗪组 BALF 中白细胞总数、中性粒细胞数及 IL-8 浓度较模型组下降，与正常组相近。结论：川芎嗪可降低 COPD 大鼠 BALF 中 IL-8 浓度，抑制炎症细胞生成，对 COPD 大鼠气道炎症具有明显的抑制作用。

4. 川芎嗪对模拟失重大鼠肺组织钙调神经磷酸酶-β 表达的影响

健康雄性 Wistar 大鼠 30 只，体重(230±20)g，随机分为对照组、尾吊 7 天组、尾吊+川芎嗪 7 天组，每组 10 只。将后 2 组大鼠通过尾部悬吊 30°模拟微重力的生理效应，每只笼内悬吊 1 只大鼠，尾部胶带固定后悬于笼顶，使鼠前肢踏于笼底，后肢悬空，身体纵轴与水平面成 30°。对照组动物也置于同样鼠笼中，尾部不悬吊，可自由活动。尾吊+川芎嗪 7 天组大鼠在实验期间每日上午 9：00 经胃灌注川芎嗪液(1.5mg/kg)1 次，连续 7 天。尾吊 7 天组大鼠仅予尾部悬吊，不给予川芎嗪干预。采用免疫组织化学和 Westernblotting 方法观察各组大鼠肺组织内 calcineurin-β 蛋白表达水平的变化。结果：免疫组化及 Westernblotting 检测显示，尾吊 7 天组肺组织内 calcineurin-β 表达水平明显高于对照组，经川芎嗪干预 7 天后大鼠肺组织 calcineurin-β 表达水平与尾吊 7 天组比较显著降低，与对照组比较已无显著性差异。结论：尾吊模拟失重可引起大鼠肺组织 calcineurin-β 蛋白表达水平增加，而川芎嗪可下调肺组织 calcineurin-β 蛋白的表达。

5. 川芎嗪对致敏大鼠气道炎症气道重塑的影响和作用机制

将 32 只大鼠随机分成 4 组，每组 8 只。健康组：第 1 天用生理盐水 1ml 代替 OVA 给大鼠进行腹腔注射，第 14 天后用生理盐水 30ml 雾化激发，每天 1 次，每次 30 分钟，连续 14 天。哮喘组：第 1 天以 10% OVA 1ml、氢氧化铝 200mg 腹腔注射致敏大鼠，第 8 天以相同剂量，相同方法加强致敏 1 次，14 天后将大鼠置于雾化箱内用 1% OVA 溶液 30ml 超声雾化激发，每天 1 次，每次 3 分钟，共 14 天，以大鼠出现呼吸加快、口唇发绀、腹肌痉挛、点头呼吸及站立不稳等表现为建模成功。川芎嗪干预组：大鼠在激发前 30 分钟腹腔注射川芎嗪注射液，剂量 80mg/kg，其余同哮喘组。地塞米松干预组：大鼠在激发前 30 分钟腹腔注射地塞米松磷酸钠注射液，剂量 2mg/kg，其余同哮喘组。苏木素-伊红(HE)染色行肺组织病理学检查、嗜酸性粒细胞计数及气道平滑肌(ASM)厚度测定；免疫组织化学两步法测定肺组织 GATA-3 和 IL-5 的表达；行肺组织 GATA-3、IL-5 表达与气道炎症反应间的相关性分析。结果：川芎嗪和地塞米松可有效减少哮喘肺组织嗜酸性粒细胞数量和减轻平滑肌厚度，与哮喘组比较，差异有统计学意义；两个干预组肺组织中 GATA-3 和 IL-5 的表达较哮喘组明显减少，差异有统计学意义；肺组织 GATA-3 和 IL-5 表达与肺组织中嗜酸性粒细胞计数及平滑肌厚度呈正相关。结论：川芎嗪可降低哮喘大鼠肺组织 GATA-3 和 IL-5 的表达，有效抑制哮喘的气道炎症，改善气道壁重塑。

6. 川芎嗪对哮喘小鼠干细胞因子的抑制作用

24 只雄性 BALB/c 小鼠按随机数字表法分成正常对照组(A 组)、哮喘模型组(B 组)、小剂量川芎嗪组(C 组，40mg/kg)、大剂量川芎嗪组(D 组，80mg/kg)，每组 6 只。用苏木精-伊红染色观察气道病理改变；用 ELISA 法检测小鼠血清中 SCF 含量。结果：小鼠血清中 SCF 含量哮喘组(114.9±27.3)pmol/L 明显高于正常对照组(48.6±11.2)pmol/L；小剂量川芎嗪组(70.6±7.9)pmol/L 与大剂量川芎嗪组(51.4±8.1)pmol/L 均明显低于哮喘组；肺组织中嗜酸性粒细胞(EOS)和淋巴细胞总数，管壁面积/支气管管腔内周长(WA/Pi)和支气管平滑肌面积/

支气管管腔内周长（ASM/Pi）哮喘组分别为（32.6±4.5）个/mm²、（1.196±0.111）mm、（0.292±0.027）mm，正常对照组分别为（6.6±1.2）个/mm²、（0.571±0.057）mm、（0.139±0.014）mm，两组比较差异有统计学意义；小剂量川芎嗪组分别为（26.0±2.5）个/mm²、（0.949±0.105）mm、（0.243±0.027）mm，与哮喘组比较差异有统计学意义（P 均<0.05）；大剂量川芎嗪组分别为（12.1±1.6）个/mm²、（0.875±0.111）mm、（0.178±0.023）mm，与哮喘组比较差异有统计学意义。结论：川芎嗪可能通过抑制血清 SCF 表达抑制哮喘小鼠气道炎症。

7. 川芎嗪对哮喘不同时段肺组织 α-SMA 干预机制的实验研究

以卵蛋白致敏制备大鼠哮喘模型，腹腔注射不同剂量的川芎嗪、地塞米松及联合用药（川芎嗪+地塞米松）进行干预，分别在激发干预后的 1 周、2 周取肺组织，采用逆转录聚合酶链反应（RT-PCR）和免疫组织化学 S-P 方法研究肺组织 α-SMA 的表达。结果与正常组比较，在激发哮喘后 1 周肺组织 α-SMA 的表达显著升高，2 周后表达更加显著；与哮喘模型组比较，各用药干预组 α-SMA 的表达均显著降低，且随着干预时间的延长降低幅度增大，川芎嗪大剂量干预组与地塞米松组相似，干预至两周时接近正常水平，二者降低的幅度均大于川芎嗪小剂量和联合干预组，联合用药干预组的效果优于川芎嗪小剂量组。结论：哮喘肺组织 α-SMA 过量表达与哮喘的发生发展密切相关，并在早期即开始参与哮喘的发病。川芎嗪可在转录和蛋白水平抑制哮喘大鼠肺组织 α-SMA 的过度表达。

8. 川芎嗪对新生大鼠高体积分数氧性肺损伤肺纤维化的影响

出生 12 小时内的清洁级大鼠 80 只作为研究对象，随机分成 4 组（每组 20 只）：空气对照组（A 组）；空气加川芎嗪组（B 组）；高氧组（C）；高氧加川芎嗪组（D 组）。B、D 组新生大鼠每天腹腔注射溶于 9g/L 盐水中的川芎嗪 30mg/kg，A、C 组新生鼠每日腹腔注射等 9g/L 盐水，持续 14 天。第 14 天每组随机选取 10 只新生鼠，处死，取其肺组织切片，HE 染色法观察其肺组织病理变化；Masson 三染色图像定量分析计算其胶原纤维阳性面积百分比，测定其肺组织羟脯氨酸（HYP）水平，判断其肺纤维化程度。应用 SPSS13.0 件进行统计学分析。结果：高氧组第 14 天肺组织病理发现间质细胞增多，肺泡数目减少，肺组织出现纤维化改变；川芎嗪治疗组组织病理改变明显减轻。高氧组新生大鼠体质量与 A、B 组比较均明显减轻；而 D 组新生大鼠体质量较 C 组明显增加。与 A、B 组比较，C 组胶原沉积明显增多，胶原纤维阳性面积百分比及 HYP 水平明显增高。D 组与 C 组比，胶原沉积明显减少，胶原纤维阳性面积百分比、HYP 水平均明显下降，D 组与 A 组、B 组相比差异无显著性。结论：川芎嗪早期干预可减轻高氧性肺损伤新生大鼠的肺组织纤维化程度。

川芎嗪对呼吸系统的作用主要是：川芎嗪通过抑制 I 型前胶原 mRNA 而起到抗纤维化的作用。同时有的研究认为川芎嗪拮抗 Ca^{2+} 的作用是其防治肺纤维化的重要机制之一。川芎嗪抑制氧自由基的释放，而起到保护细胞膜、减轻肺损伤的作用，从而缓解吸烟所致肺损伤；抑制急性重症胰腺炎大鼠内皮素生成，促进前列环素产生的作用，因而稳定了内皮素、前列环素平衡，从而有改善急性重症胰腺炎大鼠合并肺损伤的作用；使 ET 和 NO 之间的动态平衡得以恢复，降低了血管的通透性，改善了缺氧状态，保护了肺血管的结构和功能，从而达到预防肺水肿的目的。

五、对消化系统的作用

王氏等通过观察川芎对抗实验性胃溃疡的效果，发现川芎嗪对动物实验性胃溃疡有明显的抑制作用，其作用可能与减少胃液和胃酸的分泌，增加胃黏膜的保护作用有关。万氏等报道，在大鼠浸水应激性溃疡模型上发现，川芎嗪按照 10～40mg/kg 的剂量腹腔注射给药，结果可明显抑制此种浸水性应激性胃溃疡的发生。浸水应激后大鼠胃黏膜中 NOS 的活力和 NO 含量明显下降，而川芎嗪可抑制应激导致的 NOS 活力和 NO 含量的降低，可能是通过抑制胃运动来抗胃溃疡的发生。有研究发现，川芎嗪 20mg/kg 可促进胃液分泌量的增加，但对胃酸分泌无影响，却可抑制胃的运动。

朱氏用无损伤血管夹将大鼠供应肝中叶和左叶血的门静脉和肝动脉枝阻断 2 小时，然后恢复血供，造肝缺血再灌注损伤模型，观察川芎嗪对肝缺血再灌注损伤的防护作用。结果：川芎嗪可显著减少血清转氨酶、LDH 的溢出；减轻肝缺血再灌注后肝细胞病理性损伤；明显降低肝组织 LPO、TXB_2 的升高；维持缺血及再灌注期 SOD 活性。揭示川芎嗪通过抑制肝缺血再灌注时氧自由基产生，提高组织抗氧化能力，维持 T/K 平衡，对肝缺血再灌注损伤起到保护作用。

长期应用川芎嗪对大鼠结肠黏膜阴离子分泌的影响：采用健康 SD 大鼠分为 2 组：川芎嗪组（腹腔注射川芎嗪 40mg/kg）和对照组（腹腔注射等量生理盐水），7 天后剥离结肠黏膜，采用短路电流技术并运用吲哚美辛和 forsklin 观察大鼠结肠黏膜阴离子的分泌。结果显示川芎嗪可通过抑制结肠黏膜对前列腺素的自发分泌来降低阴离子的分泌。

川芎嗪对大鼠肠缺血再灌注肝损伤保护作用：选用健康 Wistar 大鼠 24 只，随机分成 3 组（每组 8 只）：假手术对照组、缺血再灌注组、川芎嗪治疗组（夹闭 SMA 前 15 分钟经舌下静脉注射川芎嗪 8mg/kg）。夹闭大鼠肠系膜上动脉（SMA）60 分钟造成缺血，再灌注 2 小时后取出肝组织制成匀浆，测定超氧化物歧化酶（SOD）、谷胱甘肽过氧化酶（GSH-PX）、丙二醛（MDA）、Ca^{2+}-Mg^{2+}-ATP 酶的含量及肝形态细胞学变化。结果：川芎嗪治疗组肝组织 MDA 含量明显低于缺血再灌注组，SOD、GSH-PX、Ca^{2+}-Mg^{2+}-ATP 酶的含量均明显高于缺血再灌注组，肝细胞形态学异常变化明显减轻。本实验结果显示，大鼠肠缺血再灌注后肝组织 SOD、GSH-PX 活性下降，而 MDA 含量明显上升，Ca^{2+}-Mg^{2+}-ATP 酶活性下降，说明缺血再灌注损伤大鼠体内有大量氧自由基产生，内环境紊乱，造成肝组织的损伤。川芎嗪治疗组肝组织中 MDA 含量明显低于缺血再灌注组，SOD、GSH-PX、Ca^{2+}-Mg^{2+}-ATP酶的含量均明显高于缺血再灌注组，说明川芎嗪能抑制脂质过氧化反应，提高 ATP 酶活性，稳定内环境，减少钙超载，这可能是川芎嗪对大鼠肠缺血再灌注后肝损伤有保护作用的主要机理。

川芎嗪对小鼠化学性肝损伤有保护作用。采用在体和离体两种方法观察：在体以 D-氨基半乳糖诱导小鼠急性肝损伤模型，测定各组肝损伤小鼠血清谷丙转氨酶、谷草转氨酶活性，及肝组织丙二醛、黄嘌呤氧化酶（XOD）、谷胱甘肽过氧化物酶（GSH-PX）、一氧化氮、一氧化氮合成酶（NOS）、诱生型一氧化氮合酶（iNOS）含量。体外实验采用小鼠离体肝细胞原代培养，并建立 D-Gal 诱导肝细胞坏死性损伤模型，检测 TMP（高剂量组：800mg/kg；中剂量组 400mg/kg；低剂量组 200mg/kg，每日灌胃 1 次，连续给药 7 天）对其的影响。结果：TMP 能显著降低小鼠血清中升高的 GPT、GOT，降低 XOD 活力和过氧化物终产物 MDA 的含量。对氧化应激引起的肝脏 GSH 含量下降具有升高作用。TMP 可以显著降低离体培养中染毒肝细胞中的 GPT 水平。TMP 在降酶、抗脂质过氧化、抑制细胞因子 NO 等方面都表现出了很重要的作用。同时体外实验排除了 TMP 通过神经和体液因素所起的间接作用，从细胞水平证实 TMP 对 D-Gal 所致的肝脏损伤有一定的保护作用。

川芎嗪对肠缺血再灌注损伤的保护作用：将 30 只健康雄性 SD 大鼠随机分为 3 组。假手术组（C 组）：只分离出肠系膜上动脉，但不夹闭；肠缺血再灌注组（I/R 组）：阻断肠系膜上动脉血流后 1 小时，再恢复血流 1 小时，以造成肠缺血再灌注损伤模型；TMP 处理组（TMP 组）：复制模型同 I/R 组，于缺血前、再灌前、再灌后 30 分钟尾静脉推注 TMP（30mg/kg 体重）。乌拉坦（1g/kg）腹腔注射以麻醉大鼠，行腹正中切口，将肠管推向左侧，钝性分离出肠系膜上动脉。在其根部用无创伤血管夹夹闭阻断该动脉血运 1 小时后，松夹恢复血流后再观察 1 小时，造成肠缺血再灌注损伤模型。各组于松夹后 1 小时自腹主动脉取血同时取小肠组织一部分在-70℃保存待测相应指标；一部分冰盐水漂净滤纸吸干待测湿/干比值；一部分经福尔马林固定染色光学显微镜观察小肠组织的损伤程度。本实验观察结果发现，I/R 组大鼠血浆、肠黏膜脂质过氧化物终产物 MDA 含量增加，而抗氧化酶 SOD 活性显著降低，同时肠组织 W/D 及血浆 DAO 活性升高，而肠黏膜 DAO 活性降低，小肠组织病理损害明显。这表明肠黏膜氧自由基的脂质过氧化是肠缺血再灌注肠损伤的重要病理学机制。

六、对肾脏系统的作用

川芎嗪在肾病方面主要用于预防治疗慢性肾衰、肾病综合症及急性肾炎等，其作用机理可能是通过拮抗血浆 ET 和 TNF 水平，降低 ICAM-1 表达，抑制 GMCs 的增殖，阻止增殖细胞生长，降低肾皮质脂质过氧化反应，并且增加肾小管细胞的 cAMP 含量。同时川芎嗪还具有改善微循环，调节血管张力，抗脂质过氧化反应，清除自由基的作用，能很好地改善肾功能，抗肾脏纤维化，延缓肾小球硬化的作用。

孙氏等利用腺嘌呤灌胃建立 CRF 大鼠模型，观察检测川芎嗪对 CRF 大鼠血浆 ET 及 TNF 作用，结果显示经川芎嗪注射液灌胃治疗后的 CRF 大鼠，ET 及 TNF 水平显著降低，表明川芎嗪对 ET、TNF 均有拮抗作用。李氏等研究表明，川芎嗪对增殖性肾炎病人 ET 的产生有抑制作用，同时具有抗脂质过氧化作用。樊氏用庆大霉素所致急性肾功能衰竭的动物模型连续观察 14 天显示，实验第 4 天，模型组和川芎嗪组的尿量、血浆 Scr、BUN 均有异常变化，在第 7 天和第 11 天，川芎嗪组的以上 3 项指标和血浆及肾组织的 SOD 活力、MDA 含量与模型组相比均明显改善，至第 14 天，川芎嗪组的上述全部检测指标都已恢复至与对照组无统计学差异的水平；光镜下肾组织切片观察到，第 7 天模型组有肾小管上皮细胞广泛坏死、脱落，间质水肿，大量炎性细胞浸润，而川芎嗪组各部位损害明显减轻，至第 14 天，川芎嗪组肾小管已基本修复，其余病理改变消失，而模型组仅见部分肾小管再生修复；结果表明川芎嗪对急性肾衰竭的确有很好的防治作用。Juan 等发现川芎嗪可缓解庆大霉素诱导的大鼠肾小管上皮细胞氧化应激和细胞凋亡损伤。刘氏采用大鼠腹腔注射妥布霉素制成中毒模型，注射川芎嗪预防肾毒性，用药前、后检测大鼠的肾功能、尿酶等指标，实验结束后进行肾组织学检查，结果发现川芎嗪预防组各项功能指标有所改善，形态学检查变性情况减轻，说明川芎嗪妥布霉素引起的肾毒性保护作用可能与能清除或抑制细胞内妥布霉素与细胞内线粒体作用产生的自由基，减少自由基对溶酶体和细胞膜的损伤有关。苏氏等采用手术切除左侧全部及右侧 2/3 肾脏 2 周复制大鼠实验性慢性肾衰竭模型，给予川芎嗪 60mg/kg 口服，每天 1 次，连续治疗 100 天，结果与模型组相比，川芎嗪组的血浆

Scr、BUN 显著降低，肾皮质 SOD 活力升高，MDA 含量降低，近曲小管肾细胞和远曲小管肾细胞 cAMP 含量升高，均有显著性差异。袁氏等研究表明，川芎嗪可明显降低糖尿病肾病(DN)大鼠模型肾组织中蛋白糖基化产物水平，电镜下超微结构还显示，川芎嗪可使肾小球基底膜严重的不均匀增厚得以明显变轻，表明川芎嗪可减慢实验性大鼠 DN 的进展。有人采用同时钳夹双侧肾动脉造成缺血 45 分钟后，放开夹闭恢复血流复制大鼠 RIRI 模型，并用川芎嗪进行干预。结果显示，与模型组比较，川芎嗪组血清 ET 含量明显降低，NO 含量明显升高，同时血清 BUN 和 Scr 含量明显降低，肾小管上皮细胞肿胀、变性、坏死等损伤性病理改变也显著减轻，表明川芎嗪可以通过调控 ET、NO 的合成和释放，对 RIRI 有保护作用。川芎嗪还可使 RIRI 时细胞凋亡指数降低，Bcl-2 基因表达显著增强，Bax 基因表达显著减弱，Bcl-2/Bax 明显升高，抑制 RIRI 引发的细胞凋亡加剧，而起保护作用。谭氏等人用隔日尾静脉注射 C-BSA(16mg/kg)制作大鼠膜性肾病模型，结果发现，川芎嗪使肾小球上皮下电子致密物沉积明显减少，肾脏病理损害明显减轻，使血肌酐、尿素氮水平、胆固醇及甘油三酯显著降低，而血清白蛋白水平显著升高，揭示川芎嗪可能通过减少肾小球上皮下免疫复合物的沉积、减轻足细胞损伤、抑制肾小球基底膜增厚及降低血肌酐、尿素氮水平而对肾功能起保护作用。

川芎嗪对大鼠肝脏/肾脏缺血再灌注损伤中 P-选择素表达的影响：90 只雄性 Wister 大鼠，随机分为 2 组。以 2.5% 戊巴比妥钠腹腔注射麻醉。肝脏组：假手术组 5 只：不阻断肝动脉、门静脉左叶支；缺血再灌注组 20 只：游离阻断肝动脉、门静脉左叶支并以血管夹阻断 60 分钟后松开再灌注，再灌注前 5 分钟经静脉给生理盐水。按再灌注后 1、3、6、24 小时取材分为 4 个亚组；川芎嗪处理组：再灌注前 5 分钟经静脉给川芎嗪，余同缺血再灌注组。肾脏缺血再灌注组：假手术组 5 只，不阻断肾动脉；肾脏组：游离阻断左肾动脉 60 分钟后松开再灌注同时切除右肾，再灌注前 5 分钟经静脉给生理盐水，按再灌注后 1、3、6、24 小时取材分为 4 个亚组；川芎嗪处理组：再灌注前 5 分钟经静脉给川芎嗪，余同缺血再灌注组。迅速取出相同部位肝组织标本，一部分置液氮中保存，-70℃冰箱保存备用；另一部分组织置于 10% 中性福尔马林溶液固定 16～18 小时后，石蜡包埋。相关指标检测结果表明，川芎嗪处理后肝、肾功能不全程度明显减轻，且肝肾组织中 P-选择素表达减少，肝脏组织 MPO 和 NF-κB 活性表达均明显降低。在肝脏/肾脏缺血再灌注过程中 P-选择素、肝脏组织 MPO 和 NF-κB 活性表达的增高，是通过介导中性细胞向肝、肾组织中浸润聚集而在肝脏/肾脏缺血再灌注损伤中发挥重要作用。川芎嗪可以减轻肝脏/肾脏缺血再灌注损伤程度，其机制可能是抑制肝肾组织中 P-选择素、肝脏组织 MPO 和 NF-κB 活性的表达。

川芎嗪对兔肾缺血再灌注损伤超微结构改变的干预作用：复制家兔肾缺血再灌注损伤模型(无创动脉夹夹闭左、右肾动脉，阻断血流 1 小时，然后松开动脉夹恢复血供 5 小时)，日本大耳白兔 30 只，随机均分为三组：假手术组(S)、缺血再灌注组(IR)和缺血再灌注+川芎嗪注射液组(LZ)。使用透射电子显微镜观察各组肾组织标本超微结构的变化，作对比分析。结果：IR 组主要异常改变有：肾小球毛细血管腔狭窄，中性粒细胞附壁，大部分内皮细胞核固缩，染色体边集，细胞质内空泡形成，线粒体空泡变性。多数脏层上皮细胞轻度核固缩，个别线粒体空泡变性，足突相互粘连，可见局灶性融合现象和微绒毛化现象。近曲小管上皮细胞核固缩，胞质内出现较多空泡，溶酶体和致密颗粒沉积增多，线粒体数量减少，部分线粒体嵴断裂、空泡化，腔面微绒毛稀疏并有轻度肿胀现象。LZ 组大部分标本的上述部位存在不同程度损伤性改变，但比 IR 组均明显减轻，其中近曲小管上皮细胞超微结构的改善较显著。结论：川芎嗪注射液可减轻肾缺血再灌注损伤所致的肾小球和肾小管超微结构的异常变化。

川芎嗪对大鼠膜性肾病防治作用：将 30 只 SD 雄性大鼠随机分为：正常组，模型组，川芎嗪预防治疗组。除正常组外，其余 2 组均按改良 Border 法复制膜性肾病大鼠模型 [通过连续 4 周隔日尾静脉注射 C-BSA(16mg/kg) 制作大鼠膜性肾病模型。]，川芎嗪预防治疗组加用川芎嗪进行干预治疗。正式免疫第 4 周末取大鼠肾组织进行光镜、电镜及免疫荧光检测；取尿和血液检测尿蛋白定量，血清白蛋白、总胆固醇、甘油三酯、血肌酐、尿素氮以及内生肌酐清除率的情况。结果：川芎嗪组肾小球上皮下电子致密物沉积明显减少，肾脏病理损害较模型组明显减轻；川芎嗪组血肌酐、尿素氮水平与模型组比较显著降低，而血清白蛋白水平与模型组比较显著升高，24 小时尿蛋白定量、胆固醇、甘油三酯与模型组比较降低，但差异无统计学意义。结论：川芎嗪可能通过减少肾小球上皮下免疫复合物的沉积、减轻足细胞损伤、抑制肾小球基底膜增厚及降低血肌酐、尿素氮水平而对肾功能起保护作用。

川芎嗪对百草枯中毒大鼠肾组织核因子-κB 及 iNOS 表达的影响：采用腹腔注射 20% 百草枯溶液 30mg/kg 制作百草枯急性中毒模型，空白对照组腹腔注射 0.9% 氯化钠注射液 30mg/kg。将大鼠随机均分成 5 组各 10 只：空白对照组（NS）：腹腔注射 0.9% 氯化钠注射液 4mg/kg；阴性对照组（PQ）：腹腔注射 0.9% 氯化钠注射液 4mg/kg；阳性对照组（D）：腹腔注射地塞米松 0.5mg/kg；川芎嗪低剂量组（LDG）：腹腔注射川芎嗪溶液 4mg/kg；川芎嗪高剂量组（HDG）：腹腔注射川芎嗪 8mg/kg。以上各组每日均给药 2 次，连续 3 天。对组织标本进行组织病理学检测，同时测定肾组织 NF-κ 和 iNOS。结果：与阴性对照组比较，川芎嗪低剂量组肾组织病理显示肾间质充血明显减轻，NF-κB 和 iNOS 也降低；而川芎嗪高剂量组无明显改善。结论：NF-κB 及 iNOS 在百草枯所致大鼠肾损伤中起重要作用，川芎嗪能降低肾组织 NF-κB 及 iNOS 水平，减轻百草枯中毒大鼠的肾组织损伤。

川芎嗪治疗肾病的细胞及分子机理与肾小球系膜细胞（GMCs）有关。GMCs 在肾小球生理功能和病理反应中均起着重要作用。GMCs 增殖是多种类型肾小球肾炎常见而又突出的病理形态学特征，并且是引起肾小球细胞外基质增多，进一步导致肾小球硬化的主要原因。肾小球硬化又是晚期肾脏患者引起 CRF 的病理基础。ICAM-I(细胞黏附因子-1) 属于免疫球蛋白超基因家族成员，与肾小球肾炎时的白细胞浸润、细胞增殖及细胞外基质的增加均相关。在正常情况下，GMCs 表面 ICAM-1 表达低，当有炎症因子刺激时，GMCs 表面的 ICAM-1 表达上调，如白细胞介素-1、肿瘤坏死因子 α 等均可上调 ICAM-1 的表达。汪氏等通过脂多糖诱导大鼠肾小球系膜细胞增殖，观察川芎嗪对系膜细胞增殖、细胞周期变化、ICAM-1 表达的影响。结果发现，川芎嗪明显抑制 GMCs 的增殖，降低 ICAM-1 表达，并阻止 GMCs 由 G0/G1 期进入 S 期，使 GMCs 增殖停滞于 G0/G1 期。

七、对血液系统的作用

（一）抗血小板聚集、抑制血栓形成、改善微循环作用

在病理情况下，不少因素可导致血小板发生聚集，引起血栓。有报道川芎嗪具有显著的抗剪切应力诱导血小板聚集作用。Paragh 等研究表明，川芎嗪能降低胆固醇及脂肪，从

而降低血黏度，对高胆固醇血症和高甘油三酯血症具有治疗作用。纤溶酶原激活物抑制剂 1 （PAI-1）是一种重要的促凝血因子，内毒素脂多糖通过刺激血管内皮细胞分泌 PAI-1 而导致血栓形成，阮氏等研究发现川芎嗪不但抑制 LPS 致 ECPAI-1 的分泌和 mRNA 表达，而且抑制 ECPAI-1 的基础水平 mRNA 表达，从而可以防止血栓的形成。任氏等观察川芎嗪对麻醉狗急性血流动力学效应，川芎嗪可剂量依赖性地增加 LVSP、LV±dt/dtmax、冠脉血流量、心率和降低平均动脉压。王氏等实验显示川芎嗪可使 LVSP 及 LV±dt/dtmax 增大，对急性心肌梗死大鼠血流动力学有良好的保护作用。

TMP 可解除血管平滑肌痉挛，降低血黏度，抗血小板聚集，抑制血栓形成，改善微循环。其作用机制有以下几方面：抑制血小板合成 TXA_2，明显增加血管内皮细胞合成和释放 PGI2，阻止局部血栓的形成；增加血小板环磷酸腺苷（cAMP）含量，抑制血小板聚集和释放反应；钙拮抗剂作用：Ca^{2+} 参与血小板的聚集、释放反应，促进血小板聚集，TMP 使血小板内钙离子浓度降低，阻断钙离子对血小板激活和前列腺素的代谢，增强 NOS 的活性，刺激血小板中 NO 的生成；降低血液黏稠度，提高红细胞变形能力，提高血浆中 AngⅢ含量，改善血液高凝状态。

（二）川芎嗪对骨髓造血的影响

川芎嗪能增强再障小鼠骨髓造血细胞和基质细胞上 VCAM-1、单个核细胞 PECAM-1 的表达，加强造血细胞与基质细胞的相互作用，有利于造血细胞的增生；促进骨髓组织中碱性成纤维细胞（bFGF）、VEGF、单个核细胞表面碱性成纤维细胞受体（bFGFR）的表达，而促进造血微环境中微血管的修复；促进骨髓基质细胞（SDF-1）和单个核细胞表面 CXCR4 的大量表达，二者相互作用，不仅可以高效趋化 CD34+HSC，还能激活造血细胞上表达的黏附分子，并增强与内皮细胞上相互配体的作用，使滚动于血管内皮细胞上的 HSC 与骨髓内皮细胞紧密结合，加快外周血中 HSC 向骨髓的跨内皮迁移，促进 HSC 回髓，加速造血重建。TMP 除作用于 bFGF、VEGF 等血管新生诱导因子促进其表达水平，还可通过降低 ES 等血管新生抑制因子的表达水平，从正负两方面调节骨髓造血微环境的动态平衡。

川芎嗪促进同基因骨髓移植小鼠骨髓造血重建：清洁级 BALB/c 小鼠 72 只，随机分为 3 组。BMT 对照组（32 只）、BMT+川芎嗪组（32 只）和正常组（8 只），未做任何处理预处理：在照射 1 周前和照射后 3 周给小鼠喂饮庆大霉素（$32×10^4$ U/L）及红霉素（250mg/L）；照射：移植前 4 小时经 ^{60}Co γ 射线全身均匀照射，总剂量 8.0Gy，剂量率为 0.5Gy/min；BMT 模型的建立：取正常的 BALB/c 小鼠，颈椎脱臼处死后，75% 的乙醇浸泡 10 分钟，在超净台内用无菌剪立即取双侧股骨，用 RPMI 1640 培养液冲出骨髓腔内的骨髓，制备有核细胞悬液，调浓度至 $2×10^7$/ml，14 小时内经尾静脉注入受照射的 BMT 组及川芎嗪组小鼠体内（供体鼠和受体鼠比例为 1∶4），注入细胞数为 $2×10^6$/只，液体量 0.2ml/只；药物干预：制 BMT 模型后，川芎嗪组小鼠立即胃饲盐酸川芎嗪注射液 2ml/只，2 次/天；正常对照组胃饲生理盐水 0.2ml/只，2 次/天。以上两组均用药至处死为止。结果显示，在 BMT 后第 10 天 CFU-S 计数和第 7、14、21 天存活率及川芎嗪组 SCFmRNA 的表达水平均显著高于对照组。说明川芎嗪可以增强 BMT 小鼠骨髓中 SCFmRNA 的表达水平以促进骨髓造血细胞生存、增殖和分化，改善骨髓微环境。这可能是川芎嗪加速 BMT 后机体造血重建的作用机制之一。

川芎嗪对辐射致血虚证小鼠骨髓细胞蛋白质表达的影响：小鼠常规饲养数天适应环境后，模型对照组、川芎嗪组均采用 ^{60}Co γ 射线全身 1 次照射，照射剂量 3.5Gy，剂量率

1. 701Gy/min，照射距离 4m，制备血虚证模型。照射后小鼠立即灌胃，川芎嗪组用川芎嗪药液灌胃，每次 0.2ml；正常对照组和模型对照组灌以等量生理盐水，每天 1 次，连续灌胃 7 天，最后一次灌胃 24 小时后颈椎脱臼处死小鼠置 75% 乙醇中浸泡片刻消毒，分离股骨，每组取 18 只小鼠，用 PBS 冲出骨髓细胞，过 4 号针头制成单细胞悬液，用于蛋白质提取；每组取 4 只小鼠，用 RPMI1640 培养液冲出骨髓细胞，过 4 号针头制成单细胞悬液，计数细胞并计算接种细胞悬液量，按接种有核细胞 1×10^5/ml 体系计算，进行造血集落细胞培养。观察并计数粒系 2 巨噬细胞集落生成单位(CFU2GM)、爆增型红细胞集落生成单位(BFU2E)、红细胞集落生成单位(CFU2E)、混合集落生成单位(CFU2mix)集落数；利用蛋白质组学寻找差异表达蛋白质。结果：辐射后小鼠骨髓 CFU2GM、BFU2E、CFU2E、CFU2mix 集落数明显减少，川芎嗪能使其显著回升并部分逆转辐射后蛋白质表达的变化，使小鼠骨髓细胞 5 种蛋白质表达回升，5 种回落。结论：川芎嗪可促进辐射致血虚证小鼠骨髓造血祖细胞增殖，调节多种骨髓细胞蛋白质的表达，后者可能是川芎嗪促进造血细胞生长和增殖的重要机制之一。

川芎嗪对 BMT 后小鼠骨髓基质细胞 bFGF 表达水平的影响：取健康 BALB/c 小鼠，随机分为 3 组：正常组(不做处理)，BMT+生理盐水组(简称生理盐水组)和 BMT+川芎嗪治疗组(简称川芎嗪组)。生理盐水组和川芎嗪组分别胃饲生理盐水 0.2ml/只和川芎嗪注射液每次 2mg/只，每天 2 次，直至处死为止。在 BMT 后第 7、14、21、28 天处死小鼠，用 RT2PCR 和 Westernblot 方法检测骨髓基质细胞 bFGFmRNA 及其蛋白表达水平。结果表明：BMT 后第 7、14、21 天川芎嗪组和生理盐水组骨髓基质细胞 bFGFmRNA 及其蛋白的表达均明显低于正常组，但川芎嗪组明显高于生理盐水组；到第 28 天，川芎嗪组 bFGFmRNA 及其蛋白的表达已恢复正常，而生理盐水组仍未恢复正常，两组之间有显著性差异。川芎嗪通过增强放射损伤小鼠骨髓基质细胞碱性成纤维细胞生长因子 bFGF 的表达，促进造血微环境中微血管和静脉窦的修复和血流的重建，为造血细胞和基质细胞的增殖分化提供了所必需的氧、营养物质及体液因子，促进了骨髓造血。

川芎嗪对长春新碱诱导骨髓基质细胞生长抑制和凋亡的影响：LH(5、10、20、40μg/ml)及 VCR(2.5、5、10、15μg/ml)分别与 BMSCs 培养 14 天，应用 MTT 法测定细胞增殖；不同浓度 LH 与 BMSCs 培养 1 小时后再加入 5μg/ml VCR 继续培养 14 天，测定细胞增殖；BMSCs 培养 14 天后再加入不同浓度 VCR 继续培养 24 小时，应用 Hoechst33342 荧光染色及 AnnexinV/PI 双染流式细胞术(FACS)方法测定细胞凋亡。不同浓度 LH 与 BMSCs 培养 14 天后再加入 5μg/ml VCR 继续培养 24 小时测定细胞凋亡。结果：随 LH 的浓度增加 BMSCs 增殖率升高，其中 20μg/ml 和 40μg/ml 两组 OD 值与正常对照组比较差异显著。而 VCR 组随浓度增加 BMSCs 增殖率下降，10μg/ml 和 15μg/ml 两组 OD 值显著低于正常对照组。BMSsC 与 LH 孵育 1 小时后再加入 5μg/ml VCR，培养 14 天后 10μg/ml、20μg/ml、40μg/ml LH 三组 OD 值与单用 5μg/ml VCR 组比较差异均有显著性。BMSCs 培养 14 天再加 VCR 继续培养 24 小时后 FACS 测定 5、10、15μg/ml VCR 3 组凋亡率与正常对照组比较均有显著性差异。LH 与 BMSCs 培养 14 天再加入 5μg/ml VCR 继续培养 24 小时后，FACS 测定 20μg/ml 和 40μg/ml LH 2 组凋亡率显著低于凋亡诱导组；Hoechst 33342 检测，则 10μg/ml、20μg/ml、40μg/ml LH 3 组凋亡率依次为(30.67±8.02)%、(20.33±4.16)%、(19.0±4.58)%，显著低于 VCR 5μg/ml 凋亡诱导组(47.0±6.00)%。结论：川芎嗪可促进 BMSCs

增殖，干预长春新碱对 BMSCs 生长的抑制；川芎嗪能干预长春新碱诱导的 BMSCs 凋亡。

川芎嗪对小鼠外周血造血干细胞动员的影响：30 只 BALB/c 小鼠，随机分为 3 组，川芎嗪组（50mg/kg/d）、rhG-CSF 组（250μg/kg/d）、生理盐水组，腹腔注射第 1~7 天，每天 1 次，第 8 天，采用外周血 WBC、MNC 计数、流式细胞术、造血祖细胞体外培养、免疫细胞化学等检测各组给药后对外周血 WBC、MNC、CD34+细胞、CD49d 阳性胞、CFU-GM、CFU-MK、CFU-E 的产率及小鼠骨髓基质细胞 VCAM-1 阳性细胞百分率的影响。结果：川芎嗪组给药第 7 天外周血 WBC、MNC 数量达到高峰，分别为给药前的 3.2 倍和 3.9 倍；川芎嗪组外周血 CD34+、CD49d 阳性细胞及骨髓基质细胞 VCAM-1 阳性细胞百分率分别为 (0.86±0.42)%、(12.91±2.84)% 和 (48.47±7.87)%，均明显高于生理盐水组；川芎嗪组 CFU-GM、CFU-MK 和 CFU-E 产率分别为 (11.70±3.23)%、(11.20±2.88)% 和 (24.50±8.10)%，均明显高于生理盐水组。结论：川芎嗪对小鼠外周血造血干细胞有一定的动员作用，且这一作用可能与其上调小鼠外周血细胞和骨髓基质细胞黏附分子的表达有关。

八、对免疫系统的影响

张氏等发现川芎嗪可通过减少人肺巨细胞癌 $PGCL_3$ 细胞膜表面血小板免疫相关抗原的表达继而对免疫系统产生影响。王氏等发现，川芎嗪对荷瘤鼠化疗所引起的免疫功能低下具有明显的恢复作用，可显著提高化疗荷瘤鼠 T 细胞转化能力，明显促进化疗荷瘤鼠 NK 细胞活性和 IL-2 产生的能力。史氏认为川芎嗪对免疫系统调节作用机理主要包括：调节血栓烷素 A2/PGI2 系统平衡，增加血小板内环磷酸腺苷含量，抑制血小板和血管平滑肌细胞 Ca^{2+} 的内流，开放 K^+-ATP 通道，降低凝血过程中的凝血活酶、凝血酶的生成及活性等方面。张氏等实验发现，TMP 能拮抗环磷酰胺（CY）所致的小鼠胸腺、脾重量减轻，明显增加 CY 小鼠外周血中 T 淋巴细胞数量和血清溶血素的生成量，并增强巨噬细胞对鸡红细胞的吞噬活性和吞噬指数，表明 TMP 在机体细胞免疫、体液免疫与非特异性免疫等方面有较好的促进作用。

九、抗炎作用

川芎嗪能减少白细胞的黏附，抑制炎症反应，具有抗炎作用；可以改善生理状态下家兔大脑皮质内微循环；可以明显增加毛细血管血流速度，提高红细胞变形能力，降低血液黏度，增加器官血流量，改善微循环。

十、对学习记忆功能及缺氧的作用

姚氏等采用电脑控制的穿梭箱系统和海马脑片诱导的 CA1 区长时程增强检测大鼠学习记忆障碍，并观察 TMP 对其影响，结果发现，在缺血性脑血管病缺血再灌注早期，应用 TMP 可以改善脑缺血后学习记忆障碍。其作用机制可能是川芎嗪通过改善 ATP 酶的活性，缓解缺血导致的兴奋性氨基酸释放增多和细胞 Ca^{2+} 增多，改善缺血缺氧导致的脑损害，可能与大鼠海马 NMDARlmRNA 有关，同时也改善了学习记忆障碍。孙氏等采用 TMP 对东莨菪碱所致大鼠学习记忆障碍的改善作用进行了研究。TMP 可改善由东莨菪碱所致大鼠的记忆障碍，其机制可能是激活胆碱能神经系统的活性，提高脑内乙酰胆碱的含量。赵氏等发现，川芎嗪可改善阿尔茨海默病模型小鼠学习记忆能力障碍，其促进学习记忆能力的作用机制可能是提高 SOD 活性及降低 MDA 含量、降低 AChE 活性及降低脑组织中 Aβ、NF-κB 表达。刘氏分别腹腔注射盐酸川芎嗪后观察小鼠缺氧、亚硝酸钠及氰化钾中毒的存活时间。川芎嗪各组均能延长常压缺氧小鼠的存活时间、亚硝酸钠中毒和氰化钾中毒小鼠的存活时间。其机制可能与川芎嗪是一种新型的 Ca^{2+} 拮抗剂，有很强的扩张微血管，改善微循环，降低血黏度，改善血液流变学，降低毛细血管通透性等作用，并且对中枢神经系统有镇静作用。

川芎嗪对拟 AD 小鼠脑胆碱乙酰基转移酶和 NMDA 受体的影响：56 只小鼠随机分为 5 组：正常对照组（A 组，10 只）：颈部皮下注射生理盐水 0.2ml/（kg·d），连续 40 天，第 3 周起，同时灌胃生理盐水 0.2ml/d；D-gal 模型组（B 组，10 只）：颈部皮下注射 2% 的 D-gal 盐溶液 100mg/（k·d），连续 40 天，第 3 周起，同时灌胃生理盐水 0.2ml/d；TMP 低剂量组（C 组，12 只）：D-gal 注射同 B 组，第 3 周起，同时灌胃磷酸 TMP 100mg/（kg·d）；TMP 高剂量组（D 组，12 只）：D-gal 注射同 B 组，第 3 周起，同时灌胃磷酸 TMP 200mg/（kg·d）；哈伯因阳性对照组（E 组，12 只）：D-gal 注射同 B 组，第 3 周起，同时灌胃哈伯因 0.2mg/（kg·d）。实验小鼠分别于第 6 周起应用 Morris 水迷宫测试系统进行学习记忆能力测试。实验水深 15cm，水温（24±1）℃。连续测试 5 天，每天 2 次，每次 2 分钟，间隔 2 小时。实验时，将小鼠面向池壁从入水点放入池中，计算机将记录小鼠找到平台所需时间（潜伏期）。若 2 分钟内未找到平台，潜伏期记为 2 分钟，同时将小鼠拿到平台上使它停留 10 秒。结果证明与 A 组相比，B 组学习记忆能力和海马 NMDA 受体含量均下降；TMP 可明显改善模型小鼠的学习记忆能力，增强皮层和海马 ChAT 活性，上调海马 NMDA 受体数目。TMP 可明显提高模型小鼠的学习记忆功能，这可能与增强 ChAT 活性及保护 NMDA 受体有关。

川芎嗪对沙土鼠前脑缺血再灌注损伤后学习记忆的影响：将 40 只蒙古沙土鼠随机分为 4 组，假手术组、脑缺血组、对照组、川芎嗪治疗组，每组 10 只。阻断沙土鼠双侧颈总动脉造成前脑缺血模型，4-PTT（4-pellet taking test）旱路迷宫法对沙鼠前脑缺血再灌注 7 天后的学习记忆功能进行评定，HE 染色方法观察海马 CA1 区神经元形态变化，免疫组织化学法观察海马 CA1 区胶质纤维酸性蛋白（glial fibrillary acidic protein，GFAP）阳性星形胶质细胞的反应。结果显示，假手术组未见坏死神经元，神经元密度（27.6±4.3）HS，脑缺血中坏死神经元显著增多，神经元密度明显下将（6.8±1.7）HS；与脑缺血组比较，川芎嗪治疗组坏死神经元显著较少，神经元密度增加（16.9±2.6）HS。CA1 区星形胶质细胞活性在脑缺血组中（7.7±1.8）HS 明显高于假手术组（3.9±1.2）HS；与脑缺血组比较，川芎嗪治疗组星形胶质细胞活性进一步增强。4-PTT 旱路迷宫实验显示，脑缺血组中沙鼠参照记忆指标和工作记忆指标与对照组有明显的差异；川芎嗪治疗组上述指标显著改善。川芎嗪能改善前脑缺血沙鼠的学习记忆能力，与其对星形胶质细胞活性调节有关。

川芎嗪对痴呆小鼠模型学习记忆能力的影响：小鼠分为野生小鼠组（WT），APPswe/PSΔE9 转基因小鼠安慰剂组（TG）和 APPswe/PSΔE9 转基因小鼠川芎嗪治疗组（TG + chuanxiongzine），每组 20 只。3 组小鼠年龄、性别、体重相匹配，对照组给予常规的 SPF 鼠粮，川芎嗪组在粮食中加入 0.07% 川芎嗪，按每只 20g 小鼠每天摄取 3g 鼠粮计算，小鼠日药物剂量为 100mg/（kg·d），持续给药 4 周。川芎嗪治疗疗程结束后，3 组小鼠进行水迷宫实验，圆形水池直径为 100cm，平台在水下 0.5cm，水温保持在 22℃～24℃，水中加入牛奶粉，使其不透明，在水池的上方小鼠能看到的地方张贴醒目的几何图形，作为小鼠寻找平台的线索。水迷宫按东南西北分为 1、2、3、4 区域，平台即第 5 区域，位于第 4 区域内。水迷宫实验过程分为连续 5 天的隐藏平台获得实验和第 5 天的空间探索实验两部分。隐藏平台获得实验时，每天在同一时间训练小鼠 2 次，每次使同一只小鼠在不同区域下水，而不同的小鼠在相同的位置下水，每次游泳时间 60 秒，找到平台，并在上面停留 3 秒以上者，视为找到平台，60 秒内没有找到平台的要将其引导到平台上，停留 15 秒，小鼠没有找到平台按 60 秒计算潜伏期。每次训练间隔 1 小时左右。隐藏平台实验结束 1 小时后立即进行空间探索实验，把第五区的平台去掉，让小鼠在第二象限入水，主要看小鼠在平台区出现的频次。隐藏平台获得实验检测小鼠学习获得能力，空间探索实验检测小鼠空间记忆能力。经水迷宫隐藏平台实验中，从实验的第 2 天开始到第 5 天川芎嗪治疗组寻找平台的潜伏期与模型组比较明显缩短，在第 3 天效果最明显，接近野生小鼠。在空间探索实验中，芎嗪治疗组第 5 天穿过平台的次数较模型组增多，接近野生组小鼠。这说明川芎嗪治疗能够改善模型小鼠的学习记忆能力，并认为这种作用是川芎嗪提高了机体的抗氧化水平而实现的。

川芎嗪对 AD 模型小鼠海马胆碱能系统的影响：采用 C57BL/6J 小鼠颈背部皮下注射 2% D-gal100mg/（kg·d），连续 40 天造模。第 3 周起各组分别灌胃生理盐水（正常对照组、模型组）、川芎嗪（高剂量为 200mg/kg、低剂量为 100mg/kg）和哈伯因（阳性对照组）。给药结束后进行水迷宫训练，24 小时后进行学习记忆功能测试和海马胆碱乙酰基转移酶（chAT）与乙酰胆碱酯酶（AchE）活性测定以及 M 受体放射性配基结合分析。结果：与正常对照组相比，D-gal 模型组小鼠学习记忆能力和 M 受体含量均明显下降。模型组 chAT 和 AchE 活性也有轻微下降，但与对照组比较差异无统计学意义。给予川芎嗪可明显改善 AD 模型小鼠的学习记忆功能，增强海马 chAT 活性和 AchE 活性，上调 M 受体数目。结论：川芎嗪可明显提高模型小鼠的学习记忆能力，改善海马胆碱能系统功能。

川芎嗪对 MPTP 所致小鼠多巴胺能神经元损伤的保护作用：3～5 月龄的小鼠 32 只，随机分成对照组和实验组，后者又分为模型组、川芎嗪小剂量模型组（20mg/kg）和川芎嗪大剂量模型组（50mg/kg）。分别在造模 24 小时和 0.5 小时前给予相应剂量的药物腹腔注射 2 次。PD 小鼠模型制作：生理盐水将 MPTP 配成 1.0mg/ml 的水溶液，按照 40mg/（kg·d）每次给予小鼠单次腹腔注射，对照组给予相同剂量的生理盐水腹腔注射，1 周后小鼠脱颈髓处死。分别采用 HPLC 法检测纹状体中 DA 的含量，免疫组化检测黑质中 TH 阳性细胞数，荧光显色法检测黑质 SOD 活力、GSH 含量。结果：LT50+MPTP 组纹状体 DA 含量、黑质 DA 神经元数量、黑质 SOD 活力、黑质 GSH 含量较 NS+MPTP 组显著增高。结论：川芎嗪对对 MPTP 所致的小鼠多巴胺能神经元损伤具有保护作用，其保护机制可能与其调节小鼠黑质中的 SOD、GSH 含量有关。

川芎嗪对丙泊酚致小鼠学习记忆障碍的影响：将小鼠分组：生理盐水组（NS 组）、丙泊酚（10mg/kg）组（P 组）、川芎嗪（100mg/kg）+丙泊酚（10mg/kg）组（LP 组），每组 10 只。训练前 30 分钟，LP 组腹腔注射川芎嗪，P 组注射 NS；15 分钟后，LP 组、P 组再腹腔注射丙泊酚。训练前 15 分钟，NS 组腹腔注射生理盐水。所有的药物均按照 10ml/kg 的剂量给予。用避暗实验分别观察 24 小时后记录小鼠的潜伏期和错误次数。结果：与 NS 组相比，P 组潜伏期缩短，错误次数增加；与 P 组相比，LP 组错误次数明显减少，潜伏期有增长趋势，但差异无显著性。结论：川芎嗪改善丙泊酚所致小鼠学习记忆障碍。也可能与其扩张血管，促进脑循环作用有关。

川芎嗪对高血氨大鼠空间学习记忆能力的影响：SD 大鼠随机分为随机分为 A 组（正常对照组）、B 组（高血氨模型组）和 C 组（川芎嗪预组）。A 组：腹腔内注射生理盐水 0.5ml/100g 1 次，1 小时后腹腔内再次注射生理盐水 0.5ml/100g。B 组：5% 氯化铵按 0.5ml/100g 的剂量腹腔内注射，1 小时后腹腔内再次注射生理盐水 0.5ml/100g，每周前 4 天每天 1 次。C 组：在氯化铵溶液注射 1 小时后腹腔注射 1.6% 川芎嗪 0.5ml/100g（即80mg/kg）。各组均为每周前 4 天给药，连续 4 周。Morris 水迷宫观察动物空间学习记忆的变化。结果：与正常对照组比较，高血氨模型组及川芎嗪治疗组大鼠血氨水平明显升高；但与高血氨模型组相比，川芎嗪治疗组大鼠寻找障台的平均逃避潜伏期、游泳总距离均缩短。结论：川芎嗪一定程度上改善了高血氨大鼠空间学习记忆能力。

十一、抗组织纤维化的作用

（一）对心肌纤维化的作用

1. 川芎嗪对新生大鼠心肌成纤维细胞分泌内皮素和一氧化氮的影响

取 1~4 天龄新生大鼠，在无菌条件下开胸取出心脏，剪去大血管，去心包膜，用 PBS 冲洗数遍，剪碎，用 0.25% 胰蛋白酶在 37℃ 水浴下反复消化（每 10 分钟收集 1 次细胞），1000r/min 离心 2 次，每次 5 分钟，将所得细胞置于含 20% 小牛血清的 DMEM 培养液中，在 37℃、5% CO_2 培养箱内培养 60 分钟。采用差速贴壁法去除心肌细胞。经 SABC 免疫酶染色法，波形蛋白染色阳性和结蛋白染色阴性，符合 CFs 染色特征。待细胞生长至汇合状态时以 1:2 传代，试验采用第 2~4 代细胞。在第二代 CFs 达到亚融合状态后，换用含 5% 新生牛血清的 DMEM 无酚红培养液预适应 24 小时后，根据实验分组分别换用低浓度血清培养液（0.2%），含四种不同浓度 TMP（A 组 5mg/L，B 组 10mg/L，C 组 20mg/L，对照组不含 TMP）的无酚红高糖 DMEM 培养基继续培养 72 小时，收集培养液，加入抑肽酶，保存于 -70℃ 冰箱备检测用。用放射免疫测定法、硝酸还原酶法分别测定不同条件下培养的 CFs 培养液上清中的 ET 和 NO 水平。结果：在给定浓度范围内川芎嗪可以按剂量依赖的方式抑制 CFs 分泌 ET，有促进 CFs 分泌 NO 趋势，但是无统计学意义。结论：川芎嗪可以剂量依赖性抑制新生大鼠 CFs 分泌 ET，对 NO 合成无显著影响，从而改变 ET，NO 相对关系。川芎嗪可能通过影响 CFs 分泌的 ET 和 NO 改变局部 ET 和 NO 平衡关系，发挥其抑制心肌纤维化的作用。

川芎嗪抗心肌纤维化的机制有以下几点：在体外培养的心肌细胞中，川芎嗪能够抑制血管紧张素Ⅱ引起的心脏成纤维细胞的增殖，其效应与血管紧张素Ⅱ受体 1 阻滞剂相似，而血管紧张素Ⅱ受体 1 阻滞剂已被证实可以减轻心房纤维化；川芎嗪具有典型的钙离子拮抗剂的作用，钙离子介导了血管紧张素Ⅱ致成纤维细胞合成胶原的过程，降低心肌组织内的钙离子浓度从而可以减少胶原的合成；川芎嗪能够抑制成纤维细胞 DNA 的合成、复制及有丝分裂。

（二）对肺纤维化的作用

川芎嗪抗肺纤维化有以下几方面作用：抗脂质过氧化：川芎嗪对博来霉素（BLM）所致大鼠肺纤维化的保护作用的研究结果显示，川芎嗪能显著提高肺组织匀浆中谷胱甘肽水平，表明川芎嗪可直接清除具有细胞毒性作用的自由基，抗脂质过氧化，还具有抑制成纤维细胞分裂、增殖的作用，从而起到抗组织损伤和防治肺纤维化作用。崔氏采用博来霉素造大鼠肺纤维化模型，川芎嗪能提高肺纤维化大鼠体内的 GSH-PX 和 SOD 活性，降低 MDA 水平和 iNOS 活性。显示出川芎嗪能调节肺纤维化大鼠体内自由基水平，减轻自由基对肺组织结构的氧化损伤，对特发性肺纤维化起到防治作用。抑制 TNF-α 的表达：刘氏等实验结果显示，实验组在用药后大鼠 BALF 中 AM 培养上清液 TNF-α 水平较模型对照组明显降低，说明川芎嗪能抑制 BLMA5 诱导的肺纤维化大鼠 AM 释放 TNF-α，结合病理检查，实验组肺炎及肺纤维化程度均明显减轻，BALF 中细胞数减少，实验表明抑制 TNF-α 的释放可能是其防治肺纤维化的机制之一。拮抗 Ca^{2+} 的作用：钙通道和 CaM 阻滞剂可显著地抑制培养的人胚肺成纤维细胞的增殖。BLMA5 所致肺纤维化模型中川芎嗪组较模型组肺组织 Ca^{2+} 含量及 CaM 活性明显降低，结果表明：川芎嗪拮抗 Ca^{2+} 的作用是其防治纤维化的重要机制之一。抑制 TGF-β1 的表达：实验表明川芎嗪干预哮喘模型大鼠后气道壁 TGF-β1 含量和气道壁嗜酸细胞(EOS)计数，结果均明显减少，说明川芎嗪可以抑制哮喘气道壁 EOS 浸润和 TGF-β1 的表达。抑制 I 型前胶原 mRNA：用原位杂交技术检测川芎嗪对 BLMA5 所致肺纤维化中 I、III 型前胶原基因的表达，结果显示，川芎嗪明显抑制了肺组织中 I 型前胶原 mRNA 表达。川芎嗪还能提高白介素-3(IL-3)活性，对 LTs 异常升高可调至正常水平，减少羟脯氨酸的沉积，促进局部炎性渗出的吸收，控制纤维组织增生，减少肺纤维化的面积，对肺纤维化有一定防治作用。

川芎嗪对 BLM 所致大鼠肺纤维化保护作用：采用气管内注入 BLM 方法制做大鼠肺间质纤维化动物模型。留取肺组织制备电镜标本。电镜可见：7 天 BLM 组大鼠 I 型肺泡上皮细胞受损，上皮基底膜水肿、裸露甚至断裂；II 型肺泡上皮细胞增生，微绒毛破坏，稀少或消失，其内板层小体增多增大，空泡样变，且分泌到肺泡腔内，线粒体肿胀，嵴断裂或消失甚至出现空泡样变。肺间质及肺泡腔内炎性细胞增多，可见巨噬细胞和淋巴细胞浸润，内含大量溶酶体及吞噬颗粒，7 天即可见肺间质内束状胶原纤维。14、28 天 BLM 组 II 型细胞较 7 天 BLM 组减少，间质纤维组织增生明显，见大量纵横交错的胶原纤维束和纤维母细胞增生。7 天川芎嗪组炎性细胞浸润较 7 天 BLM 组减轻，肺泡 II 型细胞少数板层小体空泡样变，微绒毛存在且较丰富，而 14、28 天川芎嗪组肺间质中胶原纤维总量不多。该实验从超微结构变化证实了川芎嗪减轻 BLM 所致氧自由基对大鼠肺组织的损伤及纤维化程度。

川芎嗪对博莱霉素致肺纤维化大鼠病理形态学及细胞外基质的干预作用：70 只 Wistar 大鼠随机分为空白组、模型组、川芎嗪大剂量组(250mg/kg)、川芎嗪中剂量组(150mg/kg)、川芎嗪小剂量组(40mg/kg)。除空白组外其他 4 组气管内注入博莱霉素 A5 造模，造模第 2 天大、中、小剂量组开始每日腹腔注射川芎嗪注射液至第 28 天。第 28 天时采用免疫组织化学方法检测肺组织 Col-iv 及 LN 的表达，并进行半定量分析，同时取肺组织行 HE 染色，观察病理形态学改变。结果：与空白组比较，模型组 Col-iv 及 LN 相对含量明显升高；川芎嗪各剂量组表达有不同程度的降低，以大剂量组最为明显。结果表明，正常情况下，Col-iv 及 LN 有基础表达；在应用博莱霉素 A5 后肺组织中 Col-iv 及 LN 的相对含量升高；给予川芎嗪注射液后其含量有不同程度的降低，其中川芎嗪大剂量组效果更为明显，其表明大剂量组具有一定优势。而 Col-iv 及 LN 是细胞外基质的主要成分，提示大剂量川芎嗪通过影响细胞外基质的合成而治疗肺纤维化。

川芎嗪对染矽尘大鼠肺组织 I、III 型胶原合成的影响：根据随机化原则将 128 只大鼠分为对照组、染矽尘组、川芎嗪组，对照组、染矽尘组各 48 只，川芎嗪组 32 只。经腹腔注射 0.4% 戊巴比妥轻度麻醉后，于无菌条件下，在大鼠颈部皮肤正中作纵向切口，暴露气管，对照组大鼠气管内一次性注入灭菌生理盐水 1ml，染尘组、川芎嗪组注入 1ml 配制好的矽尘混悬液。川芎嗪组自染尘后第 1 天起每日腹腔注射川芎嗪注射液 50mg/kg。染尘后按不同时间点取大鼠肺组织制作石蜡切片，采用天狼猩红染色结合偏振光显微镜观察 I、III 型胶原的表达，Image Pro Plus 图像分析系统进行定量分析。结果：染矽尘后第 3 天，III 型胶原开始增生，染矽尘后第 7 天，I 型胶原开始增生，直至染矽尘后第 28 天，这两种胶原进行性增加。与对照组相比，各时间点染矽尘组大鼠肺组织 I、III 型胶原面积百分比均有不同程度增加，而川芎嗪组 I 型胶原面积百分比在第 7、14、28 天，III 型胶原面积百分比在第 28 天时明显低于染矽尘组。结论：矽尘可以诱导大鼠肺组织 I、III 型胶原合成增加，两型胶原出现增生的时相有所不同；川芎嗪可以抑制矽尘诱导的 I、III 型胶原的合成。

川芎嗪对肺纤维化大鼠 III 型胶原及层粘连蛋白的影响：Wistar 大鼠 70 只随机分为空白组、模型组、川芎嗪大剂量组（大剂量组）、川芎嗪中剂量组（中剂量组）、川芎嗪小剂量组（小剂量组）。除空白组外其他 4 组气管内注入博莱霉素 A5 造模，造模第二天大、中、小剂量组每日开始腹腔注射川芎嗪注射液至 28 天，剂量分别为 250、150、40mg/（kg·d）。检测第 14、28 天时大鼠血清 Col-III、LN 及第 28 天时肺组织匀浆中以上指标，同时取肺组织行苏木精-伊红（HE）染色。结果：肺纤维化大鼠第 14、28 天时血清及肺组织匀浆 Col-III 及 LN 水平明显升高，与空白组比较有显著差异；川芎嗪大、中剂量组能降低肺纤维化大鼠血清及肺组织匀浆中 Col-III 及 LN 水平。其中以川芎嗪大剂量组效果较为明显，川芎嗪小剂量组疗效较差。结论：降低肺纤维化大鼠 Col-III 及 LN 的水平，可能是川芎嗪注射液发挥治疗作用的机制之一。

川芎嗪防治肺纤维化大鼠自由基损伤作用的影响：40 只 SD 雄性大鼠随机分为 4 组，每组 10 只。分别为正常组、模型组、阳性药物组（醋酸强的松）和川芎嗪组。其中正常组为正常饲养，其他 3 组动物用 10% 水合氯醛腹腔注射麻醉后，仰卧固定于鼠台上，颈部乙醇消毒后逐层分离并暴露气管，注射器经气管软骨环间隙朝向心端刺入气管，然后缓慢注入博莱霉素（5mg/kg），注后立即将动物直立并左右旋转，使药液在肺内均匀分布。术后第 2 天开始灌胃给药，阳性药物组给药剂量为 1.5mg/（kg·d），川芎嗪组给药剂量为 20mg/（kg·d），模型组给予等体积的生理盐水。实验期间，大鼠自由饮水和进食，于给药 28 天后处死动物，取肺组织。测定各组大鼠肺组织中 SOD、GSH-PX、iNOS 活性和 MDA 水平。结果：川芎嗪能提高肺纤维化大鼠体内的 GSH-PX 和 SOD 活性，降低 MDA 水平和 iNOS 活性。结论：川芎嗪能调节肺纤维化大鼠体内自由基水平，减轻自由基对肺组织结构的氧化损伤，对特发性肺纤维化起到防治作用。

川芎嗪注射液对博莱霉素致肺纤维化大鼠转化生长因子干预作用：气管内注入博莱霉素 A5 复制肺纤维化动物模型，造模第 2 天川芎嗪大、中、小剂量组每日开始腹腔注射川芎嗪注射液至 28 天，剂量分别为 250、150、40mg/（kg·d）。应用放免及免疫组织化学方法，检测第 14、28 天时血清 TGF-β1 及第 28 天时肺组织中以上指标的表达。结果川芎嗪注射液能降低肺纤维化大鼠血清及肺组织 TGF-β1 的表达，降低肺纤维化增生程度，其中以川芎嗪大剂量组效果最为明显。结论显示降低肺纤维化大鼠 TGF-β1 的表达，可能是川芎嗪注射液发挥治疗作用的机理之一。

(三) 对肾纤维化的作用

川芎嗪对肾纤维化有一定的作用,其机制主要是以下几个方面。对血浆内皮素、肿瘤坏死因子均有拮抗作用:在对腺嘌呤灌胃建立 CRF 大鼠模型给予川芎嗪注射液灌胃治疗后,ET 及 TNF 水平显著降低,表明川芎嗪对 ET、TNF 均有拮抗作用。对肾成纤维细胞(KFB)的作用:研究认为川芎嗪能抑制纤维蛋白形成,通过钙离子阻滞作用及膜稳定调节细胞活性,提高人肾成纤维细胞(KFB)分泌胶原酶活性,促进人 KPB 凋亡,从而发挥抗纤维作用。对肌样成纤维细胞(myofibroblast, MFB)的作用:在大鼠单侧输尿管梗阻术(UUO)后致肾间质纤维化动物模型中,川芎嗪可抑制成纤维细胞转化,使 MFB 的表达减少,从而抑制肾间质纤维化的形成和发展。

(四) 对肝纤维化的作用

肝纤维化是指由各种致病因子所致肝内结缔组织异常增生,导致肝内弥漫性细胞外基质过度沉淀的病理过程,它不是一个独立的疾病,而是许多慢性肝脏疾病均可引起肝纤维化。川芎嗪对于肝纤维化的作用,其机制有以下几方面:对肝细胞凋亡的作用:CCl_4 损伤性肝纤维化模型中,川芎嗪可以抑制肝纤维化大鼠的肝细胞凋亡,使肝组织 TGF-β1 的显色指数降低,提示在川芎嗪的保肝作用中有阻断肝细胞凋亡的机制参与,可能与其抑制 HSC 的激活,减少 TGF-β1 的分泌有关。对肝星形细胞(HSC)分泌瘦素的影响:研究显示川芎嗪对 HSC 的增殖有明显抑制作用,药物作用强度与药物浓度有关,随着川芎嗪的浓度增加,HSC 的瘦素分泌也相应减少,并抑制 Ⅰ 型胶原的分泌。抗脂质过氧化的作用:川芎嗪具有抗脂质过氧化,减少氧自由基对肝细胞损伤,降低血清及组织中丙二醛含量,提高肝组织中超氧化物歧化酶活性,显著减轻肝胶原纤维增生程度,防止和延缓实验性肝纤维化作用。川芎嗪可使微血管口径扩张(尤以动脉最为明显,细静脉次之,然后是毛细血管),血流速度加快,血流量及开放毛细血管数增多,白细胞游出减少。抑制 Ⅰ 型胶原的表达:川芎嗪对四氯化碳诱导的大鼠肝纤维化有良好的干预作用,可延缓肝纤维化进程。抑制HSC-T6细胞的增殖:有研究显示,川芎嗪能明显抑制 HSC-T6 细胞的增殖并呈剂量依赖性。这与它较广泛的细胞增殖抑制作用相符合。

川芎嗪对肝星状细胞基质金属蛋白酶13和金属蛋白酶组织抑制剂1表达的影响:采用大鼠肝星状细胞株 HSC-T6,用含体积分数为 10% 小牛血清 RPMI-1640 培养液,置于37℃、含体积分数为 5% 的 CO_2 及饱和湿度培养箱中贴壁生长,每日倒置显微镜观察细胞2次,每天换培养液1次。待细胞基本长满培养瓶底后可传代,传代三四次,细胞生长活跃,增殖明显即可用于实验。用1g/L胰蛋白酶消化增长至接近汇合时生长状态良好的细胞,用含体积分数为 10% 小牛血清的 RPMI 1640 培养液制成单细胞悬液,细胞计数后配制成$1×10^8$/L。将单细胞悬液接种于 96 孔板,100μl/孔,每组设 6 个复孔。将培养板放入 CO_2 孵箱,在37℃、含体积分数为 5% 的 CO_2 及饱和湿度条件下培养。培养 24 小时,细胞已完全贴壁。将细胞分为以下几组:空白对照组:加入密度为 $1×10^8$/L 的细胞,不加药。药物干预组:分别加入川芎嗪 0.01、0.1、1、10、50、100、200、400mg/L。分别在 24、48、72 小时取出 96 孔板,小心吸出孔内培养上清液,将上清液置于-80℃冰箱保存用于后续实验。每孔加入无血清1640 溶液 200μl 和四甲基偶氮唑盐溶液(5g/L)20μl,37℃继续孵育 4 小时。终止培养,弃上清,每孔加入200μl 二甲基亚砜,振荡 10 分钟,570nm 波长,在酶联免疫检测仪上测定各孔吸光度（A）值。主要观察指标：四甲基偶氮唑盐比色法测定肝星状细胞增殖；ELISA 法检测I、Ⅲ型胶原及透明质酸质量浓度；反转录-聚合酶链反应检测基质金属蛋白酶13 和基质金属蛋白酶13mRNA 的表达。与空白对照组相比，川芎嗪 100～1000mg/L 各剂量组作用不同时间的吸光度值均降低。在川芎嗪 100～1000mg/L 这一质量浓度范围内，随着药物质量浓度加大，对细胞的抑制作用增加。川芎嗪（100、200mg/L）对Ⅰ、Ⅲ型胶原及透明质酸的产生有抑制作用，并随着药物质量浓度增加，抑制作用增强。10mg/L 川芎嗪对Ⅰ、Ⅲ型胶原均没有影响，但可以降低透明质酸质量浓度。100、200mg/L 川芎嗪可促进基质金属蛋白酶13 的表达，随药物质量浓度增大，基质金属蛋白酶13/基质金属蛋白酶组织抑制因子1 比值增大。实验可见一定剂量川芎嗪作用于肝星状细胞，对 TIMP-1 作用不明显，但可促进 MMP-13 的表达，使 MMP-13/TIMP-1 比值加大，对细胞外基质的降解增加，可有效治疗肝纤维化。提示 MMP-13 是川芎嗪的一个重要作用靶点，川芎嗪可能通过促使 MMP-13 表达增加，导致胶原和透明质酸减少，这可能是川芎嗪抗肝纤维化的一个重要分子机制。

川芎嗪对大鼠肝纤维化转化生长因子-β1/Smads 信号通路的影响：80 只雄性 SD 大鼠，随机挑选 70 只予以皮下注射 40% 四氯化碳（后腿皮下多点注射，每周 2 次，每次剂量0.3ml/kg，共注射 8 周）。其余 10 只作为正常对照组（N 组），8 周后造模组中随机处死 16只（M 组）并证实肝纤维化形成，其余肝纤维化大鼠随机分成 2 组，分别予以川芎嗪腹腔注射（T 组，80mg/kg）和 0.9% 氯化钠溶液腹腔注射（R 组），疗程为 8 周。实验结束，所有大鼠采血后处死，分别行苏木精-伊红（H-E）染色，采用纤维化半定量计分系统评估肝纤维化程度，Masson 染色评估肝组织中胶原纤维百分比，荧光定量聚含酶链反应检测肝组织内 TGFβ1、Smad3 和 Smad7 表达。结果：T 组大鼠肝纤维化程度和肝组织中胶原面积密度分别为（7.8±2.5）和（11.68±2.26），较 R 组的（10.2±2.8）和（18.84±2.74）明显减轻。M 组大鼠肝组织中 TGF-β1、Smad3 的相对表达分别为（1.54±0.08）和（1.62±0.03），较 N 组的（0.78±0.15）和（0.88±0.17）明显升高，M 组 Smad7 相对表达为（0.88±0.11），显著低于 N组的（1.31±0.02）。T 组肝组织 TGF-β1、Smad3 分别（1.02±0.09）和（1.07±0.01），均显著低于 M 组，而 Smad7 为（1.15±0.01），显著高于 M 组。川芎嗪具有明显的逆转肝纤维化作用，其机制可能与其降低 TGF-β1 的表达以及改善 Smad3 与 Smad7 之间的失衡有关。

川芎嗪抗大鼠免疫损伤性肝纤维化作用：建立猪血清诱导的大鼠免疫性肝纤维化模型后给予 TMP 干预，分别观察 TMP 对受试动物肝组织病理学分级、血清生化和血清纤维化指标的影响，免疫组化法检测 TGF-β1、TIMP-1 在肝组织的阳性表达。结果：TMP10、20 和40mg/kg 均可显著改善大鼠肝纤维化分级程度；显著降低大鼠血清 ALT、AST、ALP 水平，提高 A/G 比值；下调 TGF-β1、TIMP-1 表达；TMP 各剂量可不同程度的降低肝纤维化大鼠血清 HA、LN、C-IV 和 PⅢNP 水平。结论：TMP 对大鼠实验性肝纤维化具有明显的治疗作用；其机制可能与抑制细胞因子 TGF-β1、胶原酶抑制因子 TIMP-1 表达增高有关。

川芎嗪抗实验性肝纤维化组织中 TGF-β1 表达的影响：采用四氯化碳（CCl_4）诱导大鼠肝纤维化模型，将实验动物随机分为正常对照组（N）5 只、肝纤维化模型组（H）20 只、川芎嗪治疗组（TMP）20 只，除正常对照组以外其他 2 组均给予 40% 四氯化碳（CCl_4）花生油溶液0.3ml/100g 腹腔注射，每周 2 次，共 6 周。川芎嗪组于肝纤维化模型建立后给予盐酸川芎嗪（TMP）60mg/kg 经口灌胃，1 次/天，连续治疗 60 天；其余 2 组同时给予同等剂量的生理盐水。于60天后分别处死各组大鼠。用免疫组织化学方法染色观察肝组织中转化生长因子β1(TGF-β1)表达的变化，并利用计算机图像分析技术测量正常对照组、肝纤维化模型组及川芎嗪治疗组 TGF-β1 表达的平均阳性面积。结果：免疫组织化学 S-P 法染色显示 TMP能明显抑制肝组织中 TGF-β1 水平的表达，TGF-β1 在川芎嗪治疗组中的表达明显低于肝纤维化模型组，TGF-β1 在川芎嗪治疗组与肝纤维化模型组之间有显著性差异；TGF-β1 在川芎嗪治疗组与正常对照组中呈高表达，TGF-β1 在川芎嗪治疗组与正常对照组之间差异无显著性。结论：川芎嗪对四氯化碳(CCl_4)诱导的大鼠实验性肝纤维化有明显的保护和治疗作用。

(五)对腹膜纤维化的作用

腹膜纤维化是长期腹膜透析患者常会出现的并发症，它可导致腹膜结构和功能丧失，超滤失败，是患者退出腹膜透析的主要原因之一。有研究表明腹膜透析中的高糖、低 pH 值及反复发生的腹膜炎是导致腹膜纤维化的主要原因。郝丽荣采用 4.25% 含糖透析液+脂多糖造大鼠腹膜纤维化模型，在造模同时每日腹腔内注射川芎嗪 40mg/kg，结果发现，川芎嗪组的壁层腹膜厚度比模型组明显减轻，转化生长因子-β 的浓度也明显下降，其表明川芎嗪能有效地防治腹膜纤维化的进程。其机制可能通过保护腹膜间皮细胞，抗炎、抗纤维化、抗氧自由基，并具有钙离子拮抗作用。

川芎嗪对大鼠腹膜纤维化模型腹膜形态及 TGF-β1 表达的影响：50 只大鼠随机分为 5组，每组 10 只。(1)空白对照组(大鼠不做任何处理)；(2)模型组(HGC 大鼠给予每天腹腔注射 4.25% 的透析液 25ml)；(3)川芎嗪给药组(HGL)：高剂量组每只大鼠腹腔注射含60mg/L 川芎嗪的腹透液 25ml；中剂量组每只大鼠腹腔注射含 40mg/L 川芎嗪的腹透液 25ml；低剂量组每只大鼠腹腔注射含 20mg/L 川芎嗪的腹透液 25ml。上述动物连续给药 35 天，HE染色观察腹膜形态，免疫组化的方法检测腹膜 TGF-β1 的表达。结果：模型组腹膜组织厚度明显增加，壁层腹膜有大量纤维组织积聚，间皮细胞脱落，纤维裸露，间质有炎性细胞浸润。不同剂量川芎嗪对上述病变均有一定的改善作用，其中以中剂量组的作用最明显。正常大鼠腹膜组织的 TGF-β1 表达极少。而透析 5 周后腹膜组织 TGF-β1 表达明显增加，不同剂量川芎嗪均可抑制 TGF-β1 的组织表达量，低、中剂量抑制作用明显。结论：川芎嗪可抑制长期腹膜透析所致的腹膜纤维化，改善腹膜结构，从而抑制腹膜组织 TGF-β1 表达可能是其抑制腹膜纤维化的机制之一。

十二、抗癌作用

川芎嗪作用于 Bel-7402 细胞，可抑制细胞增殖，显著降低甲胎蛋白(AFP)分泌量和 γ-谷氨酰转肽酶(γ-GT)和醛缩酶(ALD)活性，升高酪氨酸-α-酮戊二酸转氨酶(TAT)、鸟氨酸氨基甲酰转移酶(OCT)和碱性磷酸酶(ALP)活性，具有诱导 Bel-7402 人肝癌细胞分化的作用。廖氏等研究川芎嗪抗肿瘤机制表明，川芎嗪具有直接抗肿瘤作用，同时具有抑制肿瘤细胞与内皮细胞的黏附作用、抗凝作用和抗血小板聚集作用，减少了肿瘤的转移。因此川芎嗪对免疫细胞的调节也起到了杀灭肿瘤细胞的作用。

川芎嗪对小鼠小细胞肺癌血管生长和 VEGF 表达的影响：用 $C_{57}BL$ 小鼠接种小细胞肺癌细胞造模，川芎嗪注射液 100、200mg/(kg·d)腹腔注射，21 天后检测肿瘤体积、重量及微血管密度，并用 Western Blot 法和免疫组化法分析肿瘤细胞 VEGF 的表达。结果：川芎嗪能减少小鼠小细胞肺癌肿瘤体积、重量，降低肿瘤微血管密度，抑制肿瘤细胞 VEGF 的表达。结论：川芎嗪能抑制小鼠小细胞肺癌的生长，其机制可能与抑制 VEGF 表达、降低肿瘤微血管密度有关。

川芎嗪对小细胞肺癌治疗作用：取 18～20g 的 C_{57}BL 小鼠 50 只，雌雄各半随机分为 5 组：荷瘤对照组、荷瘤 TMP 治疗组、荷瘤化疗组、荷瘤 TMP 与化疗药联合治疗组及正常对照组，每组 10 只。除正常对照组外，其他各组小鼠右臀部下皮下接种小细胞肺癌细胞 $2×10^6$ 个（小细胞肺癌瘤株由中国科学院细胞库提供）。小鼠接种小细胞肺癌细胞后第 2 天开始给药。荷瘤 TMP 治疗组：每天 1 次腹腔注射 TMP 200mg/kg；荷瘤化疗组：每天 1 次腹腔注射 CTX 0.2mg；荷瘤 TMP 与化疗药联合治疗组：同时注射 TMP100mg/kg 和 CTX 0.2mg；荷瘤对照组和正常对照组：每次腹腔注射生理盐水（NS）0.4ml 每天 2 次，疗程均为 14 天。第 15 天观察小鼠体重变化，经眼球采血后测定各项免疫功能指标，取出各组荷瘤小鼠瘤体，称重后计算肿瘤生长抑制率。肿瘤生长抑制率＝（对照组平均瘤重－治疗组平均瘤重）/对照组平均瘤重×100%。结果：TMP 治疗小鼠小细胞肺癌能抑制肿瘤的生长，稳定病灶，提高荷瘤小鼠的生存质量，改善免疫功能。结论：TMP 对小鼠小细胞肺癌有明显疗效，其作用机理与其本身对小细胞肺癌实体瘤有抑制作用和提高荷瘤小鼠免疫功能有关。

川芎嗪抗大肠癌 sw620 裸鼠移植瘤血管生成及抑瘤作用：移植瘤模型的建立：培养 sw620 大肠癌细胞，当细胞融合度达 97% 时弃掉培养基，采用胰酶消化法消化细胞，将细胞吹打脱壁后吸入离心管内离心，弃上清，按每只裸小鼠皮下接种细胞数 $2.5×10^7$/ml，加入 PBS 液，于裸小鼠腋后方皮下注入 0.2ml 观察其皮肤表面移植瘤成功率。将 30 只荷瘤裸小鼠随机分成 5 组，每组 6 只。于接种后第 8 天时开始成瘤，14 天时开始给药，分组及用药情况如下：生理盐水组，生理盐水 0.2ml/次每日腹腔注射 1 次，共 21 次；TMP 低剂量组，TMP50mg/kg 每日腹腔注射 1 次，共 21 次；TMP 中剂量组，TMP 100mg/kg 每日腹腔注射 1 次，共 21 次；TMP 高剂量组，TMP 200mg/kg 每日腹腔注射 1 次，共 21 次；恩度组，恩度 20mg/kg 每日腹腔注射 1 次，共 21 次。给药后检测移植瘤的体积和质量，观察移植瘤的病理形态学改变，并分别用免疫组化法和 Western Bolt 法检测移植瘤组织中 CD34、VEGF、HIF-1α 蛋白表达。结果：与生理盐水组相比，川芎嗪中、高剂量组大肠癌 sw620 移植瘤的体积和质量明显减小，其瘤体内 CD34、VEGF、HIF-1α 的表达明显降低。结论：川芎嗪能抑制大肠癌 sw620 裸鼠移植瘤的生长，其作用机制可能与改善肿瘤组织的乏氧状况、抑制肿瘤血管生成有关。

川芎嗪对肺癌 A549 细胞增殖与凋亡的影响：细胞培养：A549 细胞培养于含 10% 胎牛血清的 DMEM/F12 培养液中，置于 37℃、5% CO_2 培养箱内培养。MTT 法检测川芎嗪对 A549 细胞生长的影响；实验组细胞培养时加川芎嗪，川芎嗪设 0.01，0.1，0.2，0.4，0.8g/L 5 种浓度，并设不加细胞的空白组和只加细胞和等体积溶剂二甲基亚砜的对照组。分别测定川芎嗪与 A549 细胞作用 24、48 小时时各孔的吸光度（A 值）。每种川芎嗪浓度的每个时间点设 6 个重复孔。细胞抑制率计算公式为：细胞抑制率＝[1－（实验组 A 值/对照组 A 值）]×100%。流式细胞仪测定川芎嗪对 A549 细胞周期及凋亡的影响：在 25ml 培养瓶中加入 A549 细胞，置培养箱过夜，次日加入不同浓度川芎嗪（浓度分别为 0.01，0.1，0.2，0.4，0.8g/L），同时设阴性对照，于 48 小时后，PBS 洗涤后收集细胞，离心 10 分钟，弃上清液，用 70% 的冰乙醇 4℃ 固定过夜 400μl PBS 重悬细胞，PBS 洗涤 2 次，加入

1g/L RNaseA 50μl 37℃水浴30分钟，加1g/L PI 8001 000μl避光染色30分钟，经300目尼龙网筛滤，用流式细胞仪（FCM）进行DNA细胞周期分析和细胞凋亡分析。川芎嗪对A549细胞凋亡相关蛋白Bcl-2和Bax表达的影响。结果：川芎嗪对肺癌A549细胞增殖有明显抑制作用，且呈时间剂量依赖关系；川芎嗪能够使A549细胞G0/G1期、G2/M期细胞增多，与对照组比，差异显著；川芎嗪能够下调肺癌A549细胞Bcl-2的表达，对Ba无明显影响，使Bcl-2/Bax下降。结论：川芎嗪对肺癌A549细胞的增殖有抑制作用，其机制可能与川芎嗪能够改A549细胞周期分布，下调肺癌A549细胞Bcl-2表达，改变Bcl-2/Bax比例，促进肿瘤细胞凋亡等有关。

川芎嗪对柯萨奇B3病毒感染乳鼠心肌细胞的保护作用：利用培养的Sprague-Dawley乳鼠心肌细胞，分为空白对照组（心肌细胞正常培养）、阴性对照组（心肌细胞加入川芎嗪至终浓度100μmol/L后培养）、病毒感染组［心肌细胞感染柯萨奇病毒B3（CVB3）］、川芎嗪干预组（心肌细胞感染病毒后加入终浓度100μmol/L川芎嗪干预）。观察心肌细胞搏动频率及培养液中乳酸脱氢酶（LDH）活性。采用Western blot测定NF-κB蛋白表达变化，MTT法检测心肌细胞活性。结果：病毒感染组与川芎嗪干预组比较，心肌细胞搏动频率明显降低（32.0±3.6次/min vs 84.3±3.5次/min），细胞病变加重，LDH活性显著升高。川芎嗪干预组细胞NF-κB蛋白表达明显低于病毒感染组，存活率明显高于病毒感染组［（86.7±2.7）% vs（35.3±3.4）%］。结论：在病毒性心肌炎时川芎嗪可以抑制NF-κB的表达，起到保护心肌细胞的作用。

川芎嗪对小鼠Lewis肺癌的治疗作用：小鼠50只，雌雄各半。随机分为5组：荷瘤对照组、荷瘤TMP治疗组、荷瘤化疗组、荷瘤TMP与化疗药联合治疗组及正常对照组，每组10只。除正常对照组外，其他各组小鼠右腹下皮下接种Lewis肺癌细胞2×10^{6}个。小鼠接种Lewis第二天开始给药。荷瘤TMP治疗组：每天1次腹腔注射TMP100mg/kg；荷瘤化疗组：每天1次腹腔注射CTX 0.2mg；荷瘤TMP与化疗药联合治疗组：每天1次同时注射TMP 100mg/kg和CTX 0.2mg；荷瘤对照组和正常对照组：每次腹腔注射生理盐水（NS）0.4ml，每天2次。疗程均为14天。第15天观察小鼠体重变化，经眼球采血后测定各项免疫功能指标，取出各组荷瘤小鼠瘤体，称重后计算肿瘤生长抑制率。结果：TMP治疗小鼠Lewis肺癌能抑制肿瘤的生长，稳定病灶，提高荷瘤小鼠的生存质量，改善免疫功能。结论：MP对小鼠Lewis肺癌有明显疗效，其作用机理与其本身对Lewis肺癌实体瘤有抑制作用和提高荷瘤小鼠免疫功能有关。

川芎嗪逆转人乳腺癌细胞耐药株多药耐药性作用：MTT法检测抗癌剂对乳腺癌细胞株（MCF-7）和阿霉素诱导的多药耐药细胞株（MCF-7/adr）的半数致死浓度（IC$_{50}$），计算耐药指数（RI）和加川芎嗪、维拉帕米逆转剂后的逆转倍数；倒置显微镜和荧光显微镜观察川芎嗪逆转后的MCF-7/adr细胞形态；琼脂糖凝胶电泳检测川芎嗪逆转后细胞凋亡的DNA片段。结果：对抗癌剂阿霉素、足叶乙苷、长春新碱、紫杉醇和长春花碱，MCF-7/adr细胞株的IC$_{50}$均有明显增加，RI分别为145.7、41.7、72.2、488.4和286.8；加川芎嗪后IC$_{50}$均有明显降低，逆转倍数分别为4.6、2.5、6.1、9.2和5.1，与逆转前相比具有统计学意义（P<0.01）；荧光显微镜可观察到川芎嗪逆转后细胞凋亡的凋亡小体；琼脂糖凝胶电泳检测出川芎嗪逆转后细胞凋亡的DNA片段。结论：川芎嗪有逆转抗癌剂诱导MCF-7/adr细胞的多药耐药性的作用。

　　川芎嗪对人小细胞肺癌 H446 细胞的增殖抑制作用：用 MTT 法、吖啶橙/溴乙啶（AO/EB）双荧光染色法、流式细胞术及扫描电镜观察川芎嗪对体外培养的人小细胞肺癌 H446 细胞存活率的影响、检测凋亡、分析其对细胞形态学及细胞周期的影响。结果：川芎嗪对小细胞肺癌 H446 细胞有增殖抑制作用，细胞形态学发生变化，如细胞体积缩小、细胞质空泡化、细胞核碎裂；川芎嗪可诱导 H446 细胞凋亡并使细胞生长停滞在 S 期，抑制细胞有丝分裂及 DNA 合成。结论：川芎嗪对小细胞肺癌 H446 细胞具有增殖抑制作用，呈浓度相关性，川芎嗪可诱导 H446 细胞凋亡，其机制可能与其导致细胞 S 期阻滞有关。

　　川芎嗪对乳腺癌细胞株 MDA-MB-231 增殖及凋亡的影响：以体外培养的乳腺癌细胞株 MDA-MB-231 为研究对象，MTT 法检测川芎嗪对 MDA-MB-231 细胞的增殖作用，流式细胞仪检测川芎嗪对 MDA-MB-231 细胞周期的影响，PI 单染流式细胞仪检测川芎嗪对 MDA-MB-231细胞凋亡的影响。结果：不同浓度川芎嗪能有效地抑制 MDA-MB-231 细胞增殖，且随浓度增加和作用时间延长，细胞的增殖抑制率增加。0.50、1.00、1.50mg/ml 的川芎嗪作用 MDA-MB-231 细胞 48 小时，G_0/G_1 期细胞所占细胞周期的比例分别为（54.71±3.83）%、（64.17±4.01）% 和（75.06±4.32）%；而对照组 G0/G1 期比例为（40.95±5.89）%。0.50、1.00、1.50mg/ml 川芎嗪处理 48 小时后细胞的凋亡率分别为（6.59±2.90）%、（14.85±3.41）% 和（22.22±2.98）%。结论：川芎嗪能抑制 MDA-MB-231 细胞的体外增殖，且抑制作用表现出时效和量效关系；并能通过阻滞细胞周期于 G_0/G_1 期，抑制乳腺癌细胞凋亡。

　　川芎嗪对依托泊苷诱导小细胞肺癌细胞凋亡增敏作用：用 MTT 法观察药物对体外培养的人小细胞肺癌 H446 细胞存活率的影响；用吖啶橙/溴乙啶双荧光染色法检测凋亡细胞，采用流式细胞术分析药物对 H446 细胞周期的影响。结果：TMP 和 VP-16 合用与单用 VP-16相比细胞存活率明显下降，VP-16 的浓度在 0.1、1、10、100μg/ml 时，细胞存活率分别为（93.85±2.51）%、（91.90±2.10）%、（66.64±3.73）% 和（8.21±1.84）%。VP-16 与低浓度的 TMP 联用后，上述浓度细胞存活率分别降为（90.80±1.20）%、（78.96±1.94）%、（51.48±2.52）% 和（2.56±1.44）%，其合并指数为 0.85，增效倍数为 4.32。双荧光染色法证实 TMP 可增强 VP-16 的凋亡诱导作用；细胞周期分析表明低浓度 TMP 对细胞周期无明显影响，VP-16 半数抑制浓度使细胞生长停滞在 S 期，抑制细胞有丝分裂及 DNA 合成，两者合用主要表现为 VP-16 的作用。结论：低浓度的 TMP 与 VP-16 合用可增加对小细胞肺癌细胞的诱导凋亡作用。

　　川芎嗪对人肝癌耐药细胞 Bel-7402/DXR 多柔比星蓄积的影响：将人肝癌细胞耐药株 Bel-7402/DXR 及其亲本细胞 Bel-7402 分为 6 组：亲本空白对照组（Parental）、耐药空白对照组（Resistance）、亲本多柔比星组（Parental+DXR）、耐药多柔比星组（Resistance+DXR）、TMP 组（Resistance+DXR+TMP）、维拉帕米（VRP）阳性对照组（Resistance+DXR+VRP），荧光显微镜下观察细胞内 DXR 荧光强度，流式细胞术检测细胞内 DXR 的平均荧光强度。结果：荧光显微镜结果显示，（Resistance+DXR）组、TMP 组、VRP 组，其细胞内 DXR 荧光强度分别占 Parental+DXR 组的（50.03±6.01）%、（119.34±5.4）%、（169.25±21.0）%；流式细胞术结果显示：Resistance+DXR 组、TMP 组、VRP 组细胞内 DXR 平均荧光强度分别为 Parental+DXR 组的（82.08±6.98）%、（134.43±39.5）%、（262.74±47.18）%。结论：TMP 可使人肝癌耐药细胞 Bel-7402/DXR 中抗癌药多柔比星的蓄积增加，其机制可能与逆转 P-gp 对药物的外排功能有关。

十三、对视网膜神经细胞的作用

李氏等通过实验证实川芎嗪能改善微循环状况，对兔高眼压视神经轴突起保护作用。宋氏等发现，川芎嗪对慢性高眼压下视网膜神经节细胞和双极细胞具有保护作用，川芎嗪可抑制氧自由基的释放，拮抗 Ca^{2+}，溶解纤维蛋白原，提高神经传导速度，抑制醛糖还原酶的活性，调节细胞壁通透性，保护细胞膜，从而起到对神经细胞的保护作用。

川芎嗪促进大鼠视网膜神经节细胞轴突再生的影响：采用建立体外培养的大鼠视网膜组织三维立体培养系统，将 1～3 天新生远交群 SD（Sprague Dawley）大鼠视网膜切成 0.5mm×0.5mm 大小的视网膜组织，加入不同浓度（0.125、0.25、0.5、1.0g/L）川芎嗪溶液后，在相差显微镜下动态观察视网膜神经节细胞轴突的生长情况，于加药后第 3、6 和 9 天记录再生轴突的数目及长度。结果显示，与对照组相比，各浓度川芎嗪对视网膜神经节细胞轴突生长均有促进作用，以 0.5g/L 浓度效果最明显，差异有统计学意义。免疫组织化学染色显示视网膜神经节细胞的轴突具有明显再生现象。说明一定剂量范围的川芎嗪可促进视网膜神经节细胞轴突再生和伸长。

川芎嗪对 rd 和 rds 小鼠视网膜光感受器细胞干预作用：遗传性视网膜色素变性 rd、ds 新生小鼠和正常 C3B 新生小鼠各 84 只，随机分 2 组，实验组和对照组，每组 42 只小鼠。从小鼠出 0～3 天每天称体重，实验组腹腔注射盐酸川芎嗪 80mg/kg，每天 2 次，9：00 和 17：00 给药。对照组腹腔注射等量生理盐水。分别于出生当天（0 天）和出生后 3 天，7 天，14 天，21 天，28 天，35 天处死小鼠，摘除球，立即经 4% 中性福尔马林 PBS 溶液固定过，做病理检查（每个时间点取 11 只眼）。本研究结果表明，经盐酸川芎嗪治疗后，14 天，21 天，28 天和 35 天，rd 和 rds 小鼠视网膜光感受器细胞层数的减少明显延缓。这可能是川芎嗪抗凋亡作用的综合因素的结果，包括扩张血管、改善微循环、降低细胞内 cGMP 量、阻断钙离子通道等。

川芎嗪对大鼠光损伤视网膜 SOD、MDA 的影响：选用大鼠 30 只，随机分为空白对照组、光损伤模型组、川芎嗪给药组，于造模后 6 小时空气栓塞法处死大鼠，迅速摘眼球，剥离视网膜，制成 2% 组织匀浆，离心取上清液测定 SOD、MDA 水平。结果：正常、光损伤、川芎嗪给药组大鼠视网膜织 SOD 活性分别为（54.009±0.945）、（41.978±1.298）、（46.988±1.691）μu/L。MDA 水平分别为（3.939±0.0798）、（7.1±0.399）、（4.898±0.247）μmol/L。光损伤组与正常组及川芎嗪给药组比较差异具有显著性。结论：川芎嗪可强大鼠视网膜组织中 SOD 活性，同时使 MDA 含量明显下降，对延缓视网膜光化学损伤、保护视细胞起一定的作用。

川芎嗪对兔缺血性视网膜疾病的作用：将 1μmol/L 内皮素（endothelin，ET-1），10μl 注入兔眼后部玻璃体腔中，制成缺血性视网膜疾病的动物模型。治疗组（n＝15）给予川芎嗪（20mg/kg iv，1 次/天），对照组（n＝15）给予等量的生理盐水。7 天后分别检测两组闪光视网膜电图（F-ERG），闪光视觉诱发电位（F-VEP），眼底荧光血管造影（FFA），视网膜环核苷酸（cAMP，cGMP）的含量。结果：玻璃体腔内注射 ET-1，2 天后 F-ERGa，b 波振幅均下降。F-VEP P 波幅值下降，峰值潜伏期时延长。FFA 显示：视网膜血管变细。视网膜 cAMP，cGMP 浓度和 cAMP/cGMP 比值均下降。与对照组相比，川芎嗪则显著改善了上述病变。川芎嗪治疗后视神经视网膜组织的能量及生化代谢得到进一步的提高，说明川芎嗪对 ET-1 所致的缺血性视网膜疾病有良好的治疗作用。

十四、对脉络膜血管增生（CNV）的作用

Zou 等通过荧光素钠血管造影术测定以激光照射破坏脉络膜基底膜造模并经川芎嗪给药后的雄性褐鼠的脉络膜新生血管的增长情况，发现川芎嗪抑制了模型鼠的 CNV 并干预了体外血管内皮细胞的增殖，提示其可能有助于治疗 CNV。

十五、对痛觉传递神经的作用

Liang 等通过研究发现，川芎嗪对鼠背根节神经元 ATP 激活电流具有非竞争性抑制作用，并推测其作用机理可能与川芎嗪通过对腺嘌呤核苷酸门控性离子通道受体进行作用并促进该受体 N 端磷酸激酶 C 部位的磷酸化所产生的别构调节有关。

十六、对损伤的脊髓组织的保护作用

孙氏等采用 Alle'S 法建立大鼠脊髓损伤（SCI）模型。在大鼠 SCI 后组织出现水肿，特别是在 SCI 后 24 小时与 48 小时伤段脊髓组织含水量显著增加，Ca^{2+}，Na^+ 含量上升，K^+ 下降，实验数据表明，在早期给予 TMP 使组织中 H_2O，Ca^{2+}，Na^+ 明显降低。该实验说明 TMP 能减轻脊髓伤区电解质的紊乱，尤其是水钙潴留，还能阻滞钙内流，调节细胞内钙浓度，阻止钙超载所引起的一系列病理生理损害，也减轻了 SCI 后的水肿，故对脊髓损伤具有很好的保护作用。

川芎嗪对大鼠急性脊髓损伤模型 caspase-3 和 NF 表达的影响：SD 大鼠 88 只，随机分为空白对照组，生理盐水组和川芎嗪组。采用改良 ALLEN 氏打击法建立大鼠急性脊髓损伤模型。采用改良 Rivlin 斜板实验和 BBB 评分对大鼠脊髓功能进行行为学评分。在建模后 1 小时，3 小时，6 小时，1 天，3 天，7 天，14 天和 21 天获取损伤段脊髓标本，HE 染色观察其组织病理变化；免疫组织化学染色检测 caspase-3 和 NF-L，NF-H，NF-M 表达，并进行相关分析。结果：随着时间推移，术后斜板临界度数和 BBB 评分均逐渐升高，且术后 7、14 和 21 天，川芎嗪组斜板临界度数和 BBB 评分均较对照组高。术后 3 天、7 天和 14 天，川芎嗪组 caspase-3 表达值较生理盐水组低，NF 表达值较生理盐水组高。改良 Rivlin 斜板临界角度与 NF 的表达正相关；BBB 评分值与 NF 的表达正相关，与 caspase-3 的表达负相关；Caspase-3 的表达与 NF 的表达负相关。结论：川芎嗪对大鼠急性脊髓损伤模型损伤段脊髓有保护作用，可能与川芎嗪增加 NF 表达，抑制 caspase-3 表达有关。

川芎嗪对大鼠脊髓损伤后诱导型一氧化氮合酶表达及细胞凋亡的影响：采用 Alle's 将 72 只成年 SD 大鼠造成脊髓中度损伤模型，随机分为 2 组：损伤组和川芎嗪组，分别给予生理盐水及川芎嗪治疗，损伤后不同时间点（8 小时，1 天，3 天，1 周，2 周，3 周）处死大鼠，用苏木精-伊红染色观察损伤脊髓组织病理变化，用免疫组化染色检测诱导型一氧化氮合酶阳性细胞，原位末端标记法标记凋亡细胞。观察各组大鼠各时间点组织学检查、诱导型一氧化氮合酶表达阳性细胞率和凋亡指数。结果：72 只大鼠全部进入结果分析。川芎嗪组大鼠与损伤组比较，脊髓出血明显减少，可见点灶状出血、坏死，范围较局限，神经细胞肿胀较轻，组织水肿较轻，空泡变性较少。川芎嗪组与损伤组均发现诱导型一氧化氮合

酶表达阳性细胞，可见于神经元、神经胶质细胞、血管内皮细胞、室管膜细胞，均在 1 周时达高峰，在 8 小时，1 天，3 天，1 周，2 周，3 周的时间点进行阳性细胞率比较，差异均有显著性意义，川芎嗪组与损伤组均发现凋亡细胞，1 周达高峰，在 8 小时，1 天，3 天，1 周，2 周，3 周时间点间进行细胞凋亡指数比较，差异均有显著性意义。结论：川芎嗪注射液能抑制脊髓损伤后诱导型一氧化氮合酶表达及神经细胞凋亡。

十七、抑制癫痫发作

朱氏等对癫痫大鼠 c-fos 表达的研究发现，TMP 可降低 c-fos 的表达。其机理可能是前面所述的钙离子通道的阻滞作用。朱氏还通过测定癫痫大鼠 cAMP 与 cGMP 的含量，提出 TMP 可通过改变 cAMP 与 cGMP 的含量比来抑制癫痫放电。cAMP/cGMP 比值的病理改变与癫痫发生、发展、转归有密切关系。其实验结果亦显示 TMP 能升高大鼠脑内 cAMP、降低 cGMP，使 cAMP/cGMP 比值恢复正常。所以 TMP 抑制大鼠癫痫放电的作用机制可能与调节 cAMP/cGMP 含量有关。

川芎嗪对青霉素致癫痫大鼠神经元内 Bax 表达的影响：选用健康 SD 大鼠，用 10% 乌拉坦，以 1.0ml/kg 体重腹腔注射麻醉，将大鼠固定在立体定向器上，于大脑左、右两侧前囟后 3mm，矢状缝旁 3mm 行开颅手术，暴露大脑皮层记录区域（2mm×2mm），将银球电极置于左、右两侧的记录部位，信号输入 BL-410 生物机能实验系统，进行左、右两侧脑电记录。用浸有青霉素溶液（200 ~ 40U/ml）的明胶海绵置于左侧大脑皮层表面，诱发大鼠大脑皮层癫痫样放电，一般 2 ~ 3 分钟后开始出现癫痫放电，30 分钟后癫痫放电的频率、幅度基本稳定，持续时间 5 ~ 6 小时。常见的青霉素诱发癫痫放电的波形包括尖波、棘波、慢波、尖慢波、棘慢波等。待癫痫放电稳定后，移去明胶海绵，用浸有温热 0.9% 氯化钠溶液棉球盖住创口。将实验大鼠随机分为 5 组：手术对照组、模型对照组和低、中、高剂量药物组，每组 8 只。手术对照组在麻醉开颅手术 1 小时后取大脑；模型对照组在青霉素诱发癫痫 1 小时后取大脑；低、中和高剂量药物组大鼠在青霉素诱发癫放电稳定后，再分别腹腔注射 TMP10、20 和 40mg/kg，待抑制作用最明显时取大脑。采用 BL-410 生物机能实验系统记录双侧大脑皮层癫放电，观察腹腔注射川芎嗪对大鼠癫放电大脑皮层神经元内 Bax 表达的影响。结果：腹腔注射 TMP（40mg/kg），大脑皮层神经元内 Bax 的表达明显降低。结论：川芎嗪能明显抑制青霉素致癫大鼠大脑神经元 Bax 的表达。

川芎嗪对青霉素致痫大鼠脑源性神经营养因子表达的影响：使用青霉素致痫大鼠模型，然后腹腔注射不同剂量的 TMP，待其抑制作用最明显时，取海马切片，采用免疫组织化学方法观察海马神经元内 BDNF 表达的变化，利用计算机图像分析技术测量各组脑组织神经元内 BDNF 表达的平均光密度和平均阳性面积。结果：B 组（青霉素致癫痫组）与 A 组（手术对照组）、C 组（TMP 治疗组）之间 BDNF 表达的平均光密度及阳性面积率有显著性差异，A 组（手术对照组）与 C 组（TMP 治疗组）之间 BDNF 表达的平均光密度及阳性面积率的差异无显著性。结论：TMP 对青霉素致癫痫大鼠脑组织神经元起了重要的保护作用。

十八、对休克的作用

王氏等建立失血性休克家兔模型探讨川芎嗪对失血性休克晚期的作用，休克 120 分钟时 SOD 活性明显下降，而 MDA、血液乳酸盐及 Mg^{2+} 浓度显著升高，提示失血性休克晚期存在氧自由基所致组织细胞脂质过氧化损伤。川芎嗪治疗能明显增强 SOD 活性，降低 MDA 浓度，表明川芎嗪能减轻休克时氧自由基导致的组织细胞脂质过氧化损伤。

川芎嗪对兔失血性休克再灌注中脑的保护效应：建立兔失血性休克模型，随机分为假手术组（对照组）、失血性休克组（3% 戊巴比妥钠局部麻醉），手术分离出双侧股动脉、右侧股静脉分别进行插管，左侧股动脉接 BL-420 生物信号采集系统，连续记录平均动脉压（MAP）、心率变化；右侧股动脉侧接三通管供放血和采集血样本用。股静脉用于回输自体血及等量生理盐水、药物。按以上方法在插管后待血压稳定 15 分钟，于 10 分钟内从右股动脉放血，维持血压于 40mmHg 左右，达到休克状态后，Ⅱ组维持 2 小时即（休克组）、休克+回输血+等量 NS 组（灌注组）和休克+回输血+等量 NS+川芎嗪（80mg/kg）组（灌注+川芎嗪组）4 组，每组 8 只。失血休克组于休克 2 小时时，灌注组、灌注+川芎嗪组在干预 2 小时时分别检测脑组织中琥珀酸脱氢酶（SDH）活性、血清和脑组织髓过氧化物酶（MPO）活性及丙二醛（MDA）含量，分别进行组间比较。结果：休克组、灌注组脑组织中 SDH 活性与对照组比较均降低，差异有统计学意义，与灌注+川芎嗪组比较明显升高，差异有统计学意义。休克组、灌注组脑组织和血浆中 MDA 含量、MPO 活性与对照组比较均升高，差异有统计学意义，与灌注+川芎嗪组比较明显降低，差异有统计学意义。结论：川芎嗪对失血性休克代谢障碍及脑组织细胞具有显著的保护作用，可能与通过清除氧自由基、改善线粒体功能，减轻组织休克再灌注损伤有关。

十九、对皮瓣存活的作用

贾氏将大鼠背部从肩胛骨连线至髂后上棘连线区剃毛，以鼠背中线为准，蒂位于头侧，设计长方形随意皮瓣。采用每天腹腔注射盐酸川芎嗪来观察皮瓣成活率，结果证明川芎嗪可提高局部缺血皮瓣的成活率。其机制可能与川芎嗪能增加组织内源性超氧化物歧化酶和谷胱甘肽过氧化物酶活性，抑制黄嘌呤氧化酶活性及降低丙二醛、内皮素含量，从而减轻毛细血管内皮细胞损伤，有效防治缺血再灌注过程中的自由基损伤有关，此外，川芎嗪可有效抑制血小板的聚集、钙内流、钙超载、提高机体内 NO 的水平、减轻缺血-再灌注损伤后内皮细胞与白细胞的黏附。

川芎嗪对皮瓣缺血再灌注损伤组织形态学的影响：将 112 只清洁级 SD 大鼠采用查随机数字表的方法随机分为假手术组（SO 组）、对照组（IR 组）、川芎嗪组（川芎嗪注射液 6ml/kg，20mg/100ml，腹腔注射，TMP 组）和低分子右旋糖酐组（以下简称为低右组），每组 28 只，然后再将每大组的动物再次进行统一编号后，用查随机数字表的方法随机分为 2 小时组、4 小时组、6 小时组、8 小时组。造成大鼠右侧腹部以腹壁浅血管束为蒂的岛状皮瓣、缺血再灌注损伤的模型（75% 酒精消毒于右下腹形成一以腹壁浅血管束为蒂的岛状皮瓣，大小约为 3cm×4cm。沿设计的标记线切开皮瓣边缘皮肤、皮下组织、肉膜层，在肉膜下层锐性剥离，充分游离腹壁浅动脉发出点周围的股动脉，结扎发出点远端的股动脉，于发出点近端用微血管夹夹闭股动脉。在手术显微镜下确认股动脉和腹壁浅动脉被完全阻断，分别阻断血管蒂部 2、4、6、8 小时，而 2、4、6、8 小时后分别松开血管夹各再灌注 1 小时。为减少手术操作带来的误差，所有手术由 1 人完成），各组分别取皮瓣最远端的组织行 HE 染色后，行光镜观察组织水肿、炎细胞浸润及毛细血管瘀血等情况。结果：通过组织形态学的观察，结果显示：IR 组中 8 小时，组织水肿明显，尤其以皮下疏松结缔层表现得更为明显，在其毛细血管周围多见炎性粒细胞浸润，且血管周围可见明显漏出性出血。川芎嗪组和低右组中6、8小时的组织水肿程度、组织结构排列紊乱及炎性细胞浸润等情况，均明显轻于 IR 组中6、8小时组。结论：川芎嗪能显著减轻缺血再灌注损伤皮瓣中组织形态学的病理改变，对皮瓣缺血再灌注损伤具有一定的保护作用。

二十、对糖尿病的保护作用

1. 川芎嗪对糖尿病大鼠骨质疏松的保护作用

SD 大鼠随机分为正常对照组、糖尿病（DM）模型组和治疗组。一次性腹腔注射链脲佐菌素 60mg/kg 诱发糖尿病。HE 染色观察股骨头结构变化；VanGieson 氏染色法观察骨胶原纤维；紫外分光光度法测定醛糖还原酶（AR）、骨羟脯氨酸（B-HYP）和甲状旁腺激素（PTH）的含量。结果：DM 模型组大鼠 AR 和 PTH 含量显著增高，B-HYP 含量显著降低，胶原纤维减少，川芎嗪可逆转上述改变。结果表明，川芎嗪对糖尿病大鼠骨质疏松有一定的治疗作用。

2. 川芎嗪对糖尿病大鼠肾脏 VEGF 表达的影响

大鼠高脂高糖饲料（普通饲料/白糖/猪油/鸡蛋＝70/9/12/9）喂养，自由进食、进水。6周后，禁食不禁水 12 小时，采用 1% STZ（临用前用 0.1mol/L，pH＝4.2 枸橼酸缓冲液配置，现配现用）按 40mg/kg 体重一次性腹腔注射，72 小时后连续 3 天尾静脉采血检测空腹血糖（FBG）。选择 FBG≥16.65mmol/L 且尿量大于对照组的 50% 者进行实验。将造模成功大鼠随机分为模型组、TMP 80mg/kg 组、TMP 160mg/kg 组、卡托普利 25mg/kg 组，每组 6 只。观察川芎嗪对糖尿病大鼠空腹血糖（FBG）、糖化血红蛋白（HbAlc）及尿蛋白/尿肌酐比值（Upro/Ucr）的影响；免疫组织化学检测肾脏 VEGF 蛋白的表达；RT-PCR 检测 VEGFmRNA 的表达。结果：TMP 160mg/kg 可降低 DM 大鼠尿蛋白/尿肌酐比值（Upro/Ucr），降低 DM 大鼠肾脏 VEGF 蛋白及 VEGFmRNA 的表达。结论：TMP 对 DM 大鼠肾脏具有保护作用，其机制可能与抑制 DM 大鼠肾组织 VEGF 蛋白以及 VEGFmRNA 的表达有关。

3. 川芎嗪对糖尿病大鼠心肌细胞内钙浓度的影响

将 SD 大鼠随机取 8 只作为正常组，其余为造模组。大鼠普通饲料喂养 1 周后，禁食 12 小时，造模组按 55mg/kg 剂量腹腔内注射链脲佐菌素（STZ）（溶于 0.1mmol/L 柠檬酸缓冲液，pH4.5），正常组腹腔内注射等体积柠檬酸缓冲液。造模 1 周后，尾缘静脉采血，随机空腹血糖>16.8mmol/L，确认为糖尿病模型。选取造模成功大鼠 24 只，随机分为模型组、川芎嗪低剂量组（40mg/kg）和川芎嗪高剂量组（80mg/kg），每组各 8 只，连续腹腔注射 8 周。大鼠断头放血后，迅速取出心脏，放置冰水混合的无钙台氏液修饰心脏多余组织（提前氧饱和），固定在 Langendorff 灌流装置上，用无钙台氏液（37℃，95% O_2＋5% CO_2 混合气饱和）灌流，5~10 分钟后转换成用含胶原酶Ⅰ（0.5g/L）和牛血清白蛋白（1g/L）的无钙台氏液灌流，流速 7~9ml/min，灌流 20~30 分钟将心室肌剪下，放入高钾溶液中吹打使细胞脱落，并于 4℃ 保存于高钾溶液里，7 小时后进行实验。运用 TILLVISION 钙离子荧光成像及分析系统，观察不同组间单个心肌细胞内游离钙离子的浓度变化。结果：糖尿病性心肌病时心肌细胞内钙离子水平显著升高，盐酸川芎嗪注射液可显著降低异常心肌细胞内游离钙离子浓度。结论：川芎嗪对糖尿病性心肌病的保护作用可能是通过抑制钙离子内流和肌浆网的内钙释放，来避免心肌细胞内钙超载，从而维持细胞内钙离子水平，达到保护心肌的作用。

4. 川芎嗪对糖尿病肾病大鼠肾间质结缔组织因子及骨桥蛋白表达的影响

将80只大鼠腹腔注戊巴比妥钠麻醉后，常规消毒，从距右脊肋骨1.5cm处斜向外方切口，于腹膜外暴露肾脏并剥离肾脏周围的脂肪组织，行右侧肾脏切除术。整个手术过程遵循无菌操作原则。术后7周，将其随机分为7组：正常手术组和糖尿病模型组。糖尿病模型组于禁食后12小时一次性腹腔注射STZ（60mg/kg），72小时后，尾静脉采血，空腹血糖浓度>16.7mmol/L，尿糖阳性，确定为造模成功。大鼠随机分为5组，分别为模型组、空白对照组、贝那普利组（1.7mg/kg）、川芎嗪高（150mg/kg）、低剂量（50mg/kg），给药12周。实验第4、8、12周，测定24小时尿蛋白定量；治疗12周后，定时定量反转录聚合酶链反应（RT-PCR）法测肾小管间质OPNmRNA表达；免疫组化法检测肾小管间质CTGF表达。结果与正常组比较，模型组大鼠24小时尿蛋白定量明显升高，肾组织CTGF、OPN表达明显增加。川芎嗪高剂量组大鼠24小时尿蛋白定量明显降低，肾小管间质组织CTGF、OPN表达减少，与模型组比较均有显著性差异。结论：川芎嗪能减少DN大鼠尿蛋白，下调肾小管间质组织OPN、CTGF表达水平，减轻DN肾小管间质病变。

5. 川芎嗪对糖尿病肾病大鼠肾间质巨噬细胞浸润及单核细胞趋化蛋白-1与细胞间黏附分子-1mRNA表达的影响

采用单侧肾切除链脲佐菌素（STZ）诱导糖尿病肾病大鼠动物模型。成模后随机分为5组，每组12只，分别为模型组、空白对照组、贝那普利（Lotensin）组、川芎嗪高、低剂量组。除空白组和模型组外，其余各组按组别，每只分别予贝那普利1.7mg/（kg·d）、川芎嗪150、50mg/（kg·d）灌胃，共12周。实验第4周、第8周和第12周，测定24小时尿蛋白定量；治疗12周后，免疫组化检测肾间质巨噬细胞（ED-1）表达，RT-PCR方法测定肾间质MCP-1、ICAM-1mRNA表达。结果与空白对照组比较，模型组大鼠24小时尿蛋白定量明显升高，肾小管间质中ED-1明显增加，肾间质MCP-1、ICAM-1mRNA表达明显上升。川芎嗪高剂量组大鼠24小时尿蛋白定量明显降低，肾小管间质组织ED-1表达减少，MCP-1、ICAM-1mRNA表达明显下调，与模型组比较均有显著性差异。结论：川芎嗪能减轻DN大鼠肾小管间质巨噬细胞浸润，其机制可能与减少MCP-1、ICAM-1表达有关。

6. 川芎嗪对糖尿病肾病大鼠肾小管质病变及转化生长因子-β1的影响

SD大鼠单侧肾切除链脲佐菌素（STZ）诱导糖尿病肾病动物模型。大鼠随机分为5组，每组12只，分别为模型组、正常手术组、贝那普利（Lotensin）组、川芎嗪高、低剂量组。除空白组和模型组外，其余各组按组别分别予贝那普利1.7mg/（kg·d）、川芎嗪150、50mg/（kg·d）灌胃，共12周。实验第4周、第8周和第12周，测定尿微量蛋白排泄（UAER）；治疗12周，测定各组大鼠血清FPG，BUN，Scr，免疫组化检测肾小管间质TGF-β1表达。结果模型组大鼠UAER进行性升高，FPG，BUN，Scr明显升高，肾小管间质TGF-β1表达明显增加。川芎嗪高剂量组大鼠UAER明显降低，FPG，BUN，Scr下降，肾小管间质TGF-β1表达明显减少，与模型组比较均有显著性差异。结论川芎嗪能下调DN大鼠肾小管间质TGF-β1表达，缓解肾小管间质损害，从而达到对DN肾功能的保护作用。

7. 川芎嗪对糖尿病鼠醛糖还原酶活性及视网膜细胞凋亡影响

雄性Wistar大鼠40只，随机平均分为4组，正常对照组、糖尿病组、糖尿病依帕司他［10mg/（kg·d）］治疗组、糖尿病川芎嗪［100mg/（kg·d）］治疗组，腹腔注射链脲佐菌素

(65mg/kg)诱发糖尿病。16周后，处死大鼠，分离晶体，测定组织 AR 活性，观察视网膜 Bcl-2、Bax 的表达。结果：与正常对照组相比，糖尿病组 AR 活性明显升高，依帕司他治疗组、川芎嗪治疗组 AR 活性较糖尿病组明显降低，而血糖无明显变化。糖尿病组视网膜 Bcl-2、Bax 蛋白表达明显增加，依帕司他治疗组、川芎嗪治疗组的 Bcl-2、Bax 蛋白表达较糖尿病组明显减少。结论：AR 过度激活通过促进 Bcl-2、Bax 蛋白的表达诱导细胞凋亡，而参与 DR 的发生与发展。ARts 通过抑制醛糖还原酶活性，调节 Bax、Bcl-2 的表达抑制细胞凋亡，延缓 DR 的发展。

8. 川芎嗪对早期糖尿病大鼠胸主动脉 BKCa 通道的影响

用链脲佐菌素大剂量单次腹腔注射法(55mg/kg)造成大鼠糖尿病模型，大鼠随机分为 4 组：正常组、糖尿病模型组、川芎嗪低剂量组和川芎嗪高剂量组。采用腹腔注射给药，正常组和模型组腹腔给予射注射用水，川芎嗪低、高剂量组分别按 40、80mg/kg 给药，用药 8 周后，处死大鼠。酶分离法获取单个胸主动脉平滑肌细胞，单通道膜片钳技术记录 BKCa 电流，计算平均通道开放概率。结果：糖尿病模型组、川芎嗪低、高剂量组的 BKCa 通道平均开放概率分别是(0.20±0.12)、(0.31±0.24)、(0.40±0.19) 高于正常组(0.09±0.02)，川芎嗪组高于模型组，川芎嗪高剂量组高于低剂量组。结论：糖尿病早期胸主动脉的 BKCa 通道会代偿性的增加开放概率；川芎嗪可提高早期糖尿病大鼠胸主动脉 BKCa 通道的活性，增加其平均开放概率，可能是其治疗糖尿病血管病变的机制之一。

二十一、对烧伤的保护作用

1. 川芎嗪对烧伤大鼠心肌损伤保护作用的实验研究

采用 30% 体表面积Ⅲ度烫伤大鼠型，64 只 Wistar 大鼠随机分为烧伤组和川芎嗪组。另取 8 只大鼠作为伤前对照。于致伤前及伤后 3、6、12 和 24 小时检测血清心肌钙蛋白 T(cTnT)、心肌组织超氧化物歧化酶(SOD)含量变化；Western Blot 检测心肌组织热休克蛋白 70(HSP70)的表达。结果：大鼠严重烧伤后 3 小时和 12 小时心肌组织中 HSP70 蛋白的表达显著升高，血清 cTnT 含量显著升高，心肌组织中 SOD 活性显著降低。与烧伤组相比，川芎嗪组心肌组织中 HSP70 蛋白的表达明显升高，血清 cTnT 含量显著降低，而心肌组织中 SOD 活性显著升高。结论：川芎嗪对大鼠严重烧伤后早期心肌损伤具有一定的保护作用，其保机制可能与 HSP70 诱导表达增强有关。

2. 川芎嗪对烧伤大鼠心肌线粒体成分和酶活性保护作用研究

实验分对照组、30% Ⅲ度烫伤组(烧伤组)和川芎嗪治疗组(伤后即刻腹腔注射川芎嗪注射液，20mg/kg 体重)。后 2 组均于伤后 1、3、6、12、24 和 48 小时检测心肌线粒体琥珀酸脱氢酶(SDH)、细胞色素氧化酶(CCO)、SOD、Ca^{2+}-ATP 酶活性，细胞色素 C(CytC)、细胞色素 aa3(Cytaa3)、MDA 的含量及胞浆和线粒体中 Ca^{2+} 浓度。对照组为 37℃假烫伤，1 小时后检测上述各项指标。结果烧伤组大鼠伤后心肌线粒体 SDH、CCO、SOD、Ca^{2+}-ATP 酶活性有不同程度下降，尤以 CCO、SOD 为显著；川芎嗪对上述酶活性下降有较好拮抗作用。伤后心肌线粒体 CytC、Cytaa3 含量显著降低，川芎嗪治疗后有明显升高；烧伤心肌组线粒体中 Ca^{2+} 浓度显著升高，川芎嗪对 Ca^{2+} 升高有较好拮抗作用。结论：川芎嗪对烧伤后心肌线粒体成分破坏和酶活性改变有较好的拮抗作用。

3. 川芎嗪对烧伤延迟复苏大鼠血管通透性的调控效应

取 36 只成年健康 SD 大鼠，质量 200～220g，随机数字表示法分为假烫组、烫伤组、治疗组，每组 12 只。烫伤组大鼠采用恒温水烫仪以 100℃ 水烫背部 13 秒，造成大鼠 30% 总体表面积Ⅲ度烧伤。假烫组大鼠以 38℃ 水模拟烫伤过程；治疗组伤后半小时腹腔注射川芎嗪（80mg/kg）；烫伤组及治疗组均于伤后 6 小时腹腔注射乳酸林格液进行延迟复苏。各组半数大鼠于伤后 24 小时行腹主静脉取血处死，保留静脉血，留取肺脏、心脏及肾脏标本检测含水量；另半数大鼠于处死前 1 小时颈外静脉注入 1% 伊文思蓝，留取肺脏、心脏及肾脏标本检测脏器血管通透性。采用酶联免疫吸附法分别测定伤后 24 小时后血浆中肿瘤坏死因子 α、白细胞介素 1β、白细胞介素 10 的浓度水平。结果：纳入大鼠 36 只，均进入结果分析。烫伤后 24 小时，烫伤组大鼠的肺脏、心脏及肾脏的含水量高于假烫组及治疗组［烫伤组（82.24±2.15）%、（79.69±2.36）%、（79.31±1.65）%、假烫组（76.35±1.88）%、（74.16±1.59）%、（73.29±2.38）%、治疗组（79.71±1.94）%、（76.51±1.82）%、（75.82±1.69）%］；假烫组与治疗组大鼠的肺脏、心脏及肾脏组织含水量差异均有显著性意义［（76.35±1.88）%、（74.16±1.59）%、（73.29±2.38）%、（79.71±1.94）%、（76.51±1.82）%、（75.82±1.69）%］。烫伤组大鼠脏器的血管通透性显著高于假烫组及治疗组［烫伤组（437.19±39.23）、（313.69±46.54）、（346.51±32.27）mg/L，假烫组（49.46±10.16）、（62.86±19.38）、（59.14±23.24）mg/L，治疗组（293.18±18.96）、（185.72±25.49）、（201.38±21.98）mg/L］。烫伤组大鼠血清中肿瘤坏死因子α、白细胞介素 1β、白细胞介素 10 的浓度与假烫组差异非常显著［（612.30±75.03）、（208.45±49.04）、（221.39±33.14）ng/L，（32.68±9.33）、（15.87±7.46）、（6.99±2.84）ng/L］；治疗组大鼠的三者浓度与假烫组及烫伤组相比，差异也均有显著性意义［（298.23±25.78）、（113.77±26.56）、（111.84±29.57）ng/L，（32.68±9.33）、（15.87±7.46）、（6.99±2.84）ng/L，（612.30±75.03）、（208.45±49.04）、（221.39±33.14）ng/L］。结论：大鼠严重烧伤后，早期使用川芎嗪，可降低各脏器的血管通透性，其机制考虑与下调肿瘤坏死因子α、白细胞介素 1β 及白细胞介素 10 在血浆中的总体水平有关。

4. 川芎嗪对严重烧伤大鼠心肌细胞凋亡的影响

选健康 Wistar 大鼠 50 只，随机分为 5 组，对照组、烧伤组（即 B 组，造成 30% TBSA Ⅲ度烧伤）、烧伤+TMP 组（B+TMP 组，烫伤后即刻腹腔注射 TMP，20mg/kg）、烧伤+SB202190 组（B+SB 组，烫伤后立即注射 SB202190，10mg/kg）及烧伤+TMP+SB202190 组（B+TMP+SB 组）。放射免疫法测定 TNFα 含量，末端标记（TUNEL）法检测凋亡细胞、RT-PCR，免疫组化分析心肌 Fas、caspase-8、Bcl-2 和 Bax 基因表达，荧光分析法测定 Caspase-3 活性。结果：与对照组比较，B 组大鼠心肌细胞凋亡指数（17.46±2.45），心肌中 TNFα 含量，Fas、caspase-8 和 Bax 蛋白水平及 caspase-3 活性均显著性升高，但 Bcl-2 蛋白表达显著低于对照组（P<0.01）。B+TMP 组大鼠心肌 TNFα 含量、心肌细胞凋亡指数（4.15±0.41），心肌 Fas、caspase-8 和 Bax 表达水平及 caspase-3 活性均显著性低于 B 组，而 Bcl-2 蛋白表达水平则显著高于 B 组。结论：TMP 对烧伤后心肌细胞凋亡有较好的抑制作用，其机制可能是 TMP 通过降低 TNFα 的生成及调节凋亡相关基因的表达。

5. 川芎嗪对严重烫伤大鼠肝组织脂质过氧化的影响

采用大鼠 40% 体表面积（TBSA）Ⅲ度烫伤模型，通过检测大鼠严重烫伤后肝组织内丙二醛（MDA）、谷胱甘肽过氧化物酶（GSH-PX）和超氧化物歧化酶（SOD）的改变，观察川芎嗪对烫伤大鼠的保护作用。结果：40% TBSA Ⅲ度烫伤后大鼠肝组织内 MDA 显著升高，GSH-PX 和 SOD 活力显著降低，川芎嗪治疗组大鼠肝组织内 MDA 含量显著降低，GSH-PX 和

SOD 活力显著升高，与单烫伤组比较各指标均有显著性差异。结论：烫伤后肝组织内脂质过氧化增强，抗氧化能力减弱，川芎嗪具有较强的抗氧化、抗自由基损伤的保护作用。

二十二、其他作用

据报道川芎嗪具有利尿作用。用电磁流量计和输尿管集尿法同步观察川芎嗪对家兔肾血流量的影响及其利尿作用，结果表明川芎嗪 5、10mg/kg 能显著增加兔的肾血流量，且作用与药物剂量呈依赖关系。1、5、10mg/kg 静注后均有明显利尿作用。

黄氏在川芎嗪对隐睾固定术大鼠生精细胞影响的实验研究中发现，川芎嗪抑制了生精细胞凋亡，促进了隐睾丸生精功能的改善，为临床上隐睾的治疗提供新的思路。

孙氏等在川芎嗪对顺铂耳毒性保护作用的实验研究中发现，川芎嗪能够保护顺铂所致的耳蜗损伤。其具体机制可能与以下几个方面有关：川芎嗪能改善顺铂中毒耳蜗血管纹的微循环状况，减轻 CDDP 对血管纹的损伤；使听神经正常活动所需的内耳内环境能保持相对恒定。川芎嗪还能有效清除自由基，减轻自由基对耳蜗内生物膜的脂质过氧化损伤，使耳蜗内毛细胞膜以及细胞内线粒体膜和溶酶体膜免遭破坏，保护了 SDH 活性，使毛细胞代谢功能和形态基本正常。川芎嗪可以通过对抗毛细胞的凋亡保护耳蜗毛细胞的形态及功能。

郑氏等采用盲肠刮擦及切除右侧壁腹膜和腹膜下一层肌肉的方法制作 S-D 大鼠腹膜粘连模型(采用腹腔内注射戊巴比妥钠麻醉 40mg/kg 体重，取腹部正中切口长约 4.0cm，切开皮肤、白线和腹膜后，进入腹腔，找到盲肠并提出腹腔，于盲肠对系膜缘用刀刃刮擦肠壁浆膜层至渗血为止，创面面积约为 1.0cm×2.0cm 大小，右腹壁在距切口约 1.0cm 处，切除壁腹膜及腹膜下一层肌肉，创伤面积同样约为 1.0cm×2.0cm 大小，将两创面暴露于腹腔外干燥 10 分钟后，将盲肠送还腹腔内并将两创面置于相对的位置，关腹前用抽签的方法随机分组)；关腹前注射川芎嗪注射液(约为 50mg/kg)和生理盐水；术后 7 天行二次开腹手术，取粘连组织，光镜下观察粘连组织病理变化。链霉亲和素免疫组化法(SABC 法)检测粘连组织中 TNF-α 蛋白的表达量。放免法检测血液中 TNF-α 的浓度。结果：川芎嗪组粘连面积明显减少，川芎嗪组粘连评分结果(2.10±0.99)明显低于模型组(3.80±0.42)和生理盐水组(3.60±0.70)，模型组和生理盐水组的 TNF-α 呈较一致的阳性反应，川芎嗪组的 TNF-α 呈现较弱阳性的反应或不表达，其染色强度评分(0.08±0.14)明显低于模型组(1.39±0.61)和生理盐水组(1.32±0.55)。血液中的 TNF-α 浓度值在模型组(2.24±0.47)、生理盐水组(2.58±0.38)和川芎嗪组(2.51±0.42)三组之间差异无显著性。结论：川芎嗪通过抑制粘连组织中 TNF-α 的表达来减低大鼠腹膜粘连的程度，但对血液中的 TNF-α 含量无影响。

魏氏把 16 只大鼠分成川芎嗪组和对照组(n=8)，按常规方法制备大鼠活体肠系膜标本，以(37±1)°C K-H 灌流液滴流维持标本环境恒定。取川芎嗪注射液，分别按 10^{-1}、10^{-2}、10^{-3} mg/ml 浓度进行稀释，然后实验组大鼠从低浓度向高浓度依次在肠系膜上滴加川芎嗪配制液 40μl。对照组用等量生理盐水替代川芎嗪液。通过微循环显微电视观察回肠下段肠系膜淋巴管(ML)，录像机录像分析，测量 ML 最大舒张口径、最大收缩口径和静态口径。录像机记录分析 ML 自主收缩频率，回放录像，每只记录 4 次收缩周期时相的平均值。计算 ML 收缩活性指数 Index-Ⅰ(b2-c2)/b2，总收缩活性指数 Index-Ⅱ(b2c2)a2/b2，淋巴动力学指数 L. D-Index=(b-c)100 a/d2(a 自主收缩频率，b 最大舒张口径，c 最大收缩口径，d 静态口径)。结果：低剂量川芎嗪具有扩张肠系膜淋巴管口径、延长淋巴管舒张期时间、提高收缩性指数及增加肠淋巴流量的作用，各值显著高于给药前和对照组水平；之后随着川芎嗪剂量的间、提高收缩性指数及增加肠淋巴流量的作用，各值显著高于给药前和对照组水平；之后随着川芎嗪剂量的增加，以上调节作用反而逐渐消失。川芎嗪还可降低淋巴液黏度，与给药组及对照组比较有显著性差异。结论：川芎嗪对淋巴循环具有调节作用，其作用强度与剂量有关。

第三节 川芎挥发油的药理作用

川芎约含挥发油 1%，主要包含藁本内酯、3-丁叉苯酞、香桧烯等四十多个成分。

一、对心脑血管系统的作用

川芎挥发油中多种苯酞类化合物被证明是川芎中对心脑血管起作用的主要成分。研究发现川芎挥发油可使微循环解痉，增加毛细血管开放数目，加快血流速度，使聚集的红细胞解聚，其中红细胞解聚作用尤为显著，这与川芎活血化瘀作用机理一致；挥发油中的藁本内酯分解后，除微静脉外，药理作用明显下降甚至消失，这表明尽管藁本内酯的分解产物或川芎挥发油的某些其他成分可能仍有一定的药理活性，但其作用远不如藁本内酯强。

芎挥发油对小鼠脑缺血再灌注损伤的保护作用

阮氏取 36 只小鼠，随机分为 6 组：挥发油低剂量组（H1 组）、挥发油高剂量组（H2 组）、川芎嗪低剂量组（C1 组）、川芎嗪高剂量组（C2 组）、生理盐水对照组（CK 组）、假手术组（AO 组），雌雄各半。H1、H2 组分别给予 3、6μl 挥发油与 5ml/kg 体积的生理盐水灌服，C1、C2 组分别给予 0.5g/kg、1g/kg 川芎嗪与 5ml/kg 体积的生理盐水灌服，1 次/天，连续 7 天；CK 组、AO 组灌服同体积的生理盐水。末次给药 1 小时后，各组动物除 AO 组外，均复制脑缺血再灌注模型。腹腔注射麻醉动物，颈部正中切口，用动脉夹夹闭双侧颈总动脉 30 分钟，放开动脉夹恢复脑供血，再灌注 60 分钟后快速断头开颅取脑，于 -4℃ 生理盐水中洗净，用吸水纸吸干后投入液氮速冻，-75℃ 冰箱保存待测，测 SOD 活性、LDH 活性、MDA 含量。结果：川芎嗪 0.5g/kg 灌服，可显著提高脑组织 LDH 活性；川芎嗪 0.5、1g/kg，川芎挥发油 3、6μl 灌服，可明显降低 MDA 含量；川芎嗪 0.5、1g/kg、挥发油 3μl 可显著提高 SOD 活性；所有用药组都显著降低 MDA/SOD 比值。所以挥发油能够降低脑组织 MDA 含量和提高 SOD 活性，降低 MDA/SOD 的比值。从而改善自由基与清除自由基酶之间的平衡，抑制自由基的损伤及其引起的脂质过氧化反应，对脑组织起保护作用。川芎挥发油、川芎嗪对小鼠脑缺血再灌注损伤有一定程度的保护作用。

二、镇静作用

川芎挥发油能作用于中枢神经系统，具有镇静作用。川芎挥发油少量时对动物大脑活动具有抑制作用，而对延脑呼吸中枢、血管运动中枢及脊髓反射中枢具有兴奋作用，结果一方面使动物安静、自发活动减少；另一方面呈现血压升高、呼吸增大、反射亢进。若使用大剂量，对大脑和脑干的抑制加深，以致延脑各中枢和脊髓反射机能也受抑制，因而血压下降、呼吸困难、运动麻痹、终至虚脱。川芎挥发油也可对抗咖啡因引起的兴奋。

三、镇痛作用

以热板法观察到小鼠经口服或腹腔注射给予川芎挥发油后，均能使痛阈提高。二者比较，口服起效慢，但痛阈提高的幅度大且持久。

四、解痉作用

川芎挥发油中的内酯类化合物具有平滑肌解痉作用，并可解除乙酰胆碱、组织胺引起的气管平滑肌痉挛，阻止免疫复合物的形成，对炎症有限制作用，对中性粒细胞释放溶酶体功能及趋化性有明显抑制作用，用于哮喘持续状态疗效显著。

五、改善微循环、抑制血小板聚集的作用

川芎挥发油可使微血管解痉，增加毛细血管开放数目，加快血流速度，使聚集的红细胞解聚，其中红细胞解聚作用尤为显著。川芎挥发油可剂量依赖的抑制 ADP 诱导的兔体外血小板聚集，但弱于川芎口服液。

六、防治急性肾衰竭

川芎挥发油能增加肾血流量，保护肾小管重吸收钠，增加肾髓质前列腺素含量，保护肾组织结构完整，因此对急性肾衰竭有防治作用。

七、促透皮吸收作用

川芎挥发油可明显促进苯甲酸自皮肤的透入吸收。

八、解热作用

李氏等研究还发现川芎地上部分藁芜挥发油对啤酒酵母发热模型有较强的解热作用。杨氏采用家兔内毒素发热模型，腹腔注射川芎挥发油（水蒸气蒸馏法制备），结果发现，川芎挥发油解热作用可能是引起下丘脑组织中 5-HT 含量变化，使 5-HT 和 NE 量上的对比关系发生了变化，导致体温调定点的下降而发挥解热作用。

川芎挥发油对下丘脑 PGE2，COX-2 含量的影响：采用皮下注射 20% 啤酒酵 10ml/kg 造大鼠发热模型，腹腔注射给以高（0.68%，0.034ml/kg）、中（0.23%，0.011ml/kg）、低（0.11%，0.006ml/kg）三个剂 CH，观察大鼠直肠温度变化，以放射免疫法测定大鼠下丘脑前列腺素 E_2（PGE_2）和环磷酸腺苷（cAMP）含量，下丘脑组织环氧化酶-2（COX-2）蛋白及 mRNA 表达的影响。结果显示模型组大鼠肛温和下丘脑组织 PGE_2 含量明显高于正常组，CH 高剂量组在给药 1 小时、中剂量组在给药两小时即出现明显的解热作用，解热作用均持续至给药 3 小时以上，且在发挥解热作用的同时大鼠下丘脑组织中 PGE_2 含量均明显降低；模型组大鼠下丘脑 COX-2 蛋白和 mRNA 表达均高于正常对照组；模型组大鼠肛温和下丘脑组织 cAMP 含量明显高于正常对照组。川芎挥发油高、中剂量组 COX-2 蛋白和 mRNA 表达及 cAMP 低于模型组，低剂量组与模型组相比无明显差异。川芎挥发油解热机理之一可能是抑制大鼠下丘脑 COX-2 的表达从而减少 PGE_2 的产生使中枢体温调定点下调达解热效应。

九、其他作用

川芎挥发油中的主要成分藁本内酯具有解痉、止咳平喘、调经止痛等药理作用。

第四节　阿魏酸的药理作用

阿魏酸具有抗血小板凝集和抗血栓形成；清除亚硝酸盐、氧自由基、过氧化亚硝基；抗菌消炎；抗肿瘤；抗突变；增加免疫功能；增强人体精子活力和运动性等作用。

一、抗氧化、清除自由基以及细胞保护作用

阿魏酸具有很强的抗氧化活性，对过氧化氢、超氧自由基、羟自由基、过氧化亚硝基都有强烈的清除作用。阿魏酸不仅能清除自由基，而且能调节人体生理机能，抑制产生自由基的酶，促进清除自由基的酶的产生，如 Kayahara 等和 Kawabatta 等报道，阿魏酸能大大增加谷胱甘肽转硫酶和醌还原酶的活性，抑制酪氨酸酶活性。实验研究还发现，阿魏酸能保护体内产生的过氧化物，特别是羟自由基、一氧化碳造成的细胞损伤。廖氏等建立甘油所致小鼠急性肾小管损伤模型，观察不同剂量阿魏酸钠对肾损伤小鼠肾功能指标、抗氧化指标和组织学影响。研究表明，阿魏酸钠对甘油致肾损伤有防治作用，其机制与增强肾脏抗氧化功能有关。

二、对中枢神经系统的作用

阿魏酸能对抗脑内 A beta 1-42 的毒性，而 A beta 1-42 被认为在阿尔茨海默症的发病机制中起重要作用，提示阿魏酸有治疗阿尔茨海默症的开发前景。阿魏酸在逃避抑制实验中的表现甚至较吡拉西坦强，但作用机制与吡拉西坦和他克林不同，可能与记忆过程，增强胆碱能活性，增强大脑血液循环有关。

三、对血液及心血管系统的作用

阿魏酸钠能明显抑制血小板聚集、抑制羟色胺、血栓素（TXA_2）样物质的释放，选择性抑制 TXA_2 合成酶活性，使前列环素 PGI_2/TXA_2 比率升高。其抑制血栓素的机制可能为：一是选择性抑制血栓素合成酶；二是拮抗血栓素的作用；三是通过抑制磷脂酶A_2（PLA_2）阻止花生四烯酸游离，从而阻止 TXA_2 的生成。另外，阿魏酸用于自发性高血压大鼠的短期和长期研究表明，阿魏酸有明显的降压作用；当给麻痹的自发性高血压大鼠静脉注射阿魏酸，其降低颈动脉压的效果与剂量呈依赖关系；另外，用 NO 合酶抑制剂 L-NAME 3mg/kg 预处理自发性高血压大鼠后，静注阿魏酸 1mg/kg，阿魏酸的降压作用减弱，提示阿魏酸的降压效果可能与 NO 介导的血管舒张有关。

阿魏酸钠（SF）对犬冠状动脉的舒张作用

陈氏以犬冠脉为标本，用去甲肾上腺素（NE）和氯化钾（KCl）刺激标本收缩，研究阿魏酸钠对 NE 和 KCl 致动脉收缩量效曲线的影响并测定 pD2′ 以考察其对电压依赖性和受体操纵性钙通道的影响；制作 SF 对 NE 和 KCl 致动脉收缩的抑制作用量效曲线以测定其 IC_{50}，

进一步判断 SF 阻滞钙通道的作用强度；观察 SF 对 NE 致动脉收缩两种组分的影响，考察其对受体操纵性外钙内流和内钙释放的影响。结果显示 SF 使 NE 和 KCl 收缩冠脉的量效曲线非平行右移，其非竞争性阻断 NE 和 KCl 的 pD2′分别为 3.65±0.22 和 3.58±0.10。SF 剂量依赖性地抑制 NE 和 KCl 引起的冠脉收缩，IC50 分别为 $1.04 \pm 0.68 \times 10^{-4}$ 和 $1.53 \pm 0.34 \times 10^{-4}$ M。SF 剂量依赖性地抑制 NE 依内、外源性钙收缩。SF 可抑制 NE 和 KCl 引起的冠脉收缩，机制涉及抑制平滑肌细胞电压依赖性钙通道和受体操纵钙通道介导的外钙内流和内钙释放，但作用不强。

四、抗癌抗突变作用

近年来，阿魏酸抗结肠癌的研究较多。Kawabata 等采用偶氮甲烷（AOM）诱导 F334 鼠产生结肠癌，发现饲喂含有 500mg/kg 阿魏酸的异常病灶隐窝数下降 27%。Kawabatta 等认为，阿魏酸的抗癌活性与其能激活解毒酶如谷胱甘肽转硫酶、醌还原酶的活性有关。

阿魏酸钠对小鼠 H22 肝癌生长的抑制作用及其机制研究

陈氏用昆明小鼠前腋下皮下接种 H22 小鼠肝癌细胞，腹腔注射阿魏酸钠，每 3 天测量 1 次肿瘤体积。用免疫组化法测定血管内皮生长因子及增殖细胞核抗原（PCNA）表达。噻唑蓝（MTT）法检测阿魏酸钠对 H22 肿瘤细胞及血管内皮细胞（ECV304）增殖影响，RT-PCR 法（将 RNA 反转录 RT 和 cDNA 聚合酸，链式扩增 PCR 相结合技术）测定肿瘤组织血管内皮生长因子 mRNA 转录，观察注射用阿魏酸钠对小鼠 H22 肝癌生长及血管生成抑制作用及其对血管内皮生长因子 mRNA 转录影响。结果表明，阿魏酸钠可显著抑制小鼠 H22 肿瘤生长及血管生成，且能抑制血管内皮生长因子的表达，但不能抑制血管内皮细胞及 H22 细胞增殖。阿魏酸钠对肿瘤组织血管内皮生长因子的表达抑制作用可能是其抗 H22 肿瘤及抗血管生成的一个重要机制。

五、对免疫系统的作用

高氏等报道阿魏酸可以明显增加小鼠脾脏和胸腺的重量，促进小鼠腹腔巨噬细胞的吞噬功能，提高小鼠碳粒廓清率，促进由绵羊红细胞致敏的小鼠血清溶血素的形成、小鼠抗体生成细胞的形成和 ConA 诱导的小鼠脾淋巴细胞的增殖，表明阿魏酸对非特异性免疫、体液免疫和细胞免疫功能均有较强的促进作用。张氏等研究发现阿魏酸可显著抑制致敏血小板所致的组胺释放率增加，而对肥大细胞自身的组胺释放率影响不大，提示阿魏酸主要通过抑制血小板激活参与抗过敏反应。进一步研究表明阿魏酸可显著抑制血小板以化学发光为标志的免疫性活化。血小板活化因子（PAF）可显著增强气道对组胺引起的收缩反应，诱发支气管高反应性和支气管收缩。给豚鼠静脉注射阿魏酸可显著抑制 PAF 诱发的气道高反应性嗜酸性白细胞向肺内募集的作用，其表明阿魏酸抗过敏反应的机制是多方面的。

六、对肾脏疾病、肝脏损伤模型的影响

喻氏等研究发现阿魏酸可降低庆大霉素损害的兔肾小管上皮细胞膜 MDA 含量，改善膜流动性和钙镁 ATP 酶活性。尹氏等将阿魏酸用于大鼠阿霉素肾病模型和阳离子化牛血清白蛋白诱导的大鼠原位性肾炎模型。结果显示，治疗组大鼠尿蛋白、血液生化指标、肾病理损害明显改善，血和肾皮质 MDA 含量明显降低，SOD 明显升高。黄氏等采用近端肾小管细

胞原代培养技术制作庆大霉素肾毒性模型，观察阿魏酸对庆大霉素肾毒性的影响，结果发现，庆大霉素组表现为细胞 ALT、过氧化氢酶活性下降，NAG 酶活性增加，细胞 DNA 合成下降，细胞内钙离子浓度升高，光镜发现近端肾小管细胞内有大量的空泡变性和溶酶体髓样体形成，阿魏酸能使上述异常指标明显改善，组织学损害也明显减轻。阿魏酸也能减轻乙醇、溴苯、对乙酰氨基酚、氢化泼尼松等所致的实验性肝损伤，使肝微粒体及线粒体恢复正常，肝脏 MDA 生成减少。阿魏酸还可减轻卡介苗脂多糖所致免疫性肝损伤，降低肝损伤小鼠血清 ALT 和谷胱甘肽还原酶(GSH-Re)活性，增加肝细胞胞浆中 GSH-Re 活性。吴氏等还发现阿魏酸可明显对抗乙醇所致肝脏过氧化脂质的升高，减轻 GSH 的耗竭及防止谷胱甘肽 S-转移酶(GST)和 GSH-PX 活性的降低，提示阿魏酸抗脂质过氧化作用与逆转 GSH 及相关酶活性的改变有关。在大鼠离体实验中观察到阿魏酸可明显抑制硫酸亚铁和维生素 C 系统诱导的脂质过氧化反应和线粒体膨胀作用，呈量效关系，并能缓解 MDA 对线粒体氧化磷酸化过程的解偶联反应，线粒体膜蛋白电泳图谱呈现 SF 有抑制 MDA 与膜蛋白交联作用，其表明阿魏酸减轻实验性肝损伤的机制与其抗脂质过氧化反应、稳定细胞膜、维持能量代谢有关。

第五节　川芎提取物的药理作用

一、川芎提取物的抑菌杀虫作用

川芎醇提物的制备：取干燥的川芎药材，用粉碎机打成粗粉。称取粗粉 100g，加入 75% 乙醇 1000ml 浸泡过夜，回流提取 1 小时，过滤，滤渣再次回流提取 2 次，合并 3 次滤液，减压蒸馏除去乙醇至 100ml(含生药量 1g/ml)，得到川芎醇提物，4℃冰箱保存备用。样品溶液的制备：川芎醇提物加无菌水按二倍稀释法稀释成 500、250、125、62.5、31.3、15.6mg/ml 6 个浓度梯度的样品溶液。

抑菌活性测定：滤纸片扩散法测定提取液对细菌抑制作用在牛肉膏蛋白胨培养基平板表面接种 100μl 菌悬液并涂布均匀，取已灭菌直径 6mm 并干燥的滤纸片，置于提取液 2 分钟，以溶剂作对照，再用无菌镊子夹取滤纸片贴于平板表面，并轻轻按压使充分接触，37℃恒温培养 24 小时后，测量滤纸片周围抑菌圈直径大小，确定抑菌效果。重复 3 次，取其平均值。结果显示：在浓度为 1g/ml 时对受试病原细菌大肠杆菌、沙门氏菌、青枯菌、白色葡萄球菌、金黄色葡萄球菌、肺炎双链菌均表现较强的抑制活性，其中以沙门菌对提取物最敏感，其次是青枯菌、金黄色葡萄球菌、白色葡萄球菌、大肠杆菌和肺炎双链球菌对提取物的敏感性相对较弱。

最低抑菌浓度(MIC)的测定：采用滤纸片扩散法测定各种细菌的最低抑菌浓度，以滤纸片周围刚出现抑菌圈的样品溶液浓度为最低抑菌浓度(MIC)，各浓度设 3 个重复，取最大值。结果显示：川芎提取物对大肠杆菌、沙门氏菌、青枯菌、白色葡萄球菌 4 种细菌的最低抑菌浓度(MIC)都为 62.5mg/ml，对金黄色葡萄糖菌和肺炎双链球菌的最低抑菌浓度(MIC)为 125mg/ml。

生长速率法研究提取液对真菌的抑制作用：将灭菌后的 PDA 培养基冷却至 50℃左右，

用移液枪吸取 1ml 样品溶液至灭菌培养皿中，倒入 9ml 培养基摇匀，制成薄厚均匀的平板，以等量蒸馏水代替药液作对照（CK）。用 4mm 打孔器取菌落边缘生长旺盛的菌种，用接种针将菌饼放置在含药液培养基上，菌丝面朝下，每皿 3 块，重复 3 次，置于 28℃ 培养箱中培养 72 小时，十字交叉法测量菌落直径，减去 4mm 菌饼直径作为菌落真实直径按下列公式计算抑菌率：抑菌率（%）=[（对照菌落直径−处理菌落直径）/对照菌落直径]×100%。川芎提取物对真菌的抑制结果表明，川芎提取物对柑橘青霉具有很好的抑制效果，抑菌效果随提取液浓度降低而减弱。当浓度为 500mg/ml 时，对柑橘青霉的抑菌率为 100%，浓度为 125mg/ml 时抑菌率达到了 70% 以上，即使浓度为 15.6mg/ml 时仍然有微弱的抑菌效果。

杀虫活性测定：蚜虫毒力试验采用药液浸虫法。将带有蚜虫的油菜柄采下，以毛笔仔细剔除不合要求的个体，浸入各浓度梯度样品溶液 5 秒后用滤纸吸除多余药液，然后置加盖保湿的培养皿中，在室内 20℃~25℃ 下每隔 24 小时记录活虫头数，连续观察 72 小时，每个浓度的处理重复 3 次，每个试样着虫 70 头左右，蒸馏水处理作对照（CK）。按照下列公式计算：死亡率（%）=[（总数−存活数）/总数]×100%，校正死亡率（%）=[（处理死亡率−对照死亡率）/（1−对照死亡率）]×100%。其对油菜蚜虫有明显的触杀活性，死亡率随处理浓度增高而显著增加。在施药 24 小时后，浓度为 62.5mg/ml 的提取液对蚜虫的触杀达到了半数校正死亡率，而浓度为 31.3mg/ml 和 15.6mg/ml 的药液也分别于 48 小时和 72 小时后达到半数校正死亡率。

二、川芎提取物对大鼠心肌缺血再灌注损伤的影响

川芎超临界萃取物参照文献制成，为棕黄色油状液体，每 1g 相当于生药 9.58g，以 0.5% CMC-Na 溶液配制成混悬液药液备用。将大鼠随机分为正常组、模型组、川芎小剂量组、川芎大剂量组各 10 只，川芎小剂量组和川芎大剂量组结扎左冠状动脉前降支前 30 分钟按 0.2g/kg 及 0.6g/kg 剂量予川芎提取物灌胃，模型组术前灌等量 0.5% CMC-Na，30 分钟后用 2% 戊巴比妥钠 120mg/kg 麻醉，仰卧位固定，于胸骨左缘第四、五肋间隙开胸暴露心脏，保持胸膜完整，接小动物呼吸机。继之用丝线距根部 0.2cm 处结扎左冠状动脉前降支形成急性心肌梗死模型。30 分钟后再通，关闭胸腔。正常组只灌等量 0.5% CMC-Na 但不手术造模。测定血清丙二醛（MDA）、血清肌酸激酶（CK）、一氧化氮（NO）、一氧化氮合酶（NOS）及超氧化物歧化酶（SOD）含量，处死大鼠取心脏组织经 TTC 染色测定梗死范围并称重左心室质量，记录心电图以评价川芎提取物对心肌缺血再灌注损伤的影响。结果：与模型组比较，川芎提取物组血清 CK 活性、MDA 含量明显降低，NO、NOS、SOD 含量增加，心肌缺血面积明显缩小，心电图中出现 ST 段异常抬高的导联数（NST）及 ST 段抬高≥2mV 的总和数（∑ST）和 Q 波出现的导联数（NQ）均显著减少。结论：川芎提取物对心肌缺血再灌注损伤有保护作用。

三、川芎提取物对大鼠血压及血流动力学的影响

川芎超临界萃取物，为棕黄色油状液体，每 1g 相当于生药 9.58g，以 0.5% CMC-Na 溶液配制成混悬液。取 SD 大鼠 50 只，雌雄兼用，按体重随机分 4 组：正常组：0.5% CMC-Na；维拉帕米组：30mg/kg；川芎小剂量组：0.2g/kg；川芎大剂量组：0.6g/kg。用乌拉坦 1g/kg 麻醉后，仰卧位固定于手术台，行一侧股部手术，分离股动脉，插入动脉导

管，记录动脉血压：收缩压（SBP）、舒张压（DBP）、平均动脉压（MAP）和脉压（PP）。同时，行颈部手术，分离右侧颈总动脉，插入动脉导管至左心室，记录血流动力学指标：心率（HR）、左室内压力峰值（LVSP）、左室舒张末期压（LVEDP）、左室内压力最大上升/下降速率（±LV dp/dtmax）。最后，剪开大鼠上腹部皮肤和皮下组织，打开腹腔，暴露十二指肠以备给药。手术完毕，稳定 20 分钟后，记录血压及血流动力学指标，经十二指肠给药，连续记录给药后 0.5、1、2 和 4 小时的各项指标。结果：川芎提取物可剂量依赖性地降低大鼠股动脉 SBP、DBP 及 MBP，单次给药效应持续至 4 小时以上，作用以 1~2 小时为最强。对血流动力学指标 HR、LVSP、LVEDP 和 ±LV dp/dtmax，川芎提取物没有明显影响。结论：川芎提取物对正常大鼠有明显的降压作用，但不影响心脏做功。

四、川芎提取物对链脲佐菌素诱导糖尿病模型大鼠血糖的影响

按照 50mg/kg 链脲佐菌素的标准制作注射液，给大鼠腹腔注射，破坏胰腺的 β 细胞，以此来诱发 2 型糖尿病。饲育 6 天，绝食 16 小时后，从尾静脉抽血进行血糖检查，血糖值在 240mg/dl 以上的大鼠选为实验动物。1 周性情稳定后，选择 250~300g 大鼠，5 只为一组，分别为：正常组（正常组）、链脲佐菌素糖尿病大鼠组（STZ 组）、链脲佐菌素糖尿病大鼠 50% EtOH 提取液组（STZ+50% EtOH 组）、链脲佐菌素糖尿病大鼠 100% EtOH 提取液组（STZ+100% EtOH 组）、链脲佐菌素糖尿病大鼠水提取液组（STZ+H_2O 组）。用 50% EtOH、100% EtOH、H_2O 三种溶液提取 3 周后，测定血糖、血清、胰岛素及降低血糖相关酶（葡萄糖激酶、葡萄糖-6-磷酸脱氢酶、6-磷酸葡萄糖脱氢酶、乙酰辅酶 A 羧化酶）的活性。结果：100% EtOH 的提取物降血糖效果最好，H_2O 提取物没有降血糖作用。葡萄糖激酶只有在 50% EtOH 提取物活性增加，100% EtOH 和 H_2O 提取物活性没有增加，葡萄糖-6-磷酸脱氢酶在所有的提取物中活性增加 2.6~3.6 倍，100% EtOH 的提取物活性增加最显著。6-磷酸葡萄糖脱氢酶在 50% EtOH 和 100% EtOH 大幅度增加 15.8 倍和 12.8 倍。结论：川芎提取物对链脲佐菌素诱导糖尿病大鼠有降血糖作用，提高糖代谢关联酶中葡萄糖-6-磷酸脱氢酶、6-磷酸葡萄糖脱氢酶和乙酰辅酶 A 羧化酶的活性是其作用机制之一。

五、川芎提取物对神经根型颈椎病模型大鼠根性疼痛的保护作用

川芎饮片加入 8 倍量水，不泡，冷凝回流水提 4 小时，收集挥发油备用；其煎液经过滤、减压浓缩至 100% 后，加入挥发油混匀，1:1 定容。神经根型颈椎病大鼠模型：椎管插线法，略作改进。C_7 椎板左侧开窗后，以根各长 8mm、直径 0.55mm 的尼龙渔线，分别沿脊髓纵轴放置在 $C_4~C_7$、$C_6~T_1$ 脊神经根腋下。40 只大鼠随机分为模型组、颈复康组、川芎高、中、低剂量组，每组 8 只。其中模型组灌胃生理盐水；颈复康组灌胃颈复康颗粒溶液 1g/(kg·d)；川芎高、中、低剂量组各灌胃给予 5.6、2.8、1.4g/(kg·d)（相当于体重 60kg 的成人每日 60、30、15g 的用量），分别相当于 FA 的含量为 252.2、126.1、63.05mg/(kg·d)。各组灌胃每日 1 次，连续 10 天，所有组别灌胃时均调整至相同容积。

六、川芎提取物对胰腺癌 HS766T 细胞体外黏附的影响

川芎提取物，传统水煎法过滤、蒸发、浓缩，校正其 pH 值成 7.4，制成实验原液，测定其渗透压为 312mOsm/L。采用细胞培养方法建立稳定传代的胰腺癌 HS766T 细胞系，体

外培养人脐带静脉内皮细胞。采用 CCK-8 法检测川芎提取物对 HS766T 细胞与层粘连蛋白及血管内皮细胞黏附作用的影响。结果：低浓度的川芎提取物（0.06g/ml）即可以抑制 HS766T 细胞的体外侵袭，抑制 HS766T 细胞同层粘连蛋白及血管内皮细胞的黏附作用。结论：川芎提取物对胰腺癌 HS766T 的侵袭和黏附行为有抑制作用。

七、川芎总黄酮对小鼠体外的抗氧化作用

用电子天平精确称取干燥至恒重的川芎样品 6.0g 若干份，用滤纸包裹置于索氏装置中，平底烧瓶加入提取溶剂，于恒温水浴锅中索式提取数小时。提取液过滤，滤液冷却至室温后，以相应提取溶剂定容。正交试验中，提取溶剂组成设 3 个水平（乙醇溶液中乙醇的体积分数为 70%、80%、90%），提取时间设 3 个水平（2、3、4 小时），液固比设 3 个水平（10ml：1g、15ml：1g、20ml：1g），提取温度设 3 个水平（70℃、80℃、90℃）。用电子天平精确称取干燥至恒重的川芎样品 6.0g 若干份，置于试剂瓶中，加入提取溶剂，另取 5 个相同的试剂瓶加入提取溶剂；6 个试剂瓶围成一个圆圈于微波炉中微波提取数分钟。提取后过滤，滤液冷却至室温后，以相应提取溶剂定容。正交试验中，提取功率设 3 个水平（350、440、530 周），提取溶剂组成设 3 个水平（乙醇溶液中乙醇的体积分数为 70%、80%、90%），提取时间设 3 个水平（10、15、20 分钟）、液固比设 3 个水平（10ml：1g、15ml：1g、20ml：1g）。川芎总黄酮化合物的提纯：采用聚酰胺层析。准确吸取 4ml 于装有 200mg 聚酰胺粉的小烧杯中，搅匀，然后转移至装有 400mg，聚酰胺粉的砂芯层析柱中（已用 70% 乙醇预处理），吸附10分钟，用乙醇的不同体积分数梯度逐级洗脱，以 70%、80%、90%、100% 的乙醇各 10ml 依次洗涤，收集各级洗涤液为 39.5ml，用 85% 的乙醇定容至 50ml，备测。

抗氧化研究采用总黄酮对血清抗活性氧能力的影响，对小鼠肝匀浆生成 MDA 的影响，对脂肪氧合酶活性的影响，总黄酮对 H_2O_2 诱导小鼠氧化溶血的影响。结果：微波提取总黄酮最佳因素提取频率为 530W，提取时间为 20 分钟，70% 乙醇，液固比为 15：1，得率为 1.008%。抗氧化作用表明，2.00g/L LCTF 对脂肪氧合酶的粗酶活性抑制率超过 50%；LCTF 在 0.5～10.0g/L 范围内，具有较强的体外抗活性氧能力，并能减少小鼠肝匀浆 MDA 的生成，可抑制 H_2O_2 诱导的小鼠红细胞溶血。结论：微波提取 LCTF 得率较高，且 LCTF 具有较强的抗氧化能力，并与总黄酮溶液的浓度具有剂量-效应关系。

八、川芎水煎液对离体蟾蜍心功能的影响

川芎水煎液：称取川芎 100g，加蒸馏水 300ml，浸泡 30 分钟后煎煮，煎沸后 20 分钟取煎液，共煎两次，得煎液后浓缩、过滤、定容 100ml 液体（相当于 1g/ml 生药），以任氏液稀释成 1、10、100、500、1000μg/ml 水煎液。采用八木氏法蛙心灌流，取蟾蜍 1 只，破坏脑和脊髓，仰卧固定于蛙板，暴露心脏，把预先装有少量任氏液的蛙心插管插入左肝静脉，用任氏液抽洗数次，结扎固定于插管侧钩上，之后把动脉插管插入左主动脉，当动脉插管内液面徐徐上升时，结扎固定。合并动静脉插管，形成开放性循环回路，提起心脏在结扎线的远端断离周围组织，完成灌流标本，固定于铁支架上备用。蛙心夹通过线与张力换能器连接，置记滴棒，通过 MS4000U 生物信号记录分析系统搭载，把心缩力强弱、心率变化、心输出量变化以显波和标记形式显示。要求实验中环境温度25±3℃，每只蛙心离体实

验时间限制在 1 小时内，实验初始以任氏液灌流，待搏动稳定后依次灌流由低浓度到高浓度的川芎水煎液。每次灌流后须待心搏稳定再测定，并迅速用任氏液反复抽洗，待心脏恢复正常后进行下一灌流。每次灌流静脉插管液面高度约 2cm。结果：1、10μg/ml 的川芎水煎液几乎不改变心缩力，而 100、500、1000μg/ml 川芎水煎液呈现明显的负性变力作用，心缩力与浓度显著负相关；心输出量与心缩力平行改变；不同浓度川芎水煎液对心自律性改变，差异未达统计意义。结论：川芎水煎液降低离体蛙心的心缩力和心输出量，且有明显量效关系。

参考文献

［1］韩建香，孙向红，宫丽莉，等．川芎治疗心脑血管疾病的药理学研究进展．齐鲁医学杂志，2005，20(4)：375～376.

［2］郭自强，王硕仁，朱陵群，等．丹参素和川芎嗪对血管紧张素 II 致心肌肥大相关基因的影响．中国中西医结合杂志，2005，25(4)：323～324.

［3］陈聪聪，杨午鸣．川芎嗪对大鼠心肌缺血再灌注损伤的预防作用．浙江中医学院学报，2004，19(1)：34～36.

［4］何维来，陈如坤，周汝元．川芎嗪对结扎犬 LAD 损伤冠脉内皮及心肌的保护作用．第四军医大学学报，2005，26(23)：56

［5］杨艳艳，杨艳，曾晓荣，等．川芎嗪对猪冠状动脉平滑肌细胞大电导钙激活钾通道的作用．生理学报，2006，58(1)：83～89.

［6］阮琴．川芎挥发油川芎嗪对小鼠脑缺血再灌注损伤的保护作用．浙江中医杂志，2009，44(9)：642～643.

［7］岑得意，陈志武，宋必卫，等．川芎嗪对大鼠脑梗死的保护作用中国药理学通报，1999，15(5)：464.

［8］田京伟，傅风华，蒋王林，等．川芎苯酞对大鼠局部脑缺血的保护作用及机理探讨．中国中药杂志，2005，30(6)：466～468.

［9］秋怡，干国平，刘焱文．川芎的化学成分及药理研究进展．李时珍国医国药，2006，17(7)：1298～1299.

［10］华英圣．川芎 III 号碱的药理作用的初步研究．中医药学报，1989，17(2)：40.

［11］孙志伟，王翠莲．川芎嗪对血液流变学指标影响的研究．中华实用中西医杂志，2005，18(6)：783～784.

［12］黄力强．川芎对心脑血管疾病活血化瘀药理作用的探讨．辽宁中医杂志，27(10)：469.

［13］张珊文，章新奇．川芎放射增敏及放射保护作用的研究概况．中四医结合杂志，1990，10(11)：697.

［14］刘锦蓉．川芎嗪对小鼠脾淋巴细胞增殖反应的影响．华西医科大学学报，1995，26(2)：177.

［15］顾明君，刘志民．川芎对环孢素引起的大鼠胰岛 β 细胞毒性防护作用的实验研究．中国中西医结合杂志，1993，13(9)：542.

［16］周崇坦，刘云霞，关丽华，等．川芎嗪对离体大鼠心肌在钙反常损伤时发生早期后除极的抑制作用．中国临床康复，2006，9(39)：104.

［17］高伟，梁日欣，肖永庆，等．川芎内酯 A 预处理对心肌微血管内皮细胞缺氧/复氧损伤保

护作用及机制研究. 中国中药杂志, 2007, 32(2): 133~138.

[18] 王万铁, 陈寿权, 徐正, 等. 川芎嗪注射液抗脑缺血再灌注损伤作用机制的实验研究. 中华急诊医学杂志, 2001, 10(3): 182.

[19] 李萍, 李洪, 贺冬林. 川芎嗪注射液对小鼠缺血再灌注心肌的保护作用. 中国医院药学杂志, 2006, 26(1): 32~35.

[20] 呼敏凤, 尚立芝, 韦大文, 等. 川芎嗪预处理对心肌缺血再灌注损伤大鼠保护作用的实验研究. 上海中医药杂志, 2008, 42(4): 66~68.

[21] 张燕, 郑利民, 黄飞, 等. 川芎嗪对兔心肌缺血再灌注损伤的保护作用. 中国现代医生, 2009, 47(6): 32~33.

[22] 余乐涵, 赵小曼, 李华, 等. 川芎嗪对缺血再灌注后心肌细胞凋亡的影响. 江西医学院学报, 2006, 46(3): 27~29.

[23] 吴志刚. 川芎嗪的药理学进展. 武汉化工学院学报, 2003, 25(1): 28~32

[24] 徐正, 王万铁, 李东. 川芎嗪对家兔心肌缺血再灌注损伤的保护作用. 基础医学与临床, 1997, 17(4): 68~71.

[25] 陈东, 刘丹, 曾国华, 等. HSP70介导的川芎嗪预处理对大鼠离体心脏的延迟保护作用. 中药药理与临床, 2007, 23(5): 80~84.

[26] 王天成, 龚卫琴, 李源, 等. 川芎嗪对大鼠缺血再灌注性心率失常的预防作用. 中国老年学杂志, 1998, 18(4): 240~241.

[27] 别毕华, 张珍祥, 徐永健, 等. 川芎嗪对慢性缺氧豚鼠右室心肌细胞钾电流的影响. 中国病理生理杂志, 1999, 15(11): 986.

[28] 王晖. 急性缺氧状态下川芎嗪对心脑的保护作用. 中国药理学通报, 2000, 16(6): 654~656.

[29] 史大卓, 陈可冀, 钟蓓, 等. 川芎嗪对缺氧缺糖培养心肌细胞蛋白质、RNA合成及一氧化氮合酶基因表达的影响. 中国药学杂志, 1998, 33(12): 724~726.

[30] 张晓丹, 刘旺, 周嘉辉, 等. 川芎嗪对DHF大鼠心肌损伤的保护作用及其机制研究. 中国中药杂志, 2009, 34(21): 2808~2812.

[31] 古小明, 何明. 川芎嗪预处理对心肌细胞缺血再灌注损伤延迟保护作用. 广东药学院学报, 2007, 23(2): 183~185.

[32] 林亚洲, 徐春萱, 邓玉莲, 等. 川芎嗪对心室快速起搏心力衰竭实验犬心房颤动及心房纤维化的影响. 中西医结合学报, 2006, 4(1): 35.

[33] 林亚洲, 徐春萱, 黄海, 等. 川芎嗪干预心力衰竭实验犬心房组织Ⅰ、Ⅳ型胶原与TGF-β1的mRNA表达研究. 中西医结合心脑血管病杂志, 2005, 3(6): 512.

[34] 张淑娟, 王振涛, 韩丽华, 等. 川芎嗪注射液对心梗后大鼠缺血心肌血管新生及VEGF-mRNA表达的影响. 中国实验方剂学杂志, 2011, 17(7): 170~173.

[35] 崔文章, 孟繁宇, 施慧, 等. 川芎嗪对急性心肌梗死模型大鼠的保护作用及机制. 中国实验诊断学, 2007, 11(12): 1599~1602.

[36] 李丽, 于宏伟, 邹辉, 等. 川芎嗪对急性心肌梗死模型大鼠的保护作用. 中国误诊学杂志, 2009, 9(6): 1289~1290.

[37] 刘红. 川芎嗪对动脉粥样硬化家兔血清一氧化氮、血浆内皮素和脂质过氧化物的影响. 湖北民族学院学报(医学版), 2000, 17(4): 4~5.

[38] 范立, 吕爱刚, 可军. 川芎嗪对离体兔血管平滑肌和豚鼠盲肠带的作用. 新药与临床, 1997, 16(4): 211~213.

[39] 邓春雷，任铁良，廖春梅．川芎嗪对血管内皮细胞 NO 分泌的影响．湖南医学高等专科学校学报，2000，2(4)：1～2.

[40] 田禾，樊红亮．川芎嗪对猪离体冠状动脉的作用研究．中医研究，1997，10(2)：1719.

[41] 孔旭黎，田禾，樊虹亮．川芎嗪对心肌和冠状动脉机械电活动的影响．中国中药杂志，1998，23(8)：491～493.

[42] 李映红，吴正治，郑红花，等．从 CaN 信号通路探讨川芎嗪对 Ang Ⅱ 诱导的大鼠 VSMCs 增值的抑制作用及机制．上海中医药杂志，2006，40(5)：46.

[43] Yang Li-rong, Xu Xiao-yu. Effect of rat serum con_ taining different concentration of tramethylpyrazine onproliferationof vascularendothelialcellsinvitro. Chi_ Clin Rehab, 2005, 9(27)：223.

[44] 曲悦君，白洪波，王超智，等．川芎嗪抑制大鼠气道平滑肌细胞增殖的作用．中国药理学通报，2010，26(6)：814～817.

[45] 陈洁文，汤湘江，万文成．川芎嗪对大鼠脑及性脑缺血缺氧损伤的保护作用．广州中医药大学学报，1998，15(1)60～63.

[46] 刘德山，陈秀衫，朱爱华．注射川芎嗪对正常家兔体感诱发电位的影响．南京中医药大学学报，2004，20(1)：47.

[47] 陈滋，陈敏，刘吉勇，等．大鼠脑缺血再灌注后川苟嗪对其血浆 TXB$_2$ 及 6-Keto-PGF$_{1a}$ 含量的影响．血栓与止血学，2009，15(6)：266～248.

[48] 祁存芳，刘勇，张建水，等．川芎嗪对大鼠脑缺血再灌注损伤的神经保护作用．现代中西医结合杂志，2008，17(25)：3908～3910.

[49] 张春兵，丁兴，詹瑧，等．盐酸川芎嗪对大鼠脑缺血再灌注损伤的保护作用．江苏中医药，2008，40(4)：77～79.

[50] 任占川，郭俊仙，杨迎春．脑缺血再灌注后大脑皮质环氧化酶-2 的表达及川芎嗪的干预作用．解剖学杂志，2008，31(6)：831～834.

[51] 张辉，牛书雷，王发亮，等．脑缺血再灌注大鼠额叶皮质内 Bcl-2 和 HSP70 的表达及川芎嗪、尼莫地平的干预作用．神经解剖学杂志，2009，25(1)：79～83

[52] 赵建军，刘勇，陈新林，等．川芎嗪对大鼠局部脑缺血后空间学习和记忆的影响．西安交通大学学报，2006，27(2)：127～131.

[53] 陈德森，郭俐宏，李莉，等．川芎嗪对大鼠局灶性脑缺血再灌注损伤的影响．山西医科大学学报，2010，41(9)：780～783.

[54] 邱芬，刘勇，李明，等．川芎嗪对大鼠局灶性脑缺血损伤的神经保护作用．西安交通大学学报，2007，28(6)：620～624.

[55] 邵小鹏，刘勇．川芎嗪对大鼠局灶性脑缺血炎细胞的影响．中西医结合心脑血管病杂志，2008，6(12)：1427～1429.

[56] 肖成云，刘军涛．川芎嗪对大鼠脑缺血再灌注 Bcl-2、c-fos、Caspase-3 的影响．河南中医学院学报，2007，22(131)：28～29.

[57] 马艳春，陈瑶．川芎嗪对实验性大鼠脑缺血再灌注损伤的影响．神经疾病与精神卫生，2008，8(6)：438～442

[58] 吕少平，孙峰，王春霞．川芎嗪对脑细胞再灌注时细胞凋亡的影响．河北医学，2000，6(8)：673675.

[59] 王万铁，徐正正，陈寿权，等．川芎嗪注射液对脑缺血再灌注损伤家兔脑清白细胞介素-8 的影响．中国中西医结合急救杂志，2000，7(6)：359～361.

[60] 陈振需，李源，詹英．大鼠缺血再灌注损伤热休克蛋白 70 表达及川芎嗪的干预．中国老年

学杂志，1998，18(6)：357～360.

[61] 李建生，赵君玫，郭盛典，等.川芎嗪和参麦针剂对老龄大鼠脑缺血再灌注 ATP 酶和自由基代谢变化的影响.河南医学研究，2000，9(3)：203～207.

[62] 李建生，李建国，赵君玫，等.川芎嗪和参麦注射液对老龄大鼠脑缺血再灌注多器官损伤的作用.中国中西医结合急救杂志，2000，7(5)：289～290.

[63] 雷万龙，刘勇，袁群芳，等.川芎嗪对脑缺血保护作用的研究.中华神经科杂志，2000，33(2)：100.

[64] 汪远金，方正清，王钦茂，等.川芎嗪对胰岛素抵抗大鼠急性局灶性脑缺血 tPA，PAI，DD 和 ET-I 含量的影响.中国中药杂志，2003，28(12)：1181～1181.

[65] 仁增.川芎嗪对重型颅脑损伤后神经细胞凋亡及相关基因 Bcl-2、Bax 表达影响的实验研究.四川医学硕士专业学位论文，2007，4.

[66] 胡永红，周爱民，田野，等.川芎嗪促进脑缺血耐受形成的作用及机制研究.中国中医基础医学杂志，2010，16(8)：671～674.

[67] 陈金成，丁捍旗.川芎嗪对实验性脑血栓栓塞大鼠血浆磷脂酸的影响.中西医结合心脑血管病杂志，2007，5(9)：846～847.

[68] 王芳.川芎嗪对脑栓塞大鼠血浆溶血磷脂酸水平的影响.中国实用神经疾病杂志，2007，10(4)：12～13.

[69] 高秀萍，薛岚平，侯玉立，等.川芎嗪对脑血栓栓塞大鼠血浆溶血磷脂酸的影响.中西医结合心脑血管病杂志，2006，4(3)：230～233.

[70] 崔娜，王晶晶，孙晓芳，等.川芎嗪防治肺纤维化大鼠自由基损伤作用的实验研究.医学研究与教育.2010，6(27)：2009～2011.

[71] 杨莉，陈径，王文建，等.川芎嗪对哮喘大鼠 Th1/Th2 型细胞因子水平的影响.江苏医药杂志，2004，30(11)：822～3.

[72] 王万铁，王晓扬，陈瑞杰，等.川芎嗪对家兔肺缺血再灌注损伤时 Fas/FasL 基因表达的影响.中国应用生理学杂志，2007；23(1)：87～91.

[73] 段国贤，门秀丽，彭军，等.川芎嗪对脑缺血再灌注后所致肺损伤的影响.中国应用生理学杂志，2006，22(3)：361～363.

[74] 范国华，黄杰.川芎嗪对幼兔肺缺血再灌注损伤的保护作用.武汉大学学报，2010.

[75] 刘丹，周发春.川芎嗪对脓毒症诱导的急性肺损伤小鼠血管内皮生长因子水平变化的影响.中国生物制品学杂志，2011，24(2)：199～202.

[76] 曾韬.川芎嗪对脓毒症小鼠肺内炎症损伤的影响.荆楚理工学院学报，2010，25(2)：16～20.

[77] 刘忠，李永春.川芎嗪对慢性阻塞性肺疾病大鼠模型白细胞介素-8 的影响.中国中医急症，2008，17(5)：652～654.

[78] 章烨，李天志，刘长庭，等.川芎嗪对模拟失重大鼠肺组织钙调神经磷酸酶-β 表达的影响.解放军医学杂志，2008，33(12)：1465～1467.

[79] 刘丽，吴世满.川芎嗪对致敏大鼠气道炎症气道重塑的影响和作用机制.中国药物与临床，2009，9(5)：378～382.

[80] 刘洁，殷凯生，卞涛，等.川芎嗪对哮喘小鼠干细胞因子的抑制作用.南京医科大学学报，2007，27(7)：729～733.

[81] 李羚，杨莉，唐珩，等.川芎嗪对哮喘不同时段肺组织 α-SMA 干预机制的实验研究.中国现代医学杂志，2008，18(11)：1548～1551.

[82] 郦银芳，于莹. 川芎嗪对新生大鼠高体积分数氧性肺损伤肺纤维化的影响. 实用儿科临床杂志，2009，24(2)：126～128.

[83] 侯杰，戴令娟，黄妹，等. 川芎嗪、丹参治疗大鼠肺纤维化对 I、III 型前胶源基因表达的影响. 中华结核和呼吸杂志，1999，22(1)：43～45.

[84] 戴令娟，侯杰，黄妹，等. 川芎嗪治疗肺纤维化机制的探讨. 医师进修杂志，1999，22(11)：24～25.

[85] 刘巨源，陈永凤. 川芎嗪对鼠肺纤维化组织钙含量及钙调素活性的影响. 中国临床药理学与治疗学，2002，7(2)：138～140.

[86] 马淑扬，任勃. 川芎嗪对吸烟致小鼠急性肺损伤的保护作用. 中国危重病急救医学，1997，9(1)：1718，61.

[87] 李革，李哲浩，金德，等. 重症胰腺炎并发肺损伤大鼠中前列环素和内皮素的变化和川芎嗪对其变化的影响. 延边大学医学学报，2000，23(2)：107～109.

[88] 桂怡，戴顺龄，段金虹，等. 实验性肺水肿大鼠血浆中内皮素、一氧化氮含量的变化以及硝普钠、川芎嗪对其的影响. 微循环学杂志，1998，8(3)：8

[89] 王丽娟，王键，韩淑珍. 川芎对实验性胃溃疡的影响. 天津商业大学学报，2008，28(3)：7～8.

[90] 万军力，王昌留，崔胜忠. 川芎嗪对大鼠浸水应激性胃溃疡的影响. 中草药，2000，31(2)：115.

[91] 邓翠娥. 川芎嗪的药理作用及临床应用. 时珍国医国药，2001(12)：656～657.

[92] 朱上林，张汝鹏，林言箴. 川芎嗪对肝缺血再灌注损伤防护作用的实验研究. 中华消化杂志，1995，15(3)：139～141.

[93] 段东晓，刘素芳，赵文超，等. 长期应用川芎嗪对大鼠结肠黏膜阴离子分泌的影响. 世界华人消化杂志，2010，18(3)：290～293.

[94] 高卉，阮明凤，白育庭. 川芎嗪对大鼠肠缺血再灌注肝损伤保护作用的实验研究. 时珍国医国药，2006，17(8)：1479～1480.

[95] 朱晓琴，雷水生. 川芎嗪对小鼠化学性肝损伤保护作用的实验研究. 辽宁中医杂志，2008，35(1)：138～140.

[96] 易治中，叶龙觉，徐昶，等. 川芎嗪对肠缺血再灌注损伤的保护作用研究. 湖南中医杂志，2011，27(1)：101～102.

[97] 孙万森，吴喜利，乔成林. 川芎嗪对慢性肾衰竭大鼠血浆内皮素和肿瘤坏死因子的影响. 中国中医急症，2004，13(2)：109～109.

[98] 李中和，刘章锁，邢国兰. 川芎嗪对增殖性肾炎病人血浆内皮素和脂质过氧化物的影响. 中国新药与临床杂志，2002，21(4)：239～239.

[99] 樊文胱，袁亚光，杨盛. 川芎及黄芪防治庆大霉素致急性肾衰竭的实验研究. 内蒙古医学杂志，2007，39(2)：146～150.

[100] JUANSH，CHENCH，HSUYH. Tetramethylpyrazine protects rat renal tubular cell apoptosis induced bygentamicin. NephrologyDialysis Transplantation，2006，22(3)：732～739.

[101] 刘晓梅，王景霞. 川芎嗪对妥布霉素肾毒性保护作用及机理的实验研究. 黑龙江医药科学，2009，32(1)：9～10.

[102] 苏春梅，梁翠茵，王妹，等. 川芎嗪对大鼠实验性慢性肾衰竭的治疗作用. 贵州医药，2004，28(2)：122～123.

[103] 袁慧娟，翁孝刚，窦敬芳，等. 川芎嗪对实验性糖尿病大鼠肾的保护作用. 新乡医学院学

报，1999，16(4)：331～333.

[104] 潘龙，李小会，曹彩霞，等．川芎嗪预防急性缺血性肾衰竭的实验研究．中国中西医结合肾病杂志，2004，5(2)：78～79.

[105] 王汉民，吴雄飞，谭华，等．川芎嗪对缺血再灌注损伤大鼠肾脏细胞凋亡及 Bcl-2 和 Bax 表达的影响．第四军医大学学报，2006，27(20)：1884～1887.

[106] 谭宗凤，罗光燕，孙兴旺，等．川芎嗪对大鼠膜性肾病防治作用的实验研究．时珍国医国药，2010，21(10)：2551～2553.

[107] 孙磊，朱永康．川芎嗪大鼠肝脏/肾脏缺血再灌注损伤中 P-选择素表达的影响．实用临床医药杂志，2010，14(1)：19～22.

[108] 陈辉乐，毛朝鸣，方周溪．川芎嗪对兔肾缺血再灌注损伤超微结构改变的干预作用．温州医学院学报，2007，37(6)：522～525.

[109] 谭宗凤，罗光燕，孙兴旺，等．川芎嗪对大鼠膜性肾病防治作用的实验研究．时珍国医国药，2010，21(10)：2551～2553.

[110] 刘勇涛，刘美娟，刘会芳，等．川芎嗪对百草枯中毒大鼠肾组织核因子-κB 及 iNOS 表达的影响．山东医药，2009，49(9)：22～24.

[111] 闫文生，姜勇，黄巧冰．p38MARK 在 LPS 诱导内皮细胞表达 ICAM-1 中的作用．中华烧伤杂志，2001，17(1)：32～32.

[112] 汪霞，黎七雄．川芎嗪对脂多糖诱导大鼠肾小球系膜细胞增殖及细胞间黏附因子-1 表达的影响．中国临床药理学与治疗学，2004，9(4)：420～420.

[113] ParaghG. Treatment possibility of hypercholesterdaemia associated with hypertriglyceridae-mia. Acta Biol Hung，1997，48(3)：359～367.

[114] Ruan QR，Deng ZR，Song JX．Ligustrazini inhibits endotoxin-induced PAI-I Expression in vascular endothelial cells．Acta Univ Med Tongji(同济医科大学学报)，1998，27(6)：413～416.

[115] 任平，焦凯，李月彩，等．川芎嗪和/或阿魏酸对麻醉狗血流动力学的不同效应．第四军医大学学报，1999；20(9)：797～799.

[116] 王天成，李源，张珊红，等．川芎嗪对急性心肌梗死大鼠血流动力学特性的影响．心功能杂志，1998；10(3)：200.

[117] 荻柯坪，杜军英，常立功．川芎嗪在微血管运动中作用的研究进展．中草药，2002，33(10)：附8

[118] 刘振芳，孙汉英，刘文励，等．川芎嗪促进急性放射损伤小鼠骨髓造血修复作用的研究．中华放射医学与防护杂志，2004，24(5)：396～8.

[119] 吴宁，孙汉英，刘文励，等．川芎嗪对小鼠骨髓基质细胞内皮抑素表达的影响．中华放封医学与防护杂志，2005，25(2)121～123.

[120] 何莉，孙汉英，张克俭，等．川芎嗪促进同基因骨髓移植小鼠骨髓造血重建机制的探讨．中国实验血液学杂志，2008，16(4)：852～854.

[121] 郭平．川芎嗪对辐射致血虚证小鼠骨髓细胞蛋白质表达的影响．山东中医药大学学报，2007，31(4)：322～325

[122] 吴宁，周登锋，齐洁琳，等．川芎嗪对 BMT 后小鼠骨髓基质细胞 bFGF 表达水平的影响．中国实验血液学杂志，2006，14(5)：1004～1007

[123] 文珠，胡国柱，何丹，等．川芎嗪对长春新碱诱导的骨髓基质细胞生长抑制和凋亡的干预．中华中医药杂志，2010，25(12)：2176～2179.

[124] 刘顺根，李邦华，张琦，等．川芎嗪对小鼠外周血造血干细胞动员作用的研究．江西中医

学院学报，2009，21(2)：65～68.

[125] 张培彤，裴迎霞，祁鑫，等. 不同药物对人肺巨细胞癌 PGCL3 细胞表面表达的血小板免疫相关抗原的影响. 中草药，1999，30(5)：352～355.

[126] 王琪，程德春，王磊. 川芎嗪对荷瘤鼠化疗后免疫功能的影响. 齐齐哈尔医学院学报，2003，24(3)：243～244.

[127] 张道宏，王婷婷，陈勤. 川芎嗪对免疫低下小鼠免疫功能的影响. 中药药理与临床，2007，23(4)：23～24.

[128] 熊石龙，文志斌，王前，等. 川芎嗪对肿瘤坏死因子致血管内皮细胞组织因子表达的影响. 中国现代医学，2007，17(19)：2330～2333.

[129] 高长越，周华东，邓娟，等. 川芎嗪对脑缺血再灌注损伤后细胞黏附作用的影响. 中国临床康复，2006(35)：178～179.

[130] 姚国恩，王景周，陈曼峨. 川芎嗪对脑缺血后学习记忆障碍的疗效评价. 脑与神经疾病杂志，2003，11(2)：83～85.

[131] 孙文虹，丁晓飞，郭丽萍，等. 川芎嗪促进大鼠学习记忆作用的研究. 哈尔滨商业大学学报(自然科学版)2004，20(1)：11～16.

[132] 赵琳，魏敏杰，何苗，等. 川芎嗪对阿尔采末病模型小鼠学习记忆能力的影响及其机制初探. 中国药理学通报，2008，24(8)：1088～1092.

[133] 刘晓丽，史明珠，崔泰震，等. 川芎嗪对缺氧小鼠的保护作用. 新乡医学院学报，2001，18(5)：319～321.

[134] 张春，王世真，王铁，等. 川芎嗪对拟 AD 小鼠脑胆碱乙酰基转移酶和 NMDA 受体的影响. 江苏医药，2011，37(4)：390～392.

[135] 李建民，陈长香，赵雅宁，等. 川芎嗪对沙鼠前脑缺血再灌注损伤后学习记忆的影响. 河北医药，2010，32(1)：9～12.

[136] 袁树民，曹兴水，高翔，等. 川芎嗪对痴呆小鼠模型学习记忆能力的影响. 中国比较医学杂志，2010，20(5)：46～50.

[137] 张春，王世真，王铁. 川芎嗪对 AD 模型小鼠海马胆碱能系统的影响. 首都医科大学学报，2008，29(1)：15～19.

[138] 朱美娥，舒丹，陈江帆. 川芎嗪对 MPTP 所致小鼠多巴胺能神经元损伤的保护作用及机制. 中风与神经疾病杂志，2009，26(3)：333～335.

[139] 魏大岫，佟飞，高苏麟，等. 川芎嗪对丙泊酚致小鼠学习记忆障碍的影响. 徐州医学院学报，2009，29(8)：504～505.

[140] 潘陈为，林胜弟，林士毅，等. 川芎嗪对高血氨大鼠空间学习记忆能力的影响. 江西中医药，2010，41(5)：70～71.

[141] 赵智明，蔡辉，郭郡浩. 川芎嗪对新生大鼠心肌成纤维细胞分泌内皮素和一氧化氮的影响. 内蒙古医学院学报，2006，28(3)：202～204.

[142] 赵俭，戴红，张一杰. 川芎嗪对博来霉素所致大鼠肺纤维化的保护作用研究. 解放军医学杂志，2005，30(5)：455.

[143] 崔娜，王晶晶，孙晓芳. 川芎嗪防治肺纤维化大鼠自由基损伤作用的实验研究. 医学研究与教育，2010，27(6)：22～24.

[144] 刘巨源，海广范，刘瑞丽，等. 川芎嗪对实验性肺纤维化肺泡巨噬细胞释放肿瘤坏死因子的影响. 新乡医学院学报，2005，22(1)：1～3.

[145] 刘巨源，陈永凤. 川芎嗪对鼠肺纤维化组织钙含量及钙调素活性的影响. 中国临床药理学

与治疗学，2002，7（2）：138～140.

［146］王文建，杨莉，王西华，等．川芎嗪对哮喘大鼠气道壁嗜酸细胞浸润和转化生长因子-β1表达的影响．南京医科大学学报（自然科学版），2005，25（10）：716～718.

［147］杨秀芝．盐酸氨溴索联合川芎嗪治疗特发性肺纤维化．实用诊断与治疗杂志，2004，18（5）：408～409.

［148］赵俭，王红曼，王化洲．川芎嗪对 BLM 所致大鼠肺纤维化保护作用的电镜研究．锦州医学院学报，2006，27（2）：11～13.

［149］李江，黄茂，武芳，等．川芎嗪对博莱霉素致肺纤维化大鼠病理形态学及细胞外基质的干预作用．中华中医药杂志，2007，22（9）：613～615.

［150］高秀霞，杜海科，王奕飞，等．川芎嗪对染矽尘大鼠肺组织Ⅰ、Ⅲ型胶原合成的影响．卫生研究，2006，35（4）：46～48.

［151］李江，武芳，黄茂，等．川芎嗪对肺纤维化大鼠Ⅲ型胶原及层粘连蛋白的干预作用．实用儿科临床杂志，2007，22（4）：290～291.

［152］崔娜，王晶晶，孙晓芳，等．川芎嗪防治肺纤维化大鼠自由基损伤作用的实验研究．医学研究与教育，2010，27（6）：22～24.

［153］李江，武芳，黄茂，等．川芎嗪注射液对博莱霉素致肺纤维化大鼠转化生长因子干预作用的研究．时珍国医国药，2007，18（6）：1288～1289.

［154］孙万森，吴喜利，乔成林．川芎嗪对慢性肾衰竭大鼠血浆内皮素和肿瘤坏死因子的影响．中国中医急症，2004，13（2）：109～110.

［155］屈燧林．汉防己甲素、川芎嗪和苦杏仁苷对人肾成纤维细胞的影响．中华肾脏病杂志，2000，16（3）：186～189.

［156］刘增权，李孝生，谭力学，等．川芎嗪对大鼠肝细胞凋亡的影响．中西医结合肝病杂志，2004，14（5）：281～283.

［157］董培红，郑宇，朱碧红，等．川芎嗪对大鼠肝星状细胞胶原合成及瘦素表达的影响．实用医学杂志，2005，21（23）：2613～2615.

［158］王红，陈在忠．川芎嗪对大鼠肝纤维化脂质过氧化的影响．中华肝脏病杂志，2000，8（2）：98.

［159］川芎嗪对肝星状细胞基质金属蛋白酶 13 和金属蛋白酶组织抑制剂 1 表达的影响．中国组织工程研究与临床康复，2009，13（11）：2075～2080.

［160］陈玮，陈维雄，陈金联，等．川芎嗪对大鼠肝纤维化转化生长因子-β1/Smads 信号通路的影响．上海医学，2007，30（7）：530～535.

［161］华海婴，李艳瑛，戈士文．川芎嗪抗大鼠免疫损伤性肝纤维化作用及机制研究．中药药理与临床，2007，23（5）：60～62

［162］吴建红，陕光，张端莲，等．川芎嗪抗实验性肝纤维化组织中 TGF-β1 阳性面积率表达的比较．数理医药学杂志，2006，19（3）：237～238.

［163］郝丽荣，王春梅，李春玲，等．川芎嗪防治腹膜纤维化作用的实验研究．中国血液净化，2006，5（8）：437～439.

［164］于晓艳，解汝娟．川芎嗪对大鼠腹膜纤维化模型腹膜形态及 TGF-β1 表达的影响．齐齐哈尔医学院学报，2008，29（1）：13～14.

［165］彭安，叶红军．川芎嗪诱导 Bel-7402 人肝癌细胞恶性表型逆转的研究．临床肝胆病杂志，2002，18（3）：157～158.

［166］廖玉群，李文宏，刘永忠．川芎嗪抗肿瘤药效研究概况．实用中西医结合临床，2007，

7(6)：92～93.

[167] 刘志良，崔伦伯．川芎嗪对小鼠小细胞肺癌血管生长和 VEGF 表达的抑制．辽宁医学院学报，2009，30(1)：13～16.

[168] 刘志良．川芎嗪对小细胞肺癌治疗作用的实验研究．中医药通报，2008，7(6)：59～61.

[169] 李雷宇，张俊华，张银旭，等．川芎嗪抗大肠癌 sw620 裸鼠移植瘤血管生成及抑瘤机制的实验研究．东南大学学报(医学版)，2010，29(5)：519～523.

[170] 胡家才，李清泉．川芎嗪对肺癌 A549 细胞增殖与凋亡的影响及其机制．武汉大学学报(医学版)，2010，31(1)：19～23.

[171] 钱招昕，黄寒，林晓娟．川芎嗪对柯萨奇 B3 病毒感染乳鼠心肌细胞的保护作用及信号转导机制研究．中国当代儿科杂志，2009，11(8)：687～690.

[172] 王文武，戴西湖，欧阳学农．川芎嗪对小鼠 Lewis 肺癌的治疗作用．中国临床药理学与治疗学，2005，10(4)：422～424

[173] 苗迎秋，郑丛龙．川芎嗪逆转人乳腺癌细胞耐药株多药耐药性的实验研究．大连医科大学学报，2010，32(3)：254～258

[174] 张会军，阎蕴力，张朱欣，等．川芎嗪对人小细胞肺癌 H446 细胞的增殖抑制作用．肿瘤防治研究，2003，30(6)：452～454.

[175] 舒敬德，杨君，蒋国勤．川芎嗪对乳腺癌细胞株 MDA-MB-231 增殖及凋亡的影响．肿瘤学杂志，2011，17(2)：132～134.

[176] 崔丽娟，张会军，阎蕴力，等．川芎嗪对依托泊苷诱导小细胞肺癌细胞凋亡增敏作用的评判．数理医药学杂志，2006，19(5)：461～463.

[177] 刘英，李瑞生，王珊珊，等．川芎嗪对人肝癌耐药细胞 Bel-7402/DXR 多柔比星蓄积的影响．医药导报，2009，28(5)565～567.

[178] 李兴英，杨连洲，康凤英，等．川芎嗪对兔高眼压视神经轴突损伤保护作用的研究．中华眼科杂志，2000，36(6)：442～444.

[179] 宋宗明，崔守信，张德秀．川芎嗪对兔眼高压下视网膜神经节细胞和双极细胞损伤的保护作用．第四军医大学学报，2001，22(6)：514～517.

[180] 董京艳，莫晓芬，张萌，等．川芎嗪促进大鼠视网膜神经节细胞轴突再生的实验研究．中国眼耳鼻喉科杂志，2009，9(2)：86～89.

[181] 邓新国，胡世兴，贾小芸，等．川芎嗪对 rd 和 rds 小鼠视网膜光感受器细胞干预作用的光镜观察．中草药，2006，37(6)：891～894.

[182] 李笑华，孙宇丁，石晶．川芎嗪对大鼠光损伤视网膜 SOD、MDA 的影响．牡丹江医学院学报，2008，29(4)：65～66.

[183] 布娟，杨建军，李静，等．川芎嗪对兔缺血性视网膜疾病的疗效．国际眼科杂志，2009，9(2)：274～276.

[184] ZOUY，JIANGW，CHIOUGC. Effect of tetramethylpyrazine on rat experimental choroidal neovascularization in vivo and endothelial cell cultures in vitro. Current Eye Research，2007，32(1)：71～75.

[185] LIANGSD，XUCS，ZHOUT，etal. Tetramethylpyrazine inhibitsATP－activated currents in rat dorsal rootganglion neurons．BrainResearch，2005，1040(1-2)：92～97.

[186] 孙海燕，贾连顺，陈宜维，等．川芎嗪对大鼠脊盆损伤段电解质水含量改变的保护作用．中国中医骨伤科杂志，2005，13(2)：4～6.

[187] 沈正祥，吕红斌，李小明，等．川芎嗪对大鼠急性脊髓损伤模型 caspase-3 和 NF 表达的影响．中南大学学报，2008，33(8)：693～699.

[188] 赵玉鑫，王洪，袁文旗，等. 川芎嗪对大鼠脊髓损伤后诱导型一氧化氮合酶表达及细胞凋亡的影响. 中国临床康复，2006，10(15)：59~61.

[189] 朱晓琴，雷水生，卫向红. 川芎嗪对青霉素致痫大鼠神经元内 c-fos 表达的影响. 武汉大学学报，2002，23(4)：322~325.

[190] 朱晓琴，雷水生. 川芎嗪对癫痫大鼠海马内 cAMP/cGMP 含量的影响. 河南中医药学刊，2002，17(5)：16~17.

[191] 喻小红，张端莲. 川芎嗪对青霉素致癫痫大鼠神经元内 Bax 表达的影响. 医药导报 2008，27(1)：18~20.

[192] 阳光，张端莲. 川芎嗪对青霉素致痫大鼠脑源性神经营养因子表达的影响. 数理医药学杂志，2009，22(5)：526~528.

[193] 王志维，高尚志，程邦昌. 丹参、川芎嗪、三七治疗失血性休克晚实验研究. 中国中西医结合杂志，1997；17(5)：292~294.

[194] 张庆梅，张建龙，谢玉慧，等. 川芎嗪对兔失血性休克再灌注中脑的保护效应. 新疆医科大学学报，2008，31(7)：812~814.

[195] 贾明，虞渝生. 川芎嗪治疗大鼠缺血皮瓣的实验研究. 浙江中西医结合杂志，2007，17(4)：205~207.

[196] 马文龙，程春生，单海民，等. 川芎嗪对皮瓣缺血再灌注损伤组织形态学的影响. 陕西中医，2010，31，(12)：1681~1684.

[197] 陈小萍，林振华，陈海英，等. 川芎嗪对糖尿病大鼠骨质疏松的保护作用. 莆田学院学报，2008，15(5)：46~49.

[198] 王静，陈刚，王淑美，等. 川芎嗪对糖尿病大鼠肾脏 VEGF 表达的影响. 中药药理与临床，2009，25(2)：35~37.

[199] 周乐全，李丽，闫福曼，等. 川芎嗪对糖尿病大鼠心肌细胞内钙浓度的影响. 中国现代药物应用，2008，2(1)：124

[200] 杨彦，谢春光，杜英杰. 川芎嗪对糖尿病肾病大鼠肾间质结缔组织因子及骨桥蛋白表达的影响. 中药新药与临床药理，2008，19(2)：106~109.

[201] 杨彦，谢春光. 川芎嗪对糖尿病肾病大鼠肾间质巨噬细胞浸润及单核细胞趋化蛋白-1 与细胞间黏附分子-1mRNA 表达的影响. 时珍国医国药，2009，20(2)：275~277.

[202] 杨彦，谢春光，韩斌. 川芎嗪对糖尿病肾病大鼠肾小管质病变及转化生长因子-β1 的影响. 时珍国医国药，2008，19(8)：1937~1938.

[203] 刘长山，孙丽萍，李兆欣，等. 川芎嗪对糖尿病鼠醛糖还原酶活性及视网膜细胞凋亡影响. 实用糖尿病杂志，2006，3(5)：20~22.

[204] 农慧，盛庆寿，丁胜元，等. 川芎嗪对早期糖尿病大鼠胸主动脉 BKCa 通道的影响. 中药药理与临床 2009，25(6)：36~39.

[205] 蔡晨，唐益忠，徐庆连，等. 川芎嗪对烧伤大鼠心肌损伤保护作用的实验研究. 中国急救医学，2006，26(9)：678~679.

[206] 涂硕，万慧芳，余乐涵，等. 川芎嗪对烧伤大鼠心肌线粒体成分和酶活性保护作用研究. 时珍国医国药，2010，21(12)：3141~3143.

[207] 张春海，傅廷友，蔡莉，等. 川芎嗪对烧伤延迟复苏大鼠血管通透性的调控效应. 中国临床康复，2006，10(43)：20~22.

[208] 刘丽乔，章洁，杨晓红，等. 川芎嗪对严重烧伤大鼠心肌细胞凋亡的影响. 江西医学院学报，2007，47(5)：9~13.

［209］张月，成彩莲．川芎嗪对严重烫伤大鼠肝组织脂质过氧化影响的探讨．数理医药学杂志，2007，20（4）：453～455．

［210］侯连兵，张中一，石兴华，等．川芎嗪和多巴胺对兔肾血流量的影响及利尿作用的比较性研究．中国药理学通报，1992，8（4）：296．

［211］黄建洪，张春阳，姜华茂．川芎嗪对隐睾固定术大鼠生精细胞影响的实验研究．2009，16（22）：15～16．

［212］孙宪昌，张文娟，康颂建．川芎嗪对顺铂耳毒性保护作用的实验研究．泰山医学院学报，2010，7（31）：483～486．

［213］郑进，赵魁．川芎嗪对大鼠腹膜黏连及 TNF-α 表达的影响．中国现代医学杂志，2006，16（2）：219～222．

［214］魏会平，刘艳凯，张玉平，等．川芎嗪对大鼠淋巴循环的作用．中成药，2006，28（3）：380～382．

［215］阮琴．川芎挥发油川芎嗪对小鼠脑缺血再灌注损伤的保护作用．浙江中医杂志，2009，44（9）：642～643．

［216］杨金蓉，李祖伦，胡荣，等．川芎挥发油解热作用及其对家兔下丘脑 5-HT、DA 含量的影响．中药药理与临床，2003：19（2）：17．

［217］杨金蓉，胡荣，李祖伦，等．川芎挥发油解热作用及其对家兔下丘脑单胺类神经递质含量的影响．四川生理科学杂志，2001，23（3）：130～131．

［218］杨金蓉，宋军，胡荣，等．川芎挥发油的解热作用及对下丘脑 PGE_2 含量的影响．中药药理与临床 2008，24（4）：34～36．

［219］杨金蓉，宋军，胡荣，等．川芎挥发油对发热大鼠下丘脑环氧化酶-2 表达的影响．时珍国医国药，2009，20（2）：315～316．

［220］闰升，王嘉陵，升国芳，等．当归油对大鼠离体子宫平滑肌收缩功能的影响．中草药，2000：31（8）：604～606．

［221］廖长秀，汪晖，彭仁瑛，等．阿魏酸钠对甘油致小鼠肾脏氧化性损伤的拮抗效应．药学学报，2003，38（12）：900～903．

［222］刘萍，王菊英，刘文谦，等．川芎素调节脑组织 ET/CGRP 改善大鼠局灶性脑缺血再灌注损伤．中国药学杂志，2007，42（24）：1859～1863．

［223］黄丰阳，徐秋萍．中药有效成分的抗血小板作用研究进展．北京中医药大学学报，1999，22（2）：28．

［224］SuzukiA，Kagawa D，FujiiA，OchiaiR，etal. Short-and long term effects of ferulic acid on blood pressure in spontaneously hypertensive rats．Am JHypertens，2002，15（4）：351～357．

［225］陈德森，赵万红，李莉，等．阿魏酸钠（SF）对犬冠状动脉的舒张作用．中药药理与临床，2010，26（4）：11～13．

［226］Kawabata K，Yamamoto T，Hara A，etal. Modifying effects offerulic acid on azoxymethane-induced colon carcinogenesis in F344 rats. CancerLett，2000，157（1）：15～21．

［227］陈伟海，徐晓玉，胡益勇，等．阿魏酸钠对小鼠 H22 肝癌生长的抑制作用及其机制研究．北京中医药大学学报，2006，29（10）：690～701．

［228］张丽芬，卞如濂，魏尔清．阿魏酸钠对血小板促肥大细胞释放组胺的影响．中国药理学通报，1995，11（6）：472．

［229］孙云，林安平，张洪泉，等．血小板活化因子诱发豚鼠气道高反应性及阿魏酸钠对其的影响．中国药理学通报，1996，12（6）：519．

［230］赵同峰．阿魏酸钠的药理研究新进展．西北药学杂志，2001，16（3）；135～136

［231］唐杰，冯甦，候若彤，等．川芎提取物的抑菌杀虫作用研究．时珍国医国药，2008，19（10）：2437～2439．

［232］陈德森，郭俐宏．川芎提取物对大鼠心肌缺血再灌注损伤的影响．现代中西医结合杂志，2010，19（27）：3427～3429．

［233］陈德森，赵万红，朱克刚，等．川芎提取物对大鼠血压及血流动力学的影响．中成药，2010，32（10）：1675～1678．

［234］姜信正，战春光，池中求，等．川芎提取物对链脲佐菌素诱导糖尿病模型大鼠血糖的影响．山东中医杂志，2011，30（3）：194～196．

［235］谢炜，赵伟宏，于林，等．川芎提取物对神经根型颈椎病模型大鼠根性疼痛的保护作用研究．广东药学院学报，2008，24（5）：496～499．

［236］汝涛，崔乃强，李东华．川芎提取物对胰腺癌 HS 766T 细胞体外黏附影响的实验研究．中国中西医结合外科杂志，2006，12（1）：57～60．

［237］许丽璇，李伟斌，蔡建秀．川芎总黄酮提取优化及小鼠体外抗氧化作用．中国医院药学杂志，2010，30（18）：1524～1527．

［238］孙素珍，王玉中．川芎水煎液对离体蟾蜍心功能的影响．四川生理科学杂志，2008，30（1）：12～13．

第三篇 川芎及川芎嗪的临床应用

第一章　川芎的临床应用

第一节　在内科疾病中的应用

　　川芎为伞形科多年生草本植物川芎的根茎。药理研究表明，川芎具有扩张血管、加速血流、改变血黏度、改善血液循环、增强心肌供血供氧量、改善心肌缺血等作用。常用于治疗心脑血管疾病以及呼吸、泌尿、妇科等方面的疾病，临床应用较为广泛。川芎单独使用的情况很少，一般与其他药物组成复方，或提取活性成分用于临床。

一、循环系统疾病

　　川芎可抑制纤维化，抗心肌缺血再灌注损伤，抑制血小板聚集，预防肺动脉高压，改善血液流变学，调节脂质代谢，抑制自由基产生，提高内源性超氧化物歧化酶（SOD）活性，清除氧自由基，抗脂质过氧化，广泛用于心血管等疾病的治疗并取得较好疗效。

（一）冠心病心绞痛

　　川芎在冠心病的治疗中，主要以复方、针剂的方式运用于临床。复方常与益气活血的药物如人参、黄芪、当归、桃仁、赤芍等配伍应用，针剂应用以提取的活性成分为主，如川芎嗪是从川芎中提取的有效单体之一，具有降低血黏度、改善微循环、改善血液流变学、增强心功能、改善心肌缺血、止痛等作用。

　　李氏等采用自拟活血通脉汤（丹参、降香、赤芍、当归、川芎、桃仁、红花等）治疗冠心病心绞痛40例，观察活血祛瘀类中药配伍组方治疗冠心病心绞痛的临床疗效。总有效率75%，表明活血化瘀治疗冠心病心绞痛效果显著。

　　雷氏等采用补气、化痰、活血类中药配伍组方治疗痰瘀痹阻型心绞痛。方法：治疗组服参夏舒心饮（瓜蒌、人参、薤白、法半夏、白术、丹参、川芎、肉桂等），对照组服复方丹参片。对于心绞痛的改善，治疗组有效率82.5%。对中医证候、常规心电图、血液流变学指标的改善，治疗组优于对照组。表明参夏舒心饮治疗冠心病心绞痛有效。

　　白氏等观察疏肝、逐瘀类中药治疗冠心病心绞痛的疗效。采用疏肝逐瘀汤（香附、川芎、柴胡、郁金、当归、人参）治疗本病64例，并设对照组。治疗组总有效率89.1%。

　　刘氏等观察活血祛瘀类中药治疗冠心病心绞痛的临床疗效。方法：治疗组给予冠心 I 号（丹参、赤芍、川芎、红花、桃仁、降香等），对照组1口服消心痛，对照组2口服丹参滴丸。治疗组对心绞痛症状改善有效率为92.78%，显著高于对照组1的67.33%和对照组2的65.29%；治疗组心绞痛有效率58.76%（心电图），显著高于对照组1的38%和对照组2的24.49%；治疗组对心绞痛发作频率和硝酸甘油的消耗量及$\sum ST$的改善与对照组1无显著性差异，明显高于对照组2。治疗组血液流变学均有明显降低。表明冠心Ⅰ号具有降低血黏度、改善微循环、增强心功能的作用。

刘氏等观察黄龙芎辛颗粒治疗冠心病不稳定型心绞痛的临床疗效。将78例患者随机分为2组，在常规西药治疗基础上，治疗组加用黄龙芎辛颗粒（炙黄芪、地龙、川芎、细辛）治疗，对照组5% GS 250ml加硝酸甘油10mg静滴，疗程均为2周。治疗组应用黄龙芎辛颗粒对心绞痛症状发作次数、发作时间的总有效率为90%，治疗后心电图相应指标恢复的总有效率为91.7%，与对照组相比差异具有统计学意义。表明黄龙芎辛颗粒治疗冠心病不稳定型心绞痛疗效肯定。

路氏等观察活血止痛汤配合西药治疗冠心病心绞痛的疗效。方法：治疗组35例采用活血止痛汤（丹参、桃仁、当归、川芎、赤芍、黄芪、五味子、麦冬、延胡索、檀香等）配合西药常规疗法；对照组35例单用西药常规治疗。结果显示心绞痛缓解率治疗组94.29%，对照组74.29%；心电图指标改善率治疗组85.71%，对照组68.57%。表明活血止痛汤配合西药治疗冠心病心绞痛可提高临床疗效，有改善心肌缺血、止痛的作用，且无明显毒副作用，值得临床推广应用。

李氏观察化瘀通脉汤治疗冠心病心绞痛的临床疗效。将80例患者随机分为治疗组与对照组各40例，均予西药常规治疗，治疗组加服化瘀通脉汤（黄芪、丹参、川芎、桃仁、莪术、延胡索等），疗程均为4周。治疗组心绞痛疗效、中医证候疗效、心电图指标改善、硝酸甘油停减率改善均优于对照组。实验表明化瘀通脉汤为治疗冠心病心绞痛的有效药物。

陈氏等观察补气活血、理气止痛类中药配伍治疗冠心病心绞痛的临床疗效。将57例患者随机分为治疗组35例和对照组22例。治疗组在西药常规治疗下加用通冠止痛汤（党参、黄芪、丹参、川芎等），对照组用抗心绞痛药物常规治疗，均治疗4周，观察治疗后2组心绞痛及心电图情况的比较。2组结果有显著性临床意义。实验表明通冠止痛汤治疗冠心病心绞痛疗效确切。

范氏等评价芎芍胶囊治疗冠心病心绞痛（心血瘀阻证）的有效性。治疗组59例用芎芍胶囊（由川芎、赤芍等组成）；对照组20例用血府逐瘀胶囊。结果显示治疗组在心绞痛疗效、心电图疗效、中医证候疗效等方面，与对照组比较无显著性差异。表明芎芍胶囊治疗心血瘀阻型冠心病疗效确切。

周氏研究冠脉舒（丹参、葛根、川芎煎剂）对冠心病心绞痛患者冠状动脉的扩张作用。采用彩色多普勒系统显示治疗前后1小时的左冠状动脉主干、左右颈总动脉的内径、血液流速。结果显示治疗组32例，左冠状动脉主干、左右颈总动脉内径、流速均较服药前增加。对照组41例，治疗前后其参数变化无显著差异，治疗组治疗前后参数变化值较对照组有显著差异，表明冠脉舒能增加冠心病患者的冠脉循环量，可能对冠心病心绞痛的治疗有益。其实验结果显示冠脉舒对周围血管可能有扩张作用。

（二）急性心肌梗死

川芎在急性心肌梗死的治疗中主要为复方制剂和其提取物，复方制剂常与益气活血药配伍使用。

徐氏等观察益养阴活血和解毒活血中药组分配伍干预急性心肌梗死（AMI）后大鼠早期心室重构（VR）和对Toll样受体2（TLR-2）、Toll样受体4（TLR-4）的表达的影响。运用结扎Wistar雄性大鼠冠状动脉前降支造成AMI模型，随机分为假手术组（只穿刺，不结扎）、模型组、培哚普利组、生脉胶囊+复方川芎胶囊组、黄连生物碱+复方川芎胶囊组，每组10只分别灌胃，另设正常组10只，分别灌胃等量水。4周后观察左室重量指数（LVMI）、心肌组织病理改变、免疫组化法测TLR-2、TLR-4的表达。结果显示与模型组比较，益气养阴活血和解毒活血法能明显降低心脏LVMI，且对TLR-2、TLR-4均有降低作用。表明益气养阴活血法和解毒活血法均能减轻LVMI及大鼠血清TLR-2、TLR-4水平，从而抑制AMI后心室重构。

崔氏等观察中西医结合治疗急性心肌梗死支架术后抑郁患者的临床效果。将63例急性心梗支架术后患者随机分为治疗组和对照组，对照组口服黛力新，治疗组在口服黛力新基础上加服自拟解郁活血汤，药物组成为柴胡、陈皮、枳壳、旋覆花、川芎、当归、白芍、甘草。2组均以治疗4周为1个疗程，2个疗程后判定疗效。结果显示2组在治疗4周和8周后，HAMD评分较治疗前有明显下降，但2组愈显率对比，差别有统计学意义。表明采用中西医结合方法对患者抑郁症状的改善有积极作用，可明显提高患者生活质量。

赵氏等观察开心胶囊对心肌梗死后心室重构的影响。将50例心肌梗死患者随机分为2组。对照组23例，采用常规治疗（包括溶栓治疗、静脉点滴硝酸甘油、口服肠溶阿斯匹林、倍他乐克、开博通、降脂药等）；治疗组27例，在对照组治疗基础上加服开心胶囊（由西洋参、蒲黄、川芎、黄芪、麦冬、山楂等组成）。疗程为3周，主要观察治疗前后血管紧张素Ⅱ（AngⅡ）、醛固酮（ALD）、内皮素（ET）等神经内分泌因子的变化，并经超声心动图检测心脏左室舒张末期内径（LVDd）、左室舒张及收缩末期容积（LVEDV及LVESV）和左室射血分数（EF）等指标的变化。治疗后2组AngⅡ、ALD、ET等各项指标均较治疗前下降，尤以AngⅡ和ET较为明显，与治疗前比较，差异有显著性意义；而且治疗组ET的下降与对照组治疗后比较，差异有显著性意义。治疗后治疗组以LVDd、LVESV改善明显，与对照组比较，差异有显著性意义。表明开心胶囊有能够抑制AngⅡ和ET释放作用。

（三）充血性心力衰竭

川芎在充血性心力衰竭的治疗中，主要为复方、针剂的方式运用于临床。复方常与益气活血的药物配伍应用，针剂常以川芎嗪或与其他针剂联合使用。

苏氏等采用参芪川芎益母草汤口服结合常规西药治疗慢性充血性心力衰竭30例，并与单纯西药治疗26例进行对照。结果显示治疗组显效15例，有效14例，无效1例，总有效率96.7%，对照组显效8例，有效8例，无效6例，总有效率76.9%。

郝氏等探讨复元活血汤治疗充血性心力衰竭的有效性及安全性。将52例充血性心力衰竭病人在吸氧、利尿、扩管的基础上，加用复元活血汤（黄芪、人参、丹参、川芎、当归等）进行治疗。观察显示总有效率96.1%，结果显示复元活血汤在改善充血性心力衰竭患者症状和体征，改善心功能，提高生活质量等方面有满意的效果，同时是安全的。

韩氏等探讨补阳、利水、活血类中药配伍对慢性心力衰竭患者心功能和心室重塑的影响。将治疗组46例患者左室射血分数LVEF<45%，心功能Ⅱ-Ⅳ级，在常规治疗基础上加用强心汤（黄芪、白术、茯苓、制附子、葶苈子、益母草、川芎、赤芍、丹参、白芍、麦冬、甘草）治疗，对照组采用常规治疗。2组临床疗效结果比较，治疗组明显优于对照组。治疗组治疗前后比较有显著性差异。对照组治疗前后只有SV（心搏量）有显著性差异。治疗组与对照组比较SV、LVEF有极显著性差异，LVESV、LVEDV有显著性差异。实验表明，强心汤对慢性心力衰竭有温补心肾、逐饮利水、活血通脉的功效，从而改善心肌代谢、改

善心室重塑、提高心功能。

单氏等观察开心胶囊 2 号治疗充血性心力衰竭的疗效。将 69 例患者随机分为治疗组与对照组。治疗组 46 例在西医治疗基础上加用开心胶囊 2 号（由人参、山楂、川芎、红花等组成）；对照组 23 例单用西医治疗。2 组均以 4 周为 1 个疗程。主要观察临床疗效及心功能左室射血分数（EF）、每次心搏量（SV）、每分钟心输出量（CO）等指标变化情况。结果显示，治疗组显效 24 例，有效 17 例，无效 4 例，恶化 1 例，总有效率 89.1%；对照组显效 7 例，有效 9 例，无效 5 例，恶化 2 例，总有效率 69.6%。而且治疗组治疗后心功能 EF、SV、CO 等各项指标改善均优于对照组。实验表明，开心胶囊 2 号治疗充血性心力衰竭有较好的疗效。

王氏观察慢性心衰中医、西医、中西医结合治疗的疗效。中药组 68 例，口服中成药强心复脉丸（人参、附子、川芎、黄芪、当归、丹参、五味子等）；西药组 73 例，口服地高辛、速尿、安体舒通、洛丁新；中西结合组 94 例，口服强心复脉丸和西药地高辛、速尿、安体舒通、洛丁新。均治疗 10 天为 1 个疗程，治疗 3 个疗程。结果显示，3 组总有效率分别为 77.9%、79.8%、92.1%。经统计学处理，中西医结合组与中医组和西医组有显著差异，从具体分级来看心功能Ⅲ级和Ⅳ级中西医结合与中医、西医治疗有显著差异。

王氏等探索益气温阳合泻下治疗充血性心力衰竭的临床疗效。采用芪淫五苓汤（黄芪、淫阳藿、川芎、丹参等）为基本方治疗Ⅱ度以下心衰 128 例。结果显示总有效率 92.2%。表明本法有温补心肾、强心、扩血管、利尿作用。

张氏等运用黄芪生脉饮随症加减治疗 20 例。20 例中，男 12 例，女 8 例。年龄最小为 25 岁，最大为 62 岁，其中风湿性心脏病 10 例，肺源性心脏病 4 例，高血压性心脏病 3 例，扩张性心肌病 2 例，放射性肺炎肺部感染治疗过程中出现心力衰竭 1 例。所有病人均具备典型病史，由于左心衰、右心衰、全心衰的不同，因此，病人有不同程度的症状、体征，如心悸气短劳累后加重、端坐呼吸、浮肿、紫绀、颈静脉怒张、肝大、心脏杂音及胃肠道瘀血所致的恶心呕吐等，舌质黯红或有瘀斑或舌体淡胖有齿痕，脉沉细数或无力或结代。基本方组成为：黄芪 15g，人参 6g，麦门冬 10g，五味子 10g，当归 12g，丹参 30g，川芎 15g，赤芍药 10g，北五加皮 10g。每日 1 剂，水煎 2 次，分 2 次服。治疗结果，体征减轻为显效 8 例，症状和体征较治疗前好转为有效 11 例，症状和体征较治疗前无变化为无效 1 例。

（四）病毒性心肌炎

病毒性心肌炎是因病毒直接侵犯心肌而引起的心肌本身的炎性病变，近年来发病率有逐渐增高的趋势，已成为内科常见疾病之一。大多数患者经积极治疗可以完全治愈，如治疗不及时将会迁延成为心肌病，出现一定程度的心脏扩大、心功能减退、持续的心律失常或心电图异常。

何氏等观察银翘清心汤为主联合西药治疗病毒性心肌炎的临床疗效。将符合病毒性心肌炎诊断标准的 62 例患者分为中西医结合组（32 例）和对照组（30 例），2 组均以西药常规治疗，中西医结合组加用银翘清心汤（由赤芍、炙甘草、麦冬、薤白、金银花、连翘、板蓝根、川芎、大青叶等组成）治疗。10 天为 1 个疗程，连续治疗 2 个疗程。疗程结束后观察临床综合疗效及主要症状疗效、心电图疗效等。结果显示，中西医结合组临床治愈率、总有效率分别为 62.5%、90.6%，对照组分别为 43.3%、76.7%。治疗后 2 组主要症状（心悸、胸闷或胸痛、气短、乏力）均有不同程度的改善，但除乏力外，中西医结合组其他症状疗效均优于对照组。两组心电图均有不同程度改善，治疗组总有效率略高于对照组，但差异无统计学意义。表明中西医结合治疗病毒性心肌炎能明显改善心悸、胸闷或胸痛、气短等主要症状，而且无不良反应及毒副作用，是一种有效、安全的治疗措施。

韩氏等观察益气活血类中药配伍组方治疗病毒性心肌炎的疗效。采用中药（川芎、黄芪、麦冬、当归、桃仁等）配合西药（营养心肌药、扩血管药）治疗病毒性心肌炎 60 例，并设对照组 28 例，两组疗效比较有明显差异。表明本法具有保护和修复心肌细胞、扩张血管、增强灌量等作用。

宋氏观察中西医结合与单用西药治疗急性病毒性心肌炎的疗效差异。西药组 28 例采用西药常规治疗，中西医结合组 31 例在西药的基础上加黄芪救心汤（黄芪、党参、川芎、麦冬、五味子等）治疗。结果显示西药组总有效率 75%，中西医结合组总有效率 92%。表明中西医结合治疗病毒性心肌炎有协同作用，可较好地改善心脏功能。

杨氏观察中西医结合治疗小儿急性病毒性心肌炎的临床疗效。对照组 35 例采用常规治疗方案，治疗组 35 例在常规治疗方案基础上加用自拟补气升脉汤（太子参、麦冬、丹参、川芎、炙甘草等），治疗两周观察结果。结果显示治疗组临床治愈 28 例，好转 5 例，未愈 2 例。对照组临床治愈 18 例，好转 9 例，未愈 8 例。两组比较，治愈率有非常显著差异性，总有效率有显著差异性。

才氏探讨清热解毒、益气养阴、活血化瘀类中药配伍治疗病毒性心肌炎的临床疗效。将 120 例入选病例按随机原则分为治疗组和对照组，每组各 60 例，分别给予黄芪解毒汤（生黄芪、丹参、赤芍、川芎、苦参、玄参、连翘、金银花）及常规西药治疗，并观察其主要症状、体征、心肌酶谱及心电图的改变。结果显示治疗组对主要症状、体征、心肌酶谱及心电图的改善明显优于对照组。表明本汤剂能够通过抗病毒提高免疫力，改善微循环而达到促进心肌细胞的恢复。

陈氏等探讨养血、通络类中药治疗病毒性心肌炎心律失常的疗效。采用养血通络方法（当归、桑椹、远志、桑寄生、川芎、熟地、灵芝等）为主治疗本病 34 例。结果显示临床症状疗效为 73.5%，动态心电图总有效率为 67.6%。表明该方能养血通络、宁心定悸，可显著改善病毒性心肌炎、临床症状及有效控制心律失常。

李氏等探讨益气强心、活血化瘀、利水安神类中药治疗慢性心肌炎（病）的治疗方法并观察疗效。采用自拟参芪益心散（西洋参、丹参、生黄芪、五味子、当归、川芎、黄精、红花、三七、琥珀）治疗慢性心肌炎 56 例。结果显示总有效率 93%。

（五）心律失常

心律失常是临床常见症状之一，可由各种器质性心脏病引起，也可以是功能性，有间歇发生的，也有持续存在的。对于症状及心律失常同时出现，无症状但心律失等常有临床意义的则需要治疗。随着医学的不断发展，治疗手段也有所增加，对一般的心律失常主要是以药物治疗为主，而特殊类型的心律失常则采用射频消融治疗，起搏器治疗以及手术治疗。

李氏等观察中西医结合治疗室性早搏的疗效。用宁心益气活血汤（苦参、茵陈、黄芪、丹参、川芎、山楂、桑寄生、半夏、炒枣仁等）加西药心律平治疗室性早搏 80 例。结果显示室性早搏消失率 47.5%，总有效率 92.5%，疗效显著。表明宁心益气活血汤具有补益气血、活血化瘀、宁心安神之功效，结合西药心律平等是治疗室性早搏的有效方法。

邢氏等观察益气温阳、安神定志类中药配伍组方治疗频发室性早搏的疗效。治疗组服用复律汤(黄芪、人参、苦参、黄连、川芎、葛根、远志、三七、水蛭等)，对照组口服普罗帕酮、谷维素。结果显示远期疗效比较，治疗组总有效率90%，对照组总有效率66.67%。表明本方具有补益阳气、化瘀通脉、安神定志的作用，治疗频发室性早搏疗效显著。

邹氏等观察补气、养阴、活血类中药配伍治疗顽固性室性早搏的疗效。采用生脉散合四物汤(党参、麦冬、五味子、当归、川芎、绞股蓝等)治疗本病60例。结果显示总有效率为91.66%，表明本方具有补益气血、敛阴复脉的作用。

尹氏治疗顽固性心律失常30例，男14例，女16例；年龄为28~55岁，平均年龄44岁；病程最长者20年，最短者2年。本组心律失常分类：心房纤颤4例，房、结性早搏伴ST段改变4例，多发室性早搏18例，室性早搏伴左前半支传导阻滞2例，室性早搏伴完全性右束支传导阻滞2例。临床症状以心悸心慌为主要症状，伴有胸痛、胸闷、背胀、头晕、纳差、睡眠差等症，舌淡紫或暗红、苔薄，脉结、代。益气活血方药为党参15g，北黄芪15g，茯苓10g，白术10g，炙甘草6g，当归10g，川芎10g。夹瘀明显者加三七粉、红花；夹寒者加附片、桂枝；夹痰浊者加藿香、法半夏、陈皮；伴气滞者加柴胡；肾虚者加淫羊藿、菟丝子；不眠者加大枣、枣仁。心律失常患者经心电图明确早搏性质，临床辨证确定病证后，予以益气活血方治疗，每日1剂，水煎后分两次温服，连服2个月为1疗程。服药期间一般停用抗心律失常药，其中3例病程长，病情较重者，曾短期使用少量安律酮(0.2g，2次/天)，待病情稍稳定，全部改用中药治疗。结果显示临床治愈(临床症状消失，心电图检查3次早搏消失)10例，占33.3%；好转(临床症状基本消失，心电图检查3次早搏偶见或明显减少)17例，占56.3%；无效(治疗前后，心电图检查早搏无明显变化)3例，占10%。总有效率为90%。

(六)急性冠脉综合征

急性冠脉综合征是一组由急性心肌缺血引起的临床综合征，其病理机制是冠状动脉不稳定，粥样硬化斑块破裂，血栓形成并导致病变血管不同程度的阻塞。它包括ST段抬高型心肌梗死、非ST段抬高型心肌梗死及不稳定型心绞痛。目前急性冠脉综合征患者的治疗主要以西医为主，但部分病人由于出现副作用而影响治疗。

何氏等观察活血解毒法治疗急性冠脉综合征的临床疗效，探讨其作用机制。将60例患者随机分为两组，对照组30例予抗凝、抗血小板聚集、扩张血管、溶栓等常规治疗，治疗组30例在对照组治疗基础上加用活血解毒汤(组成为丹参、桃仁、川芎、制大黄、黄芩、黄连、连翘)内服，两组均以4周为1疗程。观察比较两组治疗后证候、心绞痛、心电图改善情况，以及治疗前后炎症性指标hs-CRP变化情况。结果显示治疗后治疗组证候积分减少程度及心绞痛、心电图改善程度均优于对照组；炎症性指标hs-CRP的下降程度亦优于对照组。治疗期间，两组均未发现明显的不良反应。表明活血解毒法治疗急性冠脉综合征疗效肯定，作用机制可能与其抑制体内炎症反应有关。

刘氏等观察从风论治急性冠脉综合征的疗效。将78例急性冠脉综合征患者随机分为治疗组和对照组，两组均予以西医常规处理，治疗组加用心痛得效方(金银花、生甘草、羌活、葛根、川芎等)。结果显示治疗组疗效优于对照组。表明从风论治对急性冠脉综合征有较好治疗效果。

（七）病窦综合征

病态窦房结综合征（简称病窦）是由于窦房结及其周围组织病变所引起的窦缓、窦房阻滞和/或窦性静止及过缓-过速综合征等各种心律失常，并可因此造成脑、心肾等重要生命器官缺血而产生一系列临床症状，重者发作昏厥乃至阿-斯征。治疗棘手，多数患者最终难免于安置人工心脏起搏器。

陈氏等应用病窦灵（由人参、川芎、炙甘草等组成）治疗病窦，共14例，男8例，女6例，年龄20~59岁，疗程6~20个月。结果显示显效者（平均心率由治疗前的每分钟50次增至65次），窦房结恢复时间（SNRT）恢复正常或接近正常5例，占35.7%；有效者（平均心律由治疗前的每分钟52次增至60次），SNRT明显缩短但未恢复正常4例，占28.6%；无效者（平均心律虽有所增加），但SNRT几无改变5例占35.7%，总有效率达64.3%。病毒性心肌炎或其后遗症者疗效较明显，且疗效与病程和疗程长短有关。

孟氏治疗18例病窦综合征患者，将制附片、补骨脂、桂枝、川芎各9g，鹿茸末1g（冲服），黄芪15g，干姜、甘草各6g。口干明显者加麦冬15g，五味子9g；舌见瘀斑或瘀点，有瘀血征象者加丹参15g。每日1剂，早晚煎服，连续服药，3周为一观察治疗期限。疗效标准为临床治愈：症状消失，心电图恢复窦性心律；好转：心率较前增快，但心电图未能恢复窦性心律，症状减轻；无效：经治疗3周，症状及心率均无明显改变。治疗效果根据以上标准评定显示，显著窦性心动过缓者4例，临床治愈4例；窦缓伴窦性心律不齐者8例，临床治愈5例，好转3例；窦缓伴结性逸搏3例，临床治愈1例，好转1例，无效1例；窦缓伴房性早搏1例，经治疗好转1例；窦缓伴室性早搏2例，好转1例，无效1例。

二、神经系统疾病

（一）脑出血

王氏观察活血祛瘀类中药配伍治疗出血性中风急性期的疗效。两组各30例均采用西医常规的基础治疗，治疗组加用活血祛瘀类中药（水蛭、丹参、桃仁、赤芍、红花、川芎）口服每日1剂。结果显示临床疗效治疗组总有效率86.67%，对照组总有效率70.00%，治疗组明显优于对照组。血肿吸收率治疗组也明显优于对照组。表明活血祛瘀类中药可促进患者的神经功能恢复，加速血肿吸收，明显提高临床疗效。

周氏观察早期运用活血化瘀法治疗急性期高血压性脑出血的疗效。将经CT检查确诊的急性期高血压性脑出血31例随机分为两组，出血量小于30ml。治疗组15例，在西医常规综合治疗基础上加用活血化瘀中药（桃仁、大黄、川芎、田七、丹参、天麻等）。对照组16例，采用西医常规综合治疗，观察两组疗效。结果显示治疗组愈显率明显高于对照组。其表明早期运用活血化瘀法治疗急性期高血压性脑出血具有良好的作用，可减轻神经功能缺损、提高疗效、降低致残率、缩短病程。

熊氏观察化瘀通络法治疗脑出血急性期的临床疗效。将46例随机分为两组，对照组23例，按西医内科常规治疗。治疗组23例在对照组治疗基础上，加用中药活血化瘀通络（基础方为地龙20g，桃仁9g，红花10g，川芎9g，鸡血藤15g，牛膝15g，生地10g，桑叶9g，川贝10g，茯苓12g，陈皮9g，连翘12g）治疗，2周为3疗程，治疗2疗程。结果显示基本治愈率、总有效率治疗组分别为47.83%、91.30%，对照组分别为30.43%、78.26%。两组比较，差异有显著意义。两组治疗后神经功能缺损评分与治疗前比较，差异均有显著意义。治疗后治疗组与对照组比较，以及血肿全部吸收率（治疗组82.61%，对照组56.52%）比较，差异有显著意义。实验表明化瘀通络法治疗脑出血急性期疗效确切。

黄氏观察根据不同病程分期选用活血化瘀药治疗高血压性脑出血的临床疗效。将64例高血压性脑出血患者随机分为两组。对照组32例，以西医内科常规保守治疗。治疗组32例，在对照组治疗基础上按早期、后期不同病程加用中药治疗，早期以化痰通腑、活血止血为主（药用大黄、芒硝、枳实、厚朴、天竺黄、石菖蒲、三七粉、水蛭），后期以益气活血、化瘀通络为主（药用当归、川芎、黄芪、桃仁、地龙、赤芍、红花、丹参、全蝎）。两组均以4周为1疗程。主要观察临床疗效及血肿吸收情况。结果显示总有效率治疗组为90.63%，对照组53.13%，两组比较，差异有显著性意义。两组治疗14天、30天时血肿容积均有明显改善，与治疗前比较，差异有显著性意义。治疗14天、30天时血肿容积、血肿吸收率治疗组与对照组比较，差异均有非常显著性意义。表明根据不同病程分期选用活血化瘀药治疗高血压性脑出血疗效显著，并能促进血肿吸收及神经功能的恢复。

张氏观察运用中西医结合方法加用桃仁、川芎两味中药治疗脑出血的疗效。方法为选择脑出血患者60例，随机分为对照组及治疗组，每组30例，对照组采用中西医结合方法，治疗组在对照组基础上加用桃仁、川芎两味中药，观察治疗后两组神经功能缺损评分、脑血肿体积、血肿周围水肿体积差异。结果显示加用桃仁、川芎两味中药可明显改善患者神经功能、减小脑水肿体积，两组比较有统计学意义。表明在中西医结合基础上加用桃仁、川芎两味中药可明显促进脑水肿的吸收，改善患者神经功能。

刘氏观察川芎的有效成分之一川芎素对急性期出血性中风（高血压病脑出血）的疗效。122例患者随机分为常规治疗对照58例和川芎素治疗组64例，川芎素治疗组在常规治疗基础上加用川芎素静滴。结果显示治疗组显效及有效率达到91%，与对照组比较有显著性差异。治疗组显效31例，与对照组显效18例比较，有显著性差异。表明川芎素治疗急性期出血性中风（高血压病脑出血）较常规治疗更有效。

（二）脑梗死

蒋氏等观察补阳还五汤为主方化裁治疗脑梗死后期的临床效果。方药组成为当归、川芎、白芍、甘草各10g，桃仁、红花（后下）、丹皮、赤芍各10g，地龙12g，炒水蛭2g，血蝎2g（冲服），三七9g，黄芪20g，并随症加减。将上方煎约400ml温服，每次200ml，Bid，连服4天。结果显示通过3个疗程的中药治疗，老年组痊愈36例，好转12例，死亡5例。非老年组痊愈30例，好转5例，死亡1例。表明补阳还五汤化裁治疗脑梗死，疗效显著，是目前治疗中风等血栓性疾病应用频率较高的方剂。

周氏等观察参芎葡萄糖注射液治疗急性脑梗死的临床疗效及结果分析。将94例急性脑梗死患者随机分为2组，参芎葡萄糖注射液治疗组48例和丹参注射液治疗组46例。观察治疗前后神经功能缺损评分变化及有效率的比较。两组在治疗前后进行神经功能缺损评分和Barthel指数评分。结果显示参芎组有效率明显高于对照组。神经功能缺损评分：参芎组BI（Barthel index）指数评分结果显示参芎组高于对照组，两组并发症无明显差异。表明参芎葡萄糖注射液治疗急性脑梗死的临床显效率显著优于复方丹参注射液，可改善患者神经功能缺损。

周氏观察脑梗通络口服液对急性脑梗死的临床疗效。选择符合中、西医诊断标准的急性脑梗死患者160例，随机分为治疗组80例和对照组80例。治疗组运用脑梗通络口服液

（由莪术、水蛭、益母草、川芎、大黄、冰片、石菖蒲、远志等组成）加西药常规治疗，对照组单用西医常规治疗。两组分别在治疗14天后采用脑梗死诊断与疗效评定标准观察治疗前后的临床疗效及神经功能缺损的变化情况。结果显示治疗后两项指标均有明显变化，与对照组比较差异有显著性意义。表明脑梗通络口服液治疗急性脑梗死能明显提高疗效。

温氏等观察自拟益气活血方（组成为黄芪、生地、川芎、丹参、怀牛膝等）治疗急性脑梗死的临床疗效。将101例中医辨证属气虚血瘀证的脑梗死患者随机分为治疗组51例和对照组50例。两组均给予西药常规治疗，治疗组加用自拟益气活血方治疗，14天为1疗程。结果显示治疗组临床总有效率为93.9%，对照组为80.0%，两组比较有显著差异。在对血液流变学的改善方面有显著差异。两组总有效率和疗效比较，治疗组明显优于对照组，有显著性差异。表明采用自拟益气活血方治疗气虚血瘀型脑梗死安全有效。

刘氏等观察祛瘀、益气、通络药配伍治疗脑血管病脑梗死的疗效。治疗组170例，采用祛瘀通络方（组成为川芎、丹参、黄芪、女贞子、大黄、水蛭）治疗中风（中经络）；对照组85例，采用静脉点滴706代血浆，维脑路通为主治疗，对治疗前后两组患者临床症状的改善情况及实验室相关检测指标的变化情况进行对比观察分析。结果显示治疗组总有效率为93.2%，对照组总有效率为80.7%。实验表明本方法具有抗凝、消炎、降低血液流变学指标，增加动脉血流量，改善微循环的作用。

王氏等观察祛瘀生新煎治疗脑梗死并糖耐量异常的临床疗效。将70例脑梗死并糖耐量异常患者随机分为两组，在常规神经内科处理的基础上，治疗组给予祛瘀生新煎（组成为黄芪、人参、地龙、土鳖、当归、川芎、水蛭），对照组口服阿卡波糖。10天为1疗程，治疗两个疗程。结果显示两组临床疗效比较，差异有显著性意义，治疗组疗效优于对照组。两组治疗后神经功能缺损程度评分比较，差异有非常显著性意义。两组治疗后血糖、血脂等指标比较，差异有非常显著性或显著性意义。其表明祛瘀生新煎对脑梗死并糖耐量异常具有较好的临床疗效。

霍氏观察参芎注射液治疗急性脑梗死的疗效。将参芎注射液100ml静脉点滴，1次/天，15天为1疗程，观察治疗前后神经功能缺损分数，血液流变学5项指标，血脂的变化及临床疗效。结果显示临床近期疗效达86.7%，胆固醇、甘油三酯降低，红细胞聚集指数降低。表明参芎注射液有改善血液流变学、改善微环境、降低血脂的作用，对急性脑梗死有确切疗效。

苏氏等观察补阳还五汤治疗急性脑梗死的临床疗效。将入选病人按入院顺序随机分为治疗组和对照组。治疗组20例，采用补阳还五汤（组成为黄芪、当归尾、赤芍、地龙、川芎、桃仁、红花）治疗。对照组20例，采用复方丹参注射液治疗。两组疗程均为2周。临床疗效评估采用NIH评分和Barthel指数，实验室评估采用血液流变学各项指标的变化。结果显示治疗后两组NIH评分和Barthel指数血液流变学指标均有改善，治疗组与对照组相比有显著差异。表明补阳还五汤能有效改善脑梗死急性期神经功能恢复，降低血液黏度。

刘氏观察补阳还五汤治疗脑梗死恢复期的临床疗效。将60例患者随机分为两组，治疗组30例，采用补阳还五汤（组成为黄芪、当归尾、赤芍、地龙、川芎、桃仁、红花）治疗。对照组30例，采用复方丹参注射液治疗。两组疗程均为4周，主要观察临床疗效、治疗前后中医证候评分及血液流变学各项指标的变化。结果显示总有效率治疗组为90.0%，对照组为76.7%，两组比较，差异有显著性意义。两组治疗后中医证候评分明显下降，与治疗前比较，差异有显著性或非常显著性意义。其治疗组与对照组治疗后比较，差异有显著性意义。治疗后治疗组血液流变学各项指标均有改善，与治疗前比较，差异有显著性或非常显著性意义。治疗后治疗组与对照组比较，差异有显著性意义。表明补阳还五汤能有效改善脑梗死恢复期患者的临床症状，机制可能与降低血液黏度有关。

岑氏观察益气活血方治疗气虚血瘀型脑梗死的临床疗效。38 例气虚血瘀型脑梗死患者均采用益气活血方(处方为黄芪、川芎、地龙、桃仁、红花、赤芍、丹参、水蛭、全蝎)加减治疗。结果显示基本痊愈 15 例，显著进步 12 例，进步 7 例，无效 4 例，总有效率为89.5%。表明益气活血方治疗气虚血瘀型脑梗死疗效显著。

(三)脑缺血

尹氏等观察活血、通脉类中药治疗缺血性脑血管病的临床疗效。两组常规治疗相同，治疗组另加通脉化瘀汤(组成为当归、川芎、红花、地龙、桃仁、熟地等)，进行治疗 14 天后分析疗效。结果显示治疗组总有效率为 95.9%，对照组总有效率为 77.5%，两组比较，差异有显性意义。表明通脉化瘀汤对缺血性脑血管病的治疗具有较好的疗效。

吴氏等观察综合疗法配合中药熏洗治疗缺血性中风的临床疗效。两组均采用药物治疗、针刺治疗及康复训练，治疗组加用中药熏洗(组成为当归、赤芍、红花、木瓜、川芎、豨莶草、桑枝等)。结果显示治疗前两组缺血性中风患者神经功能缺损评分、血液流变学、运动功能、日常生活活动能力无明显差异，治疗 4 周后治疗组患者康复疗效明显优于对照组，神经功能缺损评分显著低于对照组，血液流变学明显改善，运动功能、日常生活活动能力明显提高。表明综合疗法配合中药熏洗能促进缺血性中风患者的功能恢复。

彭氏观察益气活血，破瘀通经络类中药配伍治疗缺血性中风的疗效。治疗组采用自拟清栓方(组成为黄芪、鸡血藤、葛根、当归、丹参、川芎、水蛭、全蝎)为主治疗缺血性中风 165 例，并与静脉点滴维脑路通为主治疗的对照组比较，对治疗前后两组患者临床症状的改善情况进行对比观察。结果显示治疗组总有效率为 94.6%，对照组总有效率为 81.3%两组相比治疗组疗效明显优于对照组。表明本方具有益气活血、破瘀通经络的作用。

缪氏观察化瘀通脉汤治疗缺血性中风恢复期的疗效及对血液流变学的影响。取缺血性中风恢复期患者 114 例作为治疗组，予以化瘀通脉汤(组成为丹参、黄芪、红花、川芎、桃仁、当归、地龙、水蛭)治疗。另取同期缺血性中风恢复期患者 40 例作为对照组，予脑络通胶囊口服。结果显示治疗组总有效率 84.2%高于对照组 77.5%。表明化瘀通脉汤对缺血性中风恢复期可显著降低神经功能缺损积分，改善主要症状，并对血液流变学检查全血高切还原黏度等多项指标也有显著改善。

(四)脑供血不足

张氏等观察复方芎蝎胶囊治疗椎基底动脉供血不足的疗效和对脑血流的影响。将 60 例椎基底动脉供血不足患者随机分为两组。对照组 30 例予注射用盐酸川芎嗪 120mg 加入0.9%氯化钠注射液 250ml，每日 1 次静脉滴注。治疗组 30 例在对照组治疗基础上加用复方芎蝎胶囊 2.5g，每日 3 次口服。两组均 15 天为 1 个疗程，疗程间休息 1 周，两个疗程后统计临床疗效，经颅多普勒(TCD)探测椎动脉(VA)、基底动脉(BA)收缩峰流速(Vp)和舒张末期流速(Vd)。结果显示治疗组痊愈率 83.3%，总有效率 96.7%；对照组痊愈率 60.0%，总有效率 86.7%，两组总有效率、痊愈率比较差异均有统计学意义。两组 VA、BA 的 Vp 和Vd 治疗后与本组治疗前比较均有不同程度的提高，且两组治疗后比较差异均有统计学意义，治疗组优于对照组。表明复方芎蝎胶囊是治疗椎基底动脉供血不足的有效药物。

王氏等观察中药对慢性脑供血不足的疗效。采用杞菊地黄汤原方加丹参、川芎、葛根水煎口服，每天2次，14天为1疗程。结果显示经过3疗程治疗，总有效率90%。表明本方无需辨证，对慢性脑供血不足疗效满意。

(五)三叉神经痛

袁氏等观察川芎三虫汤联合得理多治疗原发性三叉神经痛的疗效。将94例随机分为两组，对照组46例采用得理多治疗。治疗组48例在对照组基础上加用川芎三虫汤。结果显示治疗组总有效率91.7%，对照组总有效率69.6%，两组比较有显著差异。表明中西医结合治疗原发性三叉神经痛有较好疗效。

赵氏等用川芎茶调散治疗三叉神经痛，结果60例三叉神经痛患者经过治疗，治愈38例，占63.3%；显效11例，占18.3%；有效5例，占8.3%；无效3例，占5%，总有效率95%。

查氏等观察温阳散风、活血通络、理气止痛类中药配伍治疗原发性三叉神经痛的效果。将32例患者随机分为治疗组和对照组，分别采用辛芷姜虫散(主要组成为细辛、白芷、姜黄、川芎、柴胡、蜈蚣等)和卡马西平治疗，并观察治疗前后三叉神经痛的改善情况。结果显示两个月总有效率治疗组(66.6%)与对照组(74.2%)，两年总有效率治疗组(81.3%)明显高于对照组(67.6%)相比有显著性差异。表明本方对原发性三叉神经痛近期疗效与西药相当，远期明显好于西药。

梁氏等观察疏肝解郁，清热泻火类中药配伍治疗原发性三叉神经痛的疗效。采用中药方(主要组成为柴胡、白芷、黄芩、菊花、川芎、牛膝等)治疗本病30例。结果显示总有效率96.7%。其表明本方具有疏肝解郁、活血化瘀、通络止痛的功效。

李氏等观察疏风散治疗原发性三叉神经痛的疗效，将80例门诊原发性三叉神经痛病例随机分为治疗组40例，对照组40例；治疗组口服疏风散，对照组口服卡马西平，1个月为1个疗程。结果显示治疗组显效率55%，总有效率为87.5%；对照组显效率30%，总有效率为77.5%。两组疗效比较有显著性差异。

(六)面神经炎

吴氏观察中西医结合治疗周围性面神经炎的疗效。将60例周围性面神经炎患者随机分为对照组和治疗组，治疗阶段分为急性期和恢复期。急性期治疗：对照组20例给予强的松片30mg早晨顿服；维生素B_{12}针0.5mg肌肉注射，每日1次，时间1周；治疗组：在对照组的治疗基础上加服桃红牵正汤(主要药物组成为桃仁6~12g，红花10~15g，当归10~15g，川芎10~15g，赤芍药10~15g，全蝎5~10g，白附子5~10g，白僵蚕10~15g，蜈蚣1~3条，钩藤10~30g，荆芥10~15g，黄芪30~60g，甘草5~10g。加减：兼热加金银花30g，连翘10~30g，板蓝根10~30g)。每日1剂，水煎服，时间1周；恢复期治疗：两组均给予TDP照射患侧面部，每日1次，每次20分钟。维生素B_1片20mg，每天3次。按摩以加强瘫痪肌肉功能恢复。针灸以头面部穴为主，远道穴配合，时间3周。治疗组加服桃红牵正汤每日1剂，时间3周。结果显示治疗组在4周后临床疗效神经功能缺损改善明显优于对照组。

杨氏观察针刺配合中药治疗周围性面神经麻痹的疗效。方法为针刺治疗(取穴阳白、太阳、巨髎、下关、地仓、颊车等)结合中药牵正散与补阳还五汤加减(全虫、僵蚕、黄芪、当归、地龙、川芎、桃仁、红花等)治疗本病60例,总有效率98.3%。表明针刺配合中药,具有益气活血、祛风通络之功,是治疗周围性面神经麻痹有效方法。

(七)偏头痛

杨氏观察活血祛瘀、疏风类中药治疗偏头痛的疗效。采用血府逐瘀汤加味(川芎、当归、白芍、生地、桃仁、红花、赤芍、防风、独活、羌活、白芷)配合针刺治疗偏头痛60例。结果显示总有效率90%。表明该方法对偏头痛具有活血祛瘀、疏风止痛的功效。

张氏评价平肝潜阳、息风止痛类中药治疗肝经风火型偏头痛的疗效及安全性。治疗组43例采用天麻川芎汤(天麻、菊花、柴胡、黄芩、山栀、生地、白芍等),对照组43例采用阿司匹林、谷维素,共治疗15天,观察疗效及副作用。结果显示治疗组总有效率95.3%,对照组总有效率81.4%,治疗组优于对照组,有显著差异,且无明显副作用。其表明天麻川芎汤治疗肝经风火型偏头痛患者有效且无明显副作用。

范氏观察中成药常用方剂养血清脑颗粒和川芎茶调颗粒治疗偏头痛的疗效和安全性。方法70例偏头痛患者随机分成两组,治疗组口服养血清脑颗粒,对照组口服川芎茶调颗粒。结果显示治疗组有效率明显高于对照组,且无明显不良反应。表明养血清脑颗粒防治偏头痛有明显疗效,又较安全,值得临床推广。

陈氏等观察头风散口服及头风散搽剂外搽治疗偏头痛的疗效。头风散口服剂由川芎、当归、防风、羌活、独活、白芷、苍术、麦冬各20g,菊花、蔓荆子各10g,黄芩25g,甘草、细辛各5g。头风散搽剂药用乳香、没药、白芷、川乌、草乌、红花各10g,细辛、血竭、薄荷、冰片各5g,加75%酒精或上等白酒。治疗组20例应用自拟头风散内服外用治疗,对照组20例用川芎嗪注射液静脉点滴同时口服布洛芬等止痛药治疗。结果显示治疗组治愈率60.0%,总有效率100%,愈后复发率16.7%。对照组治愈率20.0%,总有效率35.0%,愈后复发率100%,两组比较有极显著性差异。表明头风散内服外用治疗偏头痛有较好疗效。

(八)眩晕

薛氏等观察祛瘀化痰类中药治疗椎-基底动脉供血不足性眩晕的疗效。采用止眩煎,处方组成为半夏、钩藤(后下)、牛膝、茯苓各12g,天麻、白术、丹参、川芎、菖蒲各10g,红花6g,山楂20g。水煎取汁400ml,每日1剂,早、晚饭后服用,10天为1疗程。对照组用培他啶500ml静滴,每日1次,10天为1疗程。两组均于用药1疗程后观察疗效。结果显示治疗组100例,痊愈58例,显效19例,有效14例,无效9例,总有效率91.0%;对照组30例,痊愈10例,显效5例,有效8例,无效7例,总有效率76.7%,经比较治疗组疗效优于对照组。

古氏观察活血通络、解痉止痛类中药配合西药治疗椎-基底动脉供血不足性眩晕的疗效。采用养血清脑颗粒(当归、川芎、白芍、熟地黄、鸡血藤、夏枯草、决明子、珍珠母、钩藤、延胡索、细辛)配合尼莫地平治疗椎-基底动脉供血不足性眩晕60例。结果显示总有效率为95%。表明本方法具有改善椎动脉供血不足和缓解眩晕的作用。

曲氏等自拟定眩汤(主要组成为天麻、黄芪、当归、桃仁、红花、川芎等)配合西医常规治疗86例。结果显示总有效率为97.7%。其表明本方案能够降低血液黏稠度,改善脑动脉供血,使血脉通利,髓海得充,眩晕自止。

胥氏等探讨益气活血法治疗老年椎-基底动脉供血不足性眩晕的疗效。方法为采用中药自拟益气定眩汤(主要组成为炙黄芪、人参、葛根、当归、川芎、三七粉等)治疗本病 83 例；另设西药眩晕停等对照观察组 30 例。结果显示治疗组总有效率 92.8%，对照组总有效率 73.3%，治疗组疗效明显优于对照组。表明益气活血法有解除血管痉挛、增加脑血流量等作用。

三、呼吸系统疾病

(一) 支气管哮喘

支气管哮喘是气道的一种慢性变态反应性炎症性疾病，表现为反复发作的喘息、胸闷、呼吸困难，或伴有咳嗽，是呼吸系统常见病、多发病。川芎可改善微循环，改善血液黏、浓、凝、集倾向，促进血流加速，并能解除微血管痉挛。

柳氏观察祛风平喘汤治疗支气管哮喘的疗效及对患者肺功能、外周血嗜酸粒细胞记数(EOS)、血清 IgE 的影响。用祛风平喘汤(主要组成为荆芥、防风、麻黄、黄芩、黄芪、川芎等)治疗支气管哮喘 89 例，并设对照组(普米克加万托林)。检测患者治疗前后 FEV1(第一秒用力呼气容积)、EOS(外周血嗜酸粒细胞记数)、血清 IgE(免疫球蛋白 E)。结果显示两组疗效有显著性差异，治疗后，两组 EOS、IgE 均明显降低。表明祛风平喘汤对支气管哮喘有明确的疗效，并有降低外周血嗜酸粒细胞记数(EOS)、血清 IgE 水平的功效。

王氏等观察咳喘合剂对儿童哮喘热哮证患者肺功能的影响。治疗组给予咳喘合剂(主要组成有蜜麻黄、杏仁、白前、蝉蜕、甘草、川芎、姜半夏、葶苈子、地龙、浙贝母、金荞麦、鱼腥草等)治疗儿童哮喘热哮证 58 例，并设对照组(用美喘清治疗)。结果显示治疗组总有效率为 93.10%，对照组总有效率为 94.44%，两组比较无明显差异，治疗组与对照组治疗后 FEV1、FVC、PEF、PEF% 均较治疗前明显升高。两组之间无显著差异。表明咳喘合剂对儿童哮喘热哮证患者的肺功能指标有明显改善作用。

张氏等观察中西医结合治疗支气管哮喘发作期疗效。采用中药苏子降气汤与麻黄汤加减(主要组成为苏子、法半夏、当归、红花、地龙、前胡、厚朴等)静滴川芎嗪注射液 80mg/d，与西药(喘乐宁气雾剂)合用，治疗组总有效率 86.7%，对照组总有效率 60%，表明本方法对 IPF 具有缓解平滑肌痉挛、平喘止咳的功效。

(二) 肺纤维化

特发性肺纤维化(IPF)是一种病因不明遍及全世界的重要疾病。近年发病率明显上升，已由 60 年代的少见病发展为今日的常见病。大多数病人于 50 岁后发病，70~80 岁达高峰，儿童及青少年极少患病，男性病率略高于女性。IPF 为持续恶化最终形成不可逆的终末期肺和呼吸衰竭而死亡。自出现症状到死亡平均 4 年。5 年死亡率 40%，最短病程半年，最长 15 年，罕有自行缓解或吸收病例(<1%)。男性及老年预后较差。治疗的首选药物为泼尼松，此外并无更令人满意的药物。泼尼松长期使用副作用很多，且疗效逐渐下降。

魏氏等观察益气活血、润肺化痰类中药配合西药治疗特发性肺间质纤维化的疗效。采用益气活血化痰方(丹参、黄芪、瓜蒌、法半夏、大贝母、党参、川芎、桃仁、红花等)配合西药治疗本病 30 例。结果显示总有效率 90%。表明本方法对 IPF 有益气活血、润肺化痰的功效，可延缓特发性肺间质纤维化病程进展的作用。

杨氏等观察益肺通络、活血化瘀类中药配伍治疗肺纤维化的疗效。采用自拟抗纤汤(主要组成为红参、苏子、沙参、丹参、黄芪、鸡血藤、当归、川芎、百合、冬虫夏草)配合泼尼松治疗本病19例，并设对照组观察临床症状、肺功能等的变化。结果显示治疗组总有效率为78.9%，对照组总有效率46.7%，两组比较有显著性差异。治疗组治疗后症状积分及总积分均较治疗前明显降低，两组治疗前后肺功能变化无显著性差异。表明本方法对本病具有益肺通络、活血祛瘀的功效，可改善肺纤维化症状，提高机体免疫功能，改善患者的生活质量。

侯氏等应用川芎、丹参治疗大白鼠肺纤维化模型与氢化可的松对照获相仿疗效。确诊为特发性肺纤维化（IPF）者40例，分为两组。联合组20例，为川芎、丹参联合泼尼松治疗；对照组20例，单用泼尼松治疗。结果显示治疗后1、6月随访，呼吸困难、咳嗽、胸部X线阴影、肺功能两组相仿。12月时，联合组略优于对照组。36月联合组稳定7例，死亡3例。对照组稳定4例，死亡5例。表明联合组治疗IPF，36月后观察长期疗效，病情稳定例数高，病死例数低于单纯泼尼松组。

四、消化系统疾病

（一）病毒性肝炎

朱氏观察自拟经验方治疗慢性乙型肝炎的临床疗效。将138例慢性乙肝（中重度）患者，随机分为治疗组70例，对照组68例。同时给予静脉滴注5%葡萄糖250ml，加入清开灵注射液40ml及5%葡萄糖250ml加入复方丹参注射液20ml，治疗组加服复肝汤（主要组成为丹参、枳壳、白芍、川芎、鳖甲等）。分别观察治疗前与治疗后症状、体征改善情况及肝功能变化情况。结果显示治疗组症状复常率、肝功能改善情况与对照组比较，均有显著性差异。治疗组总有效率为88.6%，显著高于对照组5.9%。表明复肝汤是治疗中重度慢性乙型肝炎的有效方剂。

陈氏观察风药治疗病毒性肝炎的临床疗效。将118例患者随机分为两组。治疗组60例口服风药。一是疏外风的解表药如麻黄、桂枝、蝉衣、荆芥、防风、生姜、柴胡、葛根、升麻、淡豆豉、薄荷等药。二是祛风湿药如桑寄生、木瓜、防己、秦艽、羌活等药。三是平肝息风药如地龙、僵蚕、钩藤、珍珠母粉等药。此外，在各类药物中兼有疏（祛）风作用的药物如藿香、连翘、川芎、郁金、香附、虎杖、入地金牛、寮刁竹、胆星、神曲等药治疗。对照组58例仅用西药治疗，两个月为1疗程。观察临床疗效、症状体征改善情况及治疗前后肝功能的变化。结果显示两组治疗前后比较，差异有显著性意义。治疗组明显优于对照组，差异有显著性意义。表明风药可提高治疗病毒性肝炎的疗效。

吴氏等总结名老中医黄保中以健脾、柔肝、活血、软坚散结类中药配伍自拟经验方治疗慢性乙型肝炎的临床疗效。将88例慢性乙肝（中重度）患者，随机分为治疗组60例，对照组28例。同时给予静点5%葡萄糖250ml加入清开灵注射液40ml及5%葡萄糖250ml加入复方丹参注射液20ml，治疗组加服肝积汤（主要组成为枳壳、白芍、川芎、鳖甲等）。分别观察治疗前、后症状、体征改善情况及肝功能变化情况。结果显示治疗组症状复常率、肝功能改善情况与对照组比较，均有显著性差异。治疗组总有效率为93.3%，显著高于对照组57.1%。其表明肝积汤是治疗中重度慢性乙型肝炎的有效方剂。

王氏等观察自拟"乙肝克"（组成为何首乌、桑寄生、黄芪、五味子、枸杞子、黄柏、女贞子、麦芽、枳壳、黄芩、板蓝根、茵陈、栀子、大黄、川芎、郁金、三棱）治疗慢性乙型肝炎的疗效，设"乙肝克"治疗组（360例）与西药对照组（345例）作疗效比较，疗程6

个月。结果显示治疗组在改善临床症状、体征，促进肝功能恢复及乙肝病毒标志物转阴等方面均优于对照组。

张氏等观察治肝灵口服液合肝得健治疗慢性乙型肝炎的疗效。将181例慢性乙型肝炎患者随机分为两组治疗，治疗组106例，对照组75例。两组均先常规应用肝得健静脉滴注，后改口服，治疗组加用中成药治肝灵口服液(药物主要由丹参、茵陈、大黄、柴胡、白芍、郁金、田基黄、白术、川芎、五味子、甘草等组成)，疗程均为12周。结果显示治疗组症状消失时间、肝功能复常率、肝纤维化指标改善疗效均优于对照组，两组比较，差异有显著性或非常显著性意义。表明治肝灵口服液合肝得健治疗慢性乙型肝炎，可明显改善临床症状，提高肝功能复常率，促进肝纤维化指标恢复正常，无不良反应。

(二)肝纤维化

张氏等探讨中药抗纤方对肝硬化患者肝纤维化的治疗作用及其机制。将86例乙型肝炎(乙肝)后肝硬化患者随机分为两组观察。对照组用常规西药治疗方法，如维生素类和保肝类药物，必要时用人血白蛋白等。观察组在对照组用药基础上服用中药抗纤方(主要成分为丹参、川芎、赤芍、柴胡、黄芪、党参、当归、鳖甲、莪术、茯苓、白术、虎杖、白花蛇舌草、砂仁、炙甘草等)。疗程均为1年。观察患者治疗前后肝纤维化指标透明质酸酶(HA)、层粘连蛋白(LM)、型前胶原(PC)、型胶原(C)、肝功能、乙肝病毒(HBV)标志物的变化；部分患者进行肝活检病理检查。结果显示随着治疗时间的延长，两组肝纤维化指标水平均明显下降，除C外，观察组各指标下降更显著。停药4个月后肝纤维化指标均有所回升，但仍低于治疗前，且两组间差异存在显著性。治疗后观察组丙氨酸转氨酶(ALT)和总胆红素(TBil)复常率(75.4%和49.6%)均明显高于对照组(40.7%和17.5%)。停药4个月后ALT和TBil复常率两组比较差异无显著性。HBsAg、HBeAg、HBV-DNA阴转率及临床症状改善率优于对照组。观察组组织病理学改变稍优于对照组，但差异不明显。两组均未出现药物不良反应。表明抗纤方有较明显的抗肝硬化纤维化、改善肝功能、抑制HBV及其复制等作用。

袁氏等观察冠心宁注射液联合苦参碱治疗乙肝肝纤维化的作用。选取84例慢性乙肝肝纤维化患者，分为治疗组和对照组各42例，对照组给予常用护肝药物，治疗组在对照组的基础上联合冠心宁丹参、川芎注射液加入5%葡萄糖液250ml滴注，疗程12周。结果显示治疗组血清透明质酸(HA)、层黏蛋白(LN)、型前胶原(PP)及胶原均较对照组降低。表明苦参碱联合冠心宁注射液治疗慢性乙肝肝纤维化患者，能降低肝纤维化标志物。

牛氏等探讨理气、活血类中药对慢性肝病患者血清肝纤维化指标透明质酸等细胞外基质(ECM)水平的影响。将慢性肝病患者108例随机分为治疗组、对照组，在基础治疗的基础上加用川芎、莪术、三棱、姜黄共研末每次服10g，每日3次，木鳖子研末每次服2g，每日3次，治疗20周。结果显示治疗20周后治疗组的血清HA、PC-III和IV-C分别下降47.59%、35.26%(与治疗前相比 $P<0.01$)和15.88%($P<0.05$)对照组则分别下降22.09%($P<0.05$)、10.38%和11.53%($P>0.05$)各血清肝纤维化指标的降幅治疗组明显高于对照组。表明理气、活血类中药降低慢性肝病患者血清肝纤维化指标的水平，有一定的抗肝纤维化作用。

(三)肝硬化

陈氏等用桃红四物汤加减治疗显示肝硬化53例，并与同期用对症支持疗法治疗40例作对照，取得了较好的临床效果。临床资料全部病例均为住院病人，随机分成两组，治疗组53例，对照组40例，其性别、年龄、病程及主要症状和体征大致相同；对照组采用常规护肝、利胆、消肿，维护水电解质平衡等对症综合治疗；治疗组在常规护肝的基础上，每天加服1剂桃红四物汤加减（主要组成为桃仁、红花、当归、熟地、川芎、白芍等）。结果显示临床症状、体征恢复情况乏力、纳差、腹胀和肝区痛，治疗组于治疗后恢复正常者分别为94%、95%、93%和90.5%。对照组分别为93%、94%、92.5和90%。两组比较无显著差异。肝大、脾大、治疗组回缩正常者分别为75%、60%。对照组分别为48%、32%。两者对比有显著差别。肝质地变软，治疗组为80%，对照组56%，两者对比有显著差异。

杨氏观察化瘀、行气、利水类中药配伍治疗肝硬化腹水的临床疗效。采用鼓胀汤（鳖甲、生牡蛎、丹参、川芎、枳壳、炒白术等）治疗肝硬化腹水50例。结果显示总有效率为94%。表明鼓胀汤有活血化瘀、行气利水、攻补兼施的功效，是治疗肝硬化腹水的有效方剂。

陈氏等观察软肝救肝方治疗肝硬化的临床疗效。对150例患者采用软肝救肝方（主要组成为黄芪、太子参、白术、茯苓、甘草、鳖甲、穿山甲、丹参、桃仁、红花、柴胡、地龙、当归、川芎、赤芍、白芍）治疗，疗程为4月。结果显示治疗1疗程显效50例，有效76例，好转16例，无效8例，总有效率为94.6%。表明软肝救肝方治疗肝硬化疗效明显，能改善肝功能、蛋白比例失调。

（四）慢性胃炎

张氏观察柴胡疏肝散对慢性浅表性胃炎的疗效，探讨慢性浅表性胃炎中医辨证分型治疗。以柴胡疏肝散为基本方辨证施治，柴胡疏肝散基本方为柴胡10g，白芍20g，枳壳10g，甘草5g，陈皮10g，川芎6g，香附10g，均按照辨证施治的原则进行加减。结果显示经2~3个疗程治疗后，治愈118例，占59.6%；显效44例，占22.2%。有效33例，占16.7%；无效3例，占1.5%，总有效率98.5%。表明柴胡疏肝散辨证治疗慢性浅表性胃炎具有较显著的疗效。

王氏观察理气、和胃、温中、健脾类中药配伍治疗慢性萎缩性胃炎的疗效。采用自拟养胃汤（主要组成为黄芪18g，炒白术15g，党参12g，桂枝10g，白芍12g，川芎10g，玉片10g，饴糖8g，砂仁6g，木香6g）治疗慢性萎缩性胃炎84例。结果显示总有效率85.7%。表明自拟养胃汤治疗慢性萎缩性胃炎，具有理气和胃、温中健脾的功效。

陈氏等观察和胃、降逆、通络止痛类中药配伍治疗慢性萎缩性胃炎的临床疗效。采用胃舒煎剂（主要组成为川芎、茵陈、菖蒲、白术、郁金等）治疗慢性萎缩性胃炎患者60例。结果显示治疗慢性萎缩性胃炎总有效率为93.3%。表明胃舒煎剂治疗慢性萎缩性胃炎具有和胃降逆、通络止痛的功效。

江氏等观察健脾益气、疏肝理气类中药配伍治疗慢性浅表性胃炎的临床疗效观察。将82例患者随机分为治疗组51例，采用口服中药自拟补胃消痛化瘀汤（主要组成为党参、茯苓、白芍、川芎、半夏等）加减治疗。对照组31例口服西药法莫替丁治疗。两组均连续治疗1个月为1个疗程，两个疗程后观察疗效。结果显示治愈率和总有效率分别为治疗组60.78%和94.11%，对照组12.90%和77.42%两组对照差异有显著性意义。表明运用自拟补胃消痛化瘀汤加减治疗慢性浅表性胃炎临床可取得满意疗效。

章氏等观察补气理气、化痰化瘀类中药配伍治疗慢性萎缩性胃炎的临床疗效。将63例患者随机分为治疗组（32例）和对照组（31例）。治疗组予益脾涤痰化瘀方（生黄芪、姜半夏、制南星、川芎、柴胡等）治疗，对照组予胃复春治疗，比较两组治疗后的效果。结果显示治疗组在降低总体临床症状及胃痛、泛酸、嗳气、舌苔评分方面均优于对照组，治疗组在降低胃黏膜萎缩、肠化评分方面均优于对照组，而且治疗组临床疗效优于对照组。表明益脾涤痰化瘀方治疗慢性萎缩性胃炎有效且优于胃复春。

叶氏等观察活血益胃汤治疗慢性萎缩性胃炎的临床疗效。将90例患者随机分为两组。治疗组60例以活血益胃汤（主要组成为黄芪、白术、山药、北沙参、丹参、三七、莪术、川芎、蒲黄、延胡索、香附、枳壳、白芍、甘草）治疗。对照组30例以胃复春片治疗。观察两组治疗前后主要症状积分及胃镜下胃黏膜的病理变化。结果显示总有效率治疗组为96.7%，对照组为70.0%，两组比较，差异有显著性意义；治愈率治疗组为73.3%，对照组为23.3%，两组比较，差异有非常显著性意义。治疗组与对照组治疗后主要症状积分比较，差异有显著性或非常显著性意义。两组治疗后经胃镜病理检查比较，结果为胃黏膜萎缩、异型增生、肠化生的疗效治疗组明显优于对照组，差异有显著性或非常显著性意义。表明活血益胃汤治疗慢性萎缩性胃炎具有较好疗效。

（五）胰腺炎

急性胰腺炎（acute pancreatitis，AP）是临床常见的急腹症，近年来其发病有上升趋势，由于其病死率较高、发病机制比较复杂，多年来一直是医学界研究的热点。

田氏通过检测急性胰腺炎患者外周血清IL-1β和TNF-α的含量的变化，探讨二者与AP的关系及中药制剂对二者变化的影响。选择AP患者40例，随机分为一般治疗组和参芎组，另选健康体检者做对照组，分别于入院后第1天及第7天抽取外周静脉血2ml，采用双抗体夹心ELISA法检测血清中IL-1β和TNF-α的含量，同时记录AP患者一般状况及生化指标。结果显示入院第1天AP组IL-1β和TNF-α的含量明显增高，与正常对照组比较有显著性差异。治疗7天后，IL-1β和TNF-α含量均下降，参芎组较一般治疗组下降明显。表明急性胰腺炎患者血清中IL-1β和TNF-α的含量均增高，应用参芎葡萄糖注射液结合常规治疗可明显降低IL-1β、TNF-α水平，减轻胰腺损伤。

（六）结肠炎

彭氏等观察生化汤合桃花汤加味配合西药治疗轻中度溃疡性结肠炎（UC）的疗效。对照组常规口服强的松和柳氮磺胺吡啶，治疗组在对照组治疗基础上加用活血化瘀、温中涩肠的中药生化汤合桃花汤（当归、川芎、桃仁、生地、白芍、赤石脂等），观察1个疗程（3个月）的疗效。结果显示治疗组显效率为93.33%，对照组为77.78%。其表明生化汤合桃花汤加味治疗轻中度溃疡性结肠炎较单纯使用西药效果好。

杜氏等观察药穴结合对溃疡性结肠炎（UC）患者血小板功能状态（CMP-140、TXB2）的影响。将262例UC患者随机分为四组。中药组45例口服中药方，主要组成为黄芪、蒲黄（包）、党参、茯苓、厚朴、荔枝核、白术、川芎、木香、三七粉（冲）。耳穴组48例取脾、大肠、内分泌、交感、皮质下，以王不留行籽贴在耳穴上。药穴组89例在口服中药同时加耳穴贴压。对照组80例口服柳氮磺胺吡啶2.0g。分别测定治疗前后CMP-140、TXB2的含量。结果显示药穴组CMP-140、TXB2治疗后显著降低，与治疗前比较，差异有非常显著性意义。治疗后药穴组与对照组、中药组比较，差异有显著性意义。结果显示药穴组能明显降低 CMP-140、TXB2 含量。总有效率药穴组与中药组、耳穴组、对照组比较，差异均有显著性意义。中药组、耳穴组、对照组 3 组比较，差异无显著性意义。实验表明，药穴组疗效明显优于其他 3 组。表明药穴结合能明显降低 CMP-140、TXB2 的含量，对 UC 有较好治疗作用。

王氏等采用以中药灌肠为主治疗 30 例慢性结肠炎患者取得了较好的疗效。30 例临床症状均明显，年龄 32~48 岁，主要症状为腹痛、腹泻，每日排便为 2~7 次，脉沉缓，舌质淡苔白腻。灌肠液的配制及用法根据结肠炎局部主要病变：充血、水肿、糜烂、增生。配方如下：荆芥 10g，防风 15g，黄柏 10g，枳壳 10g，川芎 10g，白芍 15g。每剂水煎，过滤后取浓汁 50ml，保留灌肠，以 5 分左右灌毕为宜，灌毕后嘱病人膝胸卧位，20 分钟后再排出。30 例均治疗 2 个月痊愈 20 例，有效 8 例，无效 2 例。

五、泌尿系统疾病

（一）慢性肾小球肾炎

李氏观察中西医结合治疗慢性肾炎的临床疗效。将 42 例慢性肾炎患者随机分为治疗组和对照组。治疗组 22 例，予中西医结合治疗；对照组 20 例，予单纯西医治疗。结果显示治疗组总有效率 77.3%，显著优于对照组 50%。结果表明中西医结合治疗慢性肾炎优于单纯西医治疗，尤其对降低尿蛋白、改善肾功能方面优于对照组。

赵氏等探讨肾囊内注射甲基强的松龙配合穴位注射川芎素治疗慢性肾小球肾炎的方法及疗效，选择诊断为慢性肾小球肾炎的住院病例 68 例。B 超引导局麻下肾囊内注射甲基强的松龙每侧 40mg，肾俞穴位分别注射川芎素（阿魏酸钠）100mg，每周 2 次，共 5 周，10 次。观察注射前、注射 6 次，共 3 周，10 次共 5 周病人血肌酐、尿素氮、肌酐清除率、血浆白蛋白、总蛋白、24 小时尿蛋白定量、血色素、血脂及合并症和副作用。结果显示注射后与注射前相比，24 小时尿蛋白定量减少，肾功能改善，未发现合并症及副作用。结果表明肾囊内注射配合穴位注射为一种新的给药途径；肾囊内注射甲基强的松龙配合穴位注射川芎素安全、简便，无副作用；早期注射治疗疗效明显，可减少蛋白尿，改善肾功能。

（二）急性肾衰竭

张氏探讨自拟救肾汤对肾综合征出血热急性肾衰竭的治疗作用。将 98 例肾综合征出血热急性肾衰竭患者随机分为两组。对照组 48 例用西医西药治疗，包括支持治疗、利尿等；观察组 50 例在西医治疗的基础上辨证加服自拟救肾汤（药物主要组成：生石膏、知母、玄参、生地黄、金银花、连翘、生栀子、黄芩、丹参、川芎、赤芍等）进行治疗，疗程均为 1 周。观察 2 组治疗前后尿量、血尿素氮、出血、肾功能、神志等变化。部分患者进行肾活检。结果表明治疗后 2 组症状、体征均有改善，观察组优于对照组；总有效率观察组（92.0%）优于对照组（60.4%）；观察组组织病理学改变稍优于对照组，但无显著差异。其明救肾汤有较明显的改善微循环、增加肾血流、改善肾功能等作用。

王氏等观察前列腺素 E-1、黄芪和川芎注射液对急性肾小管坏死性急性肾衰竭的治疗作用。将 85 例急性肾小管坏死性急性肾衰竭随机分为治疗组（45 例）和对照组（40 例），治疗组在常规疗法的基础上前列腺素 E-1、黄芪和川芎注射液静脉滴注，对照组单用常规疗法。临床观察病人尿量、少尿持续时间、肾功能动态变化、透析例数、治愈率及副作用等。结果显示治疗组少尿持续时间为（6.8±4.2）天，对照组为（11.3±6.4）天；血肌酐动态变化，治疗组较对照组血肌酐升高峰值低。下降速度快，治疗 15 天治疗组血肌酐下降幅度为 62.35%，对照组下降幅度为 2.14%，需透析治疗例数，治疗组为 62.5%，对照组为 80.0%；治愈率治疗组为 80.65%，对照组为 59.3%。表明联合应用前列腺素 E-1、黄芪和川芎注射液治疗急性肾小管坏死性急性肾衰竭能促进肾小管上皮细胞修复，缩短少尿期，减少透析例数，肾功能恢复快，提高治愈率。

王氏等观察活血化瘀类中药针剂静脉点滴对急性肾衰竭患者肾功能恢复的影响。对临床上确诊为急性肾衰竭（缺血及肾毒性药物所致急性肾小管坏死）的患者，在常规治疗基础上加用川芎嗪 240mg 及脉络宁 20ml，每日 1 次静脉点滴 1~2 周，统计少尿期时程及恢复期后血肌酐、尿素氮水平。结果显示 4 例死亡，18 例治愈或病情相对稳定。对非死亡病例少尿期时程进行统计，最短 1 天，最长达 22 天，平均 66 天。恢复期后有 4 例血肌酐不能降到正常 188~360umol/L，其余 14 例血肌酐及尿素氮水平正常，与文献资料少尿期时程平均 10 天对比，本组病例少尿期时程明显缩短。表明由缺血、休克、肾毒性药物导致的急性肾衰竭，在常规治疗基础上加用活血化瘀中药针剂静滴治疗可缩短少尿期时程，促进肾功能恢复。

(三) 慢性肾衰竭

曹氏等观察泻浊化瘀扶正法治疗慢性肾衰竭（CRF）伴急性加重的临床疗效。选择未行透析的 CRF 伴近期急性加重患者 40 例，按随机数字表法分为 2 组，治疗组 22 例，采用中药内服（由大黄、黄芪、白术、茯苓、当归、丹参、红花、川芎、木香、泽泻、生地、山楂组成）及中药灌肠（由大黄、黄连、黄芩组成）联合治疗；对照组 18 例，采用口服爱西特治疗；两组均治疗 30 天。观察两组临床疗效、肾功能及 C-反应蛋白和血清补体的变化。结果显示治疗组显效率（31.82%）、总有效率（77.27%）均明显高于对照组（16.66% 和 44.44%），两组总有效率比较差异有显著性。治疗组治疗后倦怠乏力、腰膝酸痛、纳少腹胀、恶心呕吐、头晕头痛等症状积分较治疗前均显著下降，目前 3 个症状较对照组治疗后也显著下降。治疗后 24 小时尿蛋白定量、血尿素氮、血肌酐、内生肌酐清除率以及血清补体 C3、C4、CH50 和 C-反应蛋白也均较治疗前明显改善，且较对照组改善程度为好，差异均有显著性。未见明显不良反应发生。表明泻浊化瘀扶正法能明显减轻 CRF 急性加重患者恶化的肾功能及炎症反应，从而延缓肾衰竭的进展。

刘氏等采用中药大黄水煎剂保留灌肠和川芎嗪静脉滴入综合治疗慢性肾衰竭早期 43 例。结果显示治愈 29 例，好转 10 例，无效 4 例，总有效率为 90.7%。治疗后血 BUN、Cr 均有不同程度降低，尿量明显增加，与治疗前比较差异显著。

欧氏等观察补肾活血排毒方结合常规西医综合治疗慢性肾衰竭的临床疗效。采用补肾活血排毒方（主要组成为生黄芪、太子参、熟地黄、枸杞子、炒当归、怀山药、山萸肉、茯苓、半边莲、川芎、益母草、大黄、怀牛膝）结合常规西医综合治疗慢性肾衰竭住院患者共 80 例，治疗 3 个月后观察临床疗效，同时检测并记录治疗前、后肾功能指标血清肌酐（Cr）和尿素氮（BUN）的变化。结果显示 80 例中，显效 25 例，有效 44 例，无效 11 例，总有效率为 86.3%；治疗前、后肾功能指标变化比较，差异有统计学意义。表明补肾活血排毒方能改善慢性肾衰竭患者的临床症状及肾功能指标。

包氏等采用肾衰 I 号（主要组成为当归 12g，赤白芍各 12g，川芎 9g，柴胡 9g，太子参 15g，黄芪 15g，黄芩 6g，泽泻 15g，茯苓 15g，丹参 12g，半夏 6g，焦大黄 9g）口服，加生大黄 20g，煅牡蛎 30g，白花蛇舌草 30g，桃仁 10g，浓煎灌肠，血栓通 10~15ml 静脉点滴，治疗慢性肾衰竭 24 例，通过对本组病例治疗前后的临床症状积分及血 Cr、BUN 变化观察，结果显效 4 例，有效 10 例，稳定 6 例，无效 4 例，总有效率 83.3%。

(四) 慢性前列腺炎

余氏等观察活血祛瘀、通淋降浊类中药配合西药治疗慢性前列腺炎的疗效。采用活血清泉汤（主要组成为桃仁、红花、当归、黄柏、川芎、木通等）配合西药（抗生素）治疗本病 73 例，并设对照组观察。结果显示两组治疗后的临床疗效差异有显著性。表明本法能够通过活血祛瘀、通淋降浊等作用，发挥对慢性前列腺炎的防治作用。

柯氏等观察中西医结合治疗慢性前列腺炎的临床效果。将 84 例慢性细菌性前列腺炎随机分观察组和对照组各 42 例，对照组予左氧氟沙星 0.4g，每日 1 次静脉滴注，3 周为一个疗程。观察组在对照组的基础上中药汤剂（主要组成为桃仁、红花、赤芍、川芎、生蒲黄、五灵脂等）。结果显示观察组总有效率 85.7%；对照组总有效率 66.7%，两组对比有显著性差异。表明采用中西医结合后症状改善显著，无明显副作用，是一种可供临床选择的治疗方案。

吴氏探讨中西医结合治疗慢性前列腺炎的疗效。以自拟中药前列腺汤（主要组成为红花 10g，白花蛇舌草 15g，丹参 20g，赤芍、川芎各 15g，王不留行 30g，穿山甲 10g，黄柏、泽兰各 20g，桃仁、半边莲各 10g，败酱草 30g，甘草 6g）为基础方并随症加减，联合应用抗生素药物来治疗慢性前列腺炎。结果显示总有效率为 93.2%。表明中药及应用抗生素药物是治疗慢性前列腺炎的有效途径。

张氏等观察清热利湿、活血化浊类中药内服加灌肠治疗慢性前列腺炎的疗效。治疗组采用基本方（主要组成为丹参、赤芍、泽兰、当归等）内服配合灌肠方（主要组成为黄连、黄柏、黄芪、党参、黄芩、丹参、赤芍、川芎等）灌肠治疗本病 40 例。并设对照组。结果显示治疗组总有效率 95.0%，对照组总有效率 67.5%，两组比较差异有显著性。表明本方法对本病具有利湿化浊、活血通淋的功效。

常氏观察加味血府逐瘀汤治疗气滞血瘀型慢性前列腺炎的疗效。采用加味血府逐瘀汤（主要组成为桃仁、红花、川芎、赤芍、当归、生地、牛膝、桔梗、柴胡、枳壳、甘草、王不留行、地鳖虫等）治疗慢性前列腺炎 50 例，并设对照组 50 例采用西药治疗。结果显示治疗组总有效率 90%，对照组总有效率 62%，治疗组明显优于对照组。表明本方对气滞血瘀型慢性前列腺炎有一定疗效。

(五) 前列腺增生

卓氏等观察经川参通局部注射治疗前列腺增生合并前列腺炎的疗效。采用川参通（主要组成为当归、川芎、丹参、麦冬等）局部注射治疗本病 56 例，并设对照组对比。结果显示总有效率 78.5%。对照组总有效率 21.4%，治疗组总有效率显著高于对照组。其表明本方法对本病有清热解毒、活血祛瘀、软坚散结的功效。

孙氏观察益气温阳、活血通淋类中药配伍治疗前列腺增生症的疗效。采用芪桂二仙汤加味（主要组成为黄芪、桂枝、仙茅、仙灵脾、川芎、猪苓等）治疗本病 55 例，结果显示总有效率 94%。实验表明本方法对本病具有益气活血、利湿通淋的功效。

淡氏等探讨活血散结法治疗前列腺增生的疗效。采用中药自拟方（主要组成为黄芪、赤芍、川芎、玄参、夏枯草、蚤休、白花舌蛇草、山慈菇、王不留行、白芷），同时口服中成药前列通瘀胶囊的方法治疗本病 30 例。结果显示总有效率 86.7%。实验表明本法具有显著改善临床症状，使前列腺增生体积明显缩小之作用。

王氏探索补益、活血、软坚类中药合用治疗前列腺增生症的疗效。采用疏泉汤(主要组成为炙黄芪、制穿山甲、肉桂、泽兰、川芎、煅瓦楞子、泽泻)治疗老年性前列腺增生症 72 例。结果显示临床痊愈率为 65.3%。与对照组比较，有显著性差异。实验表明补脾益肾，活血散结、通调水道是治疗本病的有效方法。

刘氏等以滋阴补肾、温补肾阳、清利小便之法组成术前方(主要组成为熟地黄、山萸肉、山药、泽泻、茯苓、生地、生大黄等)及补气生血、止血消瘀之法组成术后方(主要组成为黄芪、当归、小蓟根、生地黄、蒲黄、丹参、川芎、金银花、仙鹤草)随症加减，配合手术治疗前列腺增生症 106 例，并与 80 例单纯手术组疗效对比，结果表明中西医结合手术组并发症明显少于单纯手术组。实验显示中西医结合收效显著。

六、内分泌系统疾病

糖 尿 病

吴氏观察活血化瘀为主辨证治疗糖尿病皮肤瘙痒的临床疗效。将 70 例患者随机分为两组，治疗组 36 例予以中医活血化瘀为主辨证治疗，对照组 34 例采用西医治疗。10 天为 1 疗程。结果显示治疗组疗效优于对照组。表明中医辨证治疗糖尿病皮肤瘙痒疗效显著。

巩氏等研究分析中医药治疗糖尿病肾病的用药规律。他们收集 255 篇中医药有效治疗糖尿病肾病的文章，摘录其中方剂共 255 首，把每首方剂中的单味药输入 EXCEL2000 软件，建立数据库，分析其用药规律。结果显示 255 首方剂中，共使用 206 种药物 2588 频次，其中使用频次在 70 次以上的主要有黄芪、丹参、山药、茯苓、山萸肉、大黄、生地、当归、益母草和川芎。按照中药学分类统计，活血化瘀药居于首位，其次是补气药、清热药、淡渗利湿药、收涩药、补血药、补阴药、补阳药等也占了相当大的比重。表明中医药治疗糖尿病肾病，以活血化瘀、补益正气为最基本的方法，同时配合应用清热、淡渗利湿、收涩固摄、通腑泻下排浊、疏风解表等多种治法和药物，标本兼治，方能收到良好的治疗效果。

高氏观察活血祛瘀、通络蠲痹类中药配合西药治疗糖尿病周围神经病变的临床疗效。采用活血通络胶囊(主要组成为黄芪、茯苓、山药、生地、水蛭、川芎、丹参、地龙、僵蚕等)配合西药治疗本病 52 例，并设对照组观察临床症状，神经传导速度和血液流变学指标。结果显示显效率和总有效率治疗组分别为 25%、84.6%，显著高于对照组的 11.5%、50%，MNCV 和 SNCV 经治疗后有显著提高，与对照组比较有显著性差异，血液流变学指标有明显改善。表明本方法对本病有活血祛瘀、通络蠲痹的功效。

袁氏等观察益气活血、化痰降浊类中药治疗 2 型糖尿病合并高脂血症的疗效。采用降脂降糖汤(主要组成为薤白、半夏、川芎、丹参、黄芪、党参、苍术、水蛭、花粉、冰片、红花等)治疗本病 120 例。结果显示治疗后临床症状改善率有显著性意义。血糖、血胰岛素明显下降。血凝、血脂改善明显，治疗前后比较差异均有统计学意义。表明本方法对本病有益气活血、化痰降浊的功效，具有缓解临床症状，降低血糖，改善血脂、血凝的作用。

孙氏观察补肾活血通络法配合西药治疗Ⅲ期糖尿病肾病的临床疗效。采用补肾活血通络法自拟基本方(主要组成为黄芪、川芎、五味子、菟丝子、丹参、三棱、赤芍、地龙、白芥子等)配合西药治疗本病25例,并设对照组观察血糖、血压、血脂及尿微量白蛋白、24小时尿蛋白定量、血浆蛋白、肾功能的变化。结果显示治疗组治疗前后症状积分及尿微量白蛋白、24小时尿蛋白定量比较,差异具有显著性。表明本方法对本病有补肾活血、通络降浊的功效。

陆氏观察自拟通络活血汤对糖尿病周围神经病变的治疗作用。60例患者随机分为两组,对照组30例采用西药常规治疗,治疗组在西药常规治疗的基础上加用中药养阴通络汤(主要组成为黄芪、当归、川芎、桃仁、红花、水蛭、鸡血藤、川牛膝、木瓜等),疗程均为15天。结果显示治疗组有效率76.6%,显著高于对照组40.0%,且两组治疗前、后运动神经传导速度亦有显著差异。表明通络活血汤对缓解糖尿病周围神经病变作用显著,可显著提高糖尿病周围神经病变患者生活质量。

华氏等观察益气养阴、祛瘀通络、散寒止痛类中药配伍治疗糖尿病周围神经病变的疗效。采用补阳还五汤加减(主要组成为黄芪、鸡血藤、赤芍、生地、白芍、当归、川芎、桃仁、枸杞、山萸肉、桂枝、地龙、甘草)辨证治疗糖尿病周围神经病变68例。结果显示总有效率94.1%。表明本方对该病有益气养阴、祛瘀通络、散寒止痛的功效。

花氏等观察温阳通络汤治疗2型糖尿病周围神经病变的临床疗效。治疗组采用温阳通络汤(主要组成为仙灵脾、仙茅、熟地黄、补骨脂、桂枝、麻黄、当归、川芎等)治疗2型糖尿病周围神经病变32例,并与西药组(塞立泰)进行对比分析。结果显示中药治疗组总有效率93.6%,对照组总有效率77.4%,中药治疗组疗效显著高于对照组,差异有显著性。表明本方法具有温阳补肾、活血通络之功效,对2型糖尿病周围神经病变疗效较好。

袁氏等观察益气养阴、活血、通络类中药治疗糖尿病周围神经病变的临床疗效。治疗组采用桂龙通络胶囊(主要组成为桂枝、丹参、桃仁、红花、当归、川芎、地龙等)治疗,对照组用弥可保治疗。结果显示治疗组与对照组肢体神经症状及感觉疗效分别为90%、63%,两组有效率比效差异有极显著性。表明桂龙通络胶囊具有活血通络利痹、修复神经损伤、止痛等作用。

曹氏等探讨活血化瘀法治疗糖尿病合并高血压病的疗效。治疗组(33例)采用活血化瘀法(主要组成为当归、丹参、川芎、赤芍、葛根、鸡血藤等)治疗和对照组(32例)单纯西医药治疗,两组疗程均为8周。结果显示治疗组总有效率93.9%,明显高于对照组62.5%,两组比较有显著性差异。表明活血化瘀法治疗糖尿病合并高血压可提高疗效。

李氏等观察血府逐瘀汤治疗糖尿病肾病(DN)的临床疗效。将60例患者随机分为治疗组40例和对照组20例。两组均给予控制血糖、血压、血脂等常规治疗。治疗组在对照组基础上加用血府逐瘀汤(主要组成为桃仁、红花、当归、川芎、赤芍、生地、柴胡、枳壳、甘草、桔梗、牛膝)治疗。主要观察临床疗效及治疗前后实验室各项指标改善情况。结果显示总有效率,治疗组为90%,对照组为75%。通过两组比较,差异有统计学意义,治疗组经治疗后VAER,24小时尿蛋白定量下降,与对照组治疗后比较,差异有显著性或非常显著性意义。表明血府逐瘀汤加减治疗糖尿病肾病疗效优于单纯西药治疗。

颜氏等观察活血化瘀法治疗糖尿病末梢神经病变的临床疗效。将78例患者随机分为两组。对照组36例,口服甲钴胺治疗;治疗组42例,在对照组基础上加服活血通经方(主要组成为黄芪、鸡血藤、丹参、王不留行、路路通、当归、三棱、川芎)。结果显示总有效率治疗组为97.6%,对照组为47.2%,两组比较,差异有非常显著性意义。表明中西医结合治疗比单纯西药治疗效果好。

严氏观察益气活血类中药配合西药治疗Ⅱ期糖尿病肾病的疗效。采用益气活血剂（主要组成为黄芪、太子参、丹参、川芎、当归、赤芍、红花、鬼箭羽等）配合西药（胰岛素、洛汀新）治疗本病22例，并设对照组对比。结果显示治疗组总有效率86.4%，对照组总有效率55.0%，两组间疗效有显著性差异。表明本方法对本病有益气活血的功效，有降低尿蛋白的作用。

张氏观察中西医结合治疗糖尿病肢端坏疽临床疗效。将患者56例随机分为两组，均予常规治疗，治疗组加服四妙逐瘀汤，对照组予以川芎嗪静滴。结果显示治疗组在症状、体征、实验指标改善方面优于对照组。表明中西医结合治疗糖尿病肢端坏疽是临床有效的治疗方法，值得推广。

李氏探讨益气养阴、活血祛瘀类中药治疗单纯性糖尿病视网膜病变的疗效。采用四物汤加味（主要组成为黄芪、桃仁、当归、赤芍、川芎、熟地、生地、泽泻、丹参、甘草）治疗单纯性糖尿病视网膜病变30例。结果显示总有效率100%。表明本方有益气养阴、活血化瘀、明目的功效。

第二节　在外科疾病中的应用（含皮肤科疾病）

川芎属于活血祛瘀药，药理研究表明，川芎具有扩张血管、加速血流、改变血黏度、改善血液循环等作用。常用于治疗外科瘀滞、梗阻性疾病，如血栓闭塞性脉管炎、静脉曲张、粘连性肠梗阻、泌尿系结石、乳腺增生、卵巢囊肿等。应用以复方和针剂形式为主，复方应用除口服外，还经常以外敷、洗浴、熏蒸等形式使用。

一、血栓闭塞性脉管炎

血栓闭塞性脉管炎（thromboangitis obliterans TAO）简称脉管炎，是以中、小动脉为主的慢性动脉闭塞性炎症。病变主要累及四肢远端的中、小动脉及伴行静脉和浅静脉，血管壁全层呈阶段性非化脓性炎症伴腔内血栓形成和脉管阻塞，并呈周期性发作，最后可导致肢端坏疽和溃疡。

于氏治疗59例，均为住院病人。男56例，女3例；年龄24~65岁；42例初发，17例复发；病史2~9个月；其中下肢发病57例，上下肢同受累2例。局部缺血期51例，营养障碍期7例，坏死期1例；本组病人均经超声诊断，见患侧动脉搏动幅度降低。治疗方法为中药内服，方剂主要组成为黄芪30g，鸡血藤、川芎、红花、地龙、牛膝各20g，赤芍、桃仁、熟地各15g，鹿角胶15g（开水烊化），桂枝10g。用法为水煎2次，分别取200ml，将药液混合后再平均分成2份，早晚分服。10天为1疗程。中药注射剂静脉点滴：复方丹参注射液6~16ml，脉络宁注射液20ml，加入300ml生理盐水中，每日1次，静滴，14天为1疗程。体疗：患者平卧，抬高患肢呈45°，维持2分钟，然后两足下垂于床边2~5分钟，同时两足向四周环转10次，再将患肢放平休息2分钟，反复练习5次，每日3次。根据疗效判定标准，其治疗结果为治愈：患肢痛、凉，局部皮肤青紫症状消失，受累动脉搏动基本恢复正常；有效：症状减轻；无效：症状基本无缓解。经3个疗程的治疗，治愈37例，有效 17 例，无效 5 例，总有效率 91.5%。

二、静脉曲张

孟氏观察清热利湿、活血化瘀类中药治疗下肢静脉瘀血溃疡的疗效。采用四妙永安汤加味（主要组成为金银花、玄参、川芎、牛膝、当归、赤芍、黄柏、黄芩、连翘等）治疗下肢静脉瘀血性溃疡 30 例。结果显示总有效率 96.7%。表明该方结合外洗具有清洁创面、抗菌消炎和促进溃疡愈合作用。

张氏观察加味桃红四物汤治疗精索静脉曲张不育症的临床疗效。对 52 例精索静脉曲张不育症患者运用加味桃红四物汤（主要组成为生地黄、赤芍、当归、川芎、桃仁、红花、荔枝核、黄芪、桂枝、党参、柴胡）治疗，疗程为 3 个月，每月复查精液常规 1 次。结果显示经 2~3 疗程治疗，治愈 19 例（其中配偶妊娠 12 例，已产健康活婴 9 例），显效 12 例，有效 8 例，无效 13 例。表明加味桃红四物汤对治疗精索静脉曲张不育症有较好的临床疗效。

三、粘连性肠梗阻

闫氏中西医结合治疗粘连性肠梗阻的疗效观察。在西医禁食，胃肠减压，灌肠，纠正水、电解质紊乱和酸碱失衡，并用抗生素的基础上，使用中药（当归、桃仁、赤芍、红花、生地黄、川芎、牛膝、川朴、大黄、芒硝、莱菔子、木香、甘草）等随症加减。针灸（天枢、足三里、上下巨虚）治疗肠粘连 35 例。结果显示总有效率 91.4%。表明中西医结合治疗粘连性肠梗阻效果显著。

王氏等对 36 例粘连性肠梗阻，采用 LHI 静脉点滴，并与同期常规治疗的病人进行对比观察，将病人分为 A 组（川芎嗪治疗组）和 B 组（常规治疗对照组）。A 组男性 27 例，女性 9 例；年龄 12~73 岁。B 组男性 25 例，女性 11 例；年龄 16~67 岁，平均 41.3 岁。2 组病人均有腹部手术史，手术后至此次发生肠梗阻时间为 1~30 年不等，有不同程度腹痛、腹胀、呕吐及肛门停止排气、排便，腹部 X 线检查提示腹部有多个气液平面影。诊断为单纯性粘连性肠梗阻。治疗方法为治疗组，采用常规治疗（同对照组）。5% 葡萄糖液 250~500ml 加入 LHI 80~200mg/d，1 次或分次静脉点滴，连续 4 天；对照组采用禁食，胃肠减压，补液，维持水、电解质及酸碱平衡，适量应用抗生素、抗酸剂；疗效评价标准为优：腹痛、腹胀症状消失，肛门排气、排便通畅，X 线检查腹部气液平面影消失。良：腹痛消失，肛门排气、排便通畅，但仍有轻度腹胀。无效：经 96 小时非手术治疗，梗阻症状不缓解，并中转开腹手术。优、良均视为有效。结果显示治疗组 36 例病人中有 31 例在 24~96 小时内梗阻得到缓解，占 86.1%（31/36），拔除胃肠减压管，经饮食调节，适量补液至痊愈，平均住院时间为 4 天；中转手术 5 例，占 13.9%（5/36）。对照组有 23 例缓解，占 63.9%（23/36），中转手术 13 例，占 36.1%（13/36）。治疗组疗效明显优于对照组，2 组病例均无死亡。

四、泌尿系结石

傅氏选用少腹逐瘀汤加减治疗泌尿系结石。方药主要组成为小茴香、干姜、官桂各 3g，赤芍、生蒲黄、炒五灵脂、川芎、延胡索、当归、制没药各 10g。腰腹疼痛如绞加白芍 30g，甘草 10g；血尿加白茅根 30g，琥珀末 10g（冲服）；气虚加黄芪 30g，党参 15g，阴虚加生地 20g，旱莲草 30g；小溲涩痛加金钱草 30g，石韦 20g；湿热偏重去干姜、官桂。水煎温服，每日 1 剂，治疗 100 例患者有结石 135 块（其中横径 0.2 ~ 0.5cm 者 65 块，0.6 ~ 0.8cm 者 60 块，1.0 ~ 1.2cm 者 10 块），结果显示对 87% 的患者有排石和促进结石下移的作用，对 47.5% 的剧烈腰腹绞痛者有良好的止痛作用。

何氏等观察宣肺排石汤治疗泌尿系统结石经体外碎石后的临床疗效。将 192 例患者随机分为治疗组 98 例，对照组 94 例，两组均给予碎石后常规治疗，治疗组加服中药宣肺排石汤（主要组成为乌药、川芎、白芷、干姜、桂枝、麻黄、枳壳、瞿麦、金钱草、海金沙、牛膝、车前子）。10 天为 1 疗程，连续治疗 3 疗程。结果显示治疗组治愈率 85.7%，总有效率 94.9%；对照组治愈率 69.2%，总有效率 77.7%。两组治愈率、总有效率比较，差异均有非常显著性意义。表明宣肺排石汤可促进体外碎石后结石的排出。

五、乳腺增生

边氏观察疏肝理气、化痰散结类中药配伍治疗乳腺增生症的疗效。采用消癖汤（主要组成为柴胡、郁金、浙贝、瓜蒌、川芎、山慈菇、山甲等）治疗本病 150 例。结果显示总有效率 94%。表明本方具有疏肝理气、化瘀散结作用。

林氏等观察行气活血、软坚散结类中药配伍治疗乳腺增生症的疗效。采用乳癖散结胶囊（主要组成为夏枯草、川芎、僵蚕、鳖甲、柴胡、赤芍、玫瑰花、莪术、当归、延胡索、牡蛎）治疗本病 69 例；结果显示总有效率为 97%。表明本方对本病具有疏肝化痰、软坚散结、活血止痛的功效。

段氏等观察疏肝理气、化瘀散结类中药配伍，治疗乳腺增生的临床疗效。采用中药自拟方（主要组成为当归、白芍、柴胡、香附、郁金、鹿角霜、鬼箭羽、黄药子、玄参、川芎）治疗本病 140 例。结果显示总有效率 87.8%。表明本方具有理气活血、软坚散结的功效。

华氏等探讨疏肝解郁、活血化瘀、消肿散结类中药配伍治疗乳腺增生疾病的疗效。采用柴胡疏肝散加减（主要组成为柴胡、白芍、枳壳、当归、川芎、香附、乳香、没药、穿山甲、荔枝核、炙甘草）治疗乳腺增生 120 例。结果显示总有效率 97.5%。其表明本方法对本病有理气止痛、消肿散结的功效。

郭氏观察温经、疏肝、解郁类中药组成的乳结胶囊对乳腺增生性疾病的治疗效果。采用口服乳结胶囊（主要组成为黄芪、黄精、龟板、淫羊藿、巴戟天、肉苁蓉、郁金、香附、当归、川芎、桃仁、荔枝核），30 天后，统计该药对肝郁痰凝型、冲任失调型和乳腺小叶增生、囊性增生、纤维病、乳痛证乳腺疾病的治疗效果，其表明乳结胶囊对乳腺增生性疾病有良好的治疗效果。

六、卵巢囊肿

尹氏等治疗卵巢囊肿 1 例。女，24 岁。因妊娠胚胎停育而行人工流产术，术后腹痛，血下紫黑块，量仍多，B 超示宫内有少量残留物，左侧卵巢有 4.2cm×5.7cm 囊肿，因其惧于再行清宫术而求治于中医治疗。刻诊：精神欠佳，时有腹痛，面白唇淡，饮食减少，舌淡少苔，脉虚弱无力，此乃流产之后瘀血尚未散尽。瘀血不去，新血难安，当务之急应以祛瘀生新以复其旧，方用生化汤加减：当归 24g，川芎 5g，炮姜炭 6g，益母草 10g，红花 3g，桃仁 10g，黄芪 18g，升麻 3g，甘草 5g，水煎服，每日 1 剂。5 天后复诊，出血量少色淡，腹痛好转，B超复查，宫内无残留，子宫复旧好，左侧卵巢囊肿缩小，2.2cm×1.9cm，继原方加鳖甲10g、皂角刺5g，水煎，服5剂。半月后B超复查子宫及附件未见异常。

周氏等观察介入术后配合米非司酮加中药等综合疗法治疗复发性子宫内膜异位囊肿的临床疗效。将84例患者分为3组。A组20例单纯行介入治疗；B组32例行介入加服米非司酮治疗；C组32例在B组治疗基础上加中药加味膈下逐瘀汤（主要组成为赤芍、当归、川芎、延胡索、五灵脂、桃仁、红花、牡丹皮、乌药、香附、枳壳、砂仁、甘草等）治疗。主要观察疗效、复发率及妊娠率。结果显示A、B、C组治愈率分别为30.0%、62.5%、84.4%，复发率分别为45.0%、18.8%、3.1%，妊娠率分别为25.0%、43.0%、50.0%。治愈率C组与A组比较，差异有非常显著性意义；C组与B组比较，差异有显著性意义。复发率C、B组与A组比较、C组与B组比较，差异均有非常显著性意义。妊娠率3组比较，C组与A组比较，差异有显著性意义，C组与B组、B组与A组比较，差异均无显著性意义。该实验表明介入治疗配合米非司酮加中药等综合疗法治疗复发性子宫内膜异位囊肿，可显著提高疗效，降低复发率，提高受孕机会。

卞氏等探讨单纯性肾囊肿的治疗方法。采用自拟活血消囊方治疗单纯性肾囊肿患者78例，基本方由桃仁、红花、川芎、桂枝、皂角刺、王不留行、生地、赤芍、瞿麦、炮甲片等组成。结果显示治愈1例，好转58例，无效1例，总有效率98.7%。治疗过程中未见明显副反应。表明活血消囊方治疗单纯性肾囊肿疗效较好且安全，值得临床上推广应用。

李氏观察活血化瘀、清热解毒类中药治疗卵巢囊肿的疗效。采用自拟消囊汤（主要组成为红藤、鱼腥草、泽兰叶、莪术、五灵脂、川芎等），治疗本病38例。结果治愈30例，好转7例，无效1例，总有效率97%。此实验表明本方有较好的消除囊肿的作用。

桂氏用桂枝茯苓丸合当归芍药散合薏苡附子败酱散，主要组成为桂枝、茯苓、丹皮各15～25g，赤芍、当归、川芎、白术各10～15g，桃仁、泽泻各25～30g，薏苡仁、败酱草各30～50g。阳虚证附子、桂枝增量；湿热证白术、泽泻、薏苡仁、败酱草增量。附子、桂枝减量；血瘀证川芎、当归、桃仁、赤芍增量。1个月为1疗程，月经期停用。结果显示治愈22例，显效13例，有效8例，无效5例。总有效率89.5%。

七、产后痔疮

尹氏等治疗产后痔疮1例，27岁。自诉产后5天大便秘结，肛门肿痛，触之有杏核大小痔疮2枚，疼痛难忍，血水淋漓，每解大便，痛苦异常，加之新产之后，少腹疼痛，时有恶露排出，周身不爽，口干口苦，纳差，舌红苔黄腻，脉滑数，诊断为痔疮。湿热浸淫下焦，兼津液不足成肠风脏毒之势，又值新产，法当祛瘀生新，用药不可大苦大寒，即应先服生化汤，组成为当归24g，川芎6g，炮姜炭6g，益母草12g，红花6g，桃仁12g，炙甘草3g，水煎服，每日1剂并嘱其忌油腻辛辣之品。3剂后复诊，症状大减，恶露减少，无腹痛，大便通畅，痔疮疼痛出血明显减轻，效不更方，继以前方加地榆10g，牡丹皮9g，玄参12g，槐花9g，连服5剂，1周后复诊，诸症悉平。

八、肛裂

邓氏运用自制的"肛裂止痛外洗方"治疗肛裂疼痛有显著的疗效。主要组成为川芎10g，益母草30g，忍冬藤30g，马齿苋30g，红花10g，艾叶10g，三棱12g，甘草6g，花椒

3g，食盐 3g。上药用布包裹置锅中煎煮，待温后取汁坐浴 15 分钟，每日 2 次。坐浴后疼痛即止。

薛氏治疗肛裂 101 例。患者取侧卧位，在肛门与尾骨尖端联线中点处（即长强穴）用碘酒、酒精消毒，取川芎嗪注射液 6ml，加 1% 普鲁卡因 2ml 进行穴位封闭。术后重新消毒，盖以无菌敷料包扎固定。本组注射 1 次者 20 例，2 次者 68 例，3 次者 13 例。结果显示 71 例痊愈，24 例好转，6 例无效，总有效率 94.06%。此法对陈旧性肛裂疗效较差。

九、面部疱疹

王氏等采用清上防风汤加减治疗面部疱疹 1 例，主要组成为黄芩、黄连、山栀、防风、连翘、薄荷、郁金、川芎、柴胡、川楝、延胡索、甘草各 10g，丹参 15g，白芍、龙胆草各 25g。治疗方法为每天 1 剂，水煎服。外用青黛、冰片研细粉，香油调涂。患者面部疱疹伴疼痛 3 天，3 天前与家人生气，突然觉得左侧额部疼痛起红斑，门诊用药维生素 B_1、维生素 B_{12}、聚肌胞肌注，口服阿昔洛韦、止痛片不缓解，局部烧灼痛，坐卧不宁，夜不成寐，伴心烦、口渴、口苦、便干、尿黄。检查左侧额部簇集状粟米至绿豆大小水疱，基底红赤，呈带状分布，舌质红，苔薄黄，脉浮数。诊断结果为带状疱疹。以清上防风汤加减治之。复诊，痛大减，水疱干涸，红肿消散。将龙胆草减到 10g，加党参、黄芪各 18g，又进 10 剂，诸症痊愈。随访半年未留后遗症，无复发。

十、黄褐斑

黄褐斑是一种发生于颜面的色素增生性皮肤病，好发于中青年女性，现代医学认为内分泌功能紊乱，尤其是性激素水平的异常是导致本病的重要因素，中医认为形成黄褐斑的病理基础与脏腑气血失调密切相关，多为肝郁脾虚，肝肾阴虚或气滞血瘀，使面部气血失和而发病。主要临床表现为鼻梁两侧、两颊或前额可见深褐色成片斑块，严重影响患者的外形美观。

刘氏治疗黄褐斑 1 例。患者，36 岁，面颊鼻翼部黄褐斑半年。症见面颊鼻翼部淡褐色斑、唇周色暗，伴见月经延后，色淡量少有块，神倦乏力，纳差少寐，舌质淡边尖有瘀点，苔薄白，脉细涩。诊为黄褐斑。本证属气血不足，脉络瘀阻，肌肤失养。治宜补气益血，活血通络，养颜靓肤。方药为黄芪 45g，当归 15g，川芎 15g，赤芍 15g，桃仁 10g，红花 10g，鸡血藤 20g，玉竹参 30g，冬瓜仁 30g，白芷 15g，僵蚕 15g，甘草 6g，每日 1 剂，水煎服。连服 10 剂，诸症减轻，色斑渐淡。每于月经前 1 周服药 3 剂，半年后黄褐斑消失，月经正常。

贺氏等观察加味地黄汤治疗黄褐斑的临床疗效。将 60 例黄褐斑患者随机分为两组。治疗组 40 例采用加味地黄汤（主要组成为熟地黄、山药、山茱萸、丹皮、茯苓、泽泻、枸杞子、香附、柴胡、当归、川芎、红花）内服治疗；对照组 20 例，采用口服维生素 C，外用氢醌霜治疗。治疗 6 周后观察结果。结果显示治疗组总有效率 97.5%，对照组 60%，两组比较有统计学意义。表明加味地黄汤治疗黄褐斑疗效显著。

李氏等探讨活血祛瘀类中药联合祛斑中药面膜治疗黄褐斑的疗效。自拟中药方（主要组成为当归、川芎、丹参、益母草、红花等）和祛斑中药面膜（主要组成为当归、白及、白芷、白茯苓等）治疗黄褐斑 68 例。结果显示总有效率 76.5%。其表明本方联合中药面膜具有活血祛瘀、养血行血、祛斑华面的功效。

李氏观察补肾祛斑颗粒治疗黄褐斑的临床疗效。将195例患者随机分为两组，治疗组98例采用补肾祛斑颗粒(主要组成为菟丝子、枸杞子、当归、白芍、覆盆子、补骨脂、川芎、蒲黄、地鳖虫)治疗；对照组97例采用维生素C、维生素E治疗。结果显示总有效率治疗组为95.9%，对照组为79.2%，两组比较，差异有非常显著性意义。表明补肾祛斑颗粒能有效治疗黄褐斑。

邓氏观察加味六味地黄汤内服配合外用玉容散治疗黄褐斑的临床疗效。将80例黄褐斑患者随机分为两组。治疗组50例，采用加味六味地黄汤(主要组成为：熟地黄、泽泻、枸杞子、牡丹皮、山药、茯苓、白蒺藜、白鲜皮、僵蚕、川芎等)内服，配合外用玉容散(主要组成为：茯苓、白菊花、白芷、白术、扁豆、白芍、僵蚕、珍珠末)治疗。对照组30例，采用口服维生素C，外用3%氢醌霜治疗。治疗12周后观察结果。结果显示总有效率治疗组为86.0%，对照组为56.7%，两组比较，差异有显著性意义。表明加味六味地黄汤内服配合外用玉容散治疗黄褐斑临床疗效显著。

吕氏治疗黄褐斑1例。患者1年前妊娠后两颊、额部、鼻部出现黄褐色皮损，以两颊部为著，产后不退。症见面无光泽、舌红、边有瘀点、苔白略厚，脉细涩。证属肝郁脾虚、气滞血瘀、痰湿内阻。治宜疏肝健脾、祛湿化痰、活血化瘀。药用化斑煎，处方为：柴胡、当归、桃仁、红花、香附、陈皮、乳香、三棱各10g，苍术、川芎、丹参各9g，土茯苓20g。水煎服，每天1剂。连服5剂，面部色斑基本消褪，继服上方10剂，斑褪病愈。

十一、斑秃

斑秃是一种毛发突然成片脱落而皮肤正常的慢性皮肤病。现代医学对斑秃的发病机理尚未完全清楚，多认为与自身免疫或遗传有关，精神因素亦是诱发或加重本病的原因。

刘氏报道治疗1例。患者头发呈斑片状脱落3个月，症见头皮见5分钱币大小圆形、椭圆形脱发斑约6处，散在分布，伴头昏头痛、神疲乏力、失眠多梦，舌质淡苔薄白，舌底脉络迂曲粗大，脉沉细，诊为斑秃。证属气虚血瘀、经脉瘀阻。治宜益气活血、祛风通络。方药为黄芪45g，当归15g，川芎15g，赤芍15g，桃仁10g，红花10g，天麻15g，荷顶3个，制首乌30g，制黄精30g，水蛭10g，甘草6g，每日1剂，水煎服。20天后二诊，原脱发斑处有部分毛发生长，无新增脱发斑，守方服药2个月，毛发全部长出，诸症痊愈。随访半年未复发。

卢氏观察疏肝理气活血类中药治疗斑秃的疗效。采用解郁活血汤(主要组成为：柴胡、当归、川芎、白芍、茯苓、丹参、鸡血藤、香附、郁金、制首乌、桔梗)，治疗本病48例。结果显示总有效率达94%。表明本方具有疏肝理气、活血化瘀作用，使脱发再生，从而达到标本兼治。

十二、带状疱疹后遗神经痛

刘氏报道治疗1例带状疱诊后遗神经痛。患者左侧胸胁部疼痛2月。患者2月前左侧胸胁部出现成簇水疱伴疼痛，外院诊为"带状疱疹"，经抗病毒及对症治疗后，皮疹消退，剧痛减缓。现左侧胸胁部放射性疼痛，局部有蚁走感，伴眠差。左侧胸胁部见成带状分布的色素沉着斑。舌质紫暗，苔薄白，脉细弱，诊为带状疱疹后遗神经痛。证属气虚血瘀、络脉不通。治宜补气活血、通络止痛。方药组成为黄芪 45g，当归 15g，川芎 15g，赤芍15g，桃仁 10g，红花 10g，丹参 15g，延胡索 15g，乳香 10g，没药 10g，夜交藤 20g，蜈蚣 2条，甘草 6g，每日 1 剂，水煎服。5 天后二诊结果为疼痛大减，原方继服 7 剂痊愈。随访半年未复发。

十三、掌跖角化性皮肤病

任氏观察养血活血、润肤止痒、收敛生肌类中药配伍治疗掌跖角化性皮肤病的疗效。80 例掌跖角化性皮肤病患者，其中男 46 例，女 34 例；年龄 20～75 岁，平均为 42 岁；病程为 10 个月～20 年，平均 8 年。其中手足皲裂性湿疹患者 23 例，进行性指掌角皮症患者20 例，掌跖角化症患者 18 例，更年期掌跖角化症者 19 例。临床表现为手足皲裂性湿疹：掌或跖部皮肤肥厚、干燥粗糙或皲裂，重者状如树皮，边缘不清，时有丘疹或丘疱疹，有时可累及指、趾或手、足背。经真菌镜检除外手足癣；进行性指掌角皮症：年轻女性发生的指掌皮肤对称性干燥、肥厚、角化粗糙或皲裂性损害，呈渐进性加重，否认有重金属接触史，真菌镜检除外手足癣；掌跖角化症：儿时发生的掌跖皮肤角化肥厚，持续存在或加重，可累及肘膝。有家族史，无丘疹、丘疱疹、水疱等损害，真菌镜检除外手足癣；更年期掌跖角化症：更年期妇女绝经期前后发生的掌跖皮肤角化、肥厚（呈弥漫性或斑块状），无丘疹和水疱病史，真菌镜检除外手足癣。治疗方法用自拟中药外洗方浸泡外洗患处。药物组成为当归 50g，川芎、紫草、大枫子、生大黄各 30g，露蜂房、甘草各 15g。以上诸药用水煎煮 40 分钟，去渣取汁，等到水温适中时（可以手试温，以温暖而不烫手为度），将皮损区浸入药汁进行浸泡外洗 25 分，每日 1 次。15 天为 1 疗程，连用 2 个疗程。疗效标准为临床痊愈：角化及肥厚消退，恢复正常皮肤的光滑、柔软及弹性，停药 1 个月无复发；显效：皮损消退>80%，或接近正常皮肤，仅受摩部位<0.5cm 的轻度肥厚，停药 1 个月后皮损复发，但相对治疗前减轻 1 个度；有效：皮损减轻、变软、变薄 50%，损害减轻及功能恢复 1 个度，停药 1 个月复发，但相对治疗前轻；无效：皮损消退减轻<30%，或停药后 1个月复发，损害同治疗前。治疗结果显示用药 30 天后观察疗效，大部分患者皮损明显变薄、红润，临床总有效率为 88.75%。其中，手足皲裂性湿疹患者 23 例，临床痊愈 10 例，显效 6 例，有效 5 例，无效 2 例；进行性指掌角皮症患者 20 例，临床痊愈 8 例，显效 5 例，有效 4 例，无效 3 例；掌跖角化症患者 18 例，临床痊愈 8 例，显效 4 例，有效 4 例，无效 2例；更年期掌跖角化症者 19 例，临床痊愈 7 例，显效 7 例，有效 3 例，无效 2 例。

十四、荨麻疹

邢氏等采用针药并治的方法，治疗顽固性荨麻疹 15 例，疗效满意。15 例中男性 6 例，女性 9 例，年龄 19～48 岁，病程 1～4 年，多数在 2～3 年，均为服用西药、中药而疗效不显著者。治疗方法为内服中药自拟"养血止痒汤"：当归 15g，川芎 10g，生地 25g，丹参15g，制首乌 15g，乌梢蛇 20g，蝉蜕 10g，地龙 15g，刺蒺藜 15g，防风 10g，荆芥 10g。水煎服，每日 1 剂。风寒偏重、遇冷或风吹则剧、得暖则轻者加麻黄 10g，细辛 5g，炒艾叶 10g；风热偏重、遇热则剧、得冷则舒者加黄芩 15g，桑叶 10g，白鲜皮 15g；脾胃湿热偏重、脘腹疼痛、大便秘结、舌苔黄腻者加茵陈 15g，苦参 15g，苍术 10g；脾胃虚寒偏重、形寒肢冷、神疲乏力、腹痛泄泻、舌淡苔白者加党参 15g，干姜 10g，炒白术 15g。针刺治疗取穴为曲池（双）、足三里（双）、血海（双），常规消毒，得气后留针 20 分钟，每隔 5 分钟捻转 1次，每日针刺 1 次。15 例中治疗时间最短者 12 天，最长者 20 天，一般在治疗 7~10 天后，皮疹褪而搔痒消失。随访 1 年，15 例中复发者 2 例。

第三节　在骨科疾病中的应用

川芎在骨科系统疾病中常用于治疗软组织急慢性损伤、骨折、慢性骨髓炎、腰腿疼、颈椎病、坐骨神经痛、腰椎间盘突出症、肩周炎、骨质增生等。应用以复方和针剂形式为主，或配合其他疗法，如针灸等。复方应用除口服外，还经常以外敷、洗浴、熏蒸等形式使用。

一、软组织急慢性损伤

薛氏等应用中药独活寄生汤治疗腰肌劳损 82 例，82 例中男 48 例，女 34 例，年龄最大70 岁，最小 18 岁，发病时间最短 3 个月，最长 15 年。临床表现为腰痛，多为刺痛，日轻夜重，休息后缓解，劳累加重，证轻者俯仰不便，重者不能转侧。常被迫时时伸腰或以拳捶击腰部以缓解疼痛。腰部有压痛点，多在骶棘肌处、髂嵴后下部、骶骨后骶棘肌止点处或腰椎横突处。X 线检查多无异常表现，少数可见骨质增生或脊柱畸形。其中腰部有外伤史 31 例，直腿抬高试验阳性 25 例，腰椎棘旁明显压痛 17 例，伴下肢放射性疼痛 37 例，合并腰椎间盘突出 8 例。治疗方法为祛风湿、止痹痛、益肝肾、补气血。方取《备急千金要方》之独活寄生汤为主方化裁加减。其方组成为独活 12g，寄生 12g，杜仲 9g，牛膝 9g，细辛 3g，秦艽 6g，茯苓 12g，肉桂心 9g，防风 9g，川芎 9g、人参 6g，甘草 6g，当归 12g，白芍药 9g，干地黄 9g。每日 1 剂，水煎早晚分服，10 天为 1 疗程，疗程中间隔 2~4 天，治疗3 疗程后统计疗效。治疗期间配合卧硬板床休息，并加强腰背肌的功能锻炼，包括退步走、三点支撑、五点支撑等。疗效标准为痊愈：临床症状及体征消失，功能活动正常，随访 6个月以上无复发者；好转：腰部症状及体征明显好转，功能活动仍有些障碍者；无效：治疗前后症状及体征无改善者。治疗 3 个疗程后，治愈 43 例占 52%，好转 35 例占 43%，无效 4 例占 5%。总有效率为 95%。

宁氏利等用身痛逐瘀胶囊（主要组成为乳香、没药、陈皮、红花、川芎、黄柏、黄花、当归、防风、小茴香、血竭、生三七、延胡索等）治疗急性软组织损伤 621 例，消肿止痛疗效非常显著。临床资料显示本组男性 454 例，女性 167 例，年龄 7~68 岁，平均 29 岁，均为外伤，其中踝关节 275 例，膝关节 53 例，肘关节 57 例，肩关节 47 例，腰扭伤 23 例，皮下血肿 49 例，其他外踝撕脱性骨折 5 例，尺骨基突撕脱性骨折 4 例，肘关节脱位 3 例。伤后主要表现疼痛、肿胀、瘀血、压痛、活动功能障碍。治疗方法为运用身痛逐瘀胶囊口服，每日 2 次，1 次 3 粒，温开水送服。疗效标准为瘀肿消散，疼痛消失，功能恢复正常。优：治疗时间在 7 天以内，即 7 天以内痊愈，疼痛、肿胀完全消失，功能恢复正常；良：治疗时间在 10 天以内，即 10 天以内痊愈，疼痛、肿胀基本消失，功能基本恢复正常；中：治疗在 10 天以上，即疼痛、肿胀减轻，功能有一定恢复；无效：治疗在 15 天以上，即疼痛、肿胀减轻，但功能仍有障碍。治疗结果显示本组 621 例用药后一般 4 小时，疼痛即可减轻，

12 小时后疼痛基本消失，绝大多数 48～72 小时，疼痛、肿胀可完全消失，功能恢复正常。其结果与 276 例西医常规的对照比较，有显著性差异。

张氏等探讨川芎联合高渗盐水外敷促进软组织损伤愈合的疗效。对 80 例软组织损伤患者 106 处损伤面分为 2 组进行对照，观察组常规清创消毒后外敷川芎联合高渗盐水，对照组清创消毒后进行传统干燥疗法。结果显示观察组比对照组能快速消肿且疼痛减轻，大大缩短伤口愈合时间。表明川芎联合高渗盐水外敷治疗软组织损伤在促进伤口愈合方面明显优于传统方式，有很好的临床价值。

赵氏应用消肿止痛液外擦治疗多例闭合性软组织损伤。药物配制三七 8g，当归、川芎、红花各 30g，乳香、没药各 40g，樟脑 1 块，75% 酒精 500ml。先将乳香、没药、当归、川芎、三七分别捣碎混合，然后并红花，樟脑倒入酒精内浸泡（樟脑、酒精挥发性强，封口要严），12 小时后即可应用。用法及疗效：一般急性关节扭伤，挫伤，局部无明显血肿者，每天用棉花蘸消肿止痛液局部外擦 2～3 次，1 天可痛止，2 天水肿可明显减轻；对严重的扭伤，挤压伤局部出现血肿、韧带纤维组织破裂者，亦有显著止痛消肿作用；对闭合性不完全性骨折，有止痛、消肿、促进骨折愈合、恢复功能等作用。

二、骨折

解氏等观察鹿瓜多肽注射液联合补肾活血中药治疗骨质疏松性胸腰椎压缩性骨折的疗效。采用自拟补肾活血汤（主要组成为续断、桑寄生、杜仲、牛膝、狗脊、白芍、生地、蜈蚣、当归、川芎、甘草）联合静点鹿瓜多肽注射液治疗骨质疏松性胸腰椎压缩性骨折 36 例，并与单纯静点丹参注射液治疗对照组对比。结果显示治疗组总有效率 91.7%，对照组总有效率 61.1%，治疗组疗效显著优于对照组。表明鹿瓜多肽注射液联合补肾活血中药治疗骨质疏松性胸腰椎压缩性骨折疗效显著。

肖氏等观察补肾、益气、活血类中药配伍治疗四肢骨折延迟愈合的疗效。采用补肾益气活血汤（主要组成为仙灵脾、黄芪、当归、川芎、熟地等）。治疗四肢骨折延迟愈合 30 例。结果显示总有效率 86.7%。此方法对骨折延迟愈合有明显的促进作用。

曾氏等观察补肾活血复方中药对膝骨关节炎患者血清中基质金属蛋白酶 3、肿瘤坏死因子 α、白细胞介素 1、透明质酸、脂质过氧化物含量及超氧化物歧化酶活性的影响。选择膝骨关节炎患者 42 例，按随机数字表法分为两组（n=21），即补肾活血中药组和骨仙片组。另外选择 10 例无关节疾病的骨折愈合后来拆除内固定的患者作为正常对照组。补肾活血中药组以补肾活血方治疗，中药复方由杜仲、熟地、枸杞子、补骨脂、川牛膝、独活、红花、木瓜、川芎、丹参和木香组成，每次 5 片，每日 3 次；骨仙片组采用口服中成药骨仙片治疗，每次 4 片，每日 3 次。30 天为 1 疗程，共治疗 1 疗程。主要观察指标为补肾活血中药组和骨仙片组治疗前及治疗 1 疗程后，分别采用酶联免疫法、四甲基偶氮唑蓝法、双抗体夹心酶联免疫吸附实验及放射免疫法测定患者血清基质金属蛋白酶 3、肿瘤坏死因子 α、白细胞介素 1 及透明质酸含量；应用试剂盒测定血清脂质过氧化物含量及超氧化物歧化酶活性，并与正常对照组对比。结果显示治疗前补肾活血中药组和骨仙片组患者血清基质金属蛋白酶 3、白细胞介素 1 及透明质酸含量均高于正常对照组。治疗 1 个疗程后，补肾活血中药组和骨仙片组患者血清基质金属蛋白酶 3、白细胞介素 1、透明质酸及脂质过氧化物含量均低于治疗前，血清超氧化物歧化酶活性高于治疗前。表明补肾活血中药与骨仙片具有类似的效果，可降低膝骨关节炎患者血清中的基质金属蛋白酶3、肿瘤坏死因子α、白细胞介素1和透明质酸含量，提高超氧化物歧化酶活性，抑制免疫损害进程，从而达到治疗膝骨关节炎的目的。

周氏等观察补肾壮骨类中药配合降钙素治疗骨质疏松性骨折复位后的疗效。方法为采用双骨汤(主要组成为骨碎补、补骨脂、威灵仙、淫羊藿、白芍、熟地、川芎、当归、鹿衔草、甘草)配合降钙素治疗本病90例，并设对照组对比。结果显示治疗组优良率72.9%，对照组1、对照组2优良率分别为55.0%、58.8%。表明本方法对本病有补肾壮骨，促进钙吸收和骨愈合的功效。

熊氏等观察桃红四物汤对骨折初期临床症状、体征的疗效。将60例新四肢骨折患者随机分为2组。治疗组33例用桃红四物汤(主要组成为桃仁、红花、当归、生地黄、赤芍、川芎)治疗;对照组27例用伤科跌打片治疗两组均以15天为1疗程。并在治疗第2、5、10、15天4个时相点进行临床症状、体征的计分对比研究。结果显示治疗组显效18例，有效14例，无效1例，总有效率为96.9%;对照组显效1例，有效20例，无效6例，总有效率为77.8%。两组总有效率比较，差异有非常显著性意义;总体症状、体征改善程度各时相点明显优于对照组;单项症状、体征比较，两组疼痛、肿胀缓解明显，改善程度治疗组明显优于对照组，两组瘀斑、局部压痛、功能障碍等体征均有不同程度缓解，治疗组改善稍优于对照组。实验表明桃红四物汤对骨折初期主要临床症状、体征有明显缓解作用，是活血祛瘀法治疗骨折的有效方剂之一。

三、慢性骨髓炎

王氏等评价应用中药泡洗、持续冲洗和病灶清除对治疗大面积皮肤缺损的足部失神经性骨髓炎治疗疗效。足部失神经性骨髓炎合并大面积皮肤缺损的患者53例，其中男25例，女28例;左侧42例，右侧11例，合并皮肤缺损并窦道形成的51例，仅皮肤缺损的2例。脊柱裂致神经功能障碍48例，其他方面引起的神经功能障碍5例。所有病例经过术前中药创面浸泡，创面周围皮肤按摩松解，病灶清除，持续冲洗及必要的Ⅱ期的缩创缝合。结果显示随访时间平均为5年(1～12年)，骨髓炎复发3例，又在原部位出现皮肤缺损9例。表明应用中药泡洗、持续冲洗和病灶清除对治疗大面积皮肤缺损的足部失神经性骨髓炎有较好的疗效，可一定程度避免皮瓣移植、植骨及截肢的发生，值得进一步研究和推广。

徐氏等应用清热通络胶囊口服联合鱼腥草注射液、穴位注射双步疗法治疗化脓性颅骨骨髓炎术后患者78例，并与头孢曲松钠静脉滴注治疗78例对照观察。156例患者随机分为两组。对照组78例，男43例，女35例;年龄14～58岁。治疗组78例，男41例，女37例;年龄11～55岁。2组一般资料比较差异无统计学意义，具有可比性。诊断标准为有开放性颅骨骨折、头皮或其他部位软组织感染、鼻窦感染、中耳炎及败血症病史，近期伴有局部或全身感染性症状;头皮局部有急性炎症，有头痛、发热、白细胞计数增多，或头皮局部有脓性窦道或局部死骨;X线平片、CT扫描可无变化，亚急性与慢性期显示骨质破坏、死骨形成或骨质增生硬化等骨髓炎征象。除外结核性颅骨骨髓炎，经手术治疗，将感染的颅骨和有感染性血栓形成的板障静脉全部切除。治疗组予清热通络胶囊(主要药物组成为知母10g，天花粉15g，川芎9g，赤芍药9g，当归6g，黄芪15g，秦艽9g，骨碎补9g，自然铜9g，牛膝6g，甘草6g)，每次6粒，每日3次口服。同时予穴位注射，取穴为合谷透后溪、太冲透涌泉、内关透外关、曲池、血海、气海、大椎，局部皮肤常规消毒后，用10ml一次性注射器抽取鱼腥草注射液7ml，快速进针，上下提插探得酸胀等针感后，回抽，无回血即快速注射药物，每穴1ml，除气海、大椎外，两侧穴位交替注射，每日1次。10天为1个疗程。休息5天进行下1个疗程治疗。4个疗程后统计疗效。对照组予常规注射用头孢曲松钠，静脉滴注，疗程同治疗组。疗效标准为治愈：全身症状及局部肿痛消失，溃后疮口愈合，X线摄片无死骨存在；好转：全身症状改善，肿痛减轻，但疮口未愈合，X线摄片有死腔、死骨存在；未愈：全身症状及局部症状不能控制，X线摄片见病灶继续发展。以治愈、好转和无复发统计有效率。结果显示治疗组78例，治愈68例，好转10例，未愈0例，复发0例，有效率100%；对照组78例，治愈40例，好转27例，未愈3例，复发8例，有效率85.9%。两组有效率比较差异有统计学意义，治疗组优于对照组。

倪氏等治疗31例骨折内固定术后发生感染的患者，应用持续冲洗引流术配合中医辨证治疗，取得良好临床效果。31例病人均符合骨折内固定术后感染诊断标准，男26例，女5例；年龄23～67岁，平均33.14岁；发病部位：胫骨25例，股骨3例，肱骨2例，尺桡骨1例。发病原因：血源性4例，外伤及内固定术后27例。致病菌：金黄色葡萄球菌14例，表皮葡萄球菌9例，绿脓杆菌3例，铜绿假单孢菌3例，大肠杆菌2例。治疗方法为放置引流管，持续冲洗，中医辨证施治，其中补托用药：人参(另燉)3g，生黄芪30g，川芎6g，金银花、茯苓各15g，炒白术、当归、炒白芍、皂角刺各12g，白芷7g，炮山甲、炙甘草各5g。每日1剂，水煎二汁，上下午分服。疗效标准为痊愈：全身症状及局部肿痛消失，患肢功能恢复，瘘道疮口愈合；X线摄片显示骨质破坏修复，死骨死腔消失，6个月随访未复发；显效：全身症状改善，肿痛消失，患肢功能有所恢复，瘘道疮口愈合；X线摄片显示骨质破坏部分修复，病灶好转；有效：全身及局部症状体征有好转，瘘道残留，疮口未愈；X线摄片显示骨质破坏趋于修复，病灶稳定；无效：治疗后，全身及局部症状不能控制，X线摄片显示病灶继续发展。治疗结果显示本组31例均随访6个月～3年，经上述方法治疗4个月后全部有效，其中痊愈22例，显效5例，有效2例。

张氏等采用中药托毒生肌散内服并配合骨炎膏外敷治疗慢性化脓性骨髓炎78例，男55例，女23例；年龄8～70岁，平均35岁。发病部位：股骨35例，胫骨23例，肱骨15例，趾骨2例，指骨3例。病因：血源性感染49例，外伤感染22例，局部软组织蔓延所致7例，多为糖尿病患者。细菌培养：无细菌生长15例，金黄色葡萄球菌感染22例，绿脓杆菌感染18例，大肠杆菌感染10例，变形杆菌感染3例，混合感染10例。本组患者中有38例合并窦道，其中伴明显死骨形成10例。中药内服治以益气养血托毒，活血生肌长骨。托毒生肌散方药组成：黄芪30g，党参20g，丹参15g，当归15g，川芎12g，杭白芍12g，白术12g，蒲公英12g，金银花15g，紫花地丁10g。每日1剂，分2次水煎服。疗效评价标准为痊愈：身症状及局部肿痛消失，患肢功能恢复，窦道疮口愈合，X线摄片显示骨质破坏修复、死骨死腔消失；显效：肢功能恢复，窦道疮口愈合，X线摄片显示骨质破坏部分修复、病灶好转；有效：全身及局部症状、体征均有好转，窦道残留，疮口未愈，X线摄片显示骨质破坏趋于修复、病灶稳定；无效：全身及局部症状未改善，X线摄片显示病灶继续发展。疗效结果以3个月为1个疗程，全部患者按疗程服用，服用时间1～5个疗程，平均2.78个疗程。随访时间0.5～4.1年，平均2.2年。痊愈43例，好转28例，无效7例。

单氏探讨清热凉血、解毒益气养阴、祛腐生肌的神灵膏，治疗慢性化脓性骨髓炎的临床疗效。采用《寿世保元·外科诸证痈疽篇》中"神灵膏"（主要药物组成为生地、川芎、赤芍、防风、羌活、白芷、玄参、黄芪、官桂、黄柏、大黄、何首乌、牛蒡子、木鳖子、桃仁、杏仁、槐柳）治疗慢性化脓性骨髓炎33例。结果显示总有效率为90%。本方可以清热、凉血、解毒、祛腐生肌收敛、益气养阴，改善病灶局部的供血，达到治疗的目的。

　　高氏等探讨中医药治疗慢性骨髓炎的疗效。40例中，男性30例，女性10例；年龄以12～35岁青少年居多，12岁以下1例，40岁以上3例；患病部位：胫骨16例，指骨12例，股骨干8例，肱骨4例。方法为利用中医消肿、化瘀、排脓、生肌的方法，服用归芎骨康汤治疗。慢性骨髓炎给予大补气血、温阳托毒之剂；方药主要组成为人参、生地黄各12g，生黄芪30g，当归、川芎、天花粉、白芷、土贝母各10g，白头翁、金银花、穿山甲各15g，生甘草6g。水煎服，每日1剂。疗效标准为痊愈：全身症状消失，疮口完全愈合。若是下肢则自感有力，能负重行走；若是上肢则功能活动恢复正常，手能持物。血象正常。X线摄片显示骨髓腔虽变窄，但保持通畅。好转：全身症状基本消失，局部窦道虽然愈合，但有隐痛，患肢活动稍久即肿胀；血沉偏快；X线摄片显示骨病变部位又有新的死骨出现。结果显示口服归芎骨康汤40例中痊愈30例、好转10例。表明中医药辨证治疗慢性骨髓炎疗效显著。

　　许氏等采用中药熏洗、足跟敲击法、针刀疗法等综合疗法，治疗跟痛症98例，男31例，女67例；年龄38～79岁，平均48岁；病程2月～8年；单足痛54例，双足痛44例；X线片显示有跟骨骨刺者67例。诊断标准症状为跟底部疼痛，功能受限，行走困难，早晨痛，运动量加大或跑跳时疼痛加重。查体显示跟底或跟骨内侧结节处有局限性压痛点或全足跟有压痛，被动牵扯跖筋膜时可加重症状，跖筋膜增厚。X线片显示跟底有或无骨刺样增生。排除跟骨骨髓炎、骨结核、骨肿瘤、骨性关节炎、跟骨骨折、跖管综合征、痛风等可能。中药熏洗药物组成为威灵仙30g，川芎20g，木瓜15g，牛膝15g，制川乌10g，制草乌10g，独活15g，白芷15g，三棱15g，红花20g，透骨草30g。将上药加水2500ml，浸泡30分钟后煎煮20分钟，取汁，再加水2000ml，煎煮取汁，将药液混合在一起，加醋50ml，先熏蒸后浸泡患足，边泡足边推按足跟，对压痛点强力按摩，每日2次，每次30分钟，每剂药用2天，3剂药为1个疗程。注意掌握水温，防止烫伤皮肤，足部皮肤破溃者禁用，治疗期间穿软底鞋。疗效判定标准为优：足跟疼痛消失，站立、行走活动完全正常，1年内不复发；良：足跟疼痛基本消失，站立行走活动基本正常，1年内偶有复发但症状轻微；好转：足跟疼痛减轻，站立行走活动较前改善但达不到正常；无效：经3个疗程治疗症状无改善。结果显示优62例，良19例，好转9例，无效8例，有效率91.8%。

　　王氏用神效内托散为主治疗慢性骨髓炎37例。37例中，男19例，女18例，年龄7～73岁，以15～50岁者居多（31例，83.8%）。其中病灶发生在股骨5例，胫腓骨10例，尺桡骨3例，手指骨14例，足跖骨5例。治疗方法以口服神功内托散加减为主治疗。方药如下：当归15g，白术15g，黄芪25g，人参20g，白芍10g，茯苓10g，陈皮10g，附子5g，穿山甲5g，木香5g，甘草10g，川芎5g，大枣10个，金银花20g。水煎300ml，早晚各服1次。依照张氏提出的疗效判定标准，37例中治愈36例，有效1例，总有效率为100%。

　　刘氏等辨证治疗32例慢性化脓性骨髓炎32例。男17例，女15例，年龄最小3岁，最大58岁，病程最短6个月，最长42年。发病部位在股骨者8例，胫腓骨9例，肱骨4例，尺桡骨2例，跖骨1例，指骨5例，掌骨1例，眼眶骨1例。辨证治疗，正虚毒盛：局部肿胀、排脓不畅、全身不适、发热口干、舌红苔黄腻、脉数无力。治以托毒消肿，方选托里消毒散加减：黄芪、银花各30g，党参、桔梗各15g，白芷20g，白芍、白术各12g，川芎、当归、茯苓、皂角刺各9g。每日1剂。疗效标准为痊愈：全身及局部症状消失，窦道愈合，X线片显示骨质修复且清晰，一年内不复发者；显效：全身及局部症状均消失，仍残留有窦道，X线片显示骨质大部分修复。好转：全身及局部症状部分好转，但不稳定，X线片显示部分骨质修复；无效：症状、体征、X线片显示均无改变。治疗结果显示痊愈30例，显效2例，有效率100%。

四、腰腿疼

王氏等从川芎、当归、白芷中提取挥发油及红花水提物配制注射液——复方川芎Ⅱ注射液，对85例慢性腰腿痛病人进行了治疗。药物提取注射液制备及用法：取川芎、当归、白芷等量粉末（4号筛）加蒸馏水湿润4~8小时，使药物充分膨胀。按渗漉法提取：将湿润好的原料装入密封的渗漉筒内，加乙醚浸过药面，浸渍冰箱12小时以上，用布氏漏斗过滤，滤液在水浴上除氨至无氨味，得1：2红花浓缩液500ml，灭菌后备用。复方川芎Ⅱ注射液制备工艺：复方川芎油10ml，红花浓缩液500ml，氯化钠85g，吐温80~100g，注射用水加至1000ml。用法：每日1次，每次2~4ml，肌注，10天为1疗程。疗效标准为治愈：症状完全消失，劳动后无反复；显效：经本品治疗后，症状基本消失；有效：经本品治疗后，症状明显减轻；无效：经本品治疗后，症状无明显改善等。本品在临床治疗中，主要观察了慢性腰腿疼、关节痛等病例的疗效共85例，总有效率达87%，在治疗观察中除给予本品外，不结合任何其他中西药物治疗。85例病人，大多治疗2~3个疗程，一般在第1疗程末，症状开始逐渐减轻。本品对劳损、风寒所致的腰腿痛疗效最好，但对因外伤所引起的腰腿痛疗效欠佳。

卢氏观察温阳散寒、通痹止痛类中药热敷治疗腰腿痛的疗效。采用热敷方（主要组成为黄芪、当归、川芎、川乌、麻黄、地龙等）热敷治疗本病38例。治疗方法为患者取俯卧位或侧卧位，将蒸煮后的药袋置于腰腿疼痛部位（以不烫伤皮肤的温度为适宜温度），直至患者患部热感逐渐消失，更换药袋，每次治疗40分钟。每日治疗1次，10天为1疗程。疗效标准为治愈：临床症状消失，腰腿活动功能恢复正常，随访1年以上无复发者；好转：腰腿疼痛明显减轻，腰腿活动功能基本恢复正常者；无效：经1疗程治疗后症状无明显好转，腰腿活动功能无改善者。结果显示经上述方法治疗38例患者中，治愈22例，好转14例，无效2例。总有效率为94.71%。表明本方法对本病具有温阳散寒、通痹止痛的功效。

申氏观察温阳益气通络、祛风活血散寒类中药配伍治疗慢性腰腿痛综合征的疗效。采用加味桂枝去芍药加麻黄附子细辛汤（主要组成为地龙、黄芪、桂枝、麻黄、附子、当归、川芎、细辛等）治疗慢性腰腿痛综合征30例。结果显示总有效率90%。表明本方法对本病具有益气通阳、活血止痛的功效。

五、颈椎病

王氏等观察益气活血、祛瘀通络类中药配合牵引治疗颈椎病眩晕的疗效。采用补阳还五汤加味（主要组成为黄芪、当归、赤芍、川芎、地龙、桃仁、红花等）配合牵引治疗。据临床资料显示某组观察病例102例，均为中医骨科门诊患者。男32例，女70例，年龄30~

60 岁，病程最短 2 个月，最长者 6 年。单纯眩晕者 44 例，眩晕伴有头痛者 29 例，伴有肩背部沉重，上肢麻木者 20 例，伴有心悸胸闷者 9 例。其诊断符合全国高等中医药院校七年制规划教材《中医骨伤科学》颈椎病章节制定诊断标准以眩晕症状为主，头颈部旋转时眩晕加重或伴有不同程度的头痛；经颅脑 TCD 检查，椎-基底动脉痉挛血流速度减弱；影像学检查，有生理曲度变直、反弓、钩椎关节增生，椎间孔变小，椎间隙狭窄不稳，椎体变形（如梯形变）及颈椎间盘变性者。治疗方法为单纯性眩晕者给予补阳还伍汤：黄芪 60g，当归、赤芍、川芎、地龙各 15g，桃仁、红花各 12g。颈部僵硬疼痛者加葛根、白芍；前额及太阳处穴疼痛胀闷者加菊花、蔓荆子；上肢麻木者加全蝎、勾藤、天麻；心悸胸闷者加丹参、枣仁，每日 1 剂，水煎分早晚 2 次服，30 天为 1 疗程。牵引疗法采用颈枕带悬吊牵引，牵引重量为 2～5kg，以患者能耐受为度。牵引角度为颈后伸 10°位为佳。牵引时间每次 30～45 分钟为宜，每日 2 次，30 天为 1 疗程，疗程结束后观察疗效。疗效标准参照中医病证诊断疗效标准相关标准制定。治愈：症状，体征消失，TCD 检查正常，X 线片显示颈椎生理曲度基本正常，能参加正常劳动和工作；显效：临床症状、体征基本消失，TCD 检查椎-基底动脉血流速度较治疗前明显改善，X 线片显示椎体间隙增宽，颈椎生理曲度较治疗前明显改善者；无效：症状体征治疗前后无变化，各项检查结果治疗前后无改变者。结果显示经上述疗法治疗 1 个疗程，治愈 50 例，有效 45 例，无效 7 例，总有效率 93%。表明本方法对本病有益气活血、祛瘀通络的功效。

卢氏等观察关节通治疗神经根型颈椎病的临床疗效。将 206 例患者随机分为 3 组，在口服弥可保、颈椎牵引治疗的基础上，关节通组 68 例采用口服关节通（由当归、川芎、赤芍、生地黄、牡丹皮、大黄、骨碎补、蛇床子、独活、桑枝、透骨草、薏苡仁、三七、丹参、乳香、没药、沉香、木香、丁香、土鳖虫、牛膝、甘草等组成）治疗；扶他林组 52 例采用口服扶他林治疗；关扶组 86 例采用关节通、扶他林治疗。3 组均以 4 周为 1 疗程，共治疗 3 疗程。结果显示第 1 疗程结束时，总有效率关节通组为 14.7%、扶他林组为 23.1%、关扶组为 48.8%；第 3 疗程结束时，总有效率关节通组为 88.2%、扶他林组为 86.5%、关扶组为 97.7%。表明关节通治疗神经根型颈椎病有效，远期临床效果明显，能有效代替扶他林，避免消炎镇痛药带来的胃肠道反应，而中西医结合治疗颈椎病疗效最佳。

宋氏等观察中药止眩通痹方治疗椎动脉型颈椎病的疗效。采用中药止眩通痹方（主要组成为川芎、葛根、丹参、制乳香、制没药、制川乌、天麻等）治疗本病 42 例，并设对照组对比。结果显示治疗组总有效率为 90.48%，对照组总有效率为 63.41%，2 组比较有显著性差异；而且治疗组 TCD 的血流速度较治疗前明显改善。表明止眩通痹方具有明显改善椎动脉供血，缓解症状的功效。

张氏等研究中医益气活血方药对老年人椎动脉型颈椎病的治疗作用及机理。以黄芪注射液及川芎嗪注射液静脉注射治疗椎动脉型颈椎病患者，并以西药维脑路通注射液静脉注射做对比，并观察患者症状、体征及血流变、ET、NO、SOD 及 SV、PV 等临床及实验指标。结果显示治疗组愈显率 75%，总有效率 92.5%；对照组愈显率 52.5%，总有效率 87.5%；治疗组明显优于对照组；临床和实验多项指标改善率明显优于对照组。实验表明益气活血通络法是治疗老年椎动脉型颈椎病合理、有效的方法。

六、坐骨神经痛

刘氏治疗坐骨神经痛 116 例。资料显示，某组男 66 例，女 50 例；年龄 21～68 岁；病程最短 7 天，最长 8 年。治疗方法均予中药配合针灸治疗。中药组成为独活 10g，桂枝 10g，秦艽 10g，当归 10g，川芎 10g，炙甘草 10g，海风藤 10g，桑枝 10g，乳香 6g，木香 12g。风胜加防风 10g；寒胜加附子 6g；湿胜加薏苡仁 15g。上药煎 2 次取汁 400ml，分 2 次服，每日 1 剂，10 天为 1 疗程。针灸取穴：环跳、肾俞、秩边、风市、委中、阳陵泉、绝骨、阿是穴。疼痛剧烈者配后溪、腕骨、液门、中渚。用泻法，每日 1 次，10 天为 1 个疗程。疗效评定标准为临床治愈：疼痛消失，活动自如；有效：疼痛明显减轻；无效：治疗前后症状无改善。本组患者中临床治愈 75 例，有效 33 例，无效 8 例，总有效率 93.1%。

杨氏采用独活寄生汤配合电针治疗坐骨神经痛 350 例。350 例患者中，男 150 例，女 200 例，年龄最小 15 岁，最大 88 岁；病程最短 5 天，最长 20 年；其中根性坐骨神经痛 208 例，干性坐神经痛 110 例，丛性 31 例。主要药物组成为独活 15g，桑寄生 30g，杜仲 10g，牛膝 10g，细辛 2g，秦艽 10g，茯苓 10g，肉桂 3g，防风 10g，川芎 10g，人参 10g，甘草 3g，当归 15g，芍药 10g，生地 6g；若疼痛较甚者，可酌加制川乌、制草乌、乌梢蛇；寒偏重者，可加制附子、巴戟天、仙灵脾；湿偏重者，可加防己、薏米；风邪偏甚者，可加威灵仙、寻骨风。用法为每日 1 付，水煎分 2 次服，5 付 1 个疗程。电针取穴：主穴：环跳、委中、腰夹脊穴；配穴：环中、承扶、四强、殷门、承山。操作为根据不同的坐骨神经痛选 2～3 组穴，常规消毒针刺得气后接 G6805-2A 型电针治疗仪，选连续波，强度患者耐受为度，每次 20 分钟，每日 1 次，5 次 1 个疗程，间隔 3 天进行下 1 个疗程。疗效标准为治愈：症状消失，随访 1 年无复发；好转：症状减轻，但仍有不适感；无效：症状无明显改善。治疗结果显示 350 例患者中，治愈 290 例，占 82.9%，好转 50 例，占 14.3%，无效 10 例，占 2.8%，总有效率 97.2%。

王氏观察中医治疗坐骨神经痛的临床疗效及作用机制。将 60 例患者随机分为中医治疗组 30 例和西药对照组 30 例。中医治疗组用独活寄生汤加味（主要组成为独活 12g，寄生 20g，杜仲 12g，川牛膝 12g，秦艽 15g，细辛 6g，茯苓 15g，桂心 3g，防风 12g，川芎 10g，红参 15g，当归 12g，干地黄 20g，白芍 12g，乌梢蛇 20g，制川乌 10g，地龙 20g，透骨草 15g，路路通 15g，红花 8g，络石藤 15g，甘草 6g），同时配合针灸；西药对照口服布洛芬、强的松；分别对治疗前后进行对比观察。结果显示中医治疗组总有效率为 86.67%；西药对照组为 76.67%。2 组总有效率有显著性差异，在缓解疼痛及复发率方面中医治疗组优于西药对照组。表明中医治疗组可能通过祛风湿、止痹痛、益肝肾、补气血的作用达到扶正祛邪、养血息风、活血化瘀、通络止痛的效应。

曹氏治疗坐骨神经痛 15 例。基本方为黄芪 60g，牛膝、当归各 15g，赤芍、地龙各 10g，川芎、桃仁、红花各 6g，没药、秦艽、防风、威灵仙各 12g。寒湿偏重、患肢怕冷、舌淡苔白、脉沉紧者，加附片、细辛；湿热偏重、酸痛重着、自感痛甚、患肢发热、舌苔厚腻而表面微黄者，加苍术、黄柏、木瓜；兼正气虚弱、无力倦怠、脉细而无力者加党参；兼肾虚腰酸腿软者，加杜仲、寄生。治疗效果显示临床治愈（疼痛消失，患肢活动自如，无任何不适感）9 例，显效（疼痛基本消失，但劳累和行走过久时仍有轻度疼痛及不适感）5 例，有效（疼痛明显减轻，但活动后加重）1 例。

陈氏治疗瘀阻型坐骨神经痛 1 例。患者突发右臀部沿后侧大腿下至小腿一线疼痛难忍，屈伸困难，腰间隐痛。其主诉为上山劳作不慎扭闪后感腰胀，逐渐加重延及臀腿。脉缓而弦、舌苔薄白，诊断为瘀阻经络，气血流畅不利所致之坐骨神经痛。治以活血通络止痛，方用身痛逐瘀汤加味：当归20g，川芎10g，桃仁10g，红花6g，炒没药10g，炒五灵脂10g，羌活10g，秦艽15g，炒香附15g，川牛膝15g，炒地龙10g，赤芍15g，姜黄15g，甘草10g，3剂，每日1剂，2煎温服；外用鲜血三七、红土牛膝加酒捣烂布包，于痛处按摩。患者跛行来诊，喜告痛减多半，腿中似绳拉紧感，脉舌同前，上方去羌活加木通10g，伸筋草15g，3剂。三诊，腿痛止，稍有不适感，守方继进3剂，痊愈后至今未复发。

七、腰椎间盘突出症

李氏等观察补肾壮骨、通痹止痛类中药治疗腰椎间盘突出症的临床疗效。采用腰痛康Ⅰ号胶囊（主要组成为薏苡仁、川芎、当归、麻黄、桂枝、羌活、独活、防风、制川乌、五加皮、豨莶草、鹿衔草、萆薢等）治疗本病30例，并设对照组对比。表明本方法对本病有补肾壮骨、通痹止痛的功效。

李氏等观察活血祛瘀、通络止痛类中药配合西药与手法治疗腰椎间盘突出症的疗效。采用血府逐瘀汤（主要组成为当归、熟地、杜仲、川芎、红花、桃仁等）与苓桂术甘汤（主要组成为白术、茯苓、杜仲、续断、木瓜等）配合西药与手法治疗本病280例。结果显示总有效率为95%。表明本方法对本病有活血祛瘀、通络止痛的功效。

吴氏观察腰痛宁方治疗腰椎骨质增生合并腰椎间盘突出症的疗效。采用腰痛宁方（主要组成为熟地、白芍、当归、川芎、续断、杜仲、三七、红参等）治疗本病88例。结果显示总有效率95%。表明本方法对本病有活血祛瘀、通络止痛的功效。

周氏等观察中药热敷配合推拿牵引对腰椎间盘突出症患者血液流变学的影响。方法为选择腰椎间盘突出症患者120例，男76例，女44例。120例患者被随机分为两组：观察组和对照组，各60例。正常人血液流变学参考值，由自动清洗旋转式黏度计检测1万余正常人统计得出；对照组：采用自动牵引床进行单纯牵引治疗，重量为体质量的25%～100%，每次牵引时间30分钟，1次/天，6次为1个疗程。观察组给予与对照组相同的牵引治疗法基础上增加中药热敷（主要组成为生川乌、生草乌、花椒、洋金花各20g，伸筋草、透骨草、当归、红花各30g，延胡索、川芎、土鳖王、乳香、没药、威灵仙、刘寄奴、麻黄、细辛各15g，补骨脂、骨碎补各10g）。将蒸热的布袋放置于其腰骶部热敷，冷却后交替更换布袋（30分钟/次，1次/天，6次为1个疗程）配合推拿治疗（每次治疗40分钟左右，6天为1个疗程）。治疗两个疗程，每疗程间隔3天。治疗前后采用自动清洗旋转式黏度计测定全血高切黏度、全血低切黏度、血浆黏度、红细胞聚集指数、红细胞刚性指数。采用Wintrobe管测定红细胞压积。采用Clauss法测定纤维蛋白原。结果显示腰椎间盘突出症患者120例均进入结果分析。治疗前观察组和对照组的全血高切黏度、全血低切黏度、血浆黏度、红细胞聚集指数、红细胞刚性指数、纤维蛋白原明显高于正常参考值，红细胞压积与正常人参考值比较，差异不明显。观察组与对照组血液流变学指标差异不明显。治疗后对照组仅有全血黏度低切变率、纤维蛋白原明显低于治疗前，而全血黏度高切变率、血浆黏度、红细胞聚集指数、红细胞刚性指数、红细胞压积与治疗前相比无显著性差异。观察组全血黏度高切变率、全血黏度低切变率、血浆黏度、纤维蛋白原、红细胞聚集指数明显低于治疗前，红细胞压积和红细胞刚性指数与治疗前比较，差异不明显。表明中药热敷配合推拿牵引对腰椎间盘突出症患者的血液流变学、血液动力学以及微循环均有一定的调整作用，且效果好于单纯牵引治疗。

李氏等观察三痹汤内服配合推拿手法治疗腰椎间盘突出症的疗效。60 例患者内服三痹汤(主要组成为续断、杜仲、防风、桂枝、细辛、人参、茯苓、当归、白芍、黄芪、牛膝、甘草、秦艽、生地黄、川芎、独活)并配合推拿手法治疗。15 天为 1 疗程，共治疗 2 疗程。疗程结束半年后随访。结果显示临床治愈 19 例，显效 29 例，有效 10 例，无效 2 例，愈显率为 80%。疗程结束后半年随访仅有 9 例复发或加重。表明三痹汤内服并配合推拿手法治疗腰椎间盘突出症有较好的疗效。

八、肩周炎

侯氏等观察舒筋活络洗剂对肩关节周围炎的临床疗效。对 46 例肩周炎患者应用舒筋活络洗剂(主要组成为透骨草 30g，伸筋草 15g，桑枝 15g，桂枝 15g，艾叶 15g，红花 15g，花椒 15g，川乌 9g，草乌 9g，牛膝 15g，木瓜 15g，刘寄奴 15g)局部热敷治疗，用法为先将 1~2 根大葱切成约 1 厘米长的葱段(取其通阳作用)，加入一付生药中，再加入 250ml 食醋(皮肤对醋过敏者改用加入 250ml 温开水)，进行搅拌。将搅拌好的药物装于事先缝制的布袋中，蒸 40~50 分钟。蒸好后，待热袋表面温度降至 30℃~40℃时，即可用其热敷患处。为了保持药袋基本恒温，两个药袋交替使用，一药袋温度降低失去热力时，放于蒸笼中再次加热，此时可使用蒸笼中事先放置的另一药袋。如此交替使用，每次热敷 40 分钟，2 次/天，每副药用 2 天。应用时注意防烫伤，禁内服。疗程为 1~3 个月。结果显示痊愈 26 例(56.5%)、显效 8 例(17.4%)、好转 9 例(19.6%)、无效 3 例(6.3%)，总有效率为 93.5%。表明舒筋活络洗剂局部热敷是治疗肩关节周围炎经济、安全、有效的方法。

田氏自拟祛风通络汤治疗肩周炎，男 38 例、女 22 例，年龄 47~60 岁，病程最长 1 年、最短 1 月余。临床表现为肩背部酸楚疼痛、麻木，甚者不能伸屈外展，舌质淡苔白微腻，脉沉迟。治疗方法为祛风通络汤药：桂枝 20g，当归 20g，白芍 20g，鸡血藤 30g，羌活 12g，防风 12g，川芎 12g，桑寄生 24g，威灵仙 15g，三七 15g，蜈蚣 3 条。寒重加制川乌 15g，气虚加黄芪 30g。每日 1 剂，水煎分早、中、晚服，治疗 10 天为 1 疗程，4 个疗程后统计治疗效果。疗效标准为痊愈：症状体征完全消失，活动自如；显效：症状体征明显改善；无效：症状体征未见减轻。治疗结果显示痊愈 53 例(1 个疗程后痊愈 12 例，2 个疗程后痊愈 18 例，3 个疗程后痊愈 15 例，4 个疗程后痊愈 8 例)，显效 4 例，无效 3 例，总有效率 95%。

程氏治疗肩周炎 63 例。63 例中，男 26 例，女 37 例；年龄最大 72 岁，最小 34 岁，平均年龄 52.6 岁；病程最长 2 年半，最短 27 天，平均 129 天；左肩 32 例，右肩 28 例，双肩患者 3 例。治疗方法为内服中药。黄芪桂枝五物汤加味：黄芪 15g，桂枝、赤白芍、大枣、羌活、独活、防风、当归、川芎各 9g，细辛 5g，生姜 3 片。疼痛较重、遇寒加重者可酌加制川、草乌各 3~6g；年老体弱、肝肾不足加续断、杜仲各 9g；关节僵硬、活动受限加桑枝 15g，伸筋草 12g；久病不愈者加广地龙 9g，乌梢蛇 30g；手法推拿：根据患者肩部疼痛及活动受限情况，适当选用按摩滚法、理筋手法、被动活动、牵引抖动旋转等推拿按摩方法，用力适度。每日或隔日 1 次。疗效标准及效果为痊愈：局部疼痛、压痛消失，肩关节活动范围正常，能参加工作及体力劳动。好转：疼痛及压痛明显减轻，肩关节活动范围接近正常，能参加较轻工作和劳动。有效：患者肩部疼痛及活动范围部分改善。无效：症状无好转或加重。结果显示本组 63 例，痊愈 26 例，占 41.3%，好转 31 例，占 49.3%；有效 6 例，占 9.4%，总有效率 100%。疗程最短 14 天，最长 48 天，平均 29 天。

王氏等治疗肩周炎 108 例。108 例中，男 72 例，女 36 例。年龄 20～44 岁 15 例，45～59 岁 71 例，60 岁以上 22 例。患病部位，左肩 30 例，右肩 70 例，双肩 8 例，病程 1～6 年 72 例，7～12 年 36 例。发病诱因，劳累受凉史 70 例，颈椎引起 32 例，外伤史 6 例。单一推拿 44 例中，男 30 例，女 14 例，年龄 45～59 岁 32 例，60 岁以上 12 例。病程 1～5 年 30 例，6～12 年 14 例。舒活酊组成与配制为川芎、草乌、怀牛膝各 100g，红花、樟脑、薄荷各 20g，放入 50% 酒精液 2000ml，浸泡 15 天后过滤备用。治疗方法为患者取坐位，术者站于患侧，一手固定患肢，另一手擦舒活酊液于压痛点上，以轻手法揉按肩部不同部位，再用分筋手法剥离粘连，并配合患肢作前屈后伸、上举、外展、内收及旋转等活动，同时点按肩外俞、肩贞、天宗等穴，以滚法作用于肩颈及肩脚部，最后进行扳、摇、抖等被动活动。每日 1 次，每次 15～20 分钟，15 次一疗程。结果显示 108 例，显效 31 例（28.7%），好转 76 例（70.4%），无效 1 例（0.9%），治疗前后无改善。单一推拿组 44 例中，显效 18 例（40.9%），好转 22 例（50%），无效 4 例（9.1%）。两组疗效比较，差异有显著性。推拿加擦舒活酊组疗效高于单一推拿组。

九、骨质增生

周氏等观察补肾通络、活血止痛类中药治疗骨质增生的临床疗效。采用黑膏药（主要组成为当归、防风、连翘、威灵仙、续断、枳壳、栀子、骨碎补、木绵皮、桃仁、桔梗等）贴敷治疗本病 120 例。结果显示总有效率 100%。其表明本方法对本病有补肾通络、活血化瘀、祛风止痛的功效。

刘氏运用中药膏剂治疗足跟痛症 325 例。其中跟骨骨质增生 215 例，无骨质增生 110 例（临床诊断为跟骨结节下滑囊炎）；单侧 235 例，双例 90 例。药物组成川芎 15～20g，乳香 20g，没药 20g，透骨草 15g，血竭 10g，醋、白酒适量。用法将上药共研细末。以醋酒（3∶1）调和成膏状，涂敷于患处，外用敷料包扎。5～7 日换药 1 次，一般换药 1～3 次即可痊愈。

王氏等自制骨质增生液治疗骨质增生 100 例。均经 X 线拍片确诊，其中男 64 例，女 36 例；年龄最小 34 岁，最大 63 岁，以 45～63 岁最多，占 76%；病程最短一年，最长 8 年；发病部位为骶腰椎 64 例，颈椎 36 例。用骨质增生液方：卷柏、伸筋草、当归、川芎、延胡索各 15g，木香、乳香、没药各 12g，土鳖虫 6g。腰椎骨质增生可加淫羊藿 15g。治法为以上诸药煎煮 40 分钟，浓缩，用纱布过滤，置瓶中。根据 X 线拍片，确定增生部位，将患部暴露于外，先用神灯局部照射半小时后，再用骨质增生液浸透叠成正方形的纱布块，敷于患处，外用铝板压迫固定。再用骨质增生机，粒子透入半小时，每日 1 次，10 天为 1 疗程，每疗程间隔 2 天。治疗效果显示临床治愈（自觉症状全部消失，功能恢复正常）46 例，显效（自觉症状缓解或消失，功能基本如常）32 例；好转（自觉症状减轻，功能部分恢复）16 例；无效（治疗 2 个疗程，症状无改变）6 例，总有效率为 94%。治疗 1 个疗程 40 例，2 个疗程 48 例，3 个疗程 6 例，平均 1.6 个疗程。

蔡氏治疗骨质增生 80 例。男 64 例，女 16 例。年龄 37～40 岁 4 例，41～50 岁 12 例，51～60 岁 48 例，60 岁以上 16 例。发病时间最长 5 年，最短 20 天。男性占发病率 80%，女性占发病率 20%。方药由白芍 20g，威灵仙、杜仲、独活、川芎、熟地、当归各 10g，葛根 15g，甘草 3g，细辛 4g 组成。气血虚弱型加黄芪、党参各 15g，肉桂 6g；气滞血瘀型加枳壳、丹参各 10g，延胡索 9g；风寒痹症型加桂枝 10g，麻黄、干姜各 6g，地龙 9g；肝肾亏损型加狗脊、鹿角胶、牛膝、柴胡各 10g。水煎服，每日 1 剂，去渣，饭后温服，10～15 剂为 1 疗程。穴位按摩，患者取俯卧或端坐位，根据 X 线拍片诊断受累部位，取风池、风府、肩井、曲池、颈项、背、肩脾肌、委中、环跳、腰俞、腰痛点进行点、按、拍、揉，手法由轻后重，然后取颈项、肩、背、腰部拔火罐，隔日 1 次。10、15 次为 1 疗程。疗效标准为痊愈：经治疗后临床体征消失，功能恢复正常；好转：治疗后临床体征减轻，功能基本恢复正常；无效：治疗后临床体征部分消失，或小部分功能性复。疗效结果显示 80 例骨质增生患者，经中药白灵杜辛汤治疗，配合按摩外治，服药剂数最少 10 剂，最多 45 剂。外治法最少 10 次，最多 40 次。痊愈 64 例，占 80%，好转 12 例，占 15%，无效 4 例，占 5%。总有效率 95%。

十、股骨头坏死

何氏等采用中药复方制剂骨健口服液治疗早期非创伤性股骨头缺血性坏死获得了满意疗效。106 例患者，男 76 例，女 30 例，年龄最大 74 岁，最小 18 岁，平均年龄 47 岁。病程最长 4 年，最短 1 个月。左髋 49 个，右髋 57 个。内服中药骨健口服液。药用川芎 10g，续断 10g，狗脊 10g，桑枝 12g，独活 12g，地龙 10g，土鳖虫 10g，仙灵脾 15g，鹿衔草 12g，秦艽 10g，蜈蚣 2 条，生甘草 5g。每日 1 剂，水煎分 2 次服，30 天为 1 疗程。服药期间，停服其他辅助治疗药物，患髋应严格避免负重。采用 1994 年全国股骨头坏死专题会议髋关节功能评定标准。本组随访时间为 8～32 个月，平均随访 14.4 个月。Ficat 临床前期优良率达 100%，1～2 期总优良率为 80%，3～4 期缓解率为 68.7%，优良率为 37.5%。

十一、关节炎

李氏等观察 60 例骨性关节炎患者，随机分为两组。治疗组 30 例，男 13 例，女 17 例；年龄 41～76 岁，平均 58.4 岁；病程 6 个月～20 年。对照组 30 例，男 14 例，女 16 例；年龄 40～78 岁，平均 57.2 岁；病程 1～16 年。西医诊断标准为美国风湿病学会 1995 年诊断标准。疼痛：活动时或活动后疼痛，夜间加重，甚至可为持续性；关节肥大肿胀：部分患者有积腔，可有股四头肌不同程度萎缩；功能障碍：关节屈伸不灵活，有紧胀感，以晨起为重，活动片刻后缓解，站立或运动过久又感不适，关节功能有不同程度障碍，但无僵直；压痛：股骨或胫骨内外髁或髌骨上下极压痛；髌骨摩擦感：令患肢伸直，医者用手置于髌骨上下左右推移髌骨可有摩擦音或摩擦感；挺髌试验阳性：患肢伸正，医者用拇、示指推髌骨向下，令患者用力收缩股四头肌，膝部感疼痛为阳性；X 线检查：可见关节间隙变窄，髁间脊变尖，股骨或胫骨边缘骨赘形成，髌骨边缘骨质增生，部分患者髌腱钙化或关节内有游离体。中医阳虚寒凝证诊断标准为参照国家中医药管理局颁布的《中医病证诊断疗效标准·骨痹》和《中药新药临床研究指导原则》的有关内容制定阳虚寒凝证辨证标准。主症：①膝关节疼痛；②胫软膝酸，重著，屈伸不利；③形寒肢冷；次证：天气变化加重，昼轻夜重，遇寒痛增，得热稍减，局部压痛，关节肿胀，行走困难，肢体肌肉萎缩，关节活动障碍，舌质淡或偏淡紫，苔薄或薄白，脉滑弱或弦滑。凡符合主症①②加次症中 2 项，或主症①③加次症中 2 项，即可诊断。治疗方法分为治疗组，内服中药独活寄生汤。药物组成为独活 10g，桑寄生 20g，川牛膝 10g，杜仲 15g，白芍 10g，当归 10g，防风 10g，川芎

10g, 干地黄 20g, 茯苓 20g, 肉桂 10g, 甘草 6g, 细辛 3g。加减: 寒相重者加淫羊藿 10g, 肉苁蓉 10g; 湿盛者去干地黄, 加薏苡仁 30g, 苍术 10g, 厚朴 10g; 夹瘀者加丹参 20g, 鸡血藤 30g。水煎服, 每日 1 剂, 1 个月为 1 个疗程, 共用 3 个疗程。对照组: 口服双氯芬酸钠胶囊, 每次 75mg, 每天 2 次, 疗程为 2 周, 中间隔 2 周进行下个疗程, 共用 3 个疗程。疗效观察根据显示疗效评定标准, 参照《中医病证诊断疗效标准》拟定。显效: 患膝关节疼痛及僵硬完全消失, 关节活动时弹响音消失, 膝关节功能恢复正常; 好转: 患膝关节疼痛、僵硬明显减轻, 关节活动时弹响音减少, 活动功能明显改善; 无效: 患膝关节疼痛、僵硬, 关节活动时弹响音仍然存在。治疗结果显示治疗组显效 37 例, 好转 18 例, 无效 5 例, 总有效率 93%; 对照组显效 29 例, 好转 21 例, 无效 10 例, 总有效率 83%。两组总有效率有显著性差异。

十二、足跟痛

贾氏治疗足跟痛症 68 例, 给予单味药牛膝煎水送服痹祺胶囊(主要药物组成为马钱子、地龙、党参、茯苓、白芍、白术、甘草、川芎、丹参、三七、牛膝等), 每次 4 粒, 每日 3 次, 7 天为 1 疗程。症状轻者 4～5 天可见效, 症状重者两个疗程可见效。治疗期间均停用其他相关药物及其他治疗方法, 跟踪观察并进行疗效评价。结果显示治愈 41 例, 好转 24 例, 未愈 3 例。总有效率 95.6%。表明单味药牛膝煎水送服痹祺胶囊治疗足跟痛症临床疗效显著。

朱氏观察温经散寒、活血止痛汤熏洗配合手法治疗跟痛症的临床疗效。56 例跟痛症患者随机分为治疗组 30 例, 对照组 26 例。治疗组男 11 例, 女 19 例; 年龄最大者 72 岁, 最小者 41 岁, 平均年龄 58.9 岁; 单侧疼痛 25 例, 双侧疼痛 5 例; 病程最长者 2.3 年, 最短者 5 天, 平均 3.6 个月。对照组男 10 例, 女 16 例; 年龄最大者 73 岁, 最小者 42 岁, 平均年龄 59.3 岁; 单侧疼痛 22 例, 双侧疼痛 4 例; 病程最长者 2.4 年, 最短者 7 天, 平均 3.9 个月。经统计学分析, 2 组病例在性别、年龄、病程、病情等方面比较差异无统计学意义, 具有可比性。治疗组用温经散寒、活血止痛汤熏洗, 并配合手法治疗。采用温经散寒、活血止痛中药熏洗足跟部。主要药物组成为附子 15g, 桂枝 20g, 延胡索 15g, 川芎 15g, 川乌片 15g, 草乌 15g, 桃仁 10g, 红花 10g, 乳香 10g, 秦艽 15g, 独活 15g, 威灵仙 20g, 艾叶 20g, 小茴香 5g, 牛膝 10g。水煎, 先熏后洗, 每日 2 次, 每次熏洗不少于 30 分钟, 每剂药可熏洗 2～3 天, 半个月为 1 个疗程, 共治疗 2 个疗程。每次熏洗完后进行手法治疗, 方法如下: 患者俯卧, 足踝下垫一软物, 使小腿三头肌充分放松, 先用滚、揉、捏、拿法在小腿三头肌治疗 10 分钟, 然后重点拿捏跟部周围组织, 且以痛点为中心, 用一指禅法及击法治疗, 力度由轻到重, 由浅到深, 反复数次, 以明显酸胀感为度, 最后手握足背, 将踝关节摇动数次结束。每日 1～2 次。对照组用局部封闭治疗。观察比较 2 组治疗 1 个月后的综合疗效, 结果表明, 温经散寒、活血止痛汤熏洗配合手法治疗跟痛症有较好的疗效, 2 组综合效率比较差异有统计学意义。

程氏采用中药熏洗治疗跟痛症 64 例, 男性 42 例, 女性 22 例; 年龄 18～79 岁; 双足 9 例, 单足 55 例; 发病时间 2～18 个月, 平均 4.3 月。治疗方法予中药透骨草、伸筋草、桂枝、川芎、红花、牛膝、木瓜、制川乌、制草乌、艾叶、苏木、花椒、刘寄奴、威灵仙。药渣醋蒸后外敷, 每剂用 3 天, 15 天为 1 个疗程。结果显示本组 64 例, 显效 51 例, 有效 9

例，不明显 4 例。

雷氏观察活血止痛汤熏洗治疗跟痛症的临床疗效。诊断标准为足跟痛，多在晨起行走时开始，活动后可减轻，继续行走或负重时疼痛加剧；压痛点：局限于跟骨负重区偏内侧或跟骨大结节处；肿胀：大多数患者跟骨周围无肿胀或稍有肿胀；跟骨骨刺：部分患者 X 线侧位片可见跟骨骨刺形成。治疗组 45 例中，男 19 例，女 26 例；年龄最大者 78 岁，最小者 45 岁，平均年龄 60.3 岁；单侧疼痛 42 例，双侧疼痛 3 例；病程最长者 2 年，最短者 5 天，平均 5.4 个月。对照组 45 例中，男 18 例，女 27 例；年龄最大者 81 岁，最小者 46 岁，平均年龄 61.1 岁；单侧疼痛 43 例，双侧疼痛 2 例；病程最长者 1 年半，最短者 15 天，平均 4.7 个月。经统计学分析，2 组病例在性别、年龄、病程、病情等方面比较差异无统计学意义，具有可比性。治疗组采用活血止痛汤熏洗足跟部。药物组成为延胡索 15g，川芎 15g，川乌片 15g，草乌 15g，桃仁 15g，红花 10g，乳香 15g，秦艽 15g，独活 15g，威灵仙 20g，艾叶 20g，小茴香 5g，藿香 15g。水煎熏洗，先熏后洗，每日 2 次，每次熏洗不少于 30 分钟，冬、春、秋季每剂药洗 3 天，夏季每剂药洗 2 天，半个月为 1 个疗程，共治疗 2 个疗程。疗效标准参照国家中医药管理局颁布的《中医病证诊断疗效标准》。痊愈：疼痛消失，行走正常，能正常生活；显效：疼痛明显减轻，行走正常；有效：疼痛减轻，步行久后可出现疼痛；无效：疼痛无改善，影响行走。通过两组综合疗效比较结果显示，治疗组总有效率 86.7%，对照组总有效率 75.6%。经秩和检验，两组综合疗效比较差异有统计学意义。表明活血止痛汤熏洗治疗跟痛症有较好的疗效。

欧氏观察小针刀结合中药熏洗治疗跟痛症的临床疗效。将 80 例跟痛症患者随机分为治疗组与对照组各 40 例，治疗组用小针刀结合中药熏洗治疗（中药熏洗以止痛熏洗方熏洗足跟部。主要药物组成为由丁香 5g，附子 15g，桂枝 20g，川芎 10g，红花 10g，独活 15g，伸筋草 15g，透骨草 15g，艾叶 20g，小茴香 5g，牛膝 15g 组成，水煎后，熏洗，先熏后洗，每日 2 次，每次熏洗不少于 30 分钟，冬、春、秋季每剂药洗 3 天，夏季每剂药洗 2 天，半个月为 1 个疗程，共用 2 个疗程）；对照组用局部封闭治疗。观察比较两组治疗 1 个月后的综合疗效，结果表明小针刀结合中药熏洗治疗跟痛症疗效显著，两组综合效率比较差异有统计学意义。

蔡氏采用自拟中药外用熏泡治疗跟痛症 44 例，病例均来自中医科门诊及住院患者，其中男性 24 例，女性 20 例；年龄 38～76 岁；病程最长 3 年，最短 1 个月。诊断依据参照《足外科》中有关诊断标准，其标准为患侧足跟疼痛，局部不红不肿，跟骨内侧结节处有一局限性压痛点；患足足弓加深，患足伸平跖腱像弓弦一样，在足弓处可以清楚摸到。X 线显示跟骨内侧结节处有骨刺形成，尖端朝向前方。排除各种外伤性、痛风性、跟骨骨髓炎、跟骨结核等所致足跟痛，本组病例均符合上述诊断标准。此外，近期足部有皮肤破溃不纳入治疗观察范围。强骨行军散由独活 30g，艾叶 30g，荆芥 30g，威灵仙 30g，桂枝 30g，川芎 20g，川椒 8g 组成。将所有药物进行加工粉碎至极细粉末状，并分袋包装。将 1 袋强骨行军散倒入木桶中，加入煮沸开水约 2000ml，并放入铁架使其高于液面。患者双足置于用毛巾覆盖的铁架之上，熏蒸 5～8 分钟左右。随后将铁架移去，将双足浸泡约 30 分钟。每天 1 次，10 天为 1 个疗程。疗效标准依照中医常见病证诊疗常规拟订。症状消失，活动后无不适，1 年内无复发，为痊愈；症状基本消失，久站或劳累时有轻度不适，但无疼痛，休息后可缓解或消失，为显效；症状基本消失，但久站或劳累时有轻度疼痛，休息后消失，为有效；治疗前后无明显变化或症状加重者，为无效。治疗结果显示所治疗的 44 例患者痊愈 6 例（13.6%），显效 28 例（63.6%），有效 8 例（18.2%），无效 2 例（4.6%）。总有效率 95.4%。

十三、滑囊炎

杨氏运用封闭疗法配合中药熏洗法治疗此病 26 例，男 16 例，女 10 例；年龄 18～42 岁；病程 2 周～4 年；系单侧发作者。其中有 15 例在行走时髌前胀痛，有 7 例在上下楼时膝痛，4 例存在静息时髌前胀痛；26 例均可在髌骨前触及大小不等的囊性肿物并有轻度压痛。诊断标准：①有外伤史，局部圆形或椭圆形包块，表浅者边界清楚有波动；深位者，边界不清，波动不明显，可误为实质性肿瘤。②穿刺可见滑液，急性者有血性黏液。③有膝关节疼痛，髌前肿胀明显，肤温略高，皮色不变等临床表现。X 线片显示肌腱及囊腔钙质沉着，有功能障碍。符合①、②、③项，并排除肌腱或肌肉的撕裂伤、化脓性滑囊炎及排除急性风湿病、脓肿、骨髓炎、骨结核等疾病可确诊。中药熏洗药物组成为桃仁 10g，红花 10g，当归 15g，川芎 10g，赤芍 15g，木瓜 15g，生大黄 15g，泽兰 10g，薏苡仁 30g，乳香 10g，没药 10g，牛膝 15g，黄芪 30g，海桐皮 15g。用法为将上药置于铁锅中，加水约 1000ml，先浸泡 1 小时，煮沸 5 分钟，将患部置于锅上，以蒸汽熏患处，待水降温后再将患部置于水中洗 20 分钟。每日治疗 1 次。治疗 14 天后观察疗效。疗效标准为治愈：膝关节疼痛、肿胀消失，膝关功能恢复；显效：局部肿胀疼痛减轻较明显，膝关节功能基本恢复正常；无效：症状较治疗前无变化。治疗结果显示治愈 17 例，治愈率 65.14%；显效 6 例，显效率 23.11%；无效 3 例，无效率 11.15%；总有效率为 88.15%。3 例无效者转院行髌前滑囊切除术。治愈 17 例随访 1 年内均无复发。

马氏采用双乌汤熏洗为主治疗滑囊炎 41 例，其中男 23 例，女 18 例；年龄最小 5 岁，最大 76 岁，平均 56.3 岁；病程最短 2 月，最长 1 年。其中肱骨外上髁滑囊炎 9 例、鹰嘴滑囊炎 5 例；髌前滑囊炎 6 例，髌上滑囊炎 8 例，鹅足滑囊炎 2 例，腘窝部滑囊炎 9 例，跟后滑囊炎 2 例。劳动损伤 8 例，运动损伤 5 例，慢性劳损 10 例，有关节肿痛史及急性损伤病史 11 例，手术史 2 例，无明显病因者 5 例；其中有 9 例曾行局部抽液，有 11 例曾局部或全身使用糖皮质激素治疗。主要临床表现为患者关节附近疼痛，疼痛因关节活动而加剧；部分患者关节附近局部皮肤可发红、显粗糙，出现一圆形或椭圆形包块，随病程缓慢增大；临床局部触诊到边缘不清的包块；大多数患者的患肢或关节的功能活动受到一定程度的影响。所有病例都经滑囊液抽吸检查和细菌培养检查，部分患者行血清抗链球菌溶血素"O"（ASO）、血沉（ESR）、类风湿因子（RF）化验检查。滑囊液呈淡黄色，部分滑囊液中有少量片状蛋白质凝块；细菌培养无细菌生长；ASO、ESR 均正常，RF 阴性。所有病例都经 B 超（EUB2240 型 B 超诊断仪）检查，示以囊性为主的不均质肿块，边界清，形态欠规整，肿块内部可见多个条状及稍强回声结节突起。超声诊断囊实混合性肿物。双乌汤方药组成为制川乌、草乌各 30g，细辛 15g，当归 30g，川芎 30g，乳香 20g，没药 30g，威灵仙 30g，伸筋草 40g，苏木 20g，艾叶 40g，甘松 30g，川椒 20g，透骨草 40g，续断 30g，独活 50g，毛姜 30g，桑枝 40g，木瓜 30g。用法为将药物打成粗粉，加水 2000ml 煎煮 20 分钟，药液先熏后洗患处 20～30 分钟，药渣和 60℃ 以上的白酒 250ml，搅拌后装入药袋内，放入锅内蒸 30 分钟，然后用多层毛巾包裹后热敷患处，逐渐抽减毛巾，直至感觉温度不热为止。每日 2 次，

10 天为 1 疗程，停 2 天后再进行下 1 疗程。41 例中 19 例 2 疗程治愈，占 46.3%；11 例 3 疗程治愈，占 26.8%，总治愈率 73.2%。7 例 3 疗程显效，占 17.1%；无效 3 例，占 7.3%。总有效率 90.2%。1 例腘窝部滑囊炎患者抽液 1 次后仍复发转院治疗，占 2.44%。治愈 30 例中，滑囊抽液 1 次者 17 例，2 次者 6 例；随访 3 月，复发者 2 例，再经 2 疗程治愈。

谢氏等治疗创伤性髌前滑囊炎 38 例，其中男性 22 例，女性 16 例；年龄 17～78 岁；均有外伤史，膝关节疼痛，髌前肿胀明显，肤温略高，皮色不变，按之有波动感，浮髌试验阴性，侧翻试验、抽屉试验、麦氏征均呈阴性。血常规检查显示 10 例患者白细胞总数略高。膝关节正侧位片示：骨关节未见异常。治疗方案为中药内服，桃仁 10g，红花 10g，当归 10g，川芎 8g，白芍 12g，生地 20g，乳香 6g，牛膝 10g，黄柏 10g，木香 10g，薏苡仁 15g，生地黄 5g。加水煎服，每日 1 剂，早晚各 1 次。气虚者加黄芪 20g、党参 15g；血虚者加大当归剂量，另加鸡血藤 20g；疼痛剧烈者加延胡索 15g；脾虚者加白术 10g。疗效标准为痊愈：膝关节疼痛、肿胀消失，膝关节功能恢复；显效：局部肿胀疼痛减轻较明显，膝关节功能基本恢复正常；无效：症状较治疗前无变化。治疗结果显示本组 38 例中，痊愈 32 例，显效 6 例。

林氏采用理伤手法加中药热敷为主，治疗膝部滑囊炎 96 例，均为门诊患者，其中男性 57 例，女性 39 例，年龄 14～72 岁，病程 1 周～6 年。治疗采用理伤手法和中药热敷，热敷方药物组成为制川乌、千年健、透骨草、伸筋草、桂枝各 15g，红花、川芎、乳香、没药、川牛膝各 10g。用上方加适量清水煎煮，取药汁备用。以毛巾浸泡药水中，拧干后热敷于膝部，等冷却后再加温，持续 30 分钟，每日 1 剂，每日热敷 2 次。上述方法治疗 5 天为 1 疗程。如滑囊积液明显，或疼痛较重，可行穿刺抽液、局部封闭。治疗结果显示经上述方法治疗 1～4 个疗程后，96 例中 52 例治愈（肿痛消失，行走正常，随访 1 年无复发），占 54.17%；42 例好转（肿痛缓解或基本消失，有复发，但症状减轻），占 43.75%；2 例无效（肿痛无改善，影响行走活动），占 2.08%。总有效率为 97.2%。

参考文献

[1] 李耀，祝林堂. 活血通脉汤治疗心脉痹阻型心绞痛 40 例. 陕西中医，2009，30(10)：1278～1279.

[2] 雷瑗琳，乔会侠. 参夏舒心饮治疗痰瘀痹阻型心绞痛 160 例. 陕西中医，2009，30(10)：1275～1276.

[3] 白虎明，蔡效红. 疏肝逐瘀法治疗肝郁痰瘀型冠心病心绞痛 64 例. 陕西中医，2009，30(2)：146～147.

[4] 刘育英，张继红. 冠心 I 号治疗心脉痹阻型冠心病心绞痛 51 例. 陕西中医，2009，30(2)：140～142.

[5] 刘新年. 黄龙芎辛颗粒治疗不稳定型心绞痛 78 例. 光明中医，2009，24(1)：67～68.

[6] 路亚娥，吕予. 活血止痛汤配合西药治疗冠心病心绞痛 35 例. 陕西中医学院学报，2008，31(5)：23～24.

[7] 李炯侠. 化瘀通脉汤治疗冠心病心绞痛 40 例. 陕西中医，2008，29(6)：651～652.

[8] 陈联中，高峰. 自拟通冠止痛汤治疗冠心病心绞痛 35 例. 陕西中医，2008，29(2)：140～141.

[9] 范虹，武雪萍，刘超峰，等．芎芍胶囊治疗冠心病心血瘀阻型心绞痛 59 例．陕西中医，2007，28(10)：1282～1283.

[10] 王师菡，胡元会，王阶，等．中西医结合治疗冠心病心绞痛患者的回顾性分析．中华中医药学刊，2009，20(12)：2549～2550.

[11] 周玮．冠脉舒对冠心病患者冠状动脉的扩张作用-32 例彩色多普勒观察．临床和实验医学杂志，2002，1(1)：14～17.

[12] 徐伟，王承龙，刘剑刚．益气养阴和解毒活血法对大鼠急性心梗后早期心室重构和心肌 TOLL 样受体表达的影响．深圳中西医结合杂志，2009，19(5)：268～272.

[13] 姜荣钦．中西医结合治疗急性心肌梗死 32 例．光明中医，2009，24(10)：1957～1958.

[14] 崔维强，张兴会．中西医结合治疗急性心肌梗死支架术后合并抑郁 32 例．中医研究，2008，21(6)：35～36.

[15] 凌峰．中西医结合治疗急性心肌梗死 45 例临床观察．中医药导报，2008，14(2)：14～15.

[16] 朱家勤，艾芬．丹参川芎注射液治疗冠心病 150 例疗效观察．世界临床药物，2008，29(4)：232.

[17] 姜丽娟．急性心肌梗死中西医救治体会．中国中医急症，2005，14(8)：781～782.

[18] 孟捍华，马敏杰．中西医结合治疗急性心肌梗死 22 例临床研究．安徽中医学院学报，2005，24(4)：20～21.

[19] 赵静，刘南，左俊岭，等．开心胶囊抗心肌梗死后心室重构的临床研究．新中医，2005，37(4)：31～32.

[20] 苏卫，张国伦．张国伦老师应用参芪川芎益母草汤配合西药治疗慢性充血性心力衰竭的经验．贵阳中医学院学报，2009，31(2)：16～17.

[21] 郝彦龙，张群科．复元活血汤治疗充血性心力衰竭 52 例．中国社区医师，2008，10(15)：120.

[22] 韩武占，李金虎．强心汤治疗慢性心力衰竭 46 例．陕西中医，2005，26(7)：615～616.

[23] 单继军，杨忠奇，李思宁．开心胶囊 2 号治疗充血性心力衰竭 46 例临床观察．新中医，2004，36(3)：22～23.

[24] 王益新．强心复脉丸配合地戈辛治疗慢性心衰 94 例．陕西中医，2003，24(2)：111～113.

[25] 王益定，关华芳．芪淫五苁汤治疗Ⅱ度以下心衰 128 例．现代中医药，2002，(5)：31.

[26] 张雪乔，李晓三．黄芪生脉饮治疗充血性心力衰竭 20 例．河北中医，1998，20(1)：22.

[27] 何汉钦，林锐金．中西医结合治疗病毒性心肌炎 32 例．实用医学杂志，2009，25(14)：2370～2372.

[28] 韩彩珍，王克文．益气通脉汤合丹参酮治疗病毒性心肌炎 60 例．陕西中医，2008，29(2)：153～154.

[29] 宋素青．黄芪救心汤配合西药治疗急性病毒性心肌炎 31 例．陕西中医，2005，26(11)：1150～1152.

[30] 杨春洁．中西医结合治疗小儿急性病毒性心肌炎 35 例．四川中医，2005，23(10)：90～91.

[31] 才向军．黄芪解毒汤治疗病毒性心肌炎 60 例．陕西中医，2005，26(2)：111～112.

[32] 陈咸川，谢吟灵．养血通络方治疗病毒性心肌炎心律失常 34 例．陕西中医，2004，25(2)：107～108.

[33] 李光明，刘晓东．参芪益心胶囊治疗慢性心肌炎 56 例疗效观察．光明中医，2004，19(6)：47.

［34］李文虎，张壮丽，孟素云．中西医结合治疗室性早搏 80 例．内蒙古中医药，2008，（2）：30～31．

［35］邢如峰，徐之洲．复律汤治疗频发室性早搏 30 例．陕西中医，2008，29（6）：659～660．

［36］邹仁妹，马燕燕．生脉散合四物汤治疗顽固性室性早搏 60 例．陕西中医，2006，27（11）：1330～1331．

［37］尹佳美．益气活血法治疗顽固性心律失常 30 例．湖南中医杂志，1989，（5）：34．

［38］赖仁奎，洪永敦．活血化瘀中药对急性冠脉综合征疗效和安全性的临床观察．中药新药与临床药理，2009，20（3）：275～278．

［39］何淑娴，余蓉，叶秀琳，等．活血解毒汤治疗急性冠脉综合征 30 例疗效观察．新中医，2007，39（8）：15～16．

［40］刘敏雯，陈全福，邓屹琪，等．从风论治急性冠脉综合征 40 例．陕西中医，2006，27（2）：138～141．

［41］陈德才，鲁翔，张瑶琪．“病窦灵”治疗病态窦房结综合征 14 例报告．南京医科大学学报（自然科学版），1991，11（2）：155．

［42］孟元勋．中药治疗病窦综合征 18 例．陕西中医，1987，（10）：460．

［43］王兵．桃红四物汤加丹参、水蛭治疗急性出血性中风 30 例．陕西中医，2009，30（10）：1316～1317．

［44］周军怀．活血化瘀法治疗急性期高血压性脑出血临床观察．四川中医，2009，27（3）：58～59．

［45］孙余明，楼建涛，黄光强．川芎素在脑出血早期应用的临床研究．中国中药杂志，2008，33（21）：2546～2548．

［46］熊军清．化瘀通络法治疗脑出血急性期 23 例疗效观察．中国医药指南，2008，6（17）：111～112．

［47］黄坚红，陈秀慧，刘健红．分期选用活血化瘀药治疗高血压性脑出血 32 例疗效观察．新中医，2005，37（11）：30～31．

［48］张燕．桃仁川芎二药治疗脑出血 30 例的临床观察．四川中医，2004，22（2）：41～42．

［49］刘学芬．川芎素对 122 例急性期出血性中风临床疗效观察．四川医学，2003，24（7）：706．

［50］刘茂才，黄培新，梁伟雄，等．中医药对高血压性中、大量脑出血患者血肿清除术后疗效的影响．广州中医药大学学报，1999，16（4）：259～262．

［51］刘茂才，黄燕．高血压脑出血急性期 30 例治疗体会．新中医，1993，（7）：31～33．

［52］顾平．舒血宁注射液治疗脑梗死 60 例临床疗效分析．中国现代药物应用，2009，3（21）：88～89．

［53］蒋忠清，王泽．补阳还五汤治疗脑梗死 89 例临床效果观察．中国当代医药，2009，16（11）：123～124．

［54］周淑芬，霍岩．参芎葡萄糖注射液治疗急性脑梗死的疗效分析．牡丹江医学院学报，2009，30（5）：56～58．

［55］杨宏武．丹红注射液对脑梗死患者的临床神经功能恢复的影响．中西医结合心脑血管病杂志，2009，7（10）：1164～1165．

［56］周晓卿．脑梗通络口服液治疗急性脑梗死 80 例临床观察．云南中医中药杂志，2009，30（9）：8～9．

［57］温兴韬，江正志，温兴禹．自拟益气活血方治疗急性脑梗死患者 51 例临床观察．安徽医药，2009，13（10）：1270～1271．

［58］刘黎明，魏爱环．祛瘀通络方治疗脑血管病脑梗死 170 例．陕西中医，2009，30
（7）：822～823．

［59］王海燕，潘秋兰，曹媛，等．祛瘀生新煎治疗脑梗死并糖耐量异常临床研究．新中医，
2009，41（7）：45～46．

［60］霍岩．参芎注射液治疗急性脑梗死的临床观察．中国误诊学杂志，2009，19（14）：
3302～3303．

［61］苏莉娟，伊善君，韩宁．补阳还五汤治疗急性脑梗死临床疗效观察．社区医学杂志，2006，
4（12）：21～22．

［62］刘健红．补阳还五汤治疗脑梗死恢复期 30 例疗效观察．新中医，2006，38（8）：50～51．

［63］岑哲荣．益气活血方治疗气虚血瘀型脑梗死 38 例疗效观察．新中医，2006，38（2）：
30～31．

［64］曲玲．短暂性脑缺血发作 138 例疗效观察．当代医学，2009，15（36）：59～60．

［65］井泉，刁红斌．不同方法治疗短暂性脑缺血发作对比观察．陕西医学杂志，2009，38（7）：
856～857．

［66］胡士勋．综合用药治疗短暂性脑缺血发作临床疗效观察．中国实用医药，2009，4（21）：
177～178．

［67］李小力，崔巍，康小岗．中西医结合早期干预新生儿缺氧缺血性脑病 42 例．陕西中医，
2009，30（7）：804．

［68］尹文姬，金香淑．通脉化瘀汤治疗血瘀型缺血性脑血管病 74 例．陕西中医，2009，30（2）：
162～163．

［69］吴晓红，王国华，易晓净，等．综合疗法配合中药熏洗治疗缺血性中风 120 例．陕西中医，
2009，30（2）：153～154．

［70］彭国英．清栓方加减治疗缺血性中风 165 例．陕西中医，2008，29（2）：167～168．

［71］缪峰．化瘀通脉汤治疗缺血性中风恢复期 114 例．陕西中医，2007，28（10）：1311～1312．

［72］张国江，陈立新，贾晓莉，等．复方芎蝎胶囊治疗椎基底动脉供血不足的疗效观察．河北
中医，2009，31（8）：1131～1132．

［73］袁明，裴昊．中西医结合治疗原发性三叉神经痛 48 例．江西中医药，2008，（11）：56．

［74］赵建军．川芎茶调散加减治疗三叉神经痛 60 例．中国现代药物应用，2007，1
（8）：28～29．

［75］查鹏洲，荣培红，刘荣丽．辛芷姜虫散治疗原发性三叉神经痛 32 例．陕西中医，2005，
26（7）：648～649．

［76］梁晓庆，杨亚莉．中药治疗原发性三叉神经痛 30 例．陕西中医，2004，25（9）：808～809．

［77］李泉红，胡志强．疏风散治疗原发性三叉神经痛的临床研究．山东中医药大学学报，2004，
28（3）：217～219．

［78］吴永光．中西医结合治疗周围性面神经炎临床分析．海峡药学，2009，21（4）：149～150．

［79］杨小琴．针刺配合中药治疗周围性面神经麻痹 60 例．陕西中医学院报，2004，27
（6）：62～63．

［80］杨玉坤．血府逐瘀汤配合针刺治疗偏头痛 60 例．辽宁中医药大学学报，2009，11
（12）：116～117．

［81］张孟列．天麻川芎汤治疗肝经风火型偏头痛 43 例．陕西中医，2009，30
（10）：1304～1305．

［82］范昕．中成药治疗偏头痛的疗效观察．中国现代药物应用，2009，3（17）：146．

［83］陈维英，崔育生．头风散内服外搽治疗偏头痛 20 例观察．实用中医药杂志，2009，25（9）：591．

［84］薛海菊，李黎莉止眩煎治疗椎－基底动脉供血不足性眩晕 100 例．陕西中医，2008，29（4）：429～430．

［85］古红莉．养血清脑颗粒配合西药治疗椎动脉供血不足性眩晕 60 例．陕西中医，2008，29（12）：1616～1620．

［86］曲亚楠，赵金洋．自拟定眩汤配西药治疗脑供血不足性眩晕 86 例．陕西中医，2006，27（11）：1339～1340．

［87］胥春梅，李彩霞，俱西驰．益气定眩汤治疗老年椎基底动脉供血不足性眩晕 83 例．陕西中医，2005，26（3）：220～221．

［88］李赵军，温屯清．中西医结合治疗老年喘息型慢性支气管炎 54 例．中医药导报，2002，8（5）：244～245．

［89］陈晓勤，张惠勇，邵长荣，等．川芎平喘合剂治疗支气管哮喘 60 例．江西中医药，2009，（3）：41～42．

［90］柳慧明．祛风平喘汤治疗支气管哮喘 89 例．陕西中医学院学报，2008，31（5）：19～30．

［91］王武强，王耀峰，张建玉．咳喘合剂治疗儿童哮喘热哮证 58 例肺功能变化观察．上海医药，2008，29（6）：269～270．

［91］张学兰．中西药综合疗法治疗支气管哮喘发作期 30 例．陕西中医，2003，24（4）：300～301．

［92］屈毓敏，张蕊，王雪京．中西医结合治疗慢性阻塞性肺疾病急性加重期 43 例临床观察．北京中医，2006，25（3）：138～139．

［93］魏文军，李学明．益气活血化痰方配合西药治疗肺纤维化 30 例．陕西中医，2009，30（8）：950．

［94］杨华，米烈汉．抗纤汤治疗肺纤维化疗效观察．陕西中医，2009，30（4）：387～389．

［95］侯杰，蔡后荣，戴令娟．川芎和丹参联合泼尼松治疗特发性肺纤维化疗效观察．实用老年医学，2001，15（2）：99～101．

［96］朱朝阳．复肝汤治疗慢性乙型肝炎 138 例．时珍国医国药，2008，19（6）：1477～1478．

［97］陈全荣．风药治疗病毒性肝炎 60 例．国际医药卫生导报，2006，12（5）：81～82．

［98］吴文平，凌曼芝，李幸仓．肝积汤治疗慢性乙型肝炎 60 例．陕西中医，2004，25（9）：779～781．

［99］王匡君，王朝安．"乙肝克"治疗慢性乙型肝炎的临床观察．上海中医药杂志，2000，（6）：18～19．

［100］张惠芸，李增奎，宋修光，等．治肝灵口服液合肝得健治疗慢性乙型肝炎 106 例疗效观察．新中医，2003，35（2）：22～23．

［101］张小兆，乔汉臣．自拟抗纤方对肝硬化纤维化的影响．中国中西医结合急救杂志，2005，12（1）：23～26．

［102］袁锦锋，吴晓锐，张锋．苦参碱联合冠心宁注射液治疗慢性乙型肝炎肝纤维化疗效分析．中国误诊学杂志，2009，9（1）：52～53．

［103］牛玉东，牛玉红，王亚雄．中药抗肝纤维化 60 例疗效观察．陕西中医，2003，24（1）：31～32．

［104］杨彩虹．鼓胀汤治疗肝硬化腹水 50 例．陕西中医，2008，29（9）：1119～1120．

［105］黄忠，魏尉，钟强．川芎素对肝硬化患者门静脉高压血流动力学的影响．中国中西医结合

杂志，2008，28(7)：640~642.

[106] 陈昱，陈振华. 软肝救肝方治疗肝硬化 150 例. 新中医，2006，38(4)：77.

[107] 张定荣. 柴胡疏肝散治疗慢性浅表性胃炎 198 例疗效观察. 中国现代医生，2009，47(4)：82.

[108] 王正国. 自拟养胃汤治疗慢性萎缩性胃炎 84 例. 中国社区医师(医学专业半月刊)，2008，(7)：79.

[109] 陈贵银，郭喜军，安福丽，等. 胃舒煎剂治疗慢性萎缩性胃炎 60 例. 陕西中医，2008，29(5)：558~559.

[120] 江伟，唐沙玲. 补胃消痛化瘀汤治疗慢性浅表性胃炎 51 例. 陕西中医，2008，29(1)：31~32.

[121] 章谙鸣，周婷，金敏驹. 益脾涤痰化瘀方治疗慢性萎缩性胃炎 32 例. 陕西中医，2007，28(1)：47~48.

[122] 叶慧宁，关趣婷，曾冬艾. 活血益胃汤治疗慢性萎缩性胃炎 60 例疗效观察. 新中医，2005，37(4)：50~51.

[123] 黄俊芳. 中西医结合防治重症急性胰腺炎肾损害 43 例. 中国中西医结合消化杂志，2005，13(3)：184~186.

[124] 彭月芹，倪秀军，杨耀文，等. 生化汤合桃花汤加味治疗轻中度溃疡性结肠炎 45 例. 陕西中医，2009，30(9)：1133~1134.

[125] 杜艳茹，刘启泉，王志坤，等. 药穴结合治疗对溃疡性结肠炎患者血小板功能状态影响的临床观察. 新中医，2007，39(1)：15~16.

[126] 王建平，卜桂梅，齐洁. 中药灌肠治疗慢性结肠炎 30 例护理体会. 现代护理，1995，1(3)：8.

[127] 李明广. 中西医结合治疗慢性肾炎 42 例临床观察. 中国现代药物应用，2008，2(16)：60~61.

[128] 赵金利，孙文武. 肾囊注射配合穴位注射治疗慢性肾小球肾炎疗效观察. 吉林中医药，2008，(7)：489~490.

[129] 张小兆. 救肾汤治疗肾综合征出血热急性肾衰竭 50 例. 中成药，2009，31(9)：1328~1330.

[130] 王公道，安茂竹，朱祥兰，等. 前列腺素 E_1 联合黄芪与川芎注射液治疗急性肾衰竭的临床观察. 中国中西医结合肾病杂志，2005，6(11)：664~665.

[131] 王随亮，陈红霞，丁焦生. 中西医结合治疗急性肾衰 22 例体会. 中原医刊，2004，31(9)：6~7.

[132] 曹阳，张燕敏，陈伟栋. 泻浊化瘀扶正法对慢性肾衰竭急性加重患者 C-反应蛋白和血清补体的影响及其干预作用. 中国中西医结合急救杂志，2007，14(4)：212~215.

[133] 刘红，王群元. 中西医结合治疗慢性肾衰竭 43 例疗效观察. 山西中医，2007，17(1)：32.

[134] 欧伟宁，钟宏琳. 补肾活血排毒方结合常规西医治疗慢性肾衰竭 80 例. 海南医学院学报，2009，15(3)：240~241.

[135] 范星，张丽华，兰天飙. 参芎葡萄糖注射液治疗慢性肾衰竭的疗效. 药物流行病学杂志，2007，16(3)：138~140.

[136] 包翠杰，贺兴波. 中西医结合治疗慢性肾衰竭 24 例临床观察. 内蒙古中医药，2002，(6)：20~21.

［137］余宏，潘平才．活血清泉汤配合西药治疗慢性前列腺炎 73 例．陕西中医，2009，30(4)：412～413．

［138］柯维夫，蔡勤．中西医结合治疗慢性前列腺炎 42 例．陕西中医，2009，30(3)：303～304．

［139］吴裕忠．中西医结合治疗慢性前列腺炎 132 例．辽宁中医药大学学报，2006，8(5)：104．

［140］张二峰，习红，张翠．中药内服加灌肠治疗慢性前列腺炎 40 例．陕西中医，2005，26(12)：1293～1294．

［141］常建国．加味血府逐瘀汤治疗气滞血瘀型慢性前列腺炎 50 例．四川中医，2003，21(12)：42～43．

［142］卓涛，路艺，杨东，等．川参通治疗前列腺增生症并发慢性前列腺炎 56 例．陕西中医，2008，29(4)：411～413．

［143］孙平．芪桂二仙汤加味治疗前列腺增生症 55 例．陕西中医，2005，26(12)：1292～1293．

［144］淡华，田耘，翟超．活血散结法治疗前列腺增生 30 例．陕西中医，2003，24(10)：900．

［145］王兴柱．疏泉汤治疗老年性前列腺增生症 72 例．陕西中医，2002，23(4)：315～316．

［146］刘智明．中西医结合治疗前列腺增生症 126 例．陕西中医，2000，21(7)：290．

［147］吴久勤．活血化瘀为主辨证治疗糖尿病皮肤瘙痒 36 例．中国中医急症，2009，18(10)：1710～1711．

［148］巩振东，李翠娟，苗彦霞，等．中医药治疗糖尿病肾病用药规律分析．陕西中医学院学报，2009，32(6)：97～98．

［149］高桂英．活血通络胶囊配合西药治疗糖尿病周围神经病变 52 例．陕西中医，2009，30(8)：993～995．

［150］袁丽婷，赵卫，刘慧颖，等．降脂降糖汤治疗 2 型糖尿病合并高脂血症 120 例．陕西中医，2009，30(8)：990～992．

［151］孙岚云．补肾活血通络法配合西药治疗Ⅲ期糖尿病肾病 25 例．陕西中医，2009，30(8)：972～973．

［152］陆俊锋．通络活血汤治疗糖尿病周围神经病变 60 例临床观察．安徽卫生职业技术学院学报，2009，8(4)：35～36．

［153］华刚，李相杰，管爱芬．补阳还五汤加减治疗糖尿病周围神经病变 68 例．光明中医，2009，24(8)：1487～1488．

［154］花明，刘景春，尹志秀．温阳通络汤治疗 2 型糖尿病周围神经病变 32 例．光明中医，2009，24(7)：1275～1276．

［155］袁志敏，苏衍进，宋宗良，等．桂龙通络胶囊治疗气阴两虚瘀血痹阻型糖尿病周围神经病变 64 例．陕西中医，2009，30(2)：173～174．

［156］曹宏尚，陈斌．活血化瘀法治疗糖尿病合并高血压 33 例．陕西中医，2009，30(2)：149～150．

［157］李亚文，杨焱，陈凤娇，等．血府逐瘀汤加减治疗糖尿病肾病 40 例临床观察．中国现代药物应用，2009，3(3)：95～96．

［158］颜芬，陈为．活血化瘀法治疗糖尿病末梢神经病变 42 例疗效观察．新中医，2008，40(10)：31．

［159］严安．益气活血法治疗糖尿病肾病 22 例．陕西中医，2008，29(4)：409～410．

［160］张文龙．中西医结合治疗糖尿病肢端坏疽 32 例疗效观察．中国中医急症，2008，17(2)：168．

[161] 李林英. 四物汤加味治疗单纯性糖尿病视网膜病变 30 例. 陕西中医, 2007, 28 (8): 992～993.

[162] 孟素云. 中药治疗下肢静脉瘀血性溃疡 30 例. 陕西中医, 2006, 26(9): 1086～1087.

[163] 张剑. 加味桃红四物汤治疗精索静脉曲张不育症 52 例. 四川中医, 2004, 22 (12): 49～50.

[164] 闫凌, 张盈. 中西医结合治疗粘连性肠梗阻 35 例. 中外医疗, 2009, (27): 44.

[165] 傅昌格. 少腹逐瘀汤加减治疗泌尿系结石 100 例疗效观察. 中西医结合杂志, 1985, (5): 271～273.

[166] 何淑娴, 廖育芬, 庄葡芳. 宣肺排石汤治疗泌尿系结石体外碎石后 98 例. 新中医, 2006, 38(12): 58～59.

[167] 边芳琴. 消癖汤治疗乳腺增生 150 例. 陕西中医, 2004, 25(6): 504～505.

[168] 林新, 郭文萍, 喻旻. 乳癖散结胶囊治疗乳腺增生 69 例. 陕西中医, 2007, 28(12): 1631～1632.

[169] 段爱英, 党小玲. 理气活血类中药治疗妇女乳腺增生 140 例. 陕西中医, 2007, 28(7): 823.

[170] 华刚, 孟静. 柴胡疏肝散加减治疗乳腺增生 120 例. 陕西中医, 2005, 26(3): 214～215.

[171] 郭西民. 乳结胶囊治疗乳腺增生性疾病的 217 例. 陕西中医, 2006, 27(5): 536～538.

[172] 尹淑仙, 王金亮, 侯红霞. 生化汤临床应用三则. 山东中医杂志, 2009, 28(6): 435.

[173] 周玉玲, 叶恒君. 综合疗法治疗复发性子宫内膜异位囊肿 32 例疗效观察. 新中医, 2005, 37(7): 19～20.

[174] 卞小芳, 薛红良. 单纯性肾囊肿中医治疗的探讨(附 78 例报告). 哈尔滨医药, 2004, 24 (6): 49～50.

[175] 李靖. 消囊汤治疗卵巢囊肿 38 例. 陕西中医学院学报, 2003, 26(6): 27.

[176] 桂香. 经方合用治疗卵巢囊肿 48 例. 中华实用中西医杂志, 2003, 16(2): 301.

[177] 尹淑仙, 王金亮, 侯红霞. 生化汤临床应用三则. 山东中医杂志, 2009, 28(6): 435.

[178] 邓泽潭. 肛裂止痛外洗方. 中国中医急症, 1993, 2(1): 46.

[179] 王文远, 朱毓生. 清上防风汤加减治疗头面部皮肤病. 浙江中西医结合杂志, 2009, 19(11): 703～704.

[180] 刘利红. 补阳还五汤治疗皮肤病举隅. 光明中医, 2008, 23(12): 1997.

[181] 贺永香, 刘学东, 吕丽红, 等. 加味地黄汤治疗黄褐斑 40 例临床观察. 中国民康医学, 2008, 20(22): 2671.

[182] 李朝红, 李萍. 活血祛瘀药内服外用治疗黄褐斑 68 例. 陕西中医, 2008, (2): 35.

[183] 李世梅, 程小红, 房屋宁, 等. 补肾祛斑颗粒治疗黄褐斑 98 例疗效观察. 新中医, 2008, 40(7): 21～22.

[184] 邓燕. 加味六味地黄汤配合玉容散治疗黄褐斑 50 例疗效观察. 新中医, 2008, 40 (3): 34～35.

[185] 邓燕, 杨柳. 调和气血美白汤配合外用玉容散治疗黄褐斑 42 例疗效观察. 时珍国医国药, 2007, 18(7): 1739～1740.

[186] 吕淑芹. 化斑煎治疗黄褐斑. 新中医, 2007, 39(7): 101.

[187] 林武. 手法加中药热敷治疗膝部滑囊炎 96 例. 浙江中医杂志, 2001, (7): 304.

[188] 卢晓, 冯立侠. 解郁活血汤治疗斑秃 48 例. 陕西中医, 2003, 23(12): 1067.

[189] 谢发清, 张媛. 综合治疗创伤性髌前滑囊炎 38 例. 江苏中医药, 2004, 25(9): 39.

[200] 任小红．中药外洗方治疗掌跖角化性皮肤病80例．陕西中医，2005，26(2)：136～137.

[201] 薛怀宝，薛政民，左大鹏．独活寄生汤加减治疗腰肌劳损体会．现代中西医结合杂志，2009，18(2)：171～172.

[202] 宁山利，胡波，马玉华，等．身痛逐瘀胶囊治疗急性软组织损伤621例．陕西中医，2001，22(11)：668.

[203] 张龙妹，唐梅芳，冯小华，等．川芎联合高渗盐水外敷治疗软组织损伤的护理．中国误诊学杂志，2009，9(2)：293～294.

[204] 赵志广．自拟消肿止痛液外擦治疗闭合性软组织损伤．中原医刊，1988，(5)：20.

[205] 解纪惠，李丽娟．鹿瓜多肽注射液联合补肾活血中药治疗骨质疏松性胸腰椎压缩性骨折36例．当代医学，2009，15(7)：137.

[206] 肖登科，姚鹏远．补肾益气活血汤治疗四肢骨折延迟愈合30例．陕西中医，2008，29(9)：1167～1168.

[207] 曾意荣，樊粤光，吴凡，等．膝骨关节炎患者血清基质金属蛋白酶3、肿瘤坏死因子α、白细胞介素1、透明质酸、脂质过氧化物含量及超氧化物歧化酶活性变化与补肾活血中药的干预．中国组织工程研究与临床康复，2008，12(28)：5436～5439.

[208] 周忠民，安建武，张根印．双骨汤治疗骨质疏松性骨折48例．陕西中医，2006，27(12)：1503～1504.

[209] 熊辉，李卫宁，卢敏，等．桃红四物汤对骨折临床证候疗效的分析研究．新中医，2004，36(2)：16～18.

[210] 虎群盛．间歇性充气加压泵对老年股骨转子间骨折术后患者血液流变学的影响．中医骨伤科学，硕士学位论文，2009.

[211] 王兴国，王伟，王军，等．中药泡洗持续冲洗和病灶清除治疗合并大面积皮肤缺损的足部失神经性骨髓炎．中国骨伤，2009，22(1)：35～36.

[222] 徐冰，张薇，徐国江，等．化脓性颅骨骨髓炎术后双步疗法的疗效观察．河北中医，2009，31(1)：29～30.

[223] 倪康裕，马一平．中西医结合治疗长骨干骨髓炎31例．浙江中医杂志，2009，44(3)：214.

[224] 张晓东，刘艳茹，耿捷，等．中药内外结合治疗慢性化脓性骨髓炎．中国骨伤，2009，22(5)：333～334.

[225] 单福军．神灵膏治疗慢性化脓性骨髓炎33例．内蒙古中医药，2009(8)：6～7.

[226] 高泉阳，蒋士卿．归芍骨康汤治疗慢性骨髓炎40例．中国中医药现代远程教育，2009，7(10)：105.

[227] 许书江，刘琳娜．综合疗法治疗跟痛症98例．河南中医，2009，29(11)：1109～1110.

[228] 王守义．神效内托散治疗慢性骨髓炎37例．吉林中医药，1990，(6)：18.

[229] 刘海生，贺永清．辨证治疗慢性化脓性骨髓炎32例．陕西中医，1989，10(3)：108～109.

[230] 王旭，于芳，张娜莎，等．复方川芎Ⅱ注射液治疗85例腰腿痛疗效观察．齐鲁药事，2008，27(10)：630～631.

[232] 申越魁．加味麻黄附子细辛汤治疗慢性腰腿痛综合征30例．陕西中医，2005，26(8)：765.

[233] 王兴凯，杨付晋．补阳还伍汤配合牵引治疗颈椎病眩晕的疗效观察，陕西中医，2009，30(8)：1014～1015.

[234] 邹燕燕. 颈痛汤合 β-七叶皂苷钠治疗神经根型颈椎病 40 例疗效观察. 河北中医, 2009, 31(8): 1181～1182.

[235] 卢国樑, 叶伟洪, 谭泽林. 关节通治疗神经根型颈椎病的临床研究. 新中医, 2007, 39(6): 49～50.

[236] 宋鲁成, 吴虹波, 孙兆英. 止眩通痹方治疗椎动脉型颈椎病 42 例. 陕西中医, 2006, 27(8): 951～952.

[238] 张桂娟, 马民. 益气活血法治疗老年人椎动脉型颈椎病的临床研究. 时珍国医国药, 2006, 17(5): 710～713.

[239] 刘爱琴. 中药配合针灸治疗坐骨神经痛 116 例. 现代中西医结合杂志, 2009, 18(7): 786.

[240] 杨庆宇. 独活寄生汤配合电针治疗坐骨神经痛 350 例. 中外医疗, 2009, (30): 99.

[241] 王立成. 中医治疗坐骨神经痛 30 例临床观察. 检验医学与临床, 2009, 6(20): 1742～1743.

[242] 曹定文. 补阳还五汤加味治疗坐骨神经痛 15 例. 湖北中医杂志, 1990, (6): 12.

[243] 陈裕斋. 不同证型坐骨神经痛验. 甘肃中医学院学报, 1992, 11(4): 34.

[244] 李锋, 赵启, 孟利峰. 腰痛康Ⅰ号胶囊治疗腰椎间盘突出症 30 例. 陕西中医, 2008, 29(8): 991～992.

[245] 李海音, 柴士花, 刘天骥. 血府逐瘀汤与苓桂术甘汤加减治疗腰椎间盘突出症 280 例. 2008, 29(8): 99～991.

[246] 吴平辉. 腰痛宁方治疗腰椎骨质增生合并腰椎间盘突出症 88 例. 陕西中医, 2008, 29(4): 433～434.

[247] 周定球, 周淑群, 韦柳华, 等. 中药热敷配合推拿牵引对腰椎间盘突出症患者血液流变学的影响. 中国临床康复, 2006, 10(3): 18～20.

[248] 李宇明, 李亦兵. 三痹汤配合推拿手法治疗腰椎间盘突出症 60 例疗效观察. 新中医, 2004, 36(6): 13.

[249] 侯伟卫, 邹锋, 王晓锋. 舒筋活络洗剂治疗肩关节周围炎 46 例. 现代中医药, 2009, 29(1): 12～13.

[250] 田兴华. 祛风通络汤治疗肩周炎 60 例. 实用中医药杂志, 2009, 25(2): 80.

[251] 程水明. 黄芪桂枝五物汤加味配合手法治疗肩周炎 63 例. 四川中医, 1993, (1): 40.

[252] 王步云, 朱洪政, 俞有德. 推拿加擦舒活酊治疗肩周炎 108 例. 中国康复, 1989, (3): 11.

[253] 周长青, 吕邵娃, 刘开蕾. 传统黑膏药治疗骨质增生性疾病 120 例. 陕西中医, 2009, 30(4): 433～434.

[254] 刘全辉. 自制川没膏治疗足跟痛. 中医正骨, 1993, 5(2): 42.

[255] 王纪民, 吴敏兰. 自制骨质增生液治疗骨质增生 100 例. 四川中医, 1993, (1): 40.

[256] 蔡鸿章. 白灵杜辛汤配合手法治疗骨质增生 80 例疗效观察. 福建中医药, 1992, 23(6): 18.

[257] 何维英, 许超, 季卫锋. 骨健口服液治疗股骨头缺血性坏死 106 例临床报告. 中国中医骨伤科杂志, 2004, 12(4): 42～43.

[258] 李非, 张青叶, 任叔阳, 等. 独活寄生汤加减治疗膝关节骨性关节炎肝肾不足阳虚寒凝证临床观察. 现代中西医结合杂志, 2009, 18(6): 635～636.

[259] 贾金梅. 痹祺胶囊配合中药牛膝治疗足跟痛症 68 例疗效观察. 中华中医药杂志, 2010, 25(1): 137～138.

[260] 朱龙.中药熏洗配合手法治疗跟痛症 56 例.现代中医药，2009，29(3)：28～29.

[261] 程婕.中药熏洗治疗跟痛症 64 例.中国中医急症，2009，18(4)：638.

[262] 雷静.活血止痛汤熏洗治疗跟痛症 45 例临床观察.中医药导报，2008，14(5)：49～50.

[263] 欧礼.小针刀结合中药熏洗治疗跟痛症 40 例临床观察.中医药导报，2008，14(8)：65～66.

[264] 蔡少峰.强骨行军散熏泡治疗跟痛症 44 例.时珍国医国药，2006，17(12)：2477.

[265] 杨振宇.中西医结合治疗外伤性髌前滑囊炎 26 例.广西中医学院学报，2008，11(3)：67～68.

[266] 马英锋.双乌汤熏洗为主治疗滑囊炎 41 例.山东中医杂志，2008，27(1)：28～29.

第四节　在儿科疾病中的应用

一、病毒性心肌炎

侯氏等为观察自拟黄芪四物汤治疗病毒性心肌炎的临床疗效，将 70 例病毒性心肌患者随机分为两组，治疗组 40 例运用黄芪四物汤（主要组成为黄芪 50g，当归 15g，白芍药 20g，川芎 12g，熟地黄 12g，甘草 10g，并随症加减），每日 1 剂，浓煎 2 遍，共取汁 600ml，早晚 2 次分服，空腹各温服 300ml，并配合极化液、病毒唑、能量合剂、抗生素、维生素 C 静脉点滴，20 日为 1 个疗程。对照组 30 例除不用黄芪四物汤外，其他用药及疗程同治疗组。结果显示治疗组总有效率 95%，对照组总有效率 63.3%，两组比较有显著性差异。表明黄芪四物汤治疗病毒性心肌炎疗效显著。

林氏等运用补阳还五汤加味治疗病毒性心肌炎 36 例，效果较好。36 例患者给予基本方，其主要组成为黄芪 30～50g，赤芍 10g，当归 10g，桃仁 6g，红花 5g，地龙 10g，川芎 10g，麦冬 12g，五味子 10g，丹参 30g，太子参 20g，炙甘草 6g。加减法为阴虚火旺加黄连、玄参；伴阳虚加桂枝、淡附；心律不齐加苦参、绛香；咳嗽加忍冬藤、连翘。每日 1 剂，水煎取汁 400ml，分 2 次温服，2 个月为 1 个疗程。结果显示治愈 24 例，占 66.6%；显效 7 例，占 19.4%；有效 3 例，占 8.4%；无效 2 例，占 5.6%；总有效率 94.4%。

二、新生儿硬肿病

新生儿硬肿病存在不同程度的微循环障碍，当体温降低时，外周小血管痉挛收缩，血流量减少，血流缓慢，微循环瘀滞，组织细胞缺血缺氧，导致各种能量代谢紊乱和代谢性酸中毒，严重时可发生多器官功能损害。川芎能够改善微循环，减少器官功能损害，促进机体生理功能的恢复。当皮肤微血管扩张，血流量增加时，亦有利于皮肤从外界吸收热量，使凝固的脂肪溶化，加速硬肿消退。因此，可有效治疗新生儿硬肿病。

喻氏等应用补阳还五汤和真武汤治疗新生儿硬肿病 108 例，并进行临床对比观察。补阳还五汤组 60 例，真武汤组 48 例，2 组治疗方法包括复温、严密监护、合理供给热量、控制感染、纠正酸中毒、抗休克等综合措施。补阳还五汤组在上述治疗的同时服用补阳还五汤（主要组成为黄芪 10g，赤芍 5g，川芎 5g，当归 5g，地龙 2g，桃仁 3g，红花 3g），每日 1 剂，加水 200ml，煎至 20～30ml，分 2 次温服，不能吸吮者经鼻胃管注入；真武汤组服用真武汤(主要组成为熟附子 2g, 茯苓 5g, 白术 5g, 白芍 5g, 干姜 3g), 煎服法同补阳还五汤组。结果显示补阳还五汤组显效 23 例(38.33%), 有效 24 例(40.0%), 无效 9 例(15.0%), 死亡 4 例(6.67%), 总有效率 78.33%; 真武汤组显效 13 例(27.08%), 有效 16 例(33.33%), 无效 15 例(31.25%), 死亡 4 例(8.33%), 总有效率 60.41% 两组总有效率比较有显著性差异。

三、肾病综合征

黄氏将 44 例小儿肾病综合征的患儿随机分为中西医结合治疗组(以下简称治疗组)23 例和西药对照治疗组(以下简称对照组)21 例。两组患儿均接受强的松中长程方案治疗, 强的松用至尿蛋白转阴后继用 2 周(用 4~6 周), 然后将原剂量改为隔日早晨顿服, 并按时递减强的松用量至维持量, 总疗程为 6~12 个月, 同时给予潘生丁抗凝治疗及利尿、降血压、抗感染等治疗。在此基础上, 对照组加用左旋咪唑, 治疗组分阶段辅以中药治疗(以补阳还五汤加减)。诱导缓解期主方为黄芪 15~20g, 赤芍、地龙、川芎、桃仁各 6~9g, 补骨脂、菟丝子、柴胡各 9~12g, 甘草 4g。加减: 明显血尿者去地龙、桃仁, 加琥珀屑、茜草; 浮肿重者加泽泻、猪苓。每日 1 剂, 水煎服, 共 4~6 周。撤药减量期前方去地龙、桃仁、赤芍, 加白术、党参、知母、黄柏、山药各 9~12g, 每日 1 剂, 水煎服, 总疗程为 6~18 个月。结果显示治疗组、对照组呈完全效应分别为 18 例、17 例, 部分效应为 3 例、2 例, 无效应为 2 例、2 例, 近期治疗总有效率分别为 91.30%、90.48%。两组近期总有效率经统计学处理, 无显著性差异。远期疗效则治疗组总缓解率明显高于对照组, 且复发率低于对照组。

张氏等运用补阳还五汤加减治疗原发性肾小球肾病 41 例, 取得较好的疗效。全部病人均为初治者, 随机分为治疗组 41 人, 对照组 32 人。治疗组用补阳还五汤加减及泼尼松(强的松)治疗, 补阳还五汤用黄芪 30g, 当归尾 10g, 赤芍 10g, 地龙 10g, 桃仁 10g, 红花 10g, 川芎 15g。水煎服, 早晚各 1 剂。水肿重者重用黄芪 60g, 加麻黄 10g, 炒白芥子 15g, 并加大活血药用量。合并上呼吸道感染者加双花 30g, 蒲公英 30g, 牛蒡子 10g, 蝉衣 10g 等。湿热阴伤者可加生地 15g, 玄参 15g, 生薏米 15g, 石韦 10g, 六一散 10g, 炒知柏 10g。泼尼松的用量及用法同对照组。对照组用泼尼松治疗。结果显示治疗组与对照组比较, 治疗组总有效率为 97.6%, 明显高于对照组 78.1%。治疗组中有 19.5% 的病人出现库欣综合征及痤疮等肾上腺皮质激素的毒副反应, 明显少于对照组的 43.8%。实验表明补阳还五汤与泼尼松合用, 对原发性肾小球肾病的治疗有协同作用, 可提高疗效、减少毒副作用。

喻氏等为观察桃红四物汤加味方治疗小儿难治性肾病的治疗作用, 将 95 例患儿随机分为两组。其中桃红四物汤组 60 例, 用桃红四物汤加味方治疗(主要组成为桃仁 15g, 红花 15g, 当归 15g, 川芎 10g, 生地 20g, 赤芍 25g, 白芍 25g, 并随症加减); 肝素组 35 例(用肝素治疗)对照, 观察治疗前后血栓素 B_2(TXB_2)、6-酮-前列环素 $F_{1\alpha}$(6-keto-$PGF_{1\alpha}$)水平与临床疗效。结果显示桃红四物汤组总有效率为 81.7%, 疗效与肝素组(80.0%)近似; 治疗前两组患儿 TXB_2、TXB_2/6-keto-$PGF_{1\alpha}$ 均高于健康对照组, 治疗后均有明显改变, 与治疗前比较, 差异有显著性, 桃红四物汤组与肝素组治疗后比较差异无显著性。表明桃红四物汤加味方治疗小儿难治性肾病有良好作用, 并有改善肾病患儿血栓素、前列环素代谢失衡的作用。

四、过敏性紫癜

过敏性紫癜是一种毛细血管变态反应性疾病，以广泛的小血管炎症为病理基础，以皮肤紫癜、消化道黏膜出血、关节肿痛和肾炎为主要临床表现。本病病程一般为 1 个月左右，可自然痊愈，但易复发。川芎能抑制血小板聚集与激活，降低全血黏度及红细胞压积，减少血浆纤维蛋白原的产生。抑制肾小球系膜细胞增殖及炎性细胞浸润，使肾小球肿胀减轻，降低球内压和滤过膜通透性而减少尿蛋白，改善微循环。同时具有抗氧化、抗钙离子及抗纤维化作用，从而减轻肾脏病理损害，保护肾功能。可减少复发，为治疗过敏性紫癜的理想药物。

王氏等将 38 例过敏性紫癜患儿随机分为两组，丹参、川芎为主治疗组（以下简称为中药组）23 例，一般治疗组（以下简称一般组）15 例，对照组 31 例，为儿童保健门诊体检正常儿童。中药组以丹参 9g、川芎 9g 为主药，根据临床症状辅以生地 15g、黄芩 9g、苦参 9g、桂枝 6g、蝉衣 5g、荆芥炭 9g 等中草药进行治疗。一般组以维生素、潘生丁为主药及对症处理。对照组不予以处理。疗程为 15 天。治疗后血浆内皮素的浓度，中药组低于一般组；甲襞微循环的改善，中药组优于一般组，有显著性差异。中药组皮疹的消失率为 87%，一般组为 69%。中药组皮疹的复发率为 41%，对照组为 65%。中药组 15 天中皮疹的好转情况均优于一般组。

刘氏采用桃红四物汤化裁治疗，取得较满意的疗效。28 例患者以中药治疗为主，有的辅以维生素 C，除 3 例曾用氢化可的松治疗 3 天无效，改用中药治疗外，余 25 例均未用过肾上腺皮质激素类药物。中药基本处方为当归 15g，赤芍 10g，川芎 6g，丹参 30g，桃仁 10g，红花 10g，虎杖 30g，黄芪 30g，甘草 6g。咽部红肿者，加银花 30g、连翘 12g。结果显示临床痊愈者 22 例，显效者 6 例。

乔氏等运用四生汤合四物汤加味治疗过敏性紫癜 37 例，获效显著。37 例患者用四生汤合四物汤加味治疗，基本方为生荷叶 15g，生艾叶 30g，生柏叶 15g，生地黄 30g，当归 15g，川芎 15g，白芍 12g，荆芥炭 15g，栀子炭 15g，仙鹤草 30g，桃仁 6g，红花 6g，生黄芪 9g，白茅根 30g，生甘草 6g。据症加减，腹痛者加醋延胡索；关节疼者加秦艽；有肾脏损害者加白及、杜仲；消化道出血者加三七粉、生蒲黄。以上疗法 10 天为 1 疗程，治疗两个疗程后判定疗效。结果显示痊愈 19 例，显效 10 例，好转 6 例，无效 2 例，有效率为 94.6%。

卢氏将符合过敏性紫癜诊断标准的 73 例患者，随机分为两组，治疗组 48 例和对照组 25 例两组一般资料经统计学处理差异无显著性，具有可比性。对照组采用西药治疗，给予强的松、葡萄糖酸钙片，14 天为 1 疗程。治疗组除采用对照组上述西药治疗外，加用桃红四物汤加味治疗。药物组成为桃仁 9g，红花 9g，当归 9g，川芎 6g，赤芍药 9g，丹参 12g，紫草 9g，茜草 9g，每味药物可根据年龄增减 2~4g。关节肿痛明显者加威灵仙、秦艽；腹痛明显者加延胡索、川楝子；肾炎型加益母草、白茅根，水煎服，每日 1 剂，14 天为 1 疗程。结果显示治疗组 48 例中治愈 40 例，好转 6 例，无效 2 例，总有效率为 96%。对照组 25 例中治愈 14 例，好转 5 例，无效 7 例，总有效率 76% 两组治疗总有效率比较差异非常显著。

胡氏等为观察益气活血类中药配伍治疗儿童过敏性紫癜的临床疗效，将 100 例本病的患儿随机分为对照组和治疗组各 50 例，治疗组给予益气活血法，方用归脾汤合四物汤加减。主要组成为黄芪15g，党参、白术、当归、茯苓、龙眼肉、紫草、川芎、熟地、赤芍、仙鹤草各10g，甘草5g。腹痛者加延胡；关节疼痛者加姜黄；尿血者加小蓟，每日1剂，每天3次，水煎服。对照组给予强的松、维生素C、扑尔敏片等药物，治疗15天，比较疗效。结果显示治疗组治愈36例，总有效率98%，对照组治愈10例，总有效率为74%，治疗组总有效率明显优先于对照组，经统计学处理有显著性差异。其表明益气活血法，方投归脾汤合四物汤加减治疗儿童过敏性紫癜有较好疗效。

杨氏为观察活血祛瘀类中药配伍对过敏性紫癜的临床疗效，36例本病患者采用桃红四物汤加减治疗，药用桃仁6g，红花4g，当归12g，川芎8g，生地15g，赤芍10g。热盛者加紫草、徐长卿、栀子、水牛角以清热凉血；阴虚者加茜草、旱莲草、女贞子以滋阴清热凉血；气虚者加黄芪、党参以补气健脾；腹痛者加白芍、甘草以缓急止痛；关节肿痛者加鸡血藤、川牛膝、桑枝、威灵仙等活血通络之药；皮肤紫癜者加白鲜皮、蝉蜕、防风等祛风之品；瘀血较重者加三棱、莪术、水蛭以活血破瘀。15天为1疗程。本组36例，除1例因肾脏损伤较重尿检无明显改善外，余35例，痊愈22例，好转13例（均合并有肾脏损伤，尿红细胞未消失），总有效率97%。结果显示活血、凉血法对过敏性紫癜有较好的疗效。

艾氏运用活血化瘀法治疗小儿过敏性紫癜，疗效显著。70例随机分为两组，治疗组和对照组各35例，两组在性别、年龄、病情程度等方面，经统计学处理差异无显著性意义，具有可比性。治疗组采用活血化瘀法，予桃红四物汤加减，其组成为桃仁、红花、赤芍、川芎、生地、丹皮、蒲黄、五灵脂、延胡索、甘草各10g，茜草根15g，三七末5g。每天1剂，水煎，分早晚2次口服。对照组采用西药常规治疗，异丙嗪、强的松和维生素C等药物应用。临床观察表明，中药活血化瘀法治疗过敏性紫癜，近期疗效为85.7%，随访3个月后的远期疗效为77.1%，均优于西药对照组（74.3%，68.5%），说明中医药治疗此类疾病具有一定的优越性。

冯氏为探讨中医益气活血法治疗过敏性紫癜，用补阳还五汤随症加减观察治疗过敏性紫癜90例，主要药物组成为黄芪50g，当归15g，赤芍30g，桃仁15g，红花10g，川芎15g，地龙15g。单纯型：可加牛蒡子、防风、蝉衣；复合型：可加炒白术、焦山楂、延胡索，便血者加槐花、地榆；关节型：可加野木瓜、桑枝；肾型伴尿血者：可加白茅根、小蓟；血热者可加生地、丹皮、水牛角。结果显示90例病例中，痊愈72例（80%），显效18例（20%），病程最短者1周，病程最长1个月。实验表明用益气活血法治疗过敏性紫癜有较好的疗效。

五、紫癜性肾炎

岳氏将符合紫癜性肾炎诊断的60例患儿随机分为治疗组和对照组各30例。治疗组采用益气活血法，主要组成为黄芪15g，党参10g，白术10g，赤芍6g，川芎6g，益母草15g，丹参10g，白茅根30g，柴胡6g，枳壳6g，水煎服。每日1剂，分2次温服。初期加车前子15~18g，同时服用雷公藤多苷，对照组单纯口服雷公藤多苷，剂量同上。结果2组比较显示治疗组对消除紫癜性肾炎患儿的浮肿和血压恢复正常的时间明显短于对照组。治疗组对患儿尿蛋白，尿潜血的转阴时间短于对照组。治疗组9例甲皱微循环痉挛型或淤滞型改变者，治疗后恢复正常平均时间显著短于单用雷公藤多苷组。治疗结果表明补阳还五汤加雷公藤多苷治疗过敏性紫癜性肾炎的疗效明显优于单用雷公藤多苷组。

六、小儿哮喘

刘氏用桃红四物汤加减治疗小儿咳嗽变异性哮喘 64 例，并与用酮替芬加氨茶碱的 64 例对照组对比，取得较好疗效。治疗组口服桃红四物汤并随症加减，药物组成为桃仁 12g，红花 12g，当归 12g，赤芍 9g，川贝母 6g，生地黄 15g，桔梗 9g，杏仁 6g，莱菔子 6g，党参 15g。加减；伴头痛、鼻塞加辛夷、苍耳子；咽痒喉痒加蝉蜕、薄荷、橘红；咳稀白痰加半夏、陈皮；舌红苔黄加金银花、黄芩。2 周为 1 个疗程。对照组口服氨茶碱和酮替芬，2 周为 1 疗程。结果显示，治疗组 64 例中，显效 60 例，有效 2 例，无效 2 例，总有效率 96.9%。对照组 64 例中，显效 8 例，有效 24 例，无效 32 例，总有效率 50.0%，2 组临床疗效比较有显著性差异。

七、小儿偏瘫

刘氏以补阳还五汤加味治愈小儿急性偏瘫 12 例，临床治疗效果满意。给予补阳还五汤加味，其主要组成为炙黄芪 20～60g，当归尾 10～15g，赤芍 5～10g，地龙 8～15g，川芎 4～8g，桃仁 4～8g，红花 2～4g，丹参 10～15g，葛根 10～15g，桂枝 10～15g，牛膝 10～15g。水煎服，每日 1 剂，服 3 次。失语加石菖蒲、远志各 10g；痰多流涎、吞咽困难选加半夏、南星、天竺黄、僵蚕 5～10g；抽搐加钩藤 10g；上肢单瘫去牛膝；下肢单瘫去桂枝。本组 12 例全获治愈服药最少 24 剂，最多 66 剂。善后嘱服人参再造丸 2～8 个月，经随访 2～4 年无 1 例复发，无后遗症。

第五节　在妇科疾病中的应用

一、原发性痛经

原发性痛经是少女月经初潮后即有的痛经，发病常有规律性，周期性，一般在行经前后 1～3 日发生，以经前及经期发作为多，持续 1～3 日，对每例患者来说，发病时间相对固定。

历来文献报道痛经的发病率差异很大，少则 5%，多则可达 50%，一般为 13%。现代医学认为，原发性痛经的发生主要与月经时子宫内膜前列腺素含量增高有关，多为功能性，生殖器官无器质性病变。分泌期子宫内膜前列腺素浓度较增生期子宫内膜高，月经期因溶酶体酶溶解子宫内膜细胞而大量释放，使子宫内膜前列腺素含量升高。子宫内膜前列腺素可引起子宫平滑肌过强收缩，血管挛缩，造成子宫缺血缺氧状态而出现痛经。此外，原发性痛经还受精神、神经因素影响，疼痛的主观感受也与个体痛阈有关。川芎可使小动脉扩张，明显加速微循环血流速度，增加血管开放数目，解除平滑肌痉挛，从而改善子宫缺血缺氧状态，抗血小板聚集，利于经血排出，缓解痛经。

岳氏以自拟丹金四物汤治疗妇女痛经 42 例，取得了较好的疗效。42 例患者给予药物，其主要组成为丹参 15g，郁金 15g，川芎 10g，当归 12g，熟地黄 15g，白芍 15g，桃仁 9g，红花 9g，延胡索 15g，香附 12g，枳壳 12g，甘草 5g，水煎分 1～2 次服，每天 1 剂，月经来潮前 3 ~ 5 天服，病程短服 1 ~ 4 剂，病程长 4 ~ 8 剂或 8 剂以上。气滞血瘀型加柴胡、桔梗，重用桃仁、红花；寒湿凝滞型加吴茱萸、茯苓；气血虚弱型加阿胶、党参、黄芪；肝肾亏虚型加山药、阿胶、山萸肉、巴戟天。结果显示 42 例痛经患者服本方后，治愈 40 例。

武氏等运用丹栀逍遥散和桃红四物汤加减治疗 100 例痛经患者，取得较好的疗效。100 例患者给予当归、赤芍、白芍、熟地、焦白术、焦山栀、柴胡、桃仁、红花各 10g，川芎、甘草各 6g。小腹痛者加延胡索、川楝子；腹胀痛有冷感者加乌药、肉桂心，去山栀；经色淡红如水者加党参、黄芪；腰酸者加巴戟天、菟丝子。水煎服，每日 1 剂，每次经前 3 ~ 5 天开始服用，服至痛止停药。下次经前如法再服。结果显示治愈 72 例，好转 20 例，无效 8 例，总有效率为 92%。

韦氏通过对 126 例痛经患者分别应用中药加味四物汤及消炎痛作对比治疗，评价其疗效及副作用。治疗组每月于月经来潮前 3 天开始予加味四物汤治疗，每日 1 剂，清水煎服持续 6 天，3 个月为 1 个疗程。主方药为当归 10g，川芎 10g，白芍 9g，熟地 12g，五灵脂 9g，香附 10g，延胡索 10g，蒲黄 9g，根据临床症状辨证加减，若经量少暗紫有血块，腹痛拒按，属气滞血瘀型，加用红花 6g，桃仁 6g，白芍易赤芍加强活血化瘀；若伴头晕耳鸣，属肝肾亏损型，加用五味子 10g，枸杞子 10g，滋补肝肾；若伴心悸气短，面色苍白，为气血亏虚型，加党参 12g，黄芪 10g，补气养血；若下腹痛得热则痛减，形寒肢冷，苔白腻，属寒湿瘀滞型，加炮姜 6g，肉桂 6g，茯苓 10g，苍术 12g，温经散寒、利湿化浊。对照组给予消炎痛片口服。实验结果显示加味四物汤组治愈率 85%，复发率 3%，消炎痛组治愈率为 0%，复发率 100%。经统计学分析差异显著。表明加味四物汤治疗痛经疗效确切。

刘氏用失笑四物汤加减治疗痛经，效果满意。54 例患者给予失笑四物汤，基本方为当归、熟地、赤芍、蒲黄、五灵脂各 12g，川芎 10g。加减：体虚气弱者加黄芪、党参各 15g；腰痛明显者加桑寄生、续断各 12g；小腹恶寒者加桂枝、小茴香各 10g；肝部气滞者加柴胡、香附各 10g；月经量少、色暗者加桃仁、红花、益母草各 12g。经前 1 周开始服用，1 剂/天，水煎服。早晚 2 次分服。连服 3 个月经周期为 1 个疗程。治愈（服药 1 个疗程，经行腹痛消失未复发者）39 例，显效（服药 2 个疗程，经行腹痛消失或明显减轻者）11 例，好转（服药 2 个疗程，经行腹痛消失或减轻，停药后又复发者）4 例。

谭氏采用加味桃红四物汤治疗原发性痛经 65 例，收到满意疗效。65 例患者给予桃红四物汤加味，主要组成为熟地 20g，当归、白芍、益母草、川牛膝各 15g，川芎、桃仁、红花、香附、延胡索各 10g。偏气滞者，加柴胡、枳壳；血瘀者，加三棱、莪术；寒凝者，加小茴香、炮姜；肾虚者，加杜仲、续断；气血虚弱者，加党参、黄芪。患病就诊时及经前期服药，每天 1 剂，7 天为 1 疗程。结果显示服药 2 个疗程痊愈 35 例，服药 3 个疗程痊愈 13 例，无效 3 例，停药改医。服药 4 个疗程痊愈 8 例，好转 6 例。总治愈 56 例，好转 6 例，无效 3 例，总有效率为 95.38%。对临床上各种类型原发性痛经均可用桃红四物汤加味，随症加减运用，均可获良效。

郑氏等为观察补阳还五汤对青春期痛经的疗效，随机将 118 例痛经病人分为两组，治疗组 60 例采用补阳还五汤加味治疗，其主要组成为黄芪 80g，当归尾、赤芍、红花、桃仁各 10g，地龙 12g。伴腹部疼痛明显者加延胡索、白芍、金铃子炭各 10g；伴腹部坠胀者加台乌、郁金各 12g；伴腹部冷痛，遇热痛减或伴手足发冷者加桂枝、小茴香、炙吴萸、炮姜各 10g；伴腰膝酸痛加炒杜仲、桑寄生各 30g；若痛甚恶心呕吐者加陈皮、姜半夏各 12g。

上药煎前加水300ml，浸泡20分钟，武火煮开后文火煎15分钟，取汁，煎3次，药汁分为3等分，每日3次，于饭后半小时口服。因疼痛多发生在经前1天至经期1~2天，故每月于经前3天开始服药至经期第5天，8剂即可。对照组58例单纯性使用痛经口服液，组间进行疗效比较。结果显示治疗组有效率96.1%，对照组有效率93.1%，前者疗效明显优于后者。其表明补阳还五汤加味治疗青春期痛经可达到缓解疼痛的目的，且临床疗效优于痛经口服液。

刘氏等采用加减桃红四物汤治疗痛经550例，效果比较满意。550例患者均为月经来潮时小腹疼痛，且排除其他疾病引起的小腹疼痛。基本方组成为当归15g，川芎10g，酒白芍10g，酒地黄10g（血瘀型用生地10g），桃仁10g，红花10g（以下简称原方）。痛经开始时服用，每日1剂，水煎服，每个经期服2~4剂，痛止为度。气滞痛经加木香6g，香附15g，延胡索10g，枳壳10g；血瘀痛经加五灵脂10g，没药6g，延胡索10g；寒湿凝滞痛经加桂枝10g，干姜6g，小茴香10g，延胡索10g；气血虚弱痛经加延胡索10g，党参15g，黄芪15g，山药10g。结果显示治疗时间最短1个周期，最长5个周期，总有效率达93.5%。

宋氏等将接治的120例痛经病人随机分为桃红四物汤合调肝汤治疗治疗组70例，西药消炎痛治疗为对照组50例。两组病例经统计学处理在年龄、病程、病情等方面无显著差异，具有可比性。治疗组经前期治疗以桃红四物汤加减，其组成为桃仁、红花、川芎各10g，白芍、延胡索各12g，益母草20g，熟地12g，枳壳10g，丹参30g，川牛膝15g。痛甚加乳香、没药各12g；血瘀甚加三棱、莪术各12g；气滞甚加香附15g；寒凝甚加乌药、干姜各10g。均于经前3天服药。每天1剂，连服5天为1疗程，连用3个月经周期。经后治疗以调肝汤加减，其组成为当归20g，白芍、山茱萸、巴戟天各15g，山药、阿胶各20g，甘草6g。痛引腰骶加杜仲、续断各15g；痛连两肋加川楝子10g，延胡索12g。经净后5天开始服药，1天1剂，连服7天为1疗程，连服3个月经周期。对照组于月经来潮前1天给予消炎痛25mg，每日3次，连服3天为1疗程，连用3个月经周期。结果显示治疗组治愈41例，好转23例，未愈6例，总有效率91.4%；对照组治愈13例，好转14例，未愈23例，总有效率54%。两组疗效有显著性差异，治疗组优于对照组。

杜氏等认为痛经的病理主要是气滞血瘀、胞脉受阻所致。以自拟的加味四物汤治疗痛经患者50例，其主要组成为柴胡、香附、芍药、当归、川芎、桃仁、红花、乌药。并结合辨证加减用药，气虚加黄芪、台参；寒重加吴芋、小茴香、桂枝；腹胀加广木香；恶心加半夏、生姜；月经量少加五灵脂、坤草；月经量多加阿胶、去桃仁、红花。经后10天服丸药，经前5天服汤药至行经期。丸药：肝郁者服逍遥丸。寒凝者服艾附暖宫丸。血瘀者服当归丸。气虚者服人参归脾丸。结果显示50例患者中，有35人治愈，12人好转，3人无变化，总有效率达94%。

李氏等采用加味四物汤治疗痛经41例，疗效甚佳。41例患者给予加味四物汤，基本方为川芎10g，生地15g，白芍15g，当归15g，丹参30~50g，鸡血藤15g，延胡索15g。加减：小腹胀痛加香附15g；绞痛、月经少加红花10g，牛膝6g；恶寒、四肢不温加桂枝10g；伴呕吐、大便溏泄加旋覆花、山药各15g；面色萎黄、气短汗出加党参15g，黄芪15g；带下色黄味臭加鱼腥草20g。服药方法为从治疗开始（包括经期）连续用药，每日1剂，分2次服，30天为1疗程，连服2~3疗程。合并脱证者，面色苍白，大汗淋漓，四肢厥冷、呕吐频繁，肌注安痛定或杜冷丁，静点能量合剂临时对症治疗，缓解后，即服用加味四物汤。结果显示 41 例患者治愈 38 例占 95%，1 个疗程治愈 18 例，2 个疗程治愈 20 例，其中最短 15 天，显效 3 例，总有效率 100%。停药 3 个月后随访 20 例未见复发。

王氏等将 60 例确诊为本病的患者给予方用桃红四物汤加味：桃仁 9g，红花 9g，当归 12g，熟地 15g，白芍 9g，川芎 6g，三棱 6g，莪术 6g，益母草 15g，炮姜 6g，牛膝 6g，艾叶 6g，香附 12g，刘寄奴 9g。水煎 20 分钟，煎煮 3 次。于月经来潮前 1 周开始服用，每日 1 剂，分早中晚口服，服至经后 1 周。服用 3 个月经周期为 1 疗程，停药后随访 3 个月经周期。结果显示本组 60 例，显效 30 例，有效 25 例，无效 5 例，总有效率为 91.6%。以活血化瘀、养血调经为治法，使瘀血行则经水得以流通，而腹痛及诸症自消。

冯氏等应用四物汤加味，对 78 例痛经患者进行了临床观察，取得了满意疗效。139 例患者随机分为治疗组 78 例，对照组 61 例。治疗组以四物汤为基本方，随症加减。四物汤药物组成为当归 15g，生地黄 15g，白芍 15g，川芎 10g。气滞血瘀型者主方中加桃仁 15g，红花 6g，香附 15g，牛膝 10g，延胡 10g 以活血化瘀、理气调经；寒凝胞中型者主方中加艾叶 10g，肉桂 10g，干姜 10g，乌药 10g 以温经散寒、活血止痛；湿热下注型者主方中加丹皮 15g，栀子 10g，红藤 15g，败酱草 15g，薏苡仁 15g 以清热除湿、化瘀止痛；冲任不调、肝肾虚损型者主方中加人参 10g，黄芪 15g，杜仲 10g，巴戟天 10g，益母草 15g 以补气血、益肝肾而止痛。用法用量为每天 1 剂，水煎分 2 次服，服药期间停用其他药物，15 天为 1 疗程。对照组选用痛经宝颗粒（月月舒）。结果显示治疗组总有效率为 96.2%，对照组总有效率为 85.2%，两组治愈率比较，差异有意义。

王氏等采用四物汤合失笑散加减治疗痛经 66 例，取得显著疗效。66 例患者均于月经来潮前 5 天开始予四物汤合失笑散加减治疗，每日 1 剂，水煎服，持续 7 天，5 个月为 1 个疗程，方药主要组成为当归 15g，川芎 15g，香附 15g，延胡索 10g，白芍 10g，蒲黄 10g，熟地 12g，五灵脂 10g。偏气滞血瘀者加桃仁 6g，红花 6g，乌药 6g，木香 3g，泽兰 10g。偏寒湿凝滞者加炮姜 6g，肉桂 6g，小茴香 6g，没药 6g，茯苓 12g。偏阳虚内寒者加吴茱萸 6g，党参 6g，桂枝 6g，附子 6g，艾叶 3g。偏气虚血弱加黄芪 15g，党参 15g，白芍 10g，炙甘草 10g，茯苓 10g。肝肾虚损加杜仲 10g，续断 6g，巴戟天 10g。结果显示治愈 56 例（85%），有效 9 例（14%），无效 1 例（2%），总有效率为 98%。

谯氏给予 32 例痛经患者给予活血化瘀、通经止痛治疗，给予四物汤为主方，基本方主要组成为红花 12g，桃仁 12g，白芍 12g，当归 12g，川芎 12g，熟地 12g，丹参 12g，香附 12g，延胡索 12g，广香 12g。加减：小腹冷痛兼胃寒者，加肉桂 3g，干姜 6g；血黏稠、口干、发热者，基本方减熟地，加丹皮 12g，黄柏 12g，麦冬 12g；腰酸腿软、乏力者，加黄芪 30g，党参 15g，枣皮 12g；兼胃脘胀满、干呕者，加厚朴 12g，枳壳 12g，白蔻 3g，每日 1 剂，水煎分早中晚温服，15 天为 1 疗程，连服 3~6 个疗程，在经前 5 日开始服用。在月经末期，痛经缓解后，以调理气血兼补肾气为主，基本方主要组成为红花 10g，桃仁 10g，丹参 10g，当归 12g，川芎 12g，白芍 12g，补骨脂 12g，枣皮 12g，黄芪 30g，菟丝子 12g。连续服用 3~6 个疗程，临床症状痊愈，随访 1 年，症状基本消失。

张氏等采用四物汤合失笑散加减治疗痛经 66 例，取得显著疗效。66 例患者均于月经来潮前 5 天开始予四物汤合失笑散加减治疗，每日 1 剂，水煎服，持续 7 天，5 个月为 1 疗程。方药主要组成为当归 15g，川芎 10g，香附 15g，延胡索 10g，白芍 10g，蒲黄 10g，熟地 10g，五灵脂 10g。偏气滞血瘀者加桃仁 6g，红花 6g，乌药 6g，木香 3g，泽兰 10g；偏寒湿凝滞者加炮姜6g, 肉桂6g, 小茴香6g, 没药6g, 茯苓12g; 偏阴虚内寒者加吴茱萸6g, 党参6g, 桂枝6g, 附子6g, 艾叶3g; 偏气虚血弱者加黄芪15g, 党参15g, 白术10g, 炙甘草10g, 茯苓10g; 肝肾虚损者加五味子10g, 枸杞子10g, 杜仲10g, 续断6g, 巴戟天10g。结果显示治愈: 经治疗后症状消失, 月经恢复正常, 停药后3个月无复发56例, 占84.8%; 有效: 症状减轻, 不服止痛药能坚持工作9例, 占13.6%; 无效: 服药后症状无改善1例, 占1.5%。总有效率为98.5%。

纪氏等运用桃红四物汤加减治疗原发性痛经50例, 与西药组30例比较, 认为中药治疗原发性痛经临床远、近期随访疗效满意。治疗组给予桃红四物汤加味, 即桃仁10g, 红花20g, 当归20g, 川芎10g, 白芍10g, 延胡索10g, 香附10g, 熟地20g为基本方。气滞血瘀型加牛膝20g, 柴胡20g。气血虚弱型去桃仁、红花, 加益母草20g、党参20g, 茯苓20g, 黄芪20g。均于行经前7天开始服, 每日煎1剂, 每日服2次, 行经时停服。3个月为1疗程, 一般服用1~3个疗程。对照组30例患者服用去痛片、阿托品片、加芬那酸片等口服止痛药与解痉药。雌激素类用己烯雌酚、黄体酮等, 疗程2个月。结果显示治疗组总有效率为94%, 对照组总有效率为60%, 治疗组比对照组疗效显著。

陈氏等把56例符合本病的患者随机分为治疗组32例和对照组24例。对照组采用西医对症治疗: 适当应用镇静、镇痛、解痉药(安定、强痛定、杜冷丁、阿托品、654-2); 前列腺素合成酶抑制剂(布洛芬、消炎痛、氟芬那酸); 口服避孕药抑制排卵。连续治疗3个月经周期。治疗组给予桃红四物汤加味治疗。处方组成为桃仁、当归、川芎、乌药、香附、郁金、柴胡、牛膝各10g, 熟地黄12g, 白芍、延胡索各15g, 红花、炙甘草各6g。加减: 小腹冷痛, 遇寒痛甚, 得热则舒者加艾叶10g, 肉桂(焗)6g; 自觉腹中灼热, 口苦口干, 舌红苔黄者去香附, 加栀子、黄芩、牡丹皮各10g; 腰骶酸痛明显者加杜仲、续断各15g; 气虚乏力, 头晕心悸者加党参、黄芪各20g。每天1剂, 水煎, 取汁300ml, 早晚分服。每月行经前5天开始服药, 服至经来潮1~2天, 疼痛缓解后即停药。连续治疗3个月经周期。结果显示治疗组治愈率、总有效率治疗组分别为68.8%、93.8%; 对照组分别为8.3%、66.7%; 两组治愈率、总有效率比较, 差异均有非常显著性意义。

胡氏用补阳还五汤灵活加减治疗痛经, 疗效满意。本组30例患者予补阳还五汤加减, 方剂主要组成为黄芪30g, 当归15g, 川芎15g, 赤芍15g, 白芍15g, 延胡索12g, 青皮12g, 桂枝12g, 红花6g, 桃仁6g, 甘草6g, 川楝子12g, 香附12g, 地龙3g。本组治愈28例, 无效2例, 治愈率93%。

吴氏为观察加味四物汤治疗原发性痛经的临床疗效, 将原发性痛经患者随机分为治疗组30例, 用加味四物汤[当归12g, 赤芍12g, 生地12g, 川芎10g, 红花6g, 血竭(冲)3g, 三七粉(冲)3g, 巴戟天12g, 益母草12g, 制香附20g]。肾阴虚者加二至丸(女贞子、旱莲草); 痛甚加金铃子散(川楝子、延胡索); 出血多者加海螵蛸、茜草、阿胶。自经前1周开始服用; 对照组28例, 月经来潮即开始服药, 给予消炎痛50mg, 每日3次, 两组均为6天为1疗程, 连用3个月。对两组患者进行临床疗效观察。结果显示治疗组有效率为100%, 对照组有效率为82.1%。经统计学分析, 两组临床疗效差异有显著性。表明加味四物汤治疗原发性痛经效果佳。

李氏运用四物汤加减治疗原发性痛经48例、月经不调患者62例, 均收到满意疗效。110例患者用四物汤加减治疗, 对于原发性痛经患者, 药用当归、川芎、白芍、熟地、桃仁、红花、香附、炮姜、延胡索、益母草、炙甘草，月经来潮时开始服用，连服5天，连用3个月经周期。对于月经不调患者四物汤基本方加减。痛经痊愈18例，占37.5%，好转27例，56.3%，无效3例，占6.3%，总有效率93.8%。月经不调，痊愈25例，占40.3%，好转35例，占56.5%，无效2例，占3.2%，总有效率96.8%。

吴氏采用加味桃红四物汤治疗原发性痛经55例，疗效满意。55例患者给予基本方桃仁6g，红花6g，川芎10g，延胡索12g，丹参12g，香附10g，枳壳10g，当归12g，白芍12g，熟地12g。加减：如有热者，方中加丹皮；寒甚者，加吴茱萸、肉桂、炮姜；痛及腰骶者，加续断、杜仲；呕吐者，加陈皮、半夏、生姜。每日1剂，水煎服。早、晚各1次温服。每次月经来潮前7天开始用药，服4~5剂，连续治疗6个月经周期。结果显示治愈34例，有效15例，无效6例，总有效率为89.1%。

梁氏为探讨桃红四物汤治疗原发性痛经的效果，以桃红四物汤治疗原发性痛经60例。60例患者给予桃红四物汤加减治疗，基本方主要组成为桃仁15g，红花15g，当归10g，川芎10g，赤芍10g，熟地15g。加减：气滞血瘀者，加柴胡、枳壳、青皮、川楝子；寒凝血瘀者，加小茴香、干姜、官桂、艾叶；湿热瘀阻者，加苍术、薏苡仁、牛膝、黄柏。服药方法为上方水煎，每日1剂，宜从月经来潮的前1周开始服药，经期继续服药，连续服药3~6个月。本组60例患者均以服药3个月为1疗程，治愈10例，显效45例，有效5例。

侯氏等为观察桃红四物汤治疗原发性痛经的疗效，采用桃红四物汤（主要组成为桃仁、当归、川芎、乌药、香附、郁金、柴胡、牛膝等）治疗本病32例。结果显示治愈22例，好转8例，总有效率93.75%。其表明本方有行气活血、养血、通经止痛的功效，治疗原发性痛经疗效显著。

李氏等应用四物汤加减治疗原发性痛经200例。200例患者予四物汤加减。药物组成为当归、川芎、白芍药、熟地黄各9g。气滞血瘀型者四物汤去白芍药、熟地黄，加五灵脂10g，赤芍药12g，枳壳、乌药、桃仁、延胡索、红花各6g，甘草3g；寒湿凝滞型者四物汤去白芍药、熟地黄，加茯苓、蒲黄各10g，赤芍药、苍术、五灵脂各6g，川芎、干姜、肉桂、小茴香、延胡索各3g；湿热下注型者四物汤去熟地黄，加生地黄12g，败酱草、牡丹皮各9g，薏苡仁、鸡血藤各15g，莪术、红花、桃仁、延胡索各6g，香附3g；气血虚弱型者四物汤加黄芪、党参各15g，延胡索6g，香附3g，熟地黄增至20g；肝肾虚损型者四物汤去川芎，加山茱萸、山药各15g，巴戟天10g，阿胶6g，甘草3g，熟地黄增至20g；阳虚内寒型者四物汤去白芍药、熟地黄，加吴茱萸9g，牡丹皮、半夏、生姜、桂枝各6g，附子、小茴香各3g。以上各型均日1剂，经前3天至经后3天水煎取汁400ml，分早晚2次服。1个月经周期为1疗程，共治疗3个疗程。本组200例，痊愈135例，显效43例，有效22例。总有效率100%。

二、乳腺增生

蒋氏以桃红四物汤加味治疗乳腺增生，疗效较好。48例患者以桃红四物汤加减治疗，药用，其方为桃仁12g，红花6g，川芎15g，熟地18g，赤芍、牛膝各10g，路路通12g，夏枯草20g，丹参、丝瓜络各15g，当归12g，川芎15g，大枣15g，柴胡12g。水煎口服，1日3次，10天为1疗程，一般需3个疗程。结果显示临床治愈标准为临床症状和体征完全消失，红外线扫描检查包块消失35例，1年内随访2次（红外线扫描）均未见包块；有效：临床症状和体征完全消失，包块缩小变软 11 例；无效：临床症状和体征无改善，包块未缩小变软 2 例；总有效率 95.8%。

杨氏等以四物汤加减治疗乳腺增生 86 例，疗效较好。86 例患者给予四物汤加减治疗，处方主要组成为当归 15g，芍药 15g，川芎 20g，熟地 15g 为基础方。当患者以疼痛为主伴有情绪郁闷、心烦易怒、胸闷嗳气时加疏肝理气陈皮、柴胡、郁金、香附各 12g；当患者疼痛较轻，以乳房肿块为主伴有月经周期紊乱、月经量少时加温补肾阳调理冲任药物仙茅、仙灵脾各 10g，巴戟天 12g；当疼痛不明显，肿块质硬时加健脾利湿、破血活血、软坚散结药物白术、茯苓、瓜蒌各 15g，海藻 12g，莪术 10g。服药方法为水煎服，每日 1 剂，分 2 次服用，疗程 2~3 周。结果显示显效 60.5%，有效 32.6%，无效 7.0%，总有效率 93.0%。

刘氏对乳腺囊性增生患者采用桃红四物汤加减治疗，疗效显著。98 例本病患者给予桃红四物汤加味其方组成为当归 20g，桃仁 10g，红花 10g，赤芍 10g，川芎 10g，穿山甲 10g，荔核 10g，桔核 10g，郁金 10g，香附 6g，延胡索 10g(醋炙)。乳房肿块硬、疼痛较甚者加三七 10g，三棱 10g，莪术 10g，每日 1 剂，水煎 3 次，分 3 次口服，连服 10 剂后，将上述中药研细末，每次 10~15g，每天 2 次，冲服。疼痛严重者在月经前 1 周内口服甲基睾丸素，每日 3 次。两个月为 1 疗程。两个疗程结束后，统计治疗结果。结果显示 98 例治疗两个疗程，84 例治愈，14 例好转，治愈率为 85.7%。

三、子宫肌瘤

刘氏为观察蛰虫四物汤加减治疗子宫肌瘤的临床疗效，将 75 例子宫肌瘤患者随机分为两组，治疗组 45 例采用蛰虫四物汤加减治疗，基本方药主要组成为蛰虫 10g，生地 5g，白芍 15g，当归 12g，川芎 10g，黄芩 10g，黄连 10g。临症加减：阴虚者加玄参、麦冬、旱莲草；肾虚者加续断、菟丝子、熟地；血热重、出血多者，去当归、川芎加地骨皮、青蒿、乌贼骨；出血不止者加侧柏炭、棕榈炭、阿胶珠；头晕头痛、肝火旺者加桑叶、菊花、女贞子；脾虚者加太子参、白术、淮山药；湿热下注者加瞿麦、龙胆草、车前子；气滞疼痛者加川楝子、延胡索。对照组 30 例采用桂枝茯苓丸治疗：桂枝 10g，茯苓 12g，丹皮 10g，桃仁 10g，芍药 15g。两组均为中药煎剂，每日 1 剂，水煎 2 次，分早晚分服，1 个月为 1 疗程，共观察 3 个疗程。结果显示治疗组治愈率为 44.4%，总有效率为 90.1%；对照组治愈率为 33.3%，总有效率为 73.3%，两组治疗治愈率与总有效率比较，差异有显著性意义。表明采用蛰虫四物汤加减治疗子宫肌瘤有较好的临床疗效。

四、功能性子宫出血

张氏等以桃红四物汤加减治疗功能性子宫出血，疗效较好。345 例本病患者采用桃红四物汤(主要组成为桃仁 10g，红花 10g，当归 20g，川芎 15g，白芍 10g，生地 20g，益母草 30g)治疗功能性子宫出血 345 例，结果显示临床治愈 186 例，好转 128 例，无效 31 例，总有效率为 91%。

李氏等将 22 例功能性子宫出血患者给予胶艾四物汤，其方组成为阿胶 9g(烊化冲服)，艾叶 9g，当归 9g，川芎 6g，白芍 12g，熟地 12g，炒蒲黄 9g，五灵脂 9g，甘草 3g。腹痛加乌药 10g，腰痛加杜仲 10g，桑寄生 10g。结果显示治愈 19 例(86.4%)，好转 3 例(13.6%)，无效 0 例，总有效率为 100%。临床观察表明，本方具有促进子宫复归、缩短阴道出血时间，增加宫内残留组织排出，修复子宫内膜等功效。

何氏等采用加味桃红四物汤治疗人流后阴道流血不止者120例，疗效满意。180例患者分为治疗组120例，对照组60例，治疗组均采用加味桃红四物汤，其主要组成为桃仁10g，红花10g，当归10g，川芎10g，白芍20g，熟地10g，黄芪20g，党参15g，益母草30g，旱莲草30g，蒲黄10g，赤芍10g。对照组给予安络血10mg肌注，每日2次。结果显示治疗组120例中，治愈110例（占91.7%），有效9例（占7.5%），无效1例（占0.83%），总有效率99.1%。对照组60例中，治愈28例（占46.6%），有效17例（占28.3%），无效15例（占25%），总有效率75.6%。经统计学处理显示两组有显著性差异。

俞氏等用自拟加味补阳还五汤治疗功能性子宫出血45例，取得了较好的疗效。45例患者给予加味补阳还五汤，其主要组成为当归10g，黄芪50g，赤芍10g，红花10g，桃仁10g，川芎10g，党参30g，白术15g，牛膝30g，续断15g，杜仲12g，益母草30g，仙鹤草30g，地榆炭10g，荆芥炭10g，姜枣引，水煎服，每日1剂。同时以阿胶10g隔水炖化后用以上煎好的中药汁冲服，每日2次。连服6剂后评定疗效。结果显示显效28例，其中有15例服药3剂后就能控制症状，显效率62.2%。有效15例，有效率33.3%，总有效率95.6%。无效2例。

杨氏等为观察中药复方治疗青春期功能失调性子宫出血的疗效，给68例本病患者采用参芪胶茜四物汤（党参、黄芪、当归、生地、阿胶、川芎等）治疗本病68例。结果显示治愈41例，总有效率92.7%。实验表明，益气养血、活血止血法治疗青春期功能性子宫出血有很好的疗效。

李氏应用四物汤加减对102例药物流产后子宫出血患者进行临床治疗，效果较好。102例患者给予四物汤加减，主要组成为当归10g，川芎16g，白芍10g，熟地15g。随症加减：素体脾胃虚弱、运化无力、食少便溏者，熟地、芍药减量；气虚者加党参、黄芪；血瘀者加桃仁、红花；有寒者加肉桂、炮姜；血虚有热者加牡丹皮、黄芩；病久伤津耗阴者加女贞子、阿胶、旱莲草、乌贼骨；感染加徐长卿、金银花、连翘。水煎服，每日1剂，分早晚2次温服。经治疗痊愈94例，好转6例，2例无效，改为清宫术，清除物为残留之胚胎组织，总有效率为98%。

王氏应用加减桃红四物汤治疗药流后阴道出血132例，取得了较好的疗效。260例本病患者随机分为两组，中药治疗组132例，单纯药流组128例，两组病例均于第1天口服米非司酮150mg，第3天加服米索前列醇600mg，服药后6小时内观察排出物并记录出血情况。中药治疗组服米索前列醇后24小时口服加减桃红四物汤。药物组成为桃仁15g，红花6g，益母草15g，炒蒲黄10g，枳壳10g，当归6g，川芎6g，香附10g，赤芍15g，炒黄芩10g，黄芪30g，海螵蛸15g，怀牛膝20g，每日1剂，水煎2次分服，连服5天。结果显示中药治疗组显效及总有效率均明显高于单纯药流组。中药治疗组药流后出血量少者70例，占53%，量中等者51例，量多者11例；单纯药流组分别为36例（23.4%）、74例、18例；中药治疗组出血量少者明显多于单纯药流组。中药治疗组月经30天恢复者74例，占56.06%；31~40天恢复者41例，占31.06%；大于40天恢复者17例，占12.88%；单纯药流组月经30天恢复者38例；占29.68%；31~40天恢复者65例，占50.78%；大于40天恢复者25例，占19.53%。月经于30天恢复者，中药治疗组明显优于单纯药流组，有显著性差异。

林氏等采用桃红四物汤加味治疗药流后出血多取得了较满意的疗效。42 例患者给予桃红四物汤，药物组成为桃仁 6g，红花 10g，川芎 10g，赤芍 10g，生地炭 15g，当归 15g，莪术 8g，三棱 8g，益母草 15g，炮姜 6g，炙甘草 6g，蒲黄 8g(包煎)。加减：腹冷畏寒加鹿角胶 10g，艾叶炭 10g；小腹痛加三七粉 3g(冲服)；口干舌红、血色紫黯加旱莲草 15g，黄芩炭 10g；目涩加熟地 15g，枸杞子 20g，续断 15g；头晕气短、小腹空坠加黄芪 15g，党参 20g，山茱萸 10g，山药 10g。水煎服，每日 1 剂，止血后继服 3 剂。结果显示本组 42 例，用药后最快 3 剂阴道出血停止，最慢 8 剂见效，一般用药 6～8 剂，有 3 例加用西药，纯中药治愈率为 93%。服药过程中多数病人阴道出血停止，症状消失。少数可有用药后出血反而增多，有血块排出。按原方继续服用 3～6 剂，出血量可逐渐减少、停止。

张氏等以活血化瘀法为主治疗崩漏，取得良好效果。30 例患者给以桃红四物汤为主方。药用，其方组成为桃仁、红花、当归、川芎、赤芍各 10g，生地黄 15g。煎服方法为水煎，渣复煎，取汁 200ml，分上、下午各服 1 次。随症加减：气虚者加党参、黄芪；血热者加黄芩、牡丹皮、知母；肾虚者加菟丝子、山萸肉、墨旱莲；寒凝者加艾叶、阿胶、炮姜。本方以活血化瘀为大法，适当配伍补气、散寒、行气、清热之品，在月经病的治疗中，有较好的疗效。

周氏等对药物流产者同时加服中药加味桃红四物汤，以期减少阴道出血量和缩短出血时间，并设对照组加以比较。本组 435 例患者随机分为治疗组 237 例，对照组 198 例。两组均按常规口服米非司酮和米索前列醇，治疗组第 3 天服米索后加服中药加味桃红四物汤，药物组成为桃仁 9g，红花 12g，当归 9g，川芎 9g，赤芍 12g，艾叶 9g，炮姜 9g，马齿苋 30g，蒲黄(包煎)9g，水煎服，每日 1 剂，分早晚两次温服。连服 5 剂。结果 2 组阴道出血时间和出血量比较，治疗组优于对照组。

谭氏采用桃红四物汤加味治疗人工流产后阴道出血 37 例，疗效满意。37 例患者运用桃红四物加味治疗。药物组成为桃仁、红花、当归各 10g，芍药 15g，丹参、生地各 10g，肉桂 3g(后下)，川芎 6g，益母草 40g，马齿苋 30g，三七粉 3g(冲)，生蒲黄 10g。对于 B 超显示子宫内有胚胎组织残留或宫内有积血积液均采用此方，B 超检查未见子宫附件异常者，将益母草、马齿苋酌情减量。37 例中，32 例痊愈，3 例有效，2 例无效。

王氏用桃红四物汤加味治疗崩漏取得较满意效果。30 例患者选用养血活血的桃红四物汤加减治疗。处方组成为当归 20g，赤芍 10g，川芎 15g，熟地 10g，桃仁、红花各 5g，每日 1 剂，水煎服。平素脾胃不足者加砂仁 10g(后下)；大便艰涩者加大黄 5g；血色偏暗或夹有血块者加茜根炭 20g；出血较多者加贯众炭 30g；气虚者加黄芪、党参各 30g。出血停止后继服 5 剂，巩固疗效。结果显示本组 130 例患者中，显效 112 例(85%)，有效 13 例(10%)，无效 7 例(5%)，总有效率达 95%。

翁氏等应用四物汤加味治疗放环后出血 32 例，疗效满意。32 例患者应用四物汤加味，基本方组成为当归、川芎、熟地、茜草、田七粉、乌贼骨、黄芪、白芍、甘草。每日 1 剂，清水煎汤，分 2 次温服。若经色紫暗或有血块，质稠，伴小腹疼痛，舌质紫黯，脉涩，属血瘀，加失笑散以活血化瘀；兼胸胁部胀痛者，加柴胡、川楝子等理气之品；若经血淡而质薄，神疲乏力，舌淡苔薄白，脉沉弱者，属气虚甚，加党参、山药、白术、大枣补中益气，黑姜温中止血；兼血虚者，重用当归，加阿胶、首乌等养血之品；淋漓日久者，伴头晕、耳鸣、腰膝酸软，辅以山茱萸、菟丝子、鹿角胶等补益肝肾之品。结果显示治愈 24

例，占75%，有效6例，占18.75%，无效2例，占6.25%，总有效率93.75%。

王氏等运用四物汤合失笑散加味治疗功能性子宫出血136例，临床效果颇佳。136例患者以四物汤合失笑散加味治疗，处方组成为当归10g，炒白芍10g，川芎3g，炒桃仁10g，红花10g，蒲黄炭10g（包煎），炒五灵脂10g（包煎），制香附12g。茜草炭10g，小蓟炭10g，三七粉2g（冲），每日1剂，水煎2次，早晚分服，连服3剂，药后复诊。结果显示136例患者痊愈116例，占85.3%；好转16例，占11.8%；无效4例，占2.9%，总有效率97.1%。其中服药3剂痊愈的83例，服药6剂痊愈的33例。

向氏应用桃红四物汤合失笑散加减治疗药流后出血，疗效满意，能够促进瘀血排出，避免清宫术及盆腔炎的发生。52例患者常规口服抗感染药物和宫缩剂，同时服中药桃红四物汤加失笑散加减。处方组成为桃仁、红花各10g，当归、川芎、赤芍各12g，益母草15g，五灵脂、蒲黄各10g。腹部坠胀者加香附、牛膝各10g；出血颜色暗红、血块多者加莪术、丹参各10g，每日1剂，连服7天。结果显示本组痊愈34例，占67.3%，显效14例，占26.9%，无效4例，占5.8%。总有效率94.2%。

郭氏等用桃红四物汤治疗宫环出血300例，取得较好疗效。300例患者给予桃红四物汤，药物组成为桃仁、生地、赤芍各15g，红花、当归各10g，川芎12g。随症加减：经量多者加炒蒲黄、五灵脂、旱莲草各15g，益母草20g；精神郁闷者加香附15g，柴胡、青皮各12g；带下多者加马齿苋、薏苡仁、木贼草各15g；出血日久，气血虚弱者加党参、白术各12g，黄芪15g。每日1剂，水煎服，每月服15天，连服3个月经周期为1个疗程。结果显示300例中治疗1个疗程后显效180例，占60%；有效103例，占34.33%；无效17例，占5.67%；总有效率为94.33%。

巴雅尔图等运用桃红四物汤加减治疗功能失调性子宫出血，取得满意疗效。49例患者给予桃红四物汤加减治疗，基本方药组成为桃仁10g，红花10g，生地10g，白芍10g，当归10g，川芎10g，棕榈炭10g，血余炭10g，干姜炭10g。随症加减：下腹冷痛加艾叶10g，香附10g，小茴香10g（包煎）；神疲乏力、汗出加党参10g，生芪30g；纳呆加神曲15g，山楂15g。用法为每日1剂，水煎分两次口服，7～15天为1疗程。血止后服八珍益母丸15天以巩固。结果显示本组49例经1个疗程治疗后治愈19例，显效5例，有效3例，无效2例；经2个疗程治疗后治愈6例，显效3例，有效5例，无效6例。共计治愈25例，显效8例，有效8例，无效8例。总有效率为83.7%。

刘氏等采用自拟二胶四物汤加味治疗功能性子宫出血患者126例，取得较好的效果。自拟二胶四物汤加味方药组成为阿胶（烊化）10g，鹿角胶（烊化）10g，川芎10g，当归12g，白芍12g，熟地15g，煅牡蛎15g，金樱子12g，地榆12g，茜草9g，黄芪15g，炒白术12g，益母草12g。出血量多加棕炭6g，乌梅5g；日久不愈加三七参末2g（冲服）。每天1剂，水煎2次，早晚分服。本组126例均治愈（服药3～15天，阴道出血全止，停药后观察半年，经量，周期均属正常者），服3剂药血止者87例。3～7剂者36例，7～15剂者3例。

姚氏等运用桃红四物汤合失笑散治疗功能失调性子宫出血（简称功血）39例，并随机与对照组30例对比观察，疗效优于对照组。治疗组采用中药治疗，以桃红四物汤合失笑散加味：桃仁、红花、熟地、当归、川芎、赤芍、蒲黄、五灵脂、阿胶、茜草、益母草。气虚者加黄芪、红参，肾虚者加枸杞、杜仲。每天1剂，浓煎取汁，每日服2次。对照组采用宫血宁口服，每次2粒，每日服3次。10天为1疗程。结果显示治疗组39例中，显效25

例，改善 10 例，无效 4 例，总有效率 89.7%；对照组 30 例中。显效 10 例，改善 8 例，无效 12 例，总有效率 60%。两组疗效比较，总有效率差异有显著性。

郑氏采用桃红四物汤加减配合下腹部神灯照射，治疗药物流产不全 36 例，取得满意疗效。36 例患者以活血化瘀、养血止血为治则。药用桃仁、川芎、赤芍、莪术各 10g，红花 9g，山楂、当归、生地各 15g，益母草 20g。血热者加黄芩、女贞子各 15g，旱莲草 20g；气虚者加黄芪 20g，党参、白术各 15g；下腹胀痛明显者加川楝子 9g，郁金 15g，延胡索 12g；出血较多者加仙鹤草 30g，乌贼骨 20g，阿胶 15g。每日 1 剂，水煎 2 次，取汁 400ml，分早晚 2 次温服。同时配合神灯照射下腹部 30 分钟，每日 1 次，5 天为 1 疗程。结果显示痊愈 34 例(94.44%)，无效 2 例(5.56%)。治疗 1 个疗程 18 例，2 个疗程 11 例，3 个疗程 5 例。

陈氏以中药桃红四汤为为基本方配合肌注缩宫素治疗药物流产后阴道出血，获得了较为满意的疗效。126 例本病患者随机分为观察组 66 例，对照组 60 例两组患者在年龄、孕次、产次、及妊娠天数、服药剂量和阴道出血时间等方面无明显差异，具有可比性。观察组给予中药桃红四物汤加味。其组成为益母草 15g，红花 6g，当归 15g，川芎 10g，桃仁 10g，香附 10g，炙甘草 6g，蒲黄 10g。每天 1 剂，水煎分 2 次口服。催产素 10u 肌肉注射，每天 2 次。对照组催产素 10u 肌肉注射，每天 2 次，配合使用头孢胺苄胶囊或者罗红霉素口服。结果显示观察组中 3~7 天内阴道出血完全停止 44 例(66.67%)，7~10 天内阴道出血完全停止 15 例(22.73%)。无效 7 例(10.61%)，总有效率 89.40%。对照组 3~7 天内，阴道出血完全停止 24 例(40%)，7~10 天内阴道出血完全停止 17 例(28.33%)，无效 19 例(31.67%)，总有效率为 68.33%。两组比较，观察组疗效明显优于对照组，两组差异有统计学意义。

梁氏等将慢性输卵管炎不孕症患者 31 例给予桃红四物汤加减治疗，基本方组成为桃仁 10g，红花 10g，当归 10g，川芎 5g，赤芍 10g，白芍 10g，桔梗 10g，鱼腥草 10g，穿山甲 15g，升麻 10g。并随症加减，气滞血瘀者加重穿山甲、皂角刺、丹参；湿毒瘀阻者去桂枝、红花，加蒲公英；输卵管积水者加赤小豆、茯苓皮；腰酸肾亏者加杜仲、菟丝子等；气虚者加人参、田七；痰湿兼阻者加苍术、石菖蒲；附件包块者加浙贝母、蜈蚣。以上据患者素体胖瘦等诸因素而调整药量。2 个月为一疗程，可连服 2 个疗程。辅助行超短波热敷小腹，1 月 2 次，经前 1 次，经后 1 次，每次 1 周。热敷每次不超过 40 分钟为宜。结果显示治疗后输卵管通畅 21 例，欠通畅 5 例，不通畅 1 例，痊愈率 83%。一年内通过巩固调理，人工测定排卵期指导受孕成功妊娠 24 例，有效受孕率 77.4%。

郜氏以奇效四物汤随症化裁治疗崩漏，收到满意效果。30 例患者以奇效四物汤为主方，处方组成为当归 15g，熟地黄 30g，白芍药 15g，川芎 15g，阿胶(烊化)30g，炒艾叶 12g，黄芩 12g。随症加减：热甚熟地黄改生地黄 30g，白芍药改赤芍药 15g，加焦栀子 12g，旱莲草 30g；偏寒加炮姜 15g；气虚加红参 15g，黄芪 30g；量多无块加炒荆芥 12g，炒蚕砂 30g，赤石脂 30g；量多有块或跌仆者加三七 15g，炒蒲黄 12g，花蕊石 15g，产后崩漏加贯众炭 15g，益母草 30g，炒卷柏 15g，郁怒崩漏加醋炒柴胡 12g，香附 12g，腹痛加延胡索 15g；腰痛加续断 15g，杜仲 15g。每日 1 剂，水煎 3 次，7 剂为 1 个疗程。治疗期间停用其他治疗药物。结果显示 30 例中治愈 14 例，显效 10 例，有效 4 例，无效 2 例。治愈率为 47%，总有效率为 93%。

许氏为研究药物流产后加服加味桃红四物汤对流产的完整性和阴道流血情况的影响，

将米非司酮配伍米索前列醇药物流产者随机分为两组，研究组 30 例排出胚囊后加服加味桃红四物汤（主要组成为桃仁、红花、当归、川芎、赤芍、生地、益母草、牛膝、地榆炭、茜草、炮姜、蒲公英、白花蛇舌草、甘草），对照组 30 例不加服该药。两组患者均于流产后服用抗生素 6 天。结果显示完全流产率研究组与对照组分别为 97%（29/30）和 83%（25/30），两组比较有显著性差异；完全流产者的出血时间研究组为 3 ~ 6（6.26±3.17）天，对照组 5 ~ 27（10.15±4.38）天两组比较有显著性差异性。表明加味桃红四物汤可明显减少阴道流血量及缩短阴道流血时间，价廉且无明显毒副反应，值得临床推广。

孙氏将 60 例本病患者随机分为两组，治疗组 30 例，年龄 18 ~ 51 岁，对照组 30 例，年龄 20 ~ 53 岁。两组性别、年龄、病证等差异无显著性，具有可比性。治疗组采用自拟棱莪四物汤加味，三棱、莪术、益母草、当归、熟地、赤芍、蒲黄、丹参各 15g，川芎、香附、五灵脂各 10g，血竭 5g，红枣 30g，如出血量多加三七粉 3g，丹皮炭、茜草炭各 15g；气虚证加党参、炙黄芪各 20g，焦白术、紫草、生白芍、生地炭各 15g，升麻、黄柏炭 10g；血热加桑叶 30g，早晚各服 1 次。连服 7 天为 1 疗程。对照组口服宫血宁胶囊 260mg，每天 3 次，益母草冲剂 5g，每天 3 次，止血芳酸片 0.5g，每天 3 次，7 天后判断疗效。结果显示治疗组痊愈 19 例，显效 6 例，无效 5 例，总有效率 83.33%；治疗组 30 例均根据其临床表现进行随症加减。对照组痊愈 12 例，显效 5 例，无效 6 例，总有效率 56.66%。两组比较差异有显著性。控制出血时间，治疗组为 2 ~ 5 天，对照组为 5 ~ 7 天，两组比较差异有显著性意义。

朱氏用通因通用法治疗青春期崩漏患者 13 例，疗效满意。13 例患者给予桃红四物汤加减治疗，基本方主要组成为桃仁 6g，红花 4g，当归 10g，川芎 8g，芍药 10g，熟地 15g。随症加减：对于热扰冲任、迫血妄行者加大黄炭、黄柏炭、侧柏炭；对于脾虚气陷、统摄无权者加黄芪炭、党参炭；对于气滞血瘀而致者加用香附炭、益母草、三七粉；对于阳虚偏寒者加用艾叶炭、炮姜炭；对于暴崩急症以防气血暴脱加血余炭、煅牡蛎。水煎服，煎汁 300ml，每日 1 剂，早晚各服 150ml，7 天为 1 疗程。结果显示本组治愈 10 例，治愈率 77%，有效 2 例，有效率 15%，无效 1 例，无效率 8%。

朱氏对 280 例崩漏患者采用桃红四物汤加减治疗，280 例患者予桃红四物汤加减，基本方组成为桃仁 6g，红花 4g，当归 10g，川芎 8g，白芍药 10g，熟地黄 15g。随症加减：热扰冲任、迫血妄行加大黄炭、黄柏炭、黄芩炭；脾虚气陷、统摄无权加黄芪炭、地黄炭；气滞血瘀而致加用香附炭、益母草、三七粉；阳虚偏寒加艾叶炭、炮姜炭；暴崩急症以防气血暴脱加血余炭、煅牡蛎。每日 1 剂，水煎服，煎汁 300ml，早晚各服 150ml。7 日为 1 个疗程。共治疗 3 个疗程，随访 6 个月后统计疗效。结果显示本组 280 例，痊愈 250 例，占 89.2%，好转 23 例，占 8.2%，无效 7 例，占 2.6%。总有效率 97.4%。

五、更年期综合征

徐氏为观察桃红四物汤为主方治疗更年期综合征的疗效，将 100 例患者随机分为西药组和中药组，西药组 46 例，中药组 54 例。中药治疗组用桃红四物汤为主方 [桃红（去皮尖）6 ~ 15g，红花（包煎）6 ~ 20g，生地或熟地 15 ~ 60g，白芍 10 ~ 30g，归片（土炒）10 ~ 60g。川芎 3 ~ 12g] 治疗更年期综合症和结合雌激素治疗更年期综合症的对照组对照，观察其总的有效率。结果显示西药组治愈 13 例（27.18%），好转 22 例（46.74%），有效 4 例

（6.53%），无效 7 例（14.13%）。总有效率为 80.43%。中药组治愈 40 例（74.68%），好转
10 例（18.99%），有效 2 例（3.17%），无效 2 例（3.17%）。总有效率为 98.44%。表明桃红
四物汤为主方治疗更年期综合症有显著的疗效，复发率低。

闫氏应用猪蹄四物汤治疗 46 例更年期综合征。其主要组成为当归、川芎各 10～15g，
白芍、熟地各 20～25g。随症加味：肋痛加柴胡、香附；心悸加菖蒲、远志、莲子；失眠多
梦加枣仁、五味子；汗多加浮小麦、生龙骨、生牡蛎；纳差加白术、山楂、鸡内金；阳虚
加肉桂；阴虚加女贞子、麦冬；经量偏多加地榆、阿胶珠。1～2 日 1 剂，早、晚分服。猪
蹄 1 至 2 只加适量水、食盐及调味品，煮熟吃肉喝汤。中药 1 剂，同时服用，为治疗 1 次。
治疗 5～7 次的 28 例，治疗 8～9 次的 18 例。显效：大部分症状消失及好转 32 例，占
69.57%。有效：大部分症状好转 12 例，占 26.09%。无效：临床症状无明显变化 2 例，占
4.35%；总有效率为 95.65%。

肖氏为观察加味四物汤加减治疗围绝经期综合征的临床疗效，将 167 例患者随机分为
治疗组 87 例与对照组 80 例，治疗组予以口服加味四物汤治疗，方药主要组成为熟地 15g，
白芍 10g，当归 10g，川芎 6g，白术 10g，丹皮 10g，柴胡 10g。临症加减：肾阴虚明显者加
山茱萸 12g，知母 10g，黄柏 10g，阿胶 10g（烊化）；肾阳虚明显者，加仙茅 10g，仙灵脾
10g，巴戟天 10g，鹿角胶 6g（烊化）；伴失眠者加酸枣仁 20g、五味子 6g；伴惊悸不安者加
茯苓 15g，龙齿 10g。水煎 2 次，每日 1 剂，分 2 次服。对照组予以口服尼尔雌醇治疗。结
果显示治疗组治愈率、总有效率分别为 62.1%、93.1%；对照组分别为 37.5%、70.0%，
两组比较差异均有统计学意义。实验结果表明，加味四物汤加减治疗围绝经期综合征有良
好的疗效。

谢氏等以温阳养血为法，以四逆四物汤治疗阴阳两虚型更年期综合征 73 例，疗效显
著。共观察治疗 127 例，按就诊先后顺序，以随机查表法分为治疗组和对照组。治疗组 73
例，对照组 54 例，两组患者在年龄、病程等方面经统计学检验，无显著性意义，具有可比
性。治疗组予四逆四物汤，药物组成为附子 5g，炙甘草 10g，干姜 5g，熟地 20g，当归 10g，
白芍 10g，川芎 10g，每日 1 剂，水煎，取汁 400ml，分 2 次温服。对照组口服妇复春胶囊
（醋酸甲羟孕酮复合胶囊），每日 1 次，1 次 2 粒。两组疗程均为 12 周，在治疗观察期间均
禁用其他任何能对治疗结果产生影响的相关治疗和药物。临床观察表明，四逆四物汤治疗
围绝经期综合征，治愈率为 28.77%，总有效率为 87.67%，治愈率和总有效率明显高于妇
复春胶囊对照组，表明四逆四物汤治疗更年期综合征经临床实践验证疗效肯定，值得临床
推广应用。

六、不孕症

李氏以桃红四物汤加味治疗术后继发性不孕 8 例，疗效较好。8 例患者给予桃红四物汤
加味（其主要组成为桃仁 10g，红花 10g，当归 20g，川芎 15g，生地 15g，杭芍 15g，泽兰叶
10g，牛膝 15g，败酱 30g，益母草 30g）治疗，结果显示 8 例中服药一个疗程妊娠者 3 例，服
药 2 个疗程受孕者 4 例，无效 1 例。

陈氏等以补阳还五汤为主治疗不孕症，效果较好，63 例患者给予补阳还五汤加味，基
本方主要组成为黄芪 30～60g，全当归 12g，赤芍、地龙、川芎、巴戟天、鹿角霜、制香附
各 10g，桃仁、红花各 6g，紫石英 15～30g，蛇床子 15g。每日 1 剂，水煎服。结果显示痊

愈(已怀孕)31 例，显效(病灶消失，输卵管畅通，BBT 双相)29 例，无效(病情无明显变化)3 例。

唐氏以中药内服桃红四物汤加减(基本药物组成为桃仁 10g，红花 10g，当归 12g，川芎 6g，赤芍 10g，黄芪 20g，党参 15g，香附 10g，穿山甲 20g，皂角刺 15g)，结合中药外敷方(主要药物组成为血竭 60g，香附 30g，川椒 60g，丹参 60g，三棱 30g，莪术 30g，赤芍 120g，当归 120g，将上药共研成细末，每 0.25 千克/份，装入纱布袋中，封口，用时蒸 15 分钟，趁热外敷下腹 30 分钟，每天 1 次，连续用 14 天，经期停药)。外敷下腹及中药灌肠方(主要药物组成为红藤 30g，蒲公英 30g，紫花地丁 30g，桃仁 10g，红花 10g，丹参 30g，枳实 10g，乌药 10g。将上药浓煎成 100ml，用 5 号导尿管或小儿肛管，插入肛门 14cm 以上，在 30 分钟内灌完，灌完后卧床 30 分钟，每天 1 次，连续 14 天，经期停药)。保留灌肠治疗 35 例输卵管炎性不孕患者，并与对照组 37 例(用抗生素静脉给药及子宫腔注药组)比较。结果显示治疗组治愈 21 例(60%)，有效 8 例(22.86%)，无效 6 例(17.14%)，总有效率 82.86%；对照组治愈 11 例(29.73%)，有效 9 例(24.32%)，无效 17 例(45.95%)，总有效率 54.05%。两组总有效率比较，经统计学处理，治疗组明显优于对照组，表明中药综合治疗输卵管炎性不孕有一定优势。

匡氏给予 36 例确诊为不孕症的患者给予自拟加味四物汤治疗，效果较好。36 例患者给予基本方，其主要组成为生地 10~15g，白芍 20~30g，当归 15~20g，川芎、莪术、陈皮各 6~10g，生鸡内金 20~30g，大黄 6~8g。水煎服，每日 1 剂，分 3 次服，7 剂为 1 疗程。辨证加减：腰疼甚者加杜仲、续断、三七等；阴道流血者加阿胶、仙鹤草等；恶心呕吐者加竹茹、黄连、苏叶、砂仁等；偏气虚加人参、黄芪等。服药最少 1 个疗程，最多 4 个疗程。临床治愈 33 例，约占 91.6%。其中服药 7 剂治愈 6 例，7~14 剂治愈 18 例，14~28 剂治愈 9 例。

刘氏治疗 30 例因人流术而致的内分泌功能失调不孕症，取得了满意的效果。30 例患者给予胶艾四物汤加味：当归 12g，川芎 10g，熟地 12g，赤芍 10g，艾叶 5g，阿胶 18g(烊化)，益母草 12g，鸡血藤 15g，桑寄生 12g，续断 10g，制香附 10g，甘草 6g。生姜 3 片，大枣 3 枚为引，每遇经期来潮时连服 3 剂，每天 1 剂，每剂分 3 次温服。同时服用归脾丸、逍遥丸及维生素 E。结果显示临床治愈 19 例，占 63.3%，有效 5 例，占 16.7%，无效 6 例，占 20%。总有效率为 80%。而无效的 6 例均属用药物实施流产者，其中中药 1 例，西药 5 例。

王氏等应用桃红四物汤口服加阴道局部用药治疗输卵管阻塞性不孕 45 例，并与单用桃红四物汤治疗者进行对照比较，疗效满意。输卵管阻塞性不孕症患者 90 例随机分为治疗组和对照组各 45 例。对照组应用桃红四物汤加减口服。药物组成为桃仁 10g，红花 10g，当归 10g，赤芍 10g，川芎 10g，丹参 20g，路路通 15g，香附 15g，山甲 10g；气虚者加黄芪 20g，党参 10g；肝郁气滞者加柴胡 10g，川楝子 10g，延胡索 10g；阳虚者加仙茅 10g，仙灵脾 15g；瘀滞较重者加三棱 10g，莪术 10g；湿热下注者加泽泻 15g，白花蛇舌草 30g，半枝莲 20g。水煎服隔日 1 剂，于经前 2~3 天开始服药，每个月经周期服 5~10 剂，3 个月为 1 疗程。治疗组口服药物及方法与对照组相同，另外加冲洗阴道后坐浴。用药为败酱草 30g，红藤 30g，白花蛇舌草 30g，半枝莲 30g，三棱 30g，莪术 30g，当归 30g，赤芍 30g。水煎取药液(量适中)于月经干净 3 天后开始，每晚睡前行阴道冲洗后坐浴 30 分钟，然后阴道放入吡哌酸0.5g、甲硝唑0.4g、地塞米松10mg。并用热水袋热敷小腹部，10~15天为1疗程，连用3个疗程。结果显示治疗组45例中治愈33例（73.33%），有效8例（17.78%），无效4例（8.89%），总有效率91.11%；对照组45例中治愈23例（51.11%），有效12例（26.67%），无效10例（2.22%），总有效率77.78%；两组疗效比较，治疗组较对照组有明显优势。

肖氏为观察补阳还五汤加味内服配合中药灌肠方灌肠治疗输卵管炎性不孕症的临床疗效，将86例输卵管炎性不孕症患者随机分为两组各43例，治疗组应用补阳还五汤加味（基本方组成为生黄芪、党参、当归、桃仁、赤芍、穿山甲、川芎、红花、地龙、路路通、王不留行）内服，配合中药灌肠方（由败酱草、丹参、红藤、苦参、莪术、皂角刺、夏枯草、刘寄奴组成）保留灌肠治疗；对照组以庆大霉素、地塞米松、糜蛋白酶宫腔内注射治疗，部分患者配合氨苄青霉素、甲硝唑静脉滴注。结果显示治疗组总有效率为76.7%，治愈率为58.5%；对照组总有效率为51.2%，治愈率为37.2%。两组比较，差异均有显著性意义。表明补阳还五汤加味内服配合中药灌肠方灌肠治疗输卵管炎性不孕症有较好疗效。

刘氏等为观察中西医结合治疗输卵管阻塞性不孕症的疗效，采用庆大霉素、地塞米松等输卵管通液，同时联合益母圣金汤加减（桃红四物汤加益母草、茜草、金银花等），药物组成为当归、熟地、茜草、丹参、鸡血藤、金银花各12g，白芍、桃仁、红花、川芎、龙胆草各10g，蒲公英20g，益母草30g，甘草6g。水煎服，每日1剂。早、晚空腹服，月经前、后各服5剂（为1个疗程）治疗本病132例，结果显示132例患者中治愈58例，显效42例，无效32例。总有效率为75.76%。其中治疗1个疗程的32例，2~3个疗程的64例，4~5个疗程的36例。无效的32例中，有6例确诊为结核性输卵管粘连，4例为输卵管严重畸形，5例失访。表明局部通液配合化瘀解毒类中药可以提高临床疗效。

刘氏等治疗的108例不孕症患者均排除男方不育、子宫器质性病变因素。108例患者给予中药桃红四物汤加减，其主要组成为桃仁6g（打碎），红花6g，赤芍、川芎各10g，炮甲珠10g（打碎），三棱、莪术各6g，柴胡、生地、当归、昆布、枳壳各12g，川牛膝15g，路路通、地龙各18g。气虚加黄芪20g，党参15g；实热加栀子10g（打碎），丹皮12g；痰湿加法半夏12g，苍术10g；肝气郁结加川楝子15g（打碎），香附15g；肝肾阴虚加枸杞子12g，紫河车粉12g；肾气不足加杜仲12g，菟丝子15g；寒凝胞脉加良姜10g，乌药10g，肉桂6g。每日1剂，早晚2次分服。于月经来潮第1天开始服用至月经干净为止（约5~6剂），3个月经周期为1个疗程。结果显示108例不孕症患者经1~2个疗程治疗，痊愈93例，有效8例，无效7例，治愈率86.1%，总有效率93.5%。随机随访25例，均在服药2~6个月受孕。

张氏等以腹腔镜手术合中药治疗输卵管性不孕症124例，效果较好。全身麻醉下经阴道、宫腔插入并留置通液管，置入腹腔镜，行腹腔镜检查；了解盆腔及输卵管病变情况，施行盆腔粘连分离术及输卵管修复整形术（包括输卵管造口术和输卵管伞端成形术）。然后经留置的通液管注入美兰液，镜下了解输卵管通畅情况。术毕常规用低分子右旋糖酐150ml、地塞米松5mg、庆大霉素8万作为防粘连液留置于盆腔中。术后3天及下次月经干净后3~5天，在B超引导下用超声晶氧行输卵管通液。每次输卵管通液后，根据临床症状用活血化瘀和疏肝理气药进行治疗。方用桃红四物汤加减，其主要组成为当归、川芎、白芍、桃仁、红花、炙甲片、路路通、制香附、泽兰叶、生甘草。腹胀气滞明显加佛手片、乌药；少腹痛甚或腹痛拒按加三棱、莪术；带下量多、色黄，小腹疼痛灼热加败酱草、蛇舌草；腰酸明显加炒杜仲、炒续断。每天 1 剂，煎汁分 2～3 次服，疗程据病情而定，随访 1 年。1 年内 124 例中受孕 57 例，受孕率 45.97%，其中足月妊娠分娩 42 例(73.69%)，异位妊娠 10 例(17.54%)，难免流产 5 例(8.77%)。表明腹腔镜手术和中药治疗两者有效地结合有助于输卵管性不孕症患者受孕。

蔡氏采用引经汤治疗生育期闭经致不孕症 60 例，疗效显著。予以自拟引经汤治疗，药物组成为炒当归、怀牛膝、三棱、莪术各 10g，熟地黄 20g，川芎 8g，淫羊藿、杜仲各 12g，赤芍、丹参各 15g。辨证加减：气虚者加黄芪、党参；阴虚者加生地黄、女贞子；气滞者加枳壳、香附；痰湿者加茯苓、胆南星。水煎服，每日 1 剂，12 天为 1 个疗程。月经来潮后用活血调经的桃红四物汤进行治疗，经给予五子衍宗丸合逍遥丸以善其后，至下次月经来潮前 1 周再服引经汤，连续调治 3 月，服药期间停服其他药物，禁生冷、烟酒等刺激之品。结果显示痊愈：症状消失，月经来潮，观察 3 个月经周期正常，并怀孕者，计 26 例。好转：症状明显好转，月经来潮。观察 3 个月，月经周期不规则，且无怀孕者，计 35 例。无效：临床症状无任何改善，计 4 例。有效率为 93.3%。

李氏采用加味柴胡四物汤治疗免疫性不孕 42 例，疗效满意。42 例患者给予加味柴胡四物汤治疗。处方为柴胡 15g，黄芩 12g，生地黄、熟地黄各 15g，当归 15g，白芍 15g，川芎 15g，丹参 25g，枸杞子 15g，炙鳖甲 25g，牡丹皮 12g，黄芪 25g。随症加减：合并输卵管炎症者，加炒薏苡仁 25g、败酱草 25g；月经量多且延长者，加乌贼骨 15g、茜草 12g、黑荆芥 6g；月经量偏少者，改当归为 25g；B 超检查提示排卵不良者，加鹿角霜 15g、仙灵脾 15g。上药用冷水浸泡 30 分钟，用武火煮沸后改用文火煎 30 分钟。每天 1 剂，每天 2 次，1 个月为 1 疗程，1～3 疗程后判定疗效。结果显示治愈 31 例，有效 8 例，无效 3 例，有效率为 93.0%。

七、异位妊娠

张氏对 40 例异位妊娠患者均采用胶艾四物汤加减及西药治疗，选胶艾四物汤为基础方，其主要组成为阿胶 20g，艾叶 12g，熟地 15g，川芎 15g，当归 20g，白芍 15g，并加党参 30g、黄芪 30g、仙鹤草 12g、三七 12g 等益气补血、活血化瘀、缓急止痛。出血已止、轻度发热、白细胞偏高者，原方去艾叶、阿胶、三七，加黄柏、丹皮、黄芩，同时加用抗生素，如青霉素、甲硝唑等；下腹疼痛不止者，在原方中加乳香、没药，增强止痛作用；下腹包块者，在原方中去艾叶、仙鹤草、阿胶、三七，加三棱、莪术、丹参、桃仁、香附、枳壳、生蒲黄等，增强理气、祛瘀、消肿作用；气血亏虚者，可用八珍汤加减或同时予西药对症、支持治疗；严重贫血者，输同型血治疗；尿妊娠试验阳性者，常规给中药蜈蚣粉口服，予西药氨甲喋呤 50～100mg 肌肉注射，必要时可重复使用。其中 39 例用药后治愈，治愈率达 97%，1 例治疗期发生出血行手术治愈。

谢氏为观察中西医结合治疗内出血型异位妊娠的疗效。选取符合条件的内出血型异位妊娠患者 60 例，随机分为两组，治疗组、对照组各 30 例。治疗组用米非司酮加中药胶艾四物汤加味[方药组成为阿胶(烊化)10g，艾叶 9g，川芎 3g，当归 9g，赤芍 9g，熟地黄 9g，蜈蚣 2 条，花粉 15g，党参 15g，黄芪 20g]治疗；对照组单用米非司酮治疗。米非司酮均用 4 天，中药服 7 天。结果显示治疗 7 天后治疗组 β-HCG 下降率 58.80±12.80；治愈率 90.0%；对照组 β-HCG 下降率 (66.10±10.28)；治愈率 63.3%。两组比较，差异有显著性意义。表明只要选择病例得当，中西医结合治疗有内出血型异位妊娠的方法是可行的。

八、闭经

邓氏等用四物汤加减治疗闭经60例，疗效满意。60例患者给予四物汤加减，处方组成为当归15g，白芍15g，川芎10g，熟地15g。加减：肝肾不足型加菟丝子15g，杜仲15g，枸杞子15g，山萸肉15g，鸡血藤10g；气血虚弱型加党参15g，白术15g，茯苓15g，黄芪30g，陈皮15g；阴虚血燥型加麦冬15g，知母15g，地骨皮15g，玄参15g，丹皮15g；气滞血瘀型加桃仁10g，红花6g，赤芍15g，怀牛膝15g，桔梗10g，柴胡10g，枳壳10g，香附20g；痰湿阻滞型减生地、白芍，加苍术15g，香附20g，半夏10g，陈皮15g，茯苓20g，通草6g，车前子15g。结果显示本组60例病人，其中临床治愈33例，占55%。有效21例，占35%，无效6例，占10%。

马氏等用桃红四物汤配合西药安宫黄体酮治疗闭经68例，收到了满意的效果。68例患者以桃红四物汤为基本方。其主要组成为当归15g，桃仁12g，红花12g，川芎12g，三棱10g，泽兰12g，坤草12g，香附12g，牛膝15g，水蛭8g，炮姜9g，甘草6g。水煎2次，每天1剂，早晚分服，连服17剂为1疗程。临床上可随症加减。如经行腹痛者加延胡索12g，罂粟壳12g；经行小腹冷痛坠胀感，可加肉桂9g，乌药12g；经行前五心烦热者可加生地12g，丹皮10g。服药时，大约在第1次月经后25天左右，肌注安宫黄体酮30mg，每天1次，连续给药3天后，即煎服桃红四物汤加减。结果显示痊愈（月经期恢复正常）55例，占80.8%，好转（月经虽然来潮，但超前错后，前后差约5天左右）11例，占16%，无效2例，属先天性闭经，占3%，总有效率96.8%。治疗时间最长者15个月，最短者6个月。

潘氏以桃红四物汤加减为主治疗由抗精神病药物所致的闭经48例取得满意疗效。48例患者给予桃红四物汤为基本方。其方组成为桃仁、枳壳、柴胡各9g，红花、甘草各6g，当归、生地各30g，川芎、制香附各10g，丹参、赤芍各15g。大便秘结者加生大黄15g（后下）；神疲肢倦、体形较胖者加苍术9g、茯苓30g；带下色黄、少腹灼热者加丹皮15g、栀子9g；月经中断3个月以上者加三棱、莪术各9g。每日1剂，煎服2次，20天为1疗程，按既往月经来潮时间提前10天服，月经来潮时停服，连续3个月经周期。后于每月月经来潮前7天服用乌鸡白凤丸，每次1丸，每日2次，7天为1疗程，连续服用3个月。停药半年后统计疗效。对服用桃红四物汤加减1个疗程月经仍未来潮者，即用黄体酮针剂20mg肌肉注射，连续3天，以建立月经周期，然后用桃红四物汤加减或乌鸡白凤丸调理。治疗闭经的同时仍继续使用抗精神病药物，且原量维持治疗，以免精神病复发。经治疗6个月，单用中药治疗40例，治愈32例，显效6例，无效2例，有效率95%；合用黄体酮针剂治疗8例，治愈2例，显效4例，无效2例，有效率75%。

龚氏将120例因精神药物所致闭经的患者随机分为两组，治疗组60例，对照组60例，两组间年龄、病程无明显差异，具有可比性。治疗组在原抗精神病药物不变的基础上内服逍遥丸合桃红四物汤，主要药物组成为桃仁9g，红花6g，熟地黄12g，白芍药9g，川芎9g。如气虚加黄芪；血虚白芍易为赤芍；血虚有热加牡丹皮、黄芪，熟地黄易生地黄，血虚有寒加炮姜。每日1剂，水煎服，2次早晚服用。逍遥丸，每日3次，每次8粒，连服3月为1个疗程。对照组在原抗精神病药物不变的基础上给予己烯雌酚0.5mg，每晚1次口服，连服15天后，每晚加服安宫黄体酮片8mg，第二周期治疗在撤药性阴道出血的第5日开始，连续 3 个周期治疗为 1 个疗程。结果显示,治疗组痊愈 43 例(71.7%),显效 9 例(15%),有效 5 例(8.3%),无效 3 例(5%),有效率为 95%。对照组痊愈 24 例(40%),显效 13 例(21.7%),有效 7 例(11.7%),无效 16 例(26.6%),有效率 73.4%。两组对比治疗组有效率明显高于对照组,经统计学处理,差异有显著性。

九、月经后期

束氏对 36 例肾亏血虚型月经后期的患者,予以中药右归四物汤(主要组成为熟地黄 20g,怀山药 12g,山萸肉 6g,枸杞子 12g,菟丝子 12g,杜仲 12g,鹿角胶 9g,熟附片 9g,肉桂 5g,当归 12g,川芎 9g,白芍药 12g)治疗 3 个月,观察治疗前后临床症状、月经周期、经量、BBT 及血清 E_2、FSH、LH 等的变化。结果显示,治疗后患者临床症状明显改善,36 例患者经治疗后,治愈 13 例(36.11%),显效 9 例(25.00%),有效 10 例(27.77%),无效 4 例(11.11%),总有效率为 88.88%。血清 E_2 水平升高,FSH 水平降低,LH 与治疗前相比无显著性差异。

十、月经过多

吕氏以四物汤加味治疗石女崩漏 18 例,取得了较好疗效。18 例患者给予四物汤加味,药物组成为当归 15g,川芎 12g,生地 15g,白芍 15g,炒蒲黄、地榆、地骨皮、丹皮各 12g,续断 15g,北沙参 20g。加味法:出血多加仙鹤草,淋漓难净加茅根。上方水煎,每日 1 剂,分 2 次服。10 天为 1 个疗程。结果显示治愈 15 例,好转 2 例,无效 1 例,总有效率 94%。

胡氏运用桃红四物汤加减治疗月经过多 32 例患者,疗效满意。32 例患者给予桃红四物汤加减,其组成为当归 10g,熟地 10g,白芍 10g,川芎 10g,桃仁 10g,红花 5g。兼经行腹痛者加木香 10g,香附 10g,延胡索 10g 以行气止痛;兼急躁易怒、口苦者加炒柴胡 10g,青皮 10g,黄芩 10g 以疏肝清热、止血化滞;兼大便干、口干等血瘀夹热者加三七 10g,郁金 10g,大黄 5g 以活血化瘀,清热通便;兼气虚者加黄芪 30g,白术 10g 以益气养血。每于经前 1 周或行经 1~2 天服用,每日 1 剂,水煎服,日煎 3 次,取汁混合成 400ml,分 3 次服用。结果显示痊愈 23 例,显效 9 例,总有效率 100%。

宋氏以傅青主加减四物汤为基本方治疗血虚型月经过多,取得较好疗效。32 例患者给予傅青主加减四物汤为基本方,其主要组成为熟地黄 30g,白芍 15g,当归 10g,川芎 6g,炒白术 15g,荆芥穗 3g,山茱萸 15g,续断 12g,甘草 6g。血虚血瘀者加炒蒲黄 9g,五灵脂 12g;气虚血虚者加党参 15g,炙黄芪 30g;血虚兼有热者,加生地 15g,牡丹皮 10g。每天 1 剂,水煎服。于每次月经 7~10 天开始服药,直至经净。结果显示痊愈 20 例,占 62.50%;显效 8 例,占 25.00%;有效 3 例,占 9.38%;无效 1 例,占 3.12%。总有效率为 96.88%。

王氏采用中药四物汤加味治疗宫内置环后月经过多 88 例,疗效满意。88 例患者给予内服中药治疗,基本方为四物汤加减,其主要组成为炙黄芪、当归、熟地各 15g,白芍药 12g,川芎 10g,大黄炭 18g,三七粉 6g。随症加减:乏力、自汗者加党参 12g,并增炙黄芪量为 30g;头晕、心悸、失眠者加何首乌 15g,龙眼肉 10g,茯神 12g;经期腹痛,夹血夹瘀者增泽兰 12g,坤草 15g;兼有五心烦热、口干、盗汗者加丹皮、生地各 10g。每天 1 剂,水煎,早晚温服,于月经前 7~10 天服用,经至停药。连用 3 个月经周期。结果显示本组治愈 69 例,有效 16 例,无效 3 例,总有效率 96%。

十一、月经不调

牛氏等运用补阳还五汤治疗妇女放环后月经失调 76 例，获满意效果。76 例患者应用补阳还五汤加减，其主要组成为黄芪 50g，当归、川芎、桃仁、红花、赤芍、地龙各 6g，水煎服。经前 7 天开始服药，每天 1 剂，服至月经干净为 1 个疗程，连服 3 个疗程。加减：气虚加炒白术、党参各 20g，升麻 10g；肾虚加续断、杜仲 15g；血热加丹皮 15g，生地 20g；出血不止加仙鹤草 30g，茜草炭、阿胶（烊化）各 10g，三七粉 2g（冲服）。结果显示痊愈 16 例，显效 38 例，好转 18 例，无效 4 例，总有效率 94.7%。

薛氏采用补阳还五汤加味治疗皮埋术后月经失调，疗效满意。25 例患者用补阳还五汤加味。基本方组成为黄芪 30g，赤芍、川芎、桃仁、红花各 10g，当归、丹参、菟丝子、焦白术各 15g，地龙 12g，甘草 6g。根据月经失调的不同症候加减。月经前期加阿胶、女贞子、旱莲草；月经后期加鸡血藤、青皮、首乌；月经量多去红花，加升麻、狗脊；月经延长、经间期出血加炒荆芥、黑祈艾、首乌；肝郁气滞加柴胡、香附；肾虚加山茱萸、熟地黄。同时根据月经周期选加药物，常于行经期加蒲黄、茜草。服 5 剂，每天 1 剂。月经第 7 天（即卵泡期）加怀山药、覆盆子、女贞子。服 5 剂，每天 1 剂。月经第 19 天（即黄体期）加续断、仙灵脾、肉苁蓉。服 5 剂，每天 1 剂。服药 1 个周期（按上述 3 个阶段服药）为 1 疗程，治疗 1～5 个疗程。治疗结果显示痊愈 12 例，显效 8 例，有效 3 例，无效 2 例，总有效率 92%。疗程短者 1 个月，长者 5 个月，2 例无效者取皮埋剂后调理痊愈。

古氏等对 42 例月经不调患者运用四物汤加减治疗，疗效显著。42 例患者给予基本方为四物汤，其组成为熟地黄 15g，白芍 12g，当归 10g，川芎 6g。加减：月经先期：若伴有色淡，腹部隐痛，便溏者，加黄芪、桂枝、白术、山药、太子参、山茱萸等；若伴色鲜红，腹胀，手足发热者，去熟地黄，加生地黄、香附、赤芍、栀子、牡丹皮、桃红、川牛膝、益母草等；若伴色暗有块，腹胀，舌有瘀点、瘀斑者，去熟地黄、白芍，加三棱、莪术、穿山甲、山楂、赤芍、香附、麦芽、川牛膝、益母草等；月经后期：若伴色暗有块，腹胀，舌有瘀点、瘀斑者，加桃仁、红花、三棱、莪术、穿山甲、麦芽、桂枝等；若伴色淡，腰困乏力者，加黄精、山药、木瓜、杜仲、黄芪、党参、白术、续断、山茱萸等；月经先后不定期，按上两型辨证论治。每日 1 剂，水煎服，30 天为 1 疗程，3 个疗程后统计疗效。结果显示，42 例患者，服药后月经正常，3 个月经周期以上为治愈，38 例；服药后症状缓解，月经正常时间少于 3 个月经周期为好转，3 例；服药后症状无明显变化者为无效，1 例。

高氏运用四物汤加减治疗月经不调 68 例，取得较好疗效。68 例患者用四物汤加减治疗。药物组成为当归、川芎、地黄、芍药、香附、甘草。气虚者加入党参、黄芪补气行血；气滞者加木香、青皮、陈皮行气理滞；血瘀者加桃仁、红花、三棱、莪术、水蛭等逐瘀行血；血亏者加阿胶以补之；寒凝胞宫加肉桂、吴茱萸、附子以温暖胞宫；虚寒腹痛加吴茱萸、良姜散寒止痛；肾虚者加桑寄生、续断、山药补肾壮腰益肾气。各药剂量根据具体情况而定。用量与用法为每日 1 剂，分早晚 2 次温服。3 周为 1 个疗程，连用 2～4 个疗程。结果显示痊愈 26 例，占 38.24%；显效 23 例，占 33.82%；好转 16 例，占 23.53%；未愈 3 例，占 4.41%，总有效率 95.59%。

十二、盆腔炎

李氏等运用补阳还五汤加减治疗慢性盆腔炎64例,取得了满意的疗效。64例患者以补阳还五汤加减为基本方,其组成为黄芪60g,当归尾30g,赤芍、丹参、川芎各12g,地龙10g,红花、桃仁各8g。随症加减:气虚甚者加党参25g;血虚者加熟地黄、熟首乌各20g;阴虚者加沙参、麦冬各15g;阳虚者加熟附片15g、炮姜5g;兼热毒蓄积者加银花、连翘各15g。水煎服,每日1剂;病情好转后改为隔日1剂。结果显示本组64例中,临床痊愈(症状消失,妇检正常)21例,占32.8%;好转(症状基本消失,盆腔条索缩小变软,包块明显缩小变软)37例,占57.8%;无效(症状与体征均无改善)6例,占9.4%,总有效率为90.6%。

陈氏等为探讨中医中药配合TDP局部照射在治疗慢性盆腔炎中的临床疗效,采用自拟桃红四物汤(其主要组成为败酱草30~60g,红藤、赤芍各15~30g,川芎、生地、白芍各9~15g,当归25~50g。加减:疼痛明显加乳没各15g,延胡索15g;包块较大加穿山甲10g,三棱10g;出血多加仙鹤草12g,白及12g;苔黄腻湿热明显减轻川芎、当归用量,加黄柏15g,车前子15g;病情日久,正气已虚加黄芪30g,党参15g)配合TDP局部照射治疗本病38例,并同时设西药对照组进行疗效对比观察。结果显示38例患者经过治疗,总有效率达92.1%,明显优于西药对照组。表明本法具有抑菌消炎、止痛作用,能显著改善临床症状和体征,值得临床推广应用。

陈氏等以自拟败夏四物汤治疗盆腔炎,取得了较满意的疗效。118例患者均予口服败夏四物汤治疗。处方组成为败酱草20g,夏枯草20g,熟地黄20g,当归15g,川芎13g,赤芍12g,牛膝20g,黄柏20g,薏苡仁30g,金刚藤20g,车前子12g,延胡索15g,丹皮20g。腰痛甚者可加杜仲、续断、忍冬藤;白带过多者加芡实、沙苑子、益智仁;阴痒者加苦参、防风、白鲜皮;阴道流血不止者加马齿苋、炒蒲黄、旱莲草;神疲乏力气短者加黄芪、党参。每日1剂水煎分3次服。同时用中药液外洗辅助治疗,处方组成为蛇床子30g,苦参30g,紫花地丁20g,白芷20g,黄柏20g,明矾10g,赤芍15g,生甘草10g。煎汁外洗阴部或坐浴,月经期间禁用。结果显示本组经治疗痊愈62例,好转36例,无效20例,总有效率83.05%。

十三、卵巢囊肿

罗氏采用桃红四物汤合五苓散化裁治疗26例卵巢囊肿,取得了较好的疗效。26例患者给予桃红四物汤合五苓散,药物组成为当归、川芎、赤芍、生地、桃仁、白术、水红花子各12g,泽泻、路路通各15g,红花10g,猪苓、茯苓各20g,桂枝6g。小腹隐痛加延胡索、广木香、小茴香、吴茱萸;食纳不香加焦三仙、鸡内金、冬瓜子;腰酸痛加牛膝、杜仲、独活;白带过多加续断、海螵蛸、煅龙骨、煅牡蛎;月经量少加炙山甲、水蛭、土鳖虫。结果显示本组26例,痊愈13例,占50%,显效6例,占23%,有效4例,占15.38%,无效3例,占11.53%。

汤氏等用参芪四物汤加减治疗卵巢囊肿患者30例,疗效满意。30例患者以参芪四物汤加减,基本方组成为当归20g,川芎15g,赤芍15g,黄柏15g,党参15g,黄芪15g,三棱10g,莪术10g,生水蛭10g,山药15g,鸡内金15g,水煎服,每日1剂,15天为1个疗程。

结果显示 30 例中，治愈 25 例，有效 3 例，无效 2 例，有效率为 93.3%。

李氏以桃红四物汤加减治疗卵巢囊肿 52 例，取得满意效果。52 例患者给予桃红四物汤加减，桃仁、红花、三棱、莪术、川芎、杜仲、桑寄生各 10g，熟地 12g。白带量多加山药、蒲公英、苦参各 15g，芡实 10g；月经淋漓不断加地榆炭 10g；肝郁气滞腹隐痛、经前乳房胀痛、急躁易怒加柴胡 10g，川楝子 15g，延胡索 12g，坤草 10g；B 超示回声增强者加丹参、苦参各 15g。水煎服 500ml。1 日 1 剂。1 个月为 1 疗程，月经期停服，连服 2 个疗程复查 1 次。结果显示痊愈 38 例，好转 9 例，无效 5 例，总有效率 90.4%。服药最少者 20 剂，最多者 60 剂，平均 40 剂。

刘氏等运用桃莪四物汤加味治疗卵巢囊肿患者 273 例，取得了理想疗效。273 例患者予加味桃莪四物汤，其主要组成为桃仁 10g，莪术 10g，三棱 6g，红花 6g，川芎 10g，赤芍 15g，当归 15g，熟地黄 15g。气滞型者加柴胡 10g，桔梗 10g，香附 10g，枳壳 10g，败酱草 15g，蒲公英 15g；血瘀型者加穿山甲 6g，地龙 6g，桂枝 10g，路路通 10g，金银花 15g，连翘 15g；痰湿型者加半夏 10g，陈皮 10g，山药 10g，薏仁 15g，白花蛇舌草 15g，半枝莲 15g，鱼腥草 15g。水煎服，每日 1 剂，分 2 次温服，30 天为 1 个疗程。结果显示 273 例患者中，痊愈 260 例，显效 6 例，有效 4 例，无效 3 例。治愈率为 95.2%。

王氏为观察加味四物汤治疗卵巢囊肿的疗效，以自拟加味四物汤治疗卵巢囊肿患者 132 例，基本方组成为当归 15g，川芎 8g，白芍 10g，熟地 12g，香附 12g，白术 15g，柴胡 8g，益母草 15g，三棱 7g，莪术 7g，路路通 10g，炒大黄 8g，苏木 10g，山甲珠 6g，皂刺 6g，鸡内金 10g，川牛膝 10g，王不留行 10g，鳖甲 12g，黄酒为引。腹疼者加延胡索 12g，川楝子 10g，出血者加黄芪 30g，焦芥穗 10g，仙鹤草 10g，地榆炭 10g。每日 1 剂，水煎 2 次，兑匀，分 2 次温服。一个月经周期为一疗程（经期停服）。每疗程复查一次 B 超（月经干净后复查），服药最短一疗程，最长三疗程。结果显示治愈 106 例，有效 18 例，无效 8 例，总有效率 93.94%。表明中药加味四汤治疗卵巢囊肿有一定疗效。

第六节　在五官科疾病中的应用

一、眼科疾病

(一)视网膜动静脉阻塞

视网膜静脉阻塞目前无特效药物治疗，其治疗原则除寻找病因，治疗原发病外，主要是防止血栓形成。川芎具有活血化瘀和行气止痛的作用，具有抗血小板凝集，对已聚集的血小板有解聚作用，能扩张末梢血管，改善微循环，产生抗血栓形成和溶血栓作用。运用川芎治疗视网膜静脉阻塞，主要是从根本上增强抗凝、抑制凝血酶原、降低血凝和溶解血栓，从而减轻组织水肿，促进血液吸收。患病时间越短，疗效愈明显，治愈率越高。

褚氏采用以加味桃红四物汤为主的中西医结合方法治疗视网膜静脉阻塞 32 例，获得较好的疗效。32 例患者给予生地、川芎、赤芍，当归、桃仁、红花、枳壳、郁金、连翘、槐花、地龙等组成的桃红四物汤加味，并应用西药维脑路通片、维生素 E、维生素 C 及丹参注射液，结果显示痊愈 15 例，占 46.9%，显效 10 例，占 31.3%，有效 6 例，占 18.7%，无效 1 例，占 3.1%。总有效率 96.9%。

刘氏运用桃红四物汤辅以脉络宁静脉滴注治疗视网膜中央静脉阻塞 31 例（31 只眼）取得了较好的效果。61 例视网膜中央静脉阻塞病人，按其就诊先后顺序，随机分为治疗组和对照组，治疗组 31 例，对照组 30 例，治疗组予桃红四物汤，其主要组成为桃仁、红花、当归、赤芍、川芎、生地各 10g，并根据病情加减：肝郁气滞者加郁金、青皮各 10g；视网膜水肿甚者加琥珀、泽兰、益母草各 10g；眼底出血甚者加蒲黄、茜草各 10g，三七粉吞服（2g），每日 2 次。肝阳上亢者加天麻、钩藤、石决明各 10g；痰盛者加半夏、胆星、竹茹、栀子、黄芩各 10g，并辅以脉络宁针静脉滴注。对照组予低分子右旋糖酐静点、尿激酶球结膜下注射，安妥碘肌注，口服维生素 C 及维生素 B 族药物。结果显示治疗组总有效率为 93.5%，对照组总有效率为 70%。经统计学处理两组有效率比较差异有显著性。

张氏以治疗组采用 10% 川芎注射液 30ml 加上低分子右旋糖酐溶液 500ml 联合复方丹参注射液 20~24ml 加入 5% 葡萄糖溶液 250ml 静滴，每日 1 次。对照组以复方丹参注射液 20~24ml 加入 5% 葡萄糖注射液 250ml 静滴，每日 1 次，两者均以 2 周为 1 个疗程。结果显示治疗组总有效率为 92%，对照组总有效率 76%。两组对比，治疗组有效率优于对照组。

曹氏等采用加味桃红四物汤治疗视网膜静脉阻塞 42 例，并与西医常规治疗 38 例对照观察。治疗组给予加味桃红四物汤，其主要组成为生地黄 10g，川芎 6g，当归尾 15g，赤芍药 10g，桃仁 10g，红花 10g，丹参 15g，广地龙 10g，枳壳 10g，郁金 10g，刘寄奴 10g，川牛膝 15g，柴胡 6g，夏枯草 15g，制香附 10g。随症加减：新鲜出血，减桃仁、红花、川芎，加三七粉（冲）、大蓟、小蓟、白茅根、墨旱莲、茜草；伴有眩晕耳鸣、头目胀痛、急躁易怒、口苦、苔黄或舌红少苔、脉弦或弦细者，加天麻、钩藤、石决明、菊花；若伴有头晕、耳鸣、腰膝酸软、五心烦热、舌质淡、脉细者，加熟地黄、旱莲草、山药、菊花、决明子。每日 1 剂。水煎取汁 200ml，分 2 次口服。10 天为 1 个疗程，共 3 个疗程。对照组给予尿激酶针。结果显示治疗组总有效率为 80.95%，对照组总有效率为 60.53%，两组比较有显著性差异，治疗组优于对照组。

陈氏为观察中药穴位注射治疗视网膜中央静脉阻塞的疗效，治疗组 70 例，口服桃红四物汤加减，其主要组成为生地、桃仁、赤芍、红花、当归、枳壳、郁金、刘寄奴、柴胡、川牛膝各 15g，川芎、地龙各 12g，再给予中药穴位注射取双侧四白、球后、承泣等。对照组 56 例，仅用中药口服桃红四物汤。结果显示治疗组总有效率 87.14%，对照组总有效率 57.14%，两组比较差异显著，表明本方法具有较好的临床应用价值。

曹氏等为评价加味桃红四物汤治疗视网膜静脉阻塞的临床疗效，将 50 例视网膜静脉阻塞患者分为两组，26 例（26 眼）为治疗组采用加味桃红四物汤治疗，其主要组成为生地黄 10g，川芎 6g，当归尾 15g，赤芍药 10g，桃仁 10g，红花 10g，丹参 15g，广地龙 10g，枳壳 10g，郁金 10g，刘寄奴 10g，川牛膝 15g，柴胡 6g，夏枯草 15g，制香附 10g。加减：新鲜出血，减桃仁、红花、川芎，加三七粉（冲）、大蓟、小蓟、白茅根、墨旱莲、茜草；伴有眩晕耳鸣、头目胀痛、急躁易怒、口苦、苔黄或舌红少苔、脉弦或弦细者，加天麻、钩藤、石决明、菊花；若伴有头晕、耳鸣、腰膝酸软、五心烦热、舌质淡、脉细者，加熟地黄、旱莲草、山药、菊花、决明子。24 例（24 眼）为对照组采用静滴丹参注射液治疗。结果显示加味桃红四物治疗总有效率 84.62%，高于对照组；治疗组眼底出血、渗出吸收总有效率为 96.15%，高于对照组。

（二）视神经病变

前部缺血性视神经病变的发生多为视神经小动脉循环障碍，视神经供血不足所致。本病好发于中老年人，常双眼先后发病，患者有不同程度的视力下降，眼底检查可见视盘水肿，有局限性颜色变淡区域，视盘周围及周围网膜表面可见少量出血。全自动视野检查可见与生理盲点相连的片状视野缺损。荧光血管造影显示早期视盘充盈迟缓或局限性弱荧光区，晚期渗漏呈强荧光。川芎具有扩张血管、降低血小板聚集、抑制血栓形成及抗凝作用有关，可有效治疗本病。

张氏等将符合前部缺血性视神经病变的患者随机分为两组，治疗组 60 例，对照组 30 例，两组年龄、病程、病情均具有可比性。两组患者均采用复方樟柳碱注射液 2ml 于颞浅动脉旁皮下注射，治疗组同时予复方川芎胶囊 3 粒，每天 3 次口服。两组均以 14 天为 1 疗程，30 天后评估疗效。治疗组显效 32 例，有效 25 例，无效 3 例，总有效率 95%；对照组显效 16 例，有效 9 例，无效 5 例，总有效率 83% 两组总有效率比较有显著性差异。治疗后治疗组视力明显高于对照组。

陈氏等以补阳还五汤为主治疗前部缺血性视神经病变，取得了较好的疗效。22 例 30 只眼患者口服中药补阳还五汤，其主要组成为黄芪 30g，当归、赤芍各 12g，生地 15g，川芎 6g，地龙 9g。阴虚阳亢者，加旱莲草、白蒺藜各 9g，石决明 15g；肝郁气滞者，加柴胡 6g，郁金 9g。14 天为 1 疗程，治疗时间 2～6 月。所有患者均予以丹参注射液，对早期水肿明显者，给予强的松 30mg 晨起顿服，以后逐渐减量直至停用。对伴有高血压、糖尿病等全身病患者，分别给予相应治疗。总有效率 86.67%。

（三）中心性浆液性脉络视网膜病变

刘氏为观察中西医结合治疗中心性浆液性脉络膜视网膜病变临床疗效，将 102 例（113 只眼）患者随机分为两组。对照组 39 例（43 只眼），选用维生素 B₁、维生素 C、维脑路通、三磷酸腺苷、肌苷、地巴唑口服或静脉滴注等治疗；治疗组 63 例（70 只眼），在对照组治疗基础上加服补阳还五汤加减治疗，基本方组成为黄芪、赤芍、茯苓、石斛、丹参、枸杞子各 15g，当归、地龙、石菖蒲各 10g，红花、川芎、柴胡各 6g，生熟地各 30g。临症加减：黄斑区水肿甚者加白茅根 15g，泽泻 10g；眼底黄白色渗出斑点多者加山楂 15g，牛膝 10g；渗出物难以吸收者加青葙子 15g，石决明 12g；陈旧性出血久不吸收者加土鳖 10g，桃仁 6g；眼底出血者加地榆炭、槐花各 15g；眼睛干涩不适者加麦冬 10g，刺蒺藜 15g。每日 1 剂，水煎取药液 200ml，分 2 次服。结果显示总有效率治疗组为 92.9%，对照组为 62.8%，两组比较，差异有统计学意义。表明中西医结合治疗中心性浆液性脉络膜视网膜病变比单用西药疗效好。

（四）糖尿病性视网膜病变

糖尿病视网膜病变是糖尿病最为常见和严重的微血管并发症之一，糖尿病患者长期处于高血糖状态，体内的还原糖可与蛋白质等大分子物质发生非酶糖基化反应，最终形成一系列不可逆的糖基化终产物，可对患者造成严重的视力损害。川芎具有钙拮抗作用，并能提高 SOD 活性，抗脂质过氧化，加速血氧自由基的清除，可有效治疗糖尿病视网膜病变。

王氏为观察中西医结合治疗糖尿病视网膜病变的临床疗效，对确诊的 26 例糖尿病视网膜病变患者采用中西医结合治疗（西药治疗，并配合桃红四物汤加减治疗），方选桃红四物汤加减，药用桃仁 15g，红花 15g，赤芍 20g，生地 30g，当归 20g，川芎 12g，黄芪 30g，红参 6g，菊花 15g，枸杞 15g，眼底有新鲜出血灶者加蒲黄，五灵脂(失笑散)；眼底出血久不吸收者加三七并重用丹参 60g；气滞者加柴胡、枳壳、香附子；肝阳上亢眩晕者加天麻，钩丁。自身治疗前后对照眼底病理改变和视力改善情况。结果显示总有效率 76.92%，视网膜出血水肿等病变明显改善，视力提高有统计学意义。表明中西医结合治疗糖尿病视网膜病变效果良好，可最大限度地促进患者的视力功能康复。

李氏为探讨益气养阴、活血祛瘀类中药治疗单纯性糖尿病视网膜病变的疗效，采用四物汤加味(主要组成为黄芪、桃仁、当归、赤芍、川芎、熟地、生地、泽泻、丹参、甘草)治疗单纯性糖尿病视网膜病变 30 例。结果显示总有效率 100%。表明本方有益气养阴、活血化瘀、明目的功效。

(五) 视网膜震荡

眼球钝挫伤引起的视网膜脉络膜病变是眼外伤后视功能低下的主要原因之一。重度视网膜震荡是视网膜组织缺血缺氧后，挫伤引起视网膜和脉络膜血管反射性痉挛，产生一时性缺血，继而毛细血管扩张，血管通透性增加，出现浆液渗出，引起视网膜组织水肿，视力骤降，眼底后极部视网膜出现灰白混浊区。川芎能改善和恢复患者眼部血管舒缩功能，缓解和消除眼组织血管痉挛，从而改善眼组织的血供。川芎具有抗氧化作用，能保护细胞形态、结构的完整，并能减轻缺氧所产生的氧自由基对细胞的损伤，从而保护缺血后血管内皮细胞合成、分泌内皮素的功能，使脉络膜组织内具有免疫活性的内皮素处于相对稳定的水平，调节和维持血管的基础张力，改善微循环，促进组织修复。

齐氏等应用桃红四物汤合五苓散为主治疗视网膜震荡 28 例，取得了良好的效果。28 例患者给予基本方，其组成为桃仁、红花、当归、泽泻、猪苓、川芎各 10g，赤芍、茯苓各 15g，丹参、薏苡仁各 30g。加减：有出血者加白茅根 30g，侧柏叶 10g，三七 1g。西药可同时肌注维生素 B_1、维生素 B_{12}，口服维生素 C、维生素 K_4。结果显示治愈 16 例，占 51.1%，显效 8 例，占 28.5%，有效 4 例，占 14.4%，总有效率 100%。

杨氏等以桃红四物汤治疗视网膜震荡，疗效较好。40 例(45 只眼)患者除用激素、维生素、血管扩张药外，有出血者早期应用止血剂。中药用桃红四物汤加味，其组成为桃仁 10g，红花 10g，当归 10g，菊花 15g，茯苓 25g，川芎 10g，白芍 15g，陈皮 10g，防风 10g，车前子 15g，楮实子 15g，茺蔚子 10g，蝉蜕 15g。视网膜水肿严重者加茯苓皮、猪苓；有出血者加蒲黄、田三七。结果显示本组 45 只眼中 23 只眼治愈(51.1%)，20 只眼好转(42.2%)，2 只眼无效(4.4%)，有效率 95.6%。

张氏应用桃红四物汤合五苓散加减治疗视网膜震荡 48 例，获得满意疗效。48 例患者给予桃红四物汤合五苓散加减，其组成为桃仁、赤芍、当归、猪苓、茯苓、泽泻、白术各 10g，红花 5g，川芎 8g，生地 15g，桂枝 6g。气虚乏力者加党参、黄芪各 15g；胸闷、胁胀者加香附 10g，木香 6g；便秘者加大黄 10g。结果显示痊愈 40 例，好转 7 例，无效 1 例。

苏氏用桃红四物汤加减治疗视网膜震荡 28 例，取得了良好的效果。处方组成为桃仁、红花、当归、赤芍、川芎、丹参、茯苓、白术、猪苓、薏苡仁、泽泻、甘草。加减：有出血者加三七粉、白茅根、侧柏叶。西药可同时肌注维生素 B_1、维生素 B_{12}，口服维生素 C 和维生素 E，一般不用激素。结果显示经 10~30 天治疗，治愈 16 例占 57.1%，显效 8 例占 28.6%，有效 4 例占 14.3%。

二、耳鼻喉科疾病

(一) 慢性鼻炎

王氏等采用中西医结合疗法综合治疗鼻窦炎，取得了满意疗效。896 例鼻渊病人给予中药加味川芎茶调散，其主要组成为川芎 10g，白芷 10g，羌活 9g，荆芥 10g，薄荷 5g，防风 5g，细辛 3g，苍耳子 15g，辛夷 10g，甘草 5g。胆腑郁热者加龙胆草；热重者加石膏、黄连；湿重者加薏米、独活。西药应用 1% 麻黄素液及 0.25% 氯霉素液滴鼻，每日 3 次，同时加用抗生素，如头孢氨苄胶囊或无味红霉素或氟哌酸等药。经中西医结合治疗 6～18 天，痊愈 480 例(53.6%)，显效 306 例(34.2%)，好转 50 例(5.6%)，无效 60 例(6.6%)。总有效率为 93.4%。

李氏运用川芎茶调散加减辨证治疗 60 例上颌窦炎，收效甚佳。60 例患者给予川芎茶调散加减治疗。处方组成为川芎 12g，白芷、羌活、荆芥、防风各 10g，薄荷 6g，细辛 3g，甘草 5g。10 天为 1 疗程。偏风寒者见一侧或全头痛，多呈跳痛、隐痛者加生姜 6g，白芥子 12g；风热重症见头痛而胀甚则如裂、发热恶风、面红赤、口干咽痛者，加葛根 12g，黄芩 10g，蔓荆子 12g；风湿重者症见头痛头晕重如裹、肢体困重、胸闷纳呆、懒言者，加苍耳子、白术各 8g，半夏 10g，天麻 10g；鼻塞流浊涕者加辛夷 4g，石菖蒲 10g；阳虚易感者加党参 10g，仙灵脾 12g；阴虚头痛者加枸杞子 15g，女贞子 18g，血瘀久痛入络者加僵蚕 8g，全蝎 4g，蜈蚣 2 条，水蛭 4g。结果显示治愈(治疗 1～3 疗程后，症状消失，1 年以上未复发者)16 例，好转(治疗 1～3 个疗程，临床症状消失，发作周期明显延长者)39 例，无效(用上法超过 3 疗程，症状无改变者)5 例，总有效率 91.6%。

刘氏等对 30 例慢性鼻炎患者进行治疗观察，给予方药黄芪、白术、防风、荆芥各 15g，川芎、甘草、羌活各 3g，细辛 0.5g，薄荷 6g，苍耳子、辛夷各 9g，生石膏 30g。药量按病情轻重及病程长短和年龄大小酌情加减。若久流清涕不止者加桂枝；久流脓涕者加菊花、金银花等；鼻腔干燥不适者加沙参、天花粉、栀子等；鼻腔有脓臭味者加陈皮；过敏性鼻炎并流黄涕者加黄芩等。每日 1 剂，水煎，早晚饭后分服，5 天为 1 个疗程，6 个疗程后评定疗效。经治疗，结果显示痊愈 13 例，好转 15 例，无效 2 例，总有效率为 93%。

熊氏等观察病例共 96 例，随机分为 2 组，治疗组 54 例，对照组 42 例。治疗组以川芎茶调散合苍耳子散加减治疗。处方组成为川芎、防风、荆芥、白芷、羌活、薄荷、菊花、苍耳子、辛夷、甘草各 10g，细辛 3g，清茶少许(后下)。加减：心烦、口渴加石膏 20g；头晕、恶心加天麻 15g，法半夏、生姜各 10g；鼻塞、流浊涕加黄芩 10g；鼻涕倒流、咽痒加徐长卿、木蝴蝶各 10g；头痛明显、涕清加藁本、蔓荆子各 10g；久病入络加地龙、蝉蜕各 10g。每天 1 剂，水煎分 2 次服。对照组予头孢呋辛静脉滴注，连续 3 天后改为口服。结果显示治疗组治愈 18 例，显效 22 例，有效 10 例，无效 4 例，总有效率为 92.6%。对照组治愈 10 例，显效 13 例，有效 10 例，无效 9 例，总有效率为 78.6%。两组总有效率比较，差异有非常显著性意义。

常氏治疗鼻窦炎病例 118 例，给予川芎茶调散方加减，局部滴用呋麻滴鼻液，每日 3 次，共 3～7 天。病程较久，症状较重的采用上颌窦穿刺冲洗留置药物庆大霉素 2 万单位，隔日 1 次，至无脓液冲出，一般 2～5 次。中药基本方为川芎 12g，荆芥 12g，防风 12g，细辛 3g，白芷 6g，薄荷 12g，辛夷 9g，苍耳子 9g，丹参 9g，黄芩 9g，羌活 6g，甘草 6g(由于苍耳子有小毒，一般4岁以下的儿童去掉）。热重去荆芥、防风，加黄连6g，黄柏6g；恶寒加桂枝6g；脘闷纳差加陈皮10g，焦三仙各10g；咽部肿痛加牛蒡子10g；阴虚加麦冬12g，沙参10g；久病气虚加党参9g，黄芪15g。小于8周岁者酌量减服，忌食生冷辛燥之品。一般用药3～5天，最长2月，避免受凉感冒等。结果显示治愈71例，占60%，显效28例，占24%，有效15例，占12%，无效4例，占4%。有效率为96%。

梁氏将36例符合本病诊断的患者随机分为治疗组20例，对照组18例。两组患者均按西医常规非手术治疗原则进行抗感染、局部用滴鼻药以改善鼻腔通气及对症处理等综合治疗。治疗组在此基础上辨证煎服川芎茶调散加减方，药物组成为川芎10g，白芷10g，细辛4g，菊花10g，防风8g，薄荷6g(后下)，甘草6g。辨证加入桔梗6g，苍耳子15g，蔓荆子10g，蝉蜕6g，僵蚕10g；急性期加入金银花20g，黄芩10g；慢性者加入黄芪30g，当归15g，白术12g。儿童量依龄酌减。治疗组20例，治愈18例，好转2例，未愈0例，总有效率为100%；对照组16例，分别为3例、8例、5例，68.75%。治疗组疗效明显优于对照组。

贺氏等为观察川芎茶调散灌洗液对慢性鼻窦炎鼻内镜术后疗效的影响，将行鼻内窥镜手术的80例(126侧)患者随机分为治疗组40例(65侧)，对照组40例(61侧)。两组患者术后均灌洗鼻腔，治疗组用川芎茶调散灌洗液灌洗，对照组用生理盐水灌洗，并定期行鼻内镜观察。依照许庚《功能性内窥镜鼻窦手术后术腔黏膜转归阶段的划分及处理原则》评价疗效。结果显示治疗组术腔清洁时间及上皮化情况均优于对照组，差异有显著性。光镜观察治疗组炎细胞浸润、水肿、息肉、病理性腺体等指标与对照组相比差异亦有显著性。表明川芎茶调散灌洗液对慢性鼻窦炎、鼻息肉术后病变黏膜有较好的综合治疗作用，可提高内窥镜鼻窦手术的疗效。

（二）急性鼻炎

李氏为探讨川芎茶调颗粒与拉霉素联合治疗急性鼻窦炎的临床疗效。将实验组采用川芎茶调颗粒1袋，每日2次，饭后温开水冲服，拉霉素250mg，每日2次，口服。对照组阿莫西林胶囊250mg，每日3次，甲硝唑0.2g，每日3次口服，两组同时加用呋麻合剂点鼻。结果显示实验组52例，治愈22例，显效18例，有效7例，无效5例，治愈率及显效率为76.92%；对照组62例，治愈12例，显效20例，有效17例，无效13例，总治愈率及显效率为51.61%，经统计学处理，有显著性差异。表明川芎茶调颗粒联合克拉霉素治疗急性鼻窦炎临床效果满意，值得临床推广。

（三）突发性耳聋

张氏运用中西医结合方法治疗感音神经性耳聋46例，获得较好效果。46例患者中，风热邪毒侵袭型6例，肝火上扰型9例，肾精亏损型27例，邪闭经络型4例。风热邪毒侵袭型，治宜疏风清热、散邪通窍，方用银翘散加菊花、陈皮、葛根、菖蒲、郁金。肝火上扰型，治宜清肝泻热、开郁通窍，方用龙胆泻肝汤加菖蒲、郁金、珍珠母、磁石。肾精亏损型，治宜补肾益精、充耳通窍，方用耳聋左慈丸加何首乌、淫羊藿、菖蒲、郁金、黄精。邪闭经络型，治宜解毒去邪、复聪通窍，自拟聪耳汤：穿山甲、骨碎补、炙黄芪、地龙、菖蒲、郁金、磁石、当归。无论哪种类型都辅以活血化瘀药物：丹参、桃仁、红花、川芎、生地、赤芍等，水煎服，每日1剂。同时配合针灸和西医基础治疗。结果显示本组46例中，痊愈6例，显效7例，好转21例，无效12例，总有效率73.9%。其中突发性耳聋痊愈

6 例，显效 3 例，好转 4 例，无效 2 例，有效率 86.6%；原因不明耳聋显效 4 例，好转 13 例，无效 6 例，有效率为 73.9%。

洪氏治疗暴聋患者 12 例，运用活血祛瘀法治疗，取得较好的疗效。12 例患者均采用中医辨证治疗，以桃红四物汤加味治疗，基本方组成为生地 12g，当归 20g，赤芍 10g，白芍 10g，川芎 9g，桃仁 10g，红花 6g，丹参 30g、柴胡 10g，陈皮 6g。伴耳鸣耳闷者加蔓荆子、决明子、龙骨、牡蛎。水煎服，每日 2 剂。总有效率为 83.33%。

冯氏等为观察补阳还五汤治疗突聋的疗效。运用补阳还五汤治疗 51 例突聋患者，方药组成为黄芪、当归、赤芍、地龙、川芎、红花、桃仁。与对照组（丹参注射液治疗组）之间进行统计分析，两组同时用三磷酸腺苷（ATP）、辅酶 A 等药。结果显示补阳还五汤治疗突聋 51 例，总有效率为 75%。与对照组相比无显著性差异。

杜氏用补阳还五汤加减治疗突发性耳聋 55 例，疗效肯定。55 例患者以补阳还五汤为基本方加减。方药组成为黄芪 30g，当归 10g，赤芍 10g，川芎 6g，桃仁 6g，红花 6g，石菖蒲 10g，白芍 15g，丹参 30g。每日 1 剂，水煎服。肾精亏虚者加女贞子、枸杞子；肝气郁结者加菊花；眠差者加远志等。服 10 剂后统计治疗结果。结果显示痊愈 7 例，显效 16 例，有效 18 例，无效 14 例，总有效率 74.5%。

林氏采用补阳还五汤加减配合西药及高压氧治疗，取得较满意疗效。90 例患者随机分两组，治疗组 42 例，对照组 48 例，治疗组以中药补阳还五汤为主加减，配合西药及高压氧治疗（同对照组）。补阳还五汤加减药物组成为黄芪 20g，桃仁 10g，红花 6g，川芎 9g，赤芍 10g，柴胡 9g，葛根 15g，石菖蒲 9g，远志 6g。每日 1 剂，取汁 400ml，分 2 次温服。10 天为 1 疗程。随症加减：气血亏虚者加党参、白术；阳虚者加补骨脂、肉苁蓉；肝肾精亏者加熟地、制首乌、杞子；肝胆湿热者加龙胆草、丹皮、山栀；肝阳上亢者加石决明、夏枯草、勾藤等。对照组采用低分子右旋糖酐加三磷酸腺苷（ATP）、辅酶 A、维生素 C、地塞米松，配合维生素 B_1、维生素 B_{12} 治疗，同时给予高压氧治疗。结果显示治疗组总有效率为 88.1%，对照疗组总有效率为 75%，治疗组的总有效率明显高于对照组，差异有统计学意义。表明在西医常规治疗基础上配合补阳还五汤加减为主活血化瘀疗法，进一步提高了突发性耳聋的治愈率和总有效率，说明中西医结合疗法疗效明显优于单纯西药常规疗法。

邓氏等运用"声频共振耳聋治疗系统"应用川芎煎剂透入治疗本病患者 60 例。以川芎 150g 加水 1000ml，文火煎 1 小时。煎取药液 300ml。使每毫升药液含生药 0.5g。冷却后加入 0.1% 苯甲酸钠防腐并冷藏保存。将硅胶电极板置于枕上，患者清洁外耳道后取侧卧位患耳向上。将加温后的药液缓慢注满患者外耳道。将声头垂直固定于外耳道。根据患者的病因采用相应的治疗处方、根据患者听力损失的频段选择相应的治疗频段进行治疗。每次治疗 25 分钟。10 天为 1 疗程。结果显示治愈 13 例，占 21.7%；显效 28 例，占 46.7%，好转 11 例，占 18.3%，无效 8 例，占 13.3%，总有效率为 86.7%。

朱氏等将突发性耳聋患者 60 例 69 耳，采用随机数字表法，随机分为 2 组。治疗组 30 例（34 耳），对照组 30 例（35 耳）。治疗组服川芎葛根饮，方药组成为川芎 30g，葛根 30g，白芷 10g，桃仁 10g，红花 6g，菖蒲 10g，蝉衣 10g，黄芩 10g，连翘 20g，灵磁石 60g（先煎），丹参 15g，䗪虫 10g，地龙 10g，半夏 10g，甘草 6g。其明显者加柴胡 10g、薄荷 6g；暴聋属肝胆火盛，兼见口苦、耳鸣者加龙胆草 10g；病程较久肾精亏损，兼见眩晕、腰膝酸软者加山茱萸 10g，女贞子 10g，桑椹子 10g；脾虚气陷，兼见四肢困倦、神疲纳差、便溏者去黄芩、灵磁石、半夏，加黄芪30g，太子参15g，升麻6g，柴胡10g。对照组输入杏芎氯化钠注射液250ml，每日1次，静脉滴注，15天后观察疗效。结果显示治疗组总有效率为86.6%，对照组总有效率为70%两组比较有显著性差异。

翟氏等在西医常规治疗基础上加用补阳还五汤治疗，收效显著。60例患者按照查随机数字表法随机分为治疗组、对照组各30例。对照组给予低分子右旋糖苷加三磷酸腺苷（ATP）、辅酶A，尼莫地平片及金施尔康。治疗组在对照组的基础上加入中药补阳还五汤口服治疗，方药组成为黄芪20g，当归尾10g，赤芍10g，地龙10g，川芎10g，红花10g，桃仁10g，石菖蒲10g，苍耳子15g，随症加减，水煎服，10天为1个疗程。1个疗程后，治疗组痊愈8例，显效13例，有效9例，总有效率100%；对照组临床痊愈5例，显效7例，有效9例，总有效率70%。治疗组有效率优于对照组。

徐氏等为观察三联复聪法对突聋的疗效，将102例患者分为治疗组62例，对照组40例。治疗组采用内服加味补阳还五汤，药用黄芪40g，丹参20g，赤芍10g，川芎10g，当归尾10g，地龙8g，石菖蒲10g，草决明10g，甘草6g。外用电针、丹参针剂穴位注射的三联复聪法治疗；对照组采用10%右旋糖酐葡萄糖注射液500ml静滴，口服维生素B_1和培他啶片。结果显示治疗组有效率96.97%，对照组为66.67%，两组疗效比较，治疗组的疗效明显高于对照组的疗效。

赵氏等应用中西医结合的方法治疗突发性耳聋30例，取得较好的疗效。本病患者61例随机分为两组，治疗组30例（30耳），对照组31例（33耳）。对照组常规用ATP、辅酶A、丹参、地塞米松以及维生素B_1、维生素B_{12}等药物治疗。治疗组在对照组治疗的基础上，加用桃红四物汤加减（主要组成为桃仁、川芎、赤芍各10g，石菖蒲30g，红花6g，当归15g，熟地黄12g，磁石30g，甘草8g），每天1剂，水煎分2次口服，15天为1疗程。结果显示治疗组总有效率为83.3%，对照组总有效率为58.1%。临床观察表明，在西药治疗的基础上，加用桃红四物汤治疗突发性耳聋，疗效确切，无任何不良反应，值得临床推广应用。

三、口腔科疾病

（一）口腔扁平苔藓

口腔扁平苔藓（OLP）是一种发生在口腔黏膜上慢性浅表性炎症性疾病，其发病因素较为复杂，大多可能与精神创伤、自身免疫功能、内分泌功能、病毒霉菌感染因素有一定关系，也有研究表明OLP的发生在一定程度上与患者的高黏血症及微循环障碍有关。糜烂型扁平苔藓常以水疱破溃、糜烂为主要表现，临床症状较重。治疗原则是减轻疼痛，治愈糜烂，降低癌变潜能。糖皮质激素具有免疫抑制、抗炎、抗毒作用，是治疗OLP的首选药物，糖皮质激素（强的松）为一线药物。川芎注射液具有活血化瘀、改善微循环的作用。联合治疗对本病有较好的疗效。

薛氏等以桃红四物汤加味治疗口腔扁平苔藓32例，效果较好。32例患者给予桃红四物汤加味，主要组成为桃仁、红花、当归、川芎、生地、赤芍、丹皮、丹参、白鲜皮、地肤子、龙胆草各10g。水煎服，每日1剂。若口臭苔黄加黄连、苦参、山栀；口干少苔加玄参、麦冬；局部糜烂加蒲公英；局部黏膜红赤加重龙胆草；睡眠差或失眠加夜交藤；大便干燥加大黄；病程较长另加服雷公藤多苷片等。21天为1疗程，一般服用2~3个疗程。结果痊愈 30 例，显效 8 例，好转 3 例，无效 1 例。

丁氏等将 18 例经临床和病理证实的本病患者，给予以强的松龙液 1.0ml 加川芎液 1.5ml，与 20g/L 利多卡因 1.0ml 的比例配制混合药液，在病损区黏膜下基底部注射，其用量根据病损范围大小适量掌握(0.5～4.0ml 不等)，病变范围大者可采用多点注射方法；每天 1 次，2 周为 1 疗程。治疗后 6 个月复查，评定疗效。治疗后半年，显效 5 例，有效 10 例，无效 3 例，有效率 83.5%。

(二) 咽异感症

周氏等将明确咽异感症诊断的患者 110 例随机分为 2 组治疗，治疗组 60 例，对照组 50 例。治疗组应用盐酸川芎嗪注射液静滴，每日 1 次，连续治疗 2 周。对照组给予口服谷维素片、维生素 B_1 片、安定片，每日 3 次，连续治疗 2 周。治疗组显效 35 例(58.3%)，有效 19 例(31.7%)，无效 6 例(10.0%)，总有效率 90.0%。对照组显效 17 例(34.0%)，有效 17 例(34.0%)，无效 16 例(32.0%)，总有效率 68.0%。2 组总有效率比较有非常显著性差异。表明应用川芎嗪疗效明显优于应用谷维素等治疗。

第七节　其他科疾病中的应用

一、恶性肿瘤

(一) 多种癌症

陈氏等报道以川芎、地龙为主组成汤剂芎龙汤治疗各种癌症患者 297 例，其中男 159 例，女 138 例，年龄从 15～82 岁。病种有肠癌 61 例，胃癌 47 例，乳腺癌 46 例，脑瘤 24 例，口腔癌 19 例，鼻咽癌 17 例，膀胱癌 12 例，甲状腺癌 11 例，肺癌 9 例，性器癌 8 例，肝癌 6 例、食管癌 6 例、肾癌 5 例、胰腺癌 2 例，其他癌症 24 例。297 例癌症服芎龙汤前后均检测红细胞压积、全血比黏度、血浆比黏度、红细胞电泳时间、纤维蛋白原量、红细胞沉降率等六项血液流变指标。治疗后检测结果显示芎龙汤对六项高值组均有明显下降作用，对血液高黏与低黏，具有双相调节作用。不但能改善癌症患者血液高黏状态，而且在体外肿瘤反突变模型中，有中等度反突变作用。能直接作用于癌细胞，减少癌症的转移、复发。

(二) 癌症化疗后白细胞减少

颜氏报道治疗 1 例患者，女，50 岁。乳腺癌术后化疗，导致白细胞在 (2.1～3.0) ×10^9/L，用西药升白药无效，诊见患者头晕目眩、神疲乏力、面色少华、口干唇燥。脉细数、舌紫苔薄、此乃气血俱虚、瘀血阻滞、药用当归 9g，川芎 6g，赤芍 9g，虎杖 30g，鸡血藤 30g，何首乌 30g，丹参 15g。药后 1 周，精神渐振，口干见减，复查白细胞 6.7×10^9/L，药合病机，仍守前法治疗半月，巩固疗效。

高氏报道采用中药复方制剂生血养荣丸(主要组成为鹿角胶、紫河车、熟地、何首乌、菟丝子、巴戟、狗脊、山萸肉、丹参、当归、川芎、人参、鸡血藤、白术、山药、女贞子、蛇舌草、花生衣)每丸 9g，1 次 1 丸，每日 3 次，口服。治疗癌症化疗后白细胞减少症 50 例，其中男 29 例，女 21 例。年龄最小 36 岁，最大 68 岁。白细胞最低 1.5×10^9/L，最高

$3×10^9$/L。红细胞及血小板在正常范围内者36例，低于正常范围以下者14例。连续服药2月观察效果。同时停用其他补血药品。治疗前后进行免疫测定：做血清免疫球蛋白IgG、IgA、IgM测定，对白细胞在（0.5~1.0）×10^9/L时立即给予抗生素，对于病毒性感染者用病毒唑或无环鸟苷等治疗。治疗后显效38例，有效6例，无效6例，总有效率88%。治疗后采用琼脂单向免疫扩散法测定：IgA、IgM有所提高，IgG明显提高。表明生血养荣丸可改善化疗后气阴两虚状态并能提高癌症患者免疫功能，延长患者生命。

冼氏等为了探讨加味八珍汤对肺癌化疗引起白细胞减少的临床疗效，将60例肺癌化疗后引起白细胞减少的病人，随机分为治疗组和对照组各30例，治疗组服加味八珍汤黄芪50g、党参、茯苓、大枣各20g，白术、川芎、当归、山萸肉、生姜各10g，熟地30g，白芍药、女贞子、枸杞子、菟丝子各15g，甘草6g。以上诸药每日1剂，加水600ml，煎煮35分钟后滤出药液，再加水500ml复煎30分钟，2煎药液混合约400ml，分早、晚温服。连服21天为1疗程。对照组选用利血生20mg，鲨肝醇100mg，每日3次。全部病例治疗满3周评价疗效。结果显示治疗组总有效率93.33%，对照组总有效率70%，2组间比较有显著差异。表明加味八珍汤治疗肺癌化疗引起的白细胞减少症，具有较好疗效。

（三）癌症疼痛

丁氏等报道贴敷癌宁膏治疗42例癌症疼痛患者，其中男性32例，女性10例。癌宁膏组成及制法为川芎50g，当归50g，赤芍50g，红花50g，桃仁50g，乳香30g，没药50g，大黄50g，生川乌50g，生草乌50g，雪上一枝蒿50g，皂刺50g，天南星50g。以上药物用麻油3000g浸泡10天，将药炸枯，炼油下黄丹950g制成膏，后入血竭50g，冰片50g，麝香2g，摊膏外用，贴患处。贴药时寻找患者疼痛最剧烈的部位或其在体表的反应点（疼痛部位）贴敷，若疼痛部位非集中于一点，则选取痛处周围的穴位贴敷。用时以生理盐水清洁局部皮肤后，将癌宁膏贴于选定部位皮肤上，一般3天一换。本组经治疗19例获显效，1例获良效，6例有效，2例无效，总有效率95.24%。表明癌宁膏标本兼治，贴敷患处，使药力直达病所，用于治疗晚期癌症疼痛，具有起效快、维持时间长等优点。经反复使用未见产生明显的耐药性、成瘾性及过敏反应。另外一例男性患者，55岁，确诊为肺癌，伴胸膜及椎体转移。诊见后背及左胁疼痛，呈持续性刺痛，痛有定处。曾服西药镇痛药，效不佳。患者精神萎靡、夜不能寐、痛苦不堪。即予癌宁膏外贴左肺俞穴、期门穴，贴药30分钟后疼痛逐渐消失，其他自觉症状也明显改善。

（四）放疗后不良反应

崔氏等为了观察养阴生血饮改善放疗患者生活质量的效果，将404例患者分为观察组304例，对照组100例。予观察组患者每次放疗前1小时口服养阴生血饮（主要组成为地黄、生黄芪、当归、石斛、川芎）50ml，每天1次，疗前3天开始服用，至放疗结束。对照组放疗期间服用利血生20mg，每天3次。治疗后观察组卡氏评分69例上升，28例下降，头颈肿瘤神疲乏力发生程度较对照组为低，治疗食欲不振发生率及发生程度较对照组为低，白细胞下降明显低于对照组，临床研究证实养阴生血饮可减轻放疗引起的食欲下降、乏力，改善生活质量，并可以保护骨髓，防治放疗引起的白细胞下降。

（五）鼻咽癌放疗所致口腔黏膜反应

赵氏等为了观察中药对鼻咽癌放疗所致口腔黏膜反应的防治效果，将确诊为鼻咽癌并接受放疗的患者41例，随机分成治疗组（放疗联合中药治疗）21例和对照组（单纯放疗）20例。2组病例均按常规分割方法放疗（2.0Gy/次，5次/周）。治疗组于放疗前1周开始服用中药（治则为养阴生津，方药组成为太子参20g，北沙参15g，玄参15g，天花粉15g，生地15g，百合12g，金银花15g，山豆根9g，麦冬10g，陈皮8g，鸡内金12g，生黄芪20g，女贞子15g，丹参15g，川芎9g，红花9g，生草5g），每日1剂，分2次服，直到放疗全程结束后1周；对照组则不服用中药。观察放疗后口腔黏膜反应情况。结果显示放疗至第3周末，治疗组以1级反应为主，对照组以2级反应为主，两组差异显著。放疗至第7周末时，对照组以3、4级黏膜的反应为主，治疗组以2级反应为主，两组差异显著。其显示中药配合放疗能够有效防治口腔黏膜反应、推迟放射性口腔炎发生的时间，从而帮助患者减轻放疗副作用，顺利地完成放疗。

（六）肺癌

张氏等采用冠心宁治疗特发性肺纤维化（IPF）并肺癌患者30例。在吸氧、抗感染、化痰止咳、平喘、卧床休息等综合治疗基础上，给予冠心宁（组成为川芎、丹参）注射液20ml加入5%葡萄糖250ml静脉滴注。治疗后显效29例，无效1例。

韩氏报道1例肺癌患者，男，72岁。形体略瘦、咳嗽、胸痛、痰少、神疲乏力、纳可、溲黄赤。舌质偏紫、苔少中裂、脉滑略数。诊断为气阴不足、瘀浊留滞，治拟益气养阴、祛瘀化浊、解毒通滞。药用脱花煎加味。处方为当归、川芎、怀牛膝、车前子、麦冬各15g，丹参、太子参、生地、薏苡仁、野荞麦根、藤梨根各30g，桂枝、藏红花各5g，每日1剂，水煎分早晚2次温服。服药半月，咳嗽、胸闷明显好转。后期坚持服用中药，随访8月，病情稳定。

（七）胃癌前病变

杜氏等报道将126例患者随机分为两组。治疗组66例，采用解毒活血方治疗［主要组成为蒲公英、佛手各15g，连翘、茵陈、当归、郁金、丹参各12g，黄连、延胡索、川芎、枳实各9g，石菖蒲、八月札、仙鹤草各20g，三七粉（冲服）2g］。每天1剂，水煎2次，早晚2次空腹服。对照组60例，采用胃复春治疗，每次4片，每天3次，饭前30分钟服用。2组疗程均为3月。主要观察临床疗效、胃镜疗效、幽门螺杆菌（HP）根除率及不良反应。结果显示胃镜疗效总有效率及幽门螺杆菌（HP）根除率治疗组分别为89.39%、62.12%、86.21%，对照组分别为65.00%、43.33%、40.38%，两组分别比较，差异均有显著性意义。本研究表明，解毒活血方能有效改善PLGC患者的临床症状，可促进胃黏膜修复，改善微循环，并有根除HP作用。

胡氏等报道将确诊的胃癌前痛变患者60例分为两组。治疗组30例用清热养阴降浊方（主要组成为当归、白芍、石菖蒲、郁金、五灵脂、麦冬、黄连、莪术各12g，茯苓、石斛、蒲公英、败酱草、白花蛇舌草各15g，仙鹤草20g，川芎9g）。每天1剂，水煎，分早、晚饭前半小时服。对照组口服胃复春（主要成分为香茶菜、枳壳），每次4片，早、晚饭前及临睡前服用。疗程为6月。结果显示临床疗效总有效率治疗组为867%，对照组为667%两组比较，差异有显著性意义；两组胃液CEA含量和HP阳性例数比较，差异有显著性意义。表明清热养阴降浊方对治疗胃癌前病变确有疗效，且能降低胃液CEA含量及对HP有抑杀作用。

王氏等报道，为了观察小归芍颗粒治疗胃癌前病变的临床疗效，给予119例患者小归芍颗粒（主要组成为瓜蒌30g，白术15g，川芎10g，白芍、茯苓各20g，半夏、当归各12g，黄连、泽泻各 6g）服用，每次 1 袋，每天 3 次，饭前 30 分钟服用。服药 3 个月后，观察治疗前后临床疗效、胃镜及病理变化、不良反应。结果显示总有效率为 90.76%；胃镜下黏膜变白、血管透见以及胆汁反流、糜烂、颗粒增生、充血水肿、萎缩、肠化等病理改变疗效明显，对异型增生疗效亦优。研究显示小归芍颗粒治疗胃癌前病变能改善其临床症状，逆转腺体萎缩、肠上皮化生和异型增生，其疗效较好。

（八）肝癌

苑氏等报道，为了观察介入疗法配合消癥扶正汤治疗肝癌的临床疗效。将 45 例肝癌患者随机分为两组。中药治疗组 24 例，于第 1 次介入治疗（经肝动脉插管灌注化疗药物及栓塞剂）前 1 周起开始服用中药消癥扶正汤（黄芪 25g，白术、茯苓各 20g，龙葵 18g，当归、生地黄、五灵脂、枸杞子各 15g，白芍、川芎、香附、牡丹皮各 12g）。加减：恶心、呕吐、食欲下降症状明显时，加陈皮、竹茹各 12g；有出血征象者，加三七粉（冲服）4g。每天 1 剂，水煎，分 2 次温服。5 周为 1 疗程，连续服用 5 疗程；对照组 21 例，单纯应用介入疗法治疗。结果显示近期有效率治疗组为 79.2%，对照组为 47.6%，两组比较，差异有显著性意义。治疗后两组血清 AFP 均明显下降，与治疗前比较，差异有显著性或非常显著性意义。两组治疗后卡氏评分比较，差异有显著性意义，治疗组优于对照组。表明消癥扶正汤与介入疗法有机结合，从整体出发，标本兼治，有攻癌有扶正，可显著改善症状、减轻全身毒副作用，提高生活质量，增强自身免疫力及耐受性，为患者接受规律的介入治疗创造了条件，也为提高肝癌的远期疗效奠定了基础。

梁氏等报道，将明确诊断为原发性肝癌并以 Seldlnger 方法首次栓塞化疗的患者 21 例，于栓塞化疗后第 1 天开始进行西医的常规处理（抗菌消炎、支持疗法），并加用化裁的托里消毒散（由党参、北黄芪、茯苓、白术、甘草、白芍、当归、川芎、桔梗、白芷、金银花、皂角刺、白花蛇舌草等药物组成）水煎汤剂内服，每天 1 剂，7 天为 1 疗程；并设单纯西药治疗对照组 19 例。结果显示试验组的发热和其他症状的持续时间均较对照组缩短；常规肝功能的 4 项指标（血清总胆红素、直接胆红素、间接胆红素和碱性磷酸酶）的值均比对照组低。其表明托里消毒散对肝癌化疗栓塞术所致的大片组织坏死以及药物和栓塞引起的正气亏虚的副作用有拮抗作用，能减轻栓塞化疗引起的肝功能损害，为肝癌患者顺利接受栓塞化疗的治疗创造了条件。

（九）急性白血病

张氏报道，为了研究中药浙贝母、防己、川芎制成颗粒饮片复方浙贝颗粒辅助提高难治性急性白血病的临床疗效，选取难治性急性白血病患者 64 例，每次使用 10g，每日 3 次，连续服药 14 天为 1 个治疗周期。经治疗完全缓解 25 例，部分缓解 21 例，未缓解 18 例。研究表明复方浙贝颗粒配方辅助化疗应用可增强化疗药物对白血病细胞的杀伤作用，明显提高难治性白血病的临床缓解率，并不增加化疗药物对骨髓的抑制作用，具有较好的临床安全性。

（十）甲状腺腺瘤

韩氏报道一例双侧甲状腺腺瘤患者，女，49 岁。左前颈部甲状腺腺瘤已行手术治疗后一年内又发现侧甲状腺腺瘤，不愿再次手术。检查见右侧前颈部触及一椭圆形肿块大小约 2.5cm×3.5cm，无压痛，表面光滑、质地稍硬、边界清楚，随吞咽上下移动。诊见形体偏胖，情绪易波动，口干而苦，晨起有痰涎，大便偏干，舌质黯红、苔薄、脉弦滑。此为肝郁气滞、痰瘀交阻。治以疏肝理气、化痰散结、行瘀导下方法。药用脱花煎加味。处方为当归、怀牛膝、车前子、八月札、浙贝、川石斛各15g，川芎、柴胡、海浮石、杏仁各10g，桂枝、藏红花、生甘草各5g，昆布、海藻各20g。每日1剂，水煎分早晚2次温服。服药7周口已不苦，大便通畅，颈部肿物似有缩小。服药1月后，颈部肿块未触及，B超复查显示正常。随访1年，未再复发。

（十一）子宫肌瘤

韩氏报道一例子宫肌瘤患者，32岁。引产后继发不孕3年，小腹发胀隐痛、月经量多，夹有血块，腰脊酸楚、四肢不温、面色不华、纳食欠香。舌质红边有瘀斑，苔薄白，脉弦。B超检查示子宫肌瘤大小约1.2cm×1.5cm。此为气滞血瘀，兼有寒凝。治拟理气散结、活血化瘀、温经止痛。药用脱花煎加味。处方用当归、怀牛膝、车前子、苏子、制香附、茜草各15g，川芎、郁金、陈皮各10g，夏枯草、生牡蛎、焦山楂各30g，藏红花、肉桂、炙甘草各5g，每日1剂，水煎分早晚2次温服。服药10天，腹痛减轻，腰酸改善，服药1月后，临床症状基本消失，B超复查显示子宫附件正常。

二、中　毒

（一）一氧化碳中毒

洪氏报道，将收治的8例煤气中毒患者以自拟芳香化浊、活血化痰、清心健脑之醒脑解毒汤（药物组成为野菊花、薄荷、蔓荆子、白芷、石菖蒲、川芎、藕节、牡丹皮、藿香、佩兰、天麻、生地黄各10g，藁本15g，绿豆衣20g)治疗，每日1剂，日服2次。如气血亏虚加人参、黄芪、白术、茯苓、当归；肝阳上亢可加旋覆花、珍珠母、生代赭石，并且适当加僵蚕、全蝎等搜风药。用药时间最短3天，最长25天。治疗后8例患者均获痊愈。

（二）有机磷农药中毒并发症

熊氏等报道，用中西医结合方法治疗急性有机磷农药中毒并发重症中间期肌无力综合征15例，疗效满意。15例均为经口中毒者，其中敌敌畏中毒2例，甲胺磷中毒5例，对硫磷中毒8例。发病距中毒时间平均93小时。临床表现以呼吸肌麻痹为主，伴有其他肌群受累的类似于重症肌无力表现的肌病。在给予氯磷定突击疗法，气管插管，人工气囊辅助呼吸或机械通气，预防感染，胃管和静脉营养支持等常规综合治疗基础上每日鼻饲中药(补气增力汤)1剂(基本方药：黄芪60g，党参15g，白术15g，茯苓20g，山药15g，葛根15g，陈皮15g，当归15g，鸡血藤24g，甘草9g)。依其证候、舌苔、脉象属脾虚气血不足者，加赤芍、白芍、川芎、桂枝、神曲；日久兼有肾阳不足者再投入附子。肌力恢复至Ⅳ～Ⅴ级，自主呼吸稳定有力，能咳嗽、排痰，胃纳可后即停药观察。结果显示治愈率为86.67%。肌力恢复正常最短3日，最长7日。

吴氏报道，将7年中发生的急性有机磷农药中毒致迟发性神经病变15例进行中西结合治疗。甲基强的松龙针剂80mg静脉滴注，1天1次，连用1周逐步减量停用；维生素B_1针剂每次100mg，每天1次肌注；维生素B_{12}针剂每次500ug，每天肌注1次。连用2周；中药治疗基本药物为一叶萩5g，石蒜3g，白芷5g，桃仁、红花各10～15g，当归10～15g，川芎10～15g，赤芍药10～15g，全蝎5～10g，白附子5～10g，白僵蚕10～15g，蜈蚣1～3条，钩藤 10~30g，黄芪 30~60g，甘草 5~10g。兼热加金银花 30g，连翘 10~30g，板蓝根 30g，每日 1 剂，水煎服，连用 2 周。结果显示，10 例 2 个疗程后症状基本消失，4 例经 5 个疗程痊愈，1 例经 5 个疗程治疗后留有双下肢轻瘫，但生活能自理。实验表明中西结合治疗急性有机磷农药中毒致迟发性神经病变效果良好。

（三）酒精中毒

王氏运用二葛解酒颗粒治疗酒精中毒（该方由葛根、枳椇子、葛花、川芎四味中药组成，各味药在方中起着相互协调的作用，具有解酒防醉、通窍醒神的功效）。现代药理研究该解酒颗粒剂具有增加肝脏的抗氧化功能能缓解中毒症状。用于防治急、慢性酒精中毒、宿醉。经数例确诊为醉酒、急慢性酒精中毒患者的临床治疗观察，疗效确切。

参考文献

［1］侯桂荣，张淑亭，邢阳，等．黄芪四物汤治疗病毒性心肌炎疗效观察．河北中医，2001，（23）8：569~570.

［2］林杨．补阳还五汤加味治疗病毒性心肌炎 36 例．北京中医，2006，（25）3：162~163.

［3］喻康野，黄新华，黄琪．补阳还五汤和真武汤治疗新生儿硬肿症临床对比观察．吉林中医药，2001，1：31~32.

［4］吴小春，金辉．桑防蝉芩四物汤治疗急性肾炎 38 例疗效观察．当代医师杂志，1996，（1）7：47~48.

［5］黄赐雄．西医结合治疗小儿肾病综合征随访观察．湖北中医杂志，1996，（18）3：6~7.

［6］张胜荣，张卫红．补阳还五汤加减治疗原发性肾小球肾病 41 例．中国农村医学，1998，（26）6：44~45.

［7］喻康野，黄新华，李文莉，等．桃红四物汤加味方治疗小儿难治性肾病的临床观察．中国中西医结合杂志，2000，（20）11：831~833.

［8］王倩，郑祖德．丹参和川芎治疗儿童过敏性紫癜 23 例疗效观察．南京铁道医学院学报，1999，（18）4：280~281.

［9］刘新惠．桃红四物汤为主治疗过敏性紫癜 28 例疗效观察．江西中医药，2001，（32）2：37.

［10］乔艳贞，乔俭，王富伟，等．四生汤合四物汤加味治疗过敏性紫癜．光明中医，2004，（19）4：56~57.

［11］卢秀娥．桃红四物汤与强的松联合治疗过敏性紫癜的疗效观察．河北医药，2005，（27）4：307.

［12］胡仁俊，常建国．益气活血法治疗儿童过敏性紫癜 50 例．陕西中医，2006，（27）3：261.

［13］杨丽荣．桃红四物汤加减治疗儿童过敏性紫癜 36 例．陕西中医，2006，（27）3：260~261.

［14］艾瑶华．活血化瘀法治疗过敏性紫癜的疗效观察．湖北中医杂志，2007，（29）7：30.

［15］冯保华．补阳还五汤治疗过敏性紫癜 90 例临床观察．中国社区医师·医学专业半月刊，2008，（10）14：124.

［16］张知新，孙京惠，王君．活血化瘀法治疗小儿过敏性紫癜性肾炎临床疗效及对血液流变性的影响．中国中医药信息杂志，2004，（11）6：518~519.

［17］岳凤平．补阳还五汤加雷公藤多苷治疗儿童过敏性紫癜性肾炎疗效观察．社区医学杂志，2006，（4）9：65~66.

［18］丁显春．新生儿缺氧缺血性脑病 119 例治疗体会．郑州大学学报（医学版），2005，（40）5：

958~959.

　　[19] 刘明武. 补阳还五汤加味治愈小儿急性偏瘫12例. 广西中医药, 1990, (13)1: 12.

　　[20] 岳莉莉. 丹金四物汤治疗痛经42例. 广西中医药, 1995, (18)3: 19~22.

　　[21] 武玉忠, 肖美双. 丹栀逍遥散合桃红四物汤治疗痛经100例. 安徽中医临床杂志, 1997, (9)4: 192.

　　[22] 韦枝红. 中药加味四物汤治疗痛经的体会. 深圳医学, 1998, (11)3: 28~29.

　　[23] 刘锦荣. 失笑四物汤加减治疗痛经. 湖北中医杂志, 1999, (21)8: 362.

　　[24] 谭凤云. 桃红四物汤加味治疗原发性痛经患者65例. 世界今日医学杂志, 2001, (2)9: 835.

　　[25] 郑萍, 李碧华, 武晓玲. 补阳还五汤加味治疗青春期痛经60例. 四川中医, 2002, (20)8: 51~52.

　　[26] 刘中元, 刘学元. 加减桃红四物汤治疗痛经550例体会. 甘肃中医, 2003, (16)11: 29~30.

　　[27] 宋秀勉, 康群业. 桃红四物汤治疗痛经70例. 辽宁中医学院学报, 2003, (5)3: 248.

　　[28] 杜忠香, 申珂. 加味四物汤治疗痛经的临床观察. 职业与健康, 2003, (19)3: 102~103.

　　[29] 李凤珍, 李桂英. 加味四物汤治疗痛经41例疗效观察. 中华现代中西医杂志, 2003, (1)9: 828.

　　[30] 王桂花, 赵玉武. 桃红四物汤加味治疗痛经60例报道. 甘肃中医, 2004, (17)8: 32.

　　[31] 冯宝平, 王秀华. 四物汤加味治疗痛经78例临床观察. 山西中医学院学报, 2004, (5)2.

　　[32] 王萍, 张兰柱. 四物汤合失笑散加减治疗原发性痛经66例. 现代中西医结合杂志, 2004, (13)17: 2287.

　　[33] 谯阳. "桃红四物汤" 加减治疗痛经32例. 中国医学杂志, 2005, (3)5: 251.

　　[34] 张晓兰, 李洪玲, 吴俊芳. 四物汤合失笑散加减治疗原发性痛经66例. 中华现代妇产科学杂志, 2005, (2)2: 170~171.

　　[35] 纪英霞, 姜新道. 桃红四物汤加减治疗原发性痛经50例. 青岛医学, 2006, (38)6: 424.

　　[36] 陈海标, 邓新征, 敖银柳. 桃红四物汤治疗原发性痛经32例. 新中医, 2006, (38)6: 69~70.

　　[37] 胡芳. 补阳还五汤加味治疗痛经疗效观察. 现代中西医结合杂志, 2006, (15)11: 1502.

　　[38] 吴凤海. 加味四物汤治疗原发性痛经30例. 内蒙古中医药, 2007, 3: 1~2.

　　[39] 李瀚. 四物汤加减治疗痛经及月经不调的临床体会. 医药论坛杂志, 2008, (29)10: 78.

　　[40] 吴燕. 加味桃红四物汤治疗原发性痛经55例. 基层医学论坛, 2008, (12)11月中旬刊: 1022.

　　[41] 梁海蓉. 桃红四物汤治疗原发性痛经60例疗效观察. 中国医学创新, 2009, (6)24: 30.

　　[42] 侯新霞, 郭军红. 桃红四物汤治疗原发性痛经32例. 光明中医, 2009, (24)11: 2138.

　　[43] 李小林, 靳飞. 四物汤加减治疗痛经200例临床观察. 河北中医, 2009, (31)1: 70.

　　[44] 蒋荣超. 桃红四物汤加味治疗乳腺增生48例. 辽宁中医杂志, 2001, (28)6: 354.

　　[45] 杨志光, 肖兵, 李智. 四物汤加减治疗乳腺增生86例. 陕西中医, 2007, (28)5: 582~583.

　　[46] 刘延兰. 桃红四物汤加减治疗乳腺囊性增生病98例观察. 青海医药杂志, 2009, (39)4: 23.

　　[47] 刘耕野. 蛰虫四物汤加减治疗子宫肌瘤45例临床观察. 中医药导报, 2005, (11)2: 33~34.

　　[48] 张凡鲜, 彭金钗, 张忠君. 桃红四物汤加减治疗功能性子宫出血345例疗效观察. 湖南中

医杂志, 1994, (10)6: 9~10.

[49] 李玉龙, 曲枝香, 黑星明. 胶艾四物汤治疗药物流产后出血 22 例临床观察. 甘肃中医, 1995, (8)4: 34~35.

[50] 何秀红, 黄志伟. 桃红四物汤治疗人流术后阴道流血不止 120 例. 河南中医药导报, 1998, (4)7: 20.

[51] 俞黎华, 许映荣. 加味补阳还五汤治疗功能性子宫出血 45 例疗效观察. 宜春医专学报, 2000, (12)3: 195~196.

[52] 杨秀芳, 程少斌. 参芪胶茜四物汤治疗青春期功能性子宫出血 68 例. 陕西中医, 2001, (22)11: 647.

[53] 李佳. 四物汤加减治疗药物流产后子宫出血 102 例. 吉林中医药, 2001, 3: 39.

[54] 王秀宝. 加减桃红四物汤治疗药流后阴道出血 132 例. 中国中医药科技, 2002, (9) 2: 125~126.

[55] 林广艳, 班晓霞. 桃红四物汤加味治疗药物流产后出血 42 例. 吉林中医药, 2002, (22) 5: 22.

[56] 张晓虹, 蒋琪. 桃红四物汤治疗崩漏体会. 中国中医药信息杂志, 2003, (10)5: 71.

[57] 周冬梅, 陈拥军. 服加味桃红四物汤减少药物流产后阴道出血的临床观察. 中国计划生育学杂志, 2003, 11: 689.

[58] 谭德梅. 桃红四物汤加味治疗人工流产后阴道出血 37 例临床体会. 四川中医, 2004, (22) 2: 64.

[59] 王合. 桃红四物汤加味治疗崩漏 130 例. 黑龙江中医药, 2004, 4: 15~16.

[60] 翁文忠, 陈永明. 四物汤加味治疗放环后出血 32 例. 中华现代临床医学杂志, 2004, (2) 5: 733~734.

[61] 王德余, 李国. 四物汤合失笑散加味治疗功能性子宫出血 136 例. 中国社区医师, 2005, (7)1: 39~40.

[62] 向香珍. 桃红四物汤加失笑散治疗药物流产后出血 52 例. 吉林中医药, 2005, (25) 11: 28.

[63] 郭荷先, 潘乐意, 张菊新. 桃红四物汤加减治疗宫环出血 300 例. 国医论坛, 2005, (20) 3: 33.

[64] 巴雅尔图, 王爱军. 桃红四物汤加减治疗妇女功能失调性子宫出血 49 例临床观察. 中国临床医生, 2005, (33)4: 56.

[65] 刘爱萍, 花亚历, 程英锐. 自拟二胶四物汤加味治疗功能性子宫出血 126 例疗效观察. 光明中医, 2006, (21)11: 88.

[66] 姚中元, 罗庆容. 桃红四物汤合失笑散治疗功血 39 例. 中国医学研究与临床, 2006, (4) 5: 79.

[67] 郑泳霞. 桃红四物汤加减配合理疗治疗药物流产不全 36 例. 实用中医药杂志, 2006, (22) 2: 86.

[68] 陈倩. 桃红四物汤加味配合缩宫素治疗药物流产后阴道出血 66 例的疗效分析. 广西医学, 2007, (29)11: 1839.

[69] 梁建祥, 郑泽军. 桃红四物汤加减治疗输卵管炎不孕症临床应用. 中国现代医生, 2007, (45)3: 52.

[70] 郜中平. 奇效四物汤治疗崩漏 30 例. 上海中医药杂志, 2007, (41)7: 53.

[71] 许彩凤. 加味桃红四物汤对药物流产完全性及阴道流血情况的影响. 现代中西医结合杂

志，2007，(16)33：4953~4954.

[72] 孙白云．自拟棱莪四物汤加味治疗崩漏60例．浙江临床医学，2008，(10)1：108.

[73] 朱秀芬．通因通用法治疗青春期崩漏13例．现代中西医结合杂志，2008，(17)27：4310~4311.

[74] 朱秀芬．桃红四物汤加减治疗崩漏280例．河北中医，2008，(30)6：596.

[75] 徐智．桃红四物汤加减治疗女性更年期综合征100例观察．现代中医药，2004，(5)5：77~78.

[76] 闫钦生．猪蹄四物汤治疗更年期综合征．光明中医，2007，(22)7：86.

[77] 肖中英．加味四物汤治疗围绝经期综合征87例临床观察．中医药导报，2007，(13)6：52~53.

[78] 谢胜，冯金娟．四逆四物汤治疗阴阳两虚型妇女更年期综合征的临床观察．湖北中医学院学报，2009，(11)3：53~54.

[79] 李喜枝．桃红四物汤加味治疗术后继发性不孕8例．云南中医中药杂志，1995，(16)6：17.

[80] 陈旦平，董桂红，曹萍芳．补阳还五汤为主治疗不孕症63例．四川中医，2000，(18)1：36~37.

[81] 唐桂兰．中药综合治疗输卵管炎性不孕症35例临床观察．2001，2：36~37.

[82] 匡祥治．自拟加味四物汤治疗继发性不孕症36例．四川中医，2002，(20)4：54.

[83] 刘楚芹．中西医结合治疗流产后内分泌功能失调性不孕症30例．陕西中医学院学报，2003，(26)5：30.

[84] 王光东，王敏．桃红四物汤口服加阴道局部用药治疗输卵管阻塞性不孕症45例报告．山东医药，2005，(45)9：78.

[85] 肖利玲，俞秋蓉．中药内外配合治疗输卵管炎性不孕症43例疗效观察．新中医，2005，(37)5：52~53.

[86] 刘征丽，张延，金畅，等．益母圣金汤结合抗生素治疗输卵管阻塞性不孕症132例．陕西中医，2007，(28)7：802.

[87] 刘霞珍，叶光军．中药治疗输卵管阻塞性不孕症108例临床观察．四川中医，2007，(25)4：74.

[88] 张丹山，王春茶．腹腔镜手术合中药治疗输卵管性不孕症．浙江中西医结合杂志，2008，(18)3：180~181.

[89] 蔡沙芒．引经汤治疗生育期闭经致不孕症60例．河南中医，2008，(28)4：44~45.

[90] 李顺景．加味柴胡四物汤治疗免疫性不孕42例．中医研究，2009，(22)9：46~48.

[91] 张颖．中西医结合治疗异位妊娠40例疗效观察．现代中西医结合杂志，2003，(12)1：50~51.

[92] 谢如锦．中西医结合治疗内出血型异位妊娠30例．河南中医，2008，(28)8：70~71.

[93] 邓军辉，王发强．四物汤加减治疗闭经60例观察．长治医学院学报，1997，(11)4：344.

[94] 马新玲，王斌．中西医结合治疗闭经68例临床观察．时珍国医国药，2000，(11)8：733.

[95] 潘惠萍．中药为主治疗药源性闭经48例．实用中医药杂志，2005，(21)10：609.

[96] 龚丽博．逍遥丸合桃红四物汤治疗精神药物所致闭经60例．河南中医，2007，(27)8：71.

[97] 束兰娣．右归四物汤治疗月经后期的临床观察．上海中医药杂志，2005，(39)11：37~38.

[98] 吕月美．四物汤加味治疗室女崩漏18例．江苏中医药，2003，(24)4：41.

[99] 胡俊．桃红四物汤加减治疗月经过多32例疗效观察．云南中医中药杂志，2005，(26)

5：21．

　　［100］宋卓敏．加减四物汤治疗血虚型月经过多32例．天津中医药，2005，（22）2：133．

　　［101］王霞，段俊英，左华．四物汤加味治疗宫内置环后月经过多88例分析．中国误诊学杂志，2007，（7）24：5707．

　　［102］牛振华，李秀梅．补阳还五汤治疗放环后月经失调76例．陕西中医，1995，（16）12：535．

　　［103］薛黎明．补阳还五汤加味治疗皮埋术后月经失调25例．中国社区医师，2005，（21）19：33～34．

　　［104］古凤交，王晓娜．四物汤加减治疗月经不调42例．河南中医学院学报，2007，（22）4：82．

　　［105］高华红．四物汤加减治疗月经不调疗效观察．医药论坛杂志，2007，（28）19：115．

　　［106］李珍英，林明云．补阳还五汤治疗慢性盆腔炎64例临床观察．四川中医，1995，5：39．

　　［107］陈欣，张旗，高琪．败红四物汤配合TDP照射治疗慢性盆腔炎．淮海医学，2001，（19）5：386．

　　［108］陈寿元，高春林．败夏四物汤治疗盆腔炎118例．中国民间疗法，2004，（12）1：36～37．

　　［109］罗普树．桃红四物汤合五苓散治疗卵巢囊肿．北京中医，1997，4：21～22．

　　［110］汤锡琼，薛昭斌．参芪四物汤加减治疗卵巢囊肿30例．现代中西医结合杂志，2002，（11）12：1137．

　　［111］李宪玲．桃红四物汤加减治疗卵巢囊肿52例．实用中医药杂志，2003，（19）9：461．

　　［112］刘秀菊，陈锋，樊爱云．桃莪四物汤加味治疗卵巢囊肿273例疗效观察．现代中西医结合杂志，2003，（12）7：742～743．

　　［113］王春兰．加味四物汤治疗卵巢囊肿疗效观察．中国新医学论坛，2008，（8）7：81．

　　［114］褚宏兵．加味桃红四物汤为主治疗视网膜静脉阻塞．中西医结合眼科杂志，1997，（15）4：210～211．

　　［115］刘士刚．桃红四物汤治疗视网膜中央静脉阻塞．辽宁中医学院学报，2004，（6）6：474．

　　［116］张利．川芎联合复方丹参治疗视网膜静脉阻塞．中华现代中西医结合，2005，（2）10：53．

　　［117］曹平，仝警安．加味桃红四物汤治疗视网膜静脉阻塞的疗效观察．中国临床医药研究杂志，2006，162：45～55．

　　［118］陈明英．活血药穴位注射配桃红四物汤治疗视网膜中央静脉阻塞70例．陕西中医，2007，（28）10：394．

　　［119］曹平，苏露煜．加味桃红四物汤治疗视网膜静脉阻塞的疗效观察．现代中医药，2009，（29）4：54～55．

　　［120］张建新，王根民，马秀英，等．复方川芎胶囊治疗前部缺血性视神经病变疗效观察．现代中西医结合杂志，2006，（15）18：2530～2531．

　　［121］陈建峰，冯燕敏．补阳还五汤为主治疗前部缺血性视神经病变22例．浙江中医杂志，2007，（42）9：517．

　　［122］赵爱霞．中西医结合治疗前部缺血性视神经病变38例．江苏中医药，2009，（41）5：40．

　　［123］刘鹏．中西医结合治疗中心性浆液性脉络膜视网膜病变63例临床观察．中医药导报，2008，（14）2：51～52．

　　［124］王炜成．中西医结合治疗糖尿病视网膜病变疗效观察．时珍国医国药，2007，（18）10：2521～2522．

[125] 李林英. 四物汤加味治疗单纯性糖尿病视网膜病变 30 例. 陕西中医, 2007, (28) 8: 992~993.

[126] 齐艳华, 张玉华. 桃红四物汤合五苓散为主治疗视网膜震荡 28 例. 四川中医, 2000, (18)10: 51.

[127] 杨明明. 桃红四物汤对视网膜震荡的疗效. 中国中医眼科杂志, 2002, (12)2: 105.

[128] 张春华. 桃红四物汤合五苓散治疗视网膜震荡 48 例. 湖北中医杂志, 2003, (25)5: 33.

[129] 苏风军. 桃红四物汤加减治疗视网膜震荡 28 例. 中国民间疗法, 2004, (12)12: 52.

[130] 王彦君, 韩根言. 加味川芎茶调散在治疗鼻渊中的应用. 中国中西医结合耳鼻咽喉科杂志, 1997, (5)1: 41~42.

[131] 李洪功. 川芎茶调散加减治疗上颌窦炎 60 例. 中国社区医师, 2003, (19)23: 37.

[132] 刘昌建, 史存娥. 三散合用治疗慢性鼻炎 30 例. 中国民间疗法, 2005, (13)5: 35.

[133] 熊亚, 张忠, 熊广, 等. 川芎茶调散合苍耳子散加减治疗鼻渊头痛 54 例. 新中医, 2005, (37)1: 72.

[134] 常瑞霞. 中西医结合治疗鼻窦炎 118 例. 河南中医, 2008, (28)2: 58.

[135] 梁斌昌. 川芎茶调散治疗急、慢性鼻窦炎 20 例. 中医杂志, 2008, (49)3: 244.

[136] 贺兴, 梁山. 川芎茶调散灌洗液对慢性鼻窦炎鼻内镜术后的影响. 河南中医, 2008, (28)5: 65~66.

[137] 李青. 川芎茶调颗粒与克拉霉素联合应用治疗急性鼻窦炎疗效观察. 中华医学写作杂志, 2004, (11)10: 859~860.

[138] 张玉敏. 中西医结合治疗感音神经性耳聋 46 例. 中国中西医结合耳鼻喉科杂志, 1995, (3)1: 26~27.

[139] 洪吉吉. 活血祛瘀法治疗暴聋 12 例临床报道. 浙江临床医学, 2003, (5)6: 413.

[140] 冯爱成, 黄易, 毛丽华. 补阳还五汤治疗突发性耳聋疗效观察. 辽宁中医杂志, 2006, (33)12: 1579~1580.

[141] 杜长河. 补阳还五汤加减治疗突发性耳聋 55 例. 实用中医药杂志, 2007, (23)10: 640.

[142] 林军梅. 补阳还五汤配合高压氧治疗突发性聋疗效观察. 中国中西医结合耳鼻咽喉科杂志, 2007, (15)4: 305~306.

[143] 邓威, 曹阳. 川芎局部透入治疗感音神经性耳聋 60 例. 实用中医内科杂志, 2007, (21)2: 99.

[144] 朱青学. 川芎葛根饮治疗突发性耳聋 30 例临床疗效观察. 北京中医药, 2008, (27)3: 209~210.

[145] 翟小燕, 顾玉潜. 补阳还五汤加减治疗突发性耳聋的疗效观察. 山西医药杂志, 2008, (37)5: 448.

[146] 徐志荣, 彭琼, 张斌, 等. 三联复聪法治疗突发性耳聋的临床研究. 辽宁中医杂志, 2008, (35)2: 228~229.

[147] 高清滢. 中药治疗突发性耳聋的成本及效果分析. 中国现代药物应用, 2008, (2)18: 107~108.

[148] 赵广富, 邓可斌. 中西医结合治疗突发性耳聋临床观察. 湖北中医杂志, 2008, (30)3: 40~41.

[149] 薛建辉, 刘再朋. 桃红四物汤加味治疗口腔扁平苔藓 32 例. 辽宁中医杂志, 1999, (20)2: 65.

[150] 丁薇, 蒋运杰. 强的松龙加川芎注射液局部注射治疗糜烂型口腔扁平苔藓的临床观察. 齐

齐哈尔医学院学院学报，2007，(28)1：65.

［151］周梅，王风芹．川芎嗪治疗咽异感症60例观察．实用中医药杂志，1999，(15)11：5.

［152］王益定，关勃，肖峰，等．杞菊地黄汤加味治疗慢性脑供血不足60例．现代中医药，2008，28(3)：19～20.

［153］陈燕云，陈建民．芎龙汤对癌症患者血液高黏状态的影响．中成药研究，1987，10：21～23.

［154］颜德馨．川芎应用心悟．上海中医药杂志，2002，01：14～15.

［155］高玉明．生血养荣丸治疗癌症化疗后白细胞减少症50例．陕西中医，2000，21(11)：484.

［156］冼寒梅，王朝晖，黄开珍，黄美杏．加味八珍汤治疗肺癌化疗后白细胞减少30例．陕西中医，2008，29(9)：1161～1162.

［157］丁庆学，崔庆霞，王峰．癌宁膏治疗癌症疼痛42例．中国民间疗法，2001，9(5).

［158］崔慧娟，张代钊，李佩文．养阴生血饮改善放疗患者生活质量的临床观察．中华放射医学与防护杂志，2009，29(3)：346.

［159］赵韬，魏斌宏，李学．养阴生津法防治鼻咽癌放疗所致口腔黏膜反应41例临床观察．北京中医药大学学报，2003，10(3)：16～17.

［160］张向民，刘晓军，李俊峰．冠心宁治疗特发性肺纤维化并肺癌30例．现代中西医结合杂志，2007，16(16)：2247.

［161］韩建锋．脱花煎加味治疗肿瘤．浙江中医杂志，2002，37(10).

［162］杜艳茹，刘启泉，白海燕．解毒活血方治疗胃癌前病变(热毒瘀血证)66例疗效观察．新中医，2005，37(10)：20～21.

［163］胡冬菊，刘建平，李俊柳．清热养阴降浊方治疗胃癌前病变及对胃液CEA、HP影响的研究．新中医，2003，35(10)：26～28.

［164］王志坤，刘启泉，杜艳茹．小归芍颗粒治疗胃癌前病变119例疗效观察．新中医，2008，40(1)：28～29.

［165］苑静波，苏春芝，王文智，许平．介入疗法配合消疲扶正汤治疗肝癌24例疗效观察．新中医，2005，37(3)：63～65.

［166］梁俊雄，邝幸华，吴永毅．托里消毒散对原发性肝癌栓塞化疗不良反应的对抗作用．北京中医药大学学报，2000，23(5)：56～57.

［167］张寅．复方浙贝颗粒配方辅助提高难治性急性白血病疗效的临床研究．博士学位论文，2007.

［168］洪华．醒脑解毒汤加减治疗煤气中毒．浙江中医学院学报，2001，25(3)：39.

［169］熊光耀，李沛云，刘培英．中西医结合治疗重症中间期肌无力综合征15例．中国中西医结合急救杂志，2001，8(1).

［170］吴永光．急性有机磷中毒并迟发性神经病变15例临床分析．海峡药学，2009，21(2)：110～111.

［171］王艳．二葛解酒颗粒的研究．硕士论文，2008.

第二章　川芎嗪的临床应用

第一节　在呼吸系统疾病中的研究与应用

一、肺损伤

林氏探讨川芎嗪对人肺血管平滑肌细胞（HPASMCs）黏着斑激酶（FAK）的影响。实验分成4组，对照组不加任何干预因素；fibronectin（FN）组（作为刺激剂）40μg/ml，川芎嗪组100μg/ml，联合组FN40μg/ml配合川芎嗪100μg/ml。采用免疫印迹方法，流式细胞仪及TUNEL法分别检测FAK蛋白质的表达、细胞周期、细胞凋亡的变化。FAK蛋白质在对照组与川芎嗪组中无表达，FN组中高表达（5438±679）；联合组（川芎嗪+FN组）中表达降低（3860±435），联合组与FN组比较差异有统计学意义；流式细胞仪测定结果显示FN组表现为HPASMCs中G1相的比例减少，S相增高，凋亡率降低，川芎嗪组表现刚好相反。凋亡率比较依次为川芎嗪组＞对照组＞联合组＞FN组。

虎氏探讨川芎嗪在失血性休克合并内毒素诱发急性肺损伤时对肺泡巨噬细胞（PAM）核因子（NF）-κB活化的调节干预作用。采用家兔失血性休克合并内毒素诱发肺损伤时模型，并将30只家兔随机分为模型组、川芎嗪干预组和对照组。测动脉血气、肺湿/干质量比（W/D），提取PAM中核蛋白并用凝胶电泳迁移率（EMSA）法测NF-κB活性，原位杂交法（ISH）结合原位定量检测PAM中IKK-β的mRNA表达，并用酶联免疫吸附试验（ELISA）测PAM培养上清液中肿瘤坏死因子-α（TNF-α）含量。结果显示干预组W/D低于模型组，而$PaCO_2$高于模型组。模型组和干预组的IKB激酶抑制剂-β（IKK-β）mRNA的表达、NF-κB活性、TNF-α含量均高于对照组，干预组与模型组比较有差异。

钱氏探讨丹参、川芎嗪对体外循环（CPB）所致急性肺损伤的保护作用。28例先天性房、室间隔缺损患者随机分为对照组（Ⅰ组）、丹参组（Ⅱ组）及川芎嗪组（Ⅲ组）。分别于转流前、转流20分钟、循环开放后10分钟、转流停止后20分钟时测量血中过氧化脂质浓度和肺循环前（右房）、后（左房）血中白细胞数，并于CPB前后测定呼吸指数（RI）。结果显示Ⅱ组、Ⅲ组血中过氧化脂质含量及肺循环前后白细胞差值均较对照组显著降低，而CPB前、后RI差异则无显著性。

虎氏探讨IκB激酶-β（IKK-β）在失血性休克继发急性肺损伤中的意义及川芎嗪（Ligustrazini，Lig）的调节干预作用。方法采用原位杂交、免疫组织化学结合原位定量分析以及酶联免疫吸附试验分别检测模型组、川芎嗪组、对照组肺组织IKK-β、核因子（NF）-κB表达以及血浆肿瘤坏死因子-α（TNF-α）含量，并行病理学光镜检查。结果显示模型组上述指标依次为〔(0.223±0.080)、(0.162±0.021)、(809.33±201.6)mg/L〕，较对照组升高，肺组织有明显炎症改变，川芎嗪组上述指标依次为〔(0.163±0.066)、(0.120±0.020)、(447.50±100.80)mg/L〕，较模型组降低，肺组织炎症改变减轻。表明IKK-β/NF-κB/TNF-α效应是失血性休克继发急性肺损伤的重要机制。川芎嗪可以下调IKK-β/NF-κB通路减轻失血性休克后的急性肺损伤。

许氏观察川芎嗪注射液联合激素、抗生素治疗放射性肺炎的疗效。胸部肿瘤接受放射治疗中或放射治疗后诊断为放射性肺炎77例患者随机分为两组，对照组38例，使用糖皮质激素、抗生素治疗；治疗组39例，加用川芎嗪注射液治疗。比较两组患者的临床症状、X线表现和肺功能改变。39例治疗组病人，治愈21例(53.85%)，好转15例(38.46%)，有效率92.31%；对照组38例，治愈13例(34.21%)，好转14例(35.90%)，有效率71.05%。2组疗效差异有统计学意义。肺功能以最大通气量(MVV)和第1秒用力呼出量(FEV1.0)比率来作为评价标准。治疗组肺功能改善明显优于对照组。

江氏通过观察川芎嗪对肺纤维化大鼠肺内结缔组织生长因子(Connective tissuegrowth factor，CTGF)表达及胶原沉积的影响，探讨川芎嗪对肺纤维化的治疗作用。将72只雄性SD大鼠随机分为正常对照组(A组)、肺纤维化模型组(B组)、川芎嗪治疗组(C组)各24只，采用大鼠气管内一次性滴注博莱霉素造模，Masson染色观察胶原沉积情况及SABC免疫组化法检测CTGF表达变化。B组肺内有大量胶原沉积；C组胶原沉积明显轻于B组；A组胶原沉积不明显。免疫组化发现B组结缔组织生长因子(CTGF)表达最强，C组较弱，A组微弱表达。

李氏研究川芎嗪注射液对博莱霉素A5致肺纤维化大鼠肺组织Ⅰ型胶原(Col-Ⅰ)、Ⅲ型胶原(Col-Ⅲ)及层粘连蛋白(LN)的干预作用。将70只Wistar大鼠随机分为空白组、模型组、川芎嗪大剂量组、川芎嗪中剂量组、川芎嗪小剂量组。除空白组外其他4组气管内注入博莱霉素A5造模。造模第2天大、中、小剂量组开始每日腹腔注射川芎嗪注射液至28天，剂量分别为250mg/(kg·d)、150mg/(kg·d)、40mg/(kg·d)。第28天时采用免疫组织化学方法检测肺组织Ⅰ型胶原(Col-Ⅰ)、Ⅲ型胶原(Col-Ⅲ)及层粘连蛋白(LN)的表达，并进行半定量分析，同时取肺组织行HE染色，观察病理形态学改变。与空白组比较。模型组Ⅰ型胶原(Col-I)、Ⅲ型胶原(Col-Ⅲ)及层粘连蛋白(LN)相对含量明显升高；川芎嗪各剂量组表达有不同程度的降低，以大剂量组最为明显。

王氏探讨川芎嗪对肺缺血再灌注损伤(PI/RI)时Fas/FasL基因表达的影响。采用在体兔单肺原位缺血-再灌注模型。实验兔90只，随机均分为假手术对照组(Sham)、肺缺血再灌注组(I/R)和肺缺血再灌注加川芎嗪治疗组(LGT)。每组又分为再灌注1小时、3小时、5小时3个亚组，每个亚组10只，分别于再灌注1小时、3小时、5小时3个时点取左肺组织，观察Fas/Fas配体(Fas/FasL)mRNA定位表达、凋亡指数(AI)、肺组织湿、干重比(W/D)、肺损伤组织学定量评价指标(IQA)及光镜、电镜下的组织形态学改变。肺再灌注1小时、3小时、5小时，LGT组Fas/FasLmRNA在肺小动脉内(外)膜、肺小静脉内膜、肺泡上皮及肺支气管上皮弱阳性表达，与I/R组同一时点比较阳性表达明显减弱；凋亡指数(AI)、肺组织湿、干重比(W/D)、肺损伤组织学定量评价指标(IQA)值显著低于肺缺血/再灌注组(I/R)组；肺组织形态学异常改变不同程度减轻。

沈氏观察汉防己甲素(TET)和川芎嗪注射液对结缔组织病(CTD)合并肺动脉高压

(PAH)的影响。采用开放随机对照方法，将 37 例结缔组织病(CTD)合并肺动脉高压(PAH)患者随机分为 4 组。A 组(一般治疗组)9 例；B 组[一般治疗联合汉防己甲素(TET)]9 例；C 组(一般治疗联合川芎嗪)10 例；D 组[一般治疗联合汉防己甲素(TET)、川芎嗪]9 例。一般治疗包括口服利尿剂、洋地黄制剂、抗凝剂和氧疗；观察项目包括治疗前和治疗后 1 个月末、3 个月末的运动耐量(6 分钟步行距离)，肺动脉高压(PAH)的心功能分级(NYHA)，肺动脉压力测试(多普勒测定)，同时观察药物不良事件和不良反应。观察的 37 例患者中死亡、失访各 2 例，因不良反应退出 3 例，共有 30 例患者完成 3 个月的观察期；观察项目结果显示运动耐量测试 3 个月末 D 组和 A 组比较差异有统计学意义；肺动脉压力测试 4 组间的比较差异均无统计学意义；心功能分级测试 3 个月末 D 组和 A 组比较差异有统计学意义。

　　徐氏研究川芎嗪对急性肺损伤的保护作用。家兔 24 只，随机分为 3 组。A 组为假手术组，只进行相应的手术操作；B 组和 C 组制作失血性休克模型，造成急性肺损伤，然后在 20 分钟内复苏，C 组复苏时应用川芎嗪。测定动脉血浆中肿瘤坏死因子-α(TNF-a)含量、支气管肺泡灌洗液(BALF)中巨噬细胞(PAM)和中性粒细胞(PMN)总数、BALF 中蛋白含量和肺组织中超氧化物歧化酶(SOD)含量；计算肺组织含水率；光镜下观察肺组织形态学改变。与 A 组比较，复苏后 B、C 组肿瘤坏死因子-α(TNF-a)含量、支气管肺泡灌洗液(BALF)中巨噬细胞(PAM)总数、肺组织含水率明显升高，超氧化物歧化酶(SOD)含量明显降低。但 C 组上述指标的变化程度均低于 B 组。光镜下见 B 组肺组织间质水肿、细胞浸润明显，与之相比 C 组肺组织以上改变明显减轻。

　　谈氏探讨川芎嗪对肝星状细胞(HSC-T6)细胞 Smad 蛋白细胞内转位的影响。在肝星状细胞(HSC-T6)细胞培养皿中加入 10^{-5} mol/L 川芎嗪培养 2 小时，然后采用免疫荧光法检测 HSC-T6 细胞内 Smad-2 和 Smad-4 蛋白细胞内转位。经过川芎嗪作用 2 小时后，未发现 Smad-2 和 Smad-4 蛋白在 HSC-T6 细胞内出现转位。

　　金氏探讨川芎嗪对新生大鼠高氧肺损伤的影响。选用生后 2 天体重 5 ~ 10g 的 Wistar 大鼠 160 只随机分为 3 天空气对照组、7 天空气对照组，3 天高氧对照组、7 天高氧对照组，3 天高氧联合川芎嗪组、7 天高氧联合川芎嗪组。乳鼠制备成高氧肺损伤模型后第 2 天起腹腔注射川芎嗪(30mg/kg)。模型制备后于第 3、7 天时予处死。取肺组织固定、切片，行 HE 染色及 TUNEL 染色，观察肺组织病理学改变及测定肺泡上皮细胞凋亡指数；部分动物行支气管肺泡灌洗，收集支气管肺泡灌洗液，监测总蛋白及丙二醛水平，并与高氧对照组、正常对照组、药物干预组的测定值进行比较分析。结果显示高氧对照组凋亡指数明显高于空气对照组，有显著性差异。川芎嗪测定值明显低于生理盐水组，有显著性差异。高氧对照组支气管肺泡灌洗液中总蛋白、丙二醛水平明显高于空气对照组，有显著性差异。川芎嗪支气管肺泡灌洗液中总蛋白、丙二醛水平明显低于生理盐水组，有显著性差异。

　　曹氏比较阿奇霉素联合川芎嗪注射液与单纯阿奇霉素治疗小儿支原体肺炎的疗效。将 62 例患者随机分为治疗组 32 例，对照组 30 例，治疗组阿奇霉素 10mg/(kg·d)，盐酸川芎嗪氯化钠注射液 2 ~ 4mg/(kg·d)，静滴。对照组用阿奇霉素 10mg/(kg·d)，静滴。两组均以 5 天为 1 疗程。治疗组总有效率为 90%，对照组总有效率 73%，两组疗效有显著性差异。

　　张氏探讨抗氧化剂 N-乙酰半胱氨酸和川芎嗪对博莱霉素所致小鼠肺间质纤维化的治疗

作用及机制。博莱霉素制成小鼠肺间质纤维化模型。各组动物处死后提取肺组织和支气管肺泡灌洗液，进行病理半定量分析，检测谷胱甘肽和丙二醛含量、支气管肺泡灌洗液中转化生长因子-β水平。N-乙酰半胱氨酸和川芎嗪治疗组肺泡炎、纤维化病变均较模型组减轻，7天时肺组织谷胱甘肽量较模型组高，丙二醛含量较模型组低，7、14天时转化生长因子-β蛋白水平较模型组低。

刘氏研究发现，中药川芎嗪具有抑制血管平滑肌细胞增殖，降低血小板黏附、聚集，防止血栓形成及保护血管内皮细胞等作用，同时还具有防治冠心病患者经皮冠状动脉介入治疗术后再狭窄效果。

王氏探讨体外循环(CPB)术对婴幼儿先心病术后肺的损伤及川芎嗪的干预作用。将40例经CPB术行先心病手术的患儿随机分为两组。实验组术前1小时静脉给予川芎嗪预处理，对照组给予同等剂量生理盐水。分别在T_1、T_2、T_3、T_4、T_5时点，通过ELISA法检测IL-6、IL-8血浆浓度及中性粒细胞(Ne)计数。在T_1、T_3、T_4测定肺静态顺应性(Cstat)、氧合指数(OI)、呼吸指数(RI)。结果显示，实验组IL-6、IL-8的表达较低，Ne计数两组均升高；对照组Cstat、OI较实验组降低明显，RI升高显著，实验组肺组织病理改变较轻微。其表明婴幼儿先心病CPB术后肺有损伤，术前应用川芎嗪预处理后对肺损伤具有保护作用。

谭氏探讨川芎嗪对肺缺血再灌注(I/R)损伤的保护作用及其机制。应用在体兔单肺原位I/R模型。健康家兔24只随机均分为3组。假手术组不行缺血再灌注处理；I/R组行左肺缺血再灌注处理；川芎嗪组行左肺I/R前30分钟静脉给予川芎嗪60mg/kg。测定肺组织湿干重比(W/D)、丙二醛(MDA)含量、超氧化物歧化酶(SOD)及肺组织髓过氧化物酶(MPO)活性，并做肺病理组织学检查。I/R组与假手术组相比，超氧化物歧化酶(SOD)活性下降，肺组织湿干重比(W/D)、丙二醛(MDA)含量及肺组织髓过氧化物酶(MPO)活性均显著增加，病理损伤明显。川芎嗪组与缺血再灌注组相比，W/D、SOD活性增加，MDA含量及MPO活性降低，病理损伤明显减轻。

于氏探讨体外循环(CPB)期间持续肺动脉灌注含川芎嗪氧合血对肺损伤的保护作用。选择30例择期行体外循环心脏瓣膜置换术的病人，随机分为灌注组和加药组，每组15例。灌注组体外循环(CPB)期间给予机械通气及肺动脉持续灌注氧合血；加药组给予机械通气，肺动脉灌注氧合血中加入川芎嗪5mg/kg。分别在麻醉后、回ICU 30分钟和拔除气管插管前采桡动脉血进行血气分析，计算呼吸指数(RI)；分别在麻醉后、开放主动脉1小时及回ICU 0、6、12、24小时取桡动脉血，ELISA法测定肿瘤坏死因子-α(TNF-α)、白细胞介素(IL-6、IL-8、IL-10)、丙二醛(MDA)、脂质过氧化物(LPO)、可溶性P-选择素(sP-selectin)、可溶性细胞间黏附分子-1(sICAM-1)的表达；取右上肺小块肺组织($1cm^3$)进行免疫组化，观察基质金属蛋白(MMP-2、MMP-9)的表达。光镜、透射电镜观察肺组织结构变化。术后加药组呼吸指数明显低于灌注组，加药组血浆中TNF-α、IL-6、IL-8、MDA、LPO、sP-selectin、sICAM-1的表达较低，IL-10表达较高，加药组肺组织病理变化较灌注组轻。

赵氏观察川芎嗪对肺间质纤维化的保护作用。将SD大鼠随机分为3组，即正常对照组、博莱霉素(BLM)组和川芎嗪联合BLM组。采用气管内注入BLM方法制作肺间质纤维化动物模型。分别于给药后7、14、28天光镜下观察肺组织。7天时BLM组大鼠肺泡间隔有所增宽，视野中可见炎性细胞浸润增多，肺泡间质中成纤维细胞和胶原细胞增多，肺泡腔内分泌物多，而7天时川芎嗪联合 BLM 组较之明显减轻；14 天、28 天时 BLM 组大鼠肺泡炎症逐步减轻，炎性细胞减少，肺间质细胞增多，胶原纤维增多，间隔仍增宽，肉芽组织渐向瘢痕组织过渡，可见明显纤维化病变，而川芎嗪联合 BLM 组纤维化病变减轻。

侯氏探讨氨溴索、红霉素、川芎嗪联合雾化吸入治疗肺纤维化的效果。将 112 例肺纤维化患者随机分为观察组 58 例和对照组 54 例，观察组采用氨溴索、红霉素、川芎嗪雾化吸入，对照组采用类固醇激素治疗。观察两组患者的临床症状、体征、肺功能、血氧分压、胸部 X 线、高分辨 CT(HRCT) 变化。观察组患者临床症状、体征、肺功能、血氧分压、胸部 X 线、HRCT 变化明显优于对照组。

白氏探讨川芎嗪及硫氮唑酮对照射后成纤维细胞增殖(MH/3T3)及成纤维细胞生长因子(fibroblastgrowth factor，FGF)表达的影响，为防治放射性肺纤维化的药物研究提供实验依据。采用 MTT 法测定离体培养的 NIH/3T3 成纤维细胞增殖程度并用免疫细胞化学 ABC 方法观察 bFGF 蛋白表达改变。不同组 MTT 法测得光密度值，对照组为 0.71 ± 0.22；照射组(I)为 1.03 ± 0.28；川芎嗪+照射组为 0.47 ± 0.15；照射组(II)为 1.05 ± 0.21；硫氮唑酮+照射组为 2.02 ± 0.21；不同组 bFGF 蛋白表达平均光密度：对照组为 0.028 ± 0.005；照射组为 0.044 ± 0.006；川芎嗪+照射组为 0.029 ± 0.001；硫氮唑酮+照射组为 0.036 ± 0.003。川芎嗪明显抑制 γ 射线照射后 NIH/3T3 成纤维细胞的增殖及 bFGF 蛋白表达，硫氮唑酮则不具有这一作用。

刘氏观察百草枯(PQ)急性中毒大鼠所致肺损伤(ALI)时一氧化氮(NO)和诱导型一氧化氮合酶(iNOS)的变化，探讨川芎嗪对急性百草枯中毒所致肺损伤的保护作用。将 50 只 SD 大鼠随机分成五组，空白组、阴性对照组、阳性对照组、川芎嗪低剂量组和川芎嗪高剂量组。观察大体标本，组织病理以及生物学标志：肺湿/干重比、肺泡灌洗液中性粒细胞比和蛋白含量。同时测定肺组织 NO 含量和 iNOS 活性。与阴性对照组相比，川芎嗪低剂量组肺组织病理显示肺淤血、肺水肿明显减轻。其生物学标志均降低，NO 和 iNOS 也降低。NO 及 iNOS 在百草枯所致大鼠肺损伤中起重要作用，川芎嗪能降低 NO 及 iNOS 水平，减轻百草枯中毒大鼠肺组织损伤。

苏氏探讨胸膜腔内注入降纤酶和川芎嗪对结核性渗出性胸膜炎所致胸膜肥厚和粘连的影响。将 240 例结核性渗出性胸膜炎患者随机分为引流注药组(A 组，80 例)、引流组(B 组，80 例)和胸腔穿刺组(C 组，80 例)，A 组于引流后注入降纤酶 5U 和川芎嗪 200mg，每 3 天 1 次，其他治疗相同，结果显示胸膜肥厚和粘连发生率 A 组 8 例、B 组 23 例、C 组 41 例，A 组低于 B 组和 C 组，B 组低于 C 组；C 组胸膜反应的发生率高于 A 组和 B 组；A 组注药后胸水中白细胞数及蛋白量短期内均较注药前明显下降，而 B 组、C 组治疗前后对比二者的量无明显变化。

刘氏观察川芎嗪注射液治疗肺间质纤维化的临床疗效。将 66 例肺间质纤维化患者随机分为两组，治疗组 33 例予以川芎嗪注射液治疗，对照组 33 例予口服强的松；两组均治疗 3 个月后观察疗效。结果显示治疗组症状、体征及肺功能等改善与对照组比较无明显差异。表明川芎嗪注射液是治疗肺间质纤维化的有效药物。

朱氏等探讨中药川芎嗪治疗肺间质纤维化的作用。分析 27 例肺间质纤维化病人用川芎嗪治疗的临床资料。结果显示 27 例病人用川芎嗪治疗后临床症状、体征及胸部 X 线均有明显改善。表明应用川芎嗪可改善肺泡及肺间质的血液循环，解除痉挛，减少渗出，使肺弥散功能及肺顺应性改善，动脉血氧分压升高，减轻呼吸困难，提高生活能力。

欧阳氏等观察川芎嗪治疗肺间质纤维化 IPF 临床疗效。取 IPF38 例，随机分为川芎嗪治疗组 20 例（静滴川芎嗪 800mg/d）和糖皮质激素治疗组 18 例［强的松 1mg/（kg·d）］，疗程两个月。采用临床、X 线、生理综合观察法判定疗效。结果显示川芎嗪可明显改善 IPF 患者的呼吸困难，X 线表现，提高动脉血氧分压和 VC、VC 且优于强的松的治疗作用。表明中药川芎嗪对 IPF 具有确切疗效，副作用小，值得临床推广应用。

二、哮喘

金氏探讨川芎嗪对哮喘大鼠白细胞介素-4（IL-4）、白细胞介素-13（IL-13）水平的影响及其防治哮喘的作用机制。60 只 SD 大鼠随机分为正常对照组、哮喘模型组、地塞米松组、小剂量及大剂量川芎嗪组、联合用药组，以卵蛋白致敏和激发制备大鼠哮喘模型，用酶联免疫吸附试验（ELISA）检测支气管肺泡灌洗液（BALF）中白细胞介素-4（IL-4）、白细胞介素-13（IL-13）的水平。结果显示哮喘模型组支气管肺泡灌洗液（BALF）中白细胞介素-4（IL-4）、白细胞介素-13（IL-13）水平均高于正常对照组；地塞米松组和川芎嗪治疗各组均显著低于哮喘模型组；川芎嗪大剂量组和联合用药组降低白细胞介素-4（IL-4）、白细胞介素-13（IL-13）的作用与地塞米松组无显著性差异；川芎嗪大剂量组降低白细胞介素-4（IL-4）的作用与川芎嗪小剂量组无显著性差异，川芎嗪大剂量组降低白细胞介素-13（IL-13）的作用优于川芎嗪小剂量组；BALF 中白细胞介素-4（IL-4）、白细胞介素-13（IL-13）水平呈显著正相关。

李氏探讨不同时段大鼠哮喘模型肺组织 α-平滑肌肌动蛋白（α-SMA）在转录和蛋白水平的表达及川芎嗪对其的作用机制。以卵蛋白致敏制备大鼠哮喘模型，腹腔注射不同剂量川芎嗪、地塞米松及联合用药（川芎嗪联合地塞米松）干预，分别在激发干预后的 1 周、2 周取肺组织，采用逆转录聚合酶链反应（RT-PCR）和免疫组织化学 S-P 方法研究肺组织 α-SMA 的表达。与正常组比较，在激发哮喘后 1 周肺组织 α-SMA 的表达显著升高，两周后表达更加显著；与哮喘模型组比较，各用药干预组 α-SMA 的表达均显著降低，且随着干预时间的延长降低幅度增大，川芎嗪大剂量干预组与地塞米松组相似，干预至两周时接近正常水平，二者降低的幅度均大于川芎嗪小剂量和联合干预组，联合用药干预组的效果优于川芎嗪小剂量组。

王氏观察川芎嗪对支气管哮喘（简称哮喘）大鼠模型气道重塑的抑制作用并探讨其作用机制。32 只 SD 大鼠按随机数字表法分成正常对照组（A 组）、哮喘模型组（B 组）、小剂量川芎嗪组（C 组，40mg/kg）和大剂量川芎嗪组（D 组，80mg/kg），以卵白蛋白（OVA）致敏并长期吸入激发制备大鼠慢性哮喘模型。采用免疫组化半定量法测定气道壁胶原和转化生长因子 β1（TGF-β1）含量，同时测定气道内、外径及平滑肌层、网状基底膜的厚度。D 组气道平滑肌层、网状基底膜的厚度为（11.3±1.3）μm、（11.3±1.7）μm，B 组分别为（19.7±1.8）μm、（19.8±1.6）μm，2 组比较差异有统计学意义，但 D 组与 A 组［（10.6±1.2）μm、（9.8±1.6）μm］、C 组［（11.6±0.9）μm、（12.3±1.8）μm］比较差异无统计学意义；D 组气道内外径比值为（0.77±0.06），B 组为（0.63±0.05），D 组与 B 组比较差异有统计学意义；D 组气道壁Ⅲ型胶原及 TGF-β1 含量吸光度值 A 组分别为（21±5）、（26±5），B 组分别为（55±7）、（69±14），两组比较差异有统计学意义，D 组与 C 组（32±8、38±10）比较差异有统计学意义，C组与B组比较差异也有统计学意义；D组Ⅰ型胶原含量的A值为39±8，分别与B组（44±8）、A组（34±13）及C组（36±8）比较差异均无统计学意义。TGF-β1的表达与Ⅲ型胶原的含量呈显著正相关。

熊氏认为支气管哮喘（简称哮喘）是常见的气道慢性炎症性疾病，辅助Th2占优势的Th1/Th2细胞比例失衡是其重要发病机制。转录因子鸟嘌呤腺嘌呤胸腺嘧啶腺嘌呤序列（GATA）结合蛋白3（GATA-3）特异性表达于Th$_2$细胞，促进初始CD+4T淋巴细胞向Th$_2$细胞分化并正调控Th$_2$细胞因子的表达，表达于淋巴细胞的T盒（T-bet）特异表达于Th1细胞，促进初始CD4+T淋巴细胞向Th$_1$细胞分化并正调控γ-干扰素（IFN-γ）的表达，二者的相互制衡对T淋巴细胞的分化及其细胞因子的分泌至关重要。

吉氏观察川芎嗪对哮喘大鼠转录因子GATA-3表达的影响。72只SPF级SD大鼠随机分为正常对照组（A组）、哮喘模型组（B组）、川芎嗪小剂量组（C组，20mg/kg）、川芎嗪中剂量组（D组，40mg/kg）、川芎嗪大剂量组（E组，80mg/kg）和地塞米松组（F组），每组12只。以卵蛋白腹腔注射并雾化吸入制备大鼠哮喘模型，用动物呼吸机测定气道反应性评价造模效果。采用免疫组化半定量法测定肺组织GATA-3含量。给予乙酰胆碱（Ach）激发后，比较各组大鼠呼气相气道阻力（Re），显示造模成功；B、C、D、E和F组的GATA-3表达量显著高于A组，其差异均有统计学意义；C、D、E和F组的GATA-3表达量和B组比较，差异有意义；川芎嗪剂量的增加与GATA-3的表达呈负相关趋势；两两比较E组和F组差异无意义。哮喘大鼠存在GATA-3高表达；川芎嗪减低气道高反应性，抑制GATA-3的表达，纠正Th1/Th2失衡，从而治疗哮喘。

车氏探讨超短波加川芎嗪雾化吸入疗法对支气管哮喘细胞因子失衡的调节作用。选取轻、中度支气管哮喘患者70例，随机分为超短波加川芎嗪雾化吸入治疗组（超短波组）36例和单纯川芎嗪雾化吸入治疗组（吸入疗法组）34例，疗程为2周。另选该院无吸烟史的健康体检者30例作为健康对照组。所有患者于入院第1天治疗前及治疗2周后进行症状体征评分，记录无症状天数、β$_2$受体激动剂吸入量，测定肺功能指标，包括1秒钟用力呼气容积（FEV1）、最大呼气流量（PEF）。3组均抽取静脉血，采用双抗体夹心酶联免疫吸附测定法检测白介素4（IL-4）和干扰素-γ（IFN-γ）水平。结果与健康对照组比较，哮喘患者血清白介素4（IL-4）水平升高、干扰素-γ（IFN-γ）水平降低，差异均有统计学意义（P<0.05）。两组患者经治疗后，临床症状评分下降，用力呼气容积（FEV）、最大呼气流量（PEF）升高，血清IL-4水平、IL-4/IFN-γ比值降低，与治疗前比较，差异有统计学意义；且超短波组上述各指标变化更明显，与吸入疗法组比较，差异有统计学意义。两组患者IFN-γ水平虽有升高，但与治疗前比较，差异无统计学意义。

魏氏探讨哮喘患者外周血Th1/Th2平衡的失调及川芎嗪对其的干预作用。对60例急性发作期哮喘患者（治疗组）在常规治疗的基础上加用川芎嗪治疗10天。双抗体夹心ELISA法检测治疗前后外周血培养上清单个核细胞（PBMC）中白介素-4（IL-4）、干扰素-γ（IFN-γ）水平的影响及患者肺功能和日夜间症状的变化，并以30例同期入体检中心的健康体检者作对照（对照组）。治疗前治疗组培养上清PBMC中IL-4水平明显高于对照组，IFN-γ水平明显低于对照组，经川芎嗪治疗10天后，治疗组IL-4水平较治疗前明显降低，IFN-γ水平较治疗前上升，肺功能指标和日夜间症状明显改善。

袁氏探讨支气管哮喘患者外周血转化生长因子-β1（TGF-β1）浓度的变化及中药川芎嗪

对其影响。采用酶联免疫吸附试验检测 80 例正常健康人(对照组),160 例住院患者(中度 80 例,重度 80 例)外周血转化生长因子-β1(TGF-β1),并对患者分别给予常规治疗、常规治疗与川芎嗪治疗相结合,用药前后分别检测外周血 TGF-β1,结合疗效进行对比分析。患者组外周血 TGF-β1 浓度明显高于对照组,而且患者组中度病情组外周血 TGF-β1 浓度明显低于重度组。加川芎嗪治疗组支气管哮喘患者治疗后外周血 TGF-β1 浓度较治疗前有不同程度降低,而且较常规治疗组降低明显,有显著性差异。加川芎嗪治疗组患者疗效优于常规治疗组。

严氏探讨川芎嗪对哮喘患者外周血 P-选择素和可溶性 E-选择素的调节作用,以及对患者肺功能和日间症状的改善作用。对 40 例急性发作期哮喘患者(治疗组)在常规治疗的基础上加用川芎嗪治疗 10 天(1 个疗程)。酶联免疫吸附试验(ELISA)法测定治疗前后患者外周血 P-选择素和可溶性 E-选择素的变化,并检测患者肺功能和日夜间症状的变化;并以同期 30 例健康体检者作为对照(对照组)。治疗组患者治疗前血清 P-选择素和可溶性 E-选择素水平明显高于对照组,经川芎嗪治疗 1 个疗程后患者血清 P-选择素和可溶性 E-选择素水平明显下降,且患者肺功能和日夜间症状均明显改善。哮喘患者存在血清 P-选择素和可溶性 E-选择素的过量表达。川芎嗪治疗哮喘的临床疗效确切,能明显改善患者的肺功能和夜间症状,其作用机制与抑制血清 P-选择素和可溶性 E-选择素表达有关。

陈氏探讨川芎嗪对哮喘患者外周血 P-选择素的调节作用及肺功能的改善作用。对 60 例急性发作期哮喘患者(治疗组)在常规治疗的基础上加用川芎嗪治疗 10 天(1 个疗程)。酶联免疫吸附试验(ELISA)法测定治疗前后患者外周血 P-选择素的变化和肺功能指标 FEVL%、PEF% 的变化,并以 30 例同期入选的体检中心的健康体检者作对照(对照组)。结果显示治疗组患者治疗前血清 P-选择素水平明显高于对照组,经川芎嗪治疗 1 个疗程后患者血清 P-选择素水平明显降低,肺功能指标明显改善。

杨氏观察川芎嗪静脉滴注治疗儿童寒性哮喘(轻、中度发作期)的临床疗效及作用机理。将 70 例哮喘急性发作患儿随机分为治疗组和对照组,对照组采用西医常规治疗,治疗组在对照组的治疗基础上加用盐酸川芎嗪静脉滴注,同时设立正常组(30 例)以检测比较血清学指标干扰素 γ(IFN-γ)、白细胞介素 4(IL-4)。主要观察两组总体疗效、主要症状学指标及治疗前后 IFN-γ、IL-4 的变化。治疗组在总体疗效及症状学指标缓解等方面均明显优于对照组,差异有显著性意义。哮喘患儿与正常组比较,IFN-γ 水平降低,IL-4 水平升高;治疗组治疗后 IFN-γ 升高、IL-4 降低,与对照组治疗后比较,差异有显著性意义。

兰氏观察川芎嗪对哮喘患儿外周血 Th1/Th2 细胞因子的影响。选择 80 例哮喘急性发作期患儿,随机分为川芎嗪组和对照组。川芎嗪组在对照组常规治疗的基础上加用川芎嗪治疗 10 天。应用抗体夹心 ELISA 法检测 2 组患者治疗前后培养上清单个核细胞(PBMC)中白介素-4(Il-4)和 γ-干扰素(IFN-γ)含量的变化。川芎嗪组患儿治疗后培养上清 PBMC 中 IL-4 水平较治疗前明显下降,IFN-γ 水平明显上升。而对照组治疗前后 IL-4 和 IFN-γ 水平比较无统计学差异。川芎嗪组的临床显效率和有效率明显高于对照组。

叶氏观察川芎嗪对哮喘患儿外周血 Th1/Th2 细胞因子的影响。选择 40 例哮喘急性发作期患儿,随机分为治疗组和对照组各 20 例。两组均给予常规剂量的糖皮质激素吸入治疗,必要时给予支气管扩张药治疗,治疗组在常规治疗的基础上加用川芎嗪注射液,3~5mg/(kg·d)加入 5% 葡萄糖注射液或 5% 葡萄糖氯化钠溶液中分 2 次静脉滴注,连用 1

周。双抗体夹心 ELISA 法检测两组患者治疗前后培养上清单核细胞（PBMC）中白介素-4（IL-4）和 γ-干扰素（IFN-γ）含量的变化。治疗组治疗后培养上清 PBMC 中 IL-4 水平较治疗前明显下降，IFN-γ 水平明显上升。对照组治疗前后 IL-4 和 IFN-γ 水平差异无显著性。治疗组临床有效率明显高于对照组。

叶氏观察川芎嗪对哮喘患儿外周血 P 选择素的调节作用。选择 40 例哮喘急性发作期患儿，随机分为哮喘治疗组和哮喘对照组。哮喘治疗组在哮喘对照组常规治疗的基础上加用川芎嗪治疗。双抗体夹心 ELISA 法检测两组患者治疗前后血清 P 选择素水平的变化。哮喘治疗组治疗后血清 P 选择素较治疗前明显下降。而哮喘对照组治疗前后血清 P 选择素水平比较无统计学差异。哮喘治疗组的临床有效率明显高于哮喘对照组。

李氏认为支气管哮喘是一种由嗜酸性粒细胞、肥大细胞和 T 淋巴细胞等多种炎症细胞参与的气道慢性炎症。这种炎症使易感者对各种激发因子具有气道高反应性，并引起气道缩窄。因此采用类固醇抗炎治疗已成为首选，尤其气雾剂更被广泛应用。近年来，在抗炎、解痉、平喘的基础上，采用传统中药川芎嗪注射液治疗支气管哮喘取得较好疗效。

郭氏观察川芎嗪联合普米克治疗儿童哮喘的临床疗效。56 例儿童哮喘随机分为治疗组（30 例）和对照组（26 例），治疗组采用川芎嗪静脉滴注、普米克雾化吸入治疗，对照组采用普米克雾化吸入治疗，观察 2 周患儿症状、体征恢复情况。结果显示治疗组控制 12 例，显效 9 例，好转 7 例，无效 2 例，总显效率为 70.00%；对照组控制 5 例，显效 6 例，好转 12 例，无效 3 例，总显效率为 42.31%。两组有显著性差异。

袁氏探讨中药川芎嗪对支气管哮喘的治疗机制及治疗效果。对 140 例住院患者分别给予常规治疗及川芎嗪治疗，用药前后分别采用酶联免疫吸附试验检测外周血 TGF-β1，并给予疗效判定。结果显示加用川芎嗪治疗组治疗后外周血 TGF-β1 浓度与治疗前比较呈不同程度的升高，而且较常规治疗组升高明显。加用川芎嗪治疗组疗效好于常规治疗组。其表明川芎嗪干预可使 TGF-β1 的表达呈不同程度的升高，两组患者相比病情分级有明显差别。

殷氏等观察川芎嗪对支气管哮喘患者气道炎症的作用以及对转录因子 T-bet 和 GATA-3 表达的影响。将 60 例哮喘患者随机分成常规治疗组（A 组）和川芎嗪联合治疗组（B 组），每组 30 例。另外选取健康人 30 例做为正常对照组（C 组）。观察治疗前后的临床疗效，采用 ELISA 法检测干扰素 γ（IFN-γ）和白介素 4（IL-4）水平，采用 RT-PCR 法测定 T-bet 和 GATA-3 的表达。结果显示治疗前 A、B 组的 T-bet、IFN-γ 水平明显低于 C 组，GATA-3、IL-4 水平明显高于 C 组，A、B 组间没有显著差异；与治疗前比较，治疗后 A、B 组的 T-bet、IFN-γ 以及 GATA-3、IL-4 水平均有显著性差异；治疗后 B 组的 T-bet 和 IFN-γ 水平均高于 A 组，GATA-3 和 IL-4 水平均低于 A 组。表明在常规哮喘治疗的基础上，加用川芎嗪可以取得更好的疗效。川芎嗪通过纠正哮喘患者的免疫失衡来治疗哮喘。

阳氏等探讨应用盐酸川芎嗪配合西药基础疗法治疗儿童哮喘急性发作期的临床疗效。采用随机单盲法，治疗组 30 例予静滴川芎嗪配合西医基础治疗，对照组仅予西医基础治疗，疗程均为 5~7 天。结果显示治疗组能明显缓解咳喘、哮鸣音、夜间睡眠障碍等症状，缩短病程。表明在常规治疗的基础上加用川芎嗪活血平喘治疗，可更好地改善支气管哮喘的临床症状、体征。其下调 IL-4 水平较常规西医治疗组更明显，同时还可以上调 IFN-γ 水平，表明川芎嗪具有调节 TH1/TH2 细胞平衡，具有调节免疫功能作用。

涂氏观察川芎嗪的临床疗效。采用随机分组以川芎嗪 40~80mg，氨茶碱 0.25g，一次静脉滴注，对 50 例支气管哮喘进行治疗观察。结果显示治疗组总有效率 96.0%，对照组 74.0%。其疗效显著优于常规用氨茶碱的对照组。表明川芎嗪注射液疗效肯定，副作用少，可作为治疗支气管哮喘持续状态的首选药。

李氏等观察中药制剂川芎嗪、参脉辅助治疗老年喘息型慢性支气管炎的临床疗效。108 例喘息型慢支患者随机分为两组，均采用抗炎平喘治疗，且治疗组加用川芎嗪、参脉注射液，14 天为 1 疗程。观察疗效和第一秒用力肺活量（FEV1）的变化。结果显示治疗组疗效明显优于西药对照组，且 FEV1 亦明显高于对照组。表明中西医结合治疗老年喘息型慢支优于纯西药治疗。

高氏等应用川芎嗪结合西药（抗生素、地塞米松）治疗喘息型慢性支气管炎 33 例，总有效率 97%，并设对照组对照观察，结果显示治疗组缓解症状明显优于对照组。表明该药治疗喘息型慢性支气管炎具有中西药互相促使疗效作用。

路氏等观察川芎嗪辅助治疗毛细支气管炎的疗效，探讨其减少心衰并发症的机制。将临床确诊的毛细支气管炎 95 例，随机分为对照组 46 例，采用抗病毒、吸氧、镇静、平喘及对症支持治疗，治疗组 49 例在对照组治疗基础上加用川芎嗪治疗 5mg/（kg·d），每天 1 次，连用 5 天。比较组间 7 日治愈率及心力衰竭发生率。结果显示治疗组治愈率（88%）明显优于对照组（65%），2 组相比差异显著。而治疗组心力衰竭并发症有下降趋势，仅出现 2 例（4%），低于对照组 7 例（15%）。表明早期应用川芎嗪佐治毛细支气管炎可提高治愈率并减少心衰并发症，缩短病程。

三、慢性阻塞性肺疾病

刘氏探讨川芎嗪对慢性阻塞性肺疾病（COPD）大鼠白细胞介素-8（IL-8）的影响及其对肺的保护作用机制。24 只 SD 大鼠随机分为正常组、模型组、川芎嗪组各 8 只，采用熏吸香烟并经气管内注入脂多糖法建立大鼠 COPD 模型；川芎嗪组于 COPD 模型开始建立后第 8 日起每日腹腔注射川芎嗪注射液 80mg/kg，至第 28 日。观察各组气道炎症病理特点，肺平均内衬间隔（MLI）和平均肺泡数（MAN），计数支气管肺泡灌洗液（BALF）中白细胞总数、中性粒细胞数及 IL-8 浓度。川芎嗪组肺组织形态学改变较模型组减轻；定量指标 MLI 较模型组降低，较正常组增高，而 MAN 与之相反。川芎嗪组 BALF 中白细胞总数、中性粒细胞数及 IL-8 浓度较模型组下降，与正常组相近。

郑氏探讨内毒素（ETx）和内皮素-1（ET-1）在慢性阻塞性肺疾病（COPD）血瘀证发病机制中的作用。采用分层抽样、分段随机方法将 150 例符合血瘀证诊断标准的 COPD 急性发作期患者随机均分成常规治疗组、肝素治疗组、黄芪治疗组、川芎嗪治疗组、黄芪川芎嗪治疗组；同时设立健康对照组。分别测定各组治疗前及治疗后 1、2 和 4 周 COPD 患者的 ETx 和 ET-1 水平，并计算治疗前后两者的相关回归方程。治疗前 COPD 患者 ETx 和 ET-1 明显高于健康对照组，治疗后 4 周，COPD 患者 ETx 和 ET-1 较治疗前均明显降低，但 ET-1 水平仍明显高于健康对照组。COPD 患者治疗前血浆 ET-1 和 ETx 相关系数（r）＝0.401，治疗后 r＝0.544，均呈明显的正相关关系。各治疗组治疗后随时间延长，ETx 和 ET-1 均呈明显下降趋势；治疗后 2 周黄芪及黄芪川芎嗪治疗组的 ETx 较常规治疗组明显下降，治疗后 2 周和 4 周川芎嗪及黄芪川芎嗪治疗组 ET-1 较常规治疗组明显下降。

陈氏观察川芎嗪并肝素雾化吸入治疗慢性阻塞性肺疾病（COPD）的疗效。将 60 例患者随机分为治疗组 30 例和对照组 30 例，2 组病例均以常规综合治疗，治疗组在此基础上使用川芎嗪 40mg、肝素 50mg 分别雾化吸入；观察临床疗效、动脉血气分析、血液流变学与肺功能的改变。治疗组总有效率 83.33%，对照组总有效率 43.33%，两组比较，差异有非常显著性意义。

李氏观察辛伐他汀联合磷酸川芎嗪对慢性阻塞性肺疾病肺动脉高压的治疗效果。方法为将 112 例慢性阻塞性肺疾病肺动脉高压患者随机分为两组。A 组 56 例，磷酸川芎嗪 100mg 入 150ml 5% 葡萄糖加丹参 20ml 入 150ml 5% 葡萄糖静脉滴注，每天 1 次，同时口服华法令 2.5mg，每天 1 次，共 10 天；B 组 56 例，磷酸川芎嗪 100mg 入 150ml 5% 葡萄糖静脉滴注，每天 1 次，同时口服辛伐他汀 10mg，每天 1 次，共 10 天。两组患者均给予吸氧、抗感染和强心利尿等对症治疗。10 天后两组均停抗生素，A 组停丹参和磷酸川芎嗪，继续口服华法令至 6 周；B 组停磷酸川芎嗪，继续口服辛伐他汀至 6 周。治疗前后检查超声心动图测肺动脉压力，行血气分析测定氧分压（PaO_2）及血氧饱和度（SaO_2）。结果显示用药后两组 PaO_2 及 SaO_2 均升高，与用药前比较差异有统计学意义，B 组升高幅度大于 A 组。用药后 B 组肺动脉压明显降低，与用药前及 A 组用药后比较差异有统计学意义。

张氏观察川芎嗪治疗慢性阻塞性肺疾病急性加重期合并呼吸衰竭患者的临床疗效。将 42 例患者随机分为两组，均予常规治疗，治疗组加用川芎嗪静滴；15 天为 1 疗程。治疗组治疗后血液流变学各项指标和 PaO_2、$PaCO_2$、DD 改善优于对照组。

容氏探讨川芎嗪注射液配合常规疗法治疗慢性阻塞性肺疾病（COPD）急性发作的疗效及其作用机制。106 例 COPD 急性发作期患者随机分为常规治疗组和联用川芎嗪治疗组；联用川芎嗪治疗组在常规疗法的基础上联用川芎嗪注射液治疗。观察两组临床疗效并检测患者血浆脂质过氧化物（LPO）、全血谷脱甘肤进氧化物酶（GSH-PX）和过氧化氢酶（CAT）活性变化。联用川芎嗪治疗组显效率为 70.37%，常规疗法组为 50.00%，有显著性差异。联用川芎嗪治疗组 GSH-PX 和 CAT 明显高于常规组，而 LPO 明显低于常规组。

汤氏观察丹参川芎嗪注射液治疗慢性阻塞性肺疾病急性加重的疗效。80 例慢性阻塞性肺疾病急性加重病人随机分为治疗组 40 例，对照组 40 例两组性别、年龄、临床表现和实验室资料差异无显著性。治疗组 5% 葡萄糖注射液 250ml+丹参川芎嗪注射液 10ml，静脉滴注，每日 1 次，14 天为 1 个疗程，观察呼吸困难、气短、日常活动受限程度、凝血功能等。结果显示治疗组显效率 75.00%，有效率 10.00%，总有效率 85.00%；对照组显效率 25.00%，有效率 15.00%，总有效率 40.00%。治疗组疗效及心、肺功能改善明显优于对照组。

刘氏观察川芎嗪注射液治疗慢性阻塞性肺疾病（COPD）的临床疗效。对照组 26 例给予抗生素、吸氧、纠正水/电解质失衡、祛痰平喘等治疗，治疗组 26 例在上述治疗的基础上给予川芎嗪注射液 200mg 入液静滴，每日 1 次；疗程均为 14 天。治疗组总有效率 92.31%，对照组 84.62% 两组疗效差异显著；治疗组血液流变学各项指标改善明显，而对照组改善不显著。

胡氏等用川芎嗪治疗慢性阻塞性肺病伴肺心病 62 例。经询问病史、查体、胸部 CT、肺功能、心功能、心脏彩超、心电图（ECG）、肺阻抗血流图等，检查收集病情资料并根据美国胸科协会关于 COPD 诊断标准和 1980 全国第三次肺心病专业会议修订的肺心病诊断标准，符合上述两个标准并伴有心衰或和呼衰之一者，列为本研究对象，共 122 例，均为

CCU 住院病人，男 106 例，女 16 例，年龄 35 至 73 岁，平均 68 岁，病程 10 ~ 30 年。原发病慢性气管炎者 91 例；哮喘或和喘息性慢支 28 例，伴肺结核者 3 例。治疗及观察方法随机将年龄、病情相近的 COPD 伴肺心病及心肺功能不全病人分成治疗组（62 例）和对照组（60 例），两组均采用常规综合治疗。治疗组再加用川芎嗪 200mg 加入 5% GS250ml 中，静滴每天 1 次，连用 2 周，以后隔 2 周应用 2 周，连用 3 个月，以后每 3 个月用 1 疗程（14 天），并随访 1 年。疗效标准为有效：临床症状基本控制，心肺功能不全缓解；显效：临床症状好转，心肺功能明显改善；无效：临床症状无好转或恶化。结果显示治疗组 62 例，有效 16 例，显效 38 例，无效 8 例；对照组 60 例，依次为 8 例，22 例，无效 30 例。经卡方检验，差异非常显著，其说明治疗组明显优于对照组。

涂氏等寻找降低慢性阻塞性肺病（简称慢阻肺）患者肺血管阻力而不增加药物副作用的药物。方法为通过右心漂浮导管检测部分临床缓解期的慢阻肺患者（15 例）在应用川芎嗪与尼群地平配伍的血流动力学参数变化。结果显示慢阻肺患者用药即刻，15、30、60 分钟时，肺动脉平均压下降了 14%、17%、20%、18%；肺循环阻力下降了 15.2%、36.2%、43%、34.6%；体循环阻力下降了 7.9%、19.2%、17.8%、20.8%；心输出量上升了 15.8%、22.6%、22.2%、33.8%。体循环动脉压及心率差异无显著性。其表明川芎嗪与尼群地平配伍能够有效地降低慢阻肺患者的肺血管阻力及肺动脉压，对肺循环有一定的选择性。

林氏等探讨川芎嗪与尼群地平降低慢性阻塞性肺病（慢阻肺）患者肺循环阻力的治疗机制。分别应用川芎嗪、尼群地平及川芎嗪与尼群地平配伍 3 种方法治疗慢阻肺患者各 10 例，测定用药前后血液流变学参数及血浆内皮素 1（ET1）、血栓素 A2（TXA2）、血小板-P-选择素（CD62P）等水平。结果显示川芎嗪与尼群地平配伍能降低血浆 ET1、TXA2、CD62P 水平，同时下调血液流变学各指标。实验表明川芎嗪与尼群地平配伍能增强各自单独用药的效果，其降低肺循环阻力的作用与降低血浆中缩血管因子及改变血液流变学有关。

四、肺心病

刘氏通过观察乌拉地尔联合川芎嗪治疗慢性肺源性心脏病心衰疗效，探讨治疗本病具有显著疗效的方法。采用乌拉地尔联合川芎嗪治疗慢性肺源性心脏病合并心力衰竭患者 50 例，并与 45 例施行传统疗法的对照组疗效进行比较。采用乌拉地尔联合川芎嗪治疗慢性肺源性心脏病合并心力衰竭患者总有效率为 86%，对照组总有效率为 53.3%，二者比较有显著统计学差异。

魏氏探讨盐酸川芎嗪对肺源性心脏病的治疗作用。对 74 例患者随机分为观察组 43 例和对照组 31 例，治疗组在常规治疗基础上加用盐酸川芎嗪，对照组常规给予休息、吸氧、改善通气、抗炎、祛痰、平喘、扩管及对症治疗。观察组症状消失快，平均住院天数缩短。

罗氏观察中西医结合治疗慢性肺心病急性发作的疗效。61 例慢性肺心病急性发作患者分为治疗组和对照组，对照组采用西医综合疗法，治疗组在西医综合治疗的基础上加黄芪和川芎嗪注射液治疗。结果显示治疗组临床总有效率为 93.5%，对照组为 80%。

冯氏探讨川芎嗪对慢性肺源性心脏病（肺心病）患者急性发作期血清一氧化氮和内皮素含量的影响及其临床价值。采用硝酸还原法测量血清一氧化氮和应用放射免疫法测量血清内皮素的含量。川芎嗪治疗组较常规治疗组血清一氧化氮含量在第 7 天时明显升高，而第 14 天时无明显变化。内皮素含量在 7 ~ 14 天时均低于常规治疗组。

程氏探讨川芎嗪对慢性肺源性心脏病心力衰竭（简称肺心病心衰）的治疗作用。选择慢性肺心病心衰患者 109 例，治疗组 56 例，对照组 53 例。两组均给予有效抗生素控制呼吸道感染、平喘解痉、氧疗、强心利尿等综合治疗。治疗组在此基础上加用川芎嗪 80mg，每日 1~2 次，疗程 10~14 天。川芎嗪组显效 36 例（64.28%），有效 15 例（26.78%），无效 5 例（8.94%），总有效率 91.06%。对照组显效 23 例（43.40%），有效 12 例（22.64%），无效 18 例（33.96%），总有效率 66.04%。两组比较差异有统计学意义。

王氏探讨双黄连、川芎嗪治疗慢性肺心病急性发作期的疗效。治疗组 32 例在常规西药治疗基础上加用双黄连和川芎嗪注射液，并与只应用常规西药治疗的 30 例作对照。治疗组的显效率为 62.5%，总有效率为 90.6%；对照组的显效率为 30%，总有效率为 63.3%。治疗组的临床显效率、总有效率、血气分析指标改善情况均显著优于对照组。加用双黄连和川芎嗪的中西医结合疗法对肺心病急性发作期疗效显著。

韩氏测定肺心病患者急性加重期血小板活性、血小板胞浆内游离钙离子及血小板表面 α 颗粒膜糖蛋白（GMP-140）含量变化，观察川芎嗪对血小板活性的影响，并探讨了血小板活化对肺心病形成具有意义。

何氏观察硝酸甘油、川芎嗪注射液在慢性肺源性心脏病心力衰竭治疗中的疗效及不良反应。全部病例均在常规吸氧、通畅气道、抗感染、解痉平喘、强心、利尿等综合治疗效果不佳的前提下，加用硝酸甘油、川芎嗪注射液。显效率达 85.3%，总有效率达 98.9%。硝酸甘油联合川芎嗪注射液治疗肺源性心脏病心力衰竭是安全有效的。

吴氏认为慢性肺源性心肺病（肺心病）因反复感染、缺氧、CO_2 潴留及水电解质酸碱失衡等，使心力衰竭（心衰）难以控制，常规综合治疗效果差，住院时间长，病死率高。在综合治疗的基础上加用川芎嗪治疗此病患者 40 例，经临床观察疗效可靠。

陈氏探讨氨力农联合川芎嗪治疗肺源性心脏病（肺心病）心力衰竭（心衰）的临床疗效。将 60 例慢性肺心病心衰患者随机分为两组。治疗组 30 例，在常规治疗的基础上加用氨力农粉针剂和川芎嗪静滴，每日 1 次，连用 5 天；对照组 30 例，给予常规治疗加用利尿剂、洋地黄以及扩血管药物。观察治疗前后心功能及血气分析的改善情况，心脏超声检测肺动脉压力和左室射血分数，肺功能仪测定第 1 秒用力肺活量。结果显示两组都有确切疗效，但与对照组比较，治疗组心功能、肺功能、血气分析结果的改善更加显著，肺动脉压力的下降更为明显。

朱氏探讨川芎嗪辅助治疗肺心病急性加重期的疗效。将肺心病患者随机按 1∶1 分组，对照组给予持续低流量吸氧、控制感染、祛痰平喘、强心利尿等常规治疗，治疗组在常规治疗基础上辅助川芎嗪注射液治疗。治疗组总有效率 93.3%，对照组总有效率 78.3%。

姚氏观察低分子肝素钙联合丹参川芎嗪针预防肺心痛肺栓塞症的临床疗效。选择慢性肺源性心脏病痛例 96 例，随机分成治疗组 51 例，对照组 45 例，在常规治疗基础上，对照组单用普通肝素，治疗组加低分子肝素钙和丹参川芎嗪，均连续治疗 1 周，观察疗效。对照组、治疗组发生肺栓塞症分别为 5 例和 2 例，皮下及牙龈出血等不良反应情况治疗组 0 例，对照组 4 例。有效率治疗组 98.0%，对照组 91.1%。低分子肝素钙预防肺心病肺栓塞症安全有效，且丹参川芎嗪具有抗凝和抗血小板聚集作用，两者协同对肺心病肺栓塞的预防效果更突出。

叶氏认为随着我国老年人口不断增加，慢性肺心病病例不断增多，人们对生活质量的要求不断提高，对肺心病的治疗日益重视。治疗肺心病加重期加用川芎嗪，收到了比较满意的效果。

张氏通过观察比较川芎嗪和低分子肝索钙与普通治疗方法对肺心病肺动脉高压（PAH）的临床疗效，探讨其临床应用价值。将肺心病肺动脉高压患者随机分成两组，对照组按常规治疗方案，治疗组在常规治疗基础上加用川芎嗪和低分子肝索钙，通过疗效以及肺动脉压改善程度进行比较。治疗组临床疗效优于对照组。

王氏探讨川芎嗪对慢性肺源性心脏痛心力衰竭（简称肺心病心衰）的治疗作用。选择慢性肺心病心衰患者109例，治疗组56例，对照组53例。两组均给予有效抗生素控制呼吸道感染、解痉平喘、氧疗、强心利尿等综合治疗。治疗组在此基础上加用川芎嗪240mg，每日1次，疗程10～14天。川芎嗪组显效36例（64%），有效15例（27%），无效5例（9%），总有效率91%。对照组显效23例（43%），有效12例（23%），无效18例（34%），总有效率66%。两组疗效比较有显著性差异。

谢氏认为探讨川芎嗪对慢性肺源性心脏病心力衰竭（简称肺心病心衰）的治疗作用。选择慢性肺心病心衰患者105例，治疗组56例，给予有效抗生素控制感染、低流量吸氧、解痉平喘、强心利尿、纠正水电解质酸碱失衡等综合常规治疗；在常规治疗上加用川芎嗪。对照组49例，用上述常规方法治疗，不加用川芎嗪。治疗组总有效率85.7%，对照组总有效率67.3%。两组比较差异有统计学意义。

胡氏探讨培哚普利和川芎嗪治疗慢性肺源性心脏病急性加重期的临床疗效。36例患者在常规治疗基础上加用培哚普利和川芎嗪作为治疗组，36例仅用常规治疗做对照组。观察用药前后的症状、体征和呼吸、心率、氧饱和度（SaO$_2$）变化情况，检查血、尿常规，肝、肾功能，血清钾、钠和心电图。治疗组36例患者总有效率为91.7%，对照组36例总有效率为72.2%。两组相比差异具有统计学意义。

刘氏研究川芎嗪对肺源性心脏病急性加重期血液流变学的影响。74例患者随机分两组，治疗组38例，对照组36例，治疗组为常规治疗加川芎嗪，10天为1疗程，对照组为常规治疗。治疗组和对照组总有效率分别为94.7%和83.3%，两组比较有显著差异。治疗组全血高切、低切还原黏度，血浆黏度，红细胞积聚指数等指标较治疗前明显下降，与对照组比较有显著差异。

李氏认为慢性肺源性心脏病（肺心病）往往反复急性发作，尤其是老年患者。晚期常常发生多器官功能衰竭，病死率高。为提高急性加重期的疗效，预防多器官功能衰竭，李氏在常规综合治疗的基础上加用川芎嗪治疗，疗效满意。

王氏探讨川芎嗪对改善慢性肺源性心脏病（肺心病）患者血液流变学及临床疗效的作用。对照分析川芎嗪治疗组与常规治疗组在临床表现、血气指标、血液流变学方面的疗效。川芎嗪组在全血、血浆比黏度、红细胞电泳时间、纤维蛋白原等血液流变学指标，以及临床表现、血气指标方面，显著好于对照组。

齐氏观察川芎嗪注射液治疗肺心病并高黏血症的临床疗效。选择肺心痛心衰患者34例，给予川芎嗪注射液100ml加入5%葡萄糖液250ml静脉滴注，每天1次，4天为1疗程，治疗期间均不给予抗凝剂。显效26例，好转6例，无效2例，有效率为94.11%。

魏氏探讨前列腺素E$_1$联合川芎嗪在治疗先天性心脏病（CHD）合并肺动脉高压（PH）围术期中的临床应用价值。对收治的35例CHD合并PH患者在围术期行前列腺素E$_1$联合川芎嗪治疗，并进行总结分析。35 例患者用药后肺动脉平均压、动脉血氧饱和度、右心射血指数较前明显增加，有显著性差异，所有患者均在用药 1 个疗程后行常规心内畸形矫治术，术后全部治愈出院，无手术死亡。在围术期前列腺素 E_1 联合川芎嗪治疗先天性心脏病（CHD）合并肺动脉高压（PH），患者血流动力学指标得到明显改善，提高了手术的安全性。

王氏观察川芎嗪注射液治疗肺心病肺动脉高压的临床疗效。将肺心病肺动脉高压患者随机分为两组，治疗组予川芎嗪注射液静滴，对照组予阿魏酸钠静滴。治疗组与对照组疗效相当，但在临床症状改善上川芎嗪优于阿魏酸钠。

张氏认为肺源性心脏病（肺心病）心功能不全急性加重的主要原因是多种诱因加剧了机体的缺氧状态，对肺心病心力衰竭的治疗，尽快降低肺动脉压力是关键。采用酚妥拉明与川芎嗪联用治疗肺心病心力衰竭急性发作。

谢氏肺源性心脏病（简称肺心病）临床上以慢性居多，具有病情迁延、治疗周期长、反复发作等特点，晚期并发症多且常危及生命。对 76 例老年慢性肺心病心衰住院患者在常规治疗基础上加用川芎嗪、多巴酚丁胺、酚妥拉明治疗，疗效令人满意。

王氏观察川芎嗪注射液对慢性肺心病的疗效。将 200 例肺心病病人随机分为治疗组 120 例和对照组 80 例。两组均给予卧床休息、持续或间断低流量吸氧，采用抗感染、祛痰止咳、解痉平喘、强心、利尿及对症处理。治疗组同时加用川芎嗪注射液，10～15 天为 1 疗程。结果显示治疗组显效率 54.2%，总有效率 93.3%；对照组显效率 31.3%，总有效率 70.0%。两组比较有统计学意义。

许氏观察川芎嗪治疗慢性肺源性心脏病急性发作期病人的临床疗效。选择肺心病急性发作患者 70 例，随机分为两组，治疗组 36 例，对照组 34 例两组均给予常规的抗感染、低流量吸氧、通畅气道、改善心功能等治疗。治疗组在常规治疗基础上加用川芎嗪注射液 160mg，静脉点滴，每日 1 次，共用 10 天。临床症状显效率及总有效率治疗组明显优于对照组，且治疗组治疗后动脉血气指标有明显改善，优于对照组。川芎嗪对慢性肺心病急性发作期有良好的治疗效果。

肖氏观察川芎嗪联合卡托普利治疗慢性肺心病的临床疗效。将 64 例患者随机分为两组。对照组 30 例采用常规治疗，治疗组 34 例在对照组治疗基础上采用川芎嗪联合卡托普利治疗。两组疗程均为 14 天。主要观察临床疗效及治疗前后血液流变学和血气分析等指标的变化。总有效率治疗组为 91.2%，对照组为 70.0%，两组比较，差异有非常显著性意义。治疗后治疗组血氧分压（PaO_2）升高，二氧化碳分压（$PaCO_2$）明显降低，与对照组比较，差异有显著性或非常显著性意义。治疗后治疗组血液流变学各项指标与对照组比较，差异有显著性或非常显著性意义。

王氏认为肺动脉高压是慢性阻塞性肺病（COPD）发展至肺心病的关键病理环节，寻找理想的降低肺动脉高压的方法一直是防治 COPD、肺心病的重要研究课题。川芎嗪已被证明能有效缓解肺心病患者的肺动脉高压；但其作用机制尚未清楚。从保护肺血管内皮细胞、重建血管活性因子平衡的角度，探讨川芎嗪缓解肺心病肺动脉高压的可能机制。

冷氏探讨川芎嗪预处理在心肺转流（CPB）心脏手术中的心肌保护作用。将 28 例非发绀型先天性心脏病患者，随机均分为川芎嗪预处理组（川芎嗪组）和对照组。川芎嗪组麻醉诱导后经颈内静脉滴入川芎嗪 3mg/kg，30 分钟内滴完，CPB 期追加 1mg/kg 于氧合器中；对照组给予等量生理盐水。分别于 CPB 前和 CPB 后（主动脉开放后 30 分钟）取右心耳心肌组织,应用电镜技术观察心肌超微结构和心肌线粒体变化。川芎嗪组 CPB 后心肌线粒体记分明显低于对照组。结果显示川芎嗪组心肌超微结构受损较对照组为轻。

秦氏认为支气管肺炎是婴幼儿时期最常见的肺部感染性疾病,全年均可发病,以冬春寒冷季节较多。常有不同程度发热、咳嗽、咳痰、气急、呼吸困难以及肺部固定湿音为共同临床表现。发病急,易合心力衰竭。该实验运用黄芪和川芎嗪注射液结合西药,治疗小儿支气管肺炎合并心衰 62 例,取得了满意的疗效。

第二节　在循环系统疾病中的应用

一、对心肌的保护作用

张氏观察 6% 羟乙基淀粉(HAES)等容血液稀释和川芎嗪注射液对兔心肌缺血再灌注损伤的保护作用。32 只家兔随机分为 4 组($n=8$)。组Ⅰ(对照组);组Ⅱ(稀释组);组Ⅲ(川芎嗪组);组Ⅳ(稀释+川芎嗪组),观察在急性心肌缺血 45 分钟和再灌注 180 分钟状态下血浆及心肌组织中磷酸肌酸激酶(CPK)及乳酸脱氢酶(LDH)活性的变化,并以透射电镜观察心肌超微结构改变。缺血及再灌后,组Ⅰ血浆 CPK、LDH 活性进行性升高,缺血区心肌组织 CPK、LDH 活性明显降低。再灌后与组Ⅰ相比,组Ⅱ、Ⅲ血浆 LDH 活性均降低,组Ⅱ缺血区心肌组织 CPK、LDH 活性均升高,组Ⅲ缺血区心肌组织 CPK 活性升高,组Ⅳ血浆 CPK、LDH 活性均降低,且 LDH 活性低于同期组Ⅱ,缺血区心肌组织 CPK、LDH 活性均显著升高,且 CPK 活性高于组Ⅲ缺血区。心肌细胞超微结构可见组Ⅱ细胞结构破坏严重,组Ⅱ、Ⅲ结构破坏均较组Ⅰ轻,组Ⅳ结构基本接近正常。

韩氏认为心钠素(ANP)与内皮素(ET)在循环系统中互相拮抗,处于动态平衡,属机体的自稳调节。中药川芎嗪具有改善微循环和血液流变,抑制血小板激活,清除自由基,抗脂质过氧化和防止再灌注损伤等作用。研究表明川芎嗪对心房肌具有保护作用。

梁氏运用心肌缺血预处理的整体动物模型,观察川芎嗪预处理对清醒大鼠心肌缺血再灌注损伤所致心律失常、心肌梗死面积、乳酸脱氢酶和磷酸肌酸激酶活性的保护作用。先将实验动物麻醉,在人工呼吸状态下,开胸,左主动脉下穿线。然后,缝合胸腔。术后第 6 天,进行实验。单纯缺血再灌注组为结扎冠脉 30 分钟,其后再灌 120 分钟;缺血预处理组为冠脉结扎 5 分钟,再灌 5 分钟;然后,再次结扎冠脉 30 分钟,其后再灌 120 分钟;药物组为川芎嗪 20mg/kg 和 40mg/kg 分别连续静脉给药 5 分钟;5 分钟后,结扎冠脉 30 分钟,其后再灌 120 分钟;川芎嗪降低缺血和再灌时间 VF 和 VT 的发生,其发生率为 37.5%;使心肌梗死面积缩小,乳酸脱氢酶和磷酸肌酸激酶的释放减少;上述指标与单纯缺血再灌注组相比,均有显著性差异。其结果与缺血预处理(冠状结扎 5 分钟,再灌 5 分钟)对心肌缺血再灌注损伤产生的保护作用一致。川芎嗪通过预处理途径对清醒大鼠心肌缺血再灌注损伤所致心律失常、心肌梗死面积、乳酸脱氢酶和磷酸肌酸激酶活性产生保护作用。

张氏通过观察川芎嗪对血管紧张素Ⅱ(angiotensin Ⅱ,Ang Ⅱ)诱导的大鼠心肌成纤维细胞(cardiac fibroblast,CFB)增殖及Ⅰ型胶原合成的影响,探讨其抗心肌纤维化的作用机制。差速贴壁法提取原代 SD 乳鼠 CFB,采用 3~4 代 CFB 进行检测。以甲基噻唑基四唑(methylthiazolyl tetrazolium，MTT)法测定细胞数目，观察 CFB 增殖情况；收集细胞培养上清，以酶联免疫吸附测定法(enzyme-linked immunosorbent assay，ELISA)检测Ⅰ型胶原的合成；提取细胞总 mRNA，以逆转录聚合酶链式反应(reverse transcription-polymerase chain reaction，RT-PCR)半定量检测Ⅰ型胶原 mRNA 的表达情况。MTT 结果显示 0.1μmol/L AngⅡ组 CFB 光密度(optical density，OD)值高于空白对照组。0.1μmol/L AngⅡ+800μg/ml 川芎嗪组和0.1μmol/L AngⅡ+600μg/ml 川芎嗪组 OD 值均低于 0.1μmol/L AngⅡ组，但仅 0.1μmol/L AngⅡ+800μg/ml 川芎嗪组与之比较差异有统计学意义；0.1μmol/L AngⅡ组 CFB 上清液中Ⅰ型胶原含量高于空白对照组。0.1μmol/LAngⅡ+800μg/ml 川芎嗪组 CFB 上清液中Ⅰ型胶原含量低于 0.1μmol/L AngⅡ组；0.1μmol/L AngⅡ组Ⅰ型胶原 mRNA 表达高于空白对照组。0.1μmol/LAngⅡ+800μg/ml 川芎嗪组Ⅰ型胶原 mRNA 表达低于 0.1μmol/L AngⅡ组。

张氏观察川芎嗪对兔心肌缺血再灌注损伤的保护作用。24 只家兔随机分为 3 组，组Ⅰ(假手术组)，组Ⅱ缺血再灌注组，组Ⅲ(川芎嗪组)。观察在急性心肌缺血再灌注状态下血浆及心肌组织中磷酸肌酸激酶(CPK)、乳酸脱氢酶(LDH)、过氧化物歧化酶(SOD)活性及丙二醛(MDA)含量的变化。缺血及再灌注后，组Ⅱ血浆 CPK、LDH 活性、MDA 含量进行性升高，SOD 活性进行性下降；再灌注后组Ⅲ血浆 LDH 活性低于组Ⅱ。组Ⅱ各项指标在缺血区和非缺血区均有显著差异；与组Ⅱ相比，组Ⅲ缺血区心肌组织 CPK、SOD 活性升高，MDA 含量降低。

张氏探讨川芎嗪对大鼠心肌缺血再灌注损伤的保护作用。SD 大鼠 30 只，分为假手术组、模型组和川芎嗪治疗组，造模后分别于缺血 30 分钟、再灌注 60 分钟观察 3 组大鼠的血清 CK、AST、LDH 水平和心肌组织丙二醛(MDA)含量和超氧化物歧化酶(SOD)的活性变化。模型组与对照组比较 CK、AST、LDH 指标升高。心肌组织 MDA 含量和 SOD 活性升高，同治疗组相比，CK、AST、LDH 水平升高，心肌组织 MDA 含量升高，SOD 活性降低。

王氏观察川芎嗪对烫伤大鼠早期左心室功能和心肌脂质过氧化的影响。大鼠随机分为 3 组，正常对照组、复苏组和治疗组。正常对照组不予任何处理，复苏组和治疗组动物造成30% 体表面积Ⅲ度烫伤动物模型，然后注射乳酸林格氏液(40mg/kg)进行复苏；治疗组在注射的同时立即腹腔注射川芎嗪(20mg/kg)，分别在伤后 3 小时、6 小时、12 小时、24 小时 4个时相点观察左心室内压力峰值(LVSP)、左心室舒张末期压(LVEDP)和左心室内压最大变化速率(±dp/dtmax)的变化，检测心肌组织中谷胱甘肽过氧化物酶(GSH-PX)、超氧化物歧化酶(SOD)和丙二醛(MDA)的改变。结果显示烧伤后 3 小时，与正常对照组比较，复苏组和治疗组 LVSP、±dp/dtmax 开始降低，LVEDP 开始升高，12 小时达高峰；治疗组与复苏组同一时相点比较，LVSP、±dp/dtmax 降低的程度和 LVEDP 升高的程度明显减小；烧伤后6 小时，与正常组比较，复苏组和治疗组 SOD 和 GSH-PX 活性开始降低，MDA 含量开始升高，治疗组与复苏组同一时相点比较，SOD 和 GSH-PX 活性降低、MDA 含量升高的程度明显减弱。

李氏研究川芎嗪对心肌缺血大鼠模型及心肌细胞凋亡的影响。建立大鼠心肌缺血模型，将 24 只大鼠按随机化原则分为对照组、高剂量组、低剂量组、假手术组。各组均测定心肌缺血和梗死范围以及 CPK、LDH 指标，并应用脱氧核糖核苷酸末端转移酶介导的缺口末端标记法(TUNEL 法)测定各组心肌细胞凋亡及凋亡指数，比较各组间差异。高剂量组较对照组和低剂量组能明显降低心肌缺血大鼠模型的危险指数，降低心肌中 CPK、LDH 的升高。

高剂量组能明显降低心肌细胞的凋亡指数，对心肌细胞凋亡的保护作用均明显高于生理盐水和低剂量组，与假手术组无统计学差异。

邓氏观察川芎嗪对大鼠压力超负荷所致心肌肥厚时细胞外信号调节激酶1（ERK-1）mRNA表达的影响。雄性SD大鼠随机分为正常对照组、假手术组、模型组及川芎嗪（25、50及100mg/kg）组。后4组采用缩窄腹主动脉（AAC）造模，术后次日开始给药，每天1次，连续3周。给药结束后监测大鼠血流动力学指标，以左心室肥厚指数（LVHI）和左心室重/右心室重（LVW/RVW）为左心室肥厚参数，实时荧光定量PCR法检测心肌肥厚标志心房利钠因子（ANF）和ERK-1mRNA的表达。结果显示AAC术后3周，与正常及假手术组比较，模型组血流动力学指标中颈总动脉收缩压（SBP）、左心室内收缩压（LVSP）及左心室舒张末压（LVEDP）明显升高，而左心最大收缩/舒张速率（±dp/dtmax）明显降低；左心室肥厚参数LVHI与LVW/RVW显著增加，ANF和ERK-1mRNA表达明显上调。川芎嗪给药3周不影响SBP及LVSP，但显著降低LVEDP，增加±dp/dtmax，减轻LVHI和LVW/RVW，降低ANF和ERK-1mRNA的表达。

潘氏观察川芎嗪与阿魏酸配伍对大鼠心肌缺血再灌注损伤的保护作用。将健康雄性SD大鼠64只，随机分为4组，每组16只。分别为正常组、假手术组、模型组及川芎嗪与阿魏酸配伍组。后两组制备大鼠急性心肌缺血再灌注损伤模型。造模6小时后检测血清肌酸磷酸激酶（CK）、乳酸脱氢酶（LDH）、心肌超氧化物歧化酶（SOD）、丙二醛（MDA）；24小时后取心脏，RT-PCR法检测细胞间黏附分子（ICAM-1）、P-选择素、E-选择素mRNA表达。川芎嗪与阿魏酸配伍可明显降低心肌缺血再灌注损伤大鼠血清CK（P<0.01）；但对血清LDH以及心肌SOD和MDA作用不明显。还可显著降低E-选择素、P-选择素mRNA表达。

尚氏探讨川芎嗪预处理对心肌缺血再灌注损伤的保护作用及机制。30只健康成年Wistar大鼠被随机分为3组，假手术（sham）组、缺血再灌注损伤（IR）组、川芎嗪预处理组（LI），建立心肌缺血再灌注损伤大鼠模型，应用免疫组化S-P法，检测HSP25和p38MAPK蛋白的表达。LI组与IR组比较，HSP25蛋白阳性表达显著增强，p38MAPK蛋白阳性表达显著减弱，在LI组二者呈负相关。

高氏观察川芎嗪对压力超负荷所致左室肥厚大鼠血流动力学指标的影响。采用腹主动脉缩窄（abdominal aortic coarctation，AAC）法建立大鼠心肌肥厚模型，观察各组大鼠心肌肥厚参数及血流动力学指标改变。制模后大鼠平均体重增长明显减慢；左室肥厚参数明显增高，川芎嗪（100，50mg/kg）可明显增加左室肥厚大鼠平均体重增长值，而降低左室肥厚参数，造模各组间血压及左室内压无显著差异，但均高于假手术组，但与模型组比较，川芎嗪可显著降低左心室舒张期末压。

尚氏探讨川芎嗪预处理对心肌缺血再灌注损伤的保护作用及机制。30只Wistar大鼠被随机分为3组：假手术组、缺血再灌注损伤（IR）组、川芎嗪预处理组（LI）。建立大鼠心肌缺血再灌注损伤模型，应用酶联免疫吸附法，测定心肌肿瘤坏死因子-α（rat TNF-α，TNF-α）和白细胞介素-6（IL-6）水平；用免疫组化S-P法，检测p38MAPK蛋白的表达。LI组与IR组比较，TNF-α、IL-6均显著降低（P < 0.01），p38MAPK蛋白阳性表达显著减弱。

孙氏观察川芎嗪对血管紧张素Ⅱ（AngⅡ）诱导的新生大鼠心肌细胞血小板源生长因子-β（PDGF-β）受体、细胞外信号调节激酶（ERK1/2）表达的影响，探讨其治疗心肌肥大的作用机制。体外培养新生大鼠心肌细胞，分为AngⅡ组（以10^{-7}mol/L AngⅡ刺激）、川芎嗪组

（10^{-7} mol/LAngⅡ加10mg/L川芎嗪刺激）及对照组（正常培养的心肌细胞）。3组分别培养24小时，收集心肌细胞，采用[^{3}H]-亮氨酸掺入法测定心肌细胞蛋白合成速率，免疫印迹法测定其PDGF-β受体、ERK1/2表达。3组间心肌细胞蛋白合成速率比较有显著性差异，其中AngⅡ组较对照组显著增加，川芎嗪组较AngⅡ组显著降低；AngⅡ组心肌细胞PDGF-β受体表达水平较对照组显著增加，川芎嗪组心肌细胞PDGF-β受体表达显著低于AngⅡ组；AngⅡ组心肌细胞ERK1/2表达显著高于对照组，川芎嗪处理后AngⅡ诱导的心肌细胞ERK1/2表达较AngⅡ组显著降低。

杨氏观察川芎嗪、阿魏酸及其配伍对心肌缺血再灌注模型大鼠的保护作用。122只SD大鼠随机分为对照组，模型组，假手术组，盐酸川芎嗪高、低剂量（18、9mg/kg）组，阿魏酸高、低剂量（3、1.5mg/kg）组及盐酸川芎嗪（9mg/kg）配伍阿魏酸（1.5mg/kg）组，舌下iv给药3天。末次给药后5分钟，制备大鼠心肌缺血再灌注模型。再灌后6小时检测血清肌酸磷酸激酶（CK）、乳酸脱氢酶（LDH）水平，再灌后24小时检测缺血半暗带黏附分子表达。与假手术组比较，模型组血清CK、LDH显著升高；心脏微血管内皮细胞表达黏附分子水平升高。各用药组不同程度降低血清CK、LDH水平，减少心肌组织E选择素、P选择素、ICAM-1mRNA表达，其中盐酸川芎嗪配伍阿魏酸作用显著。

呼氏探讨川芎嗪预处理对心肌缺血再灌注损伤的保护作用及其机制。60只Wistar大鼠随机分为3组。假手术（sham）组、缺血再灌注损伤（IR）组、川芎嗪预处理组（LI）；建立大鼠心肌缺血再灌注损伤模型，测定心肌SOD、GSH-PX活性和MDA含量，血清LDH、CK、TNF-α和LI-6水平。与IR组比较，LI组SOD、GSH-PX活性显著升高，MDA、LDH、CK、TNF-α和IL-6显著降低，MIS显著缩小，ST段降低。

刘氏观察对家兔灌胃给予川芎嗪后，其含药血清对大鼠离体灌流心脏内外源性自由基所致心肌损伤的保护作用。家兔每日2次灌胃给予川芎嗪20mg/kg连续3天，末次给药后60分钟取血分离血清。将含药血清加到Langendorff法灌流的离体心脏，记录左室内压（LVP）、左室内压最大上升速率（+dp/dtmax）、左室舒张末压（LVEDP）、心率（HR），定时收集冠脉流出液测定冠脉流量（CF）和肌酸激酶（CK）活性，再灌结束时测定心肌组织中丙二醛（MDA）含量。以含0.25mol/L 1.1-二苯基-2-三硝基苯肼（DPPH）或0.06mol/L次黄嘌呤（HX）和2.0u/L黄嘌呤氧化酶（XO）的K-H液灌流心脏10分钟，可显著降低LVP、+dp/dtmax，升高LVEDP，增加CK和MDA释放；预先用含药血清灌流心脏10分钟，可显著改善DPPH或HX+XO所致心功能损伤，减少CK和MDA释放。

陈氏研究川芎嗪预处理对离体大鼠心脏缺血再灌注（I/R）损伤的延迟保护作用及其可能的机制。大鼠分为对照组（Cont）组、Cont+Act D组、I/R组、I/R+Act D组、川芎嗪组、川芎嗪+Act D组。川芎嗪组、川芎嗪+Act D组大鼠分别静脉注射川芎嗪10mg/kg或川芎嗪10mg/kg和Act D 7mg/kg；Cont组、Cont+Act D组、I/R组、I/R+Act D组大鼠分别静脉注射等量生理盐水或等量生理盐水和Act D 7mg/kg。25小时后取大鼠心脏行Langendorff逆行灌流、制作I/R损伤模型。检测ECG、LVP、dp/dtmax、心肌梗死面积以及心肌组织中SOD与GSH-PX活性、MDA含量、HSP70的表达。川芎嗪预处理可显著改善大鼠离体心脏I/R损伤时的左心功能，减少梗死面积与心律失常的发生率，提高心肌组织中SOD与GSH-PX活性、降低MDA含量、上调HSP70的表达。

修氏观察川芎嗪对体外培养心脏成纤维细胞（CF）的增殖与胶原合成的影响。用消化法培养新生 SD 大鼠的 CF，用四氮唑蓝（MTT）比色法测定细胞增殖，羟脯氨酸碱水解法测定胶原合成，观察不同浓度川芎嗪对 CF 增殖和胶原合成的影响。随着川芎嗪浓度的升高。MTT 比色法 A490 值呈下降趋势。CF 分泌的胶原随着川芎嗪作用浓度和时间的增加呈递降趋势。

郭氏通过研究活血药对血管紧张素 Ⅱ（Ang Ⅱ）致心肌间质成纤维细胞增殖相关基因的影响，从分子生物学角度探讨活血中药的有效组分丹参素和川芎嗪在 Ang Ⅱ 诱导心肌肥大反应中的作用机制。以胶原 Ⅰ 和胶原 Ⅲ 基因表达为心肌间质指标，采用一步法，应用 TRIZOL Reagent 提取总 RNA，然后用 RT-PCR 方法测定胶原 Ⅰ 和胶原 Ⅲ 的 mRNA 表达。Ang Ⅱ 可显著增加胶原 Ⅰ mRNA 的表达，而 Losartan 可明显抑制 Ang Ⅱ 所诱导的胶原 Ⅰ mRNA 的表达，而丹参素也可减少胶原 Ⅰ mRNA 的表达，川芎嗪虽无统计学意义，但也有减少胶原 Ⅰ mRNA 的趋势。Ang Ⅱ 同时也增加胶原 Ⅲ mRNA 的表达，Losartan 可明显抑制 Ang Ⅱ 所诱导的胶原 Ⅲ mRNA 的表达，而丹参素和川芎嗪也可减少胶原 Ⅲ mRNA 的表达。

王氏探讨川芎嗪预处理对大鼠心肌缺血再灌注损伤的保护作用。将 30 只 Wistar 大鼠随机分为 3 组。假手术组、缺血再灌注损伤组、川芎嗪预处理组。建立大鼠心肌缺血再灌注损伤模型，测定 SOD、GSH-PX 活性，应用原位杂交技术和免疫组化 S-P 法检测 HSP70 蛋白的表达。与缺血再灌注损伤组比较，川芎嗪预处理组 SOD、GSH-PX 活力显著升高，HSP70mRNA 及其蛋白的表达显著增加。

蔡氏探讨川芎嗪对溶血磷脂酸（LPA）诱导的新生大鼠心肌成纤维细胞（CFs）增殖以及分泌转化生长因子 β1 的影响。采用胰酶消化法和差速贴壁法获取 CFs，采用 MTT 法检测细胞增殖，用酶联免疫吸附测定法（ELISA）测定不同条件下培养的 CFs 培养液上清中的 TGF-β1 水平。川芎嗪对 CFs 增值的抑制作用随浓度的升高而增强。其中 10mg/ml 川芎嗪抑制作用随时间的延长而显著增加，5.20mg/ml 浓度则在作用 72 小时后抑制作用显著增强。川芎嗪对 LPA 致 CFs 分泌 TGF-β1 的抑制作用也随浓度的升高而增强，其中 5mg/ml 川芎嗪抑制作用随时间的延长而显著增强，10.20mg/ml 浓度则在作用 72 小时后抑制作用显著增强。

马氏探讨川芎嗪预处理在体外循环（CPB）心脏手术中的心肌保护作用及机制。28 例非发绀型先天性心脏病患者，随机分为对照组和川芎嗪预处理组，每组 14 例。川芎嗪预处理组患者麻醉诱导后经颈内静脉滴入川芎嗪 3mg/kg，30 分钟滴完，转流后追加 1mg/kg 于氧合器中，对照组于上述时间给予等量生理盐水。两组分别于转流前、主动脉开放后 30 分钟和术后 24 小时测定外周血天冬酸氨基转移酶（AST）、乳酸脱氢酶（LDH）、肌酸磷酸激酶（CK）和肌酸磷酸激酶同工酶（CK-MB）的变化。同时，分别于转流前和主动脉开放后 30 分钟取右心耳心肌组织，观察心肌超微结构变化。结果显示两组主动脉阻断时间比较差异无统计学意义。CPB 期间两组患者心肌损伤指标 AST、LDH、CK、CK-MB 明显升高，川芎嗪组心肌酶含量明显低于对照组。川芎嗪组心肌超微结构受损较对照组为轻。川芎嗪组 CPB 后线粒体计分明显低于对照组。

王氏观察川芎嗪和尼可地尔对兔急性心肌梗死再灌注后心肌"无复流"现象的影响，并将二者进行对比观察。新西兰大白兔 45 只，随机分为川芎嗪组（Ⅰ组）、尼可地尔组（Ⅱ组）、生理盐水对照组（Ⅲ组），每组 15 只。结扎冠状动脉左心室后支 90 分钟，切断结扎线后各组分别静脉滴注川芎嗪、尼可地尔和生理盐水。观察指标：左心室的心肌无复流面积（NRA/LVA）、左心室心肌梗死面积（MIA/LVA）、血清心肌磷酸肌酸激酶（CK）、乳酸脱氢酶（LDH）、超氧化物歧化酶（SOD）和丙二醛（MDA）。Ⅰ组和Ⅱ组的NRA/LVA和MIA/LVA均小于Ⅲ组，再灌注后120分钟时CK、LDH和MDA均低于Ⅲ组；而SOD均高于Ⅲ组。Ⅰ组与Ⅱ组间比较，除了Ⅰ组的CK和LDH低于Ⅱ组外，其他观察指标均无显著差异。

万氏观察川芎嗪对大鼠严重烧伤后心肌损害的影响。用健康Wistar大鼠，随机分为对照组、烧伤组（造成30% TBSA Ⅲ度烫伤）和治疗组（烧伤后腹腔注射川芎嗪，剂量20mg/kg）。于伤后1、3、6、12、24和48小时检测血浆TNFα、AngⅡ和cTnT含量与心肌中TNFα、AngⅡ含量，电镜观察心肌形态结构变化。烧伤组于伤后3小时血浆cTnT呈显著升高达1.87±0.04，伤后6小时血浆TNFα（38.96±5.71）和心肌组织TNFα含量（1.98±0.08）显著高于对照组，12小时达峰值，伤后1小时血浆AngⅡ即显著升高达175.66±18.91，各指标在伤后48小时仍无恢复；川芎嗪治疗组血浆cTnT、TNFα和AngⅡ水平较烧伤组均有显著性降低。组织学观察显示烧伤早期心肌结构有明显的损害，如肌丝断溶、线粒体肿胀、嵴突减少等，川芎嗪治疗组心肌损害明显较轻。

周氏观察川芎嗪对心肌细胞在缺钙-复钙损伤时发生的早期后除极及触发性心律失常的防治作用。Wistar大鼠，雌雄不拘，四五月龄，体质量200～250g。川芎嗪为人工合成的四甲基吡嗪注射液。81只Wistar大鼠拉颈致死后迅速取出心脏，在右心房和上腔静脉之间，用手术剪制作6mm×4mm×3mm的窦房结-右心房标本，置于浴槽内，用（37±0.1）℃并充以混合气体体积分数0.095O₂，体积分数0.05CO₂的Tyrode液灌流。每例标本用正常Tyrode液预灌20分钟，待获得稳定的动作电位波形后随机分为5组：空白对照组（n=28），自始至终以标准Tyrode液灌流100分钟。对照组Ⅰ（n=23），在用无钙Tyrode液灌流20分钟后，再换以标准Tyrode液（正常钙）灌流60分钟。对照组Ⅱ（n=10），在用无钙Tyrode液灌流20分钟后，再换以含高钙（2倍正常钙浓度）Tyrode液灌流60分钟。实验组Ⅰ（n=10），在用无钙Tyrode灌流20分钟后，用含川芎嗪（100mmol/L）的标准Tyrode液灌流60分钟。实验组Ⅱ（n=10），在用无钙Tyrode灌流20分钟后，用含川芎嗪（100mmol/L）的高钙（2倍正常钙浓度）Tyrode液灌流60分钟。本实验采用完全随机设计，为增加对照组数据的精确性，而增加了对照组的样本数量。采用细胞内微电极技术记录离体大鼠窦房结-心房细胞自发动作电位，观察异常触发活动的发生情况，以及川芎嗪对触发性心律失常的防治作用。结果显示81只大鼠均进入结果分析。通过各组间早期后除极的发生率进行比较，空白对照组比较，除实验组Ⅰ与空白对照组的差异无显著性外，其余各组与空白对照组的差异均显著；对照组Ⅱ与对照组Ⅰ比较，差异不显著；实验组Ⅱ、对照组Ⅰ分别与实验组Ⅰ比较，差异显著（70%、87%、10%）；实验组Ⅱ与对照组Ⅱ比较，差异显著（70%、100%）。

蔡氏探讨川芎嗪对烧伤大鼠心肌损伤的保护作用及可能机制。采用30%体表面积Ⅲ度烫伤大鼠模型，64只Wistar大鼠随机分为烧伤组和川芎嗪组。另取8只大鼠作为伤前对照。于致伤前及伤后3、6、12和24小时检测血清心肌钙蛋白T（cTnT）、心肌组织超氧化物歧化酶（SOD）含量变化；Western Blot检测心肌组织热休克蛋白70（HSP70）的表达。结果显示大鼠严重烧伤后3小时和12小时心肌组织中HSP70蛋白的表达显著升高，血清cTnT含量显著升高，心肌组织中SOD活性显著降低。与烧伤组相比，川芎嗪组心肌组织中HSP70蛋白的表达明显升高，血清cTnT含量显著降低，而心肌组织中SOD活性显著升高。

赵氏探讨川芎嗪对新生大鼠心肌成纤维细胞（cardiac fibroblasts, CFs）分泌内皮素

(endothelin，ET)，一氧化氮(nitric oxide，NO)的影响。采用胰蛋白酶消化法和差素贴壁法获取 CFs，用放射免疫测定法、硝酸还原酶法分别测定不同条件下培养的 CFs 培养液上清中的 ET 和 NO 水平。在给定浓度范围内川芎嗪可以按剂量依赖的方式抑制 CFs 分泌 ET，有促进 CFs 分泌 NO 趋势，但是无统计学意义。

张氏认为川芎嗪可以抑制钙的跨膜内流，防止钙超载所致水解酶的激活及超氧阴离子的生成，稳定心肌细胞膜，从而稳定心肌电生理特性。川芎嗪具有扩张冠状动脉、抗凝、抗血小板聚集、抗心肌缺血再灌注损伤、降低血压、降低肺动脉高压、抑制平滑肌细胞和成纤维细胞增殖以及抗实验性心律失常等多种心血管药理作用。川芎嗪的药理作用非常明显。

马氏研究川芎嗪预处理对体外循环主动脉阻断(ACC)前后非发绀型先天性心脏病矫治术患者心肌组织热休克蛋白 72 基因表达的影响，并探讨川芎嗪预处理的心肌保护机制。28 例非发绀型先天性心脏病患者，随机分为对照组和川芎嗪组，每组 14 例。川芎嗪组预处理麻醉诱导后经颈内静脉滴入川芎嗪 3mg/kg，30 分钟内滴完，转流中追加 1mg/kg 于氧合器中，对照组于上述时间给予等量生理盐水。两组分别于转流前、主动脉开放后 30 分钟和术后 24 小时测定外周血心肌酶的变化。川芎嗪组心肌组织热休克蛋白 72 基因的表达量在 ACC 后明显高于对照组。川芎嗪组心肌损伤指标明显低于对照组，差异有统计学意义。

马氏观察川芎嗪预处理对体外循环(CPB)心脏手术患者血清心肌酶和组织超微结构的影响，探讨川芎嗪预处理在体外循环心脏手术中的心肌保护作用及机制。将 28 例非发绀型先天性心脏病患者随机分为对照组和川芎嗪预处理组，每组 14 例。川芎嗪预处理组患者麻醉诱导后经颈内静脉滴入川芎嗪 3mg/kg，30 分钟内滴完，转流后追加 1mg/kg 于氧合器中；对照组于上述时间给予等量生理盐水。两组分别于转流前、主动脉开放后 30 分钟和术后 24 小时测定外周血天冬氨酸氨基转移酶(AST)、乳酸脱氢酶(LDH)、肌酸磷酸激酶(CK)和肌酸磷酸激酶同工酶(CK-MB)的变化，同时分别于转流前和主动脉开放后 30 分钟取右心耳心肌组织，观察心肌超微结构变化。结果显示两组主动脉阻断时间无显著性差异。CPB 期间两组患者心肌酶 AST、LDH、CK、CK-MB 升高，川芎嗪组血清心肌酶含量明显低于对照组，川芎嗪组心肌组织超微结构受损较对照组为轻。

二、冠心病

王氏认为中医药在冠心病治疗方面有一定的优势，并运用川芎嗪对冠心病心绞痛患者进行治疗。100 例患者均符合冠心病心绞痛的诊断标准，所有病例通过心电图及肌钙蛋白检测除外急性心肌梗死，随机分成两组。观察组男 38 例，女 12 例，年龄 41~83 岁，平均(63.2±5.4)岁，病程 1~10 年，平均(6.4±2.3)年，伴高血压 11 例，糖尿病 5 例，脑动脉硬化 5 例；对照组 50 例中男 39 例，女 11 例，年龄 42~81 岁，平均(63.7±4.9)岁，病程 2~9 年，平均(6.3±2.2)年，伴高血压 10 例，糖尿病 14 例，脑动脉硬化 7 例。两组病例间性别、年龄、病程及心绞痛危险程度分级比较差异均无统计学意义，具有可比性。

陈氏观察低分子肝素钙联合川芎嗪治疗不稳定型心绞痛的疗效。68 例不稳定心绞痛患者随机分成对照组 34 例、治疗组 34 例，两组均接受同样的常规治疗，治疗组在此基础上加用低分子肝素钙 5000U 脐周皮下注射，12 小时/次，共 7 天，同时给予盐酸川芎嗪注射液 80mg 静脉滴注，每天 1 次，共 14 天，观察两组的临床症状总有效率及心电图改善总有效率。治疗组临床症状总有效率(91.18%)与对照组(67.64%)相比，差异有统计学意义；治疗组心电图心肌缺血的改善总有效率(88.26%)与对照组(61.76%)。

崔氏观察川芎嗪治疗急性冠状动脉综合征的临床疗效。102 例急性冠状动脉综合征患者随机分入川芎嗪组和常规治疗对照组，两组患者均接受常规治疗；川芎嗪组患者加用川芎嗪注射液静脉滴注 7 天。于给药前和给药 7 天后采血检测血浆 C 反应蛋白(CRP)，并观察临床症状及心电图改善情况。与给药前比较，给药 7 天后对照组患者血浆 CRP 水平降低[(11.87±4.80)mg/L]，川芎嗪组则显著降低 [(6.58±2.36)mg/L]，CRP 绝对降低值川芎嗪组显著高于对照组。川芎嗪组临床症状及心电图较对照组有明显改善。

李氏利用 SPECT 心肌灌注显像观察川芎嗪对急性心肌梗死(AMI)急诊冠状动脉介入治疗(PCI)后患者心肌微循环的影响，以探讨"心肌无复流"治疗的新途径。行 PCI 的 AMI 患者 82 例，分为川芎嗪组(治疗组，40 例)和对照组(42 例)。受检患者分别于梗死相关血管(IRA)再通即刻、川芎嗪治疗 24 小时内及第 15 天分别注射 99Tcm-tetrofosmin 555、1110 和 740MBq，1 小时后用 SPECT 行门控静息心肌灌注显像。用 Cequal 和 Qgspect 软件分别处理，得到 3 个断面断层图像及左室射血分数(LVEF)、左室收缩末期容积(LVESV)、左室舒张末期容积(LVEDV)。并分别计算心肌显像总积分。治疗组与对照组 PCI 后即刻LVEF(%)(47.5±7.1 和 48.4±8.6)、LVEDV(ml)(91.1±24.5 和 89.1±23.4)、LVESV(ml)(48.7±16.4 和 45.9±16.7)和心肌显像积分(7.8±2.9 和 7.5±3.1)差异无显著性；PCI 后 24 小时内，治疗组 LVEF(%)(43.5±8.0)较对照组(44.7±8.3)减少更为明显，而 LVEDV(ml)(93.5±24.9 和 99.2±24.8)、LVESV(ml)(52.9±16.1 和 54.5±14.4)呈增加趋势，两组间差异无显著性；PCI 后 15 天，治疗组与对照组比较，LVEF(%)(45.5±6.9 和 45.6±7.6)、LVEDV(ml)(92.8±24.9 和 99.9±22.3)及 LVESV(ml)(51.2±17.0 和 54.8±16.1)均明显改善。治疗组与对照组 PCI 后 24 小时内及 15 天心肌显像积分比较，治疗组积分减少更为明显(4.5±2.6，3.0±2.5 和 6.0±2.6，4.2±2.7)。

刘氏评价丹参川芎嗪注射液和灯盏花素注射液治疗冠心病心绞痛的疗效和安全性。将 122 例冠心病心绞痛患者随机分丹参川芎嗪注射液治疗组和灯盏花素注射液对照组。在常规治疗包括硝酸盐、β-阻滞剂和钙拮抗剂的基础上，治疗组加用丹参川芎嗪注射液治疗两周，观察用药前后下述指标变化：心绞痛发作次数，硝酸甘油消耗量，心电图的 ST-T 改变情况，血压、心率的变化。结果显示用丹参川芎嗪注射液治疗后，冠心病患者的心绞痛发作次数、硝酸甘油消耗量及心电图均有明显改善两组比较，差异有显著性统计学意义。丹参川芎嗪组临床总有效率为 93.5%，对照组为 81.6%，二者比较。差异有统计学意义。两组心电图总有效率分别为 80% 和 66.6%。二者比较，差异有统计学意义，未见明显药物副反应。

王氏观察比较丹红注射液和川芎嗪注射液治疗心绞痛的疗效。选择心绞痛患者 60 例，在应用常规治疗的基础上，随机分为丹红组(30 例)，给予丹红注射液静脉滴注；川芎嗪组(30 例)，予以川芎嗪注射液静脉滴注。两种注射剂对心绞痛均有治疗作用，丹红组疗效明显优于川芎嗪组。

容氏观察丹参川芎嗪注射液治疗急性心肌梗死的疗效及安全性。将 93 例急性心肌梗死患者随机分为观察组和对照组，两组均给予常规治疗，观察组在此基础上，加用丹参川芎嗪注射液静滴，连用 14 天。观察组和对照组的总有效率分别为 84.8% 和 63.8%，两组比较差异有统计学意义。观察组在治疗后的肌酸激酶较对照组明显下降，且降至正常所需时间也明显缩短，未见明显药物不良反应。

黄氏观察脉络宁联合川芎嗪治疗不稳定型心绞痛（unstable angina pectoris，UAP）的临床疗效。将 100 例 UAP 患者随机分为治疗组和对照组各 50 例，两组均接受常规抗心绞痛治疗，治疗组在常规治疗的基础上加用脉络宁 20ml、川芎嗪 120mg，分别加入 5% 葡萄糖 250ml 中静脉滴注，每日 1 次；对照组用葛根素 400～600mg 加入 5% 葡萄糖注射液静脉滴注，每日 1 次。两组疗程均为 14 天。比较两组的临床疗效及治疗前后 CRP、血液流变学指标的变化。结果显示治疗组总有效率为 88%，对照组为 70%，两组比较差异有统计学意义。两组治疗后 CRP、血液流变学指标均明显改善，但治疗组优于对照组。

达氏探讨川芎嗪治疗不稳定型心绞痛的疗效。对 74 例心绞痛典型症状病人，分两组，治疗组 38 例，对照组 36 例。治疗组在对照组的基础上加用盐酸川芎嗪氯化钠注射液进行治疗对比。心电图疗效为显效 10 例，占 26.30%，有效 17 例，占 44.70%，总有效率为 71.10%。川芎嗪具有改善血液流变学指标、改善微循环、抗氧化的作用，并有扩张血管及保护血管内皮细胞等优点，为治疗不稳定型心绞痛的理想药物之一。

周氏探讨大剂量川芎嗪注射液治疗不稳定型心绞痛的临床疗效。将不稳定型心绞痛患者 128 例随机分为治疗组 78 例与对照组 50 例，两组均予硝酸甘油等常规治疗，治疗组加用大剂量川芎嗪注射液；比较两组症状缓解及心电图、血液流变性改善情况。治疗组疗效优于对照组。

杨氏认为冠心病心绞痛是威胁人类健康的常见病、多发病，易发生心肌梗死、猝死等严重并发症。中医认为其属于"胸痹"、"心痹"的范畴，其发病机制多是由于血液瘀滞不通，脏气亏损所致。运用磷酸川芎嗪治疗冠心病心绞痛患者 50 例，取得满意疗效。

何氏观察丹参川芎嗪注射液治疗冠心病心绞痛的临床效果。将 56 例冠心病心绞痛患者随机分为治疗组 29 例和对照组 27 例，治疗组在用硝酸甘酸治疗的基础上加用丹参川芎嗪注射液，对照组单纯使用硝酸甘酸治疗。所有患者治疗前后均进行心电图、心绞痛每周发作次数、持续时间的比较。治疗组总有效率为 86.2%，对照组总效率为 77.8%。两组患者心电图及心绞痛发作次数、持续时间均有改善，但治疗组优于对照组。

李氏观察黄芪注射液联合川芎嗪注射液治疗冠心病不稳定型心绞痛（UA）的临床疗效。将 92 例患者随机分为两组各 46 例，在常规西药治疗基础上，治疗组给予黄芪注射液联合川芎嗪注射液治疗。对照组给予复方丹参注射液治疗，疗程均为两周。治疗后心绞痛总有效率治疗组为 82.6%，对照组为 67.4%，两组比较，差异有显著性意义。治疗后两组心电图指标、心绞痛发作次数、心绞痛持续时间以及硝酸甘油用量均有改善，与治疗前比较，差异有显著性意义。

黄氏观察丹参川芎嗪注射液治疗冠心病不稳定型心绞痛的临床效果及安全性。将 113 例不稳定型心绞痛患者随机分为治疗组和对照组，两组均给予常规治疗方法，治疗组在此基础上，加用注射用丹参川芎嗪注射液静滴。治疗组和对照组的临床总有效率分别为 85.7% 和 63.2%，两者比较差异有统计学意义。两组心电图总有效率分别为 76.8% 和 54.4%，两者比较差异有统计学意义，未见明显药物副反应。

直接经皮冠状动脉介入治疗（PCI）是治疗急性心肌梗死的重要措施，通过及时持久地使梗死相关动脉开通，恢复心肌细胞的再灌注，能挽救濒临坏死心肌，减少梗死面积，抑制心室重塑，改善患者预后。但术中及围术期心肌细胞再灌注损伤等因素仍然对患者左心功能及预后产生不良影响。本研究观察急性心梗患者 30 例冠脉介入治疗后应用参麦注射液联合川芎嗪注射液治疗对心梗后早期左室重塑的影响。

韩氏探讨川芎嗪在冠心病心绞痛患者中的作用。140 例心绞痛患者随机分为两组后，分别在标准治疗的基础上加用川芎嗪。观察心绞痛发作的改善情况以及进展为心肌梗死的情况。加用川芎嗪的治疗组明显心绞痛发作的频率和次数减少，症状缓解快，进展为心肌梗死的例数少。川芎嗪有调节线粒体内钙转运，减轻钙超载。增强线拉体抗氧化的能力，还能减轻脂质过氧化损伤。从而维护线粒体的正常结构和功能。同时川芎嗪能有效地抑制血小板的黏附、聚集。故有缓解心绞痛改善预后的作用。

何氏观察川芎嗪注射液配合大补元煎对冠心病心绞痛的疗效。将 107 例冠心病心绞痛患者随机分为两组，治疗组 57 例采用川芎嗪注射液 150mg 静滴，配合中药大补元煎口服每日 1 次；对照组 50 例予丹参注射液 30ml 静滴，每日 1 次；两组均以 14 天为 1 疗程，1 个疗程后观察疗效。心绞痛症状疗效治疗组总有效率为 80.70%，对照组为 48.00%，两组比较差异有显著性；心肌缺血改善后心电图评定，治疗组总有效率为 77.19%，对照组为 46.00%，两组比较差异亦有显著性。

李氏认为不稳定型心绞痛(unstable angina pectoris, UAP)是急性冠状动脉综合征(ACS)的一种，是介于稳定型心绞痛和急性心肌梗死之间的一种疾病，极易发展为急性心肌梗死。并在常规治疗基础上应用阿魏酸钠注射液及磷酸川芎嗪注射液联合治疗 UAP32 例，获得显著疗效。

王氏观察黄芪加川芎嗪治疗冠心病心绞痛的临床疗效。将冠心病心绞痛患者 63 例随机分为治疗组 33 例，对照组 30 例。治疗组采用黄芪加川芎嗪治疗，对照组用丹参粉针治疗，两组均以两周为 1 个疗程。主要观察临床疗效、心电图疗效及治疗前后心绞痛发作次数。在缓解心绞痛症状、心电图疗效方面治疗组优于对照组。

高氏认为不稳定型心绞痛的治疗目的是缓解或解除心绞痛症状，预防心肌梗死，减少心源性猝死发生。为了探索不稳定型心绞痛更多的治疗方法，应用川芎嗪与降纤酶联合治疗不稳定型心绞痛，疗效显著。

唐氏认为心绞痛是冠状动脉供血不足、心肌急剧的暂时性缺血与缺氧所引起的临床综合征。其特点是阵发性的前胸压榨性疼痛，主要位于胸骨背后，可以向颈部、咽部、下颌部、左肩、左臂或上腹部放射，常发生于运动或情绪激动时，持续数分钟，休息或含服硝酸盐制剂 30 秒或数分钟可缓解。运用正心泰颗粒联合川芎嗪注射液治疗该病 35 例，取得了满意疗效。

王氏观察盐酸川芎嗪治疗冠心病不稳定型心绞痛患者的临床疗效。方法为将 84 例冠心病心绞痛患者随机分为观察组(42 例)和对照组(42 例)，对照组给予硝酸异山梨酯、阿司匹林口服；观察组在此基础上应用川芎嗪静脉滴注，疗程 14 天。结果显示治疗组的总有效率(93%)优于对照组(71%)，治疗组治疗后心绞痛发作次数、持续时间、心率、心肌缺血总负荷、室性早搏次数等与对照组比较差异均有统计学意义。表明盐酸川芎嗪对冠心病心绞痛患者疗效显著。

齐氏通过注射用盐酸川芎嗪及复方丹参注射液对冠心病心绞痛患者治疗的比较，评价注射用盐酸川芎嗪对冠心病心绞痛的临床疗效。选择诊断病例 31 例，随机分成治疗组 19 例，对照组 12 例。治疗组用注射用盐酸川芎嗪，对照组用复方丹参注射液，进行临床疗效比较。结果显示治疗组临床总有效率89%，对照组75%，治疗组心电图总有效率84%，对照组67%，两组疗效差异均有统计学意义。注射用盐酸川芎嗪还有降低血液流变学各参数的作用。两组均未发现显著不良反应。表明注射用盐酸川芎嗪治疗冠心病心绞痛疗效优于复方丹参注射液。

冯氏观察磷酸川芎嗪治疗冠心病心绞痛患者的临床疗效。方法将88例冠心病心绞痛患者随机分为观察组48例和对照组40例，对照组予硝酸异山梨酯、阿斯匹林口服；观察组在此基础上应用川芎嗪静脉滴注，疗程14天。结果显示观察组治疗后心绞痛发作次数、持续时间、心率、心肌缺血总负荷、室性早搏次数等与对照组比较差异均有显著性。表明磷酸川芎嗪对冠心病心绞痛患者疗效显著。

路氏等应用大剂量川芎嗪合并硝酸甘油治疗不稳定性心绞痛，选择100例不稳定性心绞痛患者，均符合WHO不稳定性心绞痛的诊断标准，随机分为两组：A组（大剂量川芎嗪合并硝酸甘油治疗组）50例，男39例，女11例，年龄42～83岁，平均59.8岁；B组（对照组）50例，男32例，女18例，年龄39～87岁，平均62.3岁。两组患者性别、年龄、临床症状无差别。所有病例入院以后均立即行心电图、血液流变学检查，给予卧床、吸氧、口服消心痛、氨酰心安、心痛定及阿司匹林，建立静脉通道，静脉给予硝酸甘油10mg，静滴每日1次。A组患者除上述治疗外，另给予盐酸川芎嗪注射液800～1200ml静滴，每日1次，疗程2周。疗程结束后复查心电图及血液流变学变化，并观察心绞痛发作情况、心电图ST段及T波变化情况、血液流变学指标及应用川芎嗪引起的并发症等。结果显示A组显效（心绞痛不再发作，体力活动耐量增加，ST段压低或T波倒置恢复正常或ST-T明显改善）33例，（心绞痛发作次数减少不少于2/3或疼痛时间明显缩短，不需要用硝酸甘油，Holter示心肌缺血减少50%以上ST段压低减少0.1mV以上）6例，无效（心绞痛无明显缓解，ST-T无明显改善）1例，总有效率为98%；B组显效15例，26例，无效9例，总有效率为82%。两组总有效率比较差距显著。大剂量川芎嗪治疗组与对照组相比，血变学指标改变非常明显。大剂量川芎治疗过程中未发现与应用川芎嗪有明显关系的毒副作用。

聂氏等用川芎嗪静咏点滴治疗65例UAP患者并测定24例SAP患者。认为川芎嗪中止心绞痛发作的机制可能为调节动脉粥样硬化（AS）患者PGI_2与TXB_2平衡、抗血小板聚集；川芎嗪可加速血氧自由基清除、抑制血小板聚集、抑制体内TXA_2合成、促进PGI_2合成，使心绞痛终止。

汪氏等观察川芎嗪联合尿激酶静脉溶栓治疗急性心肌梗死（AMI）的效果，探索基层医院提高AMI治疗效果的新途径。将495例符合静脉溶栓标准的AMI患者随机分为对照组和治疗组，两组的尿激酶溶栓和常规治疗相同，治疗组在此基础上加用川芎嗪，120毫克/次，每天1次。观察两组患者的再通率、再灌注心律失常发生率、心功能、并发症、住院死亡率等。结果显示治疗组和对照组再通率分别为61.8%、60.1%，两组比较差异无统计学意义。再灌注心律失常的发生率治疗组和对照组分别为53.2%和71.3%，差异有统计学意义。静脉溶栓后两组患者心功能、并发症、住院死亡率等方面差异无统计学意义。表明尿激酶静脉溶栓联合川芎嗪治疗AMI能有效抑制溶栓后再灌注心律失常的发生，对心功能降低的抑制作用近期不明显。

任氏探讨川芎嗪对梗死后心绞痛的疗效。对33例急性心肌梗死患者的治疗进行回顾性分析，探讨川芎嗪对梗死后心绞痛的治疗作用。结果显示应用川芎嗪治疗梗死后心绞痛发生率明显减少。表明川芎嗪可以作为心肌梗死的辅助治疗，能有效缓解梗死后心绞痛。

刘氏等探讨参麦合用川芎嗪注射液对急性心肌梗死后心力衰竭、心室重构的影响。方法为选择急性心肌梗死住院患者 43 例，分为应用参麦、川芎嗪注射液组（治疗组）及未用参麦、川芎嗪注射液组（对照组），观察两组心力衰竭发生率并通过心脏彩超检测两组心脏左室舒张末期内径、左室舒张末期容积、左室收缩末期容积、左室射血分数及左室短轴缩短率。结果显示治疗后 4 周，治疗组左室射血分数和左室短轴缩短率与本组治疗后 1 周及同期对照组相比差异有统计学意义；对照组左室舒张末期容积、左室收缩末期容积与本组治疗后 1 周及同期治疗组比较差异有统计学意义；治疗组心力衰竭发生率比对照组明显降低。其表明参麦、川芎嗪注射液联合应用能抑制或减轻急性心肌梗死后左室重构，降低心力衰竭发生率，从而改善预后。

杨氏等观察川芎嗪对急性心肌梗死（AMI）患者梗死相关血管（IRA）再通后心肌无复流（No-reflow，NR）现象的疗效。首次急性 ST 段抬高心肌梗死（STEMI）患者，急诊经皮经腔冠状动脉介入（PCI）后，经单光子发射型计算机断层显像（SPECT）诊断为心肌 NR 者，随机分为治疗组（40 例）和对照组（42 例）。对照组接受常规治疗，治疗组在常规治疗基础上静脉给予川芎嗪注射液。分别于 24 小时内（4～24 小时）及 15 天后（15～28 天）复查 SPECT，观察左室心肌灌注缺损积分（myocardiumperfusiondefectscore，MPDS）、左室射血分数（LVEF）、左室舒张末期容积（LVEDV）和左室收缩末期容积（LVESV）。结果显示 24 小时内及 15 天后，治疗组的 MPDS 均较 PCI 后即刻减低，其减低幅度均显著大于对照组；两组的 LVESV 和 LVEDV 均呈增加趋势，但治疗组 LVESV 和 LVEDV 的增加幅度显著低于对照；15 天后治疗组 SPECT 心肌 NR 的发生率显著低于对照组。其表明川芎嗪可显著改善心肌组织灌注，减轻心肌 NR 现象，从而缩小心肌坏死范围，抑制心室重构。

诸葛氏等观察川芎嗪对急性心肌梗死（AMI）溶栓治疗后顿抑心肌的保护作用。将 AMI 患者 83 例随机分为治疗组和对照组，两组均于发病 3～6 小时内用尿激酶（UK）溶栓，治疗组在使用 UK 前静滴川芎嗪。结果显示两组溶栓再通率相近，治疗组治疗后超氧化物歧化酶（SOD）活性下降程度较对照组为低，而丙二醛（MDA）含量增高程度亦明显低于对照组；两组反映心肌顿抑程度的相关指标比较，亦以治疗组改善明显。表明川芎嗪能有效预防 AMI 患者溶栓治疗后心肌顿抑产生，改善心功能。

何氏等观察川芎嗪注射液对急性心肌梗死溶栓治疗过程中再灌注损伤的防治作用。急性心肌梗死患者 18 例在应用重组组织型纤溶酶原激活剂或尿激酶静滴溶栓的同时加用川芎嗪注射液。结果显示在治疗 18 例中显效 12 例，有效 6 例，均未见出血病灶。表明川芎嗪注射液防治急性心肌梗死再灌注损伤疗效显著，费用低廉，便于临床普及。

三、心肌缺血

贾氏观察丹参川芎嗪注射液治疗无症状心肌缺血的疗效。选择门诊就诊的健康查体患者 60 例，分为治疗组 30 例采用丹参川芎嗪注射液，总有效率 90%，与对照组 30 例采用极化液治疗。治疗组总有效率 90%，对照组总有效率 83.34%，两组经治疗后进行比较无显著性差异。丹参川芎嗪注射液治疗无症状心肌缺血疗效确切且无毒副作用，值得推广。

王氏观察 136 例无症状性心肌缺血患者应用川芎嗪治疗前后的血液流变学影响及临床疗效。将 136 例患者随机分为两组，对照组 68 例采用常规治疗，治疗组 68 例在对照组治疗基础上采用川芎嗪治疗。两组疗程均为 14 天。血浆黏度、红细胞压积和纤维蛋白原均降低，全血黏度也下降。治疗组的 ST 段压低次数、持续时间及压低面积均明显减少，与对照组相比差异显著。

四、心力衰竭

王氏探讨治疗顽固性肺源性心脏病心力衰竭的新途径。对洋地黄类药强心及利尿剂等常规治疗无效或效果不显著的顽固性肺心病心力衰竭 40 例患者，采用酚妥拉明、多巴胺、川芎嗪联合治疗。临床显效 28 例，占 70%；有效 9 例，占 22.5%；无效 3 例，占 7.5%，总有效率 92.5%。

杨氏观察川芎嗪注射液联合卡托普利治疗慢性充血性心力衰竭的临床效果。选择慢性充血性心力衰竭患者 130 例，随机分为治疗组和对照组各 65 例，两组患者均给予常规吸氧、平喘、化痰、应用抗生素及强心、利尿等治疗，减轻心脏负荷，对症治疗，治疗组在此基础上加用川芎嗪注射液 400mg 加入 5% 葡萄糖注射液 250ml，每日 1 次静脉滴注，卡托普利 6.25mg，每天 3 次口服，有高血压的患者给予卡托普利 25mg，每天 3 次口服，两周为 1 个疗程。观察两组患者的临床疗效和不良反应。结果显示两组患者临床疗效间差异有统计学意义。心功能改善明显，无不良反应。

李氏观察生脉针和川芎嗪针对充血性心力衰竭患者的疗效和安全性。随机选取 306 例慢性心衰患者，在心衰标准用药的基础上，随机分成观察组 152 例加用生脉针和川芎嗪针，并与常规治疗的 154 例患者（对照组）作对照，观察临床疗效。结果显示观察组有效 137 例，有效率 90%，对照组有效 93 例，有效率 61.5%，两组差异有统计学意义。其表明生脉针加川芎嗪针可广泛应用于慢性心衰的治疗，可提高临床治疗效果，降低治疗副作用，这一方法值得在临床推广应用。

刘氏等观察生脉和川芎嗪对充血性心力衰竭患者的治疗作用、疗效和安全性。随机选取 306 例慢性心衰患者，在心衰标准用药的基础上，随机分成观察组 152 例加用生脉和川芎嗪，并与常规治疗的 154 例患者（对照组）作对照，观察临床疗效。结果显示观察组有效 137 例，有效率 90%，对照组有效 93 例，有效率 61.5%，两组差异有统计学意义。且观察组显效后强心利尿剂及扩血管药物减量快，病情稳定；对照组减量慢，病情不稳定。其表明生脉针加川芎嗪可广泛应用于慢性心衰的治疗，可提高临床治疗效果，降低治疗副作用，这一方法值得在临床推广应用。

李氏等用川芎嗪治疗肺炎及并发心衰患儿 80 例，并与对照组 38 例相比较，结果显示肺炎治疗组在症状、体征消失天数及胸部 X 线片转阴率与对照组相比有显著差异，心衰治疗组在症状、体征消失时间方面也明显优于对照组。其表明川芎嗪对治疗小儿肺炎及并发心衰疗效明显。

杨氏等探讨心力衰竭患者的治疗方法，采用参麦注射液与川芎嗪注射液联合治疗 63 例不同原因的心衰患者，结果表明参麦注射液与川芎嗪注射液对改善心功能，减低心肌耗氧量，提高冠脉缺血阈值及梗死后再通，改善微循环有积极治疗作用。实验表明参麦注射液与川芎嗪联合是各种心力衰竭的理想用药。

姜氏观察川芎嗪治疗老年充血性心力衰竭（CHF）的效果及对氧自由基（OFR）和脑钠素（BNP）的影响。选择 45 例正常对照组及 90 例老年 CHF 患者，并随机分为常规治疗组和川芎嗪组，两组共治疗4周，对照组及两组患者治疗前后进行血清超氧化物歧化酶（SOD）、过氧化氢酶（CAT）、丙二醛（MDA）、过氧化脂质（LPO）及BNP水平进行测定，并观察两组CHF病人治疗前后NYHA分级及心功能指标的变化。常规治疗组、川芎嗪组治疗前SOD，CAT水平明显低于正常对照组；MDA，LPO，BNP明显高于正常对照组；川芎嗪组治疗后SOD，CAT水平明显高于治疗前及常规治疗组；MDA，LPO，BNP明显低于治疗前及常规治疗组；两组CHF病人治疗后NYHA分级及心功能指标均得到显著改善，但川芎嗪组较常规治疗组改善更明显。

五、冠脉综合征

祝氏等观察丹参川芎嗪治疗急性冠脉综合征的疗效。选择确诊急性冠脉综合征患者76例随机分成两组，即对照组和治疗组。对照组常规予抗凝、抗血小板聚集、扩冠、降脂、抑制心肌重塑等治疗。治疗组在常规治疗的基础上加用丹参川芎嗪治疗，观察两组患者心绞痛发作次数、心肌缺血时间、室性早搏次数及血脂的变化。结果显示治疗组心绞痛发作次数、心肌缺血时间、室性早搏次数及血脂的变化都明显优于对照组。其表明丹参川芎嗪可能具有增加冠状动脉血流、促进侧支循环、改善心肌微循环、抑制内源性胆固醇的形成、防止脂质的沉积和稳定粥样斑块等作用，在急性冠脉综合征治疗中有较好的疗效。

吴氏等观察丹参川芎嗪注射液治疗急性冠脉综合征（ACS）患者的临床疗效和对ACS患者血清超敏C-反应蛋白（hs-CRP）及射血分数（EF）的影响。98例ACS患者随机分为对照组和治疗组，对照组给予常规西药治疗，治疗组在常规西药治疗基础上加用丹参川芎嗪注射液，另选择健康体检者60例作为正常对照组。治疗前及治疗10天后测定并比较血清hs-CRP水平，行彩超检查记录射血分数，评价心功能，对疗效进行比较。结果显示治疗组心绞痛缓解有效率（96.7%）明显高于对照组（79.2%）；对照组、治疗组治疗前、后血清hs-CRP水平均明显高于正常对照组，治疗组治疗后血清hs-CRP水平明显低于治疗前和对照组；对照组、治疗组治疗后EF明显高于治疗前。表明丹参川芎嗪注射液可有效地缓解ACS患者的心绞痛症状，并能降低血清hs-CRP水平。

刘氏等观察活血化瘀类中药治疗急性冠脉综合征（ACS）的疗效性和安全性，评估活血化瘀类中药的获益和风险。选择符合急性冠脉综合征诊断标准的患者66例，分为阳性对照组（非活血化瘀组）、丹参针组、丹参针加川芎嗪针组，联合常规抗栓治疗，观察中药的疗效性和安全性。结果显示阳性对照组、丹参针组和丹参针加川芎嗪针组都能改善血液流变学，丹参针加川芎嗪针组改善效果更为明显，3组均能改善中医证候和临床疗效，但活血化瘀两组更为明显。在治疗前后血常规、尿常规、肝肾功能和凝血功能均未出现异常变化，仅丹参组中出现了1例非严重出血事件和1例缺血性卒中。表明活血化瘀中药联合抗栓治疗ACS取得了一定的疗效，而且未出现严重出血性事件，初步认为可以联合应用，但高龄患者需要加强不良反应的监测。

六、周围血管病

刘氏观察大剂量川芎嗪治疗老年下肢深静脉血栓形成的临床效果。将老年下肢深静脉血栓形成患者80例随机分为大剂量川芎嗪治疗组（治疗组）45例与一般剂量川芎嗪治疗组（对照组）35例。治疗组总有效率为93.33%，对照组总有效率为54.29%，2组比较有显著性差异。

樊氏从细胞水平探讨川芎嗪联合葛根素对促进内皮细胞的增殖和修复功能的影响。采用体外培养的人脐静脉内皮细胞(HUVECs)进行干预。检测 HUVECs 中 MDA 含量和 SOD、t-PA、PAI-1 活性。各组细胞上清液中漂浮细胞变化。与模型组比较，川芎嗪联合葛根素用药能够显著降低 HUVECs 中 MDA 含量，提高内皮细胞 SOD、t-PA活性，降低 PAl 活性、减少缺氧后内皮细胞漂浮，差异具有统计学意义。

堵氏探讨术中局部应用川芎嗪对自体移植静脉再狭窄的影响及其作用机制。建立家兔颈总动脉自体颈外静脉移植模型，随机分为两组，pluronic-F-127gel 组和川芎嗪组。pluronic-F-127gel 组在静脉移植物外膜涂抹 pluronic-F-127gel 凝胶，川芎嗪组在静脉移植物外膜涂抹由 pluronic-F-127gel 凝胶携带的川芎嗪。分别于术后 3、7、14 天用免疫组织化学方法检测移植静脉壁的增殖细胞(BrDU 阳性细胞)数，HE、Masson 染色后应用计算机图像分析系统测量术后 14 天移植静脉内膜厚度、中膜厚度及内膜厚度/中膜厚度(I/M)。结果显示术后 14 天，川芎嗪组移植静脉内膜厚度、中膜厚度、I/M 值均明显低于 pluronic-F-127gel 组，分别减少 68.35%、22.02%，54.48%，差异有统计学意义；术后 3、7、14 天，川芎嗪组的细胞增殖指数均低于 pluronic-F-127gel 组，分别减少约 31.78%、41.03%、38.75%，差异有统计学意义。

方氏研究局部患肢静滴川芎嗪对肢体缺血再灌注损伤的保护作用，对比外周静脉用药是否有差异。59 例择期手术患者，随机分 19 例局部静脉给药组(A 组)，18 例外周静脉给药组(B 组)和 22 例空白对照组(C 组)。于止血带充气前(T0)、止血带放气后 0~1 分钟(T1)、15 分钟(T2)、30 分钟(T3)各时点测量外周及患肢静脉血浆的脂质过氧化物丙二醛(MDA)含量。与 B 组比较，T3 时 A 组 MDA 值低于 B 组；3 组比较，T3 时患肢静脉血样中的 MDA 差异有显著意义。T3 时 C 组中患肢静脉 MDA 值高于外周静脉 MDA 值。

吴氏研究川芎嗪对培养人脐静脉内皮细胞基因表达谱的影响，探讨川芎嗪保护内皮细胞的分子机制。制备包含 500 个心血管疾病相关基因的寡核苷酸芯片；运用制备的心血管寡核苷酸芯片研究川芎嗪对培养人脐静脉内皮细胞基因表达谱的影响。川芎嗪作用培养内皮细胞 24 小时后，寡核苷酸芯片分析筛选出川芎嗪对内皮细胞的影响基因 25 个，其中上调基因 7 个，下调基因 18 个，包括一些与免疫、血管舒缩、细胞黏附、凝血、抗氧化、细胞生长、信号转导及物质代谢的相关基因。川芎嗪在基因水平通过多环节调节内皮功能。

第三节　在消化系统疾病中的应用与研究

一、胃肠疾病

杨氏运用基因芯片技术研究川芎嗪对实验性结肠炎小鼠基因表达谱的影响。健康昆明小鼠 30 只，均分为对照组、0.9%氯化钠组及川芎嗪组。除对照组外，其余小鼠均以恶唑酮灌肠造模。提取 0.9%氯化钠组及川芎嗪组结肠组织 mRNA，制备 cDNA 探针，分别用 Cy3 和 Cy5 两种荧光染料标记，与基因表达谱芯片进行杂交，经扫描、分析，得出药物作用后表达有差异的基因，并应用荧光定量 RT-PCR 技术对其中两个表达差异明显的基因(白细胞介素-10 和白细胞介素-4)进行验证。川芎嗪组差异表达基因 432 个,占芯片基因总数的 2.86%。其中表达上调的基因 307 个,表达下调的基因 125 个,其中部分基因已知其功能。

何氏通过观测经川芎嗪治疗前后过氧化物酶体增殖物激活受体 γ(PPARγ)、核因子 κB(NF-κB)和肿瘤坏死因子(TNF)-α 的变化,探讨川芎嗪治疗溃疡性结肠炎(UC)的作用机制。以噁唑酮诱导小鼠 UC 模型,并随机分为实验对照组(CN)、模型组(OXZ)、川芎嗪治疗组和 0.9% 氯化钠治疗对照组(NS)。观察 UC 炎症评价指标(DAI,大体、组织学损伤评分,MPO 值);采用荧光定量 PCR 法检测各组肠黏膜 PPARγ、NF-κB p65、TNF-αmRNA 的表达量;免疫组化法检测 PPARγ、NF-κBp65 蛋白的表达。与 CN 组比较,OXZ 组的炎症评价指标均明显增高,PPARγ 表达量明显下降、NF-κBp65 及 TNF-α 表达量均显著升高。应用川芎嗪后,UC 的炎症评价指标均较 NS 组明显降低,PPARγ 表达量明显升高、NF-κBp6 及 TNF-α 表达量均下降。川芎嗪对 UC 的结肠黏膜有保护作用。其机制可能与 PPARγ 的激活,NF-κB 的抑制,TNF-α 等炎症因子表达的减低有关。

杨氏研究川芎嗪对大鼠小肠缺血再灌注肠黏膜损伤的保护作用,为扩展其临床新用途及肠缺血再灌注损伤的治疗提供实验依据。通过建立大鼠小肠缺血再灌注模型,检测缺血再灌注 2 小时及 4 小时后血清超氧化物歧化酶(SOD)、丙二醛(MDA)及一氧化氮(NO)的含量,并观察小肠黏膜病理变化。小肠缺血再灌注后,血清中反映氧化损伤程度的 MDA 明显升高,抗氧化酶 SOD 则明显减少,NO 含量明显增多。肠黏膜损伤,应用川芎嗪后再灌注 2 小时和 4 小时 2 个时间段均能显著改善上述改变。

狄氏在活体情况下观察川芎嗪对实验性血瘀症家兔肠系膜微血管血液动力学的影响。用显微闭路摄录像系统分别观察血瘀症前后家兔肠系膜微血管口径、血流速度、血流量等的改变及川芎嗪对上述指标造成的影响。川芎嗪可以通过增加微血管的开放数量、加快微血管内血流速度等途径增加血瘀症时肠系膜微血管内血液的灌注,起到活血化瘀的作用,但川芎嗪对微血管口径的改变没有直接作用。川芎嗪通过改善微循环而发挥抗血瘀症的作用。

金氏探讨缺血预处理和川芎嗪及两者联合应用对肠缺血再灌注大鼠肺心 P-选择素(P-selectin)和细胞间黏附分子-1(ICAM-1)的影响及其发生机制。健康 SD 大鼠,随机分为假手术对照(SC)组、肠缺血再灌注(IIR)组、川芎嗪治疗(LGT)组、缺血预处理(IPC)组和川芎嗪+缺血预处理(LGT+IPC)组,测定比较各组血清 SOD、GSH-PX、XOD 活性,MDA 含量,心、肺组织 MPO 活性;以免疫组化检测心、肺组织 P-selectin 和 ICAM-1 的表达。与 IIR 组比较,LGT 组、IPC 组和 LGT+IPC 组的 SOD、GSH-PX 活性明显升高,且 LGT+IPC 组的 XOD 活性和 MDA 含量明显低于 LGT 组和 IPC 组。LGT+IPC 组的肺、心肌组织 MPO 活性明显低于 IIR 组、LGT 组和 IPC 组,IPC 组心肌 MPO 亦比 IIR 组有明显下降。除 SC 组外,LGT+IPC 组的肺、心 P-selectin 和 ICAM-1 表达均较另 3 组减少,IPC 组心肌 P-selectin 表达较 IIR 组减弱。血清 SOD 活力与 P-selectin、ICAM-1 表达之间存在负相关。缺血预处理抑制肠缺血再灌注所致心肌 P-selectin 表达,缺血预处理与川芎嗪联合应用抑制心、肺 P-selectin 和 ICAM-1 表达,其发生机制与抗氧化作用有关,二者联用有显著的协同作用。

汤氏探讨连续应用川芎嗪对大鼠结肠黏膜阴离子分泌的影响。健康 SD 大鼠随机分为两组。川芎嗪组[腹腔注射川芎嗪 40mg/(kg·d)]和对照组(腹腔注射等量生理盐水),7 天后剥离结肠黏膜,采用短路电流技术在正常 KHS、Cl-free KHS、HCO3-free KHS 3 种培养液中观察川芎嗪对结肠黏膜阴离子分泌的影响。在正常 KHS 培养液中，对照组结肠黏膜的基底膜加入 1mmol/L 的川芎嗪后，短路电流增加，在 30 分钟内转运的电荷数增加了 $(365\pm68)\,C/m^2$；川芎嗪组在 30 分钟内转运的电荷数增加了 $(483\pm69)\,C/m^2$，两组差异有统计学意义。在 Cl-free KHS 培养液中，对照组结肠黏膜的基底膜加入 1mmol/L 的川芎嗪后，短路电流增加，30 分钟内转运的电荷数增加了 $(72\pm11)\,C/m^2$；川芎嗪组 30 分钟内转运的电荷数增加了 $(163\pm21)\,C/m^2$，两组差异有统计学意义。在 HCO_3-free KHS 培养液中，对照组结肠黏膜的基底膜加入 1mmol/L 的川芎嗪后，短路电流增加，在 30 分钟内转运的电荷数增加了 $(96\pm19)\,C/m^2$；川芎嗪组 30 分钟内转运的电荷数增加了 $(83\pm18)\,C/m^2$，两组差异无统计学意义。连续应用川芎嗪可以促进 HCO_3^- 的分泌。

蔡氏对川芎嗪对烧伤后肠黏膜细胞诱导性一氧化氮合酶(iNOS)mRNA 表达的影响进行了研究。肠道不仅仅是营养物质消化吸收的器官，本身也是机体一道重要防御屏障。严重烧伤后，由于内脏组织的低灌注，肠黏膜缺血、缺氧等多种因素使肠黏膜的屏障功能受损，导致肠源性感染。一氧化氮(NO)作为体内重要的生理递质和细胞间、细胞内的化学信使，参与机体生理过程的调节和宿主防御，在炎症反应中也发挥重要作用。一氧化氮合酶(NOS)作为 NO 合成的关键酶，直接调节 NO 的生成及其生物学效应。本研究旨在观察川芎嗪对烧伤后肠黏膜细胞诱导性一氧化氮合酶(iNOS)mRNA 表达的影响及意义。

魏氏对盐酸川芎嗪注射液治疗术后炎性肠梗阻进行了观察。术后早期炎性肠梗阻是一种特殊类型的肠梗阻，常于腹部手术后 1~3 周发生，由于腹部手术创伤或腹腔内炎症等原因导致肠壁水肿和渗出，形成一种机械与动力因素同时存在的肠梗阻。魏氏用盐酸川芎嗪注射液治疗术后炎性肠梗阻，疗效满意。

阎氏观察采用埃索美拉唑联合丹参川芎嗪注射液治疗老年慢性胃炎的疗效，为临床提供更多有效治疗方法。经胃镜及病理证实的慢性胃炎老年患者 66 例，采用西药联合中成药丹参川芎嗪注射液治疗，观察其疗效。丹参川芎嗪注射液可能通过扩张胃黏膜血管和刺激胃的分泌、增加胃黏膜血流量，从而可提高对老年慢性胃炎的治疗有效率。联合用药效果明显，值得临床推广。

韩氏等观察采用埃索美拉唑联合丹参川芎嗪注射液治疗老年慢性胃炎的疗效，经胃镜及病理证实的慢性胃炎老年患者 66 例，采用西药联合中成药丹参川芎嗪注射液治疗，观察其疗效。结果表明丹参川芎嗪注射液可能通过扩张胃黏膜血管和刺激胃的分泌、增加胃黏膜血流量，从而可提高对老年慢性胃炎的治疗有效率。表明联合用药效果明显，值得临床推广

张氏观察川芎嗪配合奥美拉唑三联疗法治疗老年人消化性溃疡的临床疗效。23 例幽门螺杆菌(Hp)阳性的消化性溃疡患者(治疗组)给予川芎嗪合奥美拉唑三联疗法，对照组 23 例仅给予奥美拉唑三联疗法，疗程 4 周；观察两组治疗后临床症状改善和溃疡愈合情况、Hp 根除率及随访复发率。结果显示治疗组临床症状改善和溃疡愈合情况及 Hp 根除率明显高于对照组。治疗组复发率低于对照组。表明川芎嗪协同奥美拉唑三联疗法是治疗 Hp 相关性消化性溃疡的有效方法。

张氏探讨川芎嗪治疗老年消化性溃疡的疗效和机制。将 70 例老年消化性溃疡患者随机分成川芎嗪组(35 例)和对照组(35 例)。对照组口服硫糖铝 1.0g，每天 3 次，雷尼替丁 150mg，每天 2 次；川芎嗪组在对照组药物的基础上，加用川芎嗪注射液 160mg 静脉点滴，

每天 1 次。两组均治疗 4 周，观察胃镜及临床疗效，并在治疗前后测血浆丙二醛（MDA）、红细胞膜超氧化物歧化酶（SOD）及血液流变学指标。结果显示腹痛缓解率川芎嗪组为100%，对照组为 95%。溃疡愈合率和幽门螺杆菌（Hpylori）转阴率川芎嗪组分别为 97.1%和 86.9%，对照组分别为 82.8% 和 45.5%，两组比较差异显著。

贾氏用中性红清除试验测定胃黏膜血流量方法，观察川芎嗪静滴对胃窦炎及消化性溃疡患者胃黏膜血流量的影响。结果显示川芎嗪及对照组血中性红浓度在用药前后均无显著性变化；胃液量、胃液中性红浓度及胃黏膜血流量于用药后皆明显升高，并于 60 分钟达到高峰。川芎嗪组用药后的胃黏膜血流量的增加显著高于对照组，胃液中性红浓度、胃液量与胃黏膜血流量呈正相关（r 分别 =0.656 及 0.676），而血中性红浓度与胃黏膜血流量无显著相关（r=0.0304），川芎嗪可增加胃窦炎及消化性溃疡患者胃黏膜血流量，为川芎嗪用于治疗胃炎、消化性溃疡提供依据。

王氏等观察老年患者缺血性结肠炎应用丹参素川芎嗪葡萄糖注射液治疗的疗效。对 32例老年缺血性结肠炎的患者随机分组，对照组（14 例）给予单纯抗生素治疗和其他常规支持对症治疗；治疗组（18 例）给予抗生素加丹参素川芎嗪葡萄糖注射液及常规支持治疗，观察治疗前后腹痛、便血的恢复情况、比较红细胞压积、血黏度的变化，检测血清 SOD 活性值，复查结肠镜比较肠黏膜的愈合情况。结果与对照组比较，治疗组腹痛、便潜血恢复的时间缩短，血红细胞压积降低、血液黏度降低较明显，血清 SOD 的活性提高，复查结肠镜黏膜恢复率高，治疗结束后黏膜修复状态更好。表明丹参素川芎嗪葡萄糖注射液对缺血性结肠炎症状的恢复、肠黏膜的修复有促进作用，且可以明显改善血液流变学指标、促进血清SOD 活性的增加，有利于抑制缺血对肠黏膜的损伤。丹参素川芎嗪葡萄糖注射液可用于缺血性结肠炎的临床治疗。

陈氏等研究川芎嗪对溃疡性结肠炎（ulcerative colitis，UC）患者血栓素 B2（TXB2）及 6-酮-前列腺素 F1α（6-keto-PGF1α）的影响及其治疗作用。27 例 UC 患者，其中轻中度患者13 例，重度患者 14 例。其中轻中度患者随机分为川芎嗪+SASP 组（n=6）与 SASP 组（n=7），重度患者分为川芎嗪+激素组（n=7）与激素组（n=7）。疗程为 10 天。治疗前、后用放免法测定血浆 TXB2 及 6-keto-PGF1α 含量，并观察疾病活动指数（DAI）和病理学评分的变化。结果显示川芎嗪组与 SASP 或激素对照组相比，川芎嗪组 DAI 和病理学评分明显改善；且血浆 TXB2、TXB2/6-keto-PGF1α 明显下降；6-keto-PGF1α 明显上升。表明川芎嗪能抗血小板、保护血管内皮细胞功能，对 UC 具有一定的治疗作用。

二、肝病

李氏探讨异丙酚复合川芎对大鼠肝脏缺血再灌注损伤的作用及其机制。50 只雄性 SD大鼠随机分 5 组，每组 10 只，即 Sham、Mod、Pro、Lig、Pro+Lig 组。各组均在阻断第一肝门前 20 分钟用药，Pro 组经尾静脉持续输注异丙酚 20mg/（kg·h），Lig 组经尾静脉注射川芎嗪 60mg/kg，Pro+Lig 组经尾静脉注射川芎嗪 60mg/kg 后，经尾静脉持续输注异丙酚20mg/（kg·h）；Sham、Mod 组分别经尾静脉持续输注等容量生理盐水。在阻断第一肝门前即刻停止输注药物。分别在肝门阻断 30 分钟、再灌注 60 分钟取腹主动脉血，测定血清谷丙转氨酶（ALT）、谷草转氨酶（AST）、乳酸脱氢酶（LDH）活性。取血后立即处死大鼠，测定肝组织丙二醛（MDA）含量、超氧化物歧化酶（SOD）、黄嘌呤氧化酶（XOD）活性，并观察肝细胞超微结构。Mod、Pro、Lig、Pro+Lig 组血清 ALT、AST 活性均高于 Sham 组，Pro、Lig、Pro+Lig 组血清 ALT、AST 活性均低于 Mod 组，Pro+Lig 组血清 ALT 活性均低于 Pro、Lig 组。与 Sham 组比较，Mod、Pro、Lig 组肝组织 MDA 含量升高，Mod 组肝组织 SOD 活性降低，Pro、Lig、Pro+Lig 组肝组织 SOD 活性升高，Mod、Pro、Lig、Pro+Lig 组肝组织 XOD 活性升高；与 Mod 组比较，Pro、Lig、Pro+Lig 组肝组织 MDA 含量降低，SOD 活性升高，Pro+Lig 组 XOD 活性降低。Pro、Lig、Pro+Lig 组肝细胞病理学改变轻于 Mod 组。异丙酚、川芎嗪单用对大鼠缺血再灌注损伤肝脏具有保护作用，其通过抗脂质过氧化作用发挥作用，两者复合应用保护作用更强。

刘氏报道，川芎嗪是从活血化瘀类中药川芎的根茎提取的有效成分，化学结构为四甲基吡嗪。大黄酸(RH)是从利湿退黄类中药大黄中提取的蒽醌衍生物。两药均被实验证实有抗肝纤维化的作用。将两个单体联用，其抗肝纤维化的作用更明显，但对其抗肝纤维化的作用机制不太清楚。通过观察两药联用对转化生长因子-β1(TGF-β1)和甘油三酯(TG)引起的 L-02 肝细胞增殖和凋亡的影响，探讨其保护肝细胞及抗肝纤维化的可能机制。

王氏探讨内皮细胞功能紊乱在肝缺血再灌注损伤中的作用及川芎嗪对其的影响。实验兔和肝癌手术患者各分为肝缺血再灌注组和肝缺血再灌注加川芎嗪治疗组，分别测缺血前、缺血 45 分钟(或 25 分钟)和再灌注 45 分钟(或 25 分钟)共 3 个时相点的血浆透明质酸(HA)和丙氨酸转氨酶(ALT)活性。肝缺血再灌注期间，HA、ALT 明显升高，尤以再灌注 45 分钟(或 25 分钟)为著［缺血 45 分钟或 25 分钟，家兔 HA 为(1.12±0.16)μg/L，ALT 为(788.49±76.68)nmol/(s·L)；患者 HA 为(0.51±0.13)μg/L，ALT 为(1585.32±203.37)nmol/(s·L)。再灌注 45 分钟或 25 分钟，家兔 HA 为(2.03±0.65)μg/L，ALT 为(1028.54±138.36)nmol/(s·L)；患者 HA 为(0.59±0.14)μg/L，ALT 为(2105.42±251.72)nmol/(s·L)］，川芎嗪可逆转上述指标［缺血 45 分钟或 25 分钟，家兔 HA 为(1.05±0.21)μg/L，ALT 为(675.14±105.02)nmol/(s·L)；患者 HA 为(0.40±0.08)μg/L，ALT 为(565.11±153.36)nmol/(s·L)。再灌注 45 分钟或 25 分钟，家兔 HA 为(1.25±0.50)μg/L，ALT 为(770.15±131.69)nmol/(s·L)；患者 HA 为(0.45±0.11)μg/L，ALT 为(690.14±271.72)nmol/(s·L)］。缺血再灌注导致内皮功能紊乱，川芎嗪通过保护内皮而减轻肝缺血再灌注损伤。

陈氏研究了川芎嗪对大鼠肝星状细胞株(hepatic stellate cell-T6，HSC-T6)结缔组织生长因子 CTGF(connective tissue growth factor)及 Ⅰ 型胶原表达的影响。培养 HSC-T6 细胞，不同浓度川芎嗪与转化生长因子-β1 刺激的 HSC-T6 共同孵育。用 MTT 法检测 HSC-T6 增殖，免疫细胞化学法观察川芎嗪对 CTGF 表达的影响，Western 印迹法检测 CTGF 蛋白的表达。EUSA 法测定 Ⅰ 型胶原表达。一定浓度(100、200、400、600mg/L)川芎嗪能抑制 HSC-T6 增殖，且呈剂量依赖性。免疫细胞化学结果显示随着川芎嗪浓度的升高，CTGF 表达依次递减，与正常对照组比较，具有显著性差异。川芎嗪还可以明显抑制 CTGF 蛋白的表达，并可抑制 Ⅰ 型胶原合成，二者抑制程度呈正相关关系。川芎嗪可能通过抑制 HSC-T6 细胞增殖，下调 CTGF 的表达，阻断 Ⅰ 型胶原合成，从而发挥其抗肝纤维化的作用。

王氏观察川芎嗪对肝星状细胞增殖及基质金属蛋白酶 13 和基质金属蛋白酶组织抑制因子 1mRNA 表达的影响，并探讨川芎嗪抗肝纤维化的可能机制。盐酸川芎嗪注射液(10ml∶80mg)，使用时用含体积分数为 0.1 小牛血清的 1640 培养基稀释。肝星状细胞株

HSC-T6，系 SV40 转染 SD 大鼠肝星状细胞而成，其表型为活化的肝星状细胞。培养肝星状细胞株，传至三四代时增殖明显即可用于实验。实验分为 2 组，空白对照组仅加入细胞。药物干预组分别加入川芎嗪 0.01，0.1，1，10，50，100，200，400，600，1000mg/L 后作用于 HSC-T6。运用四甲基偶氮唑盐比色法测定肝星状细胞增殖。ELISA 法检测 Ⅰ、Ⅲ 型胶原及透明质酸质量浓度。反转录-聚合酶链反应检测基质金属蛋白酶 13 和基质金属蛋白酶 13mRNA 的表达。结果显示与空白对照组相比，川芎嗪 100～1000mg/L 各剂量组作用不同时间的吸光度值均降低。在川芎嗪 100～1000mg/L 这一质量浓度范围内，随着药物质量浓度加大，对细胞的抑制作用增加；川芎嗪(100，200mg/L)对 Ⅰ、Ⅲ 型胶原、透明质酸的产生有抑制作用，并随着药物质量浓度增加，抑制作用增强。10mg/L 川芎嗪对 Ⅰ、Ⅲ 型胶原均没有影响，但可以降低透明质酸质量浓度；100，200mg/L 川芎嗪可促进基质金属蛋白酶 13 的表达，随药物质量浓度增大，基质金属蛋白酶 13/基质金属蛋白酶组织抑制因子 1 比值增大。川芎嗪抗纤维化的可能机制是抑制肝星状细胞的增殖，促进基质金属蛋白酶 13 的表达，从而促进胶原降解，使细胞外基质减少。

刘氏探讨川芎嗪对急性百草枯中毒大鼠肝组织一氧化氮(NO)和诱导型一氧化氮合酶(iNOS)的影响及作用机制。将 50 只 SD 大鼠随机分成 5 组，空白对照组、阴性对照组、阳性对照组、川芎嗪低剂量组和川芎嗪高剂量组。观察大体标本、组织病理，测定血清中 ALT、AST、丙二醛(MDA)、超氧化物歧化酶(SOD)和谷胱甘肽过氧化物酶(GSH-PX)水平，同时测定肝组织 NO 含量和 iNOS 活性。与阴性对照组比较，阳性对照组及川芎嗪低剂量组血清 ALT、AST、MDA 及肝组织 NO 浓度、iNOS 活性均降低，血清 SOD、GSH-PX 均升高；而川芎嗪高剂量组血清 ALT、AST、MDA 及肝组织 NO 浓度、iNOS 活性无统计学意义；肝组织病理损伤也显著减轻。川芎嗪对百草枯诱导的肝损伤具有保护作用，其作用可能是通过抑制 NO 水平和 iNOS 活性而实现的。

杜氏探讨川芎嗪对腹腔间隔室综合征(ACS)致肝损伤的保护作用机制。将 60 只新西兰白兔随机分成对照组、ACS 2 小时和 4 小时组、川芎嗪干预 2 小时和 4 小时组 5 组，每组各 12 只。制备 ACS 兔实验动物模型。川芎嗪干预组在灌注氮气前 1 小时给予川芎嗪处理，实验结束后处死动物，检测相关指标。ACS 兔实验动物模型随着血内毒素浓度升高，血 ALT 值升高，线粒体 Na^+-K^+-ATP 酶、Mg^{2+}-Ca^{2+}-酶活力、肝脏 GSH-PX 含量降低。川芎嗪干预 2 小时组较 ACS 2 小时组血清内毒素和 ALT 值下降，线粒体 Na^+-K^+-ATP 酶、Mg^{2+}-Ca^{2+}-ATP 酶活力、肝脏 GSH-PX 含量升高。但川芎嗪干预 4 小时组较 ACS 4 小时组血清内毒素和 ALT 值显著升高，线粒体 Na^+-K^+-ATP 酶活力、Mg^{2+}-Ca^{2+}-酶活力、肝脏 GSH-PX 含量显著降低。川芎嗪干预早期能保护肝细胞线粒体功能，降低血内毒素浓度；但如 ACS 不能得到有效缓解，随着时间的延长，川芎嗪的保护作用丧失。

姚氏应用川芎嗪联合维生素 A 治疗四氯化碳(CCl_4)诱导的肝纤维化大鼠，观察其对肝脏炎症和纤维化程度及肿瘤破坏死因子(TNF)-α 在肝内表达的影响，在细胞因子水平阐明川芎嗪联合维生素 A 抗肝纤维化的可能作用机制，为其临床应用提供实验依据。

何氏观察川芎嗪对人肝星状细胞(HSC)凋亡与基质金属蛋白酶抑制因子-1mRNA(TIMP-1mRNA)表达的影响。采用人肝星状细胞株 LX-2 作为理想的肝星状细胞研究模型，LX-2 细胞经不同剂量川芎嗪(终浓度为 50、100、200、400mg/L)作用 48 小时后，应用流式细胞仪检测川芎嗪对 LX-2 细胞凋亡的影响。应用 RT-PCR 检测川芎嗪对 LX-2 细胞 TIMP-1 mRNA 表达的影响。川芎嗪可显著促进 LX-2 细胞凋亡。细胞早期凋亡率随川芎嗪浓度增加而提高，与空白对照组相比凋亡率显著升高；同时川芎嗪可显著降低 LX-2 细胞 TIMP-1 mRNA 的表达，与空白对照组相比差异显著。促进 HSC 凋亡，抑制其 TIMP-1mRNA 的表达是川芎嗪抗肝纤维化的部分机制。

赵氏探讨川芎嗪注射液对梗阻性黄疸(OJ)大鼠血及肝组织中内皮素(en-dothelin, ET)水平的影响及其对肝脏的保护作用。采用胆总管结扎法(bile duct ligation, BDL)建立 OJ 模型，注射生理盐水及川芎嗪注射液，观测血清谷丙转氨酶(ALT)及总胆红素(T-Bil)的变化，并与肝组织病理改变进行对照分析。大鼠 OJ 形成 14 天后，血浆及肝组织中 ET 含量与对照组及假手术组相比明显升高，ALT、T-Bil 亦明亚增高，其变化与病理改变一致。应用川芎嗪注射液干预后血及肝组织中 ET 与 OJ 模型组相比明显下降，ALT、T-Bil 亦明显下降。病理结果显示肝组织损伤减轻。川芎嗪注射液可降低 OJ 大鼠血及肝组织中重要的致伤因子 ET 的含量，减轻肝损伤，发挥其减黄、保肝的作用。

孟氏探讨川芎嗪预处理对大鼠移植肝缺血再灌注损伤的作用及可能的机制。将 125 只雄性 SD 大鼠随机分成 3 组。假手术组、对照组(生理盐水作为肝脏灌注液)、实验组(川芎嗪预处理，生理盐水作为肝脏灌注液)。假手术组仅结扎肝动脉，对照组和实验组行大鼠原位肝移植，分别于术后 1、6、24、72 小时剖杀各组大鼠各 5 只，检测各组大鼠血浆丙氨酸氨基转移酶(ALT)、天门冬氨酸氨基转移酶(AST)的含量以及血清内毒素水平；检测肝脏组织肿瘤坏死因子-α(TNF-α)、白介素-1β(IL-1β)的含量，观察大鼠肝脏组织病理学和 Kuffer's 细胞超微结构改变。实验组大鼠的 ALT、AST、TNF-α、IL-1β 的表达明显低于对照组，但高于假手术组；实验组炎症反应及 Kuffer's 细胞活跃程度明显轻于对照组。川芎嗪预处理能抑制 Kuffer's 细胞吞噬活性，减轻大鼠移植肝缺血再灌注损伤。

华氏观察川芎嗪对大鼠免疫损伤性肝纤维化的治疗作用并探讨其相关机制。建立猪血清诱导的大鼠免疫性肝纤维化模型后给予川芎嗪干预，分别观察川芎嗪对受试动物肝组织病理学分级、血清生化和血清纤维化指标的影响，免疫组化法检测 TGF-β1、TIMP-1 在肝组织的阳性表达。川芎嗪 10、20 和 40mg/kg 均可显著改善大鼠肝纤维化分级程度。显著降低大鼠血清 ALT、AST、ALP 水平，提高 A/G 比值。下调 TGF-β1、TIMP-1 表达；川芎嗪各剂量可不同程度的降低肝纤维化大鼠血清 HA、LN、C-Ⅳ 和 PⅢNP 水平。川芎嗪对大鼠实验性肝纤维化具有明显的治疗作用；其机制可能与抑制细胞因子 TGF-β1、胶原酶抑制因子 TIMP-1 表达增高有关。

华氏探讨川芎嗪对肝星状细胞(hepatic stellate cells, nsc)表达。平滑肌肌动蛋白(α-smoo-thmuscle actin, α-SMA)、核因子-κB(NF-κB)的影响。体外培养人肝星状细胞，免疫细胞化学法检测 HSC 中 α-SMA 的表达以及 NF-κB 表达的核迁移。在 50~800mg/L 浓度范围内，川芎嗪处理组 α-SMA 表达量不同程度减少，且抑制作用随剂量增加而增强；川芎嗪处理组 NF-κB 表达量较少并且主要位于细胞质，很少发生核迁移。川芎嗪可以使活化的 HSC 中 α-SMA、NF-κB 表达下降。

鹿氏探讨川芎嗪对脓毒症时肝细胞线粒体损伤的保护作用机制。将 48 只 SD 大鼠随机分成正常对照组、脓毒症模型组、川芎嗪治疗组和预防组 4 组，每组 12 只。采用经尾静脉注射内毒素脂多糖(LPS, 1mg/kg)的方法制备脓毒症模型。正常对照组给予等量生理盐水。预防组在注射 LPS 前给予川芎嗪 60mg/kg，每日 1 次，连续 7 天；治疗组在注射 LPS 后 1 小时给予川芎嗪 60mg/kg。达到脓毒症诊断标准后 4 小时处死动物，取肝脏提取肝脏线粒体，检测线粒体跨膜电位（$\triangle\psi m$）、线粒体 ATP 酶活性、线粒体结构变化及肝脏含水量。与正常对照组比较，模型组肝脏含水量显著升高，$\triangle\psi m$ 及线粒体 Na^+-K^+-ATP 酶、Ca^{2+}-ATP 酶、Mg^{2+}-ATP 酶和 Ca^{2+}-Mg^{2+}-ATP 酶活性显著下降，差异均有统计学意义。与模型组比较，治疗组和预防组肝组织含水量较低，$\triangle\psi m$ 及各 ATP 酶活性均显著升高。电镜下观察，治疗组、预防组肝脏线粒体形态接近正常对照组，且肝细胞损伤程度明显好于模型组。脓毒症大鼠肝细胞线粒体结构和功能均受损害；川芎嗪通过稳定 $\triangle\psi m$、维持 ATP 酶正常活性，从而起到减轻肝细胞线粒体损伤的作用。

李氏观察川芎嗪对肝纤维化大鼠 Fas 和 FasL 表达的影响。将 36 只 SD 大鼠随机分为正常组、模型组、川芎嗪组，采用 CCl_4 制备肝纤维化模型，用免疫组化法观察川芎嗪对 Fas 和 FasL 表达的影响。川芎嗪可降低肝纤维化大鼠 Fas 和 FasL 的表达，川芎嗪组与模型组比较有显著性差异。川芎嗪可有效防治大鼠肝纤维化，其作用机制可能是通过下调 Fas、FasL 蛋白的表达，抑制肝细胞的凋亡实现的。

况氏通过离体和整体实验来研究川芎嗪代谢转化过程，探讨参与川芎嗪代谢的 CYP450 亚酶，为临床上合理用药提供科学依据。建立川芎嗪的 UV-HPLC 检测方法，测定大鼠血浆和肝微粒体温孵液中川芎嗪及代谢产物，分析川芎嗪代谢消除率与各诱导和抑制剂之间的相关性。Nash 法测定肝微粒体温孵液中 ERY N-脱甲基酶活性，探索其与代谢物生成量之间的相关关系；测定 DEX，Ket 在体诱导或抑制后，大鼠血中的川芎嗪药物浓度，计算和比较药动学参数。特异性 CYP3A 诱导剂 DEX 组中川芎嗪代谢物生成速率明显高于对照组，而主要诱导 CYP2B 的量，β-NF 组与对照组无明显区别；强效的 CYP3A 抑制剂 Ket 则显著抑制川芎嗪的代谢；川芎嗪的代谢速率与 CYP3A 的特征性 ERY N-脱甲基反应呈现高度的相关性；在体诱导或抑制后川芎嗪的药动学参数中 DEX 组的 CL（s）大于对照组，$t_{1/2}$ 小于对照组；而 Ket 抑制的 CL（s）小于对照组，$t_{1/2}$ 大于对照组，差异均具有统计学意义。CYP3A 是介导川芎嗪生物转化的 CYP450 亚酶，川芎嗪与 CYP3A 酶抑制或诱导药合用可能存在药物间的相互作用。

张氏探讨钠氢交换抑制剂阿米洛利（Amiloride）与抗氧化剂川芎嗪联用对大鼠肝星状细胞（hepatic stellate cells，HSC）增殖及分泌细胞外基质的影响。用不同浓度的阿米洛利和川芎嗪处理大鼠肝星状细胞；以 MTT 比色法测定细胞的增殖；放射免疫法测定透明质酸和层粘连蛋白；酶联免疫吸附法（ELISA）测定 I 型胶原水平。阿米洛利和川芎嗪均可剂量依赖性地抑制 HSC 增殖，不同程度抑制 I 型胶原、透明质酸和层粘连蛋白分泌，联用组优于单用组。作用于 HSC 不同靶点的抗纤维化药物联用优于单用。

夏氏观察川芎嗪注射液对门静脉压和肝功能指标的影响。选择肝炎后肝硬化伴门脉高压住院的 56 例患者，应用川芎嗪 200mg 加入 5%～10% 葡萄糖注射液 250ml 中静脉滴注，每日 1 次，疗程 2～4 周。治疗期间每日监测心率、血压 2 次。于治疗前及治疗 2 周、4 周后分别进行 B 超复查，测量门静脉内径（DPV），脾静脉内径（DSV），并作肝功能总胆红素（TB）、丙氨酸氨基转移酶（ALT）、天冬氨酸氨基转移酶（AST）、γ-谷氨酰转肽酶（GGT）以及甲胎蛋白（AFP）检查。川芎嗪除能降低门脉外压，而且能明显改善肝功能，与对照组比较差异有统计学意义。

褚氏观察川芎嗪治疗对酒精性肝炎患者血清 SOD、LPO、TNF-α、IL-8、PC-III、HA

的影响。43 例酒精性肝炎患者随机分为两组,治疗组 23 例,给予川芎嗪注射液 120 ~ 240mg/L静脉滴注,对照组 20 例给予还原型谷胱甘肽,每日 600mg,静脉滴注,两组均 14 天为 1 疗程,用 3 个疗程。治疗后两组血清肝功能、SOD、LPO、TNF-α、IL-8 等指标均有不同程度的改善,但治疗组 PC-III, HA 的改善优于对照组。川芎嗪和还原型谷胱甘肽均是治疗酒精性肝病有效和安全的药物,但抗纤维化作用川芎嗪优于还原型谷胱甘肽。

尤氏探讨川芎嗪联合谷胱甘肽对酒精性肝病的疗效及安全性。选择酒精性肝病病人 98 例,分成两组,对照组 40 例,仅采用基础治疗(肌苷、维生素 B₁、维生素 C),治疗组 58 例,采用基础治疗的同时,给谷胱甘肽 1.2g,川芎嗪 80mg,二者均静脉滴注,qd×4 周,观察患者症状、ALT、AST、GGT、TBIL 等项目,判断药物疗效。两组总有效率分别为 91.4%和72.5%,均未见不良反应;治疗前后血清生化指标 ALT、AST、GGT、TBIL 等比较,有显著性差异。川芎嗪联合还原型谷胱甘肽治疗酒精性肝病疗效满意,安全性好。

韩氏将 160 例酒精性肝病患者随机分为对照组、复方甘草酸苷组、川芎嗪组及联合治疗组,治疗 4 周后观察血清肝纤维化指标、瘦素及肿瘤坏死因子-α。结果显示各组治疗后血清肝纤维化指标、瘦素及肿瘤坏死因子-α 较治疗前均显著下降,对照组、复方甘草酸苷组及川芎嗪组之间治疗后血清肝纤维化指标、瘦素及肿瘤坏死因子-α 无统计学差异,联合治疗组治疗后血清肝纤维化指标、瘦素及肿瘤坏死因子-α 较对照组、复方甘草酸苷组及川芎嗪组显著下降。实验表明复方甘草酸苷联合川芎嗪能够显著降低酒精性肝病患者血清瘦素、肿瘤坏死因子-α 水平。

黄氏观察川芎嗪联合苦黄注射液治疗慢性活动性肝炎的疗效。将 120 例慢性活动性肝炎随机分为治疗组(川芎嗪注射液+苦黄注射液)及对照组(菌栀黄注射液)各 60 例,分别于用药前后观察临床症状及监测肝功能主要指标:ALT、AST、TBiL。两组治疗后临床症状及肝功能均明显改善;治疗组在临产显效及总有效率、TBiL 恢复程度方面明显好于对照组。川芎嗪联合苦黄注射液可有效改善慢性活动性肝炎患者的临床症状和肝功能指标,近期疗效确切。

李氏探讨川芎嗪配伍心得安预防肝硬变食管静脉曲张破裂出血(EVB)复发的效果及其作用机制。对 38 例治疗组患者和 36 例安慰剂组患者进行前瞻性对照研究,在用药前后使用彩色多普勒超声仪检测其门脉系统血流动力学的变化,并动态监测患者的血压、心率、肝、肾功能、凝血象及 EVB 复发情况。用药 1 周后治疗组 Qpv、Qsv 显著下降,于 4 周后 Qpv、Qsv、Dpv、Dsv 分别下降为(1152.4 ± 387.5)ml/min,(529.4 ± 326.3)ml/min,(1.36±0.3)cm,(0.94±0.2)cm,与用药前比较有显著差异(Qpv t=2.42,Qsvt=2.54,Dpv t=2.88,Dsvt=2.78),临床上未见明显副反应;随访 2 年,安慰剂组再出血率和死亡率均显著高于治疗组,但两组中 Child C 级肝硬变的再出血率和死亡率无显著差异。小剂量川芎嗪与心得安联用预防 EVB 复发安全有效。

郭氏观察川芎嗪联合促肝细胞生长素治疗慢性乙型病毒性肝炎肝纤维化的临床疗效。将 169 例伴血清肝纤维化指标异常的慢性乙型病毒性肝炎患者随机分为治疗组与对照组,前者给予川芎嗪联合促肝细胞生长素治疗,后者给予复方丹参治疗。与治疗前比较,治疗组治疗后血清肝纤维化指标明显下降;与对照组治疗后比较,有非常显著性差异。治疗组与对照组总有效率分别为 87.64%、70.00%;半年随访,治疗组与对照组总有效率分别为 81.54%、67.44%。川芎嗪联合促肝细胞生长素有较好的抗肝纤维化和改善肝功能作用。

郭氏探讨与观察川芎嗪注射液联合肝素钠与口服熊去氧胆酸治疗慢性淤胆型肝炎的临床疗效和安全性,并与苦黄注射液进行比较。56例随机分为治疗组(29例)和对照组(27例),治疗组采用川芎嗪注射液120~200mg加入5%葡萄糖250ml缓慢静滴,每日1次;联合肝素钠注射液6250单位加入0.9%生理盐水150ml静滴,(20~30)滴/分,每日2次;同时配合熊去氧胆酸片(UDCA)每次150~250mg,每日3次口服。对照组用苦黄注射液30ml加入5%葡萄糖250ml静滴,每日1次,疗程均5~8周。治疗组总有效率86.2%,对照组62.9%,两组比较有显著性差异。治疗组治疗后肝功能指标(TBil、ALT、ALP、GGT)均较对照组明显下降,差异显著。川芎嗪注射液联合肝素钠与口服UDCA治疗慢性淤胆型肝炎疗效肯定,价廉安全,适合临床普及推广。

王氏探讨川芎嗪抗慢性乙型肝炎肝纤维化的作用机制。将82例慢性乙型肝炎肝纤维化患者随机分为两组,对照组(40例)用肝安、阿拓莫兰、甘利欣等护肝药,治疗组(42例)在对照组用药的基础上使用川芎嗪注射液,疗程均为28天(4周)。观察2组用药前后血清肝纤维化指标(HA、PC-Ⅲ、IV-C、LN)及肝功能(ALT、AST、TB)等方面的变化。治疗组治疗后血清肝纤维化各项指标各参数均有明显改善,与对照组比效,差异有非常显著性。川芎嗪对慢性乙型肝炎肝纤维化有一定的抗肝纤维化作用。

齐氏观察川芎嗪治疗抗痨药物性慢性肝病(CLD)的疗效。随机将32例病例分为两组,分别进行常规治疗和常规治疗加用川芎嗪观察其疗效。总胆红素转为正常的百分率,治疗组为93.75%,对照组为75%,治疗组明显优于对照组。川芎嗪治疗抗痨药物性CLD疗效显著。

王氏等观察干扰素α1b联合丹参川芎嗪注射液治疗慢性乙型肝炎的疗效。50例患者随机分为干扰素α1b联合丹参川芎嗪注射液的治疗组30例,其中男21例,女9例;干扰素α1b对照组20例,其中男12例,女8例,2组在年龄、病程、病情等方面相仿,观察疗效。结果显示治疗3个月时患者乏力、肝区不适、ALT、SB复常率较对照组均有明显变化,差异有显著性,患者纳差、肝肿大、脾肿大较对照组均有明显变化,差异无显著性;治疗6个月时患者纳差、肝肿大、脾肿大较对照组均有明显变化,差异有显著性;治疗6个月时乏力、肝区不适、ALT、SB复常率较对照组均有明显变化,差异无显著性;治疗3和6个月时HBsAg和HBeAg的阴转率,HBeAg与抗-HBe的血清转换率及HBV DNA的阴转率,治疗组较对照组比较,差异无显著性。表明用干扰素α1b联合丹参川芎嗪注射液,疗效显著高于单一用药,二者联用疗效较显著。

王氏等观察川芎嗪与肝复肽(肝细胞生长与刺激因子,HSS)联用对慢性乙型肝炎(CHB)患者血清肝纤维化指标的影响。169例血清肝纤维化指标异常的CHB患者,随机分为治疗组89例,对照组80例。治疗组采用川芎嗪与肝复肽;对照组采用丹参注射液。30天为1疗程,2组患者均用药3个疗程。于治疗前后检测血清肝纤维化指标。结果显示治疗组患者治疗后肝纤维化指标(PⅢP、LN、C-Ⅳ、HA)显著低于治疗前及对照组治疗后;治疗组总有效率为87.64%,对照组则为70%,治疗组疗效显著优于对照组。实验表明,川芎嗪与肝复肽二者联用具有纠正CHB患者血清肝纤维化指标异常的作用,两药联用可起到有效的抗肝纤维化作用。

陈氏等评价川芎嗪注射液治疗早期肝硬化肝纤维化的疗效与安全性,并与香丹注射液对照。采用随机分组实验治疗方法,完成可评估病例共84例,其中试验组40例,对照组

44 例，试验组用药为川芎嗪注射液 100ml 静滴，每天 1 次，10 天为 1 个疗程。基础治疗如保肝、降酶、降黄等治疗，用药剂量均相同。结果显示治疗前后症状体征记分改变，用药后有关症状消失率和平均消失天数差异均无显著性，而血清纤维化指标差异有显著性，治疗组有效率 94.87%，对照组有效率 92.68%。治疗组与对照组一般不良反应发生率分别为 2.5% 和 2.3%，两组间比较差异无显著性。表明川芎嗪注射液治疗肝纤维化，早期肝硬化安全，有效。

韩氏等探讨川芎嗪联合维生素 E 治疗慢性乙肝肝纤维化的疗效。将 82 例慢性乙肝患者随机分为两组。治疗组给予川芎嗪联合维生素 E 治疗 3 个月，对照组给予复方丹参颗粒口服治疗 3 个月。观察两组肝纤维化指标变化〔血清透明质酸（HA）、Ⅲ型前胶原肽（PⅢP）、层黏蛋白（LN）、Ⅳ型胶原（Ⅳ-C）〕。结果显示疗程结束后 2 组肝纤维化指标均有明显改善，但治疗组改善程度优于对照组。表明川芎嗪联合维生素 E 具有较强的协同抗肝纤维化作用。

陈氏等观察酚妥拉明联合大黄及川芎嗪注射液治疗肝硬化合并肝肾综合征（HRS）的临床疗效。将 72 例患者随机分为两组，治疗组 38 例在护肝、利尿、补充白蛋白、抗感染等基础治疗上予以大黄泡服，酚妥拉明、川芎嗪注射液静滴；对照组 34 例仅采用基础治疗两组均以 4 周为 1 疗程。比较两组临床疗效及治疗前后血尿素氮（BUN）、肌酐（Cr）的变化。结果显示治疗组临床疗效优于对照组，BUN、Cr 改善亦优于对照组。表明酚妥拉明联合大黄与川芎嗪注射液治疗 HRS，能有效改善临床症状，降低血 BUN、Cr 的含量，阻断肝肾综合征的发生和发展，降低病死率。

三、急性胰腺炎

张氏观察急性胰腺炎（AP）时大鼠体液因子和组织病理学的表达及川芎嗪对其的影响，探讨川芎嗪对 AP 的治疗作用。采用十二指肠胆胰管逆行加压注射 5% 牛磺胆酸钠的方法制备大鼠 AP 模型，动态观察大鼠血浆丙二醛（MDA）、血栓素 B2/6-酮-前列腺素 F1a（TXB2/6-Keto-PGF1α）比值（T/P）、胰腺细胞凋亡指数（AI）、胰腺组织形态及大鼠 72 小时死亡率、平均生存时间等各项指标。川芎组大鼠血浆 MDA：1.45 ± 0.22（12 小时）、T/P 比值：6.52 ± 0.96（12 小时）、胰腺组织病理评分：4.85 ± 0.98（6 小时）、AI：9.88 ± 0.98（6 小时）与胰腺炎组比较差距有统计学意义。川芎嗪对 AP 治疗作用与其纠正 TXA2、PGI2 失衡，改善 AP 大鼠的微循环，减少自由基造成的损伤，诱导细胞凋亡，减少胰腺细胞坏死有关。

徐氏研究川芎嗪对急性胰腺炎（AP）血栓形成、组织病理变化、氧自由基和细胞凋亡的影响机制。采用十二指肠胆胰管逆行加压注射 5% 牛磺胆酸钠的方法制备大鼠 AP 模型，动态观察川芎嗪治疗前后大鼠血栓烷 A2/前列环素代谢产物血栓烷 B2/6-酮-前列腺素 F1α（TXB2/6-Keto-PGF1α）比值（T/P）、血浆超氧化物歧化酶（SOD）、丙二醛（MDA）、淀粉酶（AMY）等各项指标；通过观察胰腺组织的病理形态进行病理评分；采用 TUNEL 法评价胰腺细胞凋亡指数（AI）。经川芎嗪治疗后，大鼠 T/P 值明显降低，血清 SOD 水平升高，MDA 水平降低；胰腺组织病理评分为 4.85 ± 0.98（6 小时），AI 为 9.88 ± 0.98（6 小时），与 AP 组比较差异有显著性意义。川芎嗪对 AP 的治疗作用与其纠正血栓烷 A2/前列环素 I2 失衡，改善 AP 大鼠微循环，减少自由基造成的损伤，诱导细胞凋亡，减少胰腺细胞坏死有关。

康氏研究川芎嗪对重症急性胰腺炎(SAP)大鼠腹腔器官血流,特别是胰腺血流的影响及其作用机制。将大鼠随机分成川芎嗪治疗组,重症急性胰腺炎组(SAP)和正常对照组。各组分别有数只大鼠于术后 12 小时、24 小时处死,观察血浆淀粉酶的变化。另外,运用多普勒超声测定胰腺局部动脉(相当于胰头、体交界处)、门静脉血流、脾动脉及肠系膜上动脉血流。川芎嗪组的血浆淀粉酶明显低于 SAP 组。SAP 组,大鼠胰腺局部动脉血流明显下降。且于术后 12 小时时已呈明显下降。随胰腺炎的病程进展,胰腺局部血流的下降也更趋严重。与此同时,门静脉、脾动脉和肠系膜上动脉的血流量也行下降。应用海风藤酮能改善胰腺、门静脉、脾动脉及肠系膜上动脉的血流量。川芎嗪能促使 SAP 大鼠胰腺血流量增加。

瞿氏探讨微循环障碍在急性坏死性胰腺炎大鼠中的作用,同时观察川芎嗪对急性坏死性胰腺炎肠黏膜损害的干预效应。SD 大鼠 192 只,随机分为对照组(C 组)、胰腺炎组(P组)、川芎嗪治疗组(T 组),每组 64 只。采用放射性生物微球技术在制模后 0.5、2、6 小时及 12 小时分别测定肠血流量。对胰腺、肠组织进行病理评分并观察肠组织的 MPO 活性、白细胞浸润情况。P 组与 C 组相比,P 组各时相肠的血流量均明显降低,病理改变及白细胞浸润明显加重,肠组织 MPO 活性明显增加。T 组与 P 组相比,T 组 2 小时起肠血流量较 P组均明显增加,各时相病理改变及白细胞浸润明显减轻,组织 MPO 活性明显下降。肠组织血流量与肠组织 MPO 活性间呈显著负相关,与肠组织损伤程度呈显著负相关。微循环障碍在急性坏死性胰腺炎时肠组织损伤中起着重要的作用。川芎嗪可以改善微循环,减轻胰腺及肠黏膜损害。

高氏探讨川芎嗪联合乌司他丁治疗重症急性胰腺炎的效果。56 例经川芎嗪联合乌司他丁治疗的重症胰腺炎患者(治疗组)的临床资料与同期收治的乌司他丁治疗的重症胰腺炎患者(对照组)62 例行随机对比分析。治疗组腹痛缓解时间,血及尿淀粉酶恢复时间。白细胞计数恢复时间。平均住院日及体征减轻时间均较对照组显著缩短,治疗组并发症发生率与对照组比较,亦有显著差异性。两组死亡率无明显差异。川芎嗪联合乌司他丁治疗重症胰腺炎疗效明确。

田氏通过检测急性胰腺炎(AP)患者外周血清 IL-1β 和 TNF-α 的含量的变化,探讨二者与 AP 的关系及中药制剂对二者变化的影响。选择 AP 患者 40 例,随机分为一般治疗组和参芎组,另选健康体检者做对照组,分别于入院后第 1 天及第 7 天抽取外周静脉血 2ml,采用双抗体夹心 ELISA 法检测血清中 IL-1β 和 TNF-α 的含量,同时记录 AP 患者一般状况及生化指标。入院第 1 天 AP 组 IL-1β 和 TNF-α 的含量明显增高,与正常对照组比较有显著差异;治疗 7 天后,IL-1β 和 TNF-α 含量均下降,参芎组较一般治疗组下降明显。急性胰腺炎患者血清中 IL-1β 和 TNF-α 的含量均增高,应用参芎葡萄糖注射液结合常规治疗可明显降低 IL-1β、TNF-α 水平,减轻胰腺损伤。

武氏探讨川芎嗪注射液行局部胰腺供血动脉灌注治疗重症急性胰腺炎的疗效。66 例患者随机分为研究组和对照组各 33 例,研究组除常规治疗、抗生素治疗等综合措施外,给予胰腺局部供血动脉持续灌注川芎嗪和施他宁,而对照组常规及综合治疗与研究组相同,但局部仅持续灌注施他宁,比较两组治疗第 3、6 天的疗效。两组治疗后第 3、6 天血、尿淀粉酶,血糖、血钙、血尿素氮、白细胞计数,腹胀、腹痛、压痛消失天数较治疗前有显著差异,但研究组血、尿淀粉酶,血糖、血钙及腹部症状、体征恢复正常时间较对照组差异更显著，研究组住院时间也较对照组短，有显著性差异。川芎嗪联合施他宁局部胰腺供血动脉灌注治疗重症急性胰腺炎（SAP）较单纯灌注施他宁组疗效好。

赵氏等探讨川芎嗪对急性胰腺炎（AP）患者微循环的影响。将 60 例保守治疗的轻症 AP（MAP）患者随机分为川芎嗪组和对照组，观察 AP 患者治疗前后血浆一氧化氮（NO）、内皮素-1（ET-1）、淀粉酶（AMY）水平的变化和临床疗效。治疗前，两组 NO、ET-1、AMY 水平基本一致。治疗后，两组 NO 水平都有所升高，ET-1 水平都有所降低，且川芎嗪组升高、降低更明显，血 AMY 下降速度川芎嗪组明显快于对照组。川芎嗪组腹痛及腹部压痛持续天数、住院时间均明显比对照组短。川芎嗪治疗 AP 临床疗效确切，可能是通过影响 AP患者 NO、ET-1 的分泌与释放，调节血循环中 NO/ET-1 的比例而改善胰腺微循环灌流不足的状况，最终使 AP 病情得以好转。

唐氏等探讨川芎嗪治疗急性胰腺炎的作用机制。将 78 例轻症急性胰腺炎患者分为川芎嗪组和对照组。对照组给予常规保守治疗，川芎嗪组在对照组治疗基础上加用川芎嗪。结果显示两组患者治疗前的 TXA2、PGI2、TXA2/PGI2、AMY 的数值基本一致。治疗后，川芎嗪组 TXA2 有所下降，而 PGI2 有所升高，TXA2/PGI2 比值有明显下降，而对照组变化不明显；治疗后，两组外周血 AMY 均有降低，但川芎嗪组明显降低更快。川芎嗪组腹痛持续天数、腹部压痛持续天数、住院时间均明显较对照组短。其表明川芎嗪对急性胰腺炎有一定的治疗作用，川芎嗪治疗急性胰腺炎的机制可能是通过影响血浆 TXA2、PGI2 的分泌，调节 TXA2/PGI2 比值，改善胰腺组织的微循环障碍，使急性胰腺炎患者的病情得以好转。

程氏等观察中药川芎嗪注射液联合前列腺素 E_1 在轻症急性胰腺炎治疗中的作用。选取轻症急性胰腺炎 72 例，随机分为治疗组 36 例，对照组 36 例；治疗组由川芎嗪注射液联合前列腺素 E_1 及常规治疗组组成，对照组仅为常规治疗。治疗 2 周后检测白细胞计数、血清淀粉酶、尿淀粉酶、C 反应蛋白及腹痛情况。结果显示治疗 2 周后，治疗组血清淀粉酶、尿淀粉酶恢复正常时间较对照组为短，腹痛缓解时间较短，均有统计学意义。结果表明，川芎嗪联合前列腺素 E_1 可以较快缓解轻症急性胰腺炎症状，改善各项临床检验指标，有一定治疗作用。

梁氏探讨川芎嗪在急性胰腺炎治疗中的疗效。将 100 例急性胰腺炎患者随机分为两组，治疗组和对照组各 50 例，观察两组解除主要症状、体征的时间及血、尿淀粉酶恢复时间。结果显示治疗组血淀粉酶恢复时间短于对照组。表明川芎嗪注射液辅助治疗急性胰腺炎具有明显的疗效。

金氏等比较川芎嗪（TMP）与奥曲肽治疗急性胰腺炎（AP）的临床疗效，对 268 例轻型急性胰腺炎（MAP）患者进行疗效分析。88 例采用常规治疗方法（常规组），74 例在常规治疗的基础上加用川芎嗪（TMP 组），106 例在常规治疗的基础上加用奥曲肽（奥曲肽组）。结果显示，TMP 组和奥曲肽组血清淀粉酶（AMY）水平显著低于常规组，腹痛和腹部压痛缓解的时间也比常规组缩短，两组均无并发症发生。

金氏等探讨川芎嗪（TMP）治疗老年急性胰腺炎（AP）的临床效果。139 例患者中，52 例采用常规治疗方法（对照组），87 例在常规治疗的基础上加用川芎嗪（治疗组）。结果显示治疗组血清淀粉酶水平较对照组降低，腹痛、呕吐和腹部压痛缓解时间也与对照组比较缩短。表明川芎嗪治疗 AP 作用明显。

李氏观察川芎嗪腹腔灌注与中药内服治疗重症胰腺炎的疗效。采用川芎嗪腹腔灌注与中药内服(主要组成为柴胡、木香、白芍、延胡索、厚朴、枳壳、黄连、丹参、黄芪等)治疗本病20例。结果显示总治愈率为94.4%。实验表明,本方法对本病具有疏肝理气,清热化湿,通腑攻下作用。

李氏等研究血小板活化因子在急性胰腺炎中的作用及川芎嗪对其影响。共收入急性胰腺炎患者66例,健康体检者61例,治疗组在对照组常规治疗的基础上,加用川芎嗪针160mg静滴,每日1次。分别在入院后24小时内和治疗14天后抽取空腹静脉血,检测血中PAF和GMP-140。结果显示治疗组血浆PAF和GMP-140含量明显高于正常对照组,两组比较有非常显著性差异;治疗前AHNP患者血浆PAF水平明显高于AEP组患者,两组患者比较有非常显著性差异,AHNP患者血浆GMP-140患者水平高于AEP患者,两组患者比较有显著性差异;用药2周后血浆PAF和GMP-140水平川芎嗪组与一般治疗组比较有显著性差异。表明PAF和GMP-140与急性胰腺炎患者病情有密切的关系。与一般治疗组相比较,川芎嗪对改善急性胰腺炎患者血浆PAF和GMP-140有更好的疗效。

第四节 在泌尿生殖系统疾病中的应用与研究

一、肾病

桂氏观察高能冲击波对肾脏钙离子腺苷三磷酸酶(Ca^{2+}-ATPase)活性的影响及川芎嗪的保护作用,探讨高能冲击波肾损伤机制。30只健康家兔制成单肾动物模型,按完全随机设计法分为对照组10只、高能冲击波组10只和川芎嗪组10只,对照组、高能冲击波组分别静脉注射等量生理盐水,高能冲击波冲击肾脏前3天,川芎嗪组静脉注射川芎嗪,冲击肾脏24小时后,光学法检测肾细胞膜和线粒体膜Ca^{2+}-ATPase活性,采用原位缺口末端标记法和流式细胞术检测凋亡细胞,采用生化分析测定内生肌酐清除率。与对照组比较,高能冲击波组肾细胞膜和线粒体膜Ca^{2+}-ATPase活性均降低、细胞凋亡率增加、内生肌酐清除率降低。川芎嗪组肾细胞膜Ca^{2+}-ATPase活性和内生肌酐清除率变化不明显,线粒体膜Ca^{2+}-ATPase活性降低、细胞凋亡率增加,但幅度明显小于高能冲击波组。高能冲击波冲击肾脏后肾脏Ca^{2+}-ATPase活性降低是发生肾细胞凋亡导致肾功能损伤的重要机制,川芎嗪有改善肾功能的作用,与其阻止肾脏Ca^{2+}-ATPase活性降低、抗细胞凋亡有关。

陈氏通过犬自体肾移植模型研究了一定浓度的川芎嗪加入WMO-1号液对犬肾保存效果的影响。结果表明单纯WMO-1号液保存72小时和加川芎嗪保存72小时的肾自体移植均难存活;加川芎嗪保存48小时组术后血肌酐的平均值低于单纯WMO-1号液保存48小时组,且血肌酐恢复正常的时间也较单纯WMO-1号液组早,说明该实验浓度的川芎嗪不能延长肾保存时间,但有利于移植肾功能的早期恢复。

阮氏探讨异体肾移植术后早期少尿应用川芎嗪的治疗结果。异体肾移植手术术后早期少尿患者32例,术后3~5天给予川芎嗪80mg加入5%葡萄糖或生理盐水150ml静脉滴注,每天1次,疗程2~3周,并给予免疫抑制剂、血透、抗炎等治疗。结果本组尿量、肾功能恢复31例,治愈率96.9%,切除移植肾1例,急性肾小管坏死组尿量恢复(15 ± 8)天,急性排斥组尿量恢复(26 ± 4)天,未发现肾动、静脉血栓形成及相关出血性病变,血透中无透析器或管道因严重凝血终止血透。川芎嗪能改善高凝状态，并避免移植肾血栓形成，减少血透中肝素用量，减轻肾小球病理损害及保护肾功能等方面显示出明显的优越性。

周氏探讨一定浓度的川芎嗪对低温保存的犬肾的影响。方法分别以 2℃ ~4℃ 加入川芎嗪（终浓度为 4mg/L）的新型高渗枸橼酸盐嘌呤溶液（HC-AⅡ液，实验组）、HC-AⅡ液（HC-AⅡ液组）及 UW 液（UW 液组）灌注肾脏，然后进行组织病理学观察及细胞凋亡测定。将按上述方法保存 48、72 小时的肾脏进行自体移植，术后观察血肌酐浓度、恢复正常的时间以及受者的存活情况。结果体外保存实验中，在保存时间不超过 48 小时时，3 个组的组织形态基本相似，但保存 72 小时后，实验组和 UW 液组肾组织的病理改变明显轻于 HC-AⅡ液组，细胞凋亡指数也明显低于 HC-AⅡ液组，实验组和 UW 液组的上述指标相比较，差异无统计学意义。经保存的肾脏自体移植后，单纯 HC-AⅡ液保存 72 小时者有 2 只犬（2/5）因肾衰竭死亡；不论是保存 48 小时还是 72 小时，采用含川芎嗪的 HC-AⅡ液和 UW 液保存者移植后血肌酐水平明显低于单纯 HC-AⅡ液保存者，其肾功能恢复正常的时间也较单纯 HC-AⅡ液保存者缩短。

万氏建立关木通所含马兜铃酸（AA）致大鼠急性肾小管坏死（ATN）实验动物模型，并观察和比较川芎嗪、泼尼松和贝那普利对大鼠肾小管的保护作用。将雄性 SD 大鼠随机分为 6 组，每组 12 只。正常组予蒸馏水 3ml/d 灌胃；模型组、泼尼松组、贝那普利组、川芎嗪Ⅰ组和川芎嗪Ⅱ组均先予关木通水煎剂（含生药 2g/ml、AA 0.54mg/ml、AA-Ⅰ 0.46mg/ml）5g/(kg·d) 灌胃 60 天，再予 10g/(kg·d) 灌胃 30 天。灌关木通 2 小时后，正常组与模型组予生理盐水灌胃，其余 4 组分别予泼尼松 5mg/(kg·d)、贝那普利 1.7mg/(kg·d)、川芎嗪 50mg/(kg·d) 和川芎嗪 150mg/(kg·d) 灌胃。于 90 天后进行肾组织病理检查。结果正常组为正常肾组织。模型组光镜可见近曲肾小管上皮细胞成片状空泡变性、刷状缘紊乱、消失，管腔内可见脱落的上皮细胞，肾小管基膜（TBM）裸露、部分断裂、个别增厚及萎缩；肾间质轻度水肿、多灶性炎细胞浸润；肾小球系膜细胞局灶节段性轻、中度增生和系膜基质轻度增多；部分小叶间动脉管壁增厚。其余 4 组与模型组比较，病变均明显减轻，表现为近曲肾小管上皮细胞空泡变性明显减少，少部分刷状缘紊乱、消失，个别管腔内可见脱落的上皮细胞，个别 TBM 断裂及增厚减轻；肾间质炎细胞减少或消失。模型组电镜可见近曲小管上皮细胞空泡变性和脂肪变性，线粒体肿胀，细胞器减少，细胞核碎裂，细胞凋亡；间质中可见炎细胞浸润（吞噬细胞与淋巴细胞）和淋巴细胞浸入到上皮细胞中；小叶间动脉管壁增厚、管腔狭窄。其余 4 组与模型组比较，近曲小管上皮细胞轻度空泡变性、个别线粒体肿胀，个别细胞核轻度固缩、大部分正常；间质中可见少量吞噬细胞和淋巴细胞。其中以川芎嗪Ⅱ组和泼尼松组病变减轻尤为显著。模型组光镜和电镜结果主要表现为 ATN，表明成功建立了大鼠 ATN 实验动物模型。川芎嗪、泼尼松和贝那普利对 AA 致大鼠 ATN 均具有保护作用，且以川芎嗪和泼尼松的药效尤为明显。

郭氏探讨肾静脉平面以上结扎大鼠下腔静脉及应用川芎嗪后的心脏血流动力学改变。在肾静脉平面以上结扎大鼠下腔静脉及应用川芎嗪治疗，术后 1、6、24、48 小时检测心率、射血分数、心输出量、每搏输出量、鼠尾动脉压等心脏血流动力学指标。结果显示单纯结扎大鼠下腔静脉后心输出量减少、血压下降，但至术后 48 小时可完全代偿，动物全部存活。结扎下腔静脉并应用川芎嗪治疗，术后心输出量减少、血压下降，但术后 24 小时即可完全代偿，动物全部存活。实验表明肾静脉平面以上结扎大鼠下腔静脉可使回心血量急骤减少而影响心功能，但术后 48 小时即可完全代偿。若结扎下腔静脉同时加用川芎嗪治疗，可明显改善心功能状况。建议当腹膜后肿瘤侵及肾静脉平面以上的下腔静脉时，切除肿瘤及其累及下腔静脉段后，可直接结扎下腔静脉，同时加用川芎嗪治疗，无需附加健康右肾切除。术后早期应注意经上肢浅静脉补充液体以增加回心血量。

邱氏探讨肾静脉平面以上结扎大鼠下腔静脉（IVC）及应用川芎嗪后的肾功能及肾脏病理改变。分别在肾静脉平面以上结扎大鼠下腔静脉、肾静脉平面以上结扎下腔静脉并使用川芎嗪治疗，术后 6、12、24 小时，2、3、4、5、7 天检测血肌酐、尿素氮、24 小时尿量及NAG 酶并观察肾脏病理改变。肾静脉平面以上结扎大鼠下腔静脉后血肌酐、尿素氮、尿NAG 酶升高，肾脏瘀血并见大量管型。术后第 3 天，肾脏恢复正常结构；术后第 4 天，血肌酐、尿素氮恢复正常；术后第 5 天，尿 NAG 酶恢复正常。肾静脉平面以上结扎下腔静脉并使用川芎嗪治疗术后第 4 天，血肌酐、尿素氮、尿 NAG 酶恢复正常，肾脏瘀血较轻。肾静脉平面以上结扎大鼠下腔静脉，可因双肾瘀血而影响肾功能，若同时加用川芎嗪则可保护肾脏功能。

屈氏观察汉防己甲素、川芎嗪和苦杏仁苷 3 种中药成分对人肾成纤维细胞（KFB）的影响。采用 ELISA 法、四甲基偶氮唑蓝（MTT）法、流式细胞仪、免疫组织化学法分别检测汉防己甲素、川芎嗪、苦杏仁苷对人 KFB 分泌的 I 型胶原酶活性、人 KFB 增殖、凋亡、I 型胶原表达的影响。汉防己甲素、川芎嗪、苦杏仁苷 3 种中药提取成分在各自的最佳浓度范围和作用时间内均能提高人胎 KFB 分泌的 I 型胶原酶活性、抑制人胎 KFB 增殖和 I 型胶原的表达、促进人胎 KFB 凋亡，汉防己甲素、川芎嗪、苦杏仁苷在预防及逆转肾间质纤维化中起重要作用。

刘氏探讨川芎嗪对急性百草枯中毒大鼠肾损伤时核因子-κB（NF-κB）和诱导型一氧化氮合酶（iNOS）活性的影响。将 50 只 SD 大鼠随机分成空白组、阴性对照组、阳性对照组、川芎嗪低剂量组和川芎嗪高剂量组，对肾组织标本进行组织病理学检查，同时测定肾组织NF-κB 和 iNOS 活性。与阴性对照组相比，川芎嗪低剂量组肾组织病理显示肾间质充血明显减轻，NF-κB 和 iNOS 也降低，而川芎嗪高剂量组无明显改善。NF-κB 及 iNOS 在百草枯所致大鼠肾损伤中起重要作用，川芎嗪能降低肾组织 NF-κB 及 iNOS 水平，减轻百草枯中毒大鼠的肾组织损伤。

沈氏研究川芎嗪对心肺复苏后大鼠肾脏的保护作用及其机制。36 只 SD 大鼠随机均分为假手术组、模型组和川芎嗪组，采用窒息合并冰氯化钾停跳液致大鼠心搏骤停-心肺复苏模型，复苏后 24 小时检测血清尿素（SU）、肌酐（Scr）、肾组织超氧化物歧化酶（SOD）活性和丙二醛（MDA）含量，观察肾小管上皮细胞凋亡情况。与假手术组相比，模型组 SU、Scr和 MDA 均明显升高，SOD 降低，肾小管上皮凋亡细胞增多。与模型组相比，川芎嗪组 SU、Scr 和 MDA 均明显降低，SOD 升高，肾小管上皮凋亡细胞减少。川芎嗪通过减轻氧自由基损伤和抑制肾小管上皮细胞的凋亡从而保护心肺复苏后大鼠的肾功能。

刘氏为减轻妥布霉素的肾毒性，应用川芎嗪进行预防肾毒性的实验研究。实验大鼠分 3组，Ⅰ组正常组、Ⅱ组中毒模型组、Ⅲ组川芎嗪预防组。给大鼠腹腔注射妥布霉素制成中毒模型，注射川芎嗪预防肾毒性，用药前、后检测大鼠的肾功能、尿酶等指标，实验结束后进行肾组织学检查。发现模型组尿 NAG 酶（N-乙酰-β-D 氨基葡萄糖苷酶）比正常组增高，血清中超氧化物歧化酶（SOD）活性低于正常组，血中的尿素氮（BUN）及肌酐（Cr）含量均比正常组增高，形态学检查可见模型组肾近曲小管上皮细胞广泛性坏死。川芎嗪预防组各项功能指标有所改善，形态学检查变性情况减轻。

毛氏观测兔肾缺血再灌注损伤时内皮素-1(ET-1)和一氧化氮(NO)的动态变化，探讨川芎嗪注射液的干预作用及其机制。日本大耳白兔30只，随机均分为假手术对照组(S组)、缺血再灌注组(IR组)和缺血再灌注+川芎嗪注射液组(LZ组)。复制在兔急性肾缺血再灌注损伤动物模型，在缺血前、缺血1小时、再灌注1小时、3小时和5小时分别经颈总动脉抽血检测ET-1和NO含量；实验结束时取肾组织检测ET-1和NO含量。IR组和LZ组血浆ET-1含量均随缺血和再灌注时间的延长呈阶梯性逐渐升高，而LZ组缺血和再灌注各时点均显著低于IR组；IR组缺血和再灌注各时点血浆NO含量均明显低于S组，LZ组缺血和再灌注各时点均显著高于IR组。与S组相比，IR组肾组织ET-1含量明显升高，NO含量显著降低；LZ组ET-1含量差异无显著性，而NO含量明显降低。与IR组相比，LZ组肾组织ET-1含量显著降低，NO含量明显升高。

许氏观察川芎嗪对AGE-BSA诱导人近端肾小管上皮细胞(HK-2)细胞外基质(ECM)成分表达的影响，探讨其干预糖尿病肾间质纤维化的作用机制。将HK-2细胞在体外与BSA、AGE-BSA、AGE-BSA+川芎嗪(不同浓度)共培养72小时后，用RT-PCR和Westem Blot分别检测FN、Col 1αmRNA及蛋白的表达。RT-PCR和Westem Blot结果显示，100μg/ml BSA刺激HK-2细胞后，FN、Col 1α1mRNA及蛋白表达无明显增加；100μg/ml AGE-BSA刺激后，FN、Col 1α1mRNA及蛋白表达明显增加。与空白对照组及相同浓度BSA组相比，加入(40~120)μg/ml川芎嗪共同干预后，川芎嗪可在mRNA及蛋白水平呈剂量依赖性下调AGEBSA诱导的FN、Col 1α1的表达；川芎嗪能抑制AGE-BSA诱导的HK-2细胞FN、Col 1α1的合成。结果表明川芎嗪能通过抑制肾小管上皮细胞分泌ECM进而延缓糖尿病肾间质纤维化的进展。

黄氏研究川芎嗪及苯那普利对慢性肾衰大鼠肾脏肾小管间质低氧诱导因子-1α(HIF-1α)及血管内皮生长因子(VEGF)表达的影响。建立5/6肾大部切除模型。随机分为川芎嗪治疗组[150mg/(kg·d)]，苯那普利治疗组[10mg/(kg·d)]，模型对照组，假手术组；在造模成功后第1、4、8、16周分别杀检，留取血、尿及肾组织标本送检。检测：24小时尿蛋白定量，血肌酐(Scr)及尿素氮(BUN)水平，免疫组化法检测肾组织HIF-1α、VEGF及CD34表达，计数肾小管间质微血管密度(MVD)，RT-PCR法及Western Blot法分别检测肾组织HIF-1α、VEGF的mRNA及蛋白质表达。结果表明川芎嗪及苯那普利均可明显降低尿蛋白排泄量，但用药组尿蛋白排泄仍高于假手术组；川芎嗪及苯那普利组BUN及Scr低于模型对照组；从第1周起，苯那普利组HIF-1αmRNA及VEGFmRNA表达即高于其他3组；川芎嗪组HIF-1αmRNA表达略低于模型对照组；但是其VEGFmRNA的表达却高于模型对照组；川芎嗪及苯那普利组第8周起MVD值大于模型对照组，但低于假手术组。

黄氏认为川芎嗪可以调节慢性肾病病人血脂，保护肾功能。过氧化脂质体增殖激活受体-γ(PPAR-γ)是配体激活的转录子，具有参与调节细胞生长、炎症反应、脂代谢及胰岛素敏感性等作用。研究川芎嗪对PPAR-γ的影响，探讨川芎嗪降血脂、保护肾功能的机制。

郑氏观察川芎嗪时慢性肾衰竭大鼠肾功能、转化生长因子-β(TGF-β)表达的影响，探讨川芎嗪对慢性肾衰竭的治疗作用。采用大鼠5/6肾切除动物模型，将40只Wistar 5/6肾切除雄性大鼠随机分为假手术组、模型对照组、川芎嗪治疗组，喂养4周后留取24小时尿液尿蛋白定量，取下腔静脉血 5ml 测定血肌酐、尿素氮，摘除肾脏行 TGF-β 免疫组化检测，比较各组大鼠血肌酐、尿素氮，24 小时尿蛋白定量的变化及 TGF-B 的表达。川芎嗪组血肌酐、尿素氮，24 小时尿蛋白定量及 TGF-β 的表达明显低于模型对照组，2 组中 TGF-β 的表达要高于假手术组。

汪氏研究川芎嗪对肾脏缺血再灌注后肾功能、核因子-κB（NFκB）的表达及一氧化氮合酶（NOS）活性的影响。将 30 只 SD 大鼠随机分为假手术组、缺血再灌注模型组和川芎嗪处理组，化学法检测血清肌酐（Cr）和尿素氮（BUN）浓度以及左肾组织中一氧化氮合酶活性，HE 染色后镜下观察肾脏病理变化，免疫组化测定肾组织 NF-KB 的表达水平。川芎嗪 15、30、45mg/kg 剂量于缺血前静脉注射均能降低再灌注时肾脏组织中 NF-κB 的表达。抑制诱生型 NOS（iNOS）活性、降低尿素氮和肌酐水平，其中以 15mg/kg 作用最为显著。川芎嗪 15、30、45mg/kg 剂量均能减轻肾缺血损伤，其机制可能与抑制 NF-κB 的表达、降低 iNOS 活性有关，且该作用与川芎嗪的剂量相关，以 15mg/kg 剂量的效果最好。

王氏探讨川芎嗪对缺血再灌注（I/R）损伤大鼠肾功能、肾脏组织形态学、细胞凋亡及相关基因表达的影响。将大鼠随机分为假手术（S）组、I/R 组、再灌注后给予川芎嗪（IMP-post）组、再灌注前给予川芎嗪（IMP-pre）组，各组分别采用化学法测定血尿素氮和肌酐，光镜和电镜观察肾组织形态学变化，原位末端标记法检测肾脏细胞凋亡指数，免疫组化和免疫印迹法检测肾脏 Bcl-2 和 Bax 蛋白的表达。TMP-pre 组较 I/R 组血尿素氮和肌肝显著降低，肾小管损伤评分减轻，分别为 [（21.8±5.2）vs（31.1±4.4）mmol/L]，[（196±55）vs（295±64）μmol/L]，[（372±46）vs（563±62）μmol/L]；肾小管上皮细胞损伤及超微结构改变明显减轻，肾组织凋亡细胞数明显减少 [（13.6±2.9）vs（28.8±4.6）mmol/L]；Bcl-2 蛋白表达明显增强 [（1.15±0.12）vs（0.88±0.12）μmol/L]，Bax 表达明显减弱 [（0.87±0.11）vs（1.15±0.09）μmol/L]。

刘氏探讨缺血后处理及川芎嗪对大鼠肾缺血再灌注氧自由基的影响。成年雌性 SD 大鼠32 只，随机分为 4 组，每组 8 只，分别为假手术对照组（S 组）、缺血再灌注组（I/R 组）、川芎嗪治疗组（I/R+T 组）和缺血后处理组（IPO 组）。各组动物于再灌注 24 小时时取血，检测血尿素氮（BUN）和肌酐（Cr），同时留取肾组织进行匀浆，测定匀浆中超氧化物歧化酶（SOD）和过氧化氢酶（CAT）活性、丙二醛（MDA）含量和总抗氧化能力（TAC）。与 I/R 组大鼠相比，I/R+T 组和 IPO 组大鼠的 BUN 和 Cr 均下降，SOD 升高，MDA 下降，CAT 升高，TAC 升高；与 I/R+T 组大鼠相比，IPO 组大鼠的 BUN，Cr，SOD，MDA，CAT 和 TAC 均无统计学差异。缺血后处理能够抑制肾脏缺血再灌注损伤后氧自由基的过度生成，对缺血再灌注损伤有一定的保护作用，其保护效应与川芎嗪治疗无明显差异。

王氏观察川芎嗪对急性缺血再灌注（I/R）损伤大鼠肾脏细胞凋亡及凋亡相关蛋白的影响，探讨川芎嗪对急性肾 I/R 损伤保护作用的可能机制。将 40 只 Wistar 大鼠夹闭双侧肾动脉 45 分钟再灌注 24 小时，制备成急性肾 I/R 损伤动物模型，随机分为假手术对照组、I/R 组、川芎嗪治疗组和川芎嗪预防组，采用原位末端标记法检测细胞凋亡指数，免疫组化法测定 Bcl-2，Bax 表达，电镜观察肾组织细胞超微结构。I/R 组较假手术对照组肾小管细胞凋亡指数明显增多（28.8±4.6vs1.9±0.5），Bax 表达显著增强（162.6±17.1vs182.7±12.8），Bcl-2/Bax 显著降低（1.1±0.1vs1.0±0.1）；川芎嗪预防组较 I/R 组肾小管凋亡细胞数明显减少（13.6±2.9vs28.8±4.6），Bax 表达明显减弱（179.1±12.7vs162.6±17.1），Bcl-2 表达明显增强(166.6±15.1vs178.7±13.0)，Bcl-2/Bax 显著增高(0.9±0.1vs1.1±0.1)。

尚氏探讨川芎嗪预处理对大鼠肾脏缺血再灌注损伤的保护作用及机制。30 只 SD 大鼠被随机分为 3 组(n=10)，假手术组、缺血再灌注损伤组、川芎嗪预处理组。建立大鼠肾脏缺血再灌注损伤模型，测定血清肌酐(Scr)与尿素氮(BUN)含量，肾组织匀浆中 SOD、GSH-PX活性及 MDA 含量。与缺血再灌注损伤(IR)组比较，川芎嗪预处理(PFI)组 Scr、BUN、MDA 含量显著下降，而 SOD、GSH-PX 活力显著升高。实验结果表明 SOD、GSH-Px 是重要的内源性保护物质，川芎嗪可增加 SOD、GSH-Px 的活性，增加机体抗氧化和清除自由基的能力，从而发挥对肾缺血再灌注损伤的预防和保护作用。

曹氏观察川芎嗪对肾间质纤维化来源的人肾间质成纤维细胞(hRIFs)体外增殖和形态的影响。组织块培养法体外培养 hRIFs；MTT 比色法分别检测对照组及不同浓度川芎嗪(0.25、0.50、1.00 和 2.00mg/ml)组 hRIFs 在培养 1、3、5、7、9 天的增殖情况。用倒置相差显微镜观察川芎嗪作用下 hRIFs 形态的改变。与对照组相比，0.25mg/ml 或0.50mg/ml 的川芎嗪作用于 hRIFs 后 5~9 天、1.0mg/ml 的川芎嗪作用于 hRIFs 后 3~9 天、2.00mg/ml 的川芎嗪作用于 hRIFs 后 1~9 天对 hRIFs 体外增殖有显著的抑制作用，用药后 FBS 形态也发生明显变化。

熊氏观察注射用盐酸川芎嗪对慢性肾衰竭(CRF)患者血脂的影响。将 76 例 CRF 患者随机分为两组。治疗组和对照组各 38 例。两组均进行常规治疗，对照组在常规治疗的基础上加用山楂精降脂片，每次 1 片，每天 3 次，30 天为 1 疗程；治疗组在常规治疗的基础上加用注射用盐酸川芎嗪 120mg，每天 1 次，30 天为 1 疗程。观察治疗前后两组总胆固醇、甘油三酯、低密度脂蛋白胆固醇、高密度脂蛋白胆固醇(HDL-C)的变化。两组疗效比较，治疗组明显优于对照组。TC、TG、LDL-C、HDL-C 等实验室检查指标，治疗组与治疗前比较有统计学差异，与对照组治疗后比较亦有统计学差异。实验表明注射用盐酸川芎嗪能有效降低血脂，防治 CRF 患者的高脂血症。

邱氏观察川芎嗪联合黄芪注射液治疗原发性肾病综合征(PNS)疗效。118 例肾病综合征患者随机分为两组：治疗组 60 例，对照组 58 例。两组均常规给予强的松、潘生丁药物治疗。在此基础上，治疗组给予黄芪注射液和川芎嗪注射液 4 周；对照组给予黄芪注射液 4 周。两组 24 小时尿蛋白、血脂均下降，浮肿减轻，血浆白蛋白明显上升，且治疗组疗效明显高于对照组。

孙氏探讨在常规治疗基础上川芎嗪联合低分子肝素对原发性肾病综合征(PNS)的治疗效果。将 45 例原发性肾病综合征患者随机分为两组，分别为常规治疗组(对照组)22 例及川芎嗪联合低分子肝素治疗组(治疗组)23 例，对照组给予激素、潘生丁、ACEI 等药物治疗，治疗组在此基础上加用川芎嗪及低分子肝素。治疗组与对照组治疗 14 天相比，其甘油三酯、胆固醇、血浆黏度、24 小时尿蛋白定量、血肌酐均明显下降，血浆蛋白明显上升。

孙氏探讨激素合用雷公藤、川芎嗪治疗老年原发性肾病综合征的疗效。将 42 例老年原发性肾病综合征患者随机分成两组，其中联用激素、雷公藤、川芎嗪治疗组 22 例，单用激素对照组 20 例，分别观察其缓解率及复发率，检测两组在治疗前后血清白蛋白、24 小时尿蛋白定量、血脂及肾功能等指标的变化。治疗组总缓解率为 90.9%，复发率为 20%。对照组总缓解率为 60%，复发率为 41.7%，两组差异有统计学意义。两组治疗后血清白蛋白、24 小时尿蛋白定量、血脂指标均改善，但治疗组比对照组改善更为明显。

钟氏观察卡托普利联合川芎嗪治疗急性肾小球肾炎（AGN）的疗效。AGN 患者 60 例随机分为治疗组和对照组，治疗组在常规治疗基础上予卡托普利 0.3 ~ 0.5mg/（kg·d）口服及川芎嗪氯化钠注射液 100 ~ 200ml 静滴，每天 1 次。治疗组水肿减退时间、肉眼血尿消失时间及血压恢复正常时间较对照组均明显缩短。镜下血尿 4 周后阴转率明显升高。卡托普利联合川芎嗪治疗 AGN，能迅速减轻血尿症状，控制血压升高，缩短病程，疗效确切。

潘氏观察丹参川芎嗪治疗慢性缺血性肾病临床疗效，并探讨其治疗机制。入选 62 例慢性缺血性肾病患者应用丹参川芎嗪静脉滴注配合常规基础治疗，对其治疗前后血液流变学、血流参数、血浆内皮素（ET）、一氧化氮（NO）、血清肌酐（Cr）、尿素氮（BUN）及尿蛋白等，进行对照，并进行统计学分析。治疗后患者临床症状明显减轻，肾血流量明显改善，ET、NO、BUN、尿蛋白明显下降，治疗前后比较具有统计学意义。丹参川芎嗪治疗慢性缺血性肾病，能减轻临床症状，明显改善患者血液的高凝状态，降低血液中 ET、升高 NO 含量，改善患者肾功能，有效治疗缺血性肾病。

韩氏探讨超声引导下肾脂肪囊注射川芎嗪治疗肾脏疾病的价值。23 例肾小球疾病的患者，在实时超声引导下用 20G PTC 针穿刺肾脂肪囊，并注射川芎嗪 20mg（每侧），观察肾病治疗前后尿蛋白、血清肌酐、总蛋白、尿素氮等指标并进行分析。治疗后的尿蛋白定量、血清总蛋白、尿素氮与治疗前相比差异有显著性，血清肌酐下降，19 例患者的尿蛋白转阴或明显减少（占 82.6%），低蛋白血症得到了纠正，4 例水肿患者水肿消退（占 57.1%）。

吴氏观察川芎嗪辅助治疗对原发性肾病综合征（PNS）高凝状态的疗效。随机选择 58 例 PNS 患者分为治疗组和对照组，治疗组在对照组的基础上加用川芎嗪。治疗组 24 小时尿蛋白定量、血肌酐、血浆白蛋白水平、总胆固醇水平、血液流变学等指标均比对照组有显著改善。

郭氏观察肾脂肪囊注射甲基泼尼松龙及川芎嗪注射液治疗原发性系膜增殖性肾小球肾炎的疗效。选择经肾活检病理证实的原发性非 IgA 系膜增殖性肾炎 30 例。治疗分 3 组，A 组 12 例，每侧肾囊内注射甲基泼尼松龙 40mg，每周 2 次；B 组 8 例，同 A 组治疗基础上，向每侧肾脂肪囊注射川芎嗪 40mg，每周 1 次；C 组 10 例，口服泼尼松 1mg/（kg·d）。治疗 6 周。观察治疗前后 24 小时尿蛋白（UP）、血白蛋白（Alb）、24 小时尿内皮素排泌量（UEt-1），血压，血糖，水肿变化及糖皮质激素副作用。20 例（A、B 组）肾囊注射治疗后尿蛋白明显减少或转阴，血浆白蛋白升高。而 A 组与 B 组比较无明显差别，治疗后 UEt-1 下降，且未发现明显糖皮质激素的副作用。A 组、B 组疗效优于 C 组。

李氏应用常规治疗加川芎嗪注射液治疗紫癜性肾炎。紫癜性肾炎是过敏性紫癜的肾脏损害，是常见的继发性肾损害，少数肾衰竭，危及生命。应用常规治疗加川芎嗪注射液治疗紫癜性肾炎患者 155 例，收到较好疗效。

吕氏将同期收治的 48 例紫癜性肾炎（I-ISPN）患儿随机分为观察组 28 例和对照组 20 例，两组均予常规综合治疗，观察组在此基础上予川芎嗪 8 ~ 10mg/（kg·d）静滴，疗程 2 ~ 4 周。治疗前后测定两组血浆内皮素-1（ET-1）、血栓素 A2（TXA2）、前列环素（PGI2）水平。两组治疗后血浆 ET-1、TXA2 水平均较治疗前明显下降，PGI2 水平较治疗前明显升高，尤以观察组为著。吕氏由实验认为川芎嗪能纠正 TXA2、PGI2 失衡，改善血液高凝状态，有利于肾损伤修复。

张氏探讨应用川芎嗪预防儿童过敏性紫癜肾损害的临床疗效。将 58 例过敏性紫癜

（HSP）患儿随机分成川芎嗪治疗组（治疗组，30例）和常规治疗组（对照组，28例），另设非HSP对照组（健康组）20例，追踪监测尿微量白蛋白（alb）、尿β2-微球蛋白（β2-MG）、尿免疫球蛋白G（IgG），及血尿变化，从而判断肾损害的发生情况。过敏性紫癜两组在治疗前尿Alb、尿β2-MG和尿IgG相比无统计学差异，与健康组相比有统计学差异。过敏性紫癜两组在治疗前所有病人均没有血尿发生（镜下或肉眼血尿）。治疗3个月后，川芎嗪治疗组尿Alb、尿β2-MG和尿IgG明显低于对照组，但与健康组相比无明显差异；川芎嗪治疗组有2例出现镜下或肉眼血尿，而对照治疗组有8例出现镜下或肉眼血尿，两组相比有统计学差异。

杨氏探讨不同剂量的川芎嗪对高糖透析液作用下慢性大鼠腹膜透析（腹透）模型腹膜间皮细胞的形态和功能的影响及它们之间的关系。40只SD大鼠随机分为4.25%腹透液（HG组）、4.25%腹透液+40mg/L川芎嗪（HGL组）、4.25%腹透液+160mg/L川芎嗪（HGH组）、对照组。除对照组外，余3组每天分别腹腔内注入20ml含不同剂量川芎嗪的4.25%透析液[0（HGL）、40mg/L（HGL）、160mg/L（HGH）]。8周后进行腹膜功能试验，同时对细胞印片进行形态学分析。结果与HGH和HG组相比，HGL组腹腔内液体量和净超滤量显著增高，透出液与血浆尿素浓度比（D/Purea）显著降低，4小时透出液/透析液葡萄糖（D/D0）值和尿素清除率（Curea）显著增高。总重吸收率和直接淋巴吸收率在各透析组之间无显著差异。细胞印片上间皮细胞细胞密度在HGL组比HGH组和HG组显著增加，而表面积显著减少。低剂量川芎嗪显著提高腹膜超滤量与间皮细胞表面积减少密切相关。

何氏观察卡托普利联合川芎嗪治疗急性肾小球肾炎（AGN）的疗效。将AGN患者60例随机分为治疗组和对照组，治疗组在常规治疗基础上予卡托普利0.3~0.5mg/（kg·d）口服及川芎嗪氯化钠注射液100~200ml静滴，每天1次。结果治疗组水肿减退时间、肉眼血尿消失时间及血压恢复正常时间较对照组均明显缩短。镜下血尿4周后阴转率明显升高。表明卡托普利联合川芎嗪治疗AGN能迅速减轻血尿症状，控制血压升高，缩短病程，疗效确切。

燕氏等观察消炎痛联合川芎嗪治疗急性肾小球肾炎的疗效。随机选择急性肾小球肾炎病人40例，在常规治疗基础上加用消炎痛50~100mg/d，连用2~4个月；川芎嗪100~200mg加液体静滴，每日1次，连用1个月。结果治疗组治愈率92%，对照组治愈率79.2%，有显著差异。表明消炎痛能抑制免疫反应，川芎嗪能抑制血小板凝集，增加肾血流量，二者有协同作用。

方氏等观察川芎嗪治疗慢性肾炎及对血浆内皮素的影响。采用对症及中医辨证治疗，治疗组另加川芎嗪注射液治疗。观察两组治疗前后Scr、BUN及LDL-C及ET的变化。结果显示治疗组Scr、BUN、LDL-C、ET，与治疗前比较及与对照组比较明显改善。表明本方法对本病具有降低ET水平，延缓慢性肾炎进程的作用。

周氏等观察盐酸川芎嗪注射液治疗慢性间质性肾炎的临床效果。对明确诊断为慢性间质性肾炎的60例患者根据肾小球滤过率（GFR）分为肾功能不全代偿期组（A组）和肾功能不全失代偿期组（B组）。所选中病例的肾小球滤过率均>20ml/min。再分别分为A1、A2组和B1、B2组。A1、B1组在与A2、B2组同样治疗下加用盐酸川芎嗪注射液治疗28天，观察尿NAG酶、肾功能血肌酐（Cr）等各项指标的变化情况。结果显示A1、B1组治疗后尿NAG酶、Cr有显著改善。表明盐酸川芎嗪注射液能改善肾小管功能，延缓慢性间质性肾炎的进展，保护肾功能，早期应用效果更佳。

方氏等探讨川芎嗪注射液对慢性肾小球肾炎的治疗作用。两组慢性肾炎均采用常规对症治疗及中医辨证口服汤药治疗，治疗组加用川芎嗪注射液，疗程2周。结果显示治疗组疗效显著优于对照组。其表明川芎嗪注射液对慢性肾炎有显著的治疗作用。

李氏观察川芎嗪注射液合黄芪注射液治疗慢性肾炎的疗效。选取68例慢性肾小球肾炎患者，随机分为两组，各34例。两组均予以西医对症处理，治疗组加用川芎嗪注射液合黄芪注射液滴注。两组均以2周为1个疗程，治疗2个疗程观察疗效。结果两组治愈率比较，有显著性差异，治疗组治疗后血尿素氮、血肌酐等指标均有明显改善。其表明川芎嗪注射液合黄芪注射液静滴，能明显改善慢性肾炎患者的疗效。

宋氏观察川芎嗪对慢性肾衰患者肾功能和肿瘤坏死因子的影响。将40例慢性肾衰患者随机分为治疗组和对照组各20例，后者给予常规治疗，前者在常规治疗的基础上加用川芎嗪注射液。结果显示两组治疗后的肾功能较治疗前均有所好转，治疗组的血肌酐(SCr)、尿素氮(BUN)数值较对照组降低更明显。治疗组血浆肿瘤坏死因子(TNF-a)水平较治疗前降低，而对照组无明显变化。其表明川芎嗪注射液可改善慢性肾衰肾功能，并降低其炎症因子肿瘤坏死因子(TNF-a)水平。

范氏等观察参芎葡萄糖注射液治疗慢性肾衰竭的临床疗效。将78例慢性肾衰患者随机分为治疗组40例，除给予常规治疗外，加用参芎葡萄糖注射液200ml，ivd；对照组38例，加用川芎嗪注射液80mg，ivd，2周为1疗程。观察血尿素氮(BUN)和血清肌酐(SCr)的变化。结果显示治疗后两组各项检测指标均有不同程度好转，BUN和SCr均显著下降，但治疗组BUN和SCr降低幅度明显高于对照组。治疗组总有效率为87.5%，明显优于对照组的73.7%。其表明参芎葡萄糖注射液能延缓慢性肾衰竭的进展。

二、生殖系统疾病

肖氏探讨川芎嗪(Ligustrazine)对离体兔阴茎海绵体平滑肌条的舒张作用及其机制。采用离体家兔阴茎海绵体平滑肌实验方法，观察川芎嗪对阴茎海绵体平滑肌的舒张效应，测定去氧肾上腺素(PE)和氯化钾(KCl)的浓度-效应曲线。川芎嗪浓度依赖性地舒张PE诱发的阴茎海绵体平滑肌收缩作用，最大舒张效应为(74.1±6.2)%［对照组为(21.9±5.6)%］。不同浓度的川芎嗪可使PE和KCl的浓度-效应曲线右移，最大收缩反应降低，高浓度(0.8g/L)时抑制收缩作用更显著。

张氏研究川芎嗪衍生物(A3-A6)对人阴茎海绵体平滑肌细胞(PCSMC)胞质内游离钙离子［Ca^{2+}］浓度的影响。采用新型［Ca^{2+}］荧光染色Fluo-3/AM负载人PCSMC，应用激光扫描共聚焦显微镜(LSCM)实时测定胞质内Ca^{2+}变化。以母体川芎嗪和经典钙拮抗药维拉帕米(Ver)为阳性对照，分别观察A3-A6对去甲肾上腺素(NE)诱导胞质内钙浓度升高的影响。结果显示在浓度0.2mmol/L时，A3-A6对NE诱发的人PCSMC内［Ca^{2+}］升高有明显抑制作用，抑制率分别为49.03%，54.83%，51.48%和50.31%，优于川芎嗪(18.96%)，远大于Ver(16.51%)。A3-A6对人PCSMC电压依赖性钙通道均有抑制作用，能降低PCSMC胞质内［Ca^{2+}］水平，其作用效果比川芎嗪强。

闵氏探讨益气活血化瘀中药川芎嗪和黄芪对子宫内膜异位症患者子宫内膜间质细胞趋化因子和受体CCR5表达水平的调节作用。选择卵巢内膜样囊肿患者10例为试验组，其他子宫良性病变患者 10 例为对照组, 分离和纯化在位和异位子宫内膜间质细胞, 加入不同干扰因素(黄芪注射液、川芎嗪注射液、黄芪联合川芎嗪注射液、丹那唑), 用 ELISA 方法和逆转录多聚酶链反应(RT-PCR)测 RANTES 和 CCR5 表达水平。结果显示异位子宫内膜间质细胞表达 RANTES 水平与在位的表达水平比较差异无统计学意义。异位子宫内膜间质细胞表达 RANTES 水平(ng/L)阳性对照组(13.602±3.358)较阴性对照组(0.027±0.016)明显增高, 在位子宫内膜间质细胞表达 RANTES 水平阳性对照组(12.850±7.997)较阴性对照组(0.027±0.016)明显增高。加入不同中药干扰因素后, 异位子宫内膜间质细胞表达 RANTES 水平较阳性对照组明显下降; 异位子宫内膜间质细胞表达 CCR5 水平(0.759±0.039)较在位子宫内膜(0.249±0.026)明显增高。异位子宫内膜间质细胞表达 CCR5 水平阳性对照组(0.759±0.039)较阴性对照组(0.478±0.094)明显增高, 在位子宫内膜间质细胞表达 CCR5 水平阳性对照组(0.249±0.026)较阴性对照组(0.131±0.021)明显增高。加入不同中药干扰因素后, CCR5 表达水平较阳性对照组均明显下降。子宫内膜异位症患者异位子宫内膜较在位子宫内膜间质细胞表达 CCR5 水平高。川芎嗪和黄芪对子宫内膜异位症患者 RANTES 及其受体 CCR5 的自分泌作用具有明显降调节作用。

张氏研究川芎嗪代谢产物川芎甲酸(CTPZ)对大鼠阴茎海绵体平滑肌细胞(PCSMC)胞质内游离钙离子浓度的影响。用新型[Ca^{2+}]荧光染色剂 Fluo-3/AM 负载大鼠PCSMC, 细胞分为氯化钾(KCl)和去甲肾上腺素(NE)作用组, 应用激光扫描共聚焦显微镜(LSCM)实时测定胞质内[Ca^{2+}]的变化, 分别观察不同浓度的 CTPZ 对高钾和 NE 诱导胞质内钙浓度升高的影响, 并与母药川芎嗪作用相比。静息状态下, CTPZ 对大鼠 PCSMC 胞质内[Ca^{2+}]无明显影响。1、10、100μmol/L CTFZ 能显著抑制高钾诱发的细胞内的钙浓度升高的影响, 抑制率分别为(39.8±4.3)%, (49.2±3.6)%, (58.2±3.9)%。也能抑制 1μmol/L NE 诱发钙库释放的细胞内[Ca^{2+}]升高, 抑制率分别为(20.8±3.9)%, (32.3±2.5)%, (43.7±3.2)%。CTPZ 对大鼠 PCSMC 电压依赖性钙通道和细胞内钙库释放的抑制作用, 能降低 PCSMC 胞质内[Ca^{2+}]水平, 其作用效果比母药川芎嗪更佳。

第五节　在血液及内分泌系统疾病中研究与应用

一、血液系统疾病

张氏探讨丹参素、川芎嗪对小鼠外周血造血干细胞的动员作用及其对小鼠外周血细胞和骨髓基质细胞黏附分子的影响。40 只 BALB/c 小鼠, 随机分为 4 组, 丹参素组[300mg/(kg·d)]、川芎嗪组[50mg/(kg·d)]、rhG-CSF 组[250μg/(kg·d)]、生理盐水组, 腹腔注射 1~7 天, 每天 1 次, 第 8 天, 采用外周血 WBC、MNC 计数、流式细胞术、造血祖细胞体外培养、免疫细胞化学等检测各组给药后对外周血 WBC、MNC、CD34+细胞、CD49d 阳性胞、CFU-GM、CFU-MK、CFU-E 的产率及小鼠骨髓基质细胞 VCAM-1 阳性细胞百分率的影响。丹参素组给药第 7 天外周血 WBC、MNC 数量达到高峰, 分别为给药前的 3 倍和 3.4 倍; 丹参素组外周血 CD34+、CD49d 阳性细胞及骨髓基质细胞VCAM-1阳性细胞百分率分别为(1.03±0.24)%、(12.59±2.64)% 和(50.86±8.77)%, 均明显高于生理盐水组；其 CFU-GM、CFU-MK 和 CFU-E 产率分别为（14.90±2.88）%、（12.50±4.06）% 和（16.10±6.36）%，均明显高于生理盐水组；川芎嗪组给药第 7 天外周血 WBC、MNC 数量达到高峰，分别为给药前的 3.2 倍和 3.9 倍；川芎嗪组外周血 CD34+、CD49d 阳性细胞及骨髓基质细胞 VCAM-1 阳性细胞百分率分别为（0.86±0.42）%、（12.91±2.84）% 和（48.47±7.87）%，均明显高于生理盐水组；川芎嗪组 CFU-GM、CFU-MK 和 CFU-E 产率分别为（53.10±9.63）%、（20.40±5.36）% 和（24.50±5.35）%，均明显高于生理盐水组。丹参素、川芎嗪对小鼠外周血造血干细胞有一定的动员作用，且这一作用可能与其上调小鼠外周血细胞和骨髓基质细胞黏附分子的表达有关。

刘氏探讨川芎嗪对小鼠外周血造血干细胞的动员作用及其对小鼠外周血细胞和骨髓基质细胞黏附分子的影响。30 只 BALB/c 小鼠，随机分为 3 组，川芎嗪组 50mg/（ks·d）、rhG-CSF 组 250μg/（ks·d）、生理盐水组，腹腔注射 1~7 天，每日 1 次，第 8 天，采用外周血 WBC、MNC 计数、流式细胞术、造血祖细胞体外培养、免疫细胞化学等检测各组给药后对外周血 WBC、MNC、CD34+细胞、CD49d 阳性胞、CFU-GM、CFU-MK、CFU-E 的产率及小鼠骨髓基质细胞 VCAM-1 阳性细胞百分率的影响。川芎嗪组给药第 7 天外周血 WBC、MNC 数量达到高峰，分别为给药前的 3.2 倍和 3.9 倍；川芎嗪组外周血 CD34+、CD49d 阳性细胞及骨髓基质细胞 VCAM-1 阳性细胞百分率分别为（0.86±0.42）%、（12.91±2.84）% 和（48.47±7.87）%，均明显高于生理盐水组；川芎嗪组 CFU-GM、CFU-MK 和 CFU-E 产率分别为（11.70±3.23）%、（11.20±2.88）% 和（24.50±8.10）%，均明显高于生理盐水组。川芎嗪对小鼠外周血造血干细胞有一定的动员作用，且这一作用可能与其上调小鼠外周血细胞和骨髓基质细胞黏附分子的表达有关。

李氏探讨川芎嗪对动脉粥样硬化大鼠血清血小板衍生化生长因子（PDGF）的影响。24 只大鼠随机分为对照组（n=8）、模型组（n=8）、川芎嗪组（n=8）。采用高脂喂养大鼠动脉粥样硬化模型，以川芎嗪对该模型进行干预。观察各组大鼠血清 PDGF 浓度、主动脉组织形态学的变化。模型组大鼠血清 PDGF 浓度明显高于对照组，大鼠主动脉粥样硬化改变明显；川芎嗪组大鼠血清 PDGF 浓度明显低于模型组，主动脉粥样硬化病理改变优于模型组。川芎嗪能降低动脉粥样硬化大鼠血清 PDGF 浓度，川芎嗪抗大鼠动脉粥样硬化作用与 PDGF 有关，降低血清 PDGF 水平可能是其中的一个重要机制。

范氏探讨川芎嗪抑制血管内皮生长因子的表达，但对其诱导 HL-60 白血病细胞增殖是否有抑制效应尚需进一步实验。观察川芎嗪对血管内皮生长因子诱导的白血病细胞 HL-60 细胞增殖的影响，重复测量观察。取对数生长期人白血病细胞系 HL-60 细胞，加入 100μg/L 血管内皮生长因子，分别加入终浓度为 1.5、15、150mg/L 川芎嗪实验培养基，以未加川芎嗪注射液的细胞为空白对照组，只含 20mg/L 鱼精蛋白的细胞为阳性对照组，同时设立血管内皮生长因子对照组，细胞培养 48 小时后，采用 MTT 法检测 HL-60 细胞的生长抑制率；川芎嗪影响 HL-60 细胞血管内皮生长因子蛋白表达实验：用终浓度为 1.5、15、150mg/L 川芎嗪处理 HL-60 细胞，24 小时后采用免疫组织化学法计算血管内皮生长因子蛋白阳性细胞表达率。主要观察指标：HL-60 细胞生长抑制率，血管内皮生长因子蛋白表达情况。HL-60 细胞生长抑制率：川芎嗪 15、150mg/L 作用血管内皮生长因子诱导的 HL-60 细胞吸光度值均低于血管内皮生长因子对照组，差异有显著性意义。血管内皮生长因子蛋白表达情况：川芎嗪作用 HL-60 细胞 24 小时后，血管内皮生长因子蛋白随川芎嗪给药浓度升高表达逐渐下调，呈一定依赖性，各川芎嗪浓度干预 HL-60 细胞血管内皮生长因子蛋白表达阳性细胞表达率与对照组比较差异均有显著性意义。川芎嗪可抑制血管内皮生长因子诱导 HL-60 细胞的增殖，并下调血管内皮生长因子蛋白的表达。

张氏研究川芎嗪对人急性淋巴细胞白血病（ALL）细胞株 Jurkat 黏附、运动和侵袭的抑制作用。Jurkat 细胞体外培养，经 50μg/ml、100μg/ml、150μg/ml 川芎嗪分别处理细胞，通过细胞黏附实验、细胞迁移实验和细胞侵袭实验全面观察川芎嗪对 Jurkat 细胞黏附力、运动力和侵袭力的影响。计量资料的多组比较采用方差分析（One-Way ANOVA）。与对照组比较，50μg/ml、100μg/ml、150μg/ml 川芎嗪可显著降低 Jurkat 细胞的运动力，降解基底膜的侵袭力；100μg/ml、150μg/ml 川芎嗪能有效抑制 Jurkat 细胞与纤维粘连蛋白的黏附力；50μg/ml 川芎嗪抑制作用不明显。川芎嗪能从细胞黏附、运动和侵袭等多环节全面抑制 Jurkat 细胞侵袭转移能力，是一种较好的白血病细胞侵袭转移的抑制剂，其抑制作用呈剂量依赖性。

廖氏模拟体内血管壁-血液-血流相互作用，观察川芎嗪和大蒜素对剪应力诱导的血管内皮细胞（EC）分泌血管性血友病因子（vWF）以及血小板聚集的影响，为川芎嗪和大蒜素的临床应用提供实验依据。材料与方法，人脐静脉内皮细胞（HUVECs）培养，采用胶原酶消化法分离细胞，并将其接种在特制的直径为 45mm 的光学玻璃片上（预先用 0.5% 的明胶包被），细胞种植密度（4~9）$\times 10^5$ 个/玻片。以原代细胞进行剪切实验。

臧氏观察川芎嗪干预骨髓单个核细胞（BMNCs）移植对大脑中动脉（MCAO）小鼠血清中转化生长因子 β1（TGF-β1）的影响。采用线栓法制作小鼠 MCAO 缺血再灌注模型，分离同种系小鼠的骨髓单个核细胞，尾静脉注射 BMNCs 于造模成功的 MCAO 小鼠体内，腹腔注射川芎嗪注射液进行干预，以 ELISA 法测定血清 TGF-β1 水平。川芎嗪干预的 BMNCs 移植能够使血清 TGF-β1 值降低更为显著。川芎嗪干预的 BMNCs 移植更能促进 TGF-β1 向脑缺血局部转移，改善小鼠脑缺血症状。

冯氏观察川芎嗪对血管平滑肌细胞（VSMC）增殖的抑制作用，并探讨其作用机制。利用大鼠颈动脉血管内膜损伤可引起 VSMC 增殖、血管增厚为实验模型。行增殖细胞核抗原（PCNA）、I 型胶原、IV 型胶原组织化学检测，纤维母细胞生长因子（FGF）、血小板源生长因子（PDGF）、Bcl-2、Bax、c-myc 原位杂交检测及 TUNEL 染色。内皮损伤后 VSMC 增殖，血管管腔面积减少；低剂量川芎嗪治疗组有轻度抑制 VSMC 增殖的作用，使管腔面积有所增加；川芎嗪高剂量抑制作用明显增强。高剂量川芎嗪组和假手术组 PCNA、IV 胶原、PDGF 的表达低于模型组；川芎嗪低剂量组与模型组相比无显著差异。高、低剂量川芎嗪组和假手术组的 I 型胶原、FGF、Bcl-2、c-myc 和 TUNEL 的表达低于模型组。高、低剂量川芎嗪组和假手术组的 Bax 表达高于模型组。川芎嗪能抑制平滑肌细胞 I 型胶原、IV 型胶原、FGF、PDGF 表达，影响 Bcl-2、c-myc、Bax 基因表达，促进血管平滑肌细胞凋亡，达到抑制平滑肌细胞增殖的作用。

孙氏观察川芎嗪对血管紧张素 II（Ang II）诱导的血管平滑肌细胞（VSMC）增殖中蛋白激酶 C（PKC）-细胞外信号调节激酶（ERK1/2）通路的影响。建立 Ang II 诱导的 VSMC 增殖模型，测定细胞增殖活度，免疫细胞化学法检测 PKC 与 ERK1/2 表达。与对照组比较，Ang II 组细胞增殖活度显著增高，PKC 与 ERK1/2 表达显著高于对照组。中、高剂量川芎嗪组的细胞增殖活度明显降低，PKC 与 ERK1/2 表达亦明显低于 Ang II 组，与低剂量川芎嗪组相比亦有显著差异，说明川芎嗪的抑制作用具有量-效关系。川芎嗪对 Ang Ⅱ 诱导的 VSMC 增殖有显著抑制作用，其机制与抑制 PKC-ERK1/2 通路有关。

刘氏探讨川芎嗪注射液（LI）对急性微循环障碍（AMD）大鼠淋巴循环的干预作用。Wistar 雄性大鼠 16 只，分成 LI 组和 NS 组。采用颈静脉注射 Dextran 500 方法复制 AMD 模型并通过淋巴学方法，观察 LI 对 AMD 大鼠淋巴循环的干预作用。在 AMD 时，肠系膜淋巴管（ML）收缩性、肠淋巴流量、淋巴细胞输出量明显降低，淋巴液中有少量单核细胞，并且淋巴液黏度较高。经 LI 治疗后，ML 收缩性、肠淋巴流量、淋巴细胞输出量显著升高，淋巴液中有大量单核细胞出现，淋巴液黏度明显降低，与对照组比较有显著性差异。川芎嗪可通过增强淋巴管转运功能、降低淋巴液黏度作用，影响 AMD 的转归。

张氏探讨川芎嗪对青霉素致痫大鼠的血液流变学的变化。使用青霉素致痫大鼠模型，采用 BL-410 生物机能实验系统记录双侧大脑皮层痫样放电，待癫痫样放电稳定后，腹腔注射不同剂量的川芎嗪，待其抑制作用最明显时，采血检测有关指标，观察川芎嗪对青霉素致痫大鼠血液流变学的变化。川芎嗪治疗组与青霉素致痫组比较差异有显著性，青霉素致病组的 Hct、全血黏度、血浆黏度、纤维蛋白原均高于川芎嗪治疗组，而脑血流量显著低于川芎嗪组。川芎嗪在血液流变性方面对应激损伤有对抗作用。

谢氏对 22 例再生障碍性贫血患者在使用吡唑甲氢龙基础上加用川芎嗪治疗，并同 12 例对照组比较。结果显示，治疗 3 个月后，川芎嗪组患者血红蛋白、网织红细胞、白细胞的改善均优于对照组。两组血小板略有升高，但差异无统计学意义。提示川芎嗪可有效地改善骨髓造血功能的恢复，可用于再生障碍性贫血的治疗。

裴氏探讨回输自体血中红细胞的功能及川芎嗪对其的保护作用。将 60 例自体输血病人按随机数表的方法分为两组，每组 30 例。Ⅰ 组为实验组，于收集自体血前 30 分钟经静脉滴注川芎嗪 4mg/kg，然后在冲洗液内加入 5% 的川芎嗪，并用相同浓度的川芎嗪生理盐水洗涤红细胞。Ⅱ 组为对照组，操作步骤同 Ⅰ 组，但冲洗液和洗涤液中不加川芎嗪。观察红细胞回输率、红细胞的形态、红细胞内游离钙浓度（$[Ca^{2+}]$），并进行统计学处理。两组病人红细胞洗涤前 $[Ca^{2+}]$ 组间差异无显著意义，洗涤后两组红细胞 $[Ca^{2+}]$ 都较洗涤前有明显的升高（Ⅰ 组为 34±10nmol/L vs 48±17nmol/L，Ⅱ 组为 38±9nmol/L vs 76 ±23nmol/L），两组间差异有显著意义，其中 Ⅱ 组洗涤后 $[Ca^{2+}]$ 升高更明显；Ⅰ 组自体血回输率明显高于 Ⅱ 组（69% ±8% vs 50% ±16%）；变形红细胞和红细胞碎片较 Ⅱ 组少。红细胞在回收和洗涤过程中有一定的破损及功能异常，川芎嗪可能通过其钙阻滞作用、负性电荷作用、抗氧化作用等对回收、分离、洗涤的红细胞有保护作用，在自体血回输过程中应用能够提高回输血的质量和回收率，减少红细胞的破坏。

蔡氏探讨川芎嗪对自体血回输患者 NK 细胞功能的影响。40 例择期行脊柱手术患者，ASA 分级 Ⅰ～Ⅱ 级，随机分成两组，即实验组和对照组，每组 20 例。实验组于收集血液前 30 分钟静脉滴注川芎嗪 4mg/kg，在回收血液的肝素盐水和洗涤盐水内加入川芎嗪，终浓度为 0.05mg/ml；对照组不予静脉滴注川芎嗪，肝素盐水和洗涤盐水内不加川芎嗪。采集术前、回输自体血后 1 小时、1 天、5 天的静脉血，使用流式细胞仪测定 NK 细胞（CD16+56）的水平。对照组 CD16+56 回输后 1 小时明显升高，术后 1 天下降至术前水平，术后第 5 天比术前明显下降，实验组在回输后 1 小时、1 天较术前明显升高，至术后第 5 天仍在术前水平，在回输后第 5 天对照组明显低于实验组。对照组较实验组在回输自体血后 NK 细胞功能受到明显的抑制，表明川芎嗪在自体血回输中的应用对 NK 细胞功能具有一定的保护作用。

罗氏观察川芎嗪对同收自体血中红细胞及回输血后机体凝血功能的影响，评价提高红细胞回收率的价值。40 例择期脊柱手术患者，随机分成两组，试验组于收集血液前静脉滴注川芎嗪，并在肝素盐水和洗涤盐水内加入川芎嗪。检测回输血液样本的红细胞（RBC）、血红蛋白（Hb）、红细胞压积（HCT），计算红细胞回收率；测定术前、回输血后即刻、术后 24 小时的血常规、凝血酶原时间（PT）、部分凝血活酶时间（APTT）、纤维蛋白原（FiB）；描记术前、回输血后即刻血栓弹性描记图（TEG）。对照组不予静脉滴注川芎嗪，肝素盐水和洗涤盐水内不加川芎嗪。试验组红细胞间收率高于对照组（75.3%±8.3% vs66.5%±5.3%）；与术前比较，试验组同输血后 Hb、HCT、PLT 计数明显降低，PT、AOTT、反应时间（R）显著延长，FiB 和最大宽幅（MA）降低，但两组变化趋势一致。

兰氏探讨川芎嗪对回收红细胞及其免疫功能的保护作用。择期行骨科及脑外科手术患者 48 例（男 30 例，女 18 例），年龄 30~56 岁，体重 46~75kg，ASA Ⅰ~Ⅲ级，随机分为川芎嗪组及对照组，每组 24 例。川芎嗪组在收集罐中加入川芎嗪，使其在回收血中终浓度达 5%，红细胞洗涤时也采用含 5% 川芎嗪的冲洗液；对照组收集罐和冲洗液中均不加入川芎嗪。于术前即刻采外周静脉血 2~3ml，回输前即刻采集洗涤后的红细胞液 2~3ml，测定红细胞 C3b 受体花环率（RBC-C3bRR）、红细胞免疫复合物花环率（RBC-ICR），并在相差显微镜下观察红细胞的形态学。与术前即刻比较，回输前即刻川芎嗪组 RBC-C3bRR 升高，RBC-ICR 降低，对照组 RBC-C3bRR 降低，RBC-ICR 升高；与对照组比较，川芎嗪组回输前即刻 RBC-C3bRR 升高，RBC-ICR 降低；显微镜下川芎嗪组红细胞形态正常，结构完整，而对照组红细胞形态、结构均有不同程度的改变，红细胞碎片增多。川芎嗪对回收红细胞及其免疫功能有一定的保护作用。

二、糖尿病

朱氏采用体外技术直接观察川芎嗪对高糖刺激下 HPMCs TGF-β1 和 CTGF 表达的影响。腹膜纤维化致超滤丧失是持续不卧床腹膜透析（CAPD）患者退出腹膜透析治疗的主要原因之一，多种因素与其发生、发展密切相关，其中高糖透析液的生物不相容性起重要作用。研究证实，高糖能上调腹膜间皮细胞（HPMCs）转化生长因子（TGF）-β1 和结缔组织生长因子（CTGF）的表达，而后两者是参与腹膜纤维化的重要细胞因子。本实验通过体外技术直接观察川芎嗪对高糖刺激下 HPMCs TGF-β1 和 CTGF 表达的影响，探讨了川芎嗪在防治腹膜纤维化中的作用及其机制。

吴氏探讨川芎嗪对高糖诱导的人近端肾小管上皮细胞 HK-2 转分化的影响。将 HK-2 在体外与高糖（25mmol/L 的 D-葡萄糖）、高糖+川芎嗪（40、80、160μg/ml）共培养 48 小时后，用显微镜观察细胞形态的改变；用间接免疫荧光法观察 α-平滑肌肌动蛋白（α-SMA）的表达；RT-PCR 检测 α-SMA 和 E-钙黏素 mRNA 的表达。经高糖刺激后，HK-2 形态由立方形铺路石样转变为梭形长条样；加入 80μg/ml 川芎嗪共同干预后，细胞形态无明显改变。免疫荧光检测显示，经高糖刺激后，α-SMA 表达明显增强；加入 80μg/ml 川芎嗪后 α-SMA 表达明显减弱。RT-PCR 检测显示，经高糖刺激后 α-SMAmRNA 表达显著增加，E-钙黏素 mRNA 表达显著减少，与正常对照组比较差异均有统计学意义；高糖+不同剂量川芎嗪组 HK-2 中 α-SMAmRNA 和 E-钙黏素 mRNA 表达水平组间两两比较，差异均有统计学意义。

　　农氏探讨川芎嗪对早期糖尿病大鼠胸主动脉 PCNA、c-myc、Bcl-2、Bax 表达的影响。用链脲佐菌素大剂量单次腹腔注射法造成大鼠糖尿病模型。实验分为 4 组，正常组、糖尿病模型组、川芎嗪低剂量组及高剂量组。正常组和模型组每天腹腔注射注射用水，川芎嗪低、高剂量组分别用 40mg/kg、80mg/kg 的量腹腔注射。用药 8 周后处死大鼠，分离胸主动脉。作 PCNA 的免疫组化，c-myc、Bcl-2、Bax 原位杂交检测，分析阳性细胞表达率。糖尿病模型组、川芎嗪低、高剂量组的 PCNA、c-myc、Bcl-2、Bax 表达高于正常组，川芎嗪低、高剂量组 PCNA 表达低于模型组。川芎嗪低、高剂量组的 c-myc、Bcl-2 的表达低于模型组，Bax 的表达高于模型组。在糖尿病早期川芎嗪可以通过抑削 PCNA、c-myc、Bcl-2 的表达，增加 Bax 的表达，抑制血管平滑肌细胞的增殖，促进其凋亡。

　　魏氏探讨川芎嗪与氨基胍对高糖胰岛素抵抗大鼠诱导型一氧化氮合酶(inducible nitric oxide synthase，iNOS) 和糖代谢的影响。雄性 Wistar 大鼠 50 只，随机分为正常对照(NC)、高糖对照组(FC)、氨基胍组(AG)、川芎嗪组(TMP)、川芎嗪与氨基胍联合治疗组(AT)，每组 10 只，均普通饲料喂养，高糖对照和各治疗组饮用 12% 果糖水复制高果糖胰岛素抵抗模型。摄入高糖 3 个月后，AG 组给予氨基胍 50mg/(kg·d)、TMP 组给予川芎嗪 40mg/(kg·d)、AT 组给予川芎嗪 40mg/(kg·d) 与氨基胍 50mg/(kg·d) 灌胃治疗 6 个月。于实验前、实验中 1、2、3、5、7、9 个月末分别取尾静脉空腹血，测定血糖、血浆胰岛素、胰岛素敏感指数、血浆一氧化氮代谢物(NO-2)、外周血白细胞 iNOSmRNA 表达。FC 组与 NC 组比较，造模 2 个月，血浆 NO_2 含量、外周血白细胞 iNOSmRNA 表达明显升高，并持续保持在高水平上。造模 3 个月，动物血糖与血浆胰岛素水平升高，胰岛素敏感指数显著降低；AT 治疗 4~6 个月，与 FC 组比较，血糖浓度降低，胰岛素敏感指数升高；血浆 NO_2 含量、外周血白细胞 iNOSmRNA 阳性表达率降低。川芎嗪与氨基胍联合应用有抑制 iNOSmRNA表达和缓解胰岛素抵抗作用。

　　薛氏观察川芎嗪对 2 型糖尿病病人血浆纤溶酶原激活抑制剂-1(PAI-1) 活性水平的影响。60 例 2 型糖尿病病人随机分为治疗组和对照组，分别给予川芎嗪 120mg/d 和生理盐水静滴，20 天为 1 疗程。治疗前后测定 PAI-1。两组病人治疗后血浆 PAI-1 活性水平均有下降，治疗组下降显著，两组相比差异有显著意义。

　　侯氏探讨 2 型糖尿病胰岛素抵抗及其与 C 反应蛋白(CRP)、肿瘤坏死因子(TNF-α) 和内皮素-1(ET-1) 水平的关系，通过观察川芎嗪注射液对 2 型糖尿病胰岛素抵抗的影响，初步探讨川芎嗪注射液对 2 型糖尿病胰岛素抵抗的影响及机制。比较 2 型糖尿病患者 100 例与正常人群 30 例的血清 C 反应蛋白(CRP)、肿瘤坏死因子(TNF-α) 和内皮素-1(ET-1) 水平；将 2 型糖尿病患者 100 例随机分为中西药治疗组(A 组) 和常规治疗组(B 组)，每组各 50 例。两组患者分别于治疗前后测定空腹血糖、餐后 2 小时血糖、血清 C 反应蛋白(CRP)、肿瘤坏死因子(TNF-α) 和内皮素-1(ET-1) 水平。比较 2 组患者治疗前后上述指标的变化。2 型糖尿病患者的血清 C 反应蛋白(CRP)、肿瘤坏死因子(TNF-α) 较正常人群升高，内皮素-1(ET-1) 降低。A 组患者血糖控制达标时间较 B 组缩短，有显著性差异；A 组血清 C 反应蛋白(CRP) 和肿瘤坏死因子(TNF-α) 降低、而内皮素-1(ET-1) 升高，较 B 组有显著性差异。2 型糖尿病胰岛素抵抗与其与 C 反应蛋白(CRP)，肿瘤坏死因子(TNF-α) 呈正相关，与内皮素-1(ET-1) 呈负相。川芎嗪注射液通过有效的改善糖尿病患者的胰岛素拮抗因子，提高患者对胰岛素的敏感性，缩短血糖控制达标时间。

　　龙氏等观察川芎嗪治疗糖尿病下肢血管病变的临床效果。糖尿病下肢血管病变患者96例随机分为治疗组和对照组,治疗组给予川芎嗪,对照组给予丹参注射液20ml,静脉滴注,每天1次,共2周,观察治疗前后症状缓解情况,检测足背动脉血流量、ABI和血液流变学变化。结果显示治疗组血流变、足背动脉血流量、下肢血管踝肱指数(ABI)较治疗前明显改善,与对照组比较差异具有统计学意义。结果表明,川芎嗪具有明显改善糖尿病下肢血管病变的作用。

三、糖尿病周围神经病变

　　刘氏探讨前列腺素 E_1 与川芎嗪治疗糖尿病神经病变的确切疗效。采用随机分组临床试验。治疗组42例,对照组42例。治疗组静脉滴注前列腺素 E_1 与川芎嗪氯化钠注射液,对照组肌肉注射维生素 B_1 及维生素 B_{12}。根据肢体麻木、疼痛、跟膝腱反射改善情况及肌电图感觉神经传导速度(SCV)、运动神经传导速度(MCV)增加程度评定分析。治疗组总有效率为85.7%,对照组为26.2%,两组经 χ^2 检验差异非常显著。前列腺素 E_1 与川芎嗪治疗糖尿病神经病变近期疗效确切,副作用小,值得临床推广应用。

　　温氏临床观察,糖尿病神经病变以多发性末梢神经病变最多见,病情进展缓慢。虽未危及生命,但症状难以忍受。用维生素、肌醇等药物疗效不佳。采用川芎嗪和地巴唑治疗糖尿病末梢神经病变,取得较好疗效。

　　陆氏观察 α-硫辛酸、川芎嗪联合治疗糖尿病周围神经病变的疗效。50例糖尿病周围神经病变的患者,随机分为两组。对照组给予川芎嗪100mg加入生理盐水中静脉滴注,每天1次,共3周;治疗组27例,在此基础上给予 α-硫辛酸600mg加生理盐水静脉滴注,每天1次,共3周;观察治疗前后临床症状和体征变化、神经传导速度。治疗组总有效率达85.19%,对照组总有效率43.48%,两组比较差异有显著意义;治疗后治疗组神经传导速度的改善较对照组明显,有显著性差异。α-硫辛酸、川芎嗪可明显改善糖尿病周围神经病变。

　　余氏在糖尿病常规治疗基础上加用川芎嗪注射液治疗糖尿病周围神经病变(DPN)32例,获得满意疗效。

　　孙氏观察高压静电联合川芎嗪注射液和甲钴胺注射液治疗糖尿病周围神经病变(DPN)的临床疗效。观察糖尿病并发周围神经病变患者86例,在相同的糖尿病治疗的基础上,随机分为对照组43例,使用川芎嗪注射液联合甲钴胺注射液;治疗组43例,使用川芎嗪注射液联合甲钴胺注射液治疗同时,予高压静电治疗,疗程均为3周,观察两组治疗前后的变化。高压静电联合川芎嗪和甲钴胺治疗组DPN疗效明显优于对照组。高压静电联合川芎嗪和甲钴胺能够更有效减轻DPN患者的临床症状。

　　刘氏评价川芎嗪联合胞二磷胆碱注射液治疗方案对糖尿病周围神经病变的临床疗效。采用两中心随机、对照临床研究方法,将300例患者随机分成3组,川芎嗪联合胞二磷胆碱组、川芎嗪组及胞二磷胆碱组。治疗4周后评估3组患者临床疗效、症状积分、肌电图、血糖和血脂情况,随访3个月后评估3组患者临床疗效及症状积分情况。治疗4周后,3组血糖及血脂均有改善,3组间比较差异无统计学意义;临床疗效、症状积分变化、肌电图检查结果显示川芎嗪联合胞二磷胆碱组较川芎嗪组、胞二磷胆碱组明显改善,而川芎嗪组、胞二磷胆碱组2组组间比较差异无统计学意义,3组均未发现严重不良反应发生。随访3个月，川芎嗪联合胞二磷胆碱组临床疗效及症状体征积分（6.39±2.04）改变仍优于川芎嗪组（8.36±1.17）及胞二磷胆碱组（8.05±1.34），组间比较，差异有统计学意义。川芎嗪与胞二磷胆碱联合用药治疗方案对改善糖尿病周围神经病变有效、安全，值得临床推广应用。

梁氏观察川芎嗪治疗 2 型糖尿病周围神经病变（DPN）的临床疗效。将 128 例患者随机分为两组。治疗组 63 例，在控制血糖的基础上给予川芎嗪注射液静脉滴注治疗 3 周；对照组 65 例，在控制血糖的基础上给予静脉滴注甲钴胺治疗 3 周，观察 2 组治疗前后临床症状、体征及周围神经功能测定的改善情况。总有效率治疗组为 87.3%，对照组为 90.8%，两组临床疗效比较，差异无显著性意义。两组各症状体征改善情况比较，差异均无显著性意义。但治疗组肢体麻木、静息痛的有效率有优于对照组的趋势。两组治疗后运动神经传导速度、感觉神经传导速度均有明显的改善。与治疗前比较，差异有显著性意义；两组治疗后运动神经传导速度、感觉神经传导速度测定比较，差异无显著性意义。

于氏观察注射用盐酸川芎嗪静脉滴注对糖尿病周围神经病变的治疗效果。治疗组 30 例用注射用盐酸川芎嗪 240mg 加入生理盐水中静滴；对照组 30 例用肌注维生素 B_1 100mg、维生素 B_{12} 500μg。两组均每天 1 次，14 天为 1 疗程，共 3 疗程，疗程间隔 3 ~ 5 天。治疗组总有效率 93.3%，对照组总有效率 60.0%。注射用盐酸川芎嗪治疗糖尿病周围神经病变疗效显著，无明显不良反应。

李氏观察川芎嗪与甲钴铵联合治疗糖尿病周围神经病变（DPN）的疗效。将 102 例糖尿病周围神经病变患者随机分为两组，治疗组 54 例，采用川芎嗪与甲钴铵联合静脉滴注，每天 1 次，连续 2 周；对照组 48 例，单用甲钴铵每日滴注 1 次，连续 2 周。观察 DPN 患者的症状、体征的改善情况及肌电图。治疗组总有效率 90.7%，对照组为 68.5%，神经传导速度均改善，但治疗组优于对照组。表明中西医联合治疗 DPN 有较好疗效。

张氏探讨糖尿病神经病变的药物治疗。采用随机分组临床试验。治疗组 36 例，对照组 36 例。治疗组静脉滴注川芎嗪，肌肉注射甲钴胺，对照组肌肉注射维生素 B_1 及维生素 B_{12}，观察两组患者的疗效。治疗组总有效率为 80.6%，对照组为 25.0%，两组比较差异非常显著。川芎嗪联合甲钴胺治疗糖尿病神经病变效果确切。

四、糖尿病肾病

胡氏研究银杏达莫注射液（杏丁）、川芎嗪对实验糖尿病大鼠肾脏 NOS 系统的作用。以链脲佐菌素（STZ）制备动物模型。实验大鼠分为四组，糖尿病对照组 A（16 只，分早、晚期对照各 8 只），杏丁治疗糖尿病肾病组 B（16 只，分早、晚期对照各 8 只），川芎嗪治疗糖尿病肾病组 C（16 只，分早、晚期对照各 8 只），正常组 D（16 只，分早、晚期对照各 8 只）。分别测定第 1 周末尿微白蛋白（UAE）、肌酐清除率（Ccr），各期尿及肾皮质 NO_2^-/NO_3^-、肾皮质 NOS 活性、肾脏病理分析。第 1 周末肌酐清除率（Ccr）、尿微白蛋白（UAE）在 A、B、C 组均明显升高；A 组早期尿及肾皮质 NO_2^-/NO_3^-、肾皮质 NOS 活性明显升高，晚期明显下降；B 组、C 组杏丁、川芎嗪治疗后均能使尿及肾皮质 NO_2^-/NO_3^-、肾皮质 NOS 活性升高；与 A 组比较 B、C 组早期治疗肾小球 FN 含量明显增加，B、C 组晚期治疗则明显下降。

杨氏观察川芎嗪对糖尿病肾病（DN）大鼠肾间质巨噬细胞浸润及单核细胞趋化蛋白-1（MCP-1）、细胞间黏附分子-1（ICAM-1）mRNA 表达的影响。选用 SD 大鼠，采用单侧肾切除链脲佐菌素（STZ）诱导糖尿病肾病大鼠动物模型。成模后随机分为 5 组，每组 12 只，分别为模型组，空白对照组，贝那普利（Lotensin）组，川芎嗪高、低剂量组。除空白组和模型组外，其余各组按组别，每只分别予贝那普利 1.7mg/（kg·d），川芎嗪 150、50mg/（kg·d）灌胃，共 12 周。实验第 4 周、第 8 周和第 12 周，测定 24 小时尿蛋白定量；治疗 12 周后，免疫组化检测肾间质巨噬细胞（ED-1）表达，RT-PCR 方法测定肾间质 MCP-1、ICAM-1mRNA 表达。与空白对照组比较，模型组大鼠 24 小时尿蛋白定量明显升高，肾小管间质中 ED-1 明显增加，肾间质 MCP-1、ICAM-1mRNA 表达明显上升。川芎嗪高剂量组大鼠 24 小时尿蛋白定量明显降低，肾小管间质组织 ED-1 表达减少，MCP-1、ICAM-1mRNA 表达明显下调，与模型组比较均有显著性差异。

杨氏观察川芎嗪对糖尿病肾病（DN）大鼠肾小管间质病变及转化生长因子-β1（TGF-β1）表达水平的影响。SD 大鼠单侧肾切除链脲佐菌素（STZ）诱导糖尿病肾病动物模型。大鼠随机分为 5 组，每组 12 只，分别为模型组，正常手术组，贝那普利（Lotensin）组，川芎嗪高、低剂量组。除空白组和模型组外，其余各组按组别分别予贝那普利 1.7mg/（kg·d），川芎嗪 150、50mg/（kg·d）灌胃，共 12 周。实验第 4 周、第 8 周和第 12 周，测定尿微量蛋白排泄（uAER）；治疗 12 周，测定各组大鼠血清 FPG、BUN、Scr，免疫组化检测肾小管间质 TGF-β1 表达。模型组大鼠 UAER 进行性升高，FPG，BUN，Scr 明显升高，肾小管间质 TGF-β1 表达明显增加。川芎嗪高剂量组大鼠 UAER 明显降低，FPG，BUN，Scr 下降，肾小管间质 TGF-β1 表达明显减少，与模型组比较均有显著性差异。

杨氏观察川芎嗪对糖尿病肾病（DN）大鼠肾小管间质结缔组织生长因子（CTGF）、骨桥蛋白（OPN）表达水平的影响。Wistar 大鼠单侧切除肾脏并一次性腹腔注射链脲佐菌素（STZ）诱发 DN 大鼠模型。大鼠随机分为 5 组，分别为模型组、空白对照组、贝那普利组 1.7mg/（kg·d）、川芎嗪高、低剂量组 150、50mg/（kg·d），给药 12 周。实验第 4、8、12 周，测定 24 小时尿蛋白定量；治疗 12 周后，定时定量反转录聚合酶链反应（RT-PCR）法测肾小管间质 OPN mRNA 表达；免疫组化法检测肾小管间质 CTGF 表达。与正常组比较，模型组大鼠 24 小时尿蛋白定量明显升高，肾组织 CTGF、OPN 表达明显增加。川芎嗪高剂量组大鼠 24 小时尿蛋白定量明显降低，肾小管间质组织 OPN、CTGF 表达减少，与模型组比较均有显著性差异。川芎嗪能减少 DN 大鼠尿蛋白，下调肾小管间质组织 OPN、CTGF 表达水平，减轻 DN 肾小管间质病变。

徐氏观察川芎嗪联合代文胶囊治疗糖尿病肾病的疗效。在积极控制血糖的基础上，治疗组联合应用川芎嗪静滴和代文胶囊口服，对照组单纯应用代文胶囊口服，观察治疗前后 24 小时尿白蛋白定量的变化。治疗组总有效率 93%，对照组 79%，两组比较有显著性差异。治疗组显效率 71%，对照组显效率 32%，两组比较有非常显著性差异。治疗组治疗后 24 小时尿白蛋白明显降低，与对照组比较有非常明显性差异。川芎嗪联合代文胶囊治疗糖尿病肾病效果明显。

王氏观察川芎嗪联合应用治疗早期糖尿病肾病的临床疗效。对 66 例早期糖尿病肾病患者应用川芎嗪治疗，观察治疗前后 24 小时尿白蛋白及血流动力学变化。早期糖尿病肾病患者治疗前后 24 小时尿白蛋白及血流动力学指标差异均有显著性。凯时联合应用川芎嗪治疗早期糖尿病肾病疗效显著。

闫氏探讨联用依那普利、治疗糖尿病肾病的疗效。在控制好血糖的基础上，口服依那普利、静滴川芎嗪，治疗 5 年，观察治疗前后肾功能变化。治疗后部分患者肾功能达到正常标准，大部分患者肾功能无明显恶化，无死亡病例。

董氏探讨川芎嗪联合依那普利治疗早期糖尿病肾病的疗效及安全性。将 120 例早期 DN 患者随机分为治疗组及对照组，对照组采用常规治疗，治疗组在对照组基础上加用川芎嗪和依那普利。治疗组的总有效率 93.3%，显著高于对照组的 75.0%，差异有统计学意义，两组均未见出血、皮疹及呼吸困难病例。川芎嗪与依那普利联用治疗早期 DN，能起相互协同增效作用，防止 DN 的进一步恶化，值得临床推广应用。

沈氏探讨黄芪和丹参川芎嗪注射液联用治疗早期糖尿病肾病(DN)的临床疗效。116 例早期 DN 患者随机分成治疗组 61 例和对照组 55 例，均给予常规西医治疗，在此基础上治疗组加用黄芪 40ml 和丹参川芎嗪注射液 10ml 于生理盐水 250ml 中静滴，疗程 3 周。治疗组总有效率为 83.6%，明显高于对照组的 54.5%；治疗组治疗后的血液流变学指标、生化指标、肾功指标以及 24 小时尿蛋白定量和尿清蛋白排泄率均较治疗前明显下降，且明显优于对照组。在西医治疗基础上联用黄芪和丹参川芎嗪注射液，能明显改善早期 DN 患者的血液流变学、生化和肾功等指标，减少尿清蛋白排出，而且效果显著，未见明显不良反应。

马氏根据国际通用 WHO 的诊断标准诊断糖尿病肾病 72 例，治疗组 40 例，对照组 32 例。治疗组与对照组相比，双肾 B 超、CCr、尿微白蛋白排泄量、24 小时尿蛋白定量、纤维蛋白原、血液黏度、全血黏度均较治疗前有明显改善，上述指标对于对照组无明显改变。川芎嗪可以控制尿微白蛋白，抑制血小板聚集，改善肾血流，从而延缓糖尿病肾病的恶化。

付氏联合应用黄芪和川芎嗪注射液治疗 50 例病例，观察治疗前后血液流变学指标的改变，取得了满意的效果。

商氏探讨川芎嗪对糖尿病肾病(Diabetic Nephropathy, DN)患者血浆内皮素(ET)水平及血液流变学的影响。将 60 例糖尿病肾病患者随机分为对照组和川芎嗪治疗组，观察 2 组治疗前后血浆 ET 水平、24 小时尿蛋白定量、血液流变学的变化。与对照组比较，川芎嗪治疗组糖尿病肾病患者血浆 ET 水平降低，24 小时尿蛋白定量减少，血液流变学发生变化。川芎嗪治疗使糖尿病肾病患者血浆 ET 水平明显降低，减少 24 小时尿蛋白定量，改善血液流变性，有助于延缓 DN 微血管病的发展。

李氏观察川芎嗪治疗糖尿病肾病(早期)的疗效。确诊的 60 例糖尿病肾病(早期)患者，给予川芎嗪静滴 2 周，然后口服川芎嗪 3 个月，疗程结束后比较治疗前后 UAER、血压、压脂、血糖等变化。川芎嗪治疗糖尿病肾病(早期)疗效确切，且具有降压、改善糖脂代谢等多方面的有益作用，值得深入研究和临床推广应用。

何氏探讨川芎嗪对早期糖尿病肾病患者肾脏的保护作用。64 例早期糖尿病肾病患者随机分为观察组 32 例和对照组 32 例，观察组在对照组治疗的基础上给予川芎嗪 0.4 加入生理盐水 250ml，静脉滴注，每天 1 次，共 12 周，观察两组治疗前后小组间相关指标的变化。观察组患者 24 小时尿白蛋白排泄率(VAER)，血 $\beta2$-微球蛋白、血清肌酐、尿素氮及 C-反应蛋白均较治疗前明显下降，与对照组治疗前后相比差异有显著性，且无严重不良反应。川芎嗪对早期糖尿病肾病患者的肾脏病变有部分保护作用。

王氏观察丹参注射液联合川芎嗪注射液治疗 Ⅱ 型糖尿病肾病早期的疗效。对照组 22 例，仅给予常规降血糖、降血压治疗，治疗组 26 例，在对照组常规治疗的基础上，加用丹参注射液联合川芎嗪注射液静脉滴注，连续 3 周为 1 个疗程，观察患者 24 小时尿微量白蛋白(UAER)等变化情况。对照组治疗前后 UAER 无明显变化，而治疗组 UAER 在治疗后较治疗前显著下降，与对照组比较亦明显低于治疗后。在控制好血糖及血压的基础上，使用丹参注射液联合川芎嗪注射液治疗Ⅱ型糖尿病肾病早期具有治疗作用。

马氏评价他汀类药物联合川芎嗪治疗早期糖尿病肾病的疗效。51 例糖尿病肾病患者，在积极控制血糖的基础上，随机分为对照组 25 例，给予他汀类药物口服；治疗组 26 例，在他汀类基础上每日静点川芎嗪注射液 200mg。治疗前及治疗后 1 个月，分别观察血脂及尿白蛋白排泄率变化情况。治疗组他汀类药物联合川芎嗪治疗早期糖尿病肾病尿白蛋白的排泄率明显下降，与对照组比较有明显差异。他汀类联合川芎嗪治疗早期糖尿病肾病，效果显著。

张氏观察丹参川芎嗪注射液联合地尔硫卓对早期糖尿病肾病患者 24 小时尿白蛋白排泄率及血液流变学的影响。将 86 例早期糖尿病肾病患者随机分成两组，丹参川芎嗪注射液联合地尔硫卓治疗组 46 例（以下简称治疗组），对照组（仅使用地尔流卓）40 例。测得两组患者治疗前、后 24 小时尿白蛋白排泄率及血液流变学指标，并进行比较。两组患者在治疗后 24 小时尿白蛋白排泄率较治疗前均有明显改善，而且治疗组明显优于对照组，治疗组血液流变学指标在治疗后改善明显，而对照组治疗前、后血液流变学指标无明显改善。丹参川芎嗪注射液和地尔硫卓均有降低早期糖尿病肾病患者 24 小时尿白蛋白排泄率的作用，前者兼有改善血液流变学指标的功效，两者合用更佳。

张氏观察卡托普利联合川芎嗪注射液对早期糖尿病肾病的疗效。选择 43 例患者，予以川芎嗪注射液静脉滴注和卡托普利口服，观察治疗前后空腹血糖、尿微量清蛋白、血尿素氮、血肌酐及甘油三酯、胆固醇的变化情况。治疗后比治疗前空腹血糖、尿微量清蛋白、血尿素氮、血肌酐及甘油三酯、胆固醇数值明显降低，差异有统计学意义。卡托普利联合川芎嗪注射液治疗早期糖尿病肾病，疗效确切。

马氏观察川芎嗪、银杏达莫注射液治疗糖尿病肾病的疗效。将 60 例患者分为治疗组和对照组各 30 例，对照组使用降糖药控制血糖，治疗组在对照组的基础上加用川芎嗪、银杏达莫注射液治疗。两组总有效率比较差异有高度统计意义。两组尿微量白蛋白、24 小时尿蛋白定量及血浆白蛋白含量比较，差异均有高度统计意义。中西医结合治疗效果优于单纯西药治疗，能减少糖尿病肾病患者尿蛋白的排泄，延缓肾功能损害的进程。

王氏观察低分子肝素钙联合川芎嗪对糖尿病肾病的治疗效果。80 例糖尿病肾病患者随机分为观察组和对照组嗪。对照组予以川芎嗪治疗：川芎嗪注射液 200mg/d，14 天为 1 个疗程，共用两个疗程，中间停药 7～10 天；观察组在给予川芎嗪注射液的同时加用低分子肝素钙 4000IU，皮下注射，每日 1 次，连续使用 4 周。两组治疗后尿蛋白均减少，但治疗组下降程度更明显，与对照组比较有统计学意义。对于糖尿病肾病临床蛋白尿期，使用低分子肝素钙治疗有一定疗效。

高氏观察川芎嗪与潘生丁联合治疗对早期糖尿病肾病（DN）患者血液流变学的影响及疗效。将 100 例患者随机分为治疗组和对照组，每组 50 例。两组患者均给予低盐糖尿病饮食，血管紧张素转换酶抑制剂降压及胰岛素降糖治疗。治疗组在此基础上加用川芎嗪与潘生丁，连用两个疗程。治疗前 1 天与治疗结束后第 1 天测定全血黏度、血浆黏度、红细胞变形指数、红细胞聚集指数、血小板聚集率、24 小时尿白蛋白量。利用同组治疗前后数据、两组患者治疗后数据进行比较分析。结果治疗组治疗后各项观察指标明显改善。两组患者治疗后比较除红细胞聚集指数外，各项观察指标均有显著性差异。川芎嗪与潘生丁联合治疗能明显改善早期 DN 的血液流变学，且能明显减少此类患者的尿白蛋白量。

孙氏探讨肾囊注射川芎嗪治疗糖尿病肾病的疗效。将 71 例患者随机分为治疗组 36 例和对照组 35 例。两组基础治疗方法相同，包括控制饮食、适当运动、降低血糖、血压及血脂等，治疗组在此基础上加肾囊内注射川芎嗪。治疗组显效 16 例，有效 17 例，无效 3 例，总有效率为 91.67%。对照组显效 6 例，有效 18 例，无效 11 例，总有效率为 68.57%。两组综合疗效比较有显著性差异。川芎嗪肾囊内注射可明显提高糖尿病肾病患者的临床疗效。

钟氏观察苯那普利联合川芎嗪治疗糖尿病肾病的临床疗效。选择 4 例住院病人，将其随机分为两组。一组予以苯那普利和川芎，对照组予以单剂苯那普利治疗。观察治疗前后糖化血红蛋白以及尿白蛋白排出率（AER）的变化。结果显示苯那普利联合川芎嗪及单剂苯那普利组治疗前、治疗后 12 周、24 周的 AER 值均明显降低；苯那普利联合川芎嗪与单剂苯那普利相比较，在 12 周时两组无明显差异，在 24 周时，前者疗效优于后者。表明苯那普利联合川芎嗪治疗糖尿病肾病对降低 AER 疗效优于单剂苯那普利。

郭氏观察川芎嗪注射液联合黄芪注射液对早期糖尿病肾病血液流变性、24 小时尿蛋白排泄率、肾功能的影响。将确诊为早期糖尿病肾病（Ⅲ期）患者 60 例随机分为治疗组与对照组各 30 例，两组均予降糖、降脂、降压等综合治疗，治疗组加用盐酸川芎嗪注射液联合黄芪注射液静滴；3 周为 1 疗程。结果显示治疗组治疗前后血液流变性、24 小时尿蛋白排泄率等各项指标均有显著差异。表明在综合治疗的基础上加用川芎嗪注射液及黄芪注射液治疗早期糖尿病肾病，可减轻血液的高凝状态，减少尿蛋白排出，延缓临床糖尿病肾病的发生。

五、糖尿病其他并发症

许氏观察川芎嗪治疗糖尿病足的疗效。将糖尿病足患者随机分为两组，两组均给予糖尿病的基本治疗，治疗组 31 例在常规治疗的基础加用川芎嗪。治疗组治愈率、总有效率均明显高于对照组。

陈氏对糖尿病的治疗除了一般控制饮食，注射胰岛素和局部换药外，采用静脉注射低分子右旋糖酐和川芎嗪的方法，取得了良好的效果。通过 15 例患者的统计，治愈 13 例，病情缓解 2 例。

刘氏观察川芎嗪在治疗糖尿病足中的疗效。将糖尿病足患者随机分为两组，两组均给予糖尿病足的基本治疗，治疗组在常规治疗的基础上加用静脉滴注川芎嗪。观察总有效率、治愈率、住院天数等。治疗组治愈率、总有效率均显著高于对照组，而住院天数明显少于对照组。川芎嗪在糖尿病足的治疗中具有显著的疗效。

缪氏观察川芎嗪治疗糖尿病足的临床效果。把 40 例糖尿病足患者随机分为两组，观察组患者静脉滴注川芎嗪注射液，对照组患者静脉滴注复方丹参注射液，均治疗 21 天。然后比较两组治疗疗效。治疗后两组患者临床疗效间差别有统计学意义，且均无严重不良反应。川芎嗪治疗糖尿病足安全有效，其疗效明显优于复方丹参注射液。

丁氏探讨川芎嗪治疗糖尿病视网膜病变（DR）的效果及其机制。将链脲佐菌素诱发糖尿病（DM）模型的 36 只大鼠随机分为 DM 组和川芎嗪治疗组（每组 18 只），同时设同批次同种属健康大鼠 10 只作为对照组，川芎嗪治疗组每天用 100mg/kg 的川芎嗪灌胃 1 次，DM 组和对照组每天用 100mg/kg 的生理盐水灌胃 1 次，4 个月结束实验。剥离各组视网膜，以 NADPH 组织化学方法显示微血管，并测量微血管面积密度；制作视网膜组织匀浆，ELISA 法测定血管内皮生长因子(VEGF)浓度。DM 组视网膜微血管面积密度和 VEGF 浓度均明显高于对照组及川芎嗪治疗组；川芎嗪治疗组视网膜微血管面积密度和 VEGF 浓度均明显高于对照组。川芎嗪对 DR 有治疗作用，其机制可能是抑制 VEGF 生成及微血管增生。

王氏探讨丹参川芎嗪联合复明片治疗糖尿病性视网膜病变的疗效。回顾性分析糖尿病性视网膜病变 76 例 152 眼，随机分为观察组和对照组。其中对照组 36 例 72 眼，单纯西医方法治疗；观察组 40 例 80 眼，在西药治疗的基础上，采用丹参川芎嗪联合复明片治疗。经 3 个月临床观察，丹参川芎嗪联合复明片观察组有效率为 72.50%，西药对照组为 33.34%，两组有效率比较有显著性差异。丹参川芎嗪联合复明片治疗较单纯西医治疗为优。

姜氏探讨眼部直流电控川芎嗪离子导入治疗糖尿病视网膜病变的疗效。糖尿病视网膜病变患者 45 例(88 眼)，其中治疗组 25 例(48 眼)应用电控川芎嗪离子导入和葛根素注射液静脉滴注；对照组 20 例(40 眼)只用葛根素注射液静脉滴注。观察两组治疗前后视力和眼底的变化。治疗组总有效率 90%，对照组 60%，治疗组疗效明显优于对照组，两组疗效比较差异有显著性。眼部电控川芎嗪离子导入是治疗糖尿病视网膜病变的一种有效方法。

马氏探讨川芎嗪离子导入治疗糖尿病视网膜病变的疗效。28 例(52 只眼)随机分为两组，非离子导入组 14 例(28 只眼)，在控制血糖的同时，服用滋阴益气、活血化瘀中药，离子导入组 14 例(24 只眼)，加用眼部电控川芎嗪离子导入。观察两组治疗后视力和眼底变化。离子导入组总有效率为 87.5%，非离子导入组总有效率为 57.1% 两组疗效比较差异有显著性。川芎嗪离子导入治疗糖尿病视网膜病变有效。

白氏观察前列腺素 E_1 脂微球制剂与川芎嗪联合治疗老年 Ⅱ 型糖尿病下肢血管病变的临床效果。将老年 Ⅱ 型糖尿病下肢血管病变患者 116 例随机分为前列腺素 E_1 组 58 例，联合川芎嗪组 58 例。治疗前经降糖和降压药物使血糖和血压保持稳定。前列腺素 E_1 组给前列腺素 E_1 脂微球制剂 20μg，加生理盐水 20ml 静脉注射，每天 1 次；联合川芎嗪组在应用前列腺素 E_1 同时，用盐酸川芎嗪注射液 160mg，加生理盐水 250ml 静脉滴注，每天 1 次。4 周 1 个疗程。治疗前后分别检测血液流变学、足背动脉血流量及踝/肱动脉压比值。单用前列腺素 E_1 组及联合川芎嗪组在改善老年 Ⅱ 型糖尿病下肢血管病变的临床症状方面均有良好的效果，但联合川芎嗪组比单用前列腺素 E_1 组的治疗效果更佳。在血液流变学、足背动脉血流量、踝/肱动脉压比值治疗前后各项指标的改善方面，联合川芎嗪组比单用前列腺素 E_1 组的治疗效果差异亦有统计学意义。两组在治疗期间和治疗后均无明显不良反应，耐受性好。

陈氏认为糖尿病肢体动脉闭塞可发展为糖尿病足，是患者致残的重要原因。采用川芎嗪注射液联合前列腺素 E_1 治疗糖尿病下肢动脉闭塞症患者 38 例，获较好疗效。

徐氏应用丹参川芎嗪注射液治疗 Ⅱ 型糖尿病合并冠心病心绞痛 30 例，获得较好疗效。

第六节　在神经系统疾病中的研究与应用

王氏探讨川芎嗪对弥漫性轴索损伤(DAI)的治疗作用。42 例 DAI 患者随机分为两组，治疗组除常规治疗加用川芎嗪，对照组仅常规治疗。结果两组在伤后影像学及预后方面均有显著性差异。表明DAI后早期应用川芎嗪能明显促进挫伤及出血灶的吸收，改善DAI的预后。

战氏认为急性缺血性视神经病变是由于营养视神经的小血管发生循环障碍，使视神经缺血、缺氧，而致组织水肿，从而导致视功能下降，视野象限性缺损为特征的一种眼底病。临床治疗主要是应用扩血管类药物加皮质类固醇激素治疗。应用大剂量川芎嗪治疗急性缺血性视神经病变72例（80只眼）并进行对照观察，取得了较好的疗效。

袁氏观察含不同浓度川芎嗪的玻璃化保存液对异体神经移植的免疫学变化，以探索含川芎嗪的玻璃化液保存同种株系（体）神经后对其抗原性的影响。在Wistar大鼠的背部和腹部皮下植入经过含川芎嗪的玻璃化液保存的SD大鼠的坐骨神经，对照组植入新鲜自体神经，运用免疫组化染色检测异体神经中T淋巴细胞的浸润程度。含320mg/L川芎嗪的玻璃化液在-20℃保存异体神经3周后，CD4$^+$和CD8$^+$淋巴细胞的浸润程度明显轻于含其他浓度川芎嗪的玻璃化液保存的异体神经移植组，神经组织较好保持原形态，周围仅见极少量淋巴细胞浸润，与自体神经植入组无明显差别。含320mg/L川芎嗪的玻璃化液在-20℃保存同种异体神经3周后的抗原性明显降低，植入体内后免疫排斥反应不明显。

高氏探讨川芎嗪抑制P2X3受体介导慢性神经病理痛的作用途径。制备大鼠坐骨神经慢性压迫性损伤（CCI）神经病理痛模型，于2天起ip川芎嗪100mg/kg，每天1次，共14天。免疫组织化学法观察CCI大鼠L_4/L_5段背根神经节P2X3受体的表达，全细胞膜片钳技术测定新鲜分离的L_4/L_5段背根神经节三磷酸腺苷（ATP）和α，β-亚甲基三磷酸腺苷（α，β-meATP）激活的电流。与正常对照组比较，正常大鼠ip川芎嗪14天，L_4/L_5段背根神经节P2X3受体表达、ATP激活电流和α，β-meATP激活电流无明显变化，假手术组亦无明显变化。与假手术组比较，CCI模型组大鼠L_4/L_5段背根神经节P2X3受体的表达、ATP和α，β-meATP激活电流明显增强。CCI大鼠ip川芎嗪14天，L_4/L_5段背根神经节P2X3受体表达、ATP和α，β-meATP激活电流较CCI模型组明显降低。川芎嗪可抑制CCI大鼠L_4/L_5段背根神经节P2X3受体的表达，从而对P2X3受体介导的神经病理痛产生抑制作用。

李氏研究川芎嗪股外侧皮神经注射治疗对Bernhardt-Both综合征的疗效及红细胞参数的影响。将60例患者按就诊先后顺序分为治疗组（30例）和对照组（30例），治疗组给予盐酸川芎嗪注射液，对照组给予利多卡因注射液，进行股外侧皮神经注射，对疼痛分级、红细胞参数等疗效指标以及安全性进行观测。治疗组临床有效率为93.33%、复发率13.33%、不良反应率6.67%；治疗前后红细胞参数检测各项结果均有显著性差异；止痛起效时间、疼痛消失时间、治疗前后疼痛病情比较均优于对照组。

濮氏通过免疫组织化学方法来探讨川芎嗪对青霉素致病大鼠大脑神经元内Bcl-XL基因表达的影响。使用青霉素致痫大鼠模型，采用BL-410生物机能实验系统记录双侧大脑皮层痫样放电，待癫痫样放电稳定后，腹腔注射不同剂量的川芎嗪，待其抑制作用最明显时，取大脑切片，采用免疫组织化学方法观察大脑神经元内Bcl-XL基因表达的变化，利用计算机图像分析技术测量不同时期血管瘤组织和正常皮肤组织Bcl-XL基因表达的平均光密度和平均阳性面积。A组（手术对照组）与B组（青霉素致痫组）、C组（川芎嗪10mg/kg治疗组）之间Bcl-XL基因的平均光密度及阳性面积率有显著性差异，A组（手术对照组）与D组（川芎嗪20mg/kg治疗组）、E组（川芎嗪40mg/kg治疗组）之间Bcl-XL基因的平均光密度及阳性面积率的差异无显著性，B组（青霉素致痫组）与C组（川芎嗪10mg/kg治疗组）之间平均光密度及阳性面积率的差异无显著性，D组（川芎嗪20mg/kg治疗组）与E组（川芎嗪40mg/kg治疗组）之间Bcl-XL基因的平均光密度及阳性面积率的差异无显著性。川芎嗪可抑制青霉素致痫大鼠大脑神经元的凋亡，从而对神经元起了重要的保护作用。

高氏探讨川芎嗪对慢性压迫性损伤（CCI）大鼠行为学的影响。建立大鼠坐骨神经CCI神经病理痛模型，取40只雄性大鼠随机分成4组，Ⅰ组为空白对照组，Ⅱ组为假手术组，Ⅲ组为CCI+川芎嗪治疗组，Ⅲ组在术后第1天开始腹腔注射100mg/kg川芎嗪注射液，Ⅳ组为CCI手术组。分别于术前（0天）及术后1、3、5、7、9、11、14天以von Frev细丝法和热辐射法测定机械缩足反射阈值（MWT）和热缩足反射潜伏期（TWL），观察CCI大鼠神经病理痛的行为学变化。术后14天，Ⅳ组和Ⅰ、Ⅱ、Ⅲ组相比较，大鼠后爪的机械和热痛敏阈值明显降低。Ⅰ、Ⅱ、Ⅲ组之间相比，大鼠后爪的机械和热痛敏阈值差异没有显著性。

喻氏研究川芎嗪对青霉素致痫大鼠大脑神经元内bag-1的表达，探讨川芎嗪对大鼠癫痫样放电时大脑神经元的保护作用。通过青霉素致痫大鼠模型，采用BL-410生物机能实验系统记录腹腔注射不同剂量川芎嗪对双侧大脑皮层癫痫放电，观察川芎嗪对癫痫放电频率的影响，并用免疫组织化学方法检测大脑皮层神经元内bag-1的表达，利用HPIAS-2000图像分析系统测定bag-1在以上各组中表达的平均光密度和平均阳性面积率。青霉素诱发癫痫放电稳定后，腹腔注射川芎嗪（20～40mg/kg）后，大脑皮层神经元内bag-1的表达较对照组高。川芎嗪对青霉素致痫大鼠大脑神经元具有重要的保护作用。

董氏探讨川芎嗪对青霉素致痫大鼠大脑神经元内核转录因子-kBp65（NF-kBp65）蛋白表达及神经细胞凋亡的影响。使用青霉素致痫大鼠模型，采用BL-410生物机能实验系统记录双侧大脑皮层痫样放电，待癫痫样放电稳定后，腹腔注射川芎嗪，待其抑制作用最明显时，取大脑切片，观察大脑神经元内NF-kBp65蛋白表达的变化。采用HPIAS-1000高清晰度彩色病理图文报告管理系统对NF-kBp65蛋白的表达进行定量分析，并用SPSS11.5软件对各组免疫组织化学反应阳性颗粒的平均光密度、阳性面积率做单因素方差分析和SNK（q）检验。川芎嗪组大脑神经元内NF-kBp65蛋白表达的平均光密度及阳性面积率显著低于模型组，差异有显著性。川芎嗪对青霉素致痫大鼠大脑神经元有重要的保护作用。

刘氏探讨了川芎嗪对青霉素致痫大鼠大脑神经元内Caspase-3表达的平均光密度及阳性面积率的变化。使用青霉素致痫大鼠模型，采用BL-410生物机能实验系统记录双侧大脑皮层痫样放电，待癫痫样放电稳定后，腹腔注射不同剂量的川芎嗪，待其抑制作用最明显时，取大脑切片，观察大脑神经元内Caspase-3表达的变化，利用HPIAS-2000图像分析系统测定Caspase-3在各组中表达的平均光密度和平均阳性面积率。川芎嗪对青霉素致痫大鼠各组大脑神经元内Caspase-3表达的平均光密度及阳性面积率有不同的变化。川芎嗪对青霉素致痫大鼠大脑神经元有明显的保护作用。

喻氏探讨川芎嗪对青霉素致痫大鼠大脑神经元内Bcl-2表达的平均光密度及阳性面积率的。使用青霉素致痫大鼠模型，采用BL-410生物机能实验系统记录双侧大脑皮层癫痫样放电，待癫痫样放电稳定后，腹腔注射不同剂量的川芎嗪，待其抑制作用最明显时，取大脑切片，观察大脑神经元内Bcl-2表达的变化。川芎嗪对青霉素致痫大鼠大脑神经元内Bcl-2表达的平均光密度及阳性面积率显著增高。

吕氏结合脑内微透析技术与现代分析方法，考察川芎嗪对大鼠脑内乙酰胆碱释放的影响。采用脑内微透析技术进行取样，建立高效液相。串联四极杆质谱方法测定脑透析液中的乙酰胆碱含量。川芎嗪皮下给药能够剂量相关地增加大鼠脑内不同脑区中乙酰胆碱的释放。该法能够准确反映药物对大鼠脑内乙酰胆碱释放量的影响，与传统方法相比，具有明显的优势。

李氏探讨川芎嗪对脑挫伤半暗带皮质神经元抗凋亡基因 Bcl-2 表达的影响。采用 Fenne's 自由落体法，复制大鼠脑挫伤动物模型，采用川芎嗪进行治疗，第 24 小时和 72 小时取脑切片进行 SP 免疫组织化学染色。采用图像分析技术统计半暗带区 Bcl-2 阳性神经元数密度和灰度。治疗小剂量和大剂量组(1、2 组) Bcl-2 阳性细胞数目和深度高于假手术组和模型组，72 小时明显高于 24 小时治疗组。川芎嗪对脑挫伤半暗带 Bcl-2 有明显的上调作用，从而减轻半暗带神经元损伤。

殷氏研究幼年大鼠反复惊厥后大脑皮质神经细胞黏附分子(NCAM)早晚期表达的变化及川芎嗪的干预影响，探讨 NCAM 在幼年期惊厥性脑损伤发病机制中的作用及对川芎嗪脑损伤的可能保护机制。96 只 20 日龄健康 SD 大鼠随机分为 3 组，正常对照组、惊厥组及川芎嗪干预组，通过三氟乙醚反复吸入制作幼年大鼠惊厥动物模型。用免疫组化(SP)法以及逆转录聚合酶链反应(RT-PCR)方法检测各组动物反复惊厥结束后第 1 天、第 7 天大脑皮质组织中 NCAM 的表达。实验结果显示反复惊厥结束后第 1 天惊厥组大脑皮质组织 NCAM 表达下降，与对照组比较差异有显著性。在反复惊厥后第 7 天惊厥组大脑皮质组织中 NCAM 表达较第 1 天增高，但与对照组比较差异无显著性。川芎嗪干预组在反复惊厥后第 1 天、第 7 天大脑皮质 NCAM 表达均较惊厥组显著增高，且大脑皮质 NCAM 的表达在反复惊厥后第 7 天明显高于反复惊厥后第 1 天。实验表明，反复惊厥后幼年大鼠 NCAM 表达由早期暂时降低，后逐渐增高，在晚期接近正常，表明 NCAM 参与了幼年期惊厥性脑损伤修复。川芎嗪干预组在反复惊厥后早晚期均能上调 NCAM 的表达，表明川芎嗪对幼年期惊厥性脑损伤的保护机制可能与促进大脑皮质 NCAM 的表达增高有关。

毛氏探讨幼年大鼠反复惊厥后 IL-1β 和 IL-18 的表达及川芎嗪对其表达的影响。144 只 20 日龄健康 SD 大鼠随机分为 3 组，对照组、惊厥组及川芎嗪干预组。通过三氟乙醚反复吸入(连续 6 次，每天 1 次)制作幼鼠惊厥动物模型。RT-PCR 方法检测各组动物反复惊厥后 6 小时、1 天、3 天、7 天脑组织中 IL-1β、IL-18mRNA 的表达，ELISA 方法检测各时相点脑组织中 IL-1β 和 IL-18 蛋白表达，同时观察脑含水量变化。川芎嗪干预组各时间点脑组织 IL-1β、IL-18mRNA 和 IL-1β、IL-18 蛋白的表达较惊厥组显著下调，脑含水量较惊厥组显著降低。川芎嗪对幼鼠惊厥性脑损伤具有保护作用，其机制可能与抑制 IL-1β、IL-18mRNA 及其蛋白的异常表达有关。

张氏研究川芎嗪联合高渗盐对心搏骤停大鼠复苏后脑组织的保护作用，探讨脑复苏治疗的有效方法。32 只 SD 大鼠被随机分成 4 组(每组 8 只)，生理盐水组、川芎嗪组、高渗盐水组、川芎嗪联合高渗盐水组。窒息导致心搏骤停模型复制成功后，实验各组于复苏即刻分别静脉注射生理盐水、川芎嗪、高渗盐水、川芎嗪联合高渗盐水，比较各组大鼠自主循环恢复(ROSC)时间、动脉血及脑匀浆丙二醛(MDA)、脑干湿重比(D/W)、平均动脉压(MAP)、神经功能缺损评分(NDS)及脑海马组织病理改变。结果与对照组相比，联合用药组、高渗盐组、川芎嗪组大鼠自主循环恢复时间明显改善，10 分钟、30 分钟和 60 分钟的平均动脉压明显提高，24 小时、48 小时较对照组明显改善 NDS，大鼠 48 小时存活率显著提高，大脑干湿重比值增加及脑组织病理损伤减轻；联合用药组较川芎嗪组、高渗盐组上述观测指标有显著改善。与对照组相比，联合用药组及川芎嗪组 1 小时动脉血 MDA 明显降低，48 小时脑匀浆 MDA 降低，联合用药组较川芎嗪组 1 小时动脉血、48 小时脑匀浆 MDA 亦明显降低；与对照组相比，高渗盐组 1 小时动脉血 MDA 差异无统计学意义，48 小时脑匀浆 MDA 差异亦无统计学意义；高渗盐组较川芎嗪组 ROSC 时间、ROSC 后 60 分钟 MAP、24 和 48 小时 NDS、大脑干湿重比差异无统计学意义。

孙氏观察川芎嗪对脑挫伤大鼠脑组织中丙二醛（MDA）、超氧化物歧化酶（SOD）、一氧化氮（NO）含量及脑组织含水量的影响，探讨川芎嗪在治疗脑挫伤中的应用。建立自由落体大鼠脑挫伤模型。治疗组脑挫伤后第 2 天开始应用川芎嗪腹腔注射治疗，对照组腹腔注射等量生理盐水，连续应用 6 天，正常组不致伤。检测治疗组、对照组及正常组大鼠脑组织中 MDA、SOD、NO 含量及脑组织含水量，并进行统计分析。结果显示脑挫伤后大鼠脑组织中 MDA、NO 含量及脑组织含水量较正常组增高，SOD 含量较正常组降低。川芎嗪治疗组大鼠脑组织中 MDA、NO 含量及脑组织含水量较对照组显著降低，SOD 含量较对照组显著上升。

毛氏探讨幼年大鼠反复惊厥后 caspase-1mRNA 的表达及川芎嗪对其表达的影响。162 只 20 日龄健康 Sprague-Dawley（SD）大鼠随机分为 3 组：对照组、惊厥组及川芎嗪干预组。通过三氟乙醚反复吸入（连续 6 次，1 次/d）制作发育期大鼠惊厥动物模型。RT-PCR 方法检测各组动物反复惊厥后 6 小时、1 天、3 天、7 天时脑组织 caspase-1mRNA 的表达，同时观察脑含水量变化及对脑损伤进行神经病理半定量积分。川芎嗪干预组各时间点 caspase-1mRNA 表达较惊厥组显著下调、脑含水量和脑损伤积分显著降低。

王氏探讨川芎嗪注射液（LGTI）对脑缺血再灌流损伤（CIRI）的防治作用及其机制。制备家兔 CIRI 模型，随机分为假手术对照组、缺血再灌流组和 LGTI 组，动态观察血浆及脑组织一氧化氮（NO）水平、内皮素（ET）含量、丙二醛（MDA）浓度、超氧化物歧化酶（SOD）活性及脑超微结构的变化。结果脑缺血再灌流期间，血浆和脑组织 NO 水平及 SOD 活性与缺血前比较明显下降，ET 及 MDA 含量与缺血前比较显著升高，超微结构发生异常改变；使用 LGTI 后，上述各指标的异常变化明显减轻，与缺血再灌注组相比差异有显著意义。LGTI 对 CIRI 具有良好的防护作用，其机制与提高机体 NO 水平、降低 ET 水平及减轻氧自由基损伤等有关。

韩氏建立符合局灶性脑缺血动物模型，研究人参川芎嗪注射液对大鼠局灶性脑缺血神经干预作用。通过电凝大脑中动脉建立脑缺血模型大鼠，设立假手术组、模型组、尼莫地平组、川芎嗪注射液组、人参川芎嗪注射液组，观察大鼠脑梗死后的神经功能、脑缺血梗死范围及脑组织超微结构。人参川芎嗪注射液能显著改善局灶大鼠脑缺血的神经功能障碍，降低缺血脑梗死范围，同时可以改善脑组织超微结构，效果优于尼莫地平及川芎嗪注射液。人参川芎嗪注射液对局灶性脑缺血损伤具有良好的保护作用。

韦氏探讨川芎嗪黄芪复方注射液对大鼠急性期脑出血的影响及应用时机。实验采用立体定位仪大鼠尾状核胶原酶注射法造模。分假手术组、模型组及 6、12、24、36 小时治疗组，观察大鼠神经功能障碍程度，检测各组脑出血大鼠血肿体积、水通道蛋白（AQP4）灰度的变化。与模型组相比，川芎嗪黄芪复方注射液 12、24、36 小时治疗组脑出血大鼠神经功能障碍程度明显减轻，其中以 12 小时治疗组减轻最明显；而 6 小时治疗组有加重大鼠神经功能障碍程度可能；12、24、36 小时治疗组急性脑出血大鼠血肿体积明显减小，尤以 12 小时治疗组效果最佳，而 6 小时治疗组有扩大血肿体积，继发出血的可能；12、24、36 小时治疗组急性脑出血大鼠 AQP4 表达明显降低，尤以 12 小时治疗组降低最明显，而 6 小时治疗组有提高 AQP4 表达的可能；过早应用川芎嗪黄芪复方注射液（6 小时）治疗急性期脑出血大鼠有继发出血、扩大血肿的可能。川芎嗪黄芪复方注射液治疗急性期脑出血大鼠的最佳时机在脑出血后 12 小时。川芎嗪黄芪复方注射液在一定时间（12 小时或以后）对急性期脑出血大鼠有稳定血脑屏障，降低脑水肿程度及颅内压，使血肿变小的作用。川芎嗪黄芪复方注射液改善血脑屏障破坏的作用可能是通过抑制 AQP4 表达来实现的。

赵氏研究缺氧诱导因子-1α（HIF-1α）在缺血再灌注脑组织中的表达。应用 Realtime PCR。对 HIF-1α 在盐酸川芎嗪预处理的大鼠缺血再灌注脑组织中的表达进行检测。缺血再灌注组、假手术组和用药组中 HIF-1α 的 mRNA 的表达无明显统计学差异。缺血缺氧并非在基因转录水平对脑组织 HIF-1α 的表达进行诱导。

周氏探寻川芎嗪注射液治疗急性期脑出血大鼠的时间窗。大鼠随机分为假手术组、模型组、6、12、24、36 小时治疗组，造模后予以相应处理；观察大鼠神经功能障碍、出血区脑组织病理形态，检测血肿体积。与模型组相比，12、24、36 小时治疗组大鼠神经功能障碍减轻，血肿体积减小，尤以 12 小时治疗组降低最为明显；6 小时治疗组大鼠神经功能障碍加重，出血坏死灶扩大。川芎嗪注射液在一定时间内可减轻急性期脑出血大鼠脑水肿，减小血肿体积，其作用可能与降低水通道蛋白和胶质纤维酸性蛋白的表达有关。

仁氏探讨川芎嗪对大鼠重型颅脑损伤后神经细胞凋亡及相关基因 Bcl-2、Bax 表达的影响和对脑神经的保护作用。120 只 SD 健康大鼠随机分为假手术组、模型组、治疗组，其中模型组和治疗组采用 Feeney 自由落体撞击装置制作大鼠重型颅脑损伤模型，治疗组给予盐酸川芎嗪，用 TUNEL 及免疫组化法检测三组间细胞凋亡及 Bcl-2、Bax 蛋白的表达情况。大鼠脑组织中细胞凋亡率及 Bcl-2、Bax 表达水平在治疗组和模型明显高于假手术组。在伤后 72、168 小时，治疗组的细胞凋亡率及 Bax 表达水平明显低于模型组，而 Bcl-2 的表达水平则明显高于模型组。川芎嗪可能通过抑制 Bax 的表达，上调 Bcl-2 的表达，减少神经细胞凋亡，减轻重型颅脑损伤后继发脑损害，从而发挥脑神经保护作用。

邵氏观察大鼠局灶性脑缺血时局部白细胞的浸润及川芎嗪预处理对其的影响。用 HE 染色和免疫组化方法观察大鼠局灶性脑缺血时不同时间点局部白细胞的浸润，在光镜下以相同光亮度观察计数，记录网格内阳性反应的细胞数。光镜下缺血 24 小时围绕坏死中心区有较多的白细胞聚集，3~7 天聚集达高峰，以多形核细胞（PMNL）为主。川芎嗪预防组缺血 3 天部分标本可见白细胞围绕坏死中心区聚集，7 天白细胞进入坏死中心区，但数量明显减少。免疫组化结果显示，缺血 3~7 天，CD3、CD8 淋巴细胞聚集达高峰，转化带有巨大细胞出现，CD4 细胞少见，川芎嗪预处理后 CD3、CD8 细胞数目明显减少，巨大细胞消失，CD4 阳性细胞略有增加。川芎嗪可能减轻脑缺血局部炎性反应，具有免疫抑制和免疫调节作用。

马氏通过观察缺血再灌注损伤大鼠脑梗死的面积及神经学缺陷的程度，了解川芎嗪对大鼠脑缺血-再灌注的影响，探讨其有效剂量和量效关系；用免疫组织化学检测观察脑梗死组织 ED1、IL-1β 和 TNF-α 之表达，探讨川芎嗪的作用机制。应用改良线栓法复制缺血再灌注脑梗死动物模型。将健康成年 66 只 SD 雄性大鼠随机分为 11 组，实验结束后处死大鼠，将假手术组Ⅰ组、模型对照组Ⅰ组、川芎嗪治疗组（Pre-100）Ⅰ组、治疗组（Pre-120）、治疗组（Pre-140）及MK801组Ⅰ组中的脑组织切取材制片、TTC染色、福尔马林固定后，采用病理图像分析系统，评价川芎嗪是否能减少脑梗死面积；将假手术组Ⅱ组、模型对照组（Control）Ⅱ组、治疗组（Pre-100）Ⅱ组和MK801组Ⅱ组中大鼠的脑组织取材制片后，用免疫组织化学染色，观察ED1、IL-1β和TNF-α的阳性表达。实验结果显示：缺血前川芎嗪各剂量治疗组及缺血后30分钟川芎嗪治疗组均可减少缺血90分钟、再灌流24小时脑梗死面积的形成并改善神经学缺陷。缺血前治疗组川芎嗪100mg/kg同时也可以减少脑梗死区域内的ED1、IL-1β和TNF-α之免疫阳性表达。结果表明：川芎嗪可以减少大鼠缺血再灌注脑梗死的形成并改善其神经学缺陷；川芎嗪的治疗效用可能与抑制小胶质细胞活化、IL-1β和TNF-α的免疫阳性表达有关，并且推论川芎嗪可以用于治疗人脑梗死病。

韩氏复制局灶性脑缺血大鼠模型，研究人参川芎嗪注射液对局灶性脑缺血大鼠血浆纤溶指标及脑组织形态学的影响。通过电凝大脑中动脉复制大鼠脑缺血模型，设立假手术组、模型组、川芎嗪注射液组、人参川芎嗪注射液组，观察大鼠脑梗死后的血浆纤溶指标，光镜下观察脑组织形态。人参川芎嗪注射液能显著提高局灶性脑缺血大鼠血浆组织型纤溶酶原激活剂（t-PA）含量及活性，降低脑缺血纤溶酶原激活物抑制剂-1（PAI-1）含量，效果优于川芎嗪。人参川芎嗪注射液通过提高血浆t-PA含量及活性，降低PAI-1含量对局灶性脑缺血损伤起到良好的干预作用，优于临床川芎嗪注射液。

陈氏观察川芎嗪对大鼠局灶性脑缺血后血管内皮生长因子（VEGF）的影响。将15只SD大鼠随机均分为假手术组、模型组、川芎嗪组。通过月桂酸钠损伤血管内皮细胞来复制局灶性脑缺血模型；采用免疫组化和逆转录-聚合酶链反应（RT-PCR）检测各组大鼠脑内VEGF阳性细胞数和VEGFmRNA表达，同时评价大鼠的神经功能缺失程度。脑缺血后，大鼠神经功能缺失评分明显升高[（2.80±0.45）]，川芎嗪组神经功能症状得到明显改善[（1.80±0.45）分]。假手术组大鼠脑内有少量VEGF阳性细胞表达[（11.70±1.83）个/mm^2]，模型组VEGF阳性细胞数明显增多[（35.28±2.88）个/mm^2]，VEGFmRNA表达增强（0.26±0.08比0.20±0.05）；与模型组比较，川芎嗪组VEGF阳性细胞数[（47.16±3.78）个/mm^2]明显增多，同时VEGFmRNA表达（1.12±0.11）也显著加强。川芎嗪增强大鼠局灶性脑缺血后VEGF的表达，是其抗脑缺血的作用机制之一。

李氏探讨川芎嗪对大鼠局灶性脑缺血再灌注后脑组织Calpain活性的影响。取Wistar大鼠40只，随机分为假手术组，缺血再灌注组和川芎嗪组。比较各组神经功能评分、脑梗死面积、Calpain活性及凋亡细胞数。川芎嗪组与脑缺血组缺血侧皮层Calpain活性升高，两组间有极显著性差异，单纯缺血再灌注组可见缺血周边区域内有大量凋亡细胞，川芎嗪组缺血周边区域内凋亡细胞数较单纯缺血再灌注组明显减少。局灶性脑缺血再灌注后Calpain活性增强，川芎嗪可能是通过抑制脑缺血再灌注后Calpain活性而减少神经细胞凋亡，这可能是川芎嗪治疗缺血性脑血管病的机制之一。

任氏探讨环氧化酶-2（COX-2）在脑缺血再灌注损伤后的表达及其作用，为治疗缺血性脑病提供实验依据。以线栓法制作大鼠大脑中动脉阻塞的局灶性脑缺血再灌注模型，采用免疫组织化学和神经行为相结合的方法，观测缺血再灌注侧大脑皮质内COX-2表达和神经功能的变化。脑缺血再灌注组COX-2免疫阳性神经元在再灌注6小时后较假手术组明显增多，并随着再灌注时间的延长逐渐增加，再灌注24小时后达高峰；与模型组比较，川芎嗪治疗组 COX-2 的表达明显减少。脑缺血再灌注后 COX-2 的表达较正常明显增多，是导致脑缺血再灌注损伤的因素之一，川芎嗪对大鼠脑缺血再灌注损伤有保护作用。

张氏探讨川芎嗪对脑缺血再灌注皮质 Bax mRNA 表达的影响。采用 Wistar 雄性大鼠 30 只，随机分组。A 组为正常对照组，B 组为模型对照组，C 组为川芎嗪治疗组。采用原位杂交与医学图像分析技术检测 Bax mRNA 阳性细胞数目、平均灰度值。大脑皮质 Bax mRNA 在 B 组阳性神经元多、着色深，平均数密度值高而平均灰度值低；A 组中着色浅、阳性细胞数少，平均灰度值大，二者差异较显著。C 组与 B 组比较，Bax mRNA 阳性神经元少，平均灰度值升高。脑缺血再灌注后 Bax mRNA 表达增强；川芎嗪可使其表达下降，在脑缺血再灌注损伤中起到神经保护作用。

曹氏比较磷酸川芎嗪和盐酸川芎嗪治疗阻断大鼠大脑中动脉所致大脑局灶性脑缺血模型的疗效。随机将大鼠 40 只分为伪模型组、模型对照组、磷酸川芎嗪组、盐酸川芎嗪组。用线栓法阻断大鼠大脑中动脉制备局灶性脑缺血模型，手术后分别按 10ml/kg 静脉给药，12 小时后对其神经症状评分，24 小时后处死动物取脑，TTC 染色，计算梗死面积，并行病理组织学检测。磷酸川芎嗪和盐酸川芎嗪均可明显降低模型大鼠大脑梗死面积和梗死率，明显减轻模型大鼠的神经症状，抑制神经元变性坏死和神经细胞水肿等病理组织学改变。与对照组的差异有统计学意义，但两种药物比较无统计学差异，用磷酸川芎嗪和盐酸川芎嗪治疗脑梗死基本等效。

丁氏探讨盐酸川芎嗪抗大鼠脑缺血再灌注损伤的机制。采用 Longa 法建立大鼠局灶性脑缺血再灌注损伤模型，观察盐酸川芎嗪对大鼠血清 NOS、iNOS 的含量，及脑组织 GFAP 表达的影响。川芎嗪高剂量组和尼莫地平组大鼠血清中 NOS 和 iNOS 显著下降，脑组织 GFAP 表达显著下降。盐酸川芎嗪有明显抗脑缺血再灌注损伤的作用，其机制可能与降低 NOS 尤其是 iNOS 的含量，抑制 AST 的过度表达有关。

祁氏探讨川芎嗪注射液对脑缺血再灌注损伤的防治作用。制备大鼠脑缺血再灌注损伤模型，随机分为假手术组、造模组、川芎嗪治疗组，观察各组大鼠神经功能损伤症状及脑组织细胞形态变化。脑缺血再灌注损伤后，大鼠神经功能缺损症状较重，川芎嗪 80mg/kg 组在缺血再灌注损伤后 12 小时、1 天、3 天时间点神经行为学评分明显低于造模组。川芎嗪给药各组在早期与造模组比较神经元变性坏死变化不明显，7 天后缺血周围变性神经元数量较少，细胞排列逐渐规整。脑缺血再灌注损伤后川芎嗪通过改善神经元变性坏死程度，缓解大鼠神经功能损伤症状，起到神经保护作用。

谢氏探讨川芎嗪联合缺血预处理对脑缺血再灌注损伤的保护作用。采用 Wistar 大鼠双侧颈总动脉阻断缺血再灌注损伤模型。随机分为假手术对照组（Ⅰ组）、脑缺血再灌注组（Ⅱ组）、川芎嗪治疗组（Ⅲ组）、缺血预处理组（Ⅳ组）和川芎嗪 + 缺血预处理组（Ⅴ组）5 组。在预定时间点行 TUNEL 法海马 CAI 区凋亡细胞检测，免疫组织化学 ABC 法测定 Bcl-2、Bax 蛋白在海马 CAI 区的动态变化。Ⅴ组各时间点的细胞凋亡指数明显低于除Ⅰ组外的其他各组，Bcl-2 蛋白表达明显高于其他各组，而 Bax 蛋白表达升高最少。缺血预处理与川芎嗪联合应用对抑制脑缺血再灌注所致的神经细胞凋亡具有显著的协同作用。调控凋亡相关基因 Bcl-2 表达上调、Bax 蛋白表达下调可能是其对海马 CAI 区神经元缺血再灌损伤起保护作用的机制之一。

陆氏探讨川芎嗪对大鼠局灶性脑缺血后脑组织髓过氧化物酶（MPO）活性及 IL-6 含量的

影响。采用线栓法制备大鼠局灶性脑缺血模型。将 SD 大鼠随机分为假手术组、模型组、川芎嗪组，并施以相应处理。分光光度法检测各组大鼠脑组织 MPO 活性，酶联免疫吸附法检测各组大鼠脑组织 IL-6 含量的变化。与假手术组相比，模型组脑组织 MPO 活性显著升高；与模型组相比，川芎嗪组脑组织 MPO 活性降低。假手术组脑组织中未检测出 IL-6；模型组 IL-6 含量升高明显；川芎嗪组 IL-6 含量较模型组升高。川芎嗪可增加抗炎症细胞因子 IL-6 的含量，从而降低脑组织 MPO 活性，减轻局灶性脑缺血后的炎症反应，这可能是川芎嗪治疗缺血性脑血管病的机理之一。

张氏探讨盐酸川芎嗪对大脑局灶性缺血再灌注模型大鼠的保护作用及可能的机制。采用线栓法使大鼠先缺血 30 分钟再灌注 120 分钟制备模型。观察盐酸川芎嗪对模型大鼠星形胶质细胞、氧自由基、一氧化氮合成酶、细胞凋亡等的作用。与假手术组相比。缺血再灌注组大鼠胶质原纤维酸性蛋白（GFAP）免疫染色呈强阳性，血清中 NOS 和诱导型 NOS(iNOS) 活性明显增强，血清和脑组织中 SOD 活力明显降低，细胞凋亡率显著增加。与缺血再灌注组相比，各川芎嗪治疗组大鼠 GFAP 免疫染色则呈阳性-弱阳性改变：川芎嗪小剂量组大鼠脑组织中 SOD 活力显著增加；川芎嗪大剂量组大鼠 iNOS 显著降低，血清和脑组织中 SOD 活力均显著增加，细胞凋亡发生率显著降低。盐酸川芎嗪对局灶性脑缺血再灌注损伤大鼠有保护作用，其机制可能与其清除氧自由基、抑制一氧化氮合成酶、抗细胞凋亡等作用有关。

张氏观察川芎嗪对蛛网膜下腔出血后脑血管痉挛（CVS）的治疗效果。制备能够连续造影的兔 CVS 动物模型，将其随机分为川芎嗪组、尼莫地平组和对照组，每组 13 只，各组分别注入川芎嗪 60mg/kg、尼莫地平 0.1mg/kg 及等量生理盐水，观察各组动物的神经功能状态变化。并应用脑血管造影、经颅多普勒（TCD）及电镜技术，了解药物对急、慢性 CVS 的治疗效果。CVS 急性期静脉注射川芎嗪、尼莫地平 30 分钟后，基底动脉口径分别由（57.17±11.40）%、（58.0±10.90）% 扩大到（80.16±14.22）%、（90.0.±11.38）%（均 P < 0.01）。在 CVS 慢性期，动脉口径扩张不明显，但 TCD 检测基底动脉的平均血流速度则分别由（57.92±10.54）cm/s、（61.61±11.49）cm/s 下降到（36.58±10.39）cm/s、（33.67±7.57）cm/s；形态学研究显示，对照组基底动脉内皮细胞，平滑肌细胞及神经细胞的损害程度明显重于实验组。川芎嗪能够缓解 CVS，明显改善 CVS 后的神经系统功能损害症状。川芎嗪与尼莫地平对 CVS 同样具有良好的治疗效果，但川芎嗪 60mg/kg 对脑组织、血管组织的保护作用优于尼莫地平 0.1mg/kg。

张氏观察蛛网膜下腔出血（SAH）后血浆和脑脊液内皮素（ET）、一氧化氮（NO）水平的变化及神经功能受损情况，探讨川芎嗪对 SAH 后脑血管痉挛（CVS）的防治作用。实验分为对照组、实验组和空白组。对照组和实验组采用枕大池注血法制作 SAH 模型。实验组经腹腔给予川芎嗪注射液，对照组和空白组仅给予生理盐水。用放射免疫法检测造模后 72 小时和 168 小时血浆和脑脊液 ET 和 NO 水平，并对动物进行神经功能评分。SAH 后，脑脊液中对照组的 ET 水平较实验组和空白组增加，且 168 小时水平高于 72 小时；血浆中对照组 ET 水平亦高于实验组和空白组，空白组和实验组之间差异无统计学意义。脑脊液中对照组 NO 水平较空白组和实验组低，3 组的 NO 水平随着时间的推移变化不大；血浆中对照组 NO 水平亦较空白组和实验组低，空白组和实验组之间差异无统计学意义。在神经功能评分方面，各时点上实验组评分均低于对照组。采用川芎嗪治疗后，血浆和脑脊液中 ET 水平有所下降或 ET 上升受到抑制，而 NO 水平则有所上升或 NO 下降受到抑制，表明川芎嗪对 SAH 后 CVS 有较好的防治作用。

邱氏研究川芎嗪对成体大鼠局灶性脑缺血后皮质和纹状体缺血半暗带细胞增殖的作用，初步探讨川芎嗪对脑缺血损伤修复的可能途径。线栓法制作大鼠左侧大脑中动脉阻塞模型（MCAO），术后 2 小时腹腔注射川芎嗪（80mg/kg，每天 1 次）、4 小时腹腔注射 BrdU（50mg/kg，每天 1 次）。分别于 MCAO 后 7、14、21 天采用免疫组织化学染色观察皮质和纹状体缺血半暗带 BrdU 标记细胞数量的变化。缺血模型组于 MCAO 7 天，在皮质和纹状体缺血半暗带分布有 BrdU 标记细胞，于 14 天明显增加，21 天达到峰值。川芎嗪组在皮质和纹状体缺血半暗带亦可观察到 BrdU 标记细胞，且随缺血时间延长而增加、密集，21 天达到峰值；7、14、21 天 BrdU 标记细胞数量均明显高于相应时间点的缺血模型组。川芎嗪可促进大鼠脑缺血后皮质和纹状体缺血半暗带神经细胞增殖，以修复、替代损伤的神经细胞，对脑功能自身恢复起重要作用。

高氏大脑缺血区白细胞与内皮细胞的活化及表面黏附分子的表达可使白细胞聚集浸润，发挥细胞毒作用进而使脑损伤加重。中药川芎嗪具有抗血栓形成，改善微循环的作用。观察川芎嗪对脑缺血再灌注损伤后局灶区白细胞与内皮细胞黏附性变化的影响。雄性 Wistar 大鼠 32 只，体质量 250～300g，随机分为 3 组，8 只为正常对照组，12 只为脑缺血再灌注组，12 只为脑缺血再灌注加用川芎嗪组。川芎嗪组静脉注射磷酸川芎嗪注射液（15g/kg）。正常对照组及脑缺血组予静脉注射等量生理盐水。通过免疫荧光标记技术和显微超高速录像系统观察脑缺血再灌注及应用川芎嗪后局灶区白细胞黏附性的变化。主要观察指标：脑缺血再灌注损伤灶区微动脉白细胞附壁密度指数及白细胞与内皮细胞之间黏附力。应用川芎嗪后局灶区白细胞黏附性的变化；实验动物全部进入结果分析与对照组比较，脑缺血再灌注损伤组局灶区微动脉白细胞附壁密度指数增大，白细胞与内皮细胞间断裂应力明显下降，黏附力显著增强，差异均有显著性。与脑缺血再灌注损伤组比较，川芎嗪治疗组白细胞附壁密度指数及黏附力显著下降，至 24 小时后降至较低水平，断裂应力增高，至 24 小时与正常对照组差异无显著性，并维持在较高水平。川芎嗪可显著减轻脑缺血再灌注损伤后内皮细胞与白细胞的黏附。

邱氏观察川芎嗪对大鼠局灶性脑缺血后侧脑室室下区（SVZ）细胞增殖的作用。SD 雄性大鼠随机分为假手术组、缺血模型组和川芎嗪组。线栓法制作大鼠大脑中动脉阻塞模型，川芎嗪组术后 2 小时腹腔注射川芎嗪（80mg/kg，每天 1 次），各组术后 4 小时腹腔注射 5-溴脱氧尿核苷（BrdU，50mg/kg，每天 1 次）。术后 7、14、21 天取材，采用免疫组织化学染色观察 SVZ BrdU 阳性细胞数和 Doublecortin（DCX）的表达。缺血模型组术后 7 天时 SVZ BrdU 阳性细胞较假手术组明显增加，并持续至 14、21 天减少；川芎嗪组 14 天 SVZ BrdU 阳性细胞达峰值，21 天有所减少，与缺血模型组比较，7、14 天 BrdU 阳性细胞均明显增加。缺血模型组 7 天时 SVZ 有 DCX 阳性表达，14 天达最多，21 天表达减少，与假手术组相应时间点比较均明显增加；川芎嗪组随缺血时间延长 SVZ DCX 表达明显增强，21 天仍处于高水平，与缺血模型组比较，14、21 天 DCX 表达明显增强。川芎嗪对成年大鼠局灶性脑缺血诱导的 SVZ 神经干细胞/祖细胞增殖可能有促进作用。

王氏探讨 β-淀粉样蛋白（Aβ）对原代培养海马神经元丙二醛（MDA）含量、超氧化物歧化酶（SOD）活力及乳酸脱氢酶（LDH）漏出量的影响及葛根素与川芎嗪合用对 Aβ25～35 诱导神经元损伤的保护作用。通过 Aβ25~35 诱导体外培养的海马神经元，建立阿尔茨海默（AD）细胞模型，检测空白组（正常海马神经元）、模型组、脑复康组（终浓度为 50μmol/L）、川芎嗪组（终浓度为 50μmol/L）、葛根素组（终浓度为 60μmol/L）、川芎嗪加葛根素组（葛根素注射液终浓度为 30μmol/L，川芎嗪注射液终浓度为 25μmol/L）对海马神经元 SOD 活性、MDA 含量及 LDH 漏出量的影响。成功建立海马神经元 AD 细胞模型，经检测模型组 MDA 含量及 LDH 漏出量显著高于空白对照组且 SOD 活力明显低于空白对照组，差异具有显著意义；脑复康组、川芎嗪加葛根素组，MDA 含量及 LDH 漏出量均低于模型组，且 SOD 活力明显高于模型组，差异均具有显著意义；川芎嗪与葛根素合用组在降低 MDA 含量及 LDH 漏出量及提高 SOD 活性方面的效果显著强于川芎嗪与葛根素单用，差异具有显著意义。Aβ25~35 诱导海马神经元存在自由基损伤，葛根素、川芎嗪能抗自由基损伤，对神经元具有保护作用，且二者合用在抗自由基损伤上具有协同作用。

苏氏研究川芎嗪对海马神经元细胞膜 L 型钙通道电流（Ica. L）作用和对神经细胞内钙（[Ca^{2+}]i）的影响。取新生 24 小时内大鼠进行原代海马神经元培养，使用全细胞膜片钳技术联合激光扫描共聚焦显微镜观察川芎嗪对神经元 Ica. L 和 [Ca^{2+}]i 的影响。膜片钳证实，10、30、100μmol/L 的川芎嗪组能显著抑制 Ica. L 峰值，分别与对照组的（454.2±31.4）pA 比较降至（276.4±17.1）、（209.3±14.2）和（135.8±16.0）pA，使 I－V 曲线上移，且具有浓度依赖性，但对最大激活电位无明显影响。激光扫描共聚焦显微镜测量发现，细胞外液有钙液时，10、30 和 100μmol/L 川芎嗪组能显著抑制 60mmol/L 的 KCL 引起的细胞内钙荧光峰值（Fi）增加，与对照组的（1749.4±61.0）比较降至（1227.1±36.2、998.2±23.9 和 745.9±20.6）；在细胞外液无钙时，30μmol/L 川芎嗪组也能显著抑制 60mmol/LKCL 引起的 [Ca^{2+}]i 释放，与对照组（965.3±82.5）比较降至（789.6±75.6）。川芎嗪具有对海马神经元钙通道 Ica. L 和 [Ca^{2+}]i 库释放的双重抑制作用，使 [Ca^{2+}]i 水平降低，这可能是其神经保护机制原因之一。

万氏研究川芎嗪对体外培养海马神经元糖氧剥夺损伤细胞内钙离子 [Ca^{2+}] 的影响。建立体外培养海马神经元糖氧剥夺（OGD）模型，应用激光共聚焦显微技术检测不同剂量川芎嗪对 OGD 状态下海马神经元内 Ca^{2+} 的影响。成功建立海马神经元 OGD 模型，经检测模型组 [Ca^{2+}] 高于空白对照组；阳性药组和川芎嗪大、中剂量组 [Ca^{2+}] 均低于模型组。海马神经元 OGD 存在钙超载，川芎嗪具有钙拮抗作用，对脑组织有保护作用。

王氏探讨川芎嗪对左旋多巴（L-DOPA）处理后帕金森病（PD）大鼠纹状体细胞外液多巴胺（DA）及其代谢产物、羟自由基水平的影响。SD 大鼠，随机分为对照组、模型组、川芎嗪大剂量组、川芎嗪小剂量组，古拉定组。脑内注射 6-羟基多巴胺（6-OHDA）制造部分损伤的 PD 大鼠模型，并应用脑微透析技术在清醒、自由活动状态下，各组进行 L-DOPA 脑内灌流处理。动态观察大鼠纹状体细胞外液 DA 及其代谢产物浓度和羟自由基的变化。L-DOPA 处理后，对照组 DA 浓度在 4 个时间点较模型组显著增高；模型组 DA 代谢率在 9 个时间点较对照组增高、羟自由基的指标 2，3-DHBA 和 2，5-DHBA 浓度分别有 6 和 7 个时间点显著增高；川芎嗪大、小剂量组、古拉定组与模型组相比，多个时间点 2，3-DHBA 和 2，5-DHBA 水平和 DA 代谢比率降低。川芎嗪对 L-DOPA 处理的 PD 大鼠具有改善纹状体细胞外液 DA 代谢率和减轻其氧化应激损伤的作用。

邱氏观察川芎嗪对成年大鼠局灶性脑缺血后海马齿状回颗粒下区（SGZ）细胞增殖的作

用。线栓法制作大鼠左侧大脑中动脉阻塞模型，术后 2 小时腹腔注射川芎嗪(80mg/kg，每天 1 次)，术后 4 小时腹腔注射 BrdU(50mg/kg，每天 1 次)，分别于缺血 7、14、21 天采用免疫组织化学染色观察海马 SGZ BrdU 阳性细胞数。脑缺血 7 天，缺血同侧 SGZ BrdU 阳性细胞较假手术组明显增多，14 天达峰值，21 天减少。川芎嗪组 7 天时，缺血同侧 SGZ BrdU 阳性细胞亦明显增多，并随着缺血时间延长明显增加；与缺血模型组比较，川芎嗪组 7、14 和 21 天，缺血同侧 SGZBrdU 阳性细胞数均增加显著，至 21 天仍保持高水平。川芎嗪对成年大鼠局灶性脑缺血后海马 SGZ 的细胞增殖可能有持续促进作用。

刘氏探讨发育期大鼠反复惊厥后海马 IL-18、IL-1β 表达及川芎嗪对其表达的影响。20 天龄健康 SD 大鼠 162 只随机分为正常对照组、惊厥组及川芎嗪组。通过三氟乙醚反复吸入(连续 6 次，每天 1 次；对照组除外)制作发育期大鼠惊厥动物模型。其中川芎嗪组大鼠在每次惊厥后予以腹腔注射川芎嗪(50mg/kg)，每 12 小时注射 1 次，连用 6 天；惊厥组及对照组大鼠腹腔注射等量生理盐水，连用 6 天。RT-PCR 方法检测各组反复惊厥后 6 小时、1、3、7 天海马 IL-18、IL-1βmRNA 表达，ELISA 方法检测各时间点海马 IL-18 和 IL-1β 蛋白表达，观察脑含水量变化和光镜下海马区神经元病理改变。川芎嗪组各时间点海马 IL-18、IL-1βmRNA 及其蛋白表达较惊厥组显著下调，脑含水量(7 天除外)较惊厥组显著降低，海马神经元水肿、变性坏死较惊厥组明显减轻。川芎嗪能有效减轻惊厥性脑水肿和海马神经元病理损伤，其机制可能与抑制海马 IL-18、IL-1β 异常表达有关。

赵氏观察川芎嗪对阿尔茨海默病(AD)模型小鼠学习记忆能力的改善作用及其机制。采用 AlCl₃灌胃方法建立 AD 模型小鼠，灌胃给予川芎嗪(200mg/kg)观察疗效，检测各组小鼠的逃避潜伏期、脑组织 AChE、SOD 活性、MDA 含量及大脑皮层 AB、NF-κB 表达的变化。实验结果发现，川芎嗪可改善化学诱导的 AD 模型小鼠学习记忆能力障碍，可能机制与提高 SOD 活性、降低 MDA 含量、降低 AChE 活性、降低脑组织中 AB、NF-κB 的表达等相关。

蔡氏研究丹参、川芎嗪混合液(DCs)对痴呆样大鼠学习记忆障碍的影响。以三氯化铝和 D-半乳糖建立痴呆样大鼠动物模型，以吡拉西坦作阳性对照，观察 DCs 对痴呆样大鼠学习记忆障碍的影响。与模型组比较，DCs 能改善痴呆样大鼠学习记忆能力，可增加大鼠主动反应次数，提高大鼠学习成绩，显著增加大鼠主动回避次数，减少逃避失败次数，被动逃避延迟时间显著缩短。DCs 对痴呆样大鼠的学习记忆障碍的有明显改善作用。

黄氏观察川芎嗪辅助癫痫药物治疗外伤性癫痫的疗效。将 56 例外伤性癫痫患者随机分为两组。对照组 28 例患者给予常规抗癫痫药物治疗；治疗组 28 例在常规抗癫痫药物治疗的基础上，应用川芎嗪针静脉滴注，1 个月为 1 个疗程，连续 5 个疗程后停用，原抗癫痫药物继续应用。两组均观察及随访 1 年后评价疗效。治疗组治愈 12 例，好转 13 例，未愈 3 例，总有效率为 89.29%；对照组治愈 4 例，好转 17 例，未愈 7 例，总有效率为 75.00%。两组比较，治疗组疗效优于对照组。在常规抗癫痫药物治疗的基础上，川芎嗪的应用可显著提高外伤性癫痫的治疗效果。

杨氏观察川芎嗪穴位注射治疗顽固性面瘫的临床疗效。将 66 例患者随机分为治疗组 34 例，对照组 32 例。治疗组采用川芎嗪穴位注射加针刺治疗，对照组采用维生素 B₁₂合加兰他敏穴位注射加针刺治疗。治疗组总有效率 91.2%，对照组总有效率 71.9%，两组疗效比较有显著者性差异。川芎嗪穴位注射治疗顽固性面瘫具有较好疗效。

陈氏癫痫是中重型颅脑损伤后的常见严重并发症，严重头部外伤伴有神经功能缺失的皮质损伤，硬膜外未破裂者癫痫发生率为 7% ~ 39%；有硬膜外破裂者癫痫的发生率高达 20% ~ 57%。早期癫痫持续症状往往危及患者生命，并影响预后。近期国外多个研究中心前瞻性临床研究证明预防性应用抗癫痫药物不能降低外伤性癫痫的发生率。抗癫痫药物多数为镇静剂，可抑制呼吸，加深意识障碍，使瞳孔反应迟钝，影响病情观察。为探索更有效的治疗方法，降低癫痫发生率，改善预后，近年来我们应用川芎嗪作为预防用药，设对照组进行比较，观察临床疗效。

任氏观察川芎嗪注射液在治疗结核性脑膜炎合并高颅压中的作用。随机将 50 例结核性脑膜炎合并高颅压病人分为常规组（对照组）和川芎嗪组（治疗组），每组 25 例。对照组给予抗结核、降颅压、激素及鞘内注药等常规治疗，治疗组在常规治疗的基础上加用川芎嗪注射液 120mg 加入 5% 葡萄糖 250ml 中静脉输注。每日 1 次，两组均以 30 天为 1 个疗程。1 个疗程后观察头痛消失时间、记录脑脊液压力恢复正常时间及临床疗效。治疗组平均头痛消失时间为（11±3）天，对照组为（18±5）天；脑脊液压力恢复正常时间为（23±4）天，对照组为（34±5）天，治疗组明显缩短；治疗组显效率为 72.0%，明显高于对照组的 52.0%。两组均未出现并发症及明显副反应。在常规治疗的基础上，加用川芎嗪注射液治疗结核性脑膜炎合并高颅压，能更快地缓解临床症状，提高疗效。

张氏探讨川芎嗪联合高压氧治疗新生儿缺氧缺血性脑病（HIE）的临床治疗效果及实验室研究。对 126 例 HIE 患儿随机抽样分组，川芎嗪联合高压氧疗组 66 例，并与 60 例单纯湿化高压氧疗组对照。两组神经症状恢复时间、新生儿行为神经评分、酶学检查比较具有非常显著性差异，出生后 3 个月头颅 CT 检查差异亦有显著性，两组住院时间及治疗费用比较差异亦非常显著。注射液川芎嗪联合高压氧治疗（HIE）能迅速缓解临床症状，减少后遗症，缩短住院时间。

王氏观察川芎嗪注射液治疗急性脑梗死患者的疗效及不良反应。通过 80 例急性脑梗死患者应用川芎嗪注射液治疗前后对比观察，同时监测患者血流动力学的变化，血脂水平、凝血时间改变等。应用川芎嗪注射液治疗脑梗死有效率可达 93.86%。该药疗效好，患者耐受性好，副作用少，可作为防治缺血性脑血管病的一线药物。

蒋氏观察川芎嗪联用脑复康治疗急性颅脑损伤的临床疗效。64 例符合研究条件的急性颅脑损伤患者，随机分为川芎嗪与脑复康治疗组 32 例和常规治疗组 32 例进行对比研究。观察治疗期间不同时期 GCS 评分，治疗结束后及康复期 GOS 评分。川芎嗪与脑复康治疗组 GCS 评分在用药 7 天后开始明显优于对照组，在 2 周的治疗期结束后和 4 个月后随访进行 GOS 评分，治疗组明显优于对组。随访结束后评定病死率，治疗组死亡 4 例（12.5%），对照组死亡 9 例（28.5%），显示两组间差异有统计学意义。早期应用川芎嗪联用脑复康治疗急性颅脑损伤疗效好，能明显降低病死率，改善预后。

何氏探讨川芎嗪对急性脑梗死（ACI）患者的全血黏度及血清细胞间黏附分子（ICAM-1）影响。将 60 例 ACI 患者随机分为观察组和对照组，每组 30 例，对照组行常规的治疗方法，观察组在常规治疗的基础上加用川芎嗪注射液，测定两组治疗前后血液流变学及血清 ICAM-1 两组治疗后血液流变学及 ICAM-1 与治疗前比较均有显著性差异，观察组改善程度明显优于对照组。川芎嗪能显著改善 ACI 患者的血液流变学及降低血清 ICAM-1。

岳氏观察颈动脉注射川芎嗪治疗不同时期脑梗死的临床疗效。将 123 例不同发病时期脑梗死患者随机分为川芎嗪颈动脉注射组和川芎嗪静脉滴注组，治疗组于生理盐水 20ml 中加入川芎嗪100mg，以4ml/min的速度经颈动脉注射；对照组以川芎嗪100mg加入生理盐水250ml中静滴；20天后观察治疗前后神经功能缺损恢复程度治疗组神经功能恢复和生活能力较前改善，急性期患者疗效尤其显著，且优于对照组。中药川芎嗪经颈动脉注射治疗脑梗死疗效优于静脉用药，发病早期应用效果更好。

杨氏观察丹参川芎嗪注射液治疗急性脑梗死患者的临床疗效。将60例急性脑梗死患者随机分为两组，对照组30例给予川芎嗪注射液静脉滴注治疗，治疗组30例给予丹参川芎嗪注射液静脉滴注治疗，观察治疗前后患者神经功能缺损评分、血浆内皮素（ET）及血液流变学的影响，并进行两组间比较。两组治疗后神经功能缺损评分和血浆内皮素（ET）及血液流变学的影响均有显著性差异。丹参川芎嗪注射液治疗急性脑梗死疗效好，能发挥抗血栓、保护缺血细胞的作用。

王氏对低分子肝素钙与川芎嗪注射液联合应用治疗急性脑梗死的疗效进行临床观察。将63例急性脑梗死患者随机分成三组，治疗组予低分子肝素钙0.4ml，每12小时腹部皮下注射1次，共用7天；川芎嗪注射液0.1g加入0.9%NaCl注射液200ml中静脉滴注，每日1次，共14天；设两组对照组，对照组1为低分子肝素钙0.4ml，每12小时腹部皮下注射1次，共用7天；对照组2为川芎嗪注射液0.1g加入0.9%NaCl注射液200ml中静脉滴注，每日1次，共14天。分别观察三组治疗前后血液学改变及临床疗效。经治疗，治疗组基本痊愈率为82.7%，显效率为93.1%；基本痊愈率及显效率均优于对照组。治疗中未出现不良反应。低分子肝素钙与川芎嗪注射液联合应用治疗急性脑梗死，其改善血液学及临床疗效方面明显优于两药单独应用，且安全有效。

何氏探讨川芎嗪对急性脑梗死（ACI）患者的全血黏度及血清细胞间黏附分子（ICAM-1）影响。将60例ACI患者随机分为观察组和对照组，每组30例，对照组行常规的治疗方法，观察组在常规治疗的基础上加用川芎嗪注射液，测定两组治疗前后血液流变学及血清ICAM-1。两组治疗后血液流变学及ICAM-1与治疗前比较均有显著性差异，观察组改善程度明显优于对照组。川芎嗪能显著改善ACI患者的血液流变学及降低血清ICAM-1。

岳氏观察川芎嗪不同用药途径治疗脑梗死的临床疗效。将123例脑梗死患者随机分为川芎嗪颈动脉注射组和川芎嗪静脉滴注组，治疗组于生理盐水20ml中加入川芎嗪100mg，以4ml/min的速度经颈动脉注射，对照组以川芎嗪100mg加入生理盐水250ml中静滴，20天后观察治疗前后神经功能缺损恢复程度。治疗组神经功能恢复和生活能力改善明显优于对照组。中药川芎嗪经颈动脉注射治疗脑梗死疗效优于静脉用药。

何氏观察川芎嗪注射液治疗头部外伤后脑血管调节紊乱性头痛的疗效。选择头部外伤后脑血管调节紊乱性头痛患者240例，分为治疗组120例，对照组120例。治疗组静滴盐酸川芎嗪注射液，对照组静滴血塞通注射液。治疗组120例，治愈84例，有效27例，无效9例，总有效率92.5%。对照组120例，治愈48例，有效50例，无效22例，总有效率81.7%。经统计学处理，2组有效率有显著性差异，治疗组疗效优于对照组。川芎嗪注射液用于头部外伤后脑血管调节紊乱性头痛疗效显著。

王氏探讨奥扎格雷钠联合川芎嗪治疗急性脑梗死的临床疗效。对80例急性脑梗死患者，分两组进行治疗，对照组给予奥扎格雷钠注射液静脉滴注；治疗组在上述对照组治疗基础上间隔6小时后给予川芎嗪注射液静脉滴注，每日1次，2组疗程均为14天。治疗组总有效率90.0%，明显高于对照组的72.5%。奥扎格雷钠联合川芎嗪治疗急性脑梗死可明显提高疗效。

刘氏观察川芎嗪联合尼莫地平治疗新生儿缺氧缺血性脑病（HIE）的疗效。将 77 例 HIE 患儿随机分为两组，均予常规治疗，治疗组在此基础上加用川芎嗪和尼莫地平，以 10～14 天为 1 个疗程。治疗组总有效率明显高于对照组，临床神经症状恢复时间短于对照组。川芎嗪注射液联合尼莫地平治疗 HIE 有协同作用，疗效显著，值得临床推广应用。

罗氏研究川芎嗪粉针剂对急性脑梗死的疗效。50 例脑梗死患者分两组（治疗组和对照组），治疗组给予川芎嗪粉针剂，对照组给予复方丹参注射液，治疗一疗程后比较。结果显示治疗组和对照组的临床症状及功能的恢复总有效率分别为 83.3％ 和 56.7％，有显著性差异。川芎嗪对急性脑梗死患者的临床症状及神经功能恢复有显著疗效。

王氏采用颈动脉注射川芎嗪的方法，治疗脑外伤引起的失语，获得较好疗效。因脑外伤引起的失语临床上较为多见，特别是小儿外伤性失语，更是人们关注的问题。以往多采用促进脑细胞代谢的药物治疗，效果不佳。近年来，采用颈动脉注射川芎嗪的方法，效果明显。

雷氏观察奥扎格雷钠联合丹参川芎嗪治疗急性脑梗死的临床疗效。急性脑梗死患者 62 例随机分为常规疗法组、奥扎格雷钠联合丹参川芎嗪治疗组，观察治疗前后患者神经功能缺损评分、血浆内皮素及血液流变学的影响，并进行两组间比较。两组治疗后神经功能缺损评分和血浆内皮素（盯）及血液流变学的影响均有显著性差异。奥扎格雷钠联合川芎嗪治疗急性急性脑梗死疗效显著。

路氏观察丹参川芎嗪注射液治疗急性脑梗死的临床效果。将 88 例急性脑梗死患者随机分为治疗组（丹参川芎嗪注射液组）和对照组（复方丹参注射液组）。治疗组在常规治疗的基础上加丹参川芎嗪注射液 10ml 加生理盐水 250ml，静脉滴注，每天 2 次，连用 14 天。对照组在常规治疗的基础上加复方丹参注射液 20ml 加生理盐水 250ml，静脉滴注，每天 2 次，连用 14 天。两组治疗前后进行神经功能缺损评分并检测血液流变学指标。治疗组基本治愈 19 例，显著进步 22 例，进步 15 例，无变化 4 例，恶化 0 例，死亡 0 例。对照组基本治愈 5 例，显著进步 8 例，进步 8 例，无变化 6 例，恶化 1 例，死亡 0 例。两组对比，治疗组神经功能缺损评分显著改善，血液流变学指标较对照组也有显著改善。丹参川芎嗪治疗急性脑梗死疗效可靠。

高氏观察川芎嗪穴位注射对脑梗死肢体功能恢复的临床疗效。将 92 例患者随机分为治疗组 48 例和对照组 44 例，对照组按内科常规治疗及患肢功能锻炼，而治疗组在此基础上加用川芎嗪穴位注射。14 天为 1 个疗程，两个疗程观察比较两组疗效。治疗组基本治愈率为 37.5％，显效率为 83.3％；对照组分别为 13.6％、52.2％。2 组基本治愈率和显效率比较均有显著性差异。加用川芎嗪穴位注射治疗可提高脑梗死治疗效果及肢体功能恢复效果。

殷氏观察丹参川芎嗪对急性脑梗死患者神经功能改善情况进一步探讨丹参川芎嗪的作用机制。丹参川芎嗪治疗急性脑梗死 68 例并与复方丹参组（对照组）进行比较。丹参川芎嗪治疗急性脑梗死总有效率近 95.59％，较对照组的总有效率 80.95％ 高，且前者有明显降脂作用。丹参川芎嗪疗效较复方丹参为优，且安全可靠。

龙氏缺血性脑卒中的病理、生理基础包括发作时钙离子内流、氧自由基反应兴奋性神经介质释放等一系列连锁反应。川芎嗪通过拮抗内皮素、阻断钙通道、α1-受体阻断作用、调节 TXA2/PCI2 平衡、增加细胞内 CGMP 含量、激活大电导 Kca 等作用，扩张血管、降低血压。

李氏分别用黄芪联合川芎嗪(观察组)和维脑路通(对照组)治疗急性脑梗死(ACI)患者,比较其临床疗效及血液流变学参数。观察组总有效率高于对照组;两组血液流变学指标均改善,尤以观察组改善明显。表明黄芪注射液联合川芎嗪治疗 ACI 疗效优于维脑路通。

段氏认为短暂性脑缺血发作是颈动脉系统或椎-基底动脉系统短暂的、可逆的、反复的急性脑缺血发作。其病因多为血管微栓塞、脑血管痉挛、血液学异常及血流动力学改变,临床主要表现为颈内动脉系统缺血所致的偏瘫、讲话困难、意识模糊、一过性晕厥和椎-基底动脉系统缺血所致的跌倒发作、眩晕、共济失调、吞咽困难、突发耳聋、复视、视野缺失,短暂遗忘等。治疗上多采用抗血小板药物、抗凝剂及改善脑血循环药物。收治短暂性脑缺血发作病例 63 例,随机对照观察应用川芎嗪与丹参的疗效。

谈氏观察联合应用蚓激酶和降纤酶川芎嗪治疗急性脑梗死的疗效。将 76 例急性脑梗死患者随机分为两组进行观察。治疗 2 周后,观察组和对照组总有效率分别为 97.5% 和74.4%。两组差异有显著性。两组的血液流变学指标均有明显改善,以观察组为佳。蚓激酶联合降纤酶、川芎嗪治疗急性脑梗死优于单独应用后两者。

杨氏观察川芎嗪治疗Ⅱ型糖尿病并急性脑梗死的临床疗效。将确诊的 80 例Ⅱ型糖尿病合并急性脑梗死患者随机分为两组,对照组加例采用常规西医控制血糖、脱水、降压、脑保护剂等治疗,治疗组在对照组治疗的基础上加用川芎嗪静脉滴注的方法治疗,观察其疗效。治疗组有效地抑制或减少了缺血半暗带的神经细胞功能损害,有效地改善了脑组织微循环和脑能量代谢,未见任何副作用。川芎嗪是配合常规西医治疗Ⅱ型糖尿病并急性脑梗死的理想药物之一。

段氏观察脑苷肌肽联合川芎嗪注射液治疗脑栓塞的临床疗效。治疗组 48 例脑栓塞患者应用脑苷肌肽注射液 20ml、川芎嗪注射液 160mg 静滴,每日 1 次,14 天为 1 个疗程。另选48 例作为对照组,采用胞二磷胆碱注射液、川芎嗪注射液治疗。治疗前后进行神经功能缺损评分和生活能力状态级别评分,并进行临床疗效评定。治疗组神经功能缺损评分显著减少,病残程度显著改善,治疗组显效率 79.16%,高于对照组 58.33%。脑苷肌肽联合川芎嗪注射液能明显降低脑栓塞患者神经功能缺损程度,提高患者的生活质量,具有可靠的疗效及安全性。

董氏认为急性脑梗死病死率、致残率极高,目前的治疗方主要是溶栓、抗血小板聚集、抗凝、改善循环、减轻脑水肿和神经保护等。其中缺血再灌注损伤是脑梗死临床治疗的关键之一。自由基连锁反应是缺血再灌注损伤的核心病理环节,如何阻断连锁反应,保护缺血神经元,尽快恢复缺血期血流显得尤为重要。近年来依达拉奉、川芎嗪、丹参等广泛应用于临床,在缺血性脑血管病的应用中取得了很好的疗效,应用川芎嗪和依达拉奉联合治疗急性脑梗死 94 例,获得较好疗效。

胡氏观察前列地尔(脂微球制剂)治疗急性脑梗死的疗效。急性脑梗死患者 86 例,分为前列地尔组 46 例,川芎嗪组 40 例。前列地尔组给予前列地尔 20μg 加入 5% 葡萄糖 100m,静脉滴注每天 1 次;川芎嗪组给予川芎嗪 200mg 加入 5% 葡萄糖 500ml,静脉滴注每天 1 次,两组疗程均为 15 天。前列地尔组总有效率 91%,明显高于川芎嗪组的 80%。两组治疗前后神经功能缺损评分和生活能力(ADL)指数评分有显著和非常显著意义,两组治疗前后血液流变学指标差异有显著和非常显著意义。前列地尔是治疗急性脑梗死疗效较佳的药物。

周氏观察大剂量川芎嗪治疗急性脑梗死的临床疗效。将脑梗死患者 138 例随机分为大剂量川芎嗪组（治疗组）80 例、一般剂量川芎嗪组（对照组）58 例分别治疗。治疗组总有效率 97.50%，对照组总有效率 96.55%，两组比较无显著性差异；但治疗组基本治愈率为 61.25%，对照组基本治愈率为 39.66%，两组比较基本治愈率有显著性差异。大剂量川芎嗪治疗急性脑梗死疗效显著。

陈氏认为脑梗死是指颅内供应脑部的动脉血管壁发生病理改变、血管腔狭窄，最终完全闭塞引起相应供血部位的脑组织发生梗死性坏死。脑梗死具有发病率、致残率和病死率都高的特点，已成为严重危害人类健康的疾病之一。应用盐酸川芎嗪联合奥扎格雷钠治疗急性脑梗死，疗效显著。

占氏探讨川芎嗪治疗急性颅脑损伤的临床疗效和用药安全性。96 例符合研究条件的急性颅脑损伤患者，随机分为川芎嗪治疗组 48 例和常规治疗组 48 例进行对比研究。观察治疗期间不同时期 GCS 评分，治疗结束后及康复期 GOS 评分。川芎嗪治疗组 GCS 评分在用药 7 天后开始明显优于对照组，在 2 周的治疗期结束后和 4 个月后随访进行 GOS 评分，治疗组明显优于对照组。随访结束后评定病死率，治疗组死亡 5 例（10.4%），对照组死亡 12 例（25.0%），显示两组间差异有统计学意义。早期应用川芎嗪治疗急性颅脑损伤疗效好，川芎嗪不良反应少，能明显降低病死率，改善预后，治疗过程中未见明显不良反应。

李氏观察丹参川芎嗪联合奥扎格雷钠治疗急性脑梗死的，临床疗效和对血液流变学的影响，从而探讨其治疗机制。72 例急性脑梗死患者随机分为两组，对照组 36 例采用常规基础疗法，治疗组 36 例在常规基础疗法的同时给予丹参川芎嗪、奥扎格雷钠注射液静脉滴注，治疗前后比较两组患者临床疗效、神经功能缺损评分及血液流变学的变化。治疗组临床疗效、神经功能缺损评分明显减少，与对照组比较有显著性差异，能发挥抗血栓、溶栓、保护缺血细胞的作用。

陈氏探讨川芎嗪治疗脑血栓的临床疗效。将 90 例脑血栓患者随机分为治疗组 60 例，对照组 30 例。治疗组采用川芎嗪 200mg 加入生理盐水 250ml 静滴，每日 1 次，15 天为 1 疗程。对照组复方丹参 20ml 加入 0.9% 氯化钠 250ml 静滴，每日 1 次，15 天为 1 个疗程。治疗组总有效率有显著差异，治疗组疗效优于对照组。川芎嗪治疗脑血栓效果显著。

帅氏用盐酸川芎嗪注射液治疗脑梗死病人 50 例，临床取得较好的疗效。入选病例共 50 例，全部为住院患者，男 42 例，50～82 岁，女 8 例，60～75 岁，按《实用内科学》第十版的诊断标准，并根据头颅 CT 检查或脑磁共振检查结果，诊断为脑梗死。其中多部位腔隙性梗死 36 例，左侧基底节梗死 10 例，侧脑室前角梗死 4 例，直径均 < 15mm。临床表现多偏瘫，肢体麻木，失语或口齿不清，全身乏力，面瘫；原有糖尿病史 10 例，高血压病史 23 例，高脂血症史 10 例，冠心病史 5 例，房颤史 2 例。

邓氏观察川芎嗪注射液对脑梗死患者血液流变学指标的影响。观察 51 例脑梗死患者接受川芎嗪注射液治疗前后的血液流变指标。川芎嗪注射液治疗前后，男性组红细胞压积、低切变率全血黏度、红细胞变形指数、红细胞聚集指数及纤维蛋白原均有明显变化，有统计学意义，特别是红细胞变形指数和红细胞聚集指数，具有统计学意义。女性组血浆黏度、全血黏度、红细胞变形指数、红细胞聚集指数及纤维蛋白原均有明显变化，具有统计学意义。川芎嗪注射液显著降低纤维蛋白原和低切变率条件下的全血黏度和血浆黏度及红细胞聚集指数，具有改善脑缺血、减轻临床症状的作用。

赵氏探讨纳洛酮与川芎嗪联合治疗急性脑卒中的临床疗效。将178例急性脑卒中患者，随机分为川芎嗪组68例，川芎嗪加纳络酮组60例，对照组50例。对照组给予常规吸氧，抗凝，脱水降颅压，控制血压，扩充血容量。川芎嗪组在对照组的基础上给予川芎嗪100ml静滴每天2次，连用14天，川芎嗪加纳络酮组在川芎嗪组的基础上加用盐酸纳洛酮2mg静滴每天1次，连用14天。川芎嗪组与川芎嗪加纳络酮组的疗效与住院天数等方面均明显优于与对照组；川芎嗪加纳络酮组疗效住院天数优于川芎嗪组。川芎嗪在治疗急性脑卒中中的效果肯定，能明显改善脑缺血患者的功能恢复，降低致残率。与纳洛酮合用效果更明显。此方案为急性脑卒中的治疗提供了一种新的治疗措施。

王氏观察川芎嗪治疗急性脑梗死的临床疗效及安全性。将99例急性脑梗死患者随机分为两组，对照组49例采用常规治疗；治疗组50例在常规治疗基础上加用川芎嗪。评价治疗前后神经功能缺损评分的变化及疗效，监测用药前后脑出血等并发症的发生情况及凝血功能、肝肾功能的变化。治疗组神经功能缺损评分改善较对照组明显，有显著性差异；治疗组和对照组有效率分别为83.7%、66%，有统计学意义。两组梗死后出血等发生情况无显著性差异。川芎嗪治疗急性脑梗死安全有效。

胡氏观察应用川芎嗪注射液静滴并穴位注射治疗急性脑梗死临床疗效及不良反应。设治疗组和对照组，对其治疗前后部分指标进行对比，统计其有效率。川芎嗪注射液治疗组总有效率83.3%，对照组总有效率66.7%。川芎嗪注射液静滴并穴位注射对急性脑梗死患者治疗安全有效，不良反应少可作为治疗急性脑梗死患者的有效方法之一。

王氏观察川芎嗪联合胞二磷胆碱对急性脑梗死的疗效。对55例急性脑梗死患者随机分成治疗组30例，用川芎嗪注射液250ml，0.9%NS加胞二磷胆碱注射液0.75~1.0g静滴，每天1次，共14天；对照组25例用低分子右旋糖酐500ml，加维脑路通注射液1.0g静滴，每天1次，共14天。治疗组、对照组总有效率分别为86.6%、72%。川芎嗪联合胞二磷胆碱治疗急性脑梗死安全有效。

闫氏认为目前脑卒中是人类致死主要病因之一，缺血性脑血管疾病占全部脑卒中病例的43%~65%，缺血性脑血管病是临床常见的多发病，其诊断不难，治疗方法较多，但疗效不一。为了探讨更好的缺血性脑血管疾病治疗方法，提高生活质量，闫氏应用川芎嗪注射液治疗缺血性脑血管疾病50例，疗效显著。

田氏观察同仁堂化瘀丸联合丁苯酞治疗缺血性脑卒中的临床疗效。将68例脑卒中患者随机分为治疗组和对照组，治疗组口服同仁堂化瘀丸、丁苯酞胶囊，对照组口服维脑路通片和川芎嗪注射液静脉滴注两组各用药1个月后进行神经功能缺损评分和疗效评价，并评价其预后。神经功能缺损评分，治疗前两组比较，差异无统计学意义，治疗后两组比较差异有统计学意义。治疗后治疗组总有效率明显高于对照组。

武氏等观察地塞米松和川芎嗪对脑出血微创血肿引流术后残余血肿和血肿周围水肿、瘫痪肢体FMA量表的影响及用药的安全性。选取头颅CT确诊的基底节区出血量在45~70ml的患者27例，发病后72小时内进行微创血肿引流术，拔除引流管当日即给予地塞米松10mg/d，连用7天后减量停用，川芎嗪200mg/d，连用14天。同时以行微创血肿引流术后未用地塞米松和川芎嗪的25例脑出血患者作为对照。测定术前、术后24小时、7、14、21天CT上的血肿体积和水肿体积，评定术前、术后7、14、21天FMA量表，并对与用药有关的并发症进行比较，观察终止点在术后第21天。结果表明，地塞米松和川芎嗪对脑出血微创血肿引流术后血肿的吸收有促进作用，对血肿周围水肿有抑制作用，能提高患侧肢体肌力，但不增加脑出血微创血肿引流术后早期并发症的发生率。

袁氏等观察加用川芎嗪注射液治疗急性高血压脑出血的临床疗效。31 例急性高血压脑出血患者分成两组。对照组 30 例常规治疗，治疗组 31 例在常规治疗基础上，予以川芎嗪注射液 200mg 静脉滴注，每日 1 次，疗程 2 周。结果：治疗组的显效率、总有效率、血肿吸收率均优于对照组，并且能减轻甘露醇的损害肾脏的副作用。结论：加用川芎嗪注射液治疗急性高血压脑出血能提高疗效，促进血肿吸收，减轻肾脏损害。

李氏等评价川芎嗪联用白蛋白在治疗急性脑出血微创术后的作用。将 45 例急性脑出血微创术后患者随机分为两组，治疗组采用川芎嗪及白蛋白治疗，对照组采用常规内科方法治疗，观察患者术后 1 天及 15 天的神经功能缺损评分及脑水肿面积，并观察两组临床疗效。结果显示两组患者临床疗效、神经功能缺损评分、脑水肿面积均有明显差异，治疗组优于对照组，其中治疗组总有效率 92%，术后 15 天灶周最大水肿面积（2.43 ± 0.35）cm^2，神经功能缺损评分（11.44 ± 3.75）分；对照组分别为 65%，（3.08 ± 0.87）cm^2 和（18.55 ± 4.74）分。表明川芎嗪联用白蛋白能有效地减少急性脑出血患者微创术后血肿及周围水肿对脑组织的压迫，提高临床治愈率，减少病死率。

和氏等随机选择住院病人分为两组，治疗组 30 例，男性 19 例，女性 11 例。年龄38 岁~82 岁，平均 60 岁；对照组 28 例，男性 18 例，女性 10 例，年龄 42 岁~77 岁，平均59 岁。诊断根据病史、临床表现、头颅 CT。2 组治疗前后均检查血、尿常规，肝、肾功能，血糖、血脂、血钾、钠、氯，心电图，头颅 CT 等。病程均在发病后 3 天内，出血量在25ml 以下，出血部位治疗组脑干出血 2 例（1 例 8ml，1 例 2ml），外囊出血 4 例，蛛网膜下腔出血 3 例，基底节区出血 21 例。对照组脑干出血 1 例（1.5ml），外囊出血 3 例，蛛网膜下腔出血 2 例，底节区出血 22 例。活血化瘀选择时间是在发病 4 天后，生命体征和病情平稳时，出血量在 25ml 以下者。凡出血在 25ml 以上，生命体征和病情不平稳者，均不作为观察对象。治疗方法：2 组均给能量合剂，脱水降颅后，清除自由基，降血压等对症治疗。治疗组同时加用川芎嗪 160mg 加生理盐水 200ml，静点，每日 1 次，20 天为 1 疗程。对照组同时给安慰剂（安瓿大小、含量、颜色与川芎嗪完全相同）4 支加生理盐水 200ml，静点，每日 1 次，20 天为 1 疗程。治疗 1 周作 1 次头颅 CT，观察血肿吸收情况，直到血肿完全吸收停止治疗和检查。头颅 CT 观察结果显示：治疗组 30 例中有 1 例因经济困难，好转出院，另 1 例因用川芎嗪出现皮疹而停药，其余 28 例观察血肿完全吸收，17 例为 21 天，7 例为14 天，3 例为 28 天，1 例为 7 天，平均 19.5 天。对照组 28 例中血肿完全吸收情况，1 例为63 天完全吸收，17 例为 42 天，10 例为 28 天，平均 38 天。川芎嗪治疗组血肿吸收快，优于对照组，统计学有显著性差异。30 例中除有一例出现皮疹外（停药后很快消退），无任何其他毒副作用。

刘氏等探讨中医药对高血压性中、大量脑出血患者血肿清除术后疗效的影响，采用随机对照方法对 83 例患者进行治疗观察，其中治疗组 43 例，对照组 40 例。治疗组在血肿清除术后，按常规用量的半量使用脱水剂，同时鼻饲中药通腑醒神胶囊和脑脉Ⅰ号或Ⅱ号胶囊，静滴清开灵或川芎嗪；对照组在血肿清除术后，常规使用脱水剂及三磷酸腺苷（ATP）、辅酶 A。结果显示治疗组急性期病死率为 13.9%，对照组为 37.5%；治疗后 6 个月存活患者疗效比较，2 组差异有显著性；在生活能力（ADL）方面，2 组治疗后 28 天比较，差异无显著性，治疗后 6 个月存活患者比较，差异有显著性，说明治疗组疗效优于对照组。同时，观察到有使用中药的治疗组患者的血液流变学及血脂均有较好的改善。从而推测中药可能有改善脑部血液循环，促进受损脑组织恢复的作用。

李氏等应用川芎嗪和硫酸镁联合治疗高血压动脉硬化性脑出血吸收期 30 例，并以常规疗法为对照组进行 CT 观察。用药后治疗组血肿平均吸收速度每周 8.1ml，对照组 5.1ml，3 周内血肿全部吸收者，治疗组 25 例，对照组 18 例，经统计学处理有显著差别。患肢肌力治疗组提高 1～2 级 15 例，提高 3 级者 10 例，对照组分别为 10 例、5 例。在治疗过程中无副作用发生。本组实验说明川芎嗪和硫酸镁中西药结合治疗脑出血恢复期，可促进血块较早吸收，使病人早日痊愈。

顾氏探讨舒血宁对脑梗死的疗效。62 例脑梗死患者随机分为两组，治疗组用舒血宁注射液 20ml 加入 5% 葡萄糖或生理盐水 250ml 中静脉滴注 1 次/d，对照组用 5% 葡萄糖 250ml 加盐酸川芎嗪注射液 120mg 静脉滴注，1 次/d，按 1995 年全国脑血管病学术会议制定的脑梗死判定标准判断疗效。结果显示治疗组用药前后血液流变学各项指标均显著改善，表明血宁注射液治疗脑梗死疗效好。

龚氏探讨步长脑心通联合川芎嗪治疗急性脑梗死临床疗效。选择 74 例急性脑梗死患者，随机分为治疗组和对照组。对照组采用常规治疗，治疗组在对照组基础上给予步长脑心通和川芎嗪。在治疗前后，对两组患者进行神经功能缺损程度评分，并观察疗效。结果显示治疗组神经功能缺损程度改善情况及疗效均优于对照组，表明步长脑心通联合川芎嗪治疗效果显著，能够改善患者神经功能，优于常规治疗。

莫氏等观察丹参酮与川芎嗪注射液治疗急性脑梗死中风病气虚血瘀证的临床疗效，比较并探讨中医药制剂静脉药物是否需要临床辨证论治选药。80 例采用随机、平行对照的方法分为两组，每组 40 例。丹参酮组：用丹参酮 II-A 磺酸钠注射液 60mg 静滴，每日 1 次；川芎嗪组：用盐酸川芎嗪注射液 80mg 静滴，每日 1 次，两组均治疗 14 天。结果显示在中风病的疗效判定、中风病的中医症候疗效判定、临床神经功能缺损程度评分比较中，丹参酮组均优于川芎嗪组，表明丹参酮与川芎嗪注射液治疗急性脑梗死中风病气虚血瘀型疗效肯定，且丹参酮注射液疗效优于川芎嗪注射液。同时也证实了活血化瘀药丹参与川芎之间，丹参偏活血，川芎偏行气之功效，基本证明了中药制剂静脉用药的辨证选药可以提高临床疗效。

杨氏观察丹红注射液对脑梗死患者的临床神经功能恢复的影响。将 120 例脑梗死患者随机分为治疗组（60 例）与对照组（60 例）。治疗组应用生理盐水 250ml 加丹红注射液 20ml 静脉输注，每日 1 次，共治疗 15 天；对照组应用生理盐水 250ml 加川芎嗪注射液 2ml 静脉输注，每日 1 次，共 15 天。分别于治疗前和治疗后 15 天用美国国立卫生院卒中量表（NIHSS）评分进行神经功能评定。结果显示，两组治疗后 NIHSS 评分均下降，与治疗前比较差异有统计学意义；但治疗组下降程度优于对照组。表明丹红注射液能够有效地促进临床神经功能恢复。

陈氏等观察丹参川芎嗪注射液治疗脑梗死的临床疗效。选择 120 例脑梗死患者，随机分为两组，均予西医常规治疗，治疗组 60 例另予丹参川芎嗪注射液静滴，对照组 60 例予以血塞通注射液治疗；疗程均为 14 天。结果显示治疗组疗效明显优于对照组。表明丹参川芎嗪注射液治疗脑梗死疗效显著。

　　胡氏等观察奥扎格雷钠联合川芎嗪治疗急性脑梗死的疗效。将60例急性脑梗死患者随机分为治疗组和对照组各30例。对照组应用常规内科治疗；治疗组在此基础上加用奥扎格雷钠与川芎嗪注射液静脉滴注，疗程14天。观察并对比两组治疗前后的神经功能缺损评分和疗效。结果显示两组治疗前后NDS均有显著统计学差异，治疗后治疗组NDS改善较对照组更明显；治疗组总有效率高于对照组。表明奥扎格雷钠联合川芎嗪是治疗急性脑梗死的有效方法之一。

　　毛氏等探讨川芎嗪和巴曲酶治疗急性脑梗死的疗效。将急性脑梗死患者74例随机分为治疗组36例和对照组38例，两组均在发病后6~72小时内给药，治疗组给予川芎嗪、巴曲酶治疗，对照组给予血栓通治疗，治疗前后对神经功能缺损程度进行评价并观察两组疗效。结果显示治疗组治愈率明显高于对照组，神经功能缺损程度的恢复也显著优于对照组。治疗组治疗后血浆比黏度、纤维蛋白原、红细胞凝集指数均较治疗前有所改善，对照组仅高切、低切较治疗前明显改善两组治疗后血液流变学各项指标差异无统计学意义。表明川芎嗪和巴曲酶联合治疗急性脑梗死效果优于血栓通。

　　周氏等观察盐酸川芎嗪治疗急性脑梗死临床疗效。100例患者随机分成治疗组和对照组各50例，在常规治疗基础上治疗组用盐酸川芎嗪，对照组用低分子右旋糖酐-40。用χ^2检验进行统计分析。结果显示治疗组疗效明显高于对照组。表明盐酸川芎嗪对急性脑梗死有明显疗效。

　　王氏观察川芎嗪联合甘油果糖治疗脑梗死的疗效。选择脑梗死病例92例为治疗组，给予盐酸川芎嗪联合甘油果糖治疗；选择以低分子右旋糖酐为主治疗的92例患者为对照组。两组患者的年龄、性别、病情等经统计学处理无显著性差异。结果显示川芎嗪联合甘油果糖治疗脑梗死有效率明显提高，治疗前后两组对比有显著性差异。表明川芎嗪联合甘油果糖治疗脑梗死是一种有效的治疗方法。

　　徐氏观察川芎嗪注射液治疗急性脑梗死的疗效。将60例急性脑梗死患者随机分为治疗组30例，应用川芎嗪注射液100ml，每日静滴1次；对照组30例，用丹参注射液16ml，加入250ml生理盐水中，每日静滴1次，共用14天，观察两组治疗前后神经功能缺损评分和日常生活活动能力恢复情况。结果显示治疗组总有效率83.3%，高于对照组63.3%，治疗组日常生活活动能力恢复优于对照组。表明川芎嗪注射液治疗急性脑梗死疗效较好。

　　徐氏观察川芎嗪注射液治疗急性脑梗死的疗效及对血液流变学的影响。将急性脑梗死患者71例随机分为观察组36例和对照组35例。对照组采用常规治疗，观察组在常规治疗基础上加用川芎嗪注射液。观察治疗后临床疗效、神经功能缺损及血液流变学变化。结果显示治疗组总有效率83.3%，对照组68.6%，两组比较，差异有显著性意义；观察组血液流变学参数有明显改善。表明川芎嗪注射液对急性脑梗死与常规治疗有协同作用。

　　曹氏等观察川芎嗪注射液联合盐酸纳洛酮对急性脑梗死的疗效。对57例急性脑梗死患者随机分为治疗组31例，用川芎嗪注射液250ml，每天1次，共14天，4.0mg盐酸纳洛酮注射液静脉滴注，每天1次；对照组26例用血栓通12ml静脉滴注，每天1次，肠溶阿司匹林150mg，每天1次，共14天。结果在用药的第7、14、15天以后（出院时）进行疗效评定。治疗组总有效率为90.3%，对照组有效率61.5%。表明川芎嗪联合纳洛酮治疗急性脑梗死疗效确切，安全性高。

　　蒙氏等观察比较盐酸川芎嗪注射液联用氦氖激光血管内照射（ILIB）与单用ILIB治疗急

性脑梗死患者的临床疗效。盐酸川芎嗪注射液联用 ILIB 治疗 60 例(治疗组)与单用 ILIB 治疗 40 例(对照组),均为每日 1 次,总疗程为 20 次,观察疗效及血液流变学指标的变化。结果治疗组基本治愈,显效率 83.3%,非常显著优于对照组的 25%,治疗组总有效率 93.3%,明显优于对照组的 75%。表明盐酸川芎嗪注射液联用 ILIB 和单用 ILIB 治疗急性脑梗死均有一定疗效,但治疗组疗效显著优于对照组。

王氏观察川芎嗪联合胞二磷胆碱对急性脑梗死的疗效。对 55 例急性脑梗死患者随机分成治疗组 30 例,用川芎嗪注射液 250ml,0.9% NS 加胞二磷胆碱注射液 0.75～1.0g 静滴,每天 1 次,共 14 天;对照组 25 例用低分子右旋糖酐 500ml,加维脑路通注射液 1.0g 静滴,每天 1 次,共 14 天。结果治疗组、对照组总有效率分别为 86.6%、72%。表明川芎嗪联合胞二磷胆碱治疗急性脑梗死安全有效。

朱氏等探讨川芎嗪注射液治疗动脉血栓性脑梗死的临床疗效。选择适合进行临床观察的动脉血栓性脑梗死 42 例,随机分为两组。治疗组 23 例静脉滴注川芎嗪注射液 120mg,每天 1 次加常规西药治疗;对照组 19 例常规西药治疗,疗程均在 2 周或以上。结果显示治疗组疗效与对照组差异有统计学意义,治疗组治疗 2 周后神经功能缺损评分优于对照组,且使用川芎嗪未出现任何不良反应。表明川芎嗪治疗动脉血栓性脑梗死安全有效。

曲氏观察低分子肝素钙治疗短暂性脑缺血发作(TIA)的临床疗效。将 138 例 TIA 患者按随机原则分为治疗组 71 例和对照组 67 例,两组均给予促进脑部血液循环、调节血脂、营养神经细胞等基础治疗,治疗组在此基础上加用低分子肝素钙 5000U,腹壁皮下注射,每 12 小时 1 次,连用 7 天;对照组给予低分子右旋糖酐 500ml+川芎嗪 100mg 静脉滴注,每天 1 次,疗程 14 天。疗程结束后 TIA 发作控制率治疗组和对照组分别为 97.18% 和 73.91%,随访 6 个月,治疗组治愈率、总有效率均明显高于对照组,差异有统计学意义,两组治疗期间及治疗后均未发现明显不良反应。低分子肝素钙对短暂性脑缺血发作疗效显著,不良反应少,无需监测出凝血时间,使用方便安全。

井氏等观察降纤酶治疗短暂性脑缺血发作(TIA)的临床效果。对 86 例 TIA 患者分别采用降纤酶和川芎嗪联合葛根素进行治疗,采用经颅多普勒超声(TCD)检查观察两组患者的血流动力学变化。结果:治疗组 48 小时内、2 周内 TIA 发作被控制、转为脑梗死的疗效较对照组优;与对照组相比,治疗组应用降纤酶后,血流速增快与血流速缓慢者平均流速改善明显,血浆黏度、红细胞压积、血小板凝聚率、纤维蛋白原含量都有明显的下降。表明降纤酶针对 TIA 的多个危险因素有明显改善作用,是治疗 TIA 安全、有效的药物。

胡氏观察川芎嗪注射液联合辛伐他汀治疗短暂性脑缺血发作(TIA)的临床疗效。选取 TIA 患者 94 例,随机分成两组。对照组 47 例,给以控制血压、血糖,降脂,口服阿司匹林肠溶片 100mg,每天 1 次;治疗组 47 例,在对照组基础上加用川芎嗪注射液 160～200mg,加入 0.9% 氯化钠注射液 250ml 静脉滴注,每天 1 次,10 天为 1 程,连续 3 个疗程;口服辛伐他汀 20mg,每晚 1 次,10 天为 1 程,连续 3 个疗程。观察治疗后两组 TIA 发作及半年内缺血性脑血管疾病发生情况。用药后两组症状均有好转,治疗组总有效率 93.6%,明显优于对照组 80.8%;治疗组半年内缺血性脑血管疾病发生率明显低于对照组。表明川芎嗪注射液液联合辛伐他汀治疗短暂性脑缺血发作有明显的治疗效果。

张氏观察丹参川芎嗪注射液治疗短暂性脑缺血(TIA)频繁发作的临床疗效。将 78 例 TIA 频繁发作患者随机分为两组,其中治疗组 40 例,应用丹参川芎嗪注射液 10ml 加入

0.9%生理盐水 200ml 静脉滴注，每日 1 次；对照组 38 例，应用血塞通注射液 10ml 加入
0.9%生理盐水 200ml 静脉滴注，每日 1 次。两组疗程均为 14 天。结果显示治疗组的有效率
为 95.00%，对照组为 57.89%，两组比较具有显著性差异；两组治疗前后血液流变学比较
亦具有显著性差异。表明丹参川芎嗪注射液治疗 TIA 频繁发作具有较好的疗效。

王氏观察川芎嗪注射液对短暂脑缺血发作患者血液流变学指标的影响。以自身对照方
式，观察 54 例短暂脑缺血发作患者接受川芎嗪注射液治疗前后的血液流变学指标。结果：
川芎嗪注射液治疗前后红细胞压积、低切变率全血黏度、红细胞变形指数、红细胞聚集指
数及纤维蛋白原均有明显变化，存在显著差异，特别是红细胞变形指数和红细胞聚集指数，
具有显著差异。表明川芎嗪注射液能显著降低纤维蛋白原和低切变率条件下的全血黏度和
血浆黏度及红细胞聚集指数，具有改善脑缺血、减轻临床症状的作用。

吴氏观察川芎嗪注射液治疗短暂性脑缺血发作(TIA)的疗效。选择符合诊断标准的住院
病人 196 例，随机分为治疗组、对照组各 98 例，对照组给予常规治疗 15 天，治疗组在常规
治疗基础上加用川芎嗪注射液 160mg(200ml)，每天 1 次静点，15 天为 1 个疗程。结果：对
照组显效率 51.0%、有效率 23.5%，总有效率 74.5%；治疗组显效率 64.3%，有效率
26.5%，总有效率 90.8%，两组总有效率比较有显著性差异。表明川芎嗪注射液治疗短暂
性脑缺血发作疗效显著，安全可靠。

周氏等观察两种不同剂型的川芎嗪注射液对急性脑梗死患者的临床疗效。对 120 例急
性脑梗死患者随机分组，试验组使用盐酸川芎嗪葡萄糖注射液，对照组用川芎嗪注射液治
疗 21 天，观察治疗后神经功能缺损评分及日常生活 BI 指数变化，并进行两组间比较。结
果：治疗后两组神经功能缺损评分和 BI 指数均有显著性变化，但两组间两项指标均无显著
性差异。表明两种制剂的川芎嗪注射液均能改善急性脑梗死患者的神经功能，对患者的日
常生活能力也有改善。

孙氏观察急性脑梗死(ACI)患者脑循环动力学改变及川芎嗪对急性缺血性脑损伤的保
护作用。选取发病时间在 72 小时以内的颈内动脉系统 ACI 患者 185 例，每日静脉滴注川芎
嗪注射液 200ml，疗程 14 天，于治疗后不同时间点分别观察脑循环动力学参数(CVDI)、血
压、心率、心电图的变化。结果：ACI 患者经川芎嗪注射液治疗后 CVDI 均有明显变化。与
用药前比较治疗后第 7 天相对平均血流量、平均血流速度、最大血流速度、最小血流速度
和压差分别增加 45.39%、23.33%、44.64%、185.20% 和 97.12%，脑血管周围阻力、特
性阻抗、波传导速度、动态阻力、临界压力分别降低了 55.34%、23.12%、30.93%、
22.91% 和 49.19%，尤以最小血流速度和脑血管外周阻力改变显著，差异具有极显著意义。
表明 ACI 可引起脑循环动力学异常改变，川芎嗪对 ACI 导致的脑缺血等损伤有保护作用。

第七节　在运动系统疾病中的研究与应用

一、运动系统疾病

吕氏观察川芎嗪注射液对兔骨关节炎模型的治疗作用。12 只新西兰兔，利用 Hulth 法
建立兔膝关节的骨关节炎模型，术后 4 周膝关节腔内给药。依照注射药物不同将 24 只膝关

节分为 A 组(川芎嗪组)，B 组(透明质酸钠组)，C 组(生理盐水组)。注药 4 周后，处死动物，采用组织学方法和透射电镜技术观察膝关节软骨组织的退变情况。川芎嗪组和透明质酸钠组膝关节骨关节炎的病变程度明显轻于生理盐水组；川芎嗪组和透明质酸钠组骨关节炎的病变程度差异无统计学意义。

李氏探讨川芎嗪含药血清干预软骨细胞周期的作用机制。取 4 周龄新西兰兔膝关节关节软骨 Ⅱ 型胶原酶消化，建立软骨细胞体外培养体系，体外培养第三代软骨细胞随机分为 3 组，分别加入培养液、空白血清、含药血清继续培养 24 小时、48 小时后，采用流式细胞仪检测软骨细胞周期的变化。流式细胞仪细胞周期检测显示川芎嗪含药血清能够刺激软骨细胞由 G0/G1 期进入 S 期和 G2/M 期，并呈现时间的依赖性，干预 48 小时后 G0/G1 期细胞比例降低，S 期与 G2/M 期细胞之和增加，与正常组、空白组有显著性差异。

徐氏观察川芎嗪股外侧皮神经注射治疗对 Bernhardt-Both 综合征的疗效及对红细胞参数的影响。将符合 Bernhardt-Both 综合征入选标准的 60 例患者随机分为 2 组，常规消毒局部皮肤，局麻后，在髂前上棘下约 10cm 之缝匠肌处，用 9 号腰穿针垂直进针注入药液(治疗组为盐酸川芎嗪注射液 2ml 配合利多卡因 1ml，对照组单用利多卡因)，每 3 天 1 次，连续 8 次，停药后评价疗效。治疗组临床有效率、复发率均优于对照组；两组治疗后红细胞参数检测各项结果比较，差异均有统计意义；治疗组止痛起效时间、疼痛消失时间、治疗前后疼痛病情比较均优于对照组。

陈氏观察川芎嗪对大鼠胶原性关节炎滑膜血管生成及 VEGF 表达的影响。Ⅱ 型胶原皮内注射诱导 Wistar 大鼠关节炎，给予不同剂量的川芎嗪连续灌胃 30 天。检测关节炎指数积分和炎症足垫厚度，免疫组化计算滑膜微血管密度，Western Blot 和 RT-PCR 方法分别检测滑膜血管内皮生长因子蛋白和 mRNA 的表达。100mg/(kg·d)川芎嗪组的大鼠关节炎指数和足垫厚度均低于生理盐水组；滑膜微血管密度降低，VEGF mRNA 表达及 VEGF 蛋白表达也明显减少，与模型组相比差异均有显著性。

熊氏观察应用动力髁螺钉结合川芎嗪注射液治疗股骨髁上骨折的疗效。58 例股骨髁上骨折患者随机分为 2 组，对照组(28 例)和治疗组(30 例)，两组均应用动力髁螺钉治疗，治疗组加用川芎嗪注射液治疗，治疗后进行膝关节功能评价，并记录骨愈合时间。治疗组与对照组相比骨折愈合时间提前，且膝关节功能评价结果明显优于对照组。

熊氏观察川芎嗪注射液结合动力髁螺钉治疗股骨髁上骨不连的疗效。股骨髁上骨不连 73 例患者随机分为对照组 36 例，治疗组 37 例两组均应用动力髁螺钉治疗，治疗组加用川芎嗪注射液治疗。进行治疗后的疗效评价，记录骨不连愈合时间和测定疼痛指数。结果显示，加用川芎嗪注射液的治疗组疗效优于对照组。

邓氏认为手指甲根以远手指离断最有效的治疗方法之一是指尖再植术。指尖再植术后抗凝治疗是手术成败的关键之一。肝素是传统的抗凝药物，但肝素的副作用使得其临床应用受到很大限制。找寻一种低毒高效的替代药物具有积极的临床意义。邓氏对 18 例指尖离断患者行指尖再植术，术后静滴川芎嗪注射液作为抗凝药物，具有较好的疗效。

邹氏认为骨折后骨化性肌炎为骨科常见并发症，由于骨折多伴有肌肉、肌腱损伤，形成血肿机化钙质沉着，多影响功能。收治 200 余例，采用血栓通联合川芎嗪、三磷酸腺苷治疗，收到良好疗效。

黄氏认为骨性关节炎(Osteoarthritis OA)是一种常见的骨关节疾病；是以受累关节疼痛、

功能障碍为主要临床表现，以关节软骨退变为主要病理特征的临床综合征；是中老年人常见的骨关节疾病。因病程长，病情易反复，且目前尚未找到特别有效的治疗方法，给患者工作及生活等带来诸多不便。采用玻璃酸钠联合川芎嗪关节腔内注射治疗本病 40 例，收到较好疗效。

胡氏探讨川芎嗪关节腔内注射对膝骨关节炎的治疗作用。71 例膝骨关节炎患者随机分为两组，分别予盐酸川芎嗪注射液或透明质酸钠注射液膝关节腔内注射，每周 1 次，连续 5 周，随访 3 月。参照 Lequesne 骨关节炎严重性和活动性评估法制定观察表，分别对两组患者治疗前后 Lequesne 评分及疗效进行比较。透明质酸钠组在治疗 1 周后 Lequesne 评分较治疗前有明显降低，川芎嗪组在治疗 3 周后 Lequesne 评分明显降低，治疗 5 周后，川芎嗪组总有效率为 82.1%，透明质酸钠组总有效率为 87.2%，两组疗效差异无统计学意义。两组在治疗过程中均未见明显的不良反应。

虎氏评价间歇性充气加压泵联合川芎嗪对老年股骨转子间骨折围术期的治疗效果，并从血液流变学方面探讨间歇性充气加压泵的活血化瘀的作用机理。选择 80 例老年股骨转子间骨折手术病例，随机分成两组，A 组（40 例）为川芎嗪治疗组，B 组（40 例）为川芎嗪联合间歇性充气加压泵组。A 组术后每日给予川芎嗪 120mg 静滴，B 组在 A 组治疗基础上，术后使用间歇性充气加压泵。观察围术期症状及血液流变学的变化，并进行 DVT 症状评估和下肢深静脉的彩超检查。结果：两组患者术后第 1 天血浆黏度、红细胞聚集能力均较术前增高，有明显差异。术后第 3、7 天两组患者血液黏稠度等血流变指标较术前有显著差异，但两组间已经存在差异，B 组在术后第 7 天血流变指标较术前下降，有显著性差异。两组均可有效缓解患肢肿胀、疼痛症状，但 B 组疗效优于 A 组。

郑氏等评价骨肽与川芎嗪动脉内合用对于治疗成人股骨头缺血坏死的疗效。68 例（共95 个股骨头）经过临床及影像学证实为成人股骨头缺血坏死患者，采用介入治疗，共灌注 144 髋，其中 A 组 34 例采用骨肽与川芎嗪灌注（应用组），其余 34 例（B 组、对照组）采用传统介入治疗，随访 1~2 年。按 Ficat 分期，分别为 I ~ IV 期。用药后将临床症状、影像学变化及血供情况进行对比分析。结果：应用组的疼痛症状及生活能力明显好于对照组，关节活动及行走距离均有所改善，患者股骨头供血动脉分支增多、变粗，部分血管再通，骨质破坏区边缘渐变清晰，坏死范围变小，囊状破坏区内见不同程度的硬化修复改变。结论：血管内介入治疗成人股骨头缺血坏死的药物中配以骨肽与川芎嗪可明显改善患者的临床症状及促进坏死骨的修复。

袁氏等观察应用川芎嗪注射液灌洗膝骨性关节炎临床疗效。对 41 例患者采用川芎嗪注射液灌洗每周 1 次，4 次为 1 疗程，治疗 3 个月，评价疗效。结果：优良率 75.61%，总有效率95.12%。表明川芎嗪注射液灌洗可以减轻关节症状，可改善滑膜及软骨的血液循环，从而缓解其内静脉瘀血，加强血流，减轻软骨内压力，消除炎症渗出性肿胀，达到治疗的目的。

二、对骨髓、脊髓的影响

吴氏探讨同基因骨髓移植（BMT）小鼠骨髓基质细胞内皮抑素（ES）的表达及川芎嗪对其影响。取健康 BALB/c 小鼠，随机分为 3 组，正常组（不做处理），骨髓移植对照组（BMT组）和骨髓移植-川芎嗪治疗组（川芎嗪组）。BMT 组和川芎嗪组分别胃饲生理盐水 0.2ml/只和川芎嗪注射液每次 2mg/只，2 次/d。在 BMT 后第 7、14、21、28 天处死小鼠，采用免疫组化、Western Blot 方法检测骨髓基质细胞中 ES 蛋白表达水平，RT-PCR 检测骨髓基质细胞中 ES mRNA 表达水平。BMT 后第 7、14、21、28 天川芎嗪组和 BMT 组 ES mRNA 和蛋白表达水平均显著低于正常组，随着时间延长其表达逐渐增高。BMT 后第 14、21、28 天川芎嗪组 ES 表达水平始终低于 BMT 组；但骨髓有核细胞计数高于 BMT 组。

刘氏探讨川芎嗪促进急性放射损伤小鼠骨髓造血修复可能的机理。取 56 只昆明小鼠，随机分为 3 组，正常组、对照组和川芎嗪组。对照组和川芎嗪组进行 60Coγ 射线一次性全身均匀照射，总吸收剂量为 6.0Gy，吸收剂量率为 0.56Gy/min，照射后分别胃饲相同剂量（2mg/只，每天 2 次）的生理盐水和川芎嗪，分别于照射后第 3、7、14 天计数骨髓单个核细胞（BMNC），检测骨髓组织中造血组织面积和血管内皮生长因子（VEGF）及骨髓单个核细胞 PECAM-1 的表达水平。川芎嗪组第 3、7、14 天 BMNC 计数及骨髓造血组织面积均显著高于对照组；川芎嗪组 VEGF、PECAM-1 的表达水平在第 3、7 天明显高于对照组，而第 14 天其表达降低并明显低于对照组。

孙氏探讨川芎嗪对放射损伤小鼠骨髓造血微环境的影响及其信号传导机理。小鼠经 60Coγ 射线（6.0Gy）照射后即胃饲磷酸川芎嗪注射液，4mg/只，每天 2 次，连续 13 天。分别于照射后第 3、7、14 天处死小鼠，取尺骨制备石蜡切片，用免疫组化方法检测骨髓组织中因子Ⅷ相关抗原和 VEGF 受体 flk-1 的表达水平；培养骨髓基质细胞，用 Western Blot 方法分析骨髓基质细胞黏着斑激酶（磷酸化 FAK）的表达水平。结果川芎嗪组小鼠造血恢复明显比对照组快，照射后第 14 天，川芎嗪组骨髓组织 flk-1 染色吸光度值（A）显著高于对照组，其基质细胞磷酸化 FAK 的表达在第 14 天时已接近正常水平，而对照组的表达仍较弱。表明川芎嗪可以促进骨髓内皮细胞上 flk-1 的表达和基质细胞中 FAK 的磷酸化，是改善放射损伤小鼠骨髓微环境、促进造血恢复的机理之一。

吴氏探讨川芎嗪对骨髓移植（BMT）后小鼠骨髓基质细胞 bFGF 表达水平的影响及其促进骨髓造血重建的机制。取健康 BALB/c 小鼠，随机分为 3 组，正常组（不做处理），BMT+生理盐水组（简称生理盐水组）和 BMT+川芎嗪治疗组（简称川芎嗪组）。生理盐水组和川芎嗪组分别胃饲生理盐水 0.2ml/只和川芎嗪注射液每次 2mg/只，每天 2 次，直至处死为止。在 BMT 后第 7、14、21、28 天处死小鼠，用 RT-PCR 和 Western Blot 方法检测骨髓基质细胞 bFGFmRNA 及其蛋白表达水平。BMT 后第 7、14、21 天川芎嗪组和生理盐水组骨髓基质细胞 bFGFmRNA 及其蛋白的表达均明显低于正常组，但川芎嗪组明显高于生理盐水组，到第 28 天，川芎嗪组 bFGFmRNA 及其蛋白的表达已恢复正常，而生理盐水组仍未恢复正常，两组之间有显著性差异。

文氏探讨川芎嗪（LH）促进小鼠骨髓基质细胞（BMSC）生长及干预长春新碱（VCR）抑制小鼠 BMSC 增殖的作用。LH 5、10、20、40μg/ml，以及 VCR 2.5、5、10、15μg/ml 分别与 BMC 共同培养 14 天，测定细胞增殖。LH 5、10、20、40μg/ml 与 BMC 预培养 1 小时后再分别加入终浓度为 5μg/ml VCR 继续培养 14 天，测定细胞增殖。LH 20、40μg/ml 组、VCR 10、15μg/ml 组 OD 值与对照组比较差异均有统计学意义，LH 20、40μg/ml 组 OD 值与 LH 10μg/ml 组比较差异均有统计学意义；VCR 2.5μg/ml 组 OD 值与 VCR 15 μg/ml 组比较差异有统计学意义。LH 10 μg/ml+VCR 5 μg/ml 组、LH 20 μg/ml +VCR 5 μg/ml 组、LH 40 μg/ml+VCR 5 μg/ml 组 OD 值与 VCR 5 μg/ml 组比较差异均有统计学意义；LH 20 μg/ml +VCR 5 μg/ml 组、LH 40 μg/ml+VCR 5 μg/ml 组 OD 值与对照组比较差异均有统计学意义。

常氏认为骨髓属于辐射敏感器官，造血功能障碍是放射损伤最基本的病理变化。造血细胞的增殖、分化和释放是通过造血细胞与基质细胞上的黏附蛋白配体结合而实现的。研究证明川芎嗪可以改善骨髓微环境，提高基质细胞黏附功能。本实验采用流式细胞术检测骨髓造血细胞表面黏附分子白细胞功能相关抗原-1（LFA-1）表达水平的变化及骨髓造血恢复的分子生物学机制。

李氏研究血清和脑脊液中髓鞘碱性蛋白（MBP）及 S-100B 蛋白在急性脊髓损伤后以及应用川芎嗪治疗后的变化及其临床意义。用 Allen's 打击法制作犬的 T13 节段急性脊髓损伤模型，于蛛网膜下腔留置一枚硬脊膜管，并将一端穿出皮外封闭，留做采脑脊液用。实验动物随机分 3 组：A 组（n=6）为对照组，B 组（n=6）脊髓损伤组，C 组（n=6）川芎嗪治疗组。3 组分别伤后 2、4、6、8、10、24、48、72、96 小时采静脉血 4ml、脑脊液 1ml 离心，-20℃保存待测。ELISA 法检测血清和脑脊液中的 MBP 和 S-100B 蛋白的含量。急性脊髓损伤后，脊髓损伤组和川芎嗪治疗组中血清和脑脊液中 MBP 及 S-100B 含量均显著升高且其水平呈动态变化，与对照组比较差异有显著性意义。川芎嗪治疗组升高水平低于脊髓损伤组，并在 72 小时时差异有显著性意义（MBP）。脊髓损伤后血清和脑脊液中 MBP、S-100B 呈动态变化，川芎嗪对急性脊髓损伤有治疗作用，MBP 和 S-100B 可作为急性脊髓损伤的标志物并值得对其进行进一步研。

王氏研究川芎嗪注射液对兔脊髓缺血再灌注损伤的保护和治疗作用。22 只新西兰雄性大白兔，随机分成 3 组：对照组（C 组），单纯缺血再灌注；保护组（P 组）和治疗组（T 组），分别在肾下主动脉阻断前和开放后 30 分钟内恒速静脉泵入川芎嗪注射液 30mg/kg。采用肾下主动脉（IRA）阻断法造成脊髓缺血（20 分钟）再灌注模型，观察再灌注后 4、8、12、24、48 小时神经功能评分，并于 48 小时处死动物取脊髓（15～7）制标本行病理组织学观察。结果显示用川芎嗪干预的 P 组和 T 组的神经功能评分在各时间点均明显高于 C 组，而 P 组和 T 组无统计学差异；再灌注 48 小时，P 组和 T 组的脊髓前角正常神经元数明显多于 C 组，P 组和 T 组之间无统计学差异，而且神经功能评分与其对应脊髓前角正常神经元计数之间有显著相关性。

许氏探讨川芎嗪对兔脊髓血再灌注（IR）脂质过氧化及细胞凋亡的影响。参照 Zivin 法建立脊髓 IR 模型，将兔随机分为假手术组、模型组和川芎嗪处理组。检测脊髓组织超氧化物歧化酶（SOD）活性丙二醛（MDA）水平，分析脊髓神经细胞凋亡指数和凋亡相关蛋白 Bcl-2，Bax 表达水平，评价再灌注后 24、48 小时后肢运动神经功能。川芎嗪可明显提高脊髓 SOD 活性，降低 MDA 水平，可通过上调 Bcl-2，下调 Bax 的表达，抑制缺血再灌注所致脊髓神经细胞凋亡，改善缺血再灌注动物的后肢运动神经功能。川芎嗪对脊髓 IR 有保护作用，其作用与减少神经细胞脂质过氧化损伤和抑制神经细胞凋亡有关。

沈氏观察川芎嗪对大鼠急性脊髓损伤模型损伤段半胱氨酸蛋白酶 3（caspase-3）和神经丝蛋白（NF）表达的影响。SD 大鼠 88 只，随机分为空白对照组、生理盐水组和川芎嗪组。采用改良 ALLEN 氏打击法建立大鼠急性脊髓损伤模型。采用改良 Rivlin 斜板实验和 BBB 评分对大鼠脊髓功能进行行为学评分。在建模后 1 小时、3 小时、6 小时、1 天、3 天、7 天、14 天和 21 天获取损伤段脊髓标本，HE 染色观察其组织病理变化；免疫组织化学染色检测 caspase-3 和 NF-L、NF-H、NF-M 表达，并进行相关分析。随着时间推移，术后斜板临界度数和 BBB 评分均逐渐升高，且术后 7、14 和 21 天，川芎嗪组斜板临界度数和 BBB 评分均较对照组高。术后 3、7 和 14 天，川芎嗪组 caspase-3 表达值较生理盐水组低，NF 表达值较生理盐水组高。改良 Rivlin 斜板临界角度与 NF 的表达正相关；BBB 评分值与 NF 的表达正相关，与 caspase-3 的表达负相关；caspase-3 的表达与 NF 的表达负相关。

张氏探讨川芎嗪对延髓缺血后的保护作用，为临床用药提供依据。大耳白兔 14 只，随机分为 3 组，手术对照组(n=4)、缺血对照组(n=4)、川芎嗪治疗组(n=6)；记录膈肌放电和股动脉压分别监测吸气时程(T，1)、呼气时程(T，E)、呼吸频率(RF)和平均动脉压(MBP)；延髓冠状切片尼氏染色测定平均灰度，观察疑核区神经尼氏体含量。缺血对照组与正常对照组比较，(T,1)在缺血后 4、5、6 小时均缩短，TE 在缺血后 1、5、6 小时缩短，RF 在各观察时点均加快；川芎嗪治疗组在缺血后 2、6 小时(T，1)缩短程度比缺血对照组明显减小，RF 在缺血后 3 小时和 5 小时加快程度比缺血对照组明显减小，疑核区神经尼氏体含量多于缺血对照组。

赵氏探讨大鼠脊髓损伤后应用川芎嗪对 caspase-3 表达及细胞凋亡的影响。采用 Allen's 法将 72 只成年 SD 大鼠造成脊髓中度损伤模型，分别给予川芎嗪及生理盐水治疗，用 HE 染色观察损伤脊髓组织病理变化，用免疫组化染色检测 caspase-3 阳性细胞，原位末端标记法(TUNEL 法)标记凋亡细胞。HE 染色镜检发现脊髓组织病理学改变川芎嗪组明显轻于损伤组。两组均发现 caspase-3 表达及凋亡细胞，损伤组 caspase-3 表达及神经细胞凋亡指数均高于川芎嗪组。川芎嗪注射液能抑制脊髓损伤后 caspase-3 表达及神经细胞凋亡。

第八节　在眼科疾病中的研究与应用

王氏通过定量检测增殖性玻璃体视网膜病变玻璃体血管内皮细胞生长因子及肿瘤坏死因子的含量，探讨川芎嗪对 PVR 的防治作用。采用经睫状体平坦部玻璃体腔注入自体新鲜血制造动物模型。应用浓度为 5mg/ml 川芎嗪治疗实验组。应用酶连免疫吸附实验定量检测血管内皮细胞生长因子及肿瘤坏死因子-α 含量。实验组中血管内皮细胞生长因子及肿瘤坏死因子-α 的含量较模型组降低，具有显著性差异。川芎嗪能够降低玻璃体中血管内皮细胞生长因子和肿瘤坏死因子-α 的含量，具有防治 PVR 的作用。

施氏观察川芎嗪对大鼠视网膜缺血再灌注后视网膜超氧化物歧化酶、丙二醛、一氧化氮水平及视网膜细胞凋亡的影响。采用大鼠视网膜压力缺血再灌注模型，分光光度法测定 SOD、MDA 和 NO，琼脂糖凝胶电泳分析 DNA 断裂。视网膜缺血 60 分钟再灌注后 SOD 水平下降，而 MDA 和 NO 水平则升高；视网膜缺血 60 分钟再灌注 12 小时，提取 DNA 进行琼脂糖凝胶电泳可见凋亡样 DNA 断裂。川芎嗪能显著对抗视网膜缺血再灌注时视网膜 SOD 水平的下降、MDA 和 NO 水平的升高；同时能阻断大鼠视网膜缺血再灌注 12 小时后视网膜细胞 DNA 凋亡样断裂。川芎嗪可能通过抑制自由基的产生和提高抗氧化能力来对抗大鼠视网膜缺血再灌注诱导的细胞凋亡。

布氏分析川芎嗪对缺血性视网膜疾病的治疗效果。将 1μmol/L 内皮素(ET-1)，10μl 注入兔眼后部玻璃体腔中，制成缺血性视网膜疾病的动物模型。治疗组(n=15)给予川芎嗪(20mg/kg，iv，每天 1 次)，对照组(n=15)给予等量的生理盐水。7 天后分别检测两组闪光视网膜电图(F-ERG)，闪光视觉诱发电位(F-VEP)，眼底荧光血管造影(FFA)，视网膜环核苷酸(cAMP, cGMP)的含量。玻璃体腔内注射 ET-1, 2 天后 F-ERG a、b 波振幅均下降。F-VEP P 波幅值下降，峰值潜伏期时延长。FFA 显示：视网膜血管变细。视网膜 cAMP，cGMP 浓度和 cAMP/cGMP 比值均下降。与对照组相比，川芎嗪则显著改善了上述病变。说明川芎嗪对缺血性视网膜疾病有明显的治疗作用。

李氏通过观察川芎嗪对光化学损伤大鼠视网膜 SOD、MDA 的影响，探讨川芎嗪对视网膜光感受器细胞的保护作用。选用大鼠 30 只，随机分为空白对照组、光损伤模型组、川芎嗪给药组。于造模后 6 小时空气栓塞法处死大鼠，迅速摘除眼球，剥离视网膜，制成 2% 组织匀浆，离心取上清液测定 SOD、MDA 水平。结果显示，光损伤组与正常组及川芎嗪给药组比较差异具有显著性。川芎嗪可增强大鼠视网膜组织中 SOD 活性，同时使 MDA 含量明显下降，对延缓视网膜光化学损伤、保护视细胞起一定的作用。

陈氏探讨糖尿病大鼠眼视网膜血管内皮生长因子(VEGF)与眼组织内皮抑素(ES)的变化以及川芎嗪对其的影响。选择健康成年 SD 大鼠，随机分成正常对照组、糖尿病组以及川芎嗪治疗组(川芎嗪组)。一次性腹腔注射链脲佐菌素(STZ)诱发糖尿病模型。应用免疫组织化学方法观察各组视网膜组织 VEGF 的表达情况，并按 ELASA 法检测各组组织中内皮抑素含量变化。随着病程延长，糖尿病大鼠视网膜 VEGF 表达增强，内皮抑素含量增高，川芎嗪组 ES 水平始终低于糖尿病组。糖尿病大鼠视网膜 VEGF 的过度表达和内皮抑素含量的变化在糖尿病视网膜病变(DR)的发生发展过程中起重要作用。川芎嗪能反馈调节 STZ 大鼠血管生成抑制因子 ES 的表达，促进 DR 的修复。

董氏通过在视网膜组织三维立体培养系统中加入不同浓度的川芎嗪溶液，观察川芎嗪对视网膜神经节细胞轴突再生的作用。建立体外培养的大鼠视网膜组织三维立体培养系统，将 1 ~ 3 天新生远交群 SD(Sprague Dawley)大鼠视网膜切成 0.5mm×0.5mm 大小的视网膜组织，加入不同浓度(0.125、0.25、0.5、1.0g/L)川芎嗪溶液后，在相差显微镜下动态观察视网膜神经节细胞轴突的生长情况，于加药后第 3 天、6 天和 9 天记录再生轴突的数目及长度。与对照组相比，各浓度川芎嗪对视网膜神经节细胞轴突生长均有促进作用，以 0.5g/L 浓度效果最明显，差异有统计学意义。免疫组织化学染色显示视网膜神经节细胞的轴突具有明显再生现象。一定剂量范围的川芎嗪可促进视网膜神经节细胞轴突再生和伸长。

邓氏观察川芎嗪对视网膜色素变性 rds 小鼠的干预作用和机制 rds 新生小鼠 84 只，随机分为实验组和对照组，每组 42 只小鼠。实验组小鼠从出生时开始，腹腔注射盐酸川芎嗪 80mg/kg，每天 2 次，直至生后 35 天；对照组同时注射等量生理盐水。分别在用药后 0、3、7、14、21、28、35 天取实验组和对照组小鼠眼球，立即经 10% 中性甲醛固定，常规病理切片。另取眼球经 2.5% 戊二醛溶液固定，电子显微镜观察。用末端脱氧核苷酸转移酶介导的 dUTP 缺口标记技术(TUNEL)方法检测视网膜光感受器细胞的凋亡，用免疫组织化学方法测定 bcl-2 在视网膜的表达。病理观察结果显示，经盐酸川芎嗪治疗后 14、21、28、35 天，rds 小鼠光感受器细胞核层数与未用药的对照组相比较，明显增加。电子显微镜观察结果显示，川芎嗪可减缓 rds 小鼠光感受器细胞和视网膜外段盘膜部位线粒体的病变，减少盘膜和外界膜的破坏。rds 小鼠经盐酸川芎嗪治疗后 3、7、14、21、28、35 天，光感受器细胞凋亡率比对照组明显减少；治疗后 3、7、14、21、28、35 天时。bcl-2 在视网膜光感受器细胞及光感受器细胞内外段的表达明显增强。盐酸川芎嗪可延缓 rds 小鼠视网膜光感受器细胞的减少，其作用机制可能是通过上调视网膜外核层及光感受器细胞内外段 bcl-2 的表达延缓 rds 小鼠视网膜光感受器细胞的凋亡。

陈氏认为慢性高血糖所致机体内糖基化终末产物（AGEs）的形成及不断积累是导致早期糖尿病视网膜病变（DR）的重要原因。Treins 等发现 AGEs 活化低氧诱导因子-1α（HIF-1α）刺激 VEGF 的表达，可能对 DR 的发展起到了很重要的作用。并研究川芎嗪对糖基化终产物（AGEs）诱导人视网膜色素上皮细胞（RPE）表达核因子-κB（NF-κB）的影响。应用免疫组化法检测不同浓度 AGEs 作用下 RPE 中 NF-κB 的表达、同一浓度 AGEs 作用于 RPE 不同时间 NF-κB 的表达、不同浓度川芎嗪对 AGEs 作用下 RPE 中 NF-κB 的表达的影响。随着 AGEs 浓度的增加，RPE 中 NF-κB 的表达逐渐增加，以 100mg/L 最为明显；AGEs 作用 24 小时时，RPE 中 NF-κB 的表达较高；随着川芎嗪浓度的增加，AGEs 作用下的 RPE 中 NF-κB 的表达逐渐降低。AGEs 可诱导 RPE 中 NF-κB 的表达，川芎嗪可对抗这一作用，且具有浓度依赖性。

贺氏观察川芎嗪联合弥可保对晚期青光眼术后增视的疗效。42 例（52 只眼）患者随机分成单纯手术组和术后川芎嗪联合弥可保药物治疗组。术后两组眼压控制率分别为 95% 和 93%，与术前眼压相比差异有统计学意义；术后视功能改善情况 2 组之间差异有统计学意义。川芎嗪联合弥可保对晚期青光眼术后视功能改善取得满意效果。

郭氏评价川芎嗪对视网膜震荡的疗效。临床收集 62 例（62 只眼）视网摸震荡患者，随机分为两组，对照组 32 例，予以传统常规治疗；治疗组 30 例，予以川芎嗪治疗。此外，两组均以强的松辅助治疗。治疗组的治愈率为 86.7%，有效率为 93.3%，而对照组分别为 62.5%、75.0%，两组比较差异有显著性。川芎嗪对治疗视网膜震荡有确切疗效。

崔氏观察川芎嗪治疗视网膜静脉阻塞的疗效与机理。视网膜静脉阻塞患者治疗组 35 例，用川芎嗪治疗，对照组 30 例用血栓通治疗。通过视力检查，荧光素眼底血管造影和眼底检测评价疗效。结果经 4 个疗程的治疗，治疗组总有效率为 82.9%，与血栓通组相似，但在视力恢复上优于血栓通组。

第九节　在肿瘤疾病中的研究与应用

刘氏考察中药川芎有效成分川芎嗪对人肝癌耐药细胞 Bel-7402/DXR 中多柔比星（DXR）蓄积的影响。将人肝癌细胞耐药株 Bel-7402/DXR 及其亲本细胞 Bel-7402 分为 6 组，亲本空白对照组（Parental）、耐药空白对照组（Resistance）、亲本多柔比星组（Parental+DXR）、耐药多柔比星组（Resistance+DXR）、川芎嗪组（Resistance+DXR+TMP）、维拉帕米（VRP）阳性对照组（Resistance+DXR+VRP），荧光显微镜下观察细胞内 DXR 荧光强度，流式细胞术检测细胞内 DXR 的平均荧光强度。荧光显微镜（Resistance+DXR）组、川芎嗪组、VRP 组，其细胞内 DXR 荧光强度分别占 Parental+DXR 组的（50.03±6.01）%、（119.34±5.4）%、（169.25±21.0）%；流式细胞术结果显示：Resistance+DXR 组、川芎嗪组、VRP 组细胞内 DXR 平均荧光强度分别为 Parental+DXR 组的（82.08±6.98）%、（134.43±39.5）%、（262.74±47.18）%。川芎嗪可使人肝癌耐药细胞 Bel-7402/DXR 中抗癌药多柔比星的蓄积增加，其机制可能与逆转 P-gp 对药物的外排功能有关。

黄氏研究川芎嗪对 SGC-7901 胃腺癌细胞及人脐静脉血管内皮细胞（HUVEC）增殖的影

响。将不同浓度川芎嗪分别加入体外培养的胃癌细胞，在无因子培养基和在条件培养基中培养的 HUVEC 中，用 MTT 法检测细胞增殖情况。川芎嗪浓度为 $25 \sim 625 \mu g/ml$ 时，对 SGC-7901 胃腺癌细胞和无因子基培养的 HUVEC 增殖均无影响；川芎嗪浓度为 $125 \mu g/ml$ 作用 48、72 小时，浓度为 $625 \mu g/ml$ 作用 24、48、72 小时对条件培养基诱导的 HUVEC 增殖有明显影响，增殖抑制率随着药物浓度的增加和作用时间的延长而升高。川芎嗪对胃腺癌细胞和血管内皮细胞无直接杀伤作用，但对条件培养基诱导的 HUVEC 增殖具有抑制作用。

刘氏研究中药川芎嗪对实体肿瘤的疗效及其可能的作用机理。运用小细胞肺癌小鼠模型，观察川芎嗪对小鼠小细胞肺癌的疗效、免疫功能、生存质量及不良反应的影响。川芎嗪治疗小鼠小细胞肺癌能抑制肿瘤的生长，稳定病灶，提高荷瘤小鼠的生存质量，改善免疫功能。川芎嗪对小鼠小细胞肺癌有明显疗效，其作用机理与其本身对小细胞肺癌实体瘤有抑制作用和提高荷瘤小鼠免疫功能有关。

章氏研究模拟失重大鼠肺组织内原癌基因 C-fos 的表达变化及川芎嗪对其影响。尾部-30 尾吊（TS）大鼠模拟失重生理效应。健康 30 只 Wistar 大鼠随机分为对照组（CON）、尾吊 7 天组（TS7 研 d）和尾吊 + 川芎嗪 7 天组（Treated）。采用免疫组织化学法和原位杂交法观察大鼠肺组织内 C-fos 表达水平的变化。尾吊 7 天组肺组织、肺腺泡血管和微血管内血管内皮细胞、血管平滑肌细胞的细胞内原癌基因 C-fos 蛋白及其 mRNA 明显高于对照组，经川芎嗪干预大鼠肺组织蛋白的平均光密度值和阳性面积百分比与尾吊 7 天组比较均降低。尾吊模拟失重引起大鼠肺组织 C-fos 蛋白及其 mRNA 表达水平增加，川芎嗪可下调肺组织 C-fos 蛋白及其 mRNA 表达水平。

杨氏观察川芎嗪联合氟尿嘧啶（5-Fu）对胃癌多药耐药细胞 SGC7901/ADR 细胞的体外杀伤作用。采用 MTT 法观察川芎嗪联合 5-Fu 对 SGC901/ADR 细胞的杀伤作用，光镜下观察并采用流式细胞仪（FCM）测定各药物组细胞周期的分布。5-Fu 对 SGC-7901/ADR 细胞的半数抑耕率（IC50）为 13.001mg/L，与 300mg/L 川芎嗪联合后，使其的 IC50 降至 1.542mg/L，逆转倍数是 8.43 倍，与对照组相比差异具有统计学意义。光镜下可见 5-Fu+TMP（终浓度 300mg/L）组较 5-Fu 组癌细胞皱缩变小变圆，出现凋亡改变。FCM 分析，川芎嗪联合 5-Fu 与对照组相比将细胞阻滞在 DNA 合成前期和静息期-G0/G1 期。川芎嗪与 5-Fu 联合对胃癌多药耐药细胞 SGC7901/ADR 有较强的杀伤作用，为当前胃癌治疗提供了新思路。

符氏探讨川芎嗪联合顺铂对小鼠 Lewis 肺癌生长和转移的抑制作用及其机制。将 40 只接种 Lewis 肺癌的 C57BL 小鼠随机分成 4 组，对照组、顺铂组、川芎嗪组及联合用药组，每组 10 只，连续用药 20 天，于接种后第 22 天处死全部小鼠，剥离皮下肿瘤称瘤重并计算抑瘤率，取出双肺观察表面肿瘤转移情况，计算肿瘤肺转移发生率、肺表面转移结节数及肺表面结节转移抑制率，采用免疫组化检测肿瘤组织微血管密度（MVD）及 P-选择素的表达水平。各用药组肿瘤的生长明显受到抑制，瘤重明显低于对照组，联合用药组抑瘤率明显高于顺铂组和川芎嗪组，各用药组肺表面转移结节数及转移发生率明显低于对照组；联合用药组肺表面结节转移抑制率明显高于顺铂组和川芎嗪组。川芎嗪组、联合用药组 MVD 及 P-选择素表达水平显著低于对照组。川芎嗪可明显抑制 Lewis 肺癌细胞在小鼠体内的生长和转移，与顺铂联用有协同作用，其作用机制可能与抑制微血管生成和降低 P-选择素表达有关。

熊氏探讨川芎嗪抑制肿瘤坏死因子 α(TNFα)诱导人脐静脉血管内皮细胞组织因子(TF)表达的胞内信号转导机制。胰酶消化法分离培养人脐静脉血管内皮细胞,以一期凝固法、ELLSA、RT-PCR 分别测总的细胞促凝活性、TF 抗原和 mRNA;放射免疫法测 PKC(蛋白激酶 C)活性;免疫组织化学染色观察 NFKB 的变化。川芎嗪可显著减少 PMA 与 TNFα 刺激的 TF 活性、抗原及 mRNA 的表达;PMA、TNFα 使胞浆中 PKC 活性明显降低,胞膜 PKC 活性显著增高,而川芎嗪与 sta 均能降低胞膜 PKC 活性;TNFα 引起内皮细胞 NF-κB 从胞浆移入核内,川芎嗪及吡咯二硫基甲酸酯(PDTC)均可抑制 NF-KB 的活化。TNFα 诱导 HUVEC TF 的表达中,PKC 及 NF-κB 的活化发挥着重要的作用,川芎嗪通过影响 PKC 途径及 NF-κB 的活化而抑制 TNFα 诱导 TF 的表达。

张氏探讨环孢素 A(CsA)、维拉帕米(VP)、川芎嗪对胃癌多药耐药细胞株 SGC-7901/ADR 耐药性的逆转作用。采用四甲基偶氮唑盐(MTT)比色法观察 SGC-7901/ADR 对化疗药氟尿嘧啶(5-FU)的耐药性,选择 CsA、VP、川芎嗪的非细胞毒性剂量,并观察其与 5-Fu 联合对 SGC-7901/ADR 的逆转作用。SGC-7901/ADR 对化疗药 5-FU 具有耐药性,相对耐药性(RF)为 97.49;CsA 3.0mg/L、VP 10.0mg/L、川芎嗪 300.0mg/L 以下为 SGC-7901/ADR 细胞的非细胞毒性剂量,除 CsA 外,VP 和川芎嗪对 SGC-7901/ADR 的逆转作用呈剂量依赖关系;300.0mg/L 川芎嗪较 10.0mg/L VP 逆转作用强,使 SGC-7901/ADR 相对耐药性降至 12.89,将 5-FU IC50 由 13.001mg/L 下调到 1.542mg/L,逆转倍数是 8.43 倍。SGC-7901/ADR 对 5-FU 具有耐药性,300.0mg/L 川芎嗪是 SGC-7901/ADR 细胞多药耐药性最有效的逆转剂。

符氏探讨槲皮素联合川芎嗪对小鼠 Lewis 肺癌生长的抑制作用及其机制。复制 C57BL 小鼠 Lewis 肺癌模型,将 40 只接种 Lewis 肺癌的 C57BL 小鼠随机分成 4 组:对照组(A 组)、槲皮素组(B 组)、川芎嗪组(C 组)、槲皮素+川芎嗪组(D 组),每组 10 只。连续用药 20 日,观察移植瘤生长情况,于接种后第 22 天处死各组小鼠,采用免疫组化半定量检测肿瘤组织微血管密度(MVD)、血管内皮生长因子(VEGF)及增殖核抗原(PCNA)的表达水平,用原位凋亡 TUNEL 法检测肿瘤细胞凋亡指数(AI)。结果显示 B、C、D 组肿瘤的生长明显受到抑制,瘤重明显低于 A 组,其抑瘤率分别为 39.87%、35.45%、54.58%,D 组抑瘤率明显高于 B、C 组,差异有显著性。B、C、D 组 MVD、VEGF 及 PCNA 表达水平明显低于 A 组,尤其是 D 组表达最低。B、C、D 组 AI 较 A 组增高,D 组最高。槲皮素与川芎嗪联合用药可明显抑制 Lewis 肺癌移植瘤的生长,其作用机制与抑制微血管生成、抑制细胞增殖和促进细胞凋亡有关。

解氏探讨川芎嗪逆转人乳腺癌 MCF-7/ADM 细胞对多柔比星(ADM)的耐药及其 P-糖蛋白(P-gp)表达的影响。MTT 法测定细胞的药敏性,荧光分光光度法检测细胞内多柔比星浓度的变化,流式细胞术检测耐药细胞凋亡率的变化,流式细胞术观测细胞 P-gp 的表达。非细胞毒性剂量(320mg/L)川芎嗪能显著降低 MCF-7/ADM 的 IC50,逆转倍数为 2.13 倍;且能明显增加耐药细胞 ADM 的浓度和凋亡率;320mg/L 川芎嗪使耐药细胞的 P-gp 表达率由(90.6±0.41)%降低至(69.1±1.65)%。川芎嗪具有部分逆转人乳腺癌 MCF-7/ADM 细胞对多柔比星的耐药性,其逆转机制可能与抑制该细胞 P-gp 的表达有关。

解氏探讨川芎嗪逆转人乳腺癌 MCF-7/ADM 细胞对阿霉素(ADM)的耐药性。MTT 法测定细胞的药敏性,荧光分光光度法检测细胞内阿霉素浓度的变化,流式细胞术检测耐药细胞凋亡百分率的变化。非细胞毒性剂量(320mg/L)及低毒剂量(1250mg/L)川芎嗪均能显著降低 MCF-7/ADM 的 IC50,逆转倍数分别为 2.13 倍和 2.82 倍;均能显著增加耐药细胞内 ADM 的浓度。320mg/L 川芎嗪能显著增加耐药细胞的凋亡百分率。川芎嗪具有部分逆转人乳腺癌 MCF-7/ADM 细胞对阿霉素的耐药性,其逆转机制与增加细胞内 ADM 浓度有关。

鲁氏探讨川芎嗪对小鼠黑色素瘤肺转移的抑制和 iNOS、NO 表达的增强作用。用黑色素瘤 B16-F1 细胞接种 C57BL/6J 小鼠造模,川芎嗪注射液 100、200mg/(kg·d)灌胃 20 天后,检测小鼠肺、脾重量及血清 iNOS 和 NO 含量,计数其肺表面转移瘤结节数。川芎嗪能减少小鼠肺转移灶数目,增加其血清 iNOS 和 NO 含量。川芎嗪能抑制小鼠黑色素瘤的肺转移,机制可能与增强 iNOS 的表达和 NO 的合成有关。

崔氏观察低浓度(10μg/ml)的中药钙拮抗剂川芎提取物川芎嗪与化疗药物依托泊苷(etoposide,VP-16)合用对人小细胞肺癌(small cell lung cancer,SCLC)细胞的影响。用 MTT 法观察药物对体外培养的人小细胞肺癌 H446 细胞存活率的影响;用吖啶橙/溴乙啶双荧光染色法检测凋亡细胞,采用流式细胞术分析药物对 H446 细胞周期的影响。川芎嗪和 VP-16 合用与单用 VP-16 相比细胞存活率明显下降,VP-16 的浓度在 0.1、1、10、100μg/ml 时,细胞存活率分别为(93.85±2.51)%、(91.90±2.10)%、(66.64±3.73)% 和(8.21±1.84)%。VP-16 与低浓度的川芎嗪联用后,上述浓度细胞存活率分别降为(90.80±1.20)%、(78.96±1.94)%、(51.48±2.52)% 和(2.56±1.44)%,其合并指数为 0.85,增效倍数为 4.32。双荧光染色法证实川芎嗪可增强 VP-16 的凋亡诱导作用。细胞周期分析表明低浓度川芎嗪对细胞周期无明显影响,VP-16 半数抑制浓度使细胞生长停滞在 S 期,抑制细胞有丝分裂及 DNA 合成,两者合用主要表现为 VP-16 的作用。低浓度的川芎嗪与 VP-16 合用可增加对小细胞肺癌细胞的诱导凋亡作用。

刘氏观察川芎嗪联合环磷酰胺对小细胞肺癌小鼠移植瘤生长的抑制作用。将 40 只接种小细胞肺癌细胞 NCI-H466 的小鼠完全随机分成 4 组,对照组、环磷酰胺组、川芎嗪组、联合组,每组 10 只小鼠。对照组腹腔内注射生理盐水0.2ml/只,每天 1 次;环磷酰胺组腹腔内注射环磷酰胺 0.2ml/只,每 3 天 1 次,连续 18 天;川芎嗪组腹腔内注射川芎嗪 0.2ml/只,每天 1 次,连续 18 天;联合组为川芎嗪组和环磷酰胺组治疗的联合。治疗期间,观察小鼠的药物不良反应以及生存质量。实验 19 天后,处死全部小鼠,剥离皮下肿瘤,称量小鼠肿瘤质量,计算出肿瘤抑制率以及肿瘤坏死率。结果环磷酰胺组、川芎嗪组、联合组与对照组相比肿瘤抑制率升高,联合组肿瘤抑制率明显高于川芎嗪组与环磷酰胺组。联合组肿瘤坏死率明显高于环磷酰胺组,与川芎嗪组比较,无明显差异。联合治疗药物不良反应明显低于环磷酰胺组,生存质量优于环磷酰胺组。

李氏观察川芎嗪联合参附注射液辅助 VAD 方案化疗治疗多发性骨髓瘤的效果。36 例患者随机分为两组。治疗组在 VAD 化疗基础上,联合应用川芎嗪、参附注射液治疗,对照组仅用化疗,观察对比两组的治疗效果。治疗组部分缓解 11 例(55%),进步 6 例(30%),无效 3 例(15%),总有效率 85%,对照组部分缓解 4 例(25%),进步 5 例(31%),无效 7 例(44%),总有效率 56%,两组有显著性差异。川芎嗪联合参附注射液辅助 VAD 方案化疗治疗,获得较好增效减毒效果。

朱氏观察川芎嗪对胸部肿瘤患者放射治疗的肺保护作用及血浆转化生长因子-β1(TGF-β1)表达的影响。将胸部肿瘤放射治疗者 40 例随机均分为川芎嗪组和对照组。川芎嗪组在放射治疗期间服用川芎嗪 150mg/次，每天 3 次。放射治疗前后测定血浆 TGF-β1，放射治疗结束后 3、6 个月随访观察临床症状、高分辨率 CT 和肺功能。川芎嗪组放射治疗前血浆 TGF-β1 为 (4.45±1.76)ng/ml，放射治疗后为 (5.79±2.88)ng/ml；对照组放射治疗前为 (4.8±2.40)ng/ml，放射治疗后为 (11.70±5.48)ng/ml，较川芎嗪组明显升高。放射治疗后 6 个月川芎嗪组 CO 弥散量明显下降者（下降幅度 > 25%）占 31.6%（6/19），对照组占 63.2%（12/19）。川芎嗪组急性放射性肺炎 2 级 1 例，晚期放射性肺损伤 1 级 20 例；对照组急性放射性肺炎 3 级 1 例，晚期放射性肺损伤 1 级 19 例，3 级 1 例。川芎嗪能抑制放射治疗后血浆 TGF-β1 的过度表达，减轻放射治疗后弥散功能的恶化程度。

李氏探讨放射性粒子植入配合川芎嗪治疗晚期恶性肿瘤的临床应用疗效。回顾性分析在 CT 引导经皮穿刺 ^{125}I 放射性粒子配合川芎嗪治疗晚期恶性肿瘤患者 20 例，所有患者均经病理、各种影像检查证实为恶性肿瘤，将 ^{125}I 放射性粒子植入瘤体中，其半衰期为 59.6 天，源活度 0.9mCi，同时配合同期使用川芎嗪治疗。20 例粒子植入均顺利完成，有效率（CR+PR）为 65%，稳定率（CR+PR+NC）为 90%。CT 引导经皮穿刺 ^{125}I 放射性粒子配合川芎嗪治疗晚期恶性肿瘤对改善晚期恶性肿瘤患者症状、提高生存质量、抑制肿瘤生长、延长生存时间上有较好疗效，值得临床推广运用。

高氏探讨中药川芎嗪对卵巢恶性肿瘤患者外周血单个核细胞（PBMC）Th2 优势状态的影响。运用 RT-PCR 技术检测 22 例卵巢恶性肿瘤患者 PBMC 中 Th1 类细胞因子（IFN-γ，Ⅱ-2）、Th2 类细胞因子（IL-4、IL-10）及转录因子 T-bet、GATA3 的 mRNA 表达水平；体外加入川芎嗪后，观察 IFN-γ、IL-4、T-bet 和 GATA3 的表达水平的变化。卵巢恶性肿瘤患者 IFN-γ、IL-2、IL-4 和 IL-10 的表达频率依次为 5/22、7/22、13/22、16/22；表达强度依次为 0.12、0.13、0.29、0.39。转录因子 T-bet 和 GATA3 的表达频率为 7/22 和 16/22，表达强度为 0.17 和 0.42。川芎嗪使卵巢恶性肿瘤患者 IFN-γ 和 T-bet 的表达频率及表达强度明显提高，IL-4 和 GATA3 的表达频率及表达强度明显降低。卵巢恶性肿瘤患者出现典型的 Th1/Th2 漂移现象与 T-bet 和 GATA3 的表达水平有相关性。川芎嗪能降低 Th2 类细胞因子和 GATA3 的表达，提高 Th1 类细胞因子和 T-bet 的表达。

第十节　在妇科疾病中的临床应用

一、宫内胎儿生长迟缓

刘氏等采用丹参、川芎嗪治疗胎儿宫内生长迟缓（IUGR）15 例，对其临床疗效进行了观察。全部病例丹参 30g、川芎嗪 80～120mg 加入 5% 葡萄糖 500ml 中，静脉滴注，每分钟 30～40 滴，7 天为 1 疗程，共用 1～2 个疗程。在治疗的 15 例 IUGR 患者中，有效者共 13 例，无效者 2 例，丹参、川芎嗪治疗 IUGR 的临床有效率为 86.67%。

刘氏等选择胎儿宫内发育迟缓（IUGR）患者 14 例，给予丹参和川芎嗪注射液治疗。IUGR 患者经丹参、川芎嗪治疗后，母体外周血浆 TXB_2 含量显著性降低，而 6-keto—$PGF_{1α}$ 变化不明显，使得 TXB_2/6-keto—$PGF_{1α}$ 的比值显著降低。说明丹参、川芎嗪可通过调节 TXA_2-PGI_2 平衡失调，降低子宫胎盘血流阻力，改善胎盘血液灌注，促进 IUGR 儿的生长发育。

许氏等为探讨胎儿宫内生长迟缓（IUGR）的病理生理改变及有效治疗方法，将 58 例患者分为川芎嗪组（47 例）和氨基酸组（11 例），分别给予治疗，并测定了 85 名正常妊娠者及本病患者的有关指标。结果 IUGR 者母血脂质过氧化物（LPO）异常增高，而 SOD、谷胱甘肽过氧化物酶（GSH-PX）活力及 6-酮-前列腺素$_{1\alpha}$（6-keto-PGF$_{1\alpha}$）水平显著下降，血栓素 B$_2$（TXB$_2$）/6-keto-PGF$_{1\alpha}$ 比值增高，该比值与 SOD、GSH-PX 活力呈负相关，与 LPO 水平呈正相关；治疗后上述变化可接近或恢复正常。总有效率川芎嗪组（95.7%）显著高于氨基酸组（81.8%）。结论认为 IUGR 者体内氧化/抗氧化系统平衡紊乱，子宫胎盘胎儿血液循环障碍，川芎嗪可抑制氧自由基的生成并增强 SOD 和 GSH-PX 活力，调节 TXA$_2$/PGI$_2$ 平衡，促进胎儿生长。

宋氏等将诊断为胎儿宫内发育迟缓（IUGR）患儿 65 例给予丹参及川芎嗪注射液治疗，7 天为 1 疗程，隔 3 天重复第 2 疗程，共用 1 到 2 疗程。在治疗的 65 例 IUGR 患者中，有效者共有 5 例，无效者 8 例，丹参、川芎嗪治疗 IUGR 的临床有效率为 87.69%。给予丹参、川芎嗪治疗后，IUGR 患者血糖水平、血小板数量较用药前无明显改变。

李氏治疗宫内胎儿生长迟缓（IUGR）的患者 15 例。孕妇年龄 22～30 岁，孕周 27～36 周，全部为初产妇，其中 1 例并发中度妊高征。患者治疗前两周内未服用任何影响心血管系统的药物。所选病例给予丹参注射液 30g、川芎嗪注射液 80～120mg 加入 5% 葡萄糖 500ml 中，静脉滴注，7 天为 1 疗程，共用 1～2 疗程。经丹参、川芎嗪治疗后，IUGR 患者的临床有效率为 86.67%。

章氏等为观察复方丹参注射液联合川芎嗪治疗胎儿生长受限临床疗效，选择符合诊断胎儿生长受限接受治疗并住院分娩的孕妇 40 例，随机分为两组，常规治疗组以及在常规治疗基础上加用复方丹参、川芎嗪治疗组各 20 例，同时选择同期产检并分娩 20 例 FGR 患者不愿接受任何治疗为对照组。结果丹参川芎嗪组宫高腹围增长值、胎儿生长发育参数增加幅度、新生儿生长发育情况及胎盘重量均较其他两组增加，丹参川芎嗪组与其他 2 组有显著性差异。因此认为在常规治疗基础上加用复方丹参注射液及川芎嗪治疗胎儿宫内生长受限，疗效确切。

张氏探讨川芎嗪防治胎儿生长受限（FGR）的临床疗效。将 34 例 FGR 孕妇随机分为川芎嗪组 17 例（A 组）和营养支持组 17 例（B 组），另外选择同期在我院定期产检并分娩的正常孕妇 30 例作为正常妊娠对照组（C 组）。A 组给予营养支持治疗的同时加用川芎嗪注射液治疗，B 组仅予以相同的单纯营养支持治疗，7 天为 1 疗程；C 组除左侧卧位外，不予以其他处理。监测胎儿生长发育参数、脐动脉血流及围产儿结局。治疗后，A 组测量的胎儿各生长径线值、新生儿出生体重明显高于 B 组，而脐血流阻力指标与 B 组相比明显下降，均有显著性差异。川芎嗪能明显改善 FGR 孕妇子宫胎盘血流灌注，促进胎儿生长发育，川芎嗪结合营养支持较单纯的营养支持治疗具有更好的临床疗效。

李氏研究胎儿生长受限（FGR）时表皮生长因子（EGF）及其受体（EGFR）的表达变化，并探讨川芎嗪注射液对 FGR 的干预作用。孕鼠随机分为 3 组正常对照组、模型组、川芎嗪组，后两组应用烟酒混合因素建立胎儿发育迟缓模型，部分胎鼠予川芎嗪注射液（8mg/kg），3 组均于孕 20 天时剖宫取出胎鼠；比较 3 组胎鼠的体重、鼻臀宽度、体重系数，并采用免疫组化法测定孕晚期胎盘、胎膜中 EGF 和 EGFR 的表达情况。模型组胎鼠体重（2.67±0.44）g、鼻臀长度(3.56±0.25)cm，体重系数为76.54±8.59，均较对照组明显降低，模型组胎盘、胎膜EGF明显降低，而胎盘、胎膜的EGFR显著提高，表明川芎嗪组治疗效果显著。EGF水平及其受体与FGR发病有关，川芎嗪注射液可能直接或间接促进EGF的合成和分泌，促进胎儿宫内发育。

二、妊娠肝内胆汁淤积症

徐氏等为观察川芎对妊娠肝内胆汁淤积症患者的治疗及不良反应，把128例妊娠肝内胆汁淤积征孕妇随机分为两组，川芎治疗组及对照组各64例。观察治疗前后脐动脉血流S/D比值和阻力系数RI的变化、不良反应及妊娠结局。结果：予川芎注射液治疗后，患者胎儿脐动脉S/D比值和阻力系数RI低于治疗前及对照组。分娩孕周延长、新生儿体重增加，且不增加产后出血及围产儿死亡率。结论认为川芎作为对妊娠肝内胆汁淤积征的辅助用药，效果明显，且对母婴无明显副反应。

三、妊娠高血压综合征

钱氏等将75例妊娠高血压综合征(妊高征)病人随机分为两组，对照组用硫酸镁20~25g/d治疗，治疗组用川芎嗪120~160mg/日治疗。结果治疗组总有效率82.9%，明显优于对照组；平均动脉压(MAP)明显下降。水肿和蛋白尿明显减轻；血液流变性改变，特别是红细胞压积显著下降；但胎儿NST阳性率和Apgar评分与对照组比较无显著性差异，说明川芎嗪治疗妊高征的主要机理是扩张血管、改善肾功能和改善血液流变性。

张氏选择住院妊高征患者102例，随机分为甲乙两组。两组在年龄、产次、孕周、体重、病情严重程度及主要内科并发症方面均相似，具有可比性。两组除采取常规左侧卧位、适当镇静剂、必要时吸氧外，甲组用川芎嗪静脉滴注，每日1次，5天为1疗程。乙组用25%硫酸镁静脉滴注，每日1次，5天为1疗程。重症肌注25%硫酸镁20ml，每6小时/次。治疗后自觉症状及体征变化，甲组治疗后头痛、头晕及水肿的消退较乙组明显，其他则两组差异不大。甲乙两组治疗后MAP下降均较显著，以川芎嗪组为优。血液流变学特性的改善甲组优于乙组，尤其红细胞压积的改善更为显著。治疗前后甲组查24小时尿蛋白定量11例，乙组查8例。甲组尿蛋白下降较显著者8例(72.7%)，乙组4例(50%)，两组间统计学处理无明显差异，但甲组治疗前后对比差异有显著意义。

刘氏等用丹参加川芎嗪对30例妊高征孕妇进行治疗，并分别测定治疗前后孕妇的平均动脉压(MAP)、尿蛋白含量，用放射免疫分析法测定母体外周血血栓素(TXB2)和6-酮基-前列腺素$F_{1\alpha}$(6-keto-$PGF_{1\alpha}$)含量。通过分析TXB2和6-keto-$PGF_{1\alpha}$含量及其比值的改变，结合MAP和尿蛋白变化探讨二种中药合用对妊高征的扩血管作用。结果提示，用药后轻、中、重度妊高征MAP和尿蛋白含量均显著下降；TXB2变化不大，6-keto-$PGF_{1\alpha}$显著升高；TXB2与6-keto-$PGF_{1\alpha}$比值显著下降。提示丹参加川芎嗪治疗妊高征有扩张血管、降低外周阻力及增加器官血液灌注作用。

王氏等应用丹参加川芎嗪治疗妊高征128例，观察其临床效果。128例患者给予丹参注射液及川芎嗪注射液，每天1次，疗程7天，治疗期间除个别重度妊高征因自觉症状明显而用适量镇静剂安定外不用其他附加治疗。结果轻、中、重度妊高征治疗后较治疗前其平均动脉压有显著下降。治疗后中、重度妊高征尿蛋白含量均显著下降。治疗前眼底小动脉管径小于或等于静脉 1/2 的共 72 例，治疗后眼底动脉明显扩张 62 例，占 86%。治疗前眼底水肿者 42 例，治疗后眼底水肿明显好转 34 例，占 81%。

陈氏把 150 例妊高征住院患者按入院前后顺序随机分为两组，治疗组 80 例，对照组 70 例，两组资料经统计学处理，差异无显著性，具有可比性。采用川芎嗪注射液为主，配合常规西药治疗妊娠高血压综合征（以下简称妊高征）80 例，并与采用硫酸镁加西药常规治疗的 70 例作对照。结果治疗组治愈 60 例，总有效率为 97.5%，对照组治愈 32 例，总有效率为 82.9%，治疗组痊愈率和总有效率均优于对照组。两组症状和体征积分治疗后比治疗前均有显著改善，但治疗组改善情况优于对照组。胎儿生产情况，治疗组 80 例，经阴道分娩 69 例（86.25%）。剖宫产 11 例（13.75%）；产程为 20.24±2.74 小时；产后出血量为 189.3±30.5ml，出血量 >400ml 者 2 例；新生儿 Apgar 评分 3 分者 1 例，4～7 分者 16 例，8～10 分者 63 例。对照组 70 例，阴道分娩 49 例（70%），剖宫产 21 例（30%）；产程为 19.3±3.25 小时；产后出血量为 257.2±49.3ml，出血量 >400ml 者 13 例；新生儿 Apgar 评分 3 分者 8 例，4～7 分者 24 例，8～10 分者 38 例。两组比较，治疗组阴道分娩者多，剖宫产者少，产后出血量少。表明川芎嗪注射液对产程无影响，不增加产后出血量，对新生儿无影响。而临床发现对照组新生儿普遍肌张力低下，反应性差两组比较提示，用川芎嗪注射液配合常规西药治疗妊高征安全有效，无明显毒副作用。

王氏等为比较川芎嗪注射液及复方丹参注射液在辅助治疗妊娠高血压综合征（PIH）中的作用，探讨两药在改善微循环及胎儿宫内缺氧方面的差异，进一步指导临床用药，选取住院治疗的 60 例 PIH 患者，平均分为两组，在有效镇静、解痉、降压、低流量吸氧等治疗的基础上，分别给予静脉滴注川芎嗪注射液及复方丹参注射液治疗 1 个疗程。结果川芎嗪组抑制纤溶、改善微循环的效果显著；复方丹参组主要降低血液黏稠度、降低胆固醇及血脂。川芎嗪及复方丹参对 PIH 有肯定的治疗作用，由于两药的临床作用不同，需针对性用药。

孟氏等为观察丹参注射液与川芎嗪合用治疗中、重度妊娠高血压综合征的临床疗效，将中、重度妊娠高血压综合征患者 100 例随机分为两组。治疗组 50 例用丹参注射波及川芎嗪治疗，对照组用硫酸镁治疗，两组均 5～7 天为 1 个疗程。观察两组治疗后平均动脉压的变化、自觉症状改善情况及产后出血、胎儿宫内窘迫、新生儿窒息的发生率。结果治疗后两组平均动脉压均下降，与本组治疗前比较差异显著，两组治疗后比较无显著性差异；两组治疗后产后出血、胎儿宫内窘迫、新生儿窒息发生率比较差异显著。结论认为丹参注射液、川芎嗪合用治疗妊娠高血压综合征可降低患者平均动脉压，与硫酸镁比较有减少产后出血、胎儿宫内窘迫及新生儿窒息，并改善头痛症状的优点。

袁氏选取高危孕妇 100 例，年龄 21～30 岁，其中 27～30 岁 56 例。随机分为预防组和对照组各 50 例，患者既往无高血压、糖尿病、心脏病及肝、肾病史，且 3 个月内未使用激素类药物。两组的年龄、孕次、孕周、发病季节均基本相似，具有可比性。预防组每日口服复方丹参片、川芎嗪、钙素母、维生素 E 及施尔康直至分娩，对照组每日口服维生素 C 及维生素 B_6，直至分娩。两组均自 28 周开始服药。结果对比两组妊高征发生情况，预防组发生妊高征 3 例，发生率 6%；对照组发生 16 例，发生率 32%。差异有显著性。

廖氏等为观察川芎嗪对妊娠高血压综合征患者的临床治疗效果，选择行正规产前检查并住院分娩的孕妇 126 例，按妊高征分型标准随机分为川芎嗪治疗组（65 例）和硫酸镁治疗组（61 例），考察两组治疗后的有效率及对母婴的影响。结果川芎嗪治疗组治疗后的总有效率显著高于硫酸镁治疗组；川芎嗪治疗后在胎儿宫内窘迫、新生儿窒息和产后出血等方面均较硫酸镁治疗效果显著。实验结果可认为，川芎嗪对妊高征患者具有显著的治疗效果。

孟氏等将 60 例经临床查体及实验室检查确诊为中、重度妊高征的治疗组患者给予硫酸镁解痉、心痛定或双肼嗪降压、速尿或甘露醇利尿治疗，补充白蛋白、血浆等支持治疗，适时终止妊娠（全部患者均予适时终止妊娠）等常规治疗。在常规治疗的基础上加用黄芪注射液和川芎嗪注射液。与同期采用常规治疗的 60 例对照组患者比较，采用 χ^2 检验。治疗组总有效率 91.67%，对照组有效率 63.33%，两组比较，差异有显著性。说明加用黄芪注射液和川芎注射液对妊高征有治疗作用。

侯氏为观察阿斯匹林加川芎嗪在妊娠高血压疾病治疗中的作用，对照组和治疗组各入选 42 例患者，对照组每日用 25% 硫酸镁 15～20g 静脉滴注，1～1.5g/h 滴速；观察组每日用阿斯匹林 50mg/d 口服，加川芎嗪注射液 80mg 加 5% 葡萄糖 500ml 静脉滴注，2～3 小时滴完，25% 硫酸镁 5g/d 静脉滴注，1～1.5g/h 滴速。两组孕妇的其他治疗相同。常规观察孕妇的血压、心率、呼吸、尿量、水肿及其他自觉症状，治疗前及治疗后 72 小时后分别测定全血黏度、血细胞压积、尿蛋白定量、脐血流指数、S/D、RI 等指标以观察治疗效果。结果显示，两组患者在同样应用硫酸镁的条件下，观察组经加口服阿斯匹林及川芎嗪注射液静点后，其全血黏度血细胞压积、24 小时尿蛋白定量、脐血流指数等情况较对照组比较差异有显著性，同时对所有患者的症状、体征及其他实验室检查进行动态观察，以实验室检查指标好转、脐血流指数改善为有效，结果对照组有效 23 例，总有效率 55%，观察组有效 40 例，总有效率 95%，两组比较有显著性差异。

杨氏通过临床研究证实阿斯匹林加川芎嗪治疗妊娠高血压综合征的疗效。其观察组 42 例和对照组 42 例，对照组予 25% 硫酸镁 15～20g/d 静滴，滴速 1～1.5g/h；观察组予阿司匹林 50mg/d 口服，川芎嗪注射液 80mg 加 5% 葡萄糖 500ml 静滴，2～3 小时滴完，25% 硫酸镁 5g/d 静滴，滴速 1～1.5g/h。观察组总有效率为 85.7%；对照组总有效率为 50%，两组总有效率比较，两者疗效具有显著差异性。

杨氏为评价川芎嗪联合硫酸镁应用于治疗妊娠高血压综合征的疗效，将 60 例妊娠高血压综合征患者均给予有效镇静、解痉、降压，低流量吸氧为基础治疗，川芎嗪注射液 80～120mg 加入 5% 葡萄糖注射液 500ml 静滴，每天 1 次，确定患者膝反射存在、尿量>30ml/h、呼吸>16 次/分的情况下使用硫酸镁。首先冲击治疗，给予 25% 硫酸镁 20ml 加入 10% 葡萄糖液 100ml 中 30 分钟滴完；再给予维持治疗，以 25% 硫酸镁 40ml 加入 10% 葡萄糖液 500ml 中 6～8 小时滴完，每日 1 次，直至症状消失。结果治疗组和对照组比较，治疗组患者妊娠高血压综合征的情况明显好转，优于对照组，治疗组有效率高于对照组。实验结果可认为川芎嗪联合硫酸镁对改善妊娠高血压综合征的水肿、尿蛋白等症状疗效显著。

胡氏研究凋亡相关基因 Bax、Bcl-2 及 FAS 在妊娠期高血压疾病患者胎盘绒毛中的表达，以及硫酸镁与川芎嗪治疗后表达的变化，探讨硫酸镁与川芎嗪治疗妊娠期高血压疾病对凋亡相关基因表达的影响及疗效机制。采用免疫组织化学 PAP 法结合计算机显微图像分析，检测正常孕妇（15 例）、妊娠期高血压疾病患者（19 例）、硫酸镁治疗后患者（28 例）和硫酸镁与川芎嗪治疗后患者（25 例）的胎盘组织中 Bax、Bcl-2 及 FAS 表达情况。胎盘绒毛中有 Bax、Bcl-2 和 FAS 基因蛋白表达，Bax、Bcl-2 主要分布于合体滋养层细胞，FAS 则主要分布于干绒毛的血管壁平滑肌细胞；子痫前期时 Bax、Bcl-2 和 FAS 阳性反应平均灰度值分别为(53.9 ± 8.1)、(55.1 ± 6.2)和(100.9 ± 12.6)，较正常妊娠组的(42.3 ± 5.7)、(31.7 ± 3.8)和(59.9 ± 6.5)及同组妊娠期高血压的(43.7 ± 7.1)、(32.1 ± 5.1)和(60.7 ± 10.3)明显增加；2 组妊娠期高血压疾病治疗组 Bax、Bcl-2 表达均无明显改变，但子痫前期硫酸镁与川芎嗪治疗组 FAS 阳性反应平均灰度值为(82.3 ± 10.1)，较妊娠期高血压疾病组(100.9 ± 12.6)和硫酸镁组(98.7 ± 15.9)明显减弱。

　　陈氏比较丹参、川芎嗪、硫酸镁对妊娠高血压综合征（简称妊高征）患者治疗后血中超氧化物歧化酶（superoxide dismutase，SOD）、脂质过氧化物（malondialdehyde，MDA）、血栓素 A2（thromboxane2，TXA2）、前列环素 I2（prostaglandlin I2，PGI2）、一氧化氮（nitric oxide，NO）、内皮素（endothelinl，ET）及母儿结局的影响。方法：用丹参、川芎嗪、硫酸镁分别治疗中度妊高征患者各 75 例，观察 3 组患者治疗前与治疗后 SOD、MDA、TXA2、PGI2、NO、ET、平均动脉压、产后出血、胎心率异常、新生儿窒息的变化情况。治疗前后 3 组 SOD（178.3 ± 4.1 与 219.5 ± 4.1、190.4 ± 2.4 与 208.4 ± 2.4、176.1 ± 3.4 与 221.1 ± 2.2）mg/L、MDA（11.4 ± 1.3 与 7.2 ± 1.2、13.0 ± 2.7 与 8.6 ± 2.0、10.3 ± 1.5 与 7.1 ± 1.1）mmol/L、NO（747 ± 202 与 940 ± 232、798 ± 159 与 907 ± 142、776 ± 212 与 862 ± 189）nmol/L、ET（78.3 ± 4.5 与 62.3 ± 3.8、78.3 ± 4.3 与 58.3 ± 4.4、76.9 ± 3.9 与 60.2 ± 2.9）ng/L、TXA2（560 ± 28 与 486 ± 27、537 ± 27 与 502 ± 20、558 ± 25 与 472 ± 21）pg/L、PGI2（162 ± 13 与 217 ± 14、167 ± 17 与 227 ± 16、169 ± 13 与 213 ± 11）pg/L，均较治疗前有显著改善；三组患者治疗前后平均动脉压变化（119.25 ± 8.30 与 107.25 ± 14.25、120.65 ± 13.50 与 106.5 ± 12.0、122 ± 12 与 111.75 ± 13.50）mmHg，差异无显著性，产前宫腔外电子监护胎心率异常发生率以使用硫酸镁组为高 20%（15/75）；新生儿窒息发生率分别为 6.67%，5.33%，6.67%（5/75，4/75，5/75），三组相比差异无显著性；产后出血发生率分别为 4%，5.33%，6.67%（3/75，4/75，5/75），三组相比差异无亦显著性。

　　吴氏观察川芎嗪对妊娠高血压综合征（PIH）患者外周血 Th1/Th2 细胞因子的调节作用。选择 50 例轻中度 PIH 患者，予以川芎嗪120mg静滴 10 天（川芎嗪治疗组），另取正常妊娠对照组 50 例。双抗体夹心 ELISA 法检测川芎嗪治疗组治疗前后患者培养上清单个核细胞（PBMC）中白介素-4（IL-4）和 γ-干扰素（IFN-γ）含量的变化，正常妊娠对照组只测定 1 次。结果与正常妊娠对照组相比较，川芎嗪治疗组患者外周血培养上清 PBMC 中 IL-4 水平下降，而 IFN-γ 水平上升。经过川芎嗪治疗 10 天后，患者外周血培养上清 PBMC 中 IL-4 水平上升，而 IFN-γ 水平下降。PIH 患者存在 Th1/Th2 细胞因子的比例失衡。川芎嗪治疗 PIH 作用机制可能是通过增强 Th2 介导的细胞免疫，抑制 Th1 介导的体液免疫，纠正 Th1/Th2 细胞因子比例失衡。

　　吴氏观察川芎嗪对妊娠期高血压综合征（PIH）患者血浆血栓素 A2（TXA2）/前列环素（PGI2）平衡的调节作用。选择 50 例轻中度 PIH 患者为川芎嗪治疗组，予以川芎嗪 120mg 静脉滴注 10 天，另取正常妊娠对照组 50 例。放射免疫法检测川芎嗪治疗组治疗前后 TXA2 和 PGI2 的稳定代谢产物血浆血栓素 B2（TXB2）和 6-keto-PGF1a 含量的变化，正常妊娠对照组只测定 1 次。与正常妊娠对照组相比较，川芎嗪治疗组患者血浆 TXA2 含量上升，而血浆 PGI2 含量下降。经过川芎嗪治疗 10 天后，患者血浆 TXA2 含量下降，而血浆 PGI2 含量上升。PIH 患者存在 TXA2/PGI2 比值升高。川芎嗪治疗 PIH 患者的另一作用机制可能是通过降低 TXA₂ 含量和升高 PGI2 含量，从而纠正 TXA2/PGI2 比值失衡。

蒋氏探讨子痫前期患者血清诱导脐动脉平滑肌细胞（HUSMC）前胶原 I、III 的表达及川芎嗪对其的影响。采用组织块培养法培养正常妊娠 HUSMC，传代后待细胞长满至70%～80%后，加或不加川芎嗪作用 30 分钟后分别加入正常妊娠及子痫前期脐静脉血清，培养48 小时后，MTT 测定细胞活力，流式细胞学测定细胞周期，RT-PCR 测定 SMC 前胶原I、III 的表达。子痫前期患者脐静脉血清培养 HUSMC 的细胞活力、前胶原 ImRNA 的表达、S 及 G2/M 期细胞百分比明显高于正常妊娠组，G0+G1 期细胞百分比明显低于妊娠组。加川芎嗪预处理后：子痫前期组 HUSMC 活力、前胶原 I 的表达、G2/M 期细胞百分比明显下降，G0+G1期细胞百分比明显增加。子痫前期患者脐静脉血清可促进 HUSMC 增生及 I 型胶原的表达，川芎嗪可抑制 HUSMC 增生及胶原形成，发挥其对子痫前期的防治作用。

白氏研究川芎嗪对妊娠期高血压疾病内皮细胞损伤与凝血-纤溶系统失衡的干预作用，探讨川芎嗪配伍硫酸镁治疗妊娠期高血压疾病的疗效。随机选取 90 例孕妇，其中正常妊娠组 30 例，子痫前期患者 60 例，分为对照组、观察组。对照组给予常规硫酸镁治疗，观察组给予硫酸镁+川芎嗪治疗。分别测定正常妊娠组及对照组、观察组用药前后的 vWF、D-Dimer、BPC、Fg 含量。按正常妊娠组、子痫前期轻度组、子痫前期重度组顺序，各指标血浆水平逐渐升高或减低，差异有显著性。对照组用药前后各指标水平改变差异无显著性。观察组用药前后各指标水平改变有显著性差异，川芎嗪对内皮细胞有保护作用，抑制血小板活化，调节凝血和纤溶，逆转血栓前状态；川芎嗪配伍硫酸镁是治疗妊娠期高血压疾病的综合策略。

四、羊水过少

川芎所含有的川芎嗪为一种新型的钙离子拮抗剂，有活血化瘀、抗血小板凝集、扩张小动脉、改善微循环的作用。其主要原理为改善胎盘微循环，增加胎盘血流量，从而达到增加羊水量的目的。有报道川芎嗪明显降低子宫及脐动脉血流阻力，增加子宫胎盘血流量，可通过降低血液黏滞性，溶栓抗凝，疏通微循环和提高组织摄氧能力等途径，改善子宫胎盘循环，促进胎儿宫内生长。

张氏对符合羊水过少诊断的 89 例患者进行了研究，24～38 岁，平均 26 岁，孕 28～36周。其中羊水过少 56 例，羊水过少并宫内发育迟缓 33 例。用药方法：5%葡萄糖注射液500ml+磷酸川芎嗪注射液 500mg 静脉滴注，每天 1 次。辅助吸氧 30 分钟，每天 2 次，复方氨基酸250ml，5% 葡萄糖注射液 500ml+维生素 C 2.0g，静脉滴注，7 天为 1 疗程。结果取得满意效果，行 B 超复查羊水达正常值后停药，监测至分娩，羊水量均有明显增多。

五、原发性痛经

赵氏等将 150 例原发性痛经患者随机分为对照组 150 例和治疗组 150 例。治疗组中，气滞血瘀型、寒湿凝滞型给予灯盏细辛注射液 10ml 加入 2% 利多卡因 5ml 加入 0.9% 氯化钠注射液 5ml，腰俞缓慢注入；川芎嗪注射液 50mg+维生素 B₁ 20mg；加入 0.9% 氯化钠注射液2ml，关元、白环俞各 2ml。月经前 2 日或经期注射，每个月经周期 1 次。气血虚弱型给予黄芪注射液 10ml 加入 2% 利多卡因 5ml 加入 0.9% 氯化钠注射液 5ml，腰俞缓慢注入；复方当归注射液 4ml 加入维生素 B_1 20mg，中极、关元俞各 2ml。月经前 2 日或经期注射，每个月经周期 1 次。对照组痛经时予扶他林片 75mg，每日 2 次口服。连服 2 日。结果治疗组 75 例，治愈 60 例，占 80%；显效 12 例，占 16%；无效 3 例，占 4%；总有效率 96%。对照组 75 例，治愈 6 例，占 8%；显效 24 例，占 32%；无效 40 例，占 60%；总有效率 40%。两组总有效率比较差异有统计学意义，治疗组临床疗效优于对照组。

六、乳腺增生

周氏等为观察消癖方配合川芎嗪注射液治疗乳腺增生病的疗效。把 156 例乳腺增生病患者随机分两组治疗，治疗组 80 例采用活血祛瘀疏肝散结益肾的消癖方（主要组成为丹参、莪术、柴胡、郁金、三七、穿山甲、鹿角霜、淫羊藿等）配合川芎嗪注射液治疗乳腺增生病，对照组 76 例单用消癖方治疗。结果：治疗组疗效优于对照组。结论认为自拟消癖方配合川芎嗪注射液治疗乳腺增生病比单用消癖方治疗疗效明显。

第十一节　在儿科疾病中的研究与应用

一、肺炎

张氏等将 115 例小儿急性肺炎随机分为治疗组 55 例，对照组 60 例，2 组均给予美欧卡霉素和小诺霉素抗感染，视病情给予对症和支持治疗，同时治疗组加用川芎嗪注射液。结果 115 例患儿均治愈，但是采用川芎嗪佐治小儿肺炎的治疗组，患儿湿啰音消失时间缩短，住院天数减少，住院 1 周痊愈率提高，疗效满意，未见副作用。

谢氏等将 80 例小儿肺炎患者随机分为治疗组和对照组，治疗组 40 例，对照组 40 例，两组均常规应用抗生素抗感染，维持水电解质酸碱平衡，给氧，保证热卡供给，有心功能不全者应用西地兰等综合治疗，治疗组加用川芎嗪注射液。两组治疗后一般情况改善时间、肺部啰音吸收时间，治疗组分别为 26.42 小时、38.26 小时，显著短于对照组（分别为 48.34 小时、72.12 小时），两组比较有显著差异，心力衰竭纠正时间，治疗组为 15.14 小时，与对照组（17.2 小时）比较无显著差异，但治疗组中有 2 例早期心力衰竭未加用西地兰，仅用川芎嗪后心力衰竭得到很快纠正，可见佐用川芎嗪治疗对心力衰竭的治疗是有帮助的。佐用川芎嗪治疗，肺部情况能获得明显改善，肺部啰音吸收快，缩短了肺炎的治愈时间，是治疗小儿肺炎较好的辅助药物，而且无明显毒副反应。

常氏等将符合小儿肺炎诊断的患儿随机分为治疗组 40 例和对照组 27 例。两组病例全部进行辨证施治，输液支持，对症处理以及并发细菌感染者给予抗生素治疗。治疗组在此基础上加用川芎嗪注射液。结果比较患儿紫绀消失时间，治疗组比对照组快 30 小时，经统计学处理有显著性差异。入院后并发心衰，治疗组 6 例占 15%，对照组 7 例占 25.9%。整个病程，治疗组最短 3 天，最长 8 天，平均 5 天，对照组最短 4 天，最长 17 天，平均 7 天。证实川芎嗪具有扩张血管、减轻心脏后负荷和改善肺循环的作用，从而减轻缺氧发绀和防止心衰。

张氏等将 110 例小儿急性肺炎，按随机的原则分为甲组和乙组。甲组 53 例，乙组 57 例两组的病程、病理类型和病情轻重均相似，经检验无显著性差异，有一定的可比性。两组均予欧美卡霉素和小诺霉素抗感染，视病情给予对症和/或支持治疗。甲组和乙组分别用川芎嗪大剂量和小剂量，结果大剂量组（甲组）明显优于小剂量组（乙组），说明大剂量川芎嗪注射液佐治小儿急性肺炎有较好的效果，值得进一步临床试用和观察。

时氏等选择 106 例肺炎的住院患儿随机分为两组，对照组 50 例，观察组 56 例，对照组给予常规治疗，观察组在常规疗法基础上加用川芎嗪，观察临床及血流变学指标，同时选择正常小儿 50 例血流变学指标作比校。结果肺炎患儿的全血黏度、血浆黏度、红细胞压积比显著高于正常小儿组，观察组的全血黏度、血浆黏度、红细胞压积比较治疗前显著下降，且明显低于对照组，临床疗效明显优于对照组。

张氏等将小儿肺炎合并心衰 58 例，按入院的先后顺序随机表随机分为川芎嗪治疗组（下称治疗组）和酚妥拉明治疗组（下称对照组）。治疗组 30 例，对照组 28 例。两组患儿入院后均给予镇静、吸氧、抗感染、雾化等治疗。根据患儿院外洋地黄应用情况，给予西地兰饱和量或直接应用维持量。治疗组加用川芎嗪注射液，对照组加用酚妥拉明注射液。两组患儿肺炎症状、体征消失时间比较，治疗组疗程明显短于对照组，差异有显著性。治疗 3 天后，患儿肿大的肝脏明显回缩，末梢循环不良情况得到改善，治疗组与对照组比较，时间上明显缩短，差异显著。治疗前心电图治疗组有 26 例异常，对照组有 23 例异常，主要表现为窦性心动过速、S-T 段压低、T 波低平等心肌缺血的表现；肺部 X 线片发现治疗组有 28 例异常，对照组 26 例异常，主要表现为纹理增粗、透过度增强、片状浸润影、肺不张等两组表现基本相似。治疗 1 周后，复查心电图发现治疗组有 22 例恢复正常，对照组有 14 例恢复正常，两组比较差异显著；复查肺部 X 线片，治疗组有 24 例、对照组有 16 例恢复正常，两组比较差异显著。

楚氏等为探讨川芎嗪注射液佐治小儿支气管肺炎的临床疗效，将 80 例小儿支气管肺炎随机分为治疗组、对照组各 40 例。在对照组抗炎治疗基础上，治疗组加用川芎嗪注射液。结果治疗组与对照组治愈率均为 100%，但治疗组的退热时间、咳嗽停止时间、肺部啰音消失时间、胸片正常时间均较对照组短。

陈氏将肺炎合并心衰患儿 58 例，按入院先后顺序随机分为两组。治疗组 30 例，对照组 28 例，两组患儿入院后均给予镇静、吸氧、抗感染、雾化等治疗，根据患儿院外洋地黄应用情况，给予西地兰饱和量或直接应用维持量。治疗组在此基础上给予川芎嗪注射液，对照组给予酚妥拉明针。治疗 1 周后，复查心电图发现治疗组有 22 例，对照组有 14 例恢复正常，两组比较有显著性差异；复查肺部 X 线片示治疗组有 24 例、对照组有 16 例恢复正常，两组比较有显著性差异。

路氏等为观察川芎嗪辅助治疗毛细支气管炎的疗效，探讨其减少心衰并发症的机制，将 95 名临床确诊的毛细支气管炎患儿 95 例，随机分为对照组 46 例，采用抗病毒、吸氧、镇静、平喘及对症支持治疗，治疗组 49 例在对照组治疗基础上加用川芎嗪治疗。比较组间 7 天治愈率及心力衰竭发生率。结果显示治疗组治愈率为 88%，明显优于对照组（65%），两组相比差异显著。而治疗组心力衰竭并发症有下降趋势，仅出现 2 例（4%），低于对照组 7 例（15%）。因此认为早期应用川芎嗪佐治毛细支气管炎可提高治愈率并减少心衰并发症，缩短病程。

赵氏为探讨研究硫酸镁联合川芎嗪对喘憋性肺炎患儿的治疗效果，将 48 例喘憋性肺炎患儿分为对照组(n=21)和治疗组(n=27)。对照组采用吸氧、抗感染、氨茶碱解痉等对症支持疗法；治疗组在常规治疗的基础上加用硫酸镁和川芎嗪代替氨茶碱。结果与对照组比较，硫酸镁联合川芎嗪治疗小儿喘憋性肺炎可以明显改善患儿呼吸困难、喘鸣等症状和体征，促进肺部炎症的吸收，缩短住院时间。认为硫酸镁和川芎嗪联合应用可以起到协同治疗作用，减少心肺等重要器官衰竭的并发症发生。

陈氏为研究川芎嗪注射液治疗小儿支气管肺炎的疗效，将60例小儿肺炎的患儿随机分为对照组和治疗组各30例，治疗组30例在常规治疗(抗炎抗病毒、雾化吸入、止咳、吸氧等综合治疗)的基础上加用川芎嗪静滴，并与对照组(即常规治疗组)30例比较。结果表明治疗组症状、体征消失天数及胸部X线片转阴率与对照组相比有显著差异。结论认为川芎嗪可更好地改善小儿肺炎的临床症状、体征，疗效明显。

胡氏研究观察川芎嗪佐治新生儿重症肺炎的疗效。将符合本病诊断的58例患儿随机分为两组，治疗组31例，在常规治疗吸氧，抗感染治疗，纠正电解质及酸碱失衡，对症支持治疗等基础上加用川芎嗪注射液辅助治疗。对照组27例，采用常规治疗。治疗组症状、体征消失时间明显短于对照组，差异有显著性。治疗组总有效率为100%，对照组总有效率为78%，两组比较有显著性差异。

陈氏等将符合小儿肺炎诊断的患儿随机分为治疗组42例，男性28例，女性14例；对照组42例，男性29例，女性13例。两组年龄均在2~8个月，其年龄分布、症状、体征两组相似，具有可比性。两组患儿均给病毒唑、糜蛋白酶、地塞米松超声雾化吸入，治疗组患儿加用川芎嗪3~5mg/(kg.d)静滴，连用3~6天。结果川芎嗪治疗组控制喘憋症状、消除肺部体征、胸片恢复正常时间均明显优于对照组。

崔氏观察了川芎嗪注射液治疗小儿支气管肺炎的临床疗效。将103例小儿支气管肺炎随机分为治疗组53例，对照组50例。两组均给予抗感染、止喘、解痉、对症、支持治疗，治疗组在上述治疗基础上加用川芎嗪注射液，按1~2mg/(kg.d)加入5%~10%葡萄糖注射液稀释后静脉滴注，两组均以5天为1个疗程。结果：治疗组总有效率为92.2%，对照组总有效率64.0%两组疗效有显著性差异。结论认为川芎嗪注射液治疗小儿支气管肺炎疗效高，病程短，值得临床推广使用。

王氏观察血管活性药物川芎嗪佐助治疗婴幼儿重症肺炎的治疗效果。将64例患儿随机分为两组，治疗组38例，对照组26例，治疗组在常规治疗的基础上加用川芎嗪注射液佐助治疗。结果显示治疗组与对照组比较，肺炎症状体征消失时间及X线胸片转阴率均有有明显差别。

二、病毒性肝炎

梁氏用川芎嗪注射液佐治小儿急性肝炎20例，经与对照组比较，疗效满意。40例小儿急性肝炎患者随机分为治疗组和对照组各20例。两组在年龄、性别、症状、体征、实验室检查方面的差异无显著性，有一定的可比性。治疗组及对照组均给肌苷、门冬氨酸钾镁护肝治疗，治疗组加用川芎嗪注射液溶于10%葡萄糖250ml中静脉点滴，小于6岁者，40mg/次；超过6岁者，80mg/次每日1次，至临床痊愈。结果两周后，治疗组治愈率为75%，对照组治愈率为35%两组相比有显著性差异。

三、病毒性心肌炎

王氏等对 119 例小儿心肌炎按随机抽样的方法分为两组，川芎嗪加维生素 C 组（治疗组）和维生素 C 组（对照组）。此外，两组患儿同时按小儿心肌炎治疗常规给予相应处理。治疗结果表明，治疗组总有效率为 93.85%，对照组总有效率为 77.78%，两组比较有显著差异。治疗组症状消失时间、心肌酶恢复正常的例数及心肌酶恢复的时间均较对照组者有显著性差异。而川芎嗪对心电图、X 线等影响不明显。本观察表明，川芎嗪加维生素 C 联合治疗小儿心肌炎疗效显著，值得推广应用。

倪氏为了研究参麦注射液合川芎嗪注射液治疗小儿急性病毒性心肌炎的临床疗效，将患儿 80 例随机分为治疗组 46 例与对照组 34 例，两组均采用西医常规治疗（两组均给予 ATP、辅酶 A、维生素 C、胰岛素、葡萄糖。合并感染者加抗生素，合并心律失常、心力衰竭等予对症处理），治疗组加用参麦注射液和川芎嗪注射液静滴。结果治疗组临床疗效和心电图检测结果均优于对照组。结论参麦合川芎嗪注射液治疗小儿急性病毒性心肌炎疗效肯定。

四、新生儿窒息

符氏等为探讨重度窒息新生儿血液流变学改变，说明其参与组织损伤过程及川芎嗪注射液治疗对流变学的影响，将重度窒息新生儿 29 例设为治疗组，对照组 10 例，两组均采用常规疗法，包括保暖、吸氧、纠酸、维持血糖水平、纠正低血压及补液治疗有惊厥者选用巴比妥钠止痉，有颅高压者用小剂量甘露醇及速尿治疗脑水肿，同时治疗组加用川芎嗪注射液。研究结果证实，川芎嗪可使血液流变学指标显著改善，使脑等组织器官损伤程度减轻，且治疗无明显副作用。

五、新生儿硬肿病

蒋氏采用川芎嗪注射液治疗新生儿硬肿症 26 例，随机将同期按常规方法治疗的 28 例作对照组。对照组用综合疗法，如采用复温，抗感染，输液，支持疗法（输血浆、白蛋白、全血），纠酸，激素，各种维生素及对症治疗。川芎嗪组在综合疗法的基础上加用川芎嗪治疗。对比治疗效果指标，硬肿消退时间和提高治愈率几方面，川芎嗪组明显优于对照组。表明川芎嗪药物治疗新生儿硬肿症有一定效果。

俞氏将新生儿硬肿症随机分成两组，对照组 33 例给予复温、补液、加强喂养以及激素、抗生素、维生素 E 等治疗，治疗组 31 例在对照组治疗的基础上加用川芎嗪静脉滴注，直至硬肿消失。结果两组复温所需时间无明显差异，硬肿开始消退时间治疗组比对照组时间短两组间差异有显著性。硬肿完全消失的时间，治疗组少于对照组两者差异有显著性。

罗氏等采用川芎嗪注射液治疗新生儿硬肿症 78 例，取得较为满意的疗效。共 156 例符合本病的患儿被随机分为治疗组和对照组各 78 例。两组患者均给予综合治疗，置于暖箱复温、给氧、能量供给、抗感染（选用 1~2 种抗生素）、纠正酸中毒及水电解质紊乱、应用皮质激素、维生素 E、白蛋白、少量输血等。合并 DIC 患儿立即给予肝素静脉推注，病情好转逐渐停用；肺出血及心衰者常规应用强心、利尿剂，同时给予酚妥拉明缓慢静滴。治疗组在上述治疗基础上，应用川芎嗪静脉滴注。结果治疗组 78 例中，治愈 71 例（91.1%），无效 7 例均死亡(8.9%)；对照组 78 例中，治愈 50 例(64.1%)，无效 28 例，其中死亡 12 例(15.4%)。治疗组与对照组比较，结果经统计学处理，有显著性差异。本文治疗组 78 例在综合治疗基础上，早期加用川芎嗪注射液，在恢复体温时间、硬肿消失时间等方面均优于对照组。故治疗新生儿硬肿症在综合治疗基础上加用川芎嗪，有缩短病程、提高治愈率、减少病死率的作用。其次是川芎嗪必须在硬肿的早期应用，可迅速改善全身的微循环，才有利于硬肿吸收，防止 DIC 的发生与发展，减少肺出血及心衰等严重并发症的发生。

方氏等把符合新生儿硬肿症诊断的患儿 111 例加用川芎嗪治疗称川芎嗪组，以未用川芎嗪治疗的 46 例作为对照组。两组一般治疗相同，包括复温、喂养、抗生素及对症处理，川芎嗪组在上述基础上，加用川芎嗪注射液。结果川芎嗪组 5 天内显效 49 例(44.1%)，有效 40 例(36.0%)，对照组显效 10 例(21.7%)，有效 20 例(43.5%)。川芎嗪组治愈 89 例(80.2%)，对照组治愈 30 例(65.2%)，说明应用此疗法明显缩短了疗程，提高了治愈率。

许氏等将收治的新生儿重症硬肿症 52 例随机分为治疗组和对照组各 26 例，两组性别、日龄、体质量、体温及并发症的分布相似，具有可比性。治疗组 26 例的治疗，除一般治疗(保暖、复温、补液、纠酸、吸氧及营养维持等)外，还给予川芎嗪注射液及肝素注射液；对照组给予一般治疗及东莨菪碱注射液治疗。结果治疗组治愈 21 例，自动出院 5 例，其中死亡 2 例。对照组治愈 12 例，自动出院 6 例，死亡 8 例，住院治疗结果显示，治疗组疗效明显优于对照组。

毛氏将符合诊断的新生儿硬肿病的患儿例随机分为治疗组 31 例，对照组 25 例，两组性别、日龄、胎龄、出生体重、病情分度、合并感染及发病季节，经统计学分析，差异均无显著性，具有可比性。两组均给予复温、热量和液体供给、纠正器官功能紊乱和应用抗生素防止感染等综合治疗均相同，治疗组给予加用川芎嗪注射液。结果治疗组治愈 30 例(96.8%)，1 例未愈。对照组治愈 18 例(72.0%)，5 例未愈，2 例死亡，死因均为肺出血，治疗组治愈率明显高于对照组，两组差异具有显著性。治疗组硬肿在 24 小时内开始消退者 27 例(87.1%)，对照组硬肿在 24 小时内开始消退 16 例(64.0%)。两组差异具有显著性。在治愈病例中，治疗组硬肿完全消失时间为(4.96±1.28)天；对照组硬肿完全消失时间为(6.12±1.43)天。两组差异具有极显著性。

六、急性肾炎

黄氏等为观察川芎嗪治疗小儿急性肾炎的疗效，按就诊顺序将就诊患儿随机分为两组，治疗组和对照组各 42 例，两组治疗早期均限制水、盐、蛋白质摄入，同时给予强的松、潘生丁及维生素等，心力衰竭者给予强心利尿，高血压者给予降血压等处理，治疗组给予加用川芎嗪注射液，对照组给予加用复方丹参片口服。结果急性肾炎的浮肿、高血压、血尿等三大症状的缓解以及实验室检查血浆蛋白、甘油三酯、血肌酐、尿素氮等的改善，均优于对照组，临床总有效率与对照组相比有非常显著性差异。表明川芎嗪具有扩张肾小动脉、增加肾血流和改善微循环的作用，对小儿急性肾炎的应用具有广阔的前景。

刘氏等采用消炎痛联合川芎嗪治疗急性肾小球肾炎 80 例，收效满意。156 例住院患者随机分为治疗组 80 例，对照组 76 例。两组均采用卧床休息低钠饮食，并常规给青霉素、潘生丁、利尿剂及其他对症治疗，治疗组加用消炎痛及川芎嗪注射液。两组在消肿、尿镜检转阴、血压恢复正常的时间及治愈率均有显著差异，两组对比治疗组治愈率明显高于对照组，因此，我们认为消炎痛联合川芎嗪治疗效果满意，应用方便，值得推广应用。

燕氏等为观察消炎痛联合川芎嗪治疗急性肾小球肾炎的疗效，将急性肾小球肾炎患者98 例，采用随机分组分为治疗组和对照组，治疗组 50 例，对照组 48 例。两组病例均采用卧床休息、低钠饮食，并常规给予青霉素、潘生丁、利尿剂及其他对症治疗，治疗组在此基础上加用消炎痛及川芎嗪注射液静脉应用。结果治疗组治愈率 92%，对照组 79.2%，两组疗效有显著差异。实验结果可认为消炎痛能抑制免疫反应，川芎嗪能抑制血小板凝集，增加肾血流量，且二者有协同作用，可有效治疗急性肾小球肾炎。

七、脑外伤后失语

王氏等采用颈动脉注射川芎嗪的方法治疗因脑外伤引起的失语，效果明显。45 例失语病儿随机分为两组，其中治疗组 30 例，对照组 15 例两组病儿常规应用脑复新、维生素 B_1、肌注神经生长因子。治疗组颈动脉注射川芎嗪。结果治疗组总有效率为 80%，对照组总有效率为 33.3%，两组疗效比较有显著性差异。

八、肾病综合征

钟氏等将 20 例肾病综合征(NS)患儿随机分为川芎嗪治疗组 10 例，对照治疗组 10 例，另选 20 例幼儿园健康儿作为正常对照组，测定正常对照参考值。川芎嗪治疗组给予常规治疗(强的松，对症治疗)基础上加用川芎嗪静滴，每日 1 次，4 周为 1 疗程。对照治疗组给予常规治疗，不用川芎嗪。川芎嗪治疗组与对照治疗组治疗后血、尿 $TNF\alpha$ 均明显下降，有统计学意义，两组治疗前后差值有统计学意义，说明川芎嗪组治疗后血、尿 $TNF\alpha$ 比对照治疗组治疗后下降程度更大，可有效治疗小儿肾病综合征。

何氏等把符合原发性肾病综合征的诊断的患者随机分为治疗组和对照组，治疗组 36 例，对照组 30 例，两组均用强的松片，治疗组加用中成药川芎嗪注射液。两组其他治疗如低盐、高蛋白饮食、降压、维生素和利尿及输白蛋白等相似。两组 24 小时尿蛋白、TC、TG 均有明显降低。治疗组尿蛋白下降幅度显著大于对照组，治疗组 TC 下降幅度也明显大于对照组，两组 TG 下降幅度无统计学差异。通过 36 例在常规皮质激素的基础上加用川芎嗪治疗的肾病综合征患者的短期疗效观察，结果表明疗效明显优于同期 30 例单纯皮质激素治疗的对照组病人，治疗中无明显副作用，没有发生 1 例出血病人。我们体会川芎嗪治疗肾病综合征疗效确切，用药安全方便。

张氏将 82 例肾病综合征(NS)患儿随机分为两组，治疗组 50 例，对照组 32 例，两组资料比较差异无显著性，具有可比性。两组均按全国儿科肾病协作组制订的治疗方案，以强的松中长程疗法治疗，治疗组同时采用川芎嗪注射液静脉滴注，每天 1 次，连用 21 天，观察时间为 4 周。两组的红细胞压积比在治疗前后及两组间差异均不显著。ESR 治疗后均降至正常两组间差异无显著性。治疗前后 BUN、Cr、CH、TG、血浆黏度、血小板聚集率及 EET 与治疗前比较有显著差异。治疗后，上述指标治疗组和对照组比较，差异有显著性。

陈氏等为观察原发性肾病综合症(PNS)伴高黏滞血症患儿血液流变学变化并探讨川芎嗪的临床疗效，将确诊有高黏血症的 PNS 患儿随机分为川芎嗪组(21 例)和对照治疗组(19 例)，川芎嗪组予川芎嗪。两组均同时服用强的松，治疗 8 周。治疗前后检测并分析血液流变学各项指标的变化，观察蛋白尿转阴、水肿消退时间。结果显示，治疗前两组各项血液流变学指标明显高于正常组。治疗后川芎嗪组蛋白尿转阴，水肿消退时间较对照组明显缩短。同时血液流变学大部分指标较对照组下降，与正常组基本无差别，而对照组大部分指标仍高于正常组。结论认为大部分 PNS 患儿存在高黏血症，川芎嗪可降低血黏度而改善症状，缓解 PNS 的发展。

李氏等为观察川芎嗪对小儿原发性肾病综合征（NS）TXB2、6-Keto-PGF$_{1\alpha}$ 变化的影响，将 30 例小儿 NS 随机分为川芎嗪治疗组和常规治疗组各 15 例。常规治疗组给予强的松治疗 4 周，而川芎嗪治疗组在强的松治疗基础上加川芎嗪治疗 4 周，观察两组尿蛋白转阴和水肿消退时间，测定两组治疗前后血浆血栓素（TXB2）、6-酮-前列腺素 F$_{1\alpha}$（6-Keto-PGF$_{1\alpha}$），纤维蛋白原和血小板聚集率。结果川芎嗪治疗组血浆 TXB2 治疗后有明显减低血浆 6-Keto-PGF$_{1\alpha}$ 治疗后有明显升高，较常规治疗组治疗后 TXB2 下降及 6-Keto-PGF$_{1\alpha}$ 升高程度更大；川芎嗪治疗组治疗后纤维蛋白原、血小板聚集率明显降低，而常规治疗组治疗后两者无变化；川芎嗪治疗组治疗后尿蛋白转阴和水肿消退时间明显快于常规治疗组。结论认为川芎嗪能抑制 NS 病人 TXA2 的产生，促进 PGI2 生成，从而纠正 TXA2-PGI2 失衡，同时改善血液高凝状态，近期疗效优于常规治疗组。

岳氏等将 55 例肾病综合征的患儿随机分为治疗组 34 例，对照组 21 例，两组资料比较差异无显著性，具有可比性。两组均按全国儿科肾病协作组制定的治疗方案。以强的松中长程疗法治疗，治疗组同时采用川芎嗪注射液和复方丹参注射液应用。结果显示，治疗前后两组 BUN、Cr、CH、TG、血浆黏度、血小板聚集率及 EET 与治疗前比较有显著性差异。治疗后，上述指标治疗组和对照组比较，差异有显著性。治疗组在治疗过程中未见有任何毒、副作用。

九、过敏性紫癜

仲氏等用盐酸川芎嗪治疗过敏性紫癜（AP）98 例，取得良好效果。98 例 AP 住院患儿，男 63 例，女 35 例，平均年龄 8.8（2.2～14）岁。有上呼吸道感染患儿，用抗生素控制感染。对 AP 的治疗，采用盐酸川芎嗪静脉滴注或口服。对持续存在蛋白尿者，可加用潘生丁。74 例（75.51%）患儿的皮疹在治疗后 3～10 天消退，19 例（19.38%）在治疗 2 周内消退，3 周内消退者有 5 例（5.10%），无一例皮疹持续超过 4 周。伴有消化道症状的 51 例患儿，血便或腹痛在 2 天内消失者有 49 例（96.08%），仅 2 例在用药 1 周内偶有腹痛，无血便。关节和下肢肿胀在用药 3 天内基本消失，关节疼痛在部分患儿可持续 1 周左右。高血压出现率并不高，仅有 6 例初诊时血压高于正常，一般用药 2～3 天即恢复正常；水肿或氮质血症恢复也较快，一般不超过 4 天；肉眼血尿 9 例，全部在 2 天内消退，其中半数在用药后当日肉眼血尿消失；镜下血尿可持续 1～2 周；蛋白尿消失较晚，在 11 例肾脏损害患儿中，1 周内蛋白尿消失者仅占 5 例，一般持续 2 周以上，1 例 4 周后才完全消失，但无 1 例超过 1 个月。在初诊时无肾脏损害患儿，川芎嗪治疗过程中，无一例发生肾脏损害。

杨氏等将 92 例符合过敏性紫癜的患儿随机分为治疗组 52 例，对照组 40 倒。两组患者病程、临床表现及实验室资料无显著差异。治疗组采用川芎嗪注射液及西咪替丁治疗，对照组仅用西咪替丁。结果治疗组皮疹消退时间、消化道症状消失时间及对肾损害的预防作用显著高于对照组。

孙氏将诊断为过敏性紫癜的患儿共 98 例，随机分为治疗组 50 例及对照组 48 例。治疗组中男性 28 例，女性 22 例；年龄 2~14 岁，平均 6.8 岁；其中皮肤型 8 例，关节型 12 例，腹型 14 例，肾型 10 例，混合型 6 例。对照组中男性 23 例，女性 25 例；年龄 2~14 岁，平均 6.5 岁；其中皮肤型 8 例，关节型 10 例，腹型 14 例，肾型 11 例，混合型 5 例。两组临床资料无显著性差异，具有可比性。在常规对因对症治疗的基础上，治疗组每天加用川芎嗪注射液及甲氰咪胍静脉滴注，每日 1 次，14 日为 1 疗程。对照组仅加用甲氰咪胍，不用川芎嗪。治疗组皮疹于 4~11 天内消退，其中 7 天内消退者 41 例；对照组皮疹消退时间为 5~14 天，其中 7 天内消退者 31 例两组比较有显著性差异，治疗组显著优于对照组。关节肿痛消失时间，治疗组 18 例有关节症状的患儿，其关节肿痛消失时间为 2~3 天；对照组 15 例有关节症状的患儿，其关节肿痛消失时间为 1~5 天，两组比较无显著性差异。消化道症状消失时间，治疗组 20 例有消化道症状的患儿中腹痛消失时间为 2~3 天，7 天内消化道症状全部消失；对照组 19 例有消化道症状的患儿中，消化道症状全部消失时间为 3~9 天，7 天内消失者 13 例两组比较有显著性差异，治疗组明显优于对照组。肾损害消失时间，治疗组入院时 17 例有肾损害，其中有血尿者 9 例，有蛋白尿者 5 例，血尿伴大量蛋白尿、高血压者 3 例，用药后血尿于 7~25 天内消失，蛋白尿于 7~35 天内消失，2 周内血尿、蛋白尿消失者分别为 5 例、3 例；对照组入院时 16 例有肾损害，其中有血尿者 10 例，有蛋白尿者 5 例，血尿伴大量蛋白尿、高血压者 1 例，用药后血尿、蛋白尿分别于 15~40 天和 20~70 天内消失，对照组在治疗 2 周内无 1 例血尿、蛋白尿消失两组疗效比较有显著性差异，治疗组明显优于对照组。

孙氏等采用 2∶1 随机进行分组，治疗组 66 例，对照组 33 例，在一般常规治疗（抗炎、抗过敏及对症处理）基础上，治疗组加用川嗪注射液。结果治疗组治疗后有效率为 95.95%，对照组总有效率为 72.72% 两组有显著性差异，表明治疗组疗效显著优于对照组。

张氏等为观察莪术油联合川芎嗪辅助治疗过敏性紫癜（AP）的疗效，将 165 例 AP 的患儿随机分为治疗组 85 例，对照组 80 例。治疗组（莪术油联合川芎嗪组）85 例在常规治疗基础上，静脉给予莪术油、川芎嗪；对照组 80 例只给予常规治疗后比较 2 组疗效。结果治疗组症状、体征消失日数与对照组相比有统计学意义；两组的紫癜复发率（治疗组为 11%，对照组为 23%）及肾功能损害发生率（治疗组为 10%，对照组为 21%）相比亦有统计学意义。结论认为莪术油联合川芎嗪辅助治疗 AP 疗效优于常规治疗。

王氏等为观察川芎嗪（TMP）治疗小儿过敏性紫癜的临床疗效，对 60 例患儿随机分为两组，分别用川芎嗪与地塞米松注射液作为治疗组和对照组，两组均给予一般治疗（两组在急性发作期均卧床休息，寻找并避免接触过敏源及治疗感染。同时可应用维生素 C，安络血、抗血小板凝集药物及对症治疗）。结果治疗组总有效率为 93.3%，对照组总有效率为 70%，治疗组有效率高于对照组，差异有显著性意义。表明川芎嗪是治疗小儿过敏性紫癜较安全有效的药物。

相氏等为观察丙种球蛋白（丙球）与川芎嗪联合治疗过敏性紫癜（HSP）的疗效，将 60 例 HSP 患者随机分为治疗组和对照组各 30 例，对照组给予抗过敏、改变血管脆性、止血、糖皮质激素等治疗。治疗组在上述基础上加用丙球与川芎嗪治疗。结果治疗组有效率为 93%，治疗 3 周后紫癜性肾炎发生率为 13%，0.5a 内复发率为 10%；对照组有效率 73%，紫癜性肾炎发生率 37%，复发率 30%。经统计学处理，治疗组疗效优于对照组。表明丙球与川芎嗪联合治疗 HSP 不但能缩短疗程，而且能降低紫癜性肾炎的发生率，预防复发。

　　杜氏等将符合过敏性紫癜的诊断标准的患儿40例随机分为治疗组20例，对照组20例，两组在性别、年龄、病程长短及临床分型方面均无显著差异，具有可比性。两组均在常规禁可疑过敏饮食、药物及环境中易过敏因素。对照组给予氯雷他啶、维生素C、西米替丁片，血便者禁食，有腹痛、关节痛者给予糖皮质激素，合并感染者给予抗感染治疗；治疗组在此基础上加用川芎嗪静点及心痛定口服，服用4~6周后停药。结果治疗组总有效率为93.3%，对照组总有效率为73.3%，两组比较有显著性差异。

　　李氏观察川芎嗪注射液治疗过敏性紫癜的疗效，将80例患者随机分为治疗组和对照组各40例，对照组采用抗感染、抗变态反应及对症处理治疗，治疗组在常规治疗的基础上加用盐酸川芎嗪注射液静点，15天为1疗程。结果治疗组临床症状改善明显低于对照组，且复发率低。表明盐酸川芎嗪注射液辅助治疗过敏性紫癜疗效明显优于常规综合疗法。

　　李氏等将过敏性紫癜患儿87例随机分为两组，治疗组45例，对照组42例两组性别、年龄、病程长短和临床分型情况均无显著性差异。两组均给予抗过敏、维生素C、复方卢丁、钙剂及抗生素等常规治疗。治疗组（皮试阴性后）加用普鲁卡因注射液及川芎嗪注射液。治疗组治愈42例（93%），好转3例（7%），总有效率100%，且治疗过程中无新出现肾损害病例；对照组治愈22例（52%），好转10例（24%），无效10例（24%），总有效率76%。经统计学处理两组治愈率、总有效率均有非常显著性差异。远期随访，随访时间12~18个月。治疗组（失去联系9例），随访36例，复发3例，出现肾损害1例。对照组（失去联系14例），随访28例，复发9例，出现肾损害7例。两组复发率和肾损害发生率均有显著性差异。

　　关氏将过敏性紫癜患儿64例随机分为治疗组和对照组各32例，对照组按常规方法治疗，包括：急性发作期卧床休息，避免接触过敏源，积极控制感染；应用抗组织胺药物或静脉点滴钙剂脱敏；应用维生素改变血管脆性；应用肾上腺皮质激素改善腹痛和关节症状。采用地塞米松每日0.2mg/kg，每日1次，治疗观察1周。结果治疗组疗效显著优于对照组。

　　姚氏应用西咪替丁及川芎嗪治疗皮肤型过敏性紫癜患儿33例，效果显著。63例过敏性紫癜的患儿被随机分为对照组30例，治疗组33例，两组均给予卧床休息，避免与可疑的过敏源接触，并补充维生素C。在此基础上，对照组给予马来酸氯苯那敏及钙剂治疗；治疗组予西咪替丁及川芎嗪治疗。两组疗程均为10~14天。治疗组总有效率为88%，对照组总有效率67%。两组显效率、总有效率比较有显著性差异。

十、紫癜性肾炎

　　过敏性紫癜（HSP）的发病机制可能与IgA介导的免疫反应有关。免疫复合物进入血液循环，并通过旁路途径激活补体系统，造成全身性毛细血管和小动脉的免疫病理损伤，导致血管壁通透性增高，血液及淋巴渗透到组织间隙，引起皮肤黏膜、内脏器官渗出性出血和水肿，肾脏受损后，临床出现血尿、蛋白尿等。HSP早期血小板生成血栓素A2（TXA2）增加，使前列环素（PGI2）与TXA2比例失衡，引起小血管强烈收缩及血小板聚集性增加，凝血功能亢进，抗凝血功能减弱，纤溶活性减弱，血液呈高凝状态，甚至表现为高黏滞血症，血流的缓慢进一步加剧了肾脏的损害。川芎嗪可使微血管扩张，改善微循环，降低毛细血管通透性，降低血液黏滞度，抑制血小板聚集，还可促进PGI2合成，抑制TXA2的生成和释放，从而调节PGI2和TXA2的平衡，川芎嗪对肾脏具有保护作用，可以扩张肾小动脉、增加肾血流量、降低尿蛋白排泄量、降低血清脂质过氧化物等作用。

陶氏等对收治的 19 例紫癜性肾炎患儿采用川芎嗪治疗，取得良好效果。19 例患儿常规给予青霉素静注及对症处理，并加用川芎嗪治疗。合并严重蛋白尿者，加用小剂量潘生丁片口服。治疗后 9 例肉眼血尿均在用药后 2 天内消失，其中 5 例肉眼血尿 1 天后消失，镜下血尿 1 周内基本消失；7 例高血压者用药后 2～3 天血压恢复正常；3 例氮质血尿症用药 4 天后血压恢复正常，尿量增加，尿素氮及肌酐均降至正常；7 例浮肿者治疗 5 天完全消退；3 例大量蛋白尿者 1 例治疗 2 周后蛋白尿转阴，2 例 4 周后转阴。

杨氏等为探讨川芎嗪与甲氰咪胍联用对过敏性紫癜（HSP）肾损害的防治效果，对符合 HSP 诊断的 104 例随机分为治疗组（给予川芎嗪与甲氰咪胍治疗），对照组（只给甲氰咪胍治疗），进行疗效对比观察。结果治疗组在控制病情进展及预防 HSP 肾损害方面明显优于对照组。表明川芎嗪与甲氰咪胍联用对预防和治疗 HSP 肾损害安全有效。

张氏等选择的 102 例患儿，均符合小儿过敏性紫癜性肾炎的诊断标准，采用随机法将病人分为两组，治疗组 56 例，对照组 46 例。两组均采用抗炎治疗，7～14 天为一疗程。治疗组加川芎嗪注射液，对照组用抗过敏治疗。对有蛋白尿症状，诊断为肾病型者加用激素或免疫抑制剂治疗。结果治疗组组显效 31 例，有效 13 例，无效 12 例，总有效 44 例；对照组显效 9 例，有效 12 例，无效 25 例，总有效 21 例。两组治疗结果经统计学处理，差异显著，治疗组疗效明显高于对照组。

张氏等将 58 例过敏性紫癜性（HSP）按入院先后顺序，随机表随机分成两组，川芎嗪注射液治疗组 30 例，对照组 28 例。两组患儿均不再接触蛋、奶类及海鲜、花粉等易过敏物质，同时给予抗过敏（扑尔敏、钙剂）、改变血管脆性（维生素 C）及对症治疗。在以上治疗基础上，治疗组加用川芎嗪注射液。治疗组和对照组治疗前尿 $\beta2-MG$、Alb、IgG 比较，差异无显著性，而与健康对照组比较，差异有显著性。治疗 3 个月后，川芎嗪治疗组尿 $\beta2-MG$、Alb 和 IgG 均低于对照组，两组比较差异有显著性；与本组治疗前比较，差异亦有显著性，治疗组有 2 例出现尿常规异常，而对照组有 8 例出现尿常规异常两组比较差异有显著性。

胡氏等为观察川芎嗪对过敏性紫癜肾损害的预防作用及其安全性。采用随机对照方法，将 63 例尚未出现肾损害的过敏性紫癜患儿分为川芎嗪治疗组（35 例）和对照组（28 例）。所有患者均需进行治疗前后和追踪随访紫癜、胃肠道症状、关节症状及尿常规监测。结果：治疗组紫癜性肾炎发生率为 22.9%（8/35 例），而对照组为 53.6%（15/28 例），前者明显低于后者；对于两组紫癜性肾炎病人，治疗组病情明显轻于对照组；川芎嗪能明显缩短过敏性紫癜患儿紫癜消失时间及胃肠道和关节症状的缓解时间。且能预防儿童过敏性紫癜复发；治疗组无不良反应发生。表明川芎嗪能有效、安全地预防过敏性紫癜肾损害的发生。

付氏等将 72 例均符合第 6 版《诸福棠实用儿科》诊断标准及杨霁云《中国实用儿科杂志》过敏性紫癜临床分型标准的患儿，按入院顺序随机分为观察组和对照组，各为 24 例。治疗组采用盐酸川芎嗪注射液静滴，对照组采用地塞米松静滴，其他对症处理两组相同，均给予 PG 静滴及 654-2、维生素 C 等口服治疗。结果治疗组有效 23 例（95.8%），无效 1 例（4.2%），对照组有效 17 例（70.8%），无效 7 例（29.2%），治疗有效率明显优于对照组，本组在治疗中未见明显不良反应。

丁氏等为观察川芎嗪注射液预防过敏性紫癜性肾炎（HSPN）的疗效，将 75 例过敏性紫癜（HSP）患儿，随机分两组：对照组39例给予抗过敏、抗炎等常规治疗，观察组36例在常规治疗基础上应用盐酸川芎嗪注射液治疗，两组疗程均为2周，随访时间6月。随访期间复查尿常规、凝血四项。比较两组临床疗效、肾炎发生率及凝血异常发生率。结果观察组临床疗效明显高于对照组，而肾炎发生率显著低于对照组；治疗初两组凝血异常发生率相似，治疗后观察组凝血异常发生率明显降低。因此认为盐酸川芎嗪注射液可明显提高HSP临床疗效，降低HSPN发生率，纠正HSP机体的凝血功能异常；随访期间监测凝血功能，可及时预测HSPN的发生。

梁氏等将符合紫癜性肾炎诊断的582例患儿分为治疗组380例和对照组202例，治疗组用川芎嗪注射液及西咪替丁注射液静脉滴注，对照组仅用西咪替丁治疗，用法同治疗组两组均给予维生素C、维生素P口服。随访12～24个月，治疗组380例中73例出现肾损害（19.2%），对照组202例中82例出现肾损害（40.1%），治疗组发病率明显低于对照组，两组比较差异有显著性。表明川芎嗪、西咪替丁联用可有效预防过敏性紫癜肾损害，并能明显减轻紫癜性肾炎的病情。

十一、新生儿缺血性脑病

现代药理学研究证明，川芎嗪具有抗氧自由基损伤、扩张外周血管、抗血小板聚集、抗血栓形成、改善微循环等多种作用。临床上广泛用于治疗儿科新生儿窒息、新生儿缺氧缺血性脑病等。

张氏等应用川芎嗪并高压氧（HBO）治疗新生儿缺氧缺血性脑病（HIE）34例，取得较好的疗效。HIE患儿共65例，随机分为两组，观察组34例，对照组31例两组均应用甘露醇、地塞米松、脑活素等药物及对症、支持治疗，观察组加用盐酸川芎嗪注射液3及HBO治疗。结果新生儿行为神经评分法（NBNA）观察组高于对照组，有显著性差异。观察组总有效率为97%，对照组总有效率为71%，观察组优于对照组。

雷氏将新生儿缺氧缺血性脑病（HIE）的68例患儿随机分为两组。I组34例，II组34例，两组患儿的性别、日龄、病情轻重程度及病程时间均具有可比性，健康新生儿25例为正常对照组。两组均给予包括支持疗法、控制惊厥、治疗脑水肿的一般疗法。I组在此基础上加用川芎嗪射液静脉滴注，10天为1个疗程。两组治疗前NSE和EryCaT较正常对照组明显增高。I组治疗后NSE和EryCaT较治疗前明显下降，与II组治疗后比较明显下降。II组治疗前后的比较差异不明显。考虑与川芎嗪能抑制钙离子内流有关。本试验未发现不良反应，说明川芎嗪可以用于新生儿缺氧缺血性脑病的治疗。

孙氏等为研究川芎嗪治疗新生儿缺氧缺血性脑病（HIE）的疗效，将HIE122例随机分为两组，治疗组62例，采用常规治疗方法；对照组60例在此基础上加川芎嗪治疗。结果对两组神经症状恢复时间，新生儿行为神经评分，酶学检查，生后3个月头颅CT检查进行对比，结果两组疗效比较有显著差异。表明川芎嗪治疗HIE，能迅速缓解临床症状，减少后遗症．缩短住院时间。

李氏将72例HIE新生儿按入院时间的先后，采用随机排列表，分成治疗组和对照组各36例。所有患儿均给予常规治疗，包括给氧、能量合剂（ATP、辅酶A）、小剂量甘露醇、苯巴比妥止痉、纠正酸中毒等两组同时应用胞二磷胆碱针，治疗组加用川芎嗪注射液。结果两组病例中出现肌张力异常、惊厥等临床症状的病例数不等；具有相应临床症状的病例在意识障碍恢复正常的时间上差异有显著性，在惊厥停止、肌张力与原始反射恢复正常的时间上差异亦有显著性。轻度 HIE 患儿两组有效率比较差异无显著性；重度 HIE 患儿两组有效率比较差异有显著性；治疗组、对照组总有效率分别为 94.4%、72.2% 两组总有效率比较差异有显著性。

张氏等观察了川芎嗪对新生儿缺氧缺血性脑病（HIE）的治疗作用，将收治的 HIE 患儿 91 例，随机分为治疗组 47 例，对照组 44 例。两组均采用支持疗法和对症处理，治疗组在综合治疗基础上加用川芎嗪治疗。结果两组症状恢复时间和 NBNA 评分情况比较有非常显著差异。结论认为川芎嗪对新生儿 HIE 有明显的治疗作用。

任氏等把 136 例新生儿缺氧缺血性脑病（HIE）患儿，随机分为治疗组及对照组各 68 例，对照组资料与治疗组无显著性差异。两组均给予支持治疗和对症处理，治疗组加用川芎嗪注射液。结果：治疗组显效 44 例，有效 12 例，无效 12 例，总有效率 82.4%；对照组分别为 32、15、21 例，总有效率 69.2%。两组比较有显著差异。治疗组原始反射恢复时间、肌张力恢复时间与对照组比较两组比较有显著差异。治疗组 NBNA 评分与对照组比较，2 组重度异常者差异有显著性。

刘氏等把新生儿缺氧缺血性脑病患儿随机分为治疗组 36 例，对照组 36 例。对照组采用适量甘露醇，激素，吸氧及对症等常规治疗。治疗组在对照组基础上加用川芎嗪注射液，两组均于出生后 1 小时内确诊后给药。结果治疗组患儿的脑水肿、肌张力异常、昏迷、惊厥及其他临床症状的恢复时间，均较观察组缩短 3~6 天。以总有效率进行对照，经统计学处理，两组有显著性差异，治疗组疗效明显优于对照组。

朱氏等设立缺氧缺血性脑病患儿对照组和治疗组各 20 例，给予对照组常规治疗方法控制惊厥，症状明显好转后停药；静脉注射速尿 1mg/kg，6 小时后可用甘露醇 0.25~0.5g/kg，静脉注射，2~3 天以降低颅内压；纳络酮 0.05~0.1mg/kg 静脉注射，随后改为 0.03~0.05mg/kg 静脉注射，2~3 天以消除脑干症状；胞二磷胆碱 100~125mg/d 加入 50ml 液体内，10~14 天以促进脑细胞代谢，治疗组患儿除采用常规治疗外，同时每天加川芎嗪 2~4mg/kg 至生理盐水 50ml 中静脉滴注，疗程 10 天。结果显示治疗组与对照组比较差异亦有显著性，治疗组效果明显优于对照组。

刘氏等将符合新生儿缺血性脑部病入选标准的住院患儿随机分为治疗组 30 例和对照组 28 例，对照组采用常规鲁米那、胞二磷胆碱、甘露醇治疗 1 周，鲁米那负荷量 20mg/kg，24 小时后 5mg/（kg·d）维持，胞二磷胆碱 0.125g/d，甘露醇根据临床情况调整；治疗组常规胞二磷胆碱、甘露醇、鲁米那治疗基础上加川芎嗪注射液（20mg/ml）3ml 加入 10% 葡萄糖注射液中静脉滴注，每天 1 次，治疗 1 周。结果显示治疗组明显优于对照组，认为川芎嗪对新生儿缺血性脑部病有较好的疗效。

丁氏将 119 例符合新生儿缺血缺氧性脑病（HIE）临床诊断的患儿随机分为两组，川芎嗪治疗组 61 例，脑生素治疗组 58 例两组均在综合治疗（包括维持呼吸、血压、血糖及控制惊厥、降颅压等）的基础上分别给予川芎嗪和脑生素治疗。结果川芎嗪治疗组总有效率为 86.9%，脑生素治疗总有效率组为 91.4% 两组效果相比无显著性差异，对本病均有较好的疗效。

石氏等为观察川芎嗪治疗新生儿缺氧缺血性脑病（HIE）的疗效，将符合本病的 48 例患儿随机分为对照组（胞二磷胆碱）和观察组（川芎嗪）各 24 例，两组均采用常规综合治疗（供氧、止惊、镇静、降颅压及全身支持治疗）。在此基础上，观察组用川芎嗪注射液，对照组给予胞二磷胆碱注射液，比较两组总有效率，临床表现消失时间。结果观察组显效 16 例（占 66.7%），有效 6 例（占 25%），无效 2 例（占 8.3%），总有效率 91.7%；对照组显效 10 例（占 41.7%），有效 9 例（占 37.5%），无效 4 例（占 16.7%），死亡 1 例（占 4.1%），总有效率 79.2%。经检验两组相比差异显著，观察组疗效优于对照组。结论认为川芎嗪治疗 HIE 疗效确切。

宋氏等在常规治疗基础上，加用川芎嗪注射液治疗新生儿缺氧缺血性脑病（HIE）66 例，疗效满意。122 例 HIE 患儿均符合诊断标准，随机分为治疗组和对照组。治疗组 66 例，对照组 56 例。两组在性别、胎龄、日龄、出生体重及窒息程度等方面无显著差异，具有可比性。两组均采用支持疗法，控制惊厥，治疗脑水肿，消除脑干症状等。治疗组同时加用川芎嗪注射液。结果两组疗效结果比较，所得数据采用 χ^2 检验，治疗组有效率（显效+有效）明显优于对照组。治疗 10 天后 NBNA 评分比较，治疗组 NBNA 评分小于 35 分者所占百分比与对照组比较，差异有显著性。

王氏为观察川芎嗪注射液治疗新生儿缺氧缺血性脑病（HIE）的疗效，对符合 HIE 诊断的 72 例患儿随机分为治疗组和对照组两组，治疗组给予川芎嗪注射液，对照组给予能量合剂，对两组疗效进行比较，结果川芎嗪注射液治疗 HIE，与对照组比较，有显著性差异，证实川芎嗪注射液治疗 HIE 安全有效。

朱氏等对照组和治疗组，两组均采取常规综合治疗（供氧、降颅压及全身支持治疗）。治疗组在此基础上加用川芎嗪注射液 5mg/kg 加入 10% 葡萄糖注射液 40ml 静脉滴注，1 次/天，1 天为 1 疗程。结果显示，在意识、反射、脑水肿及肌张力恢复等各个指标的比较中，治疗组明显优于对照组，两组比较有显著性差异。

郭氏等为研究川芎嗪治疗新生儿缺血缺氧性脑病（HIE）的疗效以及机制，将 40 名 HIE 患儿随机分为治疗组（n=20）和对照组（n=20），两组均给以一般治疗的同时，治疗组加用川芎嗪治疗。两组治疗前后分别测定血浆神经元特异性烯醇化酶（NSE）、红细胞总钙量（EryCaT）、脑型肌酸激酶（CK–BB）、丙二醛（MDA）、一氧化氮（NO）和超氧化物歧化酶（SOD），并观察临床疗效。同时与 20 例正常新生儿作健康对照组。结果治疗组治疗后 NSE、EryCaT、CK–BB、MDA 和 NO 水平均较治疗前明显下降，而 SOD 则明显升高。对照组治疗后，除 EryCaT 明显降低外，其余指标无明显变化。治疗后，治疗组 NSE、EryCaT、CK–BB、MDA 和 NO 水平均较对照组明显降低，而 SOD 则较对照组明显升高。治疗组 HIE 治疗总有效率明显高于对照组。表明川芎嗪对 HIE 新生儿脑组织有保护作用，其机制可能和抑制钙超载和清除自由基有关。

路氏为探讨早期应用川芎嗪对重度窒息新生儿并发缺氧缺血性脑病（HIE）的干预作用，对重度窒息新生儿 62 例的治疗结果作回顾性分析。对照组 32 例在常规治疗的基础上联用纳洛酮治疗，治疗组 30 例则早期联用川芎嗪治疗。就两组患儿 HIE 的发生率及严重程度作对照分析。结果治疗组 HIE 的发生率为 40% 而对照组为 68.8%，且前者以轻、中度为主，后者则以中、重度为主，两组间比较差异有统计学意义。结论认为早期联合应用川芎嗪对降低重度新生儿窒息 HIE 发生率及减小 HIE 严重程度具有积极意义。

李氏为研究川芎嗪注射液治疗新生儿缺氧缺血性脑病（HIE）的临床疗效，将 63 例 HIE 患儿随机分为治疗组 32 例与对照组 31 例，均予常规综合治疗，治疗组加用川芎嗪注射液静滴，比较两组症状消失时间及治疗前后鲍秀兰新生儿神经行为（NBNA）评分、预后不良率。结果治疗组症状消失时间较对照组缩短，治疗后 NBNA 评分高于对照组，预后不良率明显低于对照组。结论认为 HIE 在常规综合治疗基础上加用川芎嗪，疗效满意，且无不良反应。

李氏等为探讨中西结合治疗新生儿缺氧缺血性脑病（HIE）的疗效和安全性，将 84 例符合本病的患者随机分为治疗组和对照组各 42 例。两组均采用常规治疗（包括吸氧、保暖、控制惊厥、维持酸碱平衡紊乱，营养脑细胞给予脑蛋白水解物 5mg/次静滴每日 1 次，14 天为 1 疗程，同时给予高压氧治疗 10 次），治疗组在基础上加用川芎嗪注射液及针灸治疗。结果显示，入院时两组 NSE、（红细胞内总钙量）EryCaT、NBNA 评分无明显差异。第 14 天时治疗组与对照组 NSE 对比明显降低。EryCaT 两组对比显著降低。NBNA 评分两组对比评分明显提高。结论认为对 HIE 患儿早期进行中西医结合治疗，能促进脑功能恢复，改善预后。

朱氏通过对新生儿行为神经测定（NBNA）观察川芎嗪对新生儿缺氧缺血性脑病（HIE）的治疗效果。对 60 例 HIE 患儿随机分 I、II 组，各 30 例。两组均给支持疗法、控制惊厥、治疗脑水肿等，I 组加用川芎嗪治疗，疗程 10 天两组治疗前后分别进行 NBNA 20 项行为神经评分。结果治疗前 I、II 组间无显著性差异，治疗后 I 组与 II 组比较有显著性差异。

张氏观察川芎嗪对新生儿缺氧缺血性脑病（HIE）的治疗作用。HIE 患儿 68 例随机分为治疗组 35 例，对照组 33 例两组均采用支持、对症等综合处理、治疗组在综合治疗基础上加用川芎嗪治疗 14 天。两组分别于治疗前、治疗后 14 天测血清肌酸激酶同工酶（脑型 CK-BB），同时记录两组症状、体征持续时间及治疗 3 天、7 天、14 天后新生儿 20 项神经行为评分方法（NBNA）评分的情况。两组治疗前后 CK-BB 均明显降低，且治疗组降低更明显，治疗组症状恢复时间较对照组短，两组治疗后各时点 NBNA 评分均有提高，且治疗组优于对照组。川芎嗪对 HIE 有显著的治疗作用，值得临床推广应用。

易氏探讨高压氧联合川芎嗪对重度缺氧缺血性脑病（HIE）患儿神经元特异性烯醇化酶（NSE）和髓鞘碱性蛋白（MBP）水平变化的调节。HIE 患儿 90 例，随机分为川芎嗪治疗组（30 例）、高压氧和川芎嗪联合治疗组（30 例）和常规治疗组（30 例），同时以 30 名正常新生儿组作对照。在治疗前后分别用酶联免疫分析法检测血清 NSE、MBP 水平。3 组重度缺氧缺血性脑病患儿 NSE、MBP 水平明显高于正常对照组；常规治疗组患儿 NSE、MBP 水平明显高于川芎嗪治疗组和联合治疗组；联合治疗组 NSE、MBP 水平显著低于川芎嗪治疗组。NSE 及 MBP 水平是反映脑组织损伤和修复的生化指标。临床上早期用高压氧联合川芎嗪治疗重度 HIE 有较好的疗效。

张氏观察川芎嗪对新生儿缺氧缺血性脑病（HIE）的治疗作用。将新生儿重症监护室（NICU）收治的（HIE）患儿 88 例，随机分为治疗组 45 例，对照组 43 例，两组均采用支持、对症处理，治疗组在综合治疗基础上加用川芎嗪治疗 14 天。两组分别于治疗前、治疗后 14 天测血清 CK-BB，同时记录两组症状、体征持续时间及治疗 3 天、7 天、14 天后 NBNA 评分情况。两组治疗前后 CK-BB 及症状恢复时间和 NBNA 评分情况有显著差异。川芎嗪对 HIE 有显著的治疗作用，值得临床推广应用。

张氏探讨川芎嗪联合高压氧治疗新生儿缺氧缺血性脑病（HIE）的临床治疗效果及实验室研究。对 126 例 HIE 患儿随机抽样分组，川芎嗪联合高压氧疗组 66 例，并与 60 例单纯湿化高压氧疗组对照。两组神经症状恢复时间、新生儿行为神经评分、酶学检查比较具有非常显著性差异，生后 3 个月头颅 CT 检查差异亦有显著性，两组住院时间及治疗费用比较差异亦非常显著。注射液川芎嗪联合高压氧治疗 HIE 能迅速缓解临床症状，减少后遗症，缩短住院时间。

十二、小儿哮喘

谢氏等将收治的婴幼儿及儿童哮喘、毛细支气管炎 122 例，分为静滴川芎嗪治疗组 62 例，静滴氨茶碱治疗组 60 例，两组患儿均常规吸氧、抗感染、祛痰。川芎嗪治疗组加用川芎嗪静滴，每天 1 次，7 天为 1 疗程；氨茶碱治疗组加用氨茶碱静滴，每天 1 次，7 天为 1 疗程。川芎嗪治疗组治愈 42 例，好转 12 例，无效 8 例，治愈率 67.7%，总有效率 87.1%；氨茶碱治疗组治愈 40 例，好转 16 例，无效 4 例，治愈率 66.7%，总有效率 93.3%。两组比较无显著差异。表明川芎嗪具有与氨茶碱相同的平喘效果。

祝氏把支气管哮喘患儿 62 例随机分为治疗组 40 例，对照组 22 例。两组病例在年龄、性别、病程、病情方面相似。对照组给予常规抗炎、平喘、补液、抗感染、吸氧等治疗。治疗组在对照组用药基础上加用 25% 硫酸镁注射液和川芎嗪注射液。治疗组临床控制 17 例（42.5%），好转 20 例（50.0%），总有效率 92.5%。对照组临床控制 6 例（27.3%），好转 10 例（45.5%），总有效率 72.7%。结果表明治疗组总有效率高于对照组。

十三、小儿偏瘫

王氏等在积极治疗原发病的基础上采取川芎嗪静脉滴注治疗小儿急性偏瘫 34 例，取得较好的临床疗效。全部病例除积极治疗原发病外均用盐酸川芎嗪注射液，及胞二磷胆碱、维生素 B_1、B_6 等药物口服，第 1 疗程结束或恢复期适当配合针灸、按摩等理疗，以促进瘫肢功能恢复。第 1 疗程后显效率 70.59%，有效率 88.24%，在此基础上为了提高治愈率，凡未达到治愈标准者行第 2 疗程，结果显效率达 85.29%，有效率为 94.12%。表明川芎嗪治疗小儿急性偏瘫有较好疗效，优于其他血管扩张剂和抗凝剂。

刘氏将收院治疗的 61 例病毒性脑炎并急性偏瘫患儿随机分为两组，治疗组 39 例，对照组 22 例。对照给以抗生素、能量合剂、激素等对症治疗，治疗组在上述措施基础上加用川芎嗪注射液。结果治疗组总有效率为 94.8%，对照组总有效率为 72.7%，两组比较，治疗组优于对照组，差异显著。通过临床治疗观察，川芎嗪治疗小儿急性偏瘫，有效率 94.8%，对其瘫痪肢体功能恢复有良好作用。

参考文献

[1] 杨湘怡，陈维雄. 基因芯片技术分析川芎嗪对小鼠实验性结肠炎的影响. 中华消化杂志，2009，29(6)：403~40.

[2] 刘荣彩. 乌拉地尔联合川芎嗪治疗慢性肺心病心衰疗效分析. 中国临床实用医学，2009，3(7)：99~100.

[3] 王香玲. 川芎嗪治疗冠心病心绞痛 50 例疗效观察. 中国基层医药，2009，16(4)：738.

[4] 刘志良. 川芎嗪联合环磷酰胺治疗小细胞肺癌的研究. 中国医药，2009，4(4)：260~261.

[5] 刘志良. 川芎嗪对小细胞肺癌治疗作用的实验研究. 中医药通报，2008，7(6)：59~61.

［6］蔡诚毅，马武华，沙雪帆．川芎嗪在自体血回输对 NK 细胞功能的影响．中国临床实用医学，2009，3（2）：78～79.

［7］罗艳霞，马武华，黎玉辉．川芎嗪对回收红细胞和机体凝血功能影响的研究．中国临床实用医学，2008，2（12）：1～3.

［8］黄淑萍，熊应权，王倩．川芎嗪不良反应分析．中国临床实用医学，2008，2（7）：79～80.

［9］李达，代喜平，胡永珍．川芎嗪联合参附注射液辅助 VAD 方案治疗多发性骨髓瘤临床观察．国际医药卫生导报，2008，14（23）：54～56.

［10］夏夕霞，陈飞．川芎嗪注射液对门静脉压及部分肝功能指标的影响．中国实用医刊，2008，35（24）：49～50.

［11］罗运春，项蔷薇，王强．川芎嗪对哮喘小鼠肺组织 Rho 和 Rho 激酶的表达及小鼠气道炎症的影响．中华儿科杂志，2008，46（11）：868～869.

［12］陈素群．低分子肝素钙联合川芎嗪治疗不稳定型心绞痛的疗效观察．中国基层医药，2008，15（10）：1699～1700.

［13］赵琳，何苗，魏敏杰．川芎嗪对三氯化铝致阿尔茨海默病模型小鼠学习记忆能力的影响．中国行为医学科学，2008，17（10）：878～880.

［14］刘维峰，雷航，陈伟芳．大剂量川芎嗪治疗老年下肢深静脉血栓形成 45 例临床观察．国际医药卫生导报，2008，14（20）：59～60.

［15］蔡威黔，缪建春，骆佑娣．丹参川芎嗪混合液对痴呆样大鼠学习记忆障碍的影响．中国基层医药，2008，15（7）：1091～1092.

［16］桂西青，郭振宇，孙华宾．高能冲击波对肾脏钙离子腺苷三磷酸酶活性的影响及川芎嗪的保护作用．中国医药，2008，3（7）：400～402.

［17］侯晓亮，陈发胜，肖雪云．川芎嗪注射液对 2 型糖尿病胰岛素拮抗因子的影响．国际医药卫生导报，2008，14（9）：5～7.

［18］陈刚，张肖红，陈实．川芎嗪对犬肾保存的影响．中华器官移植杂志．1998，19（3）：162～163.

［19］陈刚，徐晓玉，叶兰．川芎嗪对大鼠胶原性关节炎滑膜 VEGF 及 VEGFmRNA 表达的影响．中国药理学通报，2006，22（10）：1199～1202.

［20］孙亚琴，邵月萍，李芙琴．川芎嗪、复方丹参注射液联合应用治疗老年慢性阻塞性肺疾病急性加重期血液流变学影响．中国医师进修杂志，2007，30：157.

［21］车晓文，张颖，王晖．超短波并川芎嗪雾化吸入疗法对支气管哮喘细胞因子失衡的调节作用．中华物理医学与康复杂志，2008，30（1）：39～42.

［22］张慧利，余为治，刘易珏．川芎嗪联合高渗盐对心搏骤停大鼠脑复苏作用的实验研究．中华急诊医学杂志，2008，17（1）：14～18.

［23］殷群，毛定安，钟建民．惊厥后脑内神经细胞黏附分子的表达及川芎嗪干预作用．中国小儿急救医学，2007，14（6）：520～522.

［24］魏怀兰，张撰荣，张亚宣．盐酸川芎嗪治疗肺源性心脏病疗效观察．中原医刊，2007，34（24）：80～81.

［25］苏夏鹏，刘传宝，刘卫国．胸腔引流加注入降纤酶和川芎嗪预防结核性胸膜炎黏连．中原医刊，2007，34（18）：18～19.

［26］熊亮，陶晓南，白明．川芎嗪与地塞米松对支气管哮喘大鼠 GATA 结合蛋白 3/淋巴细胞 T 盒的作用．中华结核和呼吸杂志，2007，30（12）：953～954.

［27］常保萍，刘文励，张海深．川芎嗪对放射损伤小鼠骨髓白细胞功能相关抗原–1 表达的影

响. 中华内科杂志, 2007, 46(3): 234～236.

[28] 吕红斌, 徐大启, 胡建中. 川芎嗪关节腔内注射治疗兔骨关节炎模型的研究. 中国医师杂志, 2007, 9(9): 1163～1165.

[29] 邓新国, 胡世兴, 梁小玲. 川芎嗪对视网膜色素变性小鼠干预作用的机制. 中华眼底病杂志, 2007, 23(5): 344～347.

[30] 曹春玲, 侯霖, 孟凡琴. 磷酸川芎嗪注射液联合西比灵治疗慢性脑供血不足的疗效观察. 中国医药, 2007, 2(11): 661～663.

[31] 吉宁飞, 卞涛, 符晓苏. 川芎嗪对哮喘大鼠转录因子 GATA-3 表达的影响. 国际呼吸杂志, 2007, 27(12): 907～911.

[32] 吉宁飞, 卞涛, 符晓苏. 川芎嗪对支气管哮喘大鼠肺组织转录因子 GATA-3 表达的影响. 中华结核和呼吸杂志, 2006, 29(12): 852～853.

[33] 孙威, 张隽, 解鸿君. 川芎嗪对脑挫伤大鼠脑组织 MDA、SOD、NO 及含水量影响的研究. 中华神经医学杂志, 2007, 6(7): 679～681.

[34] 张家衡, 金太欣. 川芎嗪对急性胰腺炎的作用. 中华实验外科杂志, 2007, 24(7): 829～831.

[35] 王卿, 于华军, 范慧君. 川芎嗪防治增殖性玻璃体视网膜病变的实验研究. 国际中医中药杂志, 2007, 29(4): 207～208.

[36] 程勇, 郑金荣, 王兵. 川芎嗪治疗 56 例肺心病心衰患者的临床观察. 中原医刊, 2007, 34(5): 77～78.

[37] 毛定安, 刘利, 群薄涛. 川芎嗪对大鼠惊厥性脑损伤 caspase-1mRNA 表达的影响. 中华急诊医学杂志, 2007, 16(4): 406～409.

[38] 毛定安, 刘利群, 薄涛. 幼年大鼠惊厥性脑损伤白细胞介素-1β 和白细胞介素-18 的表达及川芎嗪干预的影响. 中国急救医学, 2007, 27(1): 42～45.

[39] 马玉清, 冷玉芳, 张宏. 川芎嗪预处理对心脏手术患者心肌组织热休克蛋白72 基因表达的影响. 中国医师进修杂志, 2007, 30(3): 1～3.

[40] 马玉清, 冷玉芳, 周丕均. 川芎嗪预处理在体外循环中对血清心肌酶和组织超微结构的影响. 兰州大学学报(医学版), 2006, 32(4): 17～19.

[41] 马玉清, 冷玉芳, 陈远丰. 川芎嗪预处理对体外循环后心肌损伤的保护作用. 中国急救医学, 2007, 27(2): 106～108.

[42] 崔长霞, 才晓君, 王磊. 川芎嗪治疗急性冠状动脉综合征 51 例疗效观察. 中国基层医药, 2007, 14(3): 477～478.

[43] 王艳红, 魏军. 凯时联合川芎嗪治疗早期糖尿病肾病临床观察. 中国综合临床, 2007, 23(3): 237～238.

[44] 陈维雄, 陆允敏, 陈金联. 川芎嗪治疗实验性肠炎的研究. 中华消化杂志, 2007, 27(3): 203～205.

[45] 陈维雄, 陈金联, 陈尼维, 等. 川芎嗪对溃疡性结肠炎患者血栓素 B-2、6-酮-前列腺素 F1α 的影响. 中国临床医学, 2004, 11(2): 166～167.

[46] 胡志英, 方马荣, 王伊萍. 妊娠期高血压疾病患者胎盘组织中凋亡相关基因表达的变化及硫酸镁与川芎嗪治疗对其的影响. 中国综合临床, 2007, 23(2): 183～185.

[47] 王重吾, 王应高. 川芎嗪注射液治疗急性脑梗死临床观察. 中原医刊, 2007, 34(2): 82.

[48] 陈嘉馨, 邱国海. 川芎嗪并肝素雾化吸入治疗慢性阻塞性肺疾病 30 例. 中国临床实用医学, 2007, 1(1): 65～67.

[49] 许志华, 高红, 郭凯霞. 川芎嗪治疗糖尿病足 31 例疗效观察. 中原医刊, 2007, 34

（1）：80．

　［50］阮建平，温国贤，付康才．川芎嗪治疗肾移植术后早期少尿的疗效观察．中原医刊，2006，33（8）：34～35．

　［51］周智华，朱有华，牛强．川芎嗪改善高渗枸橼酸盐嘌呤溶液保存犬肾的效果．中华器官移植杂志，2006，27（7）：411～413．

　［52］万晨旭，张金元．川芎嗪、泼尼松和贝那普利对马兜铃酸致大鼠急性肾小管坏死的干预作用比较．中华肾脏病杂志，2006，22（7）：426～429．

　［53］李善春，杨军，方毅民．川芎嗪对急性心肌梗死急诊冠状动脉介入治疗后"心肌无复流"的影响．中华核医学杂志，2006，26（6）：366～369．

　［54］郭学利，黄秀珍，邱新光．肾静脉上结扎大鼠下腔静脉的心脏血流动力学改变和川芎嗪对其的影响．中华实验外科杂志，2006，23（6）：706～708．

　［55］李洪敬，吕德成，张卫国．髓鞘碱性蛋白、S-100B 在犬急性脊髓损伤及川芎嗪治疗后的变化与意义．中华创伤骨科杂志，2005，7（6）：544～547．

　［56］蒋荣珍，陈汉平．川芎嗪对子痫前期脐血清诱导脐动脉平滑肌细胞胶原表达的体外研究．中国医师杂志，2005，7（4）：476～478．

　［57］黄循冠．西其汀联合川芎嗪治疗椎动脉供血不足 56 例．中国医师杂志，2004：212～213．

　［58］徐慧，刘俊红．卡托普利、多巴酚丁胺、川芎嗪联合治疗肺心衰的探讨．中原医刊，2004，31（23）：34～35．

　［59］闫林青，贾海燕．依那普利、川芎嗪联合治疗糖尿病肾病五年疗效回顾．中原医刊，2004，31（17）：52．

　［60］陆少玲．川芎嗪佐治婴幼儿肺炎疗效分析．国际医药卫生导报，2004，10（14）：177～178．

　［61］王玲，王国平．川芎嗪联合盐酸培他啶治疗眩晕症疗效观察．中原医刊，2003，30（20）：50．

　［63］朱芮，王晓榕，张渝侯．新生儿行为神经测定评价川芎嗪治疗新生儿缺氧缺血性脑病的疗效．中国综合临床，2002，18（8）：757～758．

　［64］朱芮，邹典定．川芎嗪对新生儿缺血缺氧性脑病一氧化氮及氧自由基的影响．中国中西医结合杂志，2005（25）8：737．

　［65］王业建，李虹．双黄连川芎嗪佐治肺心病急性发作期 32 例观察．中国基层医药，2003，10（11）：1137．

　［66］温军，谢丙．川芎嗪和地巴唑治疗糖尿病末梢神经病变 45 例．中国基层医药，2002，9（12）：1132．

　［67］田焕云，张道岩，田鲁．丽珠血栓通加川芎嗪治疗糖尿病周围神经病变 120 例临床观察．中国基层医药，2002，9（11）：1042．

　［68］裴凌，王俊科．自体血回收机对回收红细胞的破坏作用及川芎嗪保护作用的研究．中华医学杂志，2002，82（5）：322～324．

　［69］周银莉，刘文励，孙汉英．川芎嗪对骨髓移植小鼠早期造血重建作用的研究．中华血液学杂志，2002，23（4）：207～208．

　［70］韩焱福，韩之勋，徐庆连．川芎嗪对烫伤早期心房肌保护作用的研究．中华烧伤杂志，2002，18（3）：169．

　［71］蔡晨，徐庆连，唐益忠．川芎嗪对烧伤大鼠肠黏膜一氧化氮合酶表达的影响及意义．中华实验外科杂志，2006，23（9）：1149．

　［72］蔡晨，唐益忠，徐庆连．川芎嗪对烧伤大鼠心肌损伤保护作用的实验研究．中国急救医

学，2006，26(9)：678～679.

[73] 施月欢，邹秀兰. 川芎嗪对大鼠缺血再灌注视网膜SOD，MD和NO水平及细胞凋亡的影响. 中国实用眼科杂志，2002，20(1)：25～27.

[74] 赵庆利，丰绍祥，蔡瑞康. 复方丹参注射液、山莨菪碱及川芎嗪加低分子右旋糖酐治疗银屑病疗效对比观察. 中华皮肤科杂志，2001，34(1)：69.

[75] 朱忠华，彭维毅. 川芎嗪注射液对腹膜透析溶质转运的影响. 中华肾脏病杂志，2000，16(5)：329～330.

[76] 崔丽贞，陈林. 川芎嗪治疗视网膜静脉阻塞的疗效与机理. 现代临床医学生物工程学杂志，2000，6(4)：278～279.

[77] 杨琼琼，叶任高，阳晓. 川芎嗪对慢性腹膜透析大鼠腹膜功能及间皮细胞形态的影响. 中华肾脏病杂志，2000，16(3)：143～146.

[78] 屈燧林，方勤，陈高翔. 汉防己甲素、川芎嗪和苦杏仁苷对人肾成纤维细胞的影响. 中华肾脏病杂志，2000，16(3)：186～189.

[79] 王红，陈在忠. 川芎嗪对大鼠肝纤维化脂质过氧化的影响. 中华肝脏病杂志，2000，8(2)：98.

[80] 林春龙，张珍祥. 川芎嗪在抑制人肺血管平滑肌细胞黏着斑激酶中的表达. 中国医师杂志，2006，8(10)：1321～1323.

[81] 林春龙，张珍祥，徐永健，等. 川芎嗪与尼群地平配伍对慢性阻塞性肺病患者血流动力学的影响. 中国中西医结合杂志，2001，21(3)：183～185.

[82] 陈忠平，姜德咏，唐罗生. 川芎嗪对糖基化终末产物诱导人视网膜色素上皮细胞表达低氧诱导因子-1α的影响. 中华眼底病杂志，2006，22(1)：55～56.

[83] 兰培丽，王玲玲，裴凌. 川芎嗪对患者回收红细胞及其免疫功能的保护作用. 中华麻醉学杂志，2006，26(4)：326～328.

[84] 刘梁英，李孝生，万晓强. 川芎嗪和大黄酸对肝细胞增殖和凋亡的影响. 中华肝脏病杂志，2006，14(3)：219～221.

[85] 谢圣兰. 川芎嗪治疗再生障碍性贫血临床观察. 中华全科医师杂志，2006，5(3)：174～175.

[86] 李毅星. 生脉针加川芎嗪针治疗充血性心力衰竭的临床观察. 中原医刊，2005，32(23)：59～60.

[87] 刘淑霞，季晓明. 前列腺素E_1与川芎嗪治疗糖尿病神经病变疗效观察. 中原医刊，2005，32(10)：47～48.

[88] 虎晓岷，尹晓涛，尹文. 川芎嗪对肺损伤肺泡巨噬细胞中NF-κB活化的影响. 中华急诊医学杂志，2005，14(9)：722～726.

[89] 虎晓岷，尹文，李月彩. 川芎嗪对失血性休克再灌注肺损伤IκB激酶-β表达的调节干预研究. 中国医师杂志，2005，7(2)：151～153.

[90] 邱新光，郭学利，黄秀珍. 肾静脉上结扎大鼠下腔静脉的肾功能改变和川芎嗪对其的影响. 中华实验外科杂志，2005，22(8)：964～966.

[91] 李元海，李俊，吕雄文. 异丙酚复合川芎嗪对大鼠肝脏缺血再灌注损伤的作用. 中华麻醉学杂志，2005，25(3)：193～196.

[92] 罗成志，程群才. 黄芪和川芎嗪注射液联用治疗肺心病急性发作. 现代临床医学生物工程学杂志，2005，11(2)：148～149.

[93] 吴宁，孙汉英，刘文励. 川芎嗪对小鼠骨髓基质细胞内皮抑素表达的影响. 中华放射医学

与防护杂志, 2005, 25(2): 121~123.

[94] 吴宁, 周登锋, 齐洁琳. 川芎嗪对 BMT 后小鼠骨髓基质细胞 bFGF 表达水平的影响. 中国实验血液学杂志, 2006, 14(5): 1004~1007.

[95] 王文建, 杨莉, 王西华. 川芎嗪对大鼠支气管哮喘模型气道重塑的影响及机制. 中华结核和呼吸杂志, 2004, 27(12): 833~836.

[96] 肖恒军, 刘继红, 尹春萍. 川芎嗪对离体兔阴茎海绵体平滑肌条收缩的影响. 中华实验外科杂志, 2004, 21(8): 964~965.

[97] 刘振芳, 孙汉英, 刘文励. 川芎嗪促进急性放射损伤小鼠骨髓造血修复作用的研究. 中华放射医学与防护杂志, 2004, 24(5): 396~398.

[98] 冯文忠, 孔建国, 王怀远. 川芎嗪对肺源性心脏病患者血清一氧化氮和内皮素的影响. 中国综合临床, 2004, 20(4): 321~322.

[99] 朱砚萍, 王国民, 傅美娜. 川芎嗪对胸部肿瘤放射治疗后肺损伤的干预作用. 中华放射肿瘤学杂志, 2004, 13(4): 309~312.

[100] 韩书芝, 韩晓雯, 霍颖芳. 川芎嗪对肺心病患者急性加重期血小板功能的影响. 中华结核和呼吸杂志, 2003, 26(10): 640.

[101] 张敏, 任瑞霞. 不同剂量川芎嗪对 2 型糖尿病 PAI 及 t-PA 活性的影响. 中国基层医药, 2003, 10(8): 792~793.

[102] 钱有辉, 王正, 周钧. 丹参、川芎嗪对体外循环后肺损伤的保护作用. 中华实验外科杂志, 2003, 20(8): 753~754.

[103] 褚燕君, 许景伟. 川芎嗪对酒精性肝炎患者血清 SOD、LPO、TNF-α、IL-8、PC-Ⅲ 与 HA 的影响. 中国综合临床, 2003, 19(7): 597~598.

[104] 张燕, 田玉科, 王鹏. 等容血液稀释和川芎嗪对兔心肌缺血再灌注损伤的保护作用. 中华麻醉学杂志, 2003, 23(7): 504~507.

[105] 张燕, 郑利民, 黄飞. 川芎嗪对兔心肌缺血再灌注损伤的保护作用. 中国现代医生, 2009, 47(6): 32~33.

[106] 战莉娟, 张风云. 川芎嗪治疗急性缺血性视神经病变疗效分析. 中国实用眼科杂志, 2003, 21(6): 478.

[107] 陈敦金, 赵杨, 佘若菁. 丹参、川芎嗪、硫酸镁对妊娠高血压综合征患者母儿结局影响的比较. 中华围产医学杂志, 2003, 6(5): 259~262.

[108] 王凯杰, 孙长松, 卢永刚. 川芎嗪对弥漫性轴索损伤影像学变化及预后的影响. 中国综合临床, 2003, 19(3): 231~232.

[109] 孙岚, 刘文励, 孙汉英. 川芎嗪促进放射损伤小鼠骨髓微环境修复的信号传导机理研究. 中华放射医学与防护杂志, 2003, 23(2): 93~95.

[110] 陈玉霞. 低分子右旋糖酐、川芎嗪治疗糖尿病足 15 例体会. 中原医刊, 2002, 29(9): 47.

[111] 薛现中, 张凤梅. 川芎嗪对 2 型糖尿病 PAI-1 活性水平影响的研究. 中国基层医药, 2002, 9(8): 684~685.

[112] 刘伯阳, 吕丽艳, 姚淑娟. 川芎嗪对荷瘤鼠化疗后免疫功能的影响. 中国基层医药, 2002, 9(7): 636.

[113] 廖福龙, 游云, 韩东. 川芎嗪及大蒜素对剪应力诱导的内皮细胞分泌血管性血友病因子与血小板聚集的影响. 中华医学杂志, 2001, 81(8): 508~509.

[114] 任天华, 孙汉英, 刘文励. 川芎嗪对骨髓移植小鼠骨髓中硫酸肝素表达水平的影响. 中

华血液学杂志，2001，22(5)：270～271.

[115] 王万铁，徐正，王卫. 川芎嗪注射液抗脑缺血再灌流损伤作用机制的实验研究. 中华急诊医学杂志，2001，10(3)：182～184，189.

[116] 王万铁，林丽娜，徐正衸. 内皮细胞功能紊乱在肝缺血再灌注损伤中的作用及川芎嗪的影响. 中国危重病急救医学，2000，12(6)：350～352.

[117] 王万铁，王晓扬，陈瑞杰. 川芎嗪对家兔肺缺血再灌注损伤时 Fas/FasL 基因表达的影响. 中国应用生理学杂志，2007，23(1)：87～91.

[118] 王强，熊利泽，陈绍洋. 川芎嗪对兔脊髓缺血再灌注损伤的保护和治疗作用. 中华麻醉学杂志，2001，21(3)：163～166.

[119] 白蕴红，王德文，崔雪梅. 川芎嗪和硫氮唑酮对照射后 NIH/3T3 成纤维细胞增殖及 bFGF 表达的影响. 中华放射医学与防护杂志. 1999，19(6)：379～380.

[120] 莫郑波，熊家平. 丹参酮 II-A 与川芎嗪治疗急性脑梗死中风病气虚血瘀证的临床研究. 湖北中医杂志，2009，31(11)：9～11.

[121] 唐可倩，唐凯，唐伟. 川芎嗪对急性胰腺炎患者血栓素 A2 和前列环素的影响. 海峡药学，2009，21(10)：114～115.

[122] 刘忠. 川芎嗪注射液治疗慢性阻塞性肺疾病急性加重期 26 例疗效观察. 中国中医急症，2008，17(4)：446～447.

[123] 刘忠，李永春. 川芎嗪对慢性阻塞性肺疾病大鼠模型白细胞介素-8 的影响. 中国中医急症，2008，17(5)：652～654.

[124] 胡颖，吴保鑫，程冬敏. 奥扎格雷钠联合川芎嗪治疗急性脑梗死疗效观察. 中国现代药物应用，2009，3(17)：130～131.

[125] 农慧，盛庆寿，罗荣敬. 川芎嗪对早期糖尿病大鼠胸主动脉 PCNA、c-myc、Bcl-2、Bax 表达的影响. 辽宁中医药大学学报，2008，10(6)：207～208.

[126] 王刚，潘征夏，吴春. 体外循环术对婴幼儿先心病术后肺的损伤及川芎嗪的保护作用. 山东医药，2009，49(4)：29～31.

[127] 王刚. 丹红注射液和川芎嗪注射液在治疗心绞痛中的疗效比较. 华中医学杂志，2009，33(1)：36～37.

[128] 邱芬，刘勇，张蓬勃. 川芎嗪对成体大鼠局灶性脑缺血后皮质和纹状体半暗带细胞增殖的作用. 中药材，2006，29(11)：1196～1200.

[129] 邱芬，刘勇，钱亦华. 川芎嗪对大鼠局灶性脑缺血后侧脑室室下区细胞增殖的作用. 四川大学学报(医学版)，2006，37(5)：726～729，780.

[130] 邱芬，刘勇，张蓬勃. 川芎嗪对成年大鼠局灶性脑缺血后海马齿状回细胞增殖的作用. 南方医科大学学报，2006，26(10)：1400～1403.

[131] 袁晓梅. 川芎嗪治疗支气管哮喘的机制及效果研究. 医学信息(内·外科版)，2009，22(7)：584～586.

[132] 袁晓梅. 川芎嗪对支气管哮喘患者外周血 TGF-β1 水平的影响. 西安交通大学学报(医学版)，2008，29(6)：714～716.

[133] 胡士勋. 综合用药治疗短暂性脑缺血发作临床疗效观察. 中国实用医药，2009，4(21)：177～178.

[134] 周毕军，赵成花. 川芎嗪治疗急性脑梗死的疗效观察. 中国现代药物应用，2009，3(14)：93～94.

[135] 李西海，刘伯龄，刘献祥. 川芎嗪含药血清干预软骨细胞周期作用机制的研究. 中医正

骨，2009，21(2)：1~3.

[136] 陈辉，刘菊. 丹参川芎嗪注射液治疗脑梗死 60 例临床观察. 中国中医急症，2009，18
(8)：1216.

[137] 陈庆仁，刘江峰，吕爱民. 酚妥拉明联合川芎嗪注射液及大黄治疗肝硬化合并肝肾综合
征疗效观察. 中国中医急症，2009，18(8)：1244.

[138] 殷凯生，吉宁飞，何畏. 川芎嗪对支气管哮喘患者 T-bet、GATA-3 及气道炎症的影响.
实用老年医学，2009，23(4)：264~266.

[139] 吴国平，黄晓辉，姚震. 丹参川芎嗪注射液对急性冠脉综合征患者血清超敏 C 反应蛋白
及心功能的影响. 海南医学院学报，2009，15(8)：858~860.

[140] 汪克林，唐雄修，黄英虎. 川芎嗪联合尿激酶静脉溶栓治疗急性心肌梗死的临床研究.
国际内科学杂志，2009，36(7)：376~377.

[141] 刘会芳，赵燕燕，崔玉英. 川芎嗪对百草枯中毒大鼠急性肺损伤的治疗作用. 山东医药，
2009，49(25)：32~34.

[142] 刘会芳，赵燕燕，崔玉英. 川芎嗪对急性百草枯中毒大鼠肝组织 NO 和 iNOS 的影响. 山
东医药，2009，49(1)：7~9.

[143] 杨彦，董萍. 川芎嗪对糖尿病大鼠肾保护作用及肾间质结缔组织因子及骨桥蛋白表达的
影响. 四川医学，2009，30(7)：996~999.

[144] 杨彦，谢春光，韩斌. 川芎嗪对糖尿病肾病大鼠肾小管间质病变及转化生长因子-β1 的
影响. 时珍国医国药，2008，19(8)：1937~1938.

[145] 杨彦，谢春光. 川芎嗪对糖尿病肾病大鼠肾间质巨噬细胞浸润及单核细胞趋化蛋白-1 与
细胞间黏附分子-1mRNA 表达的影响. 时珍国医国药，2009，20(2)：275~277.

[146] 臧志萍，韩东利，曹晓岚. 川芎嗪干预 BMNCs 移植对 MCAO 小鼠血清 TGF-β1 的影响.
中西医结合心脑血管病杂志，2009，7(8)：942~943.

[147] 程冲，张明玺，王娟. 川芎嗪注射液联合前列腺素 E₁ 治疗轻症急性胰腺炎. 中国民族民
间医药，2009，(4)：37~38.

[148] 范云虎，雷进，王建林. 丹参川芎嗪注射液治疗慢性脑供血不足 40 例临床观察. 云南中
医中药杂志，2009，30(7)：20~21.

[149] 孙银平，张大伟，王省. 川芎嗪对血管紧张素Ⅱ诱导新生大鼠心肌细胞血小板源生长因
子-β 受体与细胞外信号调节激酶表达的影响. 实用儿科临床杂志，2008，23(13)：1000~1001.

[150] 孙银平，郭勇，王省. 川芎嗪对血管紧张素Ⅱ诱导血管平滑肌细胞表达血小板源生长因
子的影响. 时珍国医国药，2009，20(6)：1400~1401.

[151] 董圣惠. 川芎嗪联合依那普利治疗早期糖尿病肾病. 中国实用医药，2009，4
(16)：41~42.

[152] 蒋铁，占双凤. 川芎嗪联用脑复康治疗 32 例急性颅脑损疗效观察. 中国实用医药，2009，
4(16)：256~257.

[153] 吴红金，吕俊萍，马增春. 川芎嗪对培养人脐静脉内皮细胞基因表达谱的影响. 中国实
验方剂学杂志，2005，11(3)：40~43.

[154] 兰顺. 高效液相色谱法测定复方川芎胶囊中川芎嗪的含量. 中国实验方剂学杂志，2004，
10(5)：1~3.

[155] 梁日欣，廖福龙，韩东. 川芎嗪预处理对清醒大鼠心肌缺血再灌注损伤的保护作用. 中
国实验方剂学杂志，2002，8(1)：21~23.

[156] 龙志芳，张丽华，王梅. 川芎嗪治疗糖尿病下肢血管病变疗效观察. 河北医药，2009，31

(14)：1749~1750.

[157] 刘合辰. 川芎嗪注射液治疗肺间质纤维化临床观察. 中国中医急症，2009，18(7)：1032~1032，1123.

[158] 王丕胜，武侠，晋继红. 干扰素 α1b 联合丹参川芎嗪注射液治疗慢性乙型肝炎. 西北药学杂志，2009，24(4)：302~303.

[159] 章炳文，张立新. 注射用盐酸川芎嗪的配伍稳定性考察. 海峡药学，2009，21(6)：31~33.

[160] 严岩发. 川芎嗪对哮喘患儿外周血 P-选择素和可溶性 E-选择素的调节作用. 海峡药学，2008，20(8)：122~123.

[161] 王利军. 川芎嗪联合甘油果糖治疗脑梗死的临床观察. 中国现代医生，2009，47(8)：104~106.

[162] 沈宁阳. 黄芪和丹参川芎嗪注射液联用治疗早期糖尿病肾病临床观察. 中国医药导报，2009(13)：115~116.

[163] 刘云超. 丹参川芎嗪注射液与灯盏花素治疗冠心病心绞痛的比较研究. 当代医学，2009，15(10)：137~138.

[164] 马葆琛. 川芎嗪治疗早期糖尿病肾病的临床观察. 中医药学报，2009，37(2)：73~74.

[165] 刘英，李瑞生，王珊珊. 川芎嗪对人肝癌耐药细胞 Bel-7402/DXR 多柔比星蓄积的影响. 医药导报，2009，28(5)：565~567.

[166] 刘英，刘艳. 消炎痛联合川芎嗪治疗急性肾小球肾炎疗效观察. 中原医刊，1997(24)8：21~22.

[167] 徐升强，贾岷. 川芎嗪对急性胰腺炎大鼠细胞凋亡的影响. 微循环学杂志，2009，19(2)：25~28.

[168] 陈爽，李孝生，王文丽. 川芎嗪对转化生长因子 β1 刺激肝星状细胞 CTGF 及 I 型胶原表达的影响. 生命科学研究，2009，13(2)：146~151.

[169] 陈亮，宋宏宇，向明凤. 川芎嗪树脂复合物制备过程中川芎嗪的交换动态变化. 广东药学院学报，2009，25(2)：131~133.

[170] 何季，聂景海，李月桂. 川芎嗪对急性脑梗死患者血液流变学及血清 ICAM-1 的影响. 中外医疗，2009，28(13)：63~64.

[171] 姜丽萍，张伟强，闫安全. 老年充血性心力衰竭与氧自由基、脑钠素的关系及川芎嗪干预效果研究. 潍坊医学院学报，2009，31(1)：36~38.

[172] 韩辉，吴丽敏，解清. 人参川芎嗪注射液对大鼠局灶性脑缺血损伤的保护作用. 中国中医急症，2009，18(4)：581~582，602.

[173] 韩辉，吴丽敏，汪美霞. 人参川芎嗪注射液对局灶性脑缺血大鼠血浆 t-PA 含量及活性、PAI-1 含量、脑组织形态学的影响. 安徽中医学院学报，2008，21(6)：45.

[174] 朱桂松，何劲松. 川芎嗪对高糖诱导后人腹膜间皮转化生长因子-β1 和结缔组织生长因子表达的影响. 上海医学，2009，32(3)：252~254.

[175] 朱桂松，何劲松. 川芎嗪注射液对高糖诱导后人腹膜间皮细胞 I 型胶原、基质金属蛋白酶-1 和金属蛋白酶组织抑制剂-1 表达的影响. 中西医结合学报，2009，7(1)：65~69.

[176] 刘顺根，李邦华，张琦. 川芎嗪对小鼠外周血造血干细胞动员作用的研究. 江西中医学院学报，2009，21(2)：65~68.

[177] 冯伟，孙广宁，刘萌春. 川芎嗪注射液联合甘露醇治疗椎-基底动脉供血不足性眩晕症疗效观察. 中国民康医学，2009，21(8)：846~846，854.

[178] 吴小南，吴异兰，陈洁. 川芎嗪对高糖诱导的人肾小管上皮细胞转分化的影响. 中国全科医学，2009，12(10)：843~846.

[179] 岳运霞. 颈动脉注射川芎嗪治疗不同时期脑梗死 123 例临床观察. 内蒙古中医药，2009，28(4)：13~14.

[180] 岳运霞，吴标. 川芎嗪不同用药途径治疗脑梗死 123 例临床观察. 中国医药指南，2008，6(24)：233~234.

[181] 谢长喜. 多巴酚丁胺、酚妥拉明与川芎嗪联用治疗肺心病顽固性心衰效果观察. 内蒙古中医药，2009，28(4)：73~74.

[182] 杨正宇，张红莲. 丹参川芎嗪注射液治疗急性脑梗死的临床疗效观察和对血浆内皮素等水平的影响. 云南中医中药杂志，2009，30(4)：19~20.

[183] 李兰菊，岳红卫，魏一平. 辛伐他汀联合磷酸川芎嗪治疗慢性阻塞性肺疾病肺动脉高压的临床研究. 现代医学，2009，37(2)：126~128.

[184] 李兰菊，魏一萍，梁瑞芳. 川芎嗪治疗慢性肺原性心脏病急性加重期 31 例临床观察. 河北中医药学报，2008，23(2)：10~11.

[185] 尤海传，曹永胜，何云天. 川芎嗪联合还原型谷胱甘肽治疗酒精性肝病临床分析. 河北医学，2009，15(4)：463~465.

[186] 江茵，李文，陈敏. 川芎嗪对肺纤维化大鼠 CTGF 表达及胶原沉积的影响. 中华全科医学，2008，6(12)：1215~1216.

[187] 刘勇涛，刘美娟，刘会芳. 川芎嗪对百草枯中毒大鼠肾组织核因子-κB 及 iNOS 表达的影响. 山东医药，2009，49(9)：22~24.

[188] 袁新，蒋电明，陈增刚. 含川芎嗪的玻璃化液对异体神经移植免疫反应的影响. 重庆医科大学学报，2009，34(2)：190~193.

[189] 沈建明，叶婷婷，邓妍妍. 川芎嗪对心肺复苏后大鼠肾脏的保护作用. 郧阳医学院学报，2009，28(1)：39~41.

[190] 敬永升，胡海廷，徐晓燕. 高效液相色谱法测定盐酸川芎嗪注射液的含量. 河南大学学报(医学版)，2009，28(1)：46~48.

[191] 高绪照，夏杰，庹晓红. 川芎嗪联合乌司他丁治疗急性重症胰腺炎的临床疗效观察. 中外医疗，2009，27(12)：90~91.

[192] 张冬梅，秦英，吕浠滢. 川芎嗪对血管紧张素Ⅱ诱导的大鼠心肌成纤维细胞增殖及 T 型胶原合成的影响. 中西医结合学报，2009，7(3)：232~236.

[193] 王英莲，杨学瑞，姜宇宙. 低分子肝素钙联合川芎嗪注射液治疗急性脑梗死的临床观察. 中国医药导报，2009，6(8)：67~68.

[194] 王文丽，李孝生，李文生. 川芎嗪对肝星状细胞基质金属蛋白酶 13 和金属蛋白酶组织抑制剂 1 表达的影响. 中国组织工程研究与临床康复，2009，13(11)：2075~2080.

[195] 高云，梁尚栋，穆松牛. 川芎嗪对慢性压迫性损伤大鼠神经病理痛行为学的影响. 中国比较医学杂志，2008，18(6)：44~47.

[196] 高云，梁尚栋，穆松牛. 川芎嗪对大鼠坐骨神经慢性压迫性损伤 L4/L5 段背根神经节 P2X3 受体表达的影响. 中国药理学与毒理学杂志，2008，22(6)：412~418.

[197] 韦志益，楼正家，周法根. 川芎嗪黄芪复方注射液对大鼠急性期脑出血不同时段作用的实验研究. 中国中医药科技，2009，16(1)：20~21.

[198] 董京艳，莫晓芬，张萌. 川芎嗪促进大鼠视网膜神经节细胞轴突再生的实验研究. 中国眼耳鼻喉科杂志，2009，9(2)：86~88.

[199] 熊有明，卢斌，谢正兰. 注射用盐酸川芎嗪对慢性肾衰竭患者血脂的影响. 云南中医中药杂志，2009，30(3)：17～18.

[200] 徐波，张瑛. 丹参川芎嗪注射液治疗 2 型糖尿病合并冠心病心绞痛 30 例临床观察. 云南中医中药杂志，2009，30(3)：24～25.

[201] 商进春，徐凤珍. 川芎嗪对糖尿病肾病患者血浆内皮素水平及血液流变学的影响. 西部医学，2009，21(3)：388～389.

[202] 赵秋振，李炜，薄爱华. 大鼠脑缺血再灌注损伤神经元形态观察及川芎嗪治疗作用. 时珍国医国药，2009，20(3)：683～684.

[203] 丁兴. 盐酸川芎嗪抗大鼠脑缺血灌注损伤的实验研究. 甘肃中医，2008，21(9)：58～59.

[204] 魏文君. 川芎嗪对哮喘患者白介素-4、干扰素-γ 的影响及对 Th1/Th2 细胞因子平衡失调的干预作用. 实用医学杂志，2009，25(5)：743～745.

[205] 严绍南. 川芎嗪对哮喘患者外周血 P-选择素和可溶性 E-选择素的调节作用. 现代实用医学，2009，21(2)：149～150.

[206] 魏振奇. 川芎嗪治疗术后早期炎性肠梗阻 40 例临床观察. 河北医药，2009，31(6)：717～717.

[207] 何建东. 川芎嗪注射液治疗头部外伤后脑血管调节紊乱性头痛的疗效观察. 中国医药指南，2008，6(23)：224～225.

[208] 张立冬，尹春萍，邹慧. 川芎嗪甲酸对平滑肌细胞游离钙浓度的影响. 中国药师，2009，12(1)：9～11.

[209] 张立冬，刘继红，李邃. 川芎嗪衍生物对人阴茎海绵体平滑肌细胞游离钙浓度的影响. 医药导报，2009，28(2)：148～150.

[210] 胡海云，程晖，丁国华. 银杏达莫注射液与川芎嗪对实验糖尿病肾病大鼠 NO 的作用. 中国药师，2009，12(1)：28～31.

[211] 张群峰，陈连剑，黎敏. 川芎嗪对大鼠心脏缺血再灌注损伤的保护作用. 中国医药导报，2009，06(9)：17～18.

[212] 阎朝光，赖力. 埃索美拉唑联用丹参川芎嗪注射液治疗老年慢性胃炎的疗效观察. 西北药学杂志，2009，24(2)：142～143.

[213] 文珠，胡国柱，俞火. 川芎嗪干预长春新碱抑制骨髓基质细胞增殖的研究. 实用临床医学，2009，10(1)：1～3.

[214] 张周. 川芎嗪对心血管保护的药理学作用和临床应用进展. 中国实用医药，2009，4(7)：129～130.

[215] 熊浩，赖茂松，林伟文. 动力髁螺钉结合川芎嗪注射液治疗股骨髁上骨折疗效观察. 中国实用医药，2009，4(6)：60～62.

[216] 熊浩，赖茂松，林伟文. 川芎嗪注射液结合动力髁螺钉治疗股骨髁上骨不连疗效观察. 数理医药学杂志，2009，22(1)：46～48.

[217] 张爱军，郭宏伟. 丹参川芎嗪注射液联合地尔硫卓治疗早期糖尿病肾病疗效分析. 数理医药学杂志，2008，21(6)：676～677.

[218] 王建伟. 川芎嗪联合天麻素治疗后循环缺血性眩晕 68 例疗效观察. 河南职工医学院学报，2009，21(1)：27～28.

[219] 黄正华，邹移海. 川芎嗪对胃癌细胞及血管内皮细胞增殖的影响. 长春中医药大学学报，2009，25(1)：20～22.

[220] 何海林，司贤峰. 硝酸甘油联合川芎嗪注射液治疗慢性肺源性心脏病心力衰竭 95 例. 中

国中医药现代远程教育，2009，7(2)：24.

[221] 黄一挚，陈朝. 两种磷酸川芎嗪制剂的人体药动学与生物等效性比较. 医药导报，2009，28(3)：285～288.

[222] 王志玉，史爱云. 丹参川芎嗪联合复明片治疗糖尿病视网膜病变疗效分析. 医学研究杂志，2009，38(3)：81～83.

[223] 刘晓梅，王景霞. 川芎嗪对妥布霉素肾毒性保护作用及机理的实验研究. 黑龙江医药科学，2009，32(1)：9～10.

[224] 王昶，罗珉. 川芎嗪对烫伤大鼠早期左心室功能和心肌脂质过氧化的影响. 中国医院药学杂志，2008m28(18)：1620～1622.

[225] 王林. 奥扎格雷钠联合川芎嗪治疗急性脑梗死的临床疗效观察. 中国中医药现代远程教育，2009，7(1)：27～28.

[226] 王芳，朱克，尤卫民. 川芎中川芎嗪超临界 CO_2 萃取法提取工艺研究. 中国药业，2008，17(24)：42～43.

[227] 杨爽. 川芎嗪联合卡托普利治疗慢性充血性心力衰竭的临床观察. 实用心脑肺血管病杂志，2009，17(1)：45～46.

[228] 韩俊岭，张春艳，韩莹. 复方甘草酸苷联合川芎嗪对酒精性肝病患者血清 Leptin、TNF-α 的影响. 山东医药，2009，49(1)：48～49.

[229] 董学芳. 川芎嗪注射液加硝酸甘油治疗肺心病顽固性心衰 40 例临床分析. 青岛医药卫生，2009，41(1)：38.

[230] 邱明生. 川芎嗪联合黄芪注射液治疗原发性肾病综合征疗效观察. 中国现代医生，2008，46(32)：84～85.

[231] 李迎春，李迎秋. 川芎嗪对动脉粥样硬化大鼠血清血小板衍生化生长因子水平的影响. 中国医疗前沿(上半月)，2009，4(1)：15～16.

[232] 毛朝鸣，陈辉乐，王万铁. 内皮素-1 和一氧化氮在肾缺血再灌注损伤时的动态变化及川芎嗪的干预作用. 温州医学院学报，2009，39(1)：35～38.

[233] 布娟，杨建军，李静. 川芎嗪对兔缺血性视网膜疾病的疗效. 国际眼科杂志，2009，9(2)：274～276.

[234] 李银忠. 川芎嗪治疗糖尿病肾病 60 例疗效观察. 中外医疗，2008，34(34)：71～71.

[235] 刘一丁，王自媛. 川芎嗪注射液联合尼莫地平治疗新生儿缺氧缺血性脑病疗效观察. 现代中西医结合杂志，2009，18(7)：747～748.

[236] 许艳芳，林久茂，江德文. 川芎嗪对糖基化终末产物诱导肾小管上皮细胞外基质表达的影响. 福建中医学院学报，2009，19(1)：20～23.

[237] 罗琪波. 川芎嗪治疗急性脑梗死疗效观察. 中国民康医学，2008，20(22)：2615.

[238] 何思平，马捷敏. 川芎嗪对老年性早期糖尿病肾病的影响. 中国民康医学，2008，20(21)：2519.

[239] 王卫民，曹萌，李拉克. 丹参联合川芎嗪治疗早期糖尿病肾病的临床观察. 中国民康医学(上半月)，2008，20(15)：1732，1735.

[240] 马林霞，狄树亭，韩卫坤. 他汀类药物联合应用川芎嗪治疗早期糖尿病肾病的观察. 中国民康医学(上半月)，2006，18(21)：967～967.

[241] 王秀华. 颈动脉注射川芎嗪治疗小儿脑外伤失语症疗效观察. 中国民康医学，2006，18(6)：189～189.

[242] 王秀华，古伟玲. 颈动脉注射川芎嗪治疗小儿脑外伤失语. 护士进修杂志，2001(16)

8：579.

［243］雷进，盛潇磊，杨志秀. 奥扎格雷钠联合丹参川芎嗪治疗急性脑梗死 31 例临床疗效观察. 云南中医中药杂志，2009，30(1)：8～9.

［244］吴霞. 川芎嗪治疗慢性肺源性心脏病心力衰竭的护理. 现代中西医结合杂志，2009，18(6)：679～679.

［245］许拥军，樊立宏，时志斌. 兔脊髓缺血再灌注脂质过氧化和细胞凋亡变化及川芎嗪对其的影响. 陕西医学杂志，2008，37(11)：1478～1480.

［246］王朝阳. 川芎嗪注射液穴位注射治疗颈性眩晕 60 例. 江苏中医药，2009，41(1)：36～36.

［247］周天梅，黄晓明，韦志益. 川芎嗪注射液治疗急性期脑出血大鼠的时间窗研究. 中国中医急症，2009，18(1)：81～82.

［248］朱茜，钟政武. 川芎嗪佐治儿童支气管哮喘效果观察. 中国乡村医药，2009，16(2)：36～37.

［249］仁增，张跃康，马潞. 川芎嗪对大鼠重型颅脑损伤后神经细胞凋亡及 Bcl-2、Bax 表达的影响. 中国临床神经外科杂志，2009，14(1)：37～39.

［250］杜庆，王锦权，查渝. 川芎嗪对腹腔间隔室综合征致肝损伤干预机制的实验研究. 中国急救医学，2009，29(1)：42～45.

［251］陆亚辉. α-硫辛酸联合川芎嗪治疗糖尿病周围神经病变临床观察. 医学综述，2009，15(2)：316～317.

［252］张玲，窦嫒嫒，周晓辉. 低分子肝素联合丹参川芎嗪在老年肺心病急性发作期治疗中的疗效观察. 新疆医学，2008，38(12)：96～98.

［253］李永刚. 川芎嗪注射液防治紫癜性肾炎 155 例. 现代中西医结合杂志，2009，18(5)：508～508.

［254］陈升王. 氨力农联合川芎嗪注射液治疗肺源性心脏病心力衰竭疗效观察. 现代中西医结合杂志，2009，18(4)：378～379.

［255］黄小妹，张介眉，张英. 川芎嗪、苯那普利对 5/6 肾切除大鼠肾小管间质低氧及微血管生成的作用. 华中科技大学学报(医学版)，2008，37(6)：812～815.

［256］吕学云，杨巧芝，梁珺. 川芎嗪对紫癜性肾炎患儿血浆内皮素、血栓素及前列环素水平的影响. 山东医药，2008，48(44)：59～60.

［257］朱东放，范慧，葛久欣. 川芎嗪辅助治疗肺心病急性加重期 60 例疗效观察. 中国现代药物应用，2009，3(2)：133.

［258］许俊峰. 川芎嗪注射液治疗椎-基底动脉供血不足 40 例疗效分析. 中国现代药物应用，2009，3(2)：152～153.

［259］范广俊，范青，冷东伟. 川芎嗪脂质体的制备和质量评价. 药学服务与研究，2008，8(6)：453～455.

［260］邵小鹏，刘勇. 川芎嗪对大鼠局灶性脑缺血炎细胞的影响. 中西医结合心脑血管病杂志，2008，6(12)：1427～1429.

［261］李伟，钟世华. 电化学方法测定盐酸川芎嗪. 中国现代药物应用，2008，2(21)：47～48.

［262］李伟，钟世华，郭利民. 高效液相色谱法测定丹参川芎嗪注射液中丹参酮ⅡA与川芎嗪的含量. 中国医药导报，2008，5(34)：13～15.

［263］刘政光，宋威，李春华. 川芎嗪治疗糖尿病足疗效观察. 中国实用医药，2008，3(26)：130.

[264] 李锦山，李国辉，缪英年. 川芎嗪抗大鼠心肌缺血及抗心肌细胞凋亡作用. 中国实用医药，2008，3(32)：1～2.

[265] 路永刚，路兰兰，吴文丽. 丹参川芎嗪注射液治疗急性脑梗死疗效观察. 中国实用医药，2008，3(32)：88～89.

[266] 姚红军. 低分子肝素钙联合丹参川芎嗪预防肺心病肺栓塞症51例效果观察. 社区医学杂志，2008，6(23)：20～20.

[267] 马艳春，陈瑶. 川芎嗪对实验性大鼠脑缺血再灌注损伤的影响. 神经疾病与精神卫生，2008，8(6)：438～442.

[268] 王艳，沙凤珍. 甲泼尼龙琥珀酸钠与川芎嗪注射液配制方法的选择. 护理学杂志，2008，23(24)：67～67.

[269] 王艳，李岩. 丹参川芎嗪注射液治疗缺血性结肠炎的疗效观察. 胃肠病学和肝病学杂志，2009，18(7)：646～648.

[270] 余珊珊，黄廷荣. 川芎嗪注射液治疗糖尿病周围神经病变的临床观察. 湖北中医杂志，2008，30(12)：29～30.

[271] 叶国祥. 川芎嗪在治疗慢性肺心病急性加重期的疗效观察. 工企医刊，2008，21(6)：45.

[272] 容建清. 丹参川芎嗪注射液治疗急性心肌梗死的疗效观察. 白求恩军医学院学报，2008，6(6)：330～331.

[273] 高先凤. 川芎嗪穴位注射对脑梗死肢体功能恢复的疗效观察. 中医药临床杂志，2008，20(6)：583～584.

[274] 何劲松，印获，朱桂松. 川芎嗪对高糖诱导后人腹膜间皮细胞血管内皮生长因子表达的影响. 中国生化药物杂志，2008，29(6)：382～384.

[275] 黄达军，陈键，高乐. 脉络宁联合川芎嗪治疗不稳定型心绞痛50例疗效观察. 新医学，2008，39(11)：726～728.

[276] 孙亚东，魏胜非，马彦. 高压静电联合川芎嗪和甲钴胺治疗糖尿病周围神经病变的临床观察. 吉林医学，2008，29(23)：2166～2167.

[277] 陈懿，王国佐，葛金文. 川芎嗪对局灶性脑缺血大鼠血管内皮生长因子表达的影响. 中国中西医结合急救杂志，2008，15(6)：329～331.

[278] 张秋爱，李建会. 川芎嗪和低分子肝素钙治疗慢性肺心病肺动脉高压疗效观察. 中国医药导刊，2008，10(8)：1191～1191，1193.

[279] 达明芳. 川芎嗪治疗不稳定型心绞痛临床疗效观察. 青海医药杂志，2008，38(10)：69～70.

[280] 李笑华，孙宇丁，石晶. 川芎嗪对大鼠光损伤视网膜SOD、MDA的影响. 牡丹江医学院学报，2008，29(4)：65～66.

[281] 李静，马兰，潘悦. 川芎嗪对大鼠局灶性脑缺血再灌注损伤的保护作用. 中药新药与临床药理，2008，19(6)：445～446.

[282] 康敏，商亚娟，王成果. 川芎嗪对重症急性胰腺炎大鼠腹腔器官血流的影响. 医学研究杂志，2008，37(12)：102～104.

[283] 王启平. 川芎嗪治疗肺源性心脏病心力衰竭临床观察. 现代中西医结合杂志，2008，17(35)：5452～5453.

[284] 孟娜林，蔡芳丛，张春香. 丹参川芎嗪注射液治疗颈性眩晕68例. 陕西中医，2008，29(12)：1612.

[285] 章烨，李天志，刘长庭. 尾吊大鼠肺组织原癌基因 C-fos 的表达及川芎嗪对其影响. 军医进修学院学报，2008，29(6)：523～525.

[286] 任占川，郭俊仙，杨迎春. 脑缺血再灌注后大脑皮质环氧化酶-2 的表达及川芎嗪的干预作用. 中国实用医药，2008，32(6)：93～95.

[287] 王其柱. 盐酸川芎嗪注射液治疗不稳定型心绞痛的临床研究. 中国医药导报，2008，5(32)：29～30.

[288] 许春明，顾红芳. 川芎嗪注射液联合激素、抗生素治疗放射性肺炎临床观察. 浙江中医药大学学报，2008，32(6)：741～742.

[289] 赵乌兰，王永华，王枫. 针刺及川芎嗪对急性药物性聋豚鼠耳蜗生长相关蛋白 GAP-43 表达的影响. 浙江中医药大学学报，2008，32(6)：793～795.

[290] 闵治红，张冀宁，华克勤. 川芎嗪和黄芪在子宫内膜异位症发生发展中对 RANTES 及受体的调节作用. 中国中西医结合杂志，2008，28(11)：981～985.

[291] 王涛. 川芎嗪注射液佐治婴幼儿重症肺炎 38 例临床观察. 中国现代医生，2008，46(22)：71～72.

[292] 樊守艳，王继浩，许闽广. 川芎嗪联合葛根素对人脐静脉内皮细胞功能的影响. 湖南中医药大学学报，2008，28(5)：48～50.

[293] 陈道清. 川芎嗪对哮喘患者外周血 P-选择素的调节作用. 海峡药学，2008，20(10)：120～121.

[294] 姚惠香，陈玮，陈维雄. 川芎嗪联合维生素 A 对实验性肝纤维化大鼠 TNF-α 的影响. 肝脏，2008，13(5)：400～401.

[295] 周军怀. 大剂量川芎嗪治疗不稳定型心绞痛 78 例临床观察. 中国中医急症，2008，17(11)：1504～1505.

[296] 周军怀. 大剂量川芎嗪治疗急性脑梗死 80 例临床观察. 中国中医急症，2008，17(3)：289～290.

[297] 崔敏华，赵祖兴. 磷酸川芎嗪注射液细菌内毒素检查法. 医药导报，2008，27(11)：1404～1405.

[298] 吕允凤，胡欣，毕开顺. 应用微透析技术和质谱法测定川芎嗪对大鼠脑内乙酰胆碱释放量的影响. 药学学报，2008，43(11)：1128～1133.

[299] 殷玲，尹新洁. 丹参川芎嗪治疗急性脑梗死的临床观察. 中国医院药学杂志，2008，28(19)：1703～1704.

[300] 邓江，吴芹，黄燮南. 川芎嗪对大鼠压力超负荷心肌细胞外信号调节激酶 1mRNA 表达的抑制作用. 中国药理学与毒理学杂志，2008，22(5)：336～340.

[301] 杨劲松. 磷酸川芎嗪治疗冠心病心绞痛 50 例疗效观察. 吉林医药学院学报，2008，29(5)：272.

[302] 杨叶，侯培珍，张娟. 川芎嗪联合氟尿嘧啶对胃癌细胞 SGC-7901/ADR 的杀伤作用. 肿瘤防治研究，2008，35(9)：624～626.

[303] 潘赞红，金鑫. 川芎嗪与阿魏酸配伍对大鼠心肌缺血再灌注损伤心肌的保护作用. 天津医药，2008，36(10)：796～798.

[304] 尚立芝，韦大文，王峰. 川芎嗪对心肌缺血再灌注损伤大鼠 HSP25 和 p38MAPK 表达的影响. 中华中医药杂志，2008，23(10)：882～884.

[305] 尚立芝，王峰，王建人. 川芎嗪预处理对心肌缺血再灌注损伤大鼠 p38MAPK 和 TNF-α 表达的影响. 河南中医学院学报，2008，23(5)：24～25.

[306] 尚立芝，崔明霞，王建人. 川芎嗪预处理对大鼠肾脏缺血再灌注损伤的保护作用. 河南医学研究，2006，15(3)：215～217.

[307] 郭维玲. 川芎嗪注射液联合黄芪注射液治疗早期糖尿病肾病疗效观察. 中国中医急症，2009，18(5)：741～742.

[308] 齐玫玫. 注射用川芎嗪治疗冠心病心绞痛疗效观察. 吉林中医药，2008，28(9)：654～655.

[309] 李卫红，徐绍东. 川芎嗪股外侧皮神经注射治疗对 Bernhardt-Both 综合征疗效及红细胞参数的影响. 长春中医药大学学报，2008，24(4)：389～390.

[310] 黄全祥，李雄文，明全. 川芎嗪联合苦黄治疗慢性活动性肝炎疗效观察. 中国医疗前沿（下半月），2008，3(6)：58.

[311] 张晓丽，蒋丽娜，赵荧. 川芎嗪对脑缺血再灌注后皮质 BaxmRNA 表达的影响. 时珍国医国药，2008，19(9)：2109～2110.

[312] 李海峰，张辉，李卫东. 川芎嗪对脑挫伤皮质半暗带 Bcl-2 表达的影响. 时珍国医国药，2008，19(9)：2140～2141.

[313] 晏亦林，周莉玲，叶勇. 高效液相色谱法测定磷酸川芎嗪纳米脂质体中磷酸川芎嗪的含量. 时珍国医国药，2008，19(9)：2156～2157.

[314] 晏亦林，周莉玲，林绍瑜. 磷酸川芎嗪纳米脂质体包封率的测定. 医药导报，2008，27(7)：824～825.

[315] 窦义之，滕虎，汪晴. 盐酸川芎嗪经皮给药系统的制备及体外释放和透皮研究. 中国医药工业杂志，2008，39(10)：745～749.

[316] 吴雪娣，罗利飞. 川芎嗪对妊娠高血压综合征患者外周血 Th1/Th2 细胞因子的调节作用. 海峡药学，2008，20(9)：83～85.

[317] 吴雪娣，罗利飞. 川芎嗪对妊娠期高血压综合征患者血浆血栓素 A2/前列环素平衡的调节作用. 临床医学，2008，28(7)：76～77.

[318] 何航，华海婴，徐宏平. 川芎嗪对人肝星状细胞凋亡与基质金属蛋白酶抑制因子-1mRNA 表达的影响. 辽宁中医杂志，2008，35(10)：1447～1448.

[319] 张莉民. 川芎嗪注射液联合甘露醇治疗眩晕症32例. 中医研究，2008，21(11)：29～30.

[320] 龙柠璨，唐秀红. 盐酸川芎嗪注射液治疗缺血性脑卒中40例. 实用中医内科杂志，2008，22(9)：73.

[321] 高杨，邓江，王义为. 川芎嗪对左室肥厚大鼠血流动力学的影响. 遵义医学院学报，2008，31(4)：330～332.

[322] 谢龙国. 川芎嗪治疗肺心病心衰患者的临床观察. 齐齐哈尔医学院学报，2008，29(17)：2095～2096.

[323] 杨京华，阳荣秀，邓国安. 川芎嗪治疗儿童寒性哮喘的临床研究. 广州中医药大学学报，2008，25(5)：414～416.

[324] 曹艳花，刘珊珊. 磷酸川芎嗪与盐酸川芎嗪对大鼠局灶性脑缺血模型的作用比较. 食品与药品，2008，10(5)：37～39.

[325] 沈正祥，吕红斌，李小明. 川芎嗪对大鼠急性脊髓损伤模型 caspase-3 和 NF 表达的影响. 中南大学学报(医学版)，2008，33(8)：693～699.

[326] 冷玉芳，马玉清，陈远丰. 川芎嗪预处理对心肺转流手术患者心肌线粒体变化的影响. 临床麻醉学杂志，2008，24(8)：665～666.

[327] 王玉，万海同，严伟民. 川芎嗪与葛根素合用对海马神经元损伤后的影响. 中国中药杂

志，2008，33（4）：424~427.

[328] 张殿恩. 川芎嗪联合低分子肝素治疗不稳定心绞痛疗效观察. 中国实用医药，2008，3（19）：96~97.

[329] 李秋英. 黄芪注射液联合川芎嗪治疗急性脑梗死临床观察. 山东医药，2008，48（22）：48~49.

[330] 赵继祖. 紫外分光光度法测定川芎嗪葡萄糖注射液中盐酸川芎嗪的含量. 中国实用医药，2008，3（18）：125~126.

[331] 赵继祖，蔡晓民. 川芎嗪葡萄糖注射液的处方及工艺研究. 西北药学杂志，2008，23（4）：230~231.

[332] 贺玉红，周樱. 川芎嗪联合弥可保对晚期青光眼术后增视疗效观察. 中国医药导报，2008，5（24）：207.

[333] 孙丽艳，秦丽萍. 川芎嗪联合低分子肝素治疗原发性肾病综合征的疗效观察. 中国伤残医学，2008，16（2）：19~21.

[334] 田桦，邵艳艳，卓越. 丹参川芎嗪对胰腺炎患者血清 IL-1β 和 TNF-α 含量的影响. 黑龙江医药科学，2008，31（4）：28~29.

[335] 孙晓红，李红建，韩斐. 激素、雷公藤、川芎嗪治疗老年原发性肾病综合征疗效观察. 新疆医科大学学报，2008，31（6）：676~678.

[336] 曾聪彦，梅全喜. 川芎嗪致 30 例不良反应文献分析. 中国药房，2008，19（24）：34.

[337] 王海全. 酚妥拉明多巴胺川芎嗪治疗肺心病顽固性心力衰竭 40 例临床体会. 基层医学论坛，2008，12（23）：687~688.

[338] 张庆年，李萍. 川芎嗪治疗慢性阻塞性肺疾病急性加重期合并呼吸衰竭疗效观察. 中国中医急症，2008，17（8）：1051~1051，1067.

[339] 祁存芳，刘勇，张建水. 川芎嗪对大鼠脑缺血再灌注损伤的神经保护作用. 现代中西医结合杂志，2008，17（25）：3908~3909，3964.

[340] 胡昌菊，胡世鸣. 培哚普利和川芎嗪治疗慢性肺源性心脏病加重期 36 例疗效观察. 临床和实验医学杂志，2008，7（8）：38~39.

[341] 刘雅，李宁，冉兴无. 川芎嗪联合胞二磷胆碱治疗糖尿病周围神经病变患者疗效观察. 中国中西医结合杂志，2008，28（7）：606~609.

[342] 肖森生，李宝柱，甘春英. 丹参川芎嗪注射液与 5 种药物配伍稳定性考察. 医药导报，2008，27（8）：1005~1006.

[343] 王素琴. 川芎嗪对无症状性心肌缺血的血液流变学影响和疗效观察. 实用中西医结合临床，2008，8（4）：16~17.

[344] 于彤政，赵茜. 丹参川芎嗪注射液治疗椎基底动脉供血不足疗效观察. 实用医学杂志，2008，24（13）：2325.

[345] 濮捷，张端莲. 川芎嗪对青霉素致痫大鼠神经元 Bcl-XL 基因表达的影响. 数理医药学杂志，2008，21（4）：409~411.

[346] 黄小妹，张英，张介眉. 川芎嗪对 5/6 肾切除大鼠肾组织 PPAR-γ 表达的影响. 医学临床研究，2008，25（8）：1518~1521.

[347] 段治松. 大剂量川芎嗪治疗短暂性脑缺血发作的临床观察. 医学理论与实践，2008，21（7）：788~788.

[348] 鹿中华，王锦权，陶晓根. 川芎嗪对脓毒症大鼠肝细胞线粒体保护作用的实验研究. 中国中西医结合急救杂志，2008，15（2）：85~88.

［349］鲁建武，曾俊芬，宋金春．HPLC 法同时测定复方川芎胶囊中阿魏酸和川芎嗪含量．中国药师，2008，11(7)：814~816.

［350］李羚，杨莉，唐珩．川芎嗪对哮喘不同时段肺组织 α-SMA 干预机制的实验研究．中国现代医学杂志，2008，18(11)：1548~1551.

［351］赵欣松，郑进，袁庆鑫．川芎嗪注射液对梗阻性黄疸大鼠血及肝组织中内皮素含量的影响．中国煤炭工业医学杂志，2008，11(7)：1079~1081.

［352］何相宜，陈维雄，朱金水．川芎嗪对溃疡性结肠炎肠黏膜过氧化物酶体增殖物激活受体 γ 及核因子 κB 的影响．中国临床医学，2008，15(3)：341~343.

［353］白丽华，陈铎．川芎嗪对妊娠期高血压疾病内皮细胞损伤与凝血-纤溶系统失衡的疗效．中国妇幼保健，2008，23(18)：2572~2575.

［354］李晓岚，钱健，姚俊龙．川芎嗪注射液对有机磷农药中毒性心肌损害的治疗作用．中国初级卫生保健，2008，22(7)：74~75.

［355］杨家荣，张密霞，常亮堂．川芎嗪、阿魏酸及其配伍对心肌缺血再灌注模型大鼠的保护作用及对黏附分子的影响．中草药，2008，39(7)：1054~1056.

［356］张红英，曹观新．川芎嗪注射液治疗新生儿缺氧缺血性脑病 35 例临床观察．疑难病杂志，2008，7(7)：421~422.

［357］付文丽．黄芪合川芎嗪注射液并用对糖尿病肾病血流变的影响研究．实用中医内科杂志，2008，22(6)：41~41.

［358］谈伟，周慧宇．蚓激酶辅助降纤酶、川芎嗪治疗急性脑梗死 38 例疗效观察．首都医药，2008，15(14)：37~38.

［359］刘清毅，郑惠英．川芎嗪对肺源性心脏病急性加重期血液流变学的影响．临床医学，2008，28(6)：6~7.

［360］兰允昌．川芎嗪对哮喘患儿外周血 Th1/Th2 平衡的调节作用．江西医药，2008，43(6)：578~580.

［361］杨梦华，陈仲川，王卫．川芎嗪治疗 2 型糖尿病并急性脑梗死 40 例临床观察．中医药导报，2008，14(6)：23，26.

［362］郑妮军，黄小妹，张英．川芎嗪对慢性肾衰竭大鼠 TGF-β 表达的影响．湖北中医杂志，2008，30(7)：11~12.

［363］容剑雨，李文．川芎嗪注射液治疗慢性阻塞性肺疾病急性发作的疗效观察．海南医学院学报，2008，14(4)：354~356.

［364］黄涛，张志强，韩富．川芎嗪辅助癫痫药物治疗外伤性癫痫 28 例疗效观察．广州中医药大学学报，2008，25(4)：292~294.

［365］黄涛，孙克民，王和鸣．玻璃酸钠联合川芎嗪关节腔内注射治疗膝关节骨性关节炎 40例．福建中医学院学报，2006，16(4)：42~43.

［366］张莉，左和宁．川芎嗪与阿米洛利联用对肝星状细胞增殖及分泌细胞外基质的影响．今日药学，2008，18(4)：72~74.

［367］张伦碧．卡托普利联合川芎嗪注射液治疗早期糖尿病肾病 43 例观察．重庆医学，2008，37(14)：1596~1597.

［368］张正娥，王燕，张元珍．川芎嗪治疗胎儿生长受限的临床疗效．武汉大学学报(医学版)，2008，29(4)：538~541.

［369］钟劲松，肖艳红．卡托普利联合川芎嗪治疗急性肾小球肾炎疗效观察．现代中西医结合杂志，2008，17(20)：3131~3131.

[370] 刘金珍，姜翠娥. 磷酸川芎嗪与阿洛西林钠存在配伍禁忌. 护理实践与研究，2008，5 (13)：74.

[371] 堵俊杰，刘志勇，陆启同. 外膜涂抹川芎嗪防治静脉移植物再狭窄的实验研究. 现代医学，2008，36(3)：159～162.

[372] 段华，朱青静. 脑苷肌肽联合川芎嗪注射液治疗脑栓塞的临床研究. 河南中医学院学报，2008，23(4)：51～51，53.

[373] 符慧群，李杰平，贺兼斌. 槲皮素联合川芎嗪对小鼠 Lewis 肺癌生长的抑制作用. 肿瘤防治研究，2007，34(3)：175～177.

[374] 符慧群，唐雪元，潘宇亮. 川芎嗪和顺铂联用对小鼠 Lewis 肺癌生长和转移的抑制作用. 南华大学学报(医学版)，2008，36(1)：46～49.

[375] 马继国，蒋亚宝. 川芎嗪、银杏达莫注射液配合西药治疗糖尿病肾病 30 例. 甘肃中医学院学报，2008，25(3)：29～31.

[376] 徐绍东. 股外侧皮神经注射川芎嗪治疗 Bernhardt–Both 综合征的疗效分析. 甘肃中医学院学报，2008，25(3)：31～35.

[377] 王静，郭华丽. 低分子肝素钙联合川芎嗪治疗糖尿病肾病. 山西职工医学院学报，2008，18(2)：45～46.

[378] 王静，李中青，苏凝. 川芎嗪注射液治疗慢性肺源性心脏病. 中西医结合心脑血管病杂志，2006，4(12)：1042～1043.

[379] 赵荣丽，侯世祥，毛声俊. 川芎嗪脂肪乳在小鼠体内分布的研究. 中南药学，2008，6(3)：264～267.

[380] 张琦，李邦华. 丹参素、川芎嗪对小鼠外周血造血干细胞动员作用的研究. 实用临床医学，2008，9(5)：7～10.

[381] 董丽华. 川芎嗪和依达拉奉联合治疗急性脑梗死临床疗效观察. 中国医药导报，2008，5(17)：77～78.

[382] 王红嫚，杨玉林，薛关生. 川芎嗪治疗慢性肺源性心脏病急性加重期的临床观察. 辽宁中医杂志，2008，35(6)：893～894.

[383] 易慧娟，李琼，罗娟. 高压氧联合川芎嗪对重度缺氧缺血性脑病 NSE 和 MBP 水平变化的调节. 中西医结合心脑血管病杂志，2008，6(6)：661～663.

[384] 张翠英，宋志斌，范毅敏. 川芎嗪对兔延髓缺血后保护作用的实验研究. 中华中医药学刊，2008，26(6)：1215～1217.

[385] 呼敏凤，尚立芝，韦大文. 川芎嗪预处理对心肌缺血再灌注损伤大鼠保护作用的实验研究. 上海中医药杂志，2008，42(4)：66～68.

[386] 句红萍，吴雪芹，张伟. 丹参川芎嗪注射液治疗腔隙性脑梗死临床疗效观察. 现代医药卫生，2008，24(12)：1872.

[387] 胡涛，金俏，杜建梅. 前列地尔与川芎嗪治疗急性脑梗死的疗效对比. 中国现代医生，2008，46(8)：101～102.

[388] 刘煜德，孙寒静，李荣. 冰片对川芎嗪经鼻腔吸收入脑的影响. 中国中药杂志，2008，33(3)：259～261.

[389] 叶建敏. 川芎嗪对哮喘患儿外周血 Th1/Th2 细胞因子的调节作用. 医药导报，2008，27(5)：538～539.

[390] 叶建敏. 川芎嗪对哮喘患儿外周血 P 选择素的调节作用. 安徽医药，2008，12(6)：552～553.

[391] 何宝先. 丹参川芎嗪联合硝酸甘油治疗心绞痛疗效观察. 中国热带医学，2008，8(6)：

1029，1031.

　　[392] 李乙根. 黄芪注射液联合川芎嗪注射液治疗冠心病不稳定型心绞痛 46 例临床观察. 新中医，2008，40(6)：35 ~ 36.

　　[393] 孟庆洋，张峰，张业伟. 川芎嗪预处理在预防大鼠移植肝缺血再灌注损伤中的作用探讨. 南京医科大学学报(自然科学版)，2008，28(6)：733 ~ 736.

　　[394] 黄福明. 丹参川芎嗪注射液治疗冠心病不稳定型心绞痛的疗效观察. 白求恩军医学院学报，2008，6(3)：144 ~ 145.

　　[395] 陈志强. 盐酸川芎嗪联合奥扎格雷钠治疗急性脑梗死 68 例临床观察. 中国现代医药杂志，2008，10(2)：81 ~ 82.

　　[396] 梁家利，周静，王士伟. 川芎嗪治疗 2 型糖尿病周围神经病变 63 例临床观察. 新中医，2008，40(3)：24 ~ 25.

　　[397] 李柳宁，徐凯，刘宇龙. CT 引导经皮穿刺放射性粒子植入配合川芎嗪治疗晚期恶性肿瘤 20 例. 陕西中医，2008，29(5)：542 ~ 544.

　　[398] 潘丽萍，王晞，杨桂鲜. 丹参川芎嗪治疗慢性缺血性肾病临床疗效及对血流参数等的影响. 云南中医中药杂志，2008，29(5)：37 ~ 38.

　　[399] 汤瑞婷，王兰英. 丹参川芎嗪注射液治疗慢性阻塞性肺疾病急性加重疗效观察. 中国现代医生，2008，46(4)：104，99.

　　[400] 陆将，曹义战，仲月霞. 川芎嗪对局灶性脑缺血后 MPO 活性及白细胞介素-6 含量的影响. 中国中医急症，2008，17(4)：508 ~ 509.

　　[401] 占双凤. 川芎嗪治疗 48 例急性颅脑损伤的临床疗效观察. 中国实用医药，2008，3(11)：85 ~ 86.

　　[402] 李潜慧，田辉. 丹参川芎嗪联合奥扎格雷钠治疗急性脑梗死 36 例疗效观察. 云南中医中药杂志，2008，29(4)：20 ~ 21.

　　[403] 杨蓉，陈分乔，耿少怡. 参麦注射液联合川芎嗪注射液对急性心梗冠脉介入治疗后左室重塑的影响. 辽宁中医杂志，2008，35(4)：491 ~ 492.

　　[404] 张春兵，丁兴，詹臻. 盐酸川芎嗪对大鼠脑缺血再灌注损伤的保护作用. 江苏中医药，2008，40(4)：77 ~ 79.

　　[405] 魏妙华，吴春美，张利平. 注射用盐酸川芎嗪与 5 种常用输液的配伍稳定性考察. 海峡药学，2008，20(3)：26 ~ 28.

　　[406] 熊石龙，文志斌，何晓凡. 川芎嗪抑制肿瘤坏死因子 α 诱导人脐静脉血管内皮细胞组织因子表达的机制研究. 广东医学，2008，29(4)：545 ~ 548.

　　[407] 华海婴，李艳瑛，戈士文. 川芎嗪抗大鼠免疫损伤性肝纤维化作用及机制研究. 中药药理与临床，2007，23(5)：60 ~ 62.

　　[408] 华海婴，樊予惠，朱琳. 川芎嗪对肝星状细胞 α-平滑肌肌动蛋白及核因子-κB 的影响. 中药药理与临床，2007，23(5)：76 ~ 78.

　　[409] 刘红，艾明仙，阳辉. 川芎嗪对自由基致大鼠离体心脏损伤的保护作用. 中药药理与临床，2007，23(5)：68 ~ 70.

　　[410] 陈东，刘丹，曾国华. HSP70 介导的川芎嗪预处理对大鼠离体心脏的延迟保护作用. 中药药理与临床，2007，23(5)：80 ~ 83.

　　[411] 孟冬梅，徐月红，丁平田. 星点设计-效应面法优化磷酸川芎嗪温敏凝胶的处方. 中药材，2008，31(2)：286 ~ 288.

　　[412] 金桂. 冰片-薄荷脑二元低共熔混合物对盐酸川芎嗪经皮渗透的影响. 浙江中医药大学学

报，2008，32(1)：93~95，99.

　　[413] 杨晓蓓. 川芎嗪穴位注射治疗顽固性面瘫疗效观察. 浙江中西医结合杂志，2008，18(5)：280~281.

　　[414] 陈翔，章小敏. 川芎嗪预防颅脑损伤并发早期癫痫 97 例. 中国中医药科技，2008，15(3)：227~228.

　　[415] 郑文龙，楼正家，李廷谦. 黄芪和川芎嗪对慢性阻塞性肺疾病血瘀证血浆内皮素-1 及内毒素水平的影响. 中国中西医结合急救杂志，2008，15(3)：142~145.

　　[416] 刘利群，毛定安，刘洁明. 川芎嗪注射液对大鼠惊厥性脑损伤海马白细胞介素-18、白细胞介素-1β 表达的影响. 实用儿科临床杂志，2006，21(18)：1258~1259，1271.

　　[417] 王利胜，袁爱贤，韩坚. HPLC 法测定川芎嗪在小鼠血浆、脑、肝中的含量. 中国药房，2008，19(9)：654~656.

　　[418] 杨柳，赵瑛. 川芎嗪对大鼠肠缺血再灌注损伤保护作用的实验研究. 中国现代药物应用，2008，2(10)：26~28.

　　[419] 张宏伟，鲍圣德，孙不通. 中药川芎嗪对蛛网膜下腔出血后脑血管痉挛的实验研究. 中国微侵袭神经外科杂志，2008，13(3)：124~127.

　　[420] 张学安，白胜舟. 复方川芎嗪治疗颈椎病 20 例临床观察. 中国临床医生杂志，2008，36(3)：55~55.

　　[421] 蔡鑫君，程巧鸳，赵宁. 喷雾干燥法制备川芎嗪壳聚糖微球的研究. 中草药，2008，39(5)：679~682.

　　[422] 汪燕，马传荣，贺国芳. 川芎嗪对大鼠肾缺血再灌注后核因子-κB 表达与一氧化氮合酶活性的影响. 医药导报，2008，27(2)：128~131.

　　[423] 杨昆，金志泽. 西药配合丹参川芎嗪注射液治疗缺血性心脏病 40 例疗效观察. 云南中医中药杂志，2008，29(3)：7~8.

　　[424] 范可，李中明. 川芎嗪影响血管内皮生长因子诱导 HL-60 白血病细胞增殖的效应. 中国组织工程研究与临床康复，2008，12(6)：3163~3166.

　　[425] 陈军华，张明. 川芎嗪治疗脑血栓形成 60 例分析. 现代保健·医学创新研究，2008，5(6)：131.

　　[426] 高功臣，李惠清，郝卫平. 川芎嗪与潘生丁联合治疗对早期糖尿病肾病患者血液流变学的影响及疗效观察. 卫生职业教育，2008，26(9)：132~133.

　　[427] 白晓宁，侯敏全，王惠芳. 前列腺素 E1 脂微球制剂与川芎嗪联合治疗老年 2 型糖尿病下肢血管病变的临床研究. 实用诊断与治疗杂志，2008，22(1)：6~8.

　　[428] 刘忠民，王爽骥，陈颖. 参麦川芎嗪对心肌梗死后心力衰竭心室重构的影响. 实用诊断与治疗杂志，2008，22(1)：12~13.

　　[429] 孙文武. 肾囊注射川芎嗪治疗糖尿病肾病疗效观察. 山西中医，2008，24(5)：23~24.

　　[430] 马小平，任淑娟. 川芎嗪离子导入治疗糖尿病视网膜病变疗效观察. 社区医学杂志，2008，6(3)：16~16.

　　[431] 喻小红. 川芎嗪对青霉素致痫大鼠神经元内抗凋亡基因 bag-1 表达的影响. 数理医药学杂志，2008，21(3)：283~285.

　　[432] 喻小红，张端莲. 川芎嗪对青霉素致痫大鼠神经元内 Bcl-2 表达的影响. 数理医药学杂志，2006，19(6)：591~593.

　　[433] 董小萍，李培安. 川芎嗪对青霉素致痫大鼠神经细胞凋亡的影响. 数理医药学杂志，2008，21(2)：156~158.

[434] 魏树珍, 张永欢, 陈融. 川芎嗪与氨基胍对实验性胰岛素抵抗大鼠糖代谢的影响. 山东大学学报(医学版), 2008, 46(3): 249~253.

[435] 齐艺. 川芎嗪注射液治疗肺心病并高黏血症疗效观察. 牡丹江医学院学报, 2008, 29(2): 35~36.

[436] 张跃康, 刘文科, 马潞. 川芎嗪对蛛网膜下腔出血后血浆及脑脊液中内皮素和一氧化氮含量的影响. 四川大学学报(医学版), 2008, 39(2): 211~213, 242.

[437] 李孝生, 沈鼎明, 邹建忠. 川芎嗪配伍心得安预防食管静脉曲张破裂出血的临床对照研究. 世界华人消化杂志, 2000, 8: 16.

[438] 王峰, 尚立芝, 王建人. 川芎嗪预处理对大鼠心肌缺血再灌注损伤作用及其机制研究. 河南中医, 2008, 28(4): 26~28.

[439] 张朝贵, 曹观新. 川芎嗪治疗新生儿缺氧缺血性脑病临床研究. 湖北民族学院学报(医学版), 2008, 25(1): 20~22.

[440] 修春英, 蔡辉, 赵智明. 川芎嗪对心脏成纤维细胞增殖及胶原合成的影响. 福建中医学院学报, 2008, 18(2): 25~27.

[441] 王汉民, 谭华, 赵洪雯,. 川芎嗪对大鼠肾脏缺血再灌注损伤保护作用及抗细胞凋亡作用. 第四军医大学学报, 2008, 29(9): 833~836.

[442] 王汉民, 吴雄飞, 谭华. 川芎嗪对缺血再灌注损伤大鼠肾脏细胞凋亡及 Bcl-2 和 Bax 表达的影响. 第四军医大学学报, 2006, 27(20): 1884~1887.

[443] 刘广厚, 王汉民, 李苏童. 缺血后处理及川芎嗪对大鼠肾缺血再灌注氧自由基的影响. 第四军医大学学报, 2008, 29(8): 756~758.

[444] 张伟, 戴碧涛, 汪明宇. 川芎嗪对白血病细胞 Jurkat 黏附、运动和侵袭的影响. 重庆医科大学学报, 2008, 33(4): 403~406.

[445] 张伟. 川芎嗪治疗老年消化性溃疡的研究. 现代中西医结合杂志, 2003, 12(17): 1818~1819.

[446] 张娟, 侯培珍, 赵永峰. 环孢素 A、维拉帕米、川芎嗪对胃癌多药耐药细胞株 SGC-7901/ADR 逆转作用的研究. 包头医学院学报, 2008, 24(3): 230~232.

[447] 狄柯坪, 白芬兰, 贾向春. 川芎嗪对实验性血瘀症家兔肠系膜微血管血液动力学的影响. 白求恩军医学院学报, 2008, 6(2): 75~77.

[448] 郭自强, 王硕仁, 朱陵群. 丹参素和川芎嗪对血管紧张素 II 致心肌间质成纤维细胞增殖相关基因的影响. 北京中医药大学学报, 2008, 31(4): 258~261.

[449] 李江, 黄茂, 武芳. 川芎嗪对博莱霉素致肺纤维化大鼠病理形态学干预作用. 辽宁中医药大学学报, 2008, 10(2): 143~145.

[450] 韩红彦, 朱元州, 冯义柏. 川芎嗪在不稳定性心绞痛患者中的作用. 辽宁中医药大学学报, 2008, 10(2): 104~105.

[451] 苏明华, 周亚光, 杨光田. 川芎嗪对原代培养大鼠海马神经元 L 型钙通道电流和胞浆内钙浓度的影响. 中国康复, 2008, 23(1): 17~19.

[452] 李涛, 范好, 刘芳. 川芎嗪对肝纤维化大鼠 Fas 和 FasL 表达的影响. 现代中西医结合杂志, 2008, 17(10): 1468~1469.

[453] 蔡辉, 赵智明, 修春英. 川芎嗪对溶血磷脂酸致新生大鼠心肌成纤维细胞增殖及分泌细胞因子的影响. 江苏中医药, 2008, 40(3): 76~78.

[454] 毛娟娟, 孔立红, 陈振江. 胶原川芎嗪缓释剂的制备及体外释放研究. 湖北中医杂志, 2007, 29(3): 50~51.

[455] 高婷, 凌斌, 赵卫东. 卵巢恶性肿瘤免疫状态与转录因子 T-bet/GATA3 相关性及川芎嗪

干预研究. 南京中医药大学学报(自然科学版)，2007，23(2)：85~88.

[456] 于春水，谭升顺，眭维耻. 川芎嗪对 HaCaT 细胞中成纤维细胞生长因子 10 影响的实验研究. 中国皮肤性病学杂志，2007，21(3)：141~143.

[457] 郭屏，王淑平，刘丹萍. 川芎嗪联合促肝细胞生长素治疗慢性乙型病毒性肝炎肝纤维化疗效观察. 中国药房，2007，18(8)：601~602.

[458] 万海同，王玉，杨洁红. 体外培养海马神经元糖氧剥夺损伤模型的建立及川芎嗪对其胞内钙离子的影响. 中国中西医结合杂志，2007，27(3)：234~236.

[459] 边春萌. 川芎嗪局部静脉给药预防下肢术后深静脉血栓形成 32 例临床观察. 中国中西医结合杂志，2007，27(3)：278~279.

[460] 周红雨，苟婴如，罗祖明. 川芎嗪注射液治疗急性缺血性脑血管病的疗效观察. 华西药学杂志，2007，22(1)：117~118.

[461] 魏崴，李勇生，杨文东. 前列腺素 E_1 联合川芎嗪在先天性心脏病合并肺动脉高压患者围术期临床应用价值. 现代中西医结合杂志，2007，16(8)：1048~1049.

[462] 郝银丽，尚玉才，侯莉娟. 川芎嗪治疗椎动脉型颈椎病的临床研究. 中国中医骨伤科杂志，2007，15(2)：11~13.

[463] 何洪兵. 川芎嗪联合大补元煎治疗冠心病心绞痛疗效观察. 中国中医急症，2007，16(2)：132~132，139.

[464] 王娥. 川芎嗪治疗肺心病肺动脉高压临床观察. 中国中医急症，2007，16(2)：141~142.

[465] 李俊哲，王沛坚. 阿魏酸钠、川芎嗪联用治疗冠心病不稳定型心绞痛疗效观察. 实用中西医结合临床，2007，7(1)：11~12.

[466] 帅银花，帅金花. 盐酸川芎嗪注射液治疗脑梗死 50 例临床观察. 实用中西医结合临床，2007，7(1)：51.

[467] 金可可，陈雷，王卫. 缺血预处理与川芎嗪对大鼠肠缺血再灌注时远隔脏器 P-选择素和细胞间黏附分子-1 的影响. 温州医学院学报，2007，37(1)：11~14.

[468] 韩久海，杜金英，林晓明. 川芎嗪局部给药治疗肾脏疾病的价值探讨. 中国医学工程，2006，14(6)：611~612，615.

[469] 刘智明，张端莲. 川芎嗪对青霉素致痫大鼠神经元内 caspase-3 表达的统计分析. 数理医药学杂志，2007，20(1)：7~9.

[470] 张霞，张端莲. 川芎嗪对青霉素致痫大鼠血液流变学指标的观察. 数理医药学杂志，2007，20(1)：42~43.

[471] 张永利，孟丽红. 酚妥拉明联合川芎嗪治疗慢性肺源性心脏病心力衰竭的临床观察. 山西医药杂志，2007，36(2)：180.

[472] 王海涛，杨军，毛庆民. 川芎嗪与尼可地尔对兔急性心肌梗死再灌注后心肌"无复流"现象影响的对比实验研究. 中国心血管杂志，2005，10(3)：173~175，182.

[473] 刘玉洁，孙根义，刘志勇. 川芎嗪防治冠心病经皮冠状动脉介入术后再狭窄的临床研究. 中国心血管杂志，2004，9(2)：90~91，95.

[474] 李兰花，张延丽，于娜. 表皮生长因子及其受体在胎儿生长受限时的表达及川芎嗪注射液的作用. 中西医结合心脑血管病杂志，2007，5(1)：34~36.

[475] 任红梅. 川芎嗪注射液治疗结核性脑膜炎合并高颅压的临床观察. 中西医结合心脑血管病杂志，2007，5(1)：91~92.

[476] 汤宁，杨丽嘉，段东晓. 连续应用川芎嗪对大鼠结肠黏膜阴离子分泌的影响. 郑州大学学报(医学版)，2007，42(1)：108~110.

［477］邓羽明. 川芎嗪注射液对脑梗死患者血液流变学的影响. 华夏医学, 2006, 19 (6): 1105～1106.

［478］赵爱华. 纳洛酮与川芎嗪联合治疗急性缺血性脑卒中的疗效评价. 临床军医杂志, 2007, 35(1): 84～85.

［479］于斌, 姜喆. 盐酸川芎嗪治疗糖尿病周围神经病变疗效观察. 长春中医药大学学报, 2007, 23(1): 39.

［480］张瑞涛, 王晖, 陈丽. 均匀设计法筛选盐酸川芎嗪促透剂组方的最佳配比. 中草药, 2007, 38(1): 50～52.

［481］冯津萍, 卢奕, 陈星. 川芎嗪对血管平滑肌细胞增殖抑制作用的探讨. 中草药, 2007, 38(1): 92～95.

［482］沈霞飞, 邱夏桑. 汉防己甲素川芎嗪对结缔组织病合并肺动脉高压对照研究. 中国药物与临床, 2007, 7(1): 31～34.

［483］王丹巧, 王巍, 景富春. 川芎嗪对左旋多巴处理的 PD 大鼠纹状体细胞外液 DA 及其代谢产物、羟自由基水平的影响. 中国药学杂志, 2007, 42(1): 28～32.

［484］李剑虹, 朱苗蕊. 川芎嗪与甲钴铵联合治疗糖尿病周围神经病变临床观察. 甘肃中医, 2007, 20(1): 22～23.

［485］王冬梅, 王涛, 唐锐先. 黄芪加川芎嗪治疗冠心病心绞痛 33 例疗效观察. 吉林医药学院学报, 2006, 27(4): 215～216.

［486］张琪芳, 林森洋. 川芎嗪联合甲钴胺治疗糖尿病神经病变疗效观察. 河北医药, 2006, 28(12): 1154.

［487］闻建军. 川芎嗪治疗婴儿毛细支气管炎 56 例. 基层医学论坛, 2006, 10(23): 1075, 1080.

［488］张炯, 周桂英. 盐酸川芎嗪治疗椎-基底动脉供血不足疗效观察. 现代中西医结合杂志, 2007, 16(3): 330～331.

［489］徐云洁, 朱蕾. 川芎嗪对急性肺损伤的保护作用. 中国临床医学, 2006, 13(6): 916～917.

［490］谈博, 宋健平, 张奉学. 川芎嗪对 HSC-T6 细胞 Smad 蛋白细胞内转位的影响. 中药新药与临床药理, 2006, 17(5): 320～322.

［491］从莉萍. 川芎嗪联合低分子肝素钠治疗脑梗死疗效观察. 现代中西医结合杂志, 2007, 16(1): 11.

［492］况晓东, 李新华, 熊玉卿. 川芎嗪在大鼠肝微粒体系统中的代谢研究. 中国中药杂志, 2006, 31(23): 1971～1975.

［493］解霞, 郝立宏, 高清波. 川芎嗪逆转肿瘤多药耐药性及其机制的研究. 中华肿瘤防治杂志, 2006, 13(18): 1368～1370.

［494］解霞, 吕鹏, 高清波. 川芎嗪逆转人乳腺癌 MCF-7/ADM 细胞对阿霉素的耐药性. 中国微生态学杂志, 2006, 18(6): 449～450.

［495］许萍, 梁建萍. 川芎嗪治疗慢性肺心病急性发作期 36 例. 江西中医药, 2006, 37(12): 25～26.

［496］邓雪峰, 周丽英, 李海宁. 川芎嗪在指尖再植术后的应用. 实用手外科杂志, 2006, 20 (4): 236～237.

［497］高建国. 川芎嗪与降纤酶合用治疗不稳定型心绞痛 64 例临床观察. 实用心脑肺血管病杂志, 2006, 14(11): 889～890.

［498］赵玉鑫, 王洪, 杨述华. 川芎嗪对大鼠脊髓损伤后 caspase-3 表达及细胞凋亡的影响. 中国中医骨伤科杂志, 2006, 14(6): 54～57.

[499] 金正勇，马国哲，池永学. 川芎嗪对高氧肺损伤的影响. 中国妇幼保健，2006，21(22)：3145~3147.

[500] 武巧元，马海鹰，卜玲玲. 川芎嗪局部动脉灌注治疗重症急性胰腺炎(附33例疗效观察). 黑龙江医学，2006，30(9)：641~642.

[501] 吴歌. 川芎嗪对原发性肾病综合征高凝状态的疗效. 医药论坛杂志，2006，27(22)：77~78.

[502] 邹阳波. 血栓通联合川芎嗪、三磷酸腺苷治疗骨折后并发骨化性肌炎200例. 江西中医药，2006，37(11)：27.

[503] 陈霞. 川芎嗪注射液联合前列腺素 E_1 治疗糖尿病下肢动脉闭塞症的临床观察. 现代中西医结合杂志，2006，15(24)：3361~3361.

[504] 王伟平，牛国忠，蒋琳. 川芎嗪治疗脑梗死的疗效观察. 现代中西医结合杂志，2006，15(23)：3212~3213.

[505] 郭汉城，韦锋，黄珊. 肾脂肪囊注射甲基泼尼松龙及川芎嗪治疗原发性系膜增殖性肾炎疗效观察. 中国中西医结合肾病杂志，2006，7(11)：639~641.

[506] 张贺. 川芎嗪对儿童过敏性紫癜肾损害的预防作用临床研究. 中国中西医结合肾病杂志，2006，7(11)：653~654.

[507] 张贺，韩子明，杨达胜，等. 川芎嗪注射液辅助预防过敏性紫癜患儿肾损害30例. 中国中西医结合杂志，2004，(24)2：160~161.

[508] 张贺，韩子明，白海涛. 莪术油联合川芎嗪辅助治疗儿童过敏性紫癜85例疗效分析. 新医学，2003(34)8：486.

[509] 张贺，韩子明，巩梅艳，等. 川芎嗪配合西药治疗小儿肺炎并发心力衰竭30例. 中国中西医结合杂志，2003(23)6：465~466.

[510] 万福生，李国辉，余乐涵. 川芎嗪对严重烧伤早期心肌损害的保护及初步机制. 中成药，2006，28(11)：1613~1616.

[511] 凌立君，魏惠华，曾莉. 盐酸川芎嗪微囊的制备及质量控制. 中成药，2006，28(11)：1692~1693.

[512] 郭继援. 川芎嗪治疗视网膜震荡62例临床观察. 中医药临床杂志，2006，18(5)：477.

[513] 曹建梅. 阿奇霉素联合盐酸川芎嗪氯化钠注射液治疗小儿支原体肺炎32例疗效观察. 甘肃中医，2006，19(11)：32~33.

[514] 鲁向明，王仲，陈景三. 川芎嗪诱导 iNOS 和 NO 表达抗荷黑色素瘤鼠肺转移. 中国现代医学杂志，2006，16(21)：3208~3210.

[515] 邱琳，汪晴，张俭. 压敏胶贴剂中川芎嗪的结晶抑制及经皮动力学研究. 中国药学杂志，2006，41(21)：1642~1646.

[516] 陈海英，廖丽红，陈建明. 内皮抑素与 VEGF 在糖尿病视网膜的变化及川芎嗪的保护作用. 长治医学院学报，2006，20(3)：178~180.

[517] 黄义刚，杨蕾. HPLC-UV 法测定细胞培养基中川芎嗪浓度. 中医药导报，2006，12(10)：67~68.

[518] 瞿建国，党胜春，张建新. 川芎嗪对急性坏死性胰腺炎大鼠肠黏膜的保护作用. 江苏大学学报(医学版)，2006，16(5)：399~403.

[519] 丁跃文，马俊杰，韩世荣. 川芎嗪注射液治疗眩晕46例. 陕西中医，2006，27(11)：1338~1339.

[520] 李晓君，田美香，程淑华. 川芎嗪注射液治疗支气管哮喘疗效观察. 现代中西医结合杂

志，2006，15（22）：3084.

［521］张景鸿，涂明利，雷怀定．N-乙酰半胱氨酸和川芎嗪对博莱霉素诱导的肺纤维化和 TGF-β 的影响．郧阳医学院学报，2006，25（5）：264～267.

［522］刘玉洁，孙根义，刘志勇．川芎嗪防治冠状动脉介入术后老年患者再发胸痛的临床观察．中华老年心脑血管病杂志，2006，8（7）：450.

［523］郭西萍，张继红，刘洁．川芎嗪注射液联合肝素钠与口服熊去氧胆酸治疗慢性瘀胆型肝炎疗效观察．临床肝胆病杂志，2006，22（5）：333～335.

［524］方剑，李涛，方晓萍．川芎嗪局部静脉给药对肢体缺血再灌注损伤的保护作用．临床麻醉学杂志，2006，22（7）：508～510.

［525］丁友梅，雷亚宁．川芎嗪对糖尿病大鼠视网膜的保护作用．山东医药，2006，46（29）：18～19.

［526］涂喜汉．川芎嗪治疗支气管哮喘持续状态临床观察．时珍国医国药，2006，17（10）：9.

［527］王达安，程少冰．川芎嗪对肺心病患者肺动脉高压的影响及其机制探讨．中国老年学杂志，2006，26（10）：1428～1430.

［528］黄义昆，张志荣，杜娟．硫酸铵梯度法制备盐酸川芎嗪脂质体．广西医科大学学报，2006，23（3）：412～414.

［529］胡文军．川芎嗪注射液静滴并穴位注射治疗急性脑梗死疗效观察．中国实用神经疾病杂志，2006，9（6）：73～74.

［530］王雪景．川芎嗪、胞二磷胆碱治疗急性脑梗死的疗效观察．中国实用神经疾病杂志，2006，9（6）：74～75.

［531］金蕊，杨莉，陈径．川芎嗪对哮喘大鼠 Th2 型细胞因子作用的研究．现代医学，2006，34（5）：327～329.

［532］王拥泽，杨宏志，杨沛华．川芎嗪抗肝纤维化作用机制研究．河北中医药学报，2006，21（3）：8～10.

［533］谭德立，白育庭，黄杰．川芎嗪对兔肺缺血再灌注损伤的保护作用及其机制．临床和实验医学杂志，2006，5（9）：1426.

［534］周崇坦，刘云霞，关丽华．川芎嗪对离体大鼠心肌在钙反常损伤时发生早期后除极的抑制作用．中国临床康复，2006，10（39）：104～106.

［535］于湘友，乔峻，郑宏．体外循环肺动脉持续灌注含川芎嗪氧合血对肺损伤保护作用的研究．新疆医科大学学报，2006，29（9）：786～790.

［536］赵俭，王红曼，王化洲．川芎嗪对博莱霉素所致大鼠肺纤维化的保护作用．中日友好医院学报，2006，20（5）：291～293.

［537］刘艳凯，牛春雨，赵自刚．川芎嗪注射液对急性微循环障碍大鼠淋巴循环的影响．中药材，2006，29（9）：936～940.

［538］秦春优．黄芪合川芎嗪注射液佐治小儿支气管肺炎合并心衰 62 例疗效观察．承德医学院学报，2006，23（2）：148～149.

［539］崔丽娟，张会军，阎蕴力．川芎嗪对依托泊苷诱导小细胞肺癌细胞凋亡增敏作用的评判．数理医药学杂志，2006，19（5）：462～464.

［540］刘君，刘杨．盐酸川芎嗪治疗颈性眩晕 80 例分析．实用中医内科杂志，2006，20（5）：545.

［541］曹灵，孙兴旺，于国华．川芎嗪对人肾间质成纤维细胞增殖和形态的影响．现代预防医学，2006，33（10）：1936～1937.

[542] 房莉，齐玲芝，张馨. 川芎嗪注射液治疗椎-基底动脉供血不足性眩晕临床观察. 吉林中医药，2006，26(9)：9~10.

[543] 侯成云，范翠兰，颜峰. 氨溴索、红霉素、川芎嗪联合雾化吸入治疗肺纤维化的效果观察. 齐鲁护理杂志，2006，12(17)：1657~1659.

[544] 高长越，周华东，邓娟. 川芎嗪对脑缺血再灌注损伤后细胞黏附作用的影响. 中国临床康复，2006，10(35)：178~179，192.

[545] 肖波，刘晖，陈康桂. 川芎嗪联合卡托普利治疗慢性肺心病34例疗效观察. 新中医，2006，38(9)：37~38.

[546] 唐祖利，何英. 正心泰颗粒合川芎嗪注射液治疗冠心病心绞痛35例. 国医论坛，2006，21(5)：35~36.

[547] 何庆国，杜彦侠，李向军. 盐酸川芎嗪注射液细菌内毒素检查法. 河北医药，2006，28(10)：1001.

[548] 胡建中，罗承耀，康明. 川芎嗪关节腔内注射对膝骨关节炎的治疗作用. 中南大学学报(医学版)，2006，31(4)：591~594.

[549] 姜士军，曹晋宏. 川芎嗪离子导入治疗糖尿病视网膜病变疗效观察. 国际眼科杂志，2006，6(4)：941~942.

[550] 赵智明，蔡辉，郭郡浩. 川芎嗪对新生大鼠心肌成纤维细胞分泌内皮素和一氧化氮的影响. 内蒙古医学院学报，2006，28(3)：202~203，208.

[551] 黄义昆，梁建成，韦敏. 影响盐酸川芎嗪脂质体包封率各因素分析. 中国药师，2006，9(9)：825~827.

[552] 张瑛. 川芎嗪联合高压氧治疗新生儿缺氧缺血性脑病临床及实验室研究. 中国优生与遗传杂志，2006，14(9)：95~96.

[553] 杜彦侠，何庆国. 高效液相色谱法测定盐酸川芎嗪注射液的有关物质. 中华中医药杂志，2006，21(8)：497~498.

[554] 郭彦，董蕾. 半夏白术天麻汤合川芎嗪注射液治疗梅尼埃病67例的临床观察. 中国中西医结合耳鼻咽喉科杂志，2006，14(5)：309~310.

[555] 潘嘉，邹文俊，刘洁. 川芎嗪、冰片对纤毛持续运动时间的影响. 中药材，2006，29(8)：813~816.

[556] 齐忠海，房洁，雷丽琴. 川芎嗪治疗抗痨药物性慢性肝病16例疗效分析. 职业与健康，2006，22(20)：1760~1761.

[557] 闫永立，张佰建. 川芎嗪注射液治疗缺血性脑血管疾病疗效观察. 现代保健·医学创新研究，2006，3(7)：105~105.

[558] 程宓，徐世清，秦建明. 用紫外分光光度法分析胞二磷胆碱与川芎嗪的配伍. 中国疗养医学，2001，10(5)：26~27.

[559] 郭一兵，陈金安. 川芎嗪合普米克治疗儿童哮喘30例临床观察. 中医儿科杂志，2006，2(5)：30~31.

[560] 朱德新，张景华，张爱荣. 川芎嗪治疗动脉血栓性脑梗死23例临床观察. 蚌埠医学院学报，2006，31(5)：561~562.

[561] 于兆昂，武敏，刘娟. 川芎嗪注射液治疗椎-基底动脉供血不足50例临床观察. 社区医学杂志，2006，4(15)：13~15.

[562] 朱丽俐，李玉，贾玉茹. 川芎嗪治疗肺间质纤维化27例临床观察. 中医药学报，2002，30(5)：35.

[563] 欧阳修河，胡翠花. 川芎嗪治疗特发性肺纤维化临床观察. 实用医学杂志，1998，14(7)：536～537.

[564] 李赵军，温屯清. 中西医结合治疗老年喘息型慢性支气管炎54例. 中医药导报，2002，8(5)：244～245.

[565] 高雪梅，芦书田，崔敬荣. 川芎嗪治疗喘息型慢性支气管炎33例. 陕西中医，1998，19(10)：436～437.

[566] 路崇峰，薛前进，李中亮，等. 早期应用川芎嗪佐治毛细支气管炎的临床观察. 儿科药学杂志，2005(11)6：36～37.

[567] 路崇峰. 早期联用川芎嗪对重度窒息新生儿的干预作用. 医药论坛杂志，2007(28)15：78～79.

[568] 阳荣秀，彭贝如，杨京华，等. 川芎嗪在治疗儿童哮喘急性发作期中的应用. 陕西中医，2007，28(11)：1451～1452.

[569] 胡凤英，安成莲. 川芎嗪治疗慢性阻塞性肺病伴肺心病62例. 黑龙江医药，2004，17(4)：315～316.

[570] 冯双平. 磷酸川芎嗪治疗冠心病心绞痛疗效观察. 临床心身疾病杂志，2007，13(6)：546.

[571] 聂有智，康晓平，史凡，等. 川芎嗪治疗不稳定性心绞痛临床观察. 中级医刊，1996，31(5)：49～50.

[572] 任建民. 川芎嗪对梗死后心绞痛的疗效观察. 甘肃医药，2008，27(6)：18.

[573] 杨军，方毅民，李善春，等. 川芎嗪对急性心肌梗死血运重建后"心肌无复流"患者心肌组织灌注的影响. 中国微循环，2006，10(2)：89～91.

[574] 诸葛丽敏，吴清，楼正家. 川芎嗪对急性心肌梗死溶栓后顿抑心肌的保护作用. 中国中医急症，2005，14(3)：198～199.

[575] 何欣，吴清. 川芎嗪防治心肌梗死溶栓再灌注损伤临床观察. 中国中医急症，2003，12(5)：404.

[576] 刘建华. 生脉加川芎嗪治疗充血性心力衰竭临床分析. 中国煤炭工业医学杂志，2004，7(9)：819～820.

[577] 李焕芝，张贺，巩梅艳，等. 川芎嗪治疗小儿肺炎及并发心力衰竭80例疗效分析. 陕西医学杂志，2002，31(3)：242～244.

[578] 杨跃东. 参麦针、川芎嗪联合治疗心力衰竭效果观察. 右江民族医学院学报，1998，20(72)：198.

[579] 刘斌，肖桂林. 川芎嗪对急性冠脉综合征患者血清C反应蛋白及血液流变学的影响. 现代生物医学进展，2009，9(10)：1930～1932.

[580] 王淑萍，王晓红，邱绍勤，等. 川芎嗪与肝复肽联用对慢性乙型肝炎患者血清肝纤维化指标的影响. 中西医结合肝病杂志，2006，16(2)：73～74.

[581] 陈朝，韩素. 川芎嗪注射液对肝纤维化早期肝硬化的疗效观察. 中国社区医师(综合版)，2006，(3)：53.

[582] 张哲君. 川芎嗪配合三联疗法治疗老年人消化性溃疡. 医药论坛杂志，2007，28(17)：49～50.

[583] 贾黎明，王毓明，郑家驹，等. 川芎嗪对胃黏膜血流量影响的临床观察. 苏州医学院学报，1998，18(12)：1269.

[584] 赵美忠，江荷花. 川芎嗪对急性胰腺炎患者血浆一氧化氮及内皮素-1和淀粉酶水平的影

响. 中国中西医结合消化杂志, 2009, 17(5): 326~327.

[585] 梁玉红. 川芎嗪治疗急性胰腺炎的疗效观察. 中国误诊学杂志, 2009, 9(18): 4353~4354.

[586] 金太欣, 张家衡. 川芎嗪与奥曲肽治疗急性胰腺炎的临床疗效比较. 中国普通外科杂志, 2007, 16(10): 1019~1020.

[587] 金太欣, 张家衡. 川芎嗪治疗老年急性胰腺炎的临床研究. 湖北中医杂志, 2006, 28(6): 15~16.

[588] 李惠芬. 中药内服加川芎嗪腹腔灌注治疗重症胰腺炎 20 例. 陕西中医, 2005, 26(8): 795~796.

[589] 李红红, 周晓, 杨荣源. 川芎嗪对急性胰腺炎患者血小板活化因子的影响. 湖南中医药导报, 2002, 8(11): 656~657.

[590] 钟劲松, 肖艳红. 卡托普利联合川芎嗪治疗急性肾小球肾炎疗效观察. 现代中西医结合杂志, 2008, 17(20): 31~31.

[591] 方美善, 杜雪荣, 张赫焱. 川芎嗪治疗慢性肾炎及对血浆内皮素的影响. 陕西中医, 2007, 28(8): 968~970.

[592] 周亚伟. 盐酸川芎嗪注射液治疗慢性间质性肾炎的效果观察. 右江民族医学院学报, 2006, (4): 551.

[593] 李孝忠. 川芎嗪注射液合黄芪注射液治疗慢性肾炎疗效观察. 中医药临床杂志, 2005, 17(1): 25~26.

[594] 宋来生. 川芎嗪对慢性肾衰患者肾功能和肿瘤坏死因子的影响. 亚太传统医药, 2009, 5(4): 9~10.

[595] 范星, 张丽华, 兰天飙. 参芎葡萄糖注射液治疗慢性肾衰竭的疗效. 药物流行病学杂志, 2007, 16(3): 138~140.

[596] 钟作树. 苯那普利联合川芎嗪治疗糖尿病肾病的疗效观察. 亚太传统医药, 2007, (6): 55~56.

[597] 武国德, 李珍花, 张学范等. 地塞米松和川芎嗪对基底节区脑出血微创血肿引流术后的疗效观察. 卫生职业教育, 2006, 24(10): 151~152.

[598] 袁全东, 蒋建玲. 加用川芎嗪注射液治疗急性高血压脑出血 31 例. 广西中医学院学报, 2005, 8(4): 14~16.

[599] 李素芳, 侯学荣, 张莉. 急性脑出血微创术后联用川芎嗪白蛋白治疗效果观察. 中国中西医结合急救杂志, 2003, 10(6): 337~339.

[600] 李素芳, 吴新艳, 郭迎庄. 川芎嗪和硫酸镁联合治疗脑出血吸收期临床 CT 观察. 医学研究杂志, 1998, 29(2): 35~36.

[601] 和培红, 吴素华, 和渝红. 川芎嗪治疗脑出血的临床观察. 山西医药杂志, 1999, 28(6): 508.

[602] 龚保柱. 步长脑心通联合川芎嗪治疗急性脑梗死疗效分析. 亚太传统医药, 2009, 5(10): 103~104.

[603] 毛存森, 毛冠林. 川芎嗪和巴曲酶治疗急性脑梗死疗效观察. 临床合理用药杂志, 2009, 2(18): 38~39.

[604] 徐学林. 川芎嗪注射液治疗急性脑梗死疗效观察. 中国社区医师(综合版), 2007, 7(7): 72.

[605] 徐春. 川芎嗪注射液治疗急性脑梗死疗效观察. 齐齐哈尔医学院学报, 2007, 28(5): 542~543.

[606] 曹卫红, 董丽华. 川芎嗪联合纳洛酮治疗急性脑梗死的疗效观察. 医药论坛杂志, 2007,

28(9)：77～78.

　　[607] 蒙树煜，曾志芳，程守强. 川芎嗪联合氦氖激光治疗急性脑梗死临床观察. 基层医学论坛，2007，11(5)：409～410.

　　[608] 王雪景. 川芎嗪、胞二磷胆碱治疗急性脑梗死的疗效观察. 中国实用神经疾病杂志，2006，9(6)：74～75.

　　[609] 曲玲. 短暂性脑缺血发作138例疗效观察. 当代医学，2009，15(36)：59～60.

　　[610] 井泉，刁红斌. 不同方法治疗短暂性脑缺血发作对比观察. 陕西医学杂志，2009，38(7)：856～857.

　　[611] 李小力，崔巍，康小岗. 中西医结合早期干预新生儿缺氧缺血性脑病42例. 陕西中医，2009(30)7：804～805.

　　[612] 吴静玲. 川芎嗪治疗短暂性脑缺血发作的临床观察. 中国医药导报，2007，4(11)：63.

　　[613] 孙建华. 脑梗死患者脑循环动力学改变和川芎嗪对急性缺血性脑损伤的保护作用. 中国中西医结合急救杂志，2005，12(4)：248～250.

　　[614] 吴晓婵. 异丙嗪联合川芎嗪治疗眩晕症的临床疗效观察. 社区医学杂志，2009，7(5)：22.

　　[615] 虎群盛. 间歇性充气加压泵对老年股骨转子间骨折术后患者血液流变学的影响. 中医骨伤科学. 硕士学位论文，2009.

　　[616] 郑德先，刘清军，姜金凯，等. 骨肽与川芎嗪组方在成人股骨头缺血坏死介入治疗中的疗效分析. 实用诊断与治疗杂志，2005，19(10)：721～722.

　　[617] 袁海鹰，赵文海. 川芎嗪注射液灌洗治疗膝骨性关节炎41例，长春中医药大学学报，2007，23(2)：58～59.

　　[618] 刘义，徐云英. 丹参、川芎嗪对胎儿宫内生长迟缓患者子宫胎盘血流的影响. 实用妇产科杂志，1996，(12)1：33～34.

　　[619] 刘义，徐云英，祝金云. 丹参、川芎嗪对胎儿宫内发育迟缓患者外周血前列腺素水平的影响. 实用妇产科杂志，1997，(13)5：252～253.

　　[620] 许建平，马庭元，闻良珍. 川芎嗪治疗胎儿宫内生长迟缓中氧自由基与血栓素 B2、6-酮-前列腺素 1α 的相关性研究. 中国中西医结合杂志，1998，(18)5：265～268.

　　[621] 宋艳梅，姜颖. 丹参、川芎嗪治疗胎儿宫内发育迟缓65例疗效观察. 中华实用中西医杂志，2002，(2)4：447.

　　[622] 李彩霞. 丹参、川芎嗪对胎儿宫内生长迟缓患者子宫胎盘血流的影响. 吉林医学，2007，(28)15：1694～1695.

　　[623] 章伟红，余琼，刘华英，等. 复方丹参注射液+川芎嗪治疗胎儿生长受限临床疗效观察. 井冈山学院学报(自然科学)，2008，(29)6：109～110.

　　[624] 徐明娟，沙金燕，李娟，等. 川芎在妊娠期肝内胆汁淤积症治疗中的应用. 实用妇产科杂志，2002，18(1)：22～23.

　　[625] 钱晓华，黄玉兰，吴诗萍. 川芎嗪治疗妊娠高血压综合征临床分析. 中西医结合杂志，1991，(11)9：533～534.

　　[626] 张成莲，于玲，吕世明. 用川芎嗪治疗妊高征的临床研究. 中华妇产科杂志，1993，284：232～233.

　　[627] 刘素英，徐云英，祝金云. 丹参加川芎嗪对妊高征孕妇血栓素 A2 及前列环素变化的影响. 中华妇产科杂志，1994，(29)11：648～650.

　　[628] 王世进，王艳敏，申素芳. 丹参加川芎嗪治疗妊高征128例疗效观察. 中国中医药科技，

1999，（6）3：187～188．

［629］陈素惺．川芎嗪注射液配合西药治疗妊娠高血压综合征临床观察．福建中医药，2002，（33）5：11～12．

［630］王雪峰，赵苗青．川芎嗪及复方丹参注射液辅助治疗妊娠高血压综合征60例临床分析．第一军医大学学报，2003，（23）9：969～971．

［631］孟皓，郭金凤，王新勇，等．丹参注射液、川芎嗪合用治疗中、重度妊娠高血压综合征50例临床观察．河北中医，2003，（25）6：409～410．

［632］袁淑英．复方丹参、川芎嗪、维生素E等预防妊高征．中国临床医生，2003，（31）6：38～39．

［633］廖燕桃，吴雪琴，彭基．川芎嗪对65例妊娠高血压综合征患者的疗效观察．齐齐哈尔医学院学报，2004，（25）4：379～380．

［634］孟庆荣，岳峰，付兆武．黄芪注射液及川芎嗪注射液辅助治疗妊娠高血压综合征60例．中国中西医结合杂志，2005，（25）8：761．

［634］侯懿．阿斯匹林加川芎嗪在妊娠高血压疾病治疗中的应用．中国误诊学杂志，2006，（6）2：244～245．

［635］杨慧玲．阿司匹林联合川芎嗪辅助治疗妊娠高血压综合征42例体会．山东医药，2006，（46）1：34．

［636］杨新青．川芎嗪联合硫酸镁治疗妊娠高血压综合征60例临床观察．中国社区医师，2008，（10）190：121．

［637］张春杰．磷酸川芎嗪注射液治疗羊水过少89例观察与护理．齐鲁护理杂志，2007，（13）20：68～69．

［638］赵明新，吕连凤，高英雪．穴位注射治疗原发性痛经的疗效观察．河北中医，2008，（30）9：965～966．

［639］周家萍，肖玲．自拟消癖方配合川芎嗪注射液治疗乳腺增生病80例．广西中医药，2003，（26）5：17～18．

［640］张雷家，高松玲，牛峰海．川芎嗪佐治小儿急性肺炎的疗效观察．实用中西医结合杂志，1992，（5）8：456～457．

［641］张雷家，李欢民，张金平．大剂量川芎嗪佐治小儿急性肺炎的疗效观察．实用中西医结合杂志，1999，（8）6：328．

［642］谢明，周健．川芎嗪佐治小儿肺炎40例疗效观察．苏州医学院学报，1996，（16）2：322．

［643］常克，翁筠丽．川芎嗪治疗小儿肺炎喘嗽40例临床报道．实用中西医结合杂志，1997，（10）6：483．

［644］时庆康，葛轶，张文娟．川芎嗪佐治小儿肺炎临床及血流变学观察．工企医刊，1999，（12）1：59～60．

［645］楚治群，马妮．川芎嗪注射液佐治小儿支气管肺炎临床观察．儿科药学杂志，2004，（10）1：55～56．

［646］陈岩．川芎嗪配合西药治疗小儿肺炎并发心力衰竭疗效观察．现代中西医结合杂志，2005，（14）6：747．

［647］赵德安．硫酸镁联合川芎嗪治疗喘憋性肺炎48例．新乡医学院学报，2006，（23）6：375～376．

［648］陈熊秀．川芎嗪注射液佐治小儿支气管肺炎30例疗效分析．现代诊断与治疗，2007，

(18)2：92～93.

[649] 胡国翔. 川芎嗪佐治新生儿重症肺炎 31 例疗效观察. 基层医学论坛, 2007,（11）12：1091～1092.

[650] 陈熊秀, 顾俊, 高琳. 川芎嗪佐治小儿毛细支气管炎 42 例疗效观察. 实用中西医结合临床, 2007,（7）5：54～55.

[651] 崔丽芬. 川芎嗪治疗小儿支气管肺炎的疗效观察. 中国社区医师·医学专业半月刊, 2009,（11）1：50～51.

[652] 梁江萍. 川芎嗪佐治小儿急性肝炎 20 例. 中西医结合肝病杂志, 1994,（4）2：34.

[653] 王绪韶, 赵玉华, 冯启高, 等. 川芎嗪、维生素 C 联合治疗小儿心肌炎的疗效观察. 淮海医药, 1996,（14）2：10～11.

[654] 倪昭海. 参麦合川芎嗪注射液治疗小儿急性病毒性心肌炎临床观察. 中国中医急症, 2005,（14）4：333.

[655] 符明凤, 吴明赳, 蒋梨, 等. 新生儿重度窒息的血液流变学变化. 江西医学院学报, 2001,（41）6：89～91.

[656] 蒋犁. 川芎嗪治疗新生儿硬肿症的疗效观察. 江苏中医, 1991, 9：21～22.

[657] 俞发舟, 张俊杰. 川芎嗪佐治新生儿硬肿症疗效观察. 安徽医科大学学报, 1991,（26）1：33～34.

[658] 罗贤娜, 黄汉忠, 赖国周. 川芎嗪治疗新生儿硬肿症疗效观察. 中国基层医学, 1998,（5）4：212.

[659] 方平, 张瑞宣. 川芎嗪治疗新生儿硬肿症 111 例疗效观察. 黑龙江中医药, 1998, 5：15～16.

[660] 许静, 李在朝, 王敏. 川芎嗪并小剂量肝素治疗重症新生儿硬肿症. 现代中西医结合杂志, 1999,（8）9：1452～1453.

[661] 毛金龙. 川芎嗪注射液治疗新生儿硬肿症疗效观察. 中华综合医学, 2002,（3）2：146.

[662] 黄文益, 黄晓蓉. 川芎嗪对小儿急性肾炎的疗效观察-附 42 例分析. 微循环技术杂志, 1996, 2：113.

[663] 燕双全, 瞿国安, 田静. 消炎痛联合川芎嗪治疗急性肾小球肾炎 50 例疗效观察. 基层医学论坛, 2004,（8）7：604.

[664] 钟巧, 易著文, 何小解. 川芎嗪对小儿肾病综合征肿瘤坏死因子的影响. 湖南中医学院学报, 1997,（17）2：18～19.

[665] 何连璋, 章炳文. 川芎嗪治疗肾病综合征 36 例临床观察. 中西医结合实用杂志, 1998,（11）12：1100.

[666] 张国华, 张荣珍, 申兆文, 等. 川芎嗪对小儿肾病综合征治疗的临床观察. 中国中西医结合杂志, 2001,（21）6：463～464.

[667] 陈卫平, 马士勤, 王绪山, 等. 原发性肾病综合征伴高黏滞血症患儿血液流变学变化及川芎嗪疗效观察. 医学理论与实践, 2002,（15）12：1392～1394.

[668] 李志辉, 辛淑君, 黄婷, 等. 川芎嗪对原发性肾病综合征患儿血浆 TXB2 及 6-Keto-PGF1α影响的探讨. 广西医学, 2002,（24）11：1733～1736.

[669] 岳一平, 赵明德. 复方丹参注射液+川芎嗪对小儿肾病综合征治疗的临床观察. 兰州医学院学报, 2004,（30）1：58～59.

[670] 仲惟昆, 夏明珠, 陶卫平, 等. 川芎嗪治疗过敏性紫癜临床观察. 中华血液学杂志, 1997,（18）6：325～326.

[671] 杨巧芝, 孙世志, 吕学云. 川芎嗪和西咪替丁治疗过敏性紫癜临床观察. 中国中西医结合急救杂志, 2001, (8)1: 63.

[672] 孙慧生. 川芎嗪注射液佐治儿童过敏性紫癜 50 例. 中国民间疗法, 2002, (10)11: 51~52.

[673] 孙淑兰, 赵爱芹. 静脉滴注川芎嗪治疗过敏性紫癜疗效观察. 中国农村医学杂志, 2003, (1)1: 33~34.

[674] 王晓莉, 张西春, 曹丽. 川芎嗪治疗小儿过敏性紫癜 30 例临床疗效观察. 陕西中医学院学报, 2005, (28)4: 35~36.

[675] 相加军, 高萍. 丙种球蛋白与川芎嗪联合治疗过敏性紫癜疗效评价. 现代中西医结合杂志, 2005, (14)11: 1449.

[676] 杜巧玲, 王安水. 川芎嗪加心痛定治疗过敏性紫癜临床观察. 中国误诊学杂志, 2007, (7)18: 4235~4236.

[677] 李伯英. 盐酸川芎嗪注射液治疗过敏性紫癜的疗效观察. 中国社区医师, 2007, (9)16: 101.

[678] 李胜利, 彭吉芳. 普鲁卡因、川芎嗪联合治疗过敏性紫癜疗效观察. 现代中西医结合杂志, 2007, (26)16: 3803~3804.

[679] 关庆丽. 川芎嗪治疗过敏性紫癜 32 例分析. 现代医药卫生, 2008, (24)9: 1378~1379.

[680] 姚享军. 西咪替丁联合川芎嗪治疗皮肤型过敏性紫癜疗效观察. 现代中西医结合杂志, 2008, (17)1: 93.

[681] 陶卫平, 仲惟昆, 夏明珠, 等. 川芎嗪治疗紫癜性肾炎疗效观察. 实用儿科临床杂志, 1997, (12)4: 262~263.

[682] 杨巧芝, 吕学云, 于爱菊, 等. 川芎嗪、甲氰咪胍对过敏性紫癜肾损害的防治效果. 实用儿科临床杂志, 2002, (17)4: 331~332.

[683] 胡小英, 许华, 许双虹, 等. 川芎嗪对儿童过敏性紫癜肾损害预防作用的临床研究. 辽宁中医杂志, 2004, (31)8: 663~664.

[684] 付功奎, 黄道文. 川芎嗪治疗过敏性紫癜皮肤型 24 例疗效观察. 儿科药学杂志, 2005, (11)1: 51.

[685] 丁江华, 龚升平. 盐酸川芎嗪注射液预防过敏性紫癜性肾炎的临床研究. 安徽医药, 2007, (11)11: 982~984.

[686] 梁塘, 杨焕云, 杨巧芝, 等. 川芎嗪、西咪替丁防治儿童紫癜性肾炎 380 例随访观察. 中国当代儿科杂志, 2007, (9)5: 497~498.

[687] 张大琦, 张付来, 张晓明. 川芎嗪联合高压氧治疗新生儿缺氧缺血性脑病 34 例临床观察. 中国煤炭工业医学杂志, 1999, (3)1: 38.

[688] 雷虹. 川芎嗪对新生儿缺氧缺血性脑病的疗效观察. 中医研究, 2002, (15)4: 31~32.

[689] 孙敏, 张富荣, 高爱玲. 川芎嗪治疗新生儿缺氧缺血性脑病 62 例. 哈尔滨医药, 2003, (23)3: 13~14.

[690] 李新华. 川芎嗪治疗新生儿缺氧缺血性脑病临床效果观察. 中国当代儿科杂志, 2004, (6)1: 64~65.

[691] 张青堂, 张健, 李安民. 川芎嗪治疗新生儿缺氧缺血性脑病临床观察. 实用儿科临床杂志, 2004, (19)7: 610~611.

[692] 任晓燕, 刘淑萍. 川芎嗪治疗新生儿缺氧缺血性脑病疗效分析. 山东医药, 2004, (44)16: 46.

［693］刘政，张学峰. 川芎嗪治疗新生儿缺氧缺血性脑病36例疗效观察. 实用临床医学，2004，(5)2：74.

［694］刘静，蒋犁. 川芎嗪治疗妊娠期肝内胆汁淤积症所致新生儿脑缺氧损伤的疗效分析. 中国中西医结合杂志，2005，(25)10：946～948.

［695］石景义，高立甫. 川芎嗪治疗新生儿缺氧缺血性脑病疗效观察. 医学理论与实践，2005，(18)2：191～192.

［696］宋晓美，刘兆生. 川芎嗪治疗新生儿缺氧缺血性脑病66例疗效观察. 中国社区医师，2005，(7)1：29～30.

［697］王耀华. 川芎嗪治疗新生儿缺氧缺血性脑病临床观察. 时珍国医国药，2006，(17)4：502～503.

［698］朱艳华，林霞，张志英. 川芎嗪注射液治疗新生儿缺血缺氧性脑病. 医药论坛杂志，2006，(27)2：62.

［699］郭小芳，张丽范，黄胜起，等. 川芎嗪治疗新生儿缺血缺氧性脑病疗效观察以及机制研究. 中国现代医学杂志，2007，(17)13：1634～1636.

［700］李传秀，郑钰楹. 川芎嗪注射液治疗新生儿缺氧缺血性脑病临床观察. 中国中医急症，2008，(17)2：147～148.

［701］谢晓平，刘小芸，彭云中，等. 川芎嗪治疗小儿哮喘、毛细支气管炎122例疗效观察. 苏州大学学报(医学版)，2002，(22)3：331.

［702］祝建忠. 硫酸镁、川芎嗪治疗小儿支气管哮喘疗效观察. 中国乡村医药杂志，2005，(12)4：55.

［703］王大彬，桂世澄，陈宝芳，等. 川芎嗪治疗小儿急性偏瘫34例疗效观察. 实用中西医结合杂志，1993，(6)8：484～485.

［704］刘增耀. 川芎嗪治疗小儿急性偏瘫39例疗效观察. 实用中西医结合杂志，1994，(7)10：582～583.

第四篇　历代含川芎的重要方剂

第一章　唐代及唐以前含川芎方

七气丸

【异名】乌头丸

【出处】《千金要方》卷十七。

【组成】乌头七分，大黄七分，紫菀三分，半夏三分，前胡三分，细辛三分，丹参三分，茯苓三分，芎䓖三分，桃仁三分，菖蒲三分，石膏三分，吴茱萸三分，桂心三分，桔梗三分，人参一两，甘草一两，防葵一两，干姜半两，蜀椒半两（一方去半夏，加甘遂三分）。

【用法】上为末，炼蜜为丸，如梧桐子大。每服三丸，酒送下，一日三次。加至十丸。

【主治】七气积聚，坚大如杯，若盘在心下，腹中疾痛，饮食不能，时来时去，每发欲死，如有祸祟。寒气，即呕逆恶心；热气，即说物不竟而迫；怒气，即上气不可忍，热痛上抢心，短气欲死，不得息；恚气，即积聚在心下，不得饮食；喜气，即不可疾行，不能久立；忧气，即不可闲作，暮卧不安；愁气，即喜忘不识人语，置物四方，还取不得去处，若闻急，即四肢胕肿，手足筋挛，捉不能举。男子卒得，饮食不时所致；妇人即产后中风诸疾。

八风十二痹散

【出处】《千金翼方》卷十六。

【组成】远志（去心）半两，黄芪半两，黄芩半两，白蔹半两，附子（炮，去皮）半两，龙胆半两，薯蓣半两，厚朴（炙）半两，蜀椒半两（去目及闭口者，汗），牡荆子三分，天雄（炮，去皮）三分，细辛三分，菊花三分，狗脊三分，山茱萸三分，防风三分，芎䓖三分，桂心三分，五味子一分，巴戟天一分，茯苓一两，芍药一两，秦艽一两，乌头（炮，去皮）一两，芜荑一两，菖蒲一两，葳蕤一两。

【用法】上为散。食后饮服方寸匕，一日三次。宁从少起，稍渐增之。

【功效】祛风宣痹止痛。

【主治】风痹呕逆，不能饮食者，心痹也；咳满腹痛，气逆唾涕白者，脾痹也；津液唾血腥臭者，肝痹也；阴痿下湿者，痿痹也；腹中雷鸣，食不消，食即气满，小便数起，胃痹也；两膝寒，不能行者，湿痹也；手不能举，肿痛而逆，骨痹也；烦满短气，涕唾青黑，肾痹也。并悉主之。

九仙散

【异名】九仙饮、九仙丹

【出处】《银海精微》卷上。

【组成】黄芩、荆芥、甘草、赤芍药、菊花、川芎、当归、木通、白芷各等分。

【用法】每服三钱，用水煎，食后服。上为末。

【功效】清热明目。

【主治】心经虚热，小眦赤脉传睛，眼通红，久不退。

人参汤

【出处】《千金要方》卷十四。

【组成】人参五分，防风五分，乌头五分，干姜五分，泽泻五分，狗脊五分，远志五分，附子五分，栝楼根五分，黄芩五分，独活五分，秦艽十八铢，牡蛎十八铢，五味子十八铢，前胡十八铢，细辛十八铢，石膏十八铢，芎䓖十八铢，蜀椒十八铢，牛膝十八铢，甘草十八铢，石楠十八铢，桂心十八铢，麻黄十八铢，竹皮十八铢，白术十八铢，山茱萸十八铢，橘皮十八铢，桑根白皮十八铢，茯苓十二铢，鬼箭十二铢，大枣十六枚。

【用法】上咬咀。以水六升，酒六升，合煮取四升，分五服，日三夜二。

【主治】风癫，往来发作，有时或无时节。

【备注】《千金翼方》有桔梗、泽兰，无栝楼根、鬼箭。

人参续气汤

【出处】《千金要方》卷二十。

【组成】人参三两，橘皮三两，茯苓三两，乌梅三两，麦门冬三两，黄芪三两，干姜三两，芎䓖三两，白术四两，厚朴四两，桂心二两，吴茱萸三合。

【用法】上咬咀。以水一斗二升，煮取三升，分三服。

【功效】益气扶正。

【主治】下焦虚寒，津液不止，短气欲绝。

人参散

【出处】《千金翼方》卷十六。

【组成】人参五分，当归五分，天雄(炮，去皮)二分，前胡二分，吴茱萸二分，白术二分，秦艽二分，乌头(炮，去皮)二分，细辛二分，附子一两(炮，去皮)，独活一分，防风三两，麻黄(去节)三两，莽草三两，蜀椒(去目、闭口者，汗)三两，桔梗三两，天门冬(去心)三两，五味子三两，白芷三两，芎䓖一两。

【用法】每服方寸匕，酒送下，一日三次。上为散。

【功效】补益气血，祛风定惊。

【主治】一切诸风。

【备注】中热者，加减服之。若卒中风、伤寒鼻塞者，服讫覆取汗，即愈。

入顶散

【出处】《千金要方》卷十三。

【组成】山茱萸一两半，芎䓖一两半，防风一两半，独活一两半，细辛一两，莽草一两，白术一两，薯蓣一两，牛膝一两，石楠一两，甘草一两，乌头一两六铢，通草一两六铢，菖蒲一两六铢，附子一两六铢，麻黄一两六铢，天雄一两六铢，蜀椒一两六铢，桔梗一两六铢。

【用法】每服方寸匕，酒送下，一日三次。上药治下筛。

【功效】祛风和血，舒经止痛。

【主治】头面胀满，脑瘹偏枯，发作有时，状似刀刺，失声，阴阴然疼，面目变青；厥逆头痛，齿亦痛。

干地黄汤

【出处】《千金要方》卷三。

【组成】干地黄三两，芎䓖二两，桂心二两，黄芪二两，当归二两，人参一两，防风一两，茯苓一两，细辛一两，芍药一两，甘草一两。

【用法】上咀。以水一斗，煮取三升，去滓，分三服，日再夜一。

【功效】除诸疾，补不足。

【主治】产后恶露不尽。

【备注】《千金方衍义》：此方以保元，四物兼补气血；佐细辛、防风以行保元之力，桂心、茯苓以行四物之滞。滞通而恶露自行，本虚夹血之良法也。

干姜附子汤

【出处】《千金要方》卷八。

【组成】干姜八两，附子八两，桂心四两，麻黄四两，芎䓖三两。

【用法】上咀，以水九升；煮取三升，分三服。三日后服一剂。

【功效】温阳消阴，和血治风。

【主治】心虚寒风，半身不遂，骨节离解，缓弱不收，便利无度，口面喝斜。

【备注】《千金方衍义》：方下虽言心虚，而实少火气衰，不能代天宣化。故用干姜附子汤峻补命门之阳；兼桂心，助姜、附益火消阴；肾气有权，则麻黄得以振发表之力；心主血，芎䓖既能治风，又能和血。本方方名，《外台》引作"姜附汤"。

天麻退翳散

【出处】《银海精微》卷下。

【组成】当归一两(好酒浸，焙干)，熟地黄一两(酒浸，焙干)，川芎一两五钱，赤芍药二两五钱(热水泡)，白僵蚕一两(热水泡过，洗去丝，姜汁炒)，蝉蜕五十个(水泡洗，去头足)，羌活一两，防风一两，荆芥一两，木贼(去根节)一两，石决明一两(烧过存性)，白蒺藜一两五钱，白芷一两五钱，甘草七钱，麦门冬二两，黄芩尾一两，羊角天麻(炒存性)一两，厚枳壳(炒)一两，蔓荆子一两(打少碎)，菊花一两，蜜蒙花七钱。

【用法】每服加莲子三个，灯心七根，水一钟半，煎至八分，食后温服。

【主治】垂帘翳障，昏暗不明。

【加减】若眼红，加黄连。

大补中当归汤

【出处】《千金要方》卷三。

【组成】当归三两，续断三两，桂心三两，芎䓖三两，干姜三两，麦门冬三两，芍药四两，吴茱萸一升，干地黄六两，甘草二两，白芷二两，大枣四十枚。

【用法】以酒一斗，渍药一宿，明旦以水一斗合煮，取五升，去滓，分五服，日三夜二。

【功效】补中益气养血。

【主治】产后虚损不足，腹中拘急；或溺血，少腹苦痛；或从高堕下犯内，及金疮血多内伤。

【备注】《千金方衍义》：本方合内补当归建中汤和内补芎䓖汤两方诸味，更加吴茱萸以佐干姜，麦门冬以佐地黄，续断以佐芎䓖，白芷以佐桂、芍也。用酒渍者，专行和血止痛也。如加黄芪二两，益佳。

大泽兰丸

【异名】补益大泽兰丸

【出处】《千金要方》卷四。

【组成】泽兰二两六铢，藁本一两十八铢，当归一两十八铢，甘草一两十八铢，紫石英三两，芎䓖一两半，干地黄一两半，柏子仁一两半，五味子一两半，桂心一两六铢，石斛一两六铢，白术一两六铢，白芷一两，苁蓉一两，厚朴一两，防风一两，薯蓣一两，茯苓一两，干姜一两，禹余粮一两，细辛一两，卷柏一两，蜀椒十八铢，人参十八铢，杜仲十八铢，牛膝十八铢，蛇床子十八铢，续断十八铢，艾叶十八铢，芜荑十八铢，赤石脂二两，石膏二两（一方有枳实十八铢，门冬一两半）。

【用法】每服二十丸至四十丸，酒送下。

【功效】补益。

【主治】妇人虚损及中风余病，疝瘕，阴中冷痛；或头风入脑，寒痹筋挛缓急，血闭无子，面上游风去来，目泪出，多涕唾，忽忽如醉；或胃中冷逆胸中，呕不止，及泄痢淋沥；或五脏六腑寒热不调，心下痞急，邪气咳逆；或漏下赤白，阴中肿痛，胸胁支满；或身体皮肤中涩如麻豆，若痒，痰癖结气；或四肢拘挛，风行周身，骨节疼痛，目眩无所见；或上气恶寒，洒淅如疟；或喉痹鼻齆，风痫癫疾；或月水不通，魂魄不定，饮食无味，并产后内衄。

【加减】久赤白痢，去干地黄、石膏、麦门冬、柏子仁，加大麦蘖、陈曲、龙骨、阿胶、黄连各一两半；有钟乳，加三两，良。上为末，炼蜜为丸，如梧桐子大。

大桂皮汤

【出处】《千金翼方》卷十九。

【组成】桂心六两，当归二两，细辛二两，黄芩二两，人参五两，厚朴（炙）三两，枳实（炙）三两，芍药三两，芎䓖三两，黄芪四两，麦门冬（去心）一升，吴茱萸一升，半夏（洗）一升，蜜五合，附子一枚（炮，去皮），生姜二斤，五味子半斤，饴糖半斤，甘草六两（炙）。

【用法】上㕮咀。捣生姜取汁三升；以水二斗煮药，取六升，去滓，微火上煎，纳姜汁、蜜，饴，搅相得，煮取六升，每服一升，一日二次。

【功效】顺气养血。

【主治】气逆。叉胸，寒热往来，吸吸短气，恶闻人声，诸烦酸疼，咳逆不能饮食，饮食不生肌肉，溺黄里急绞痛，气上冲发咳，胃管有热，雷鸣相逐，寒冷厥逆，伤损五脏，语言难，喜直视，大便难。

大续命汤

【出处】《千金要方》卷八。

【组成】麻黄八两，石膏四两，桂心二两，干姜二两，芎䓖二两，当归一两，黄芩一两，杏仁三十枚，荆汤一升。

【用法】上㕮咀。以水一斗，先煮麻黄两沸，掠去沫，下诸药，煮取四升，去滓，又下荆沥煮数沸，分四服。

【主治】中风暗哑，昏迷不省，半身不遂。口眼㖞斜。卒然暗哑，五脏偏枯贼风。妇人产后中风。中风肥盛，多痰多渴，肢体不遂。风中五脏，舌纵难言。

【备注】《千金翼方》有甘草。

大镇心丸

【出处】《千金要方》卷十四。

【组成】干地黄六分，牛黄五分（一方用牛膝），杏仁五分，蜀椒五分，泽泻二分，黄芪二分，茯苓二分，大豆卷二分，薯蓣二分，茯神二分，前胡二分，铁精二分，柏子仁二分，羌活八分，桂心八分，秦艽八分，芎䓖八分，人参八分，麦门冬八分，远志八分，丹砂八分，阿胶八分，甘草八分，大黄八分，银屑八分，桑螵蛸十二枚，大枣四十枚，白蔹八分，当归八分，干姜八分，紫石英八分，防风八分。

【用法】每服七丸，酒送下，一日三次。加至二十丸。上为末，炼蜜、枣肉为丸。

【主治】男子妇人虚损，梦寐惊悸，或失精神；妇女赤白注漏，或月水不利，风邪鬼注。寒热往来，腹中积聚，忧恚结气诸病。

大鳖甲汤

【出处】《千金要方》卷七。

【组成】鳖甲二两，防风一两，麻黄一两，白术一两，石膏一两，知母一两，升麻一两，茯苓一两，橘皮一两，芎䓖一两，杏仁一两，人参一两，半夏一两，当归一两，芍药一两，蒌蕤一两，甘草一两，麦门冬一两，羚羊角六铢，大黄一两半，犀角半两，青木香半两，雄黄半两，大枣十枚，贝齿七枚，乌头七枚，生姜三两，薤白十四枚，麝香三铢，赤小豆三合，吴茱萸五合。

【用法】上㕮咀。以水二斗，煮取四升，分六服。相去十里久，得下止。

【主治】脚弱风毒，挛痹气上；及伤寒恶风，温毒，山水瘴气热毒，四肢痹弱。

小泽兰丸

【出处】《千金要方》卷四。

【组成】泽兰二两六铢，当归一两十八铢，甘草一两十八铢，芎䓖一两，柏子仁一两，防风一两，茯苓一两，白芷十八铢，蜀椒十八铢，藁本十八铢，细辛十八铢，白术十八铢，桂心十八铢，芜荑十八铢，人参十八铢，食茱萸十八铢，厚朴十八铢，石膏二两（一方无茯苓、石膏，有芍药、干姜）。

【用法】上为末，炼蜜为丸，如梧桐子大。每服二十丸，酒送下，一日三次，稍加至四十丸。

【功效】补益。

【主治】产后虚羸劳冷，身体瘦。

【方解】《千金方衍义》：小泽兰丸专主产后羸瘦，无藉三石、蛇床等重剂，但进食茱萸一味，振发参、术、芎、归之力，以助泽兰、藁本，治产后虚羸绰有余裕矣。

【备注】无疾者，依此方，春、秋二时常服一剂甚良；有病虚羸黄瘦者，服如前。

四物汤

【异名】地髓汤、大川芎汤

【出处】《理伤续断方》。

【组成】白芍药、川当归、熟地黄、川芎各等分。

【用法】每服三钱，水一盏半，煎至七分，空心热服。

【功效】调益营卫，滋养气血。

【主治】血虚，面色萎黄，眩晕失眠，唇淡，舌淡脉弱；妇女营血虚滞，月经不调，痛经、闭经，崩漏；妊娠胎动不安，产后恶露不下；以及各科疾病属于血虚或血行不畅者。

【备注】若上下失血太多，气息几微之际，则四物禁勿与之；肥盛多湿痰，及呕逆、少食、便溏者，禁用。地髓汤（《圣济总录》卷一六四）、大川芎汤（《鸡峰普济方》卷十六）。《妇人良方》：此药不知起于何代，或云始自魏·华佗。今《产宝方》乃未梁时节度巡官咎殷所撰，其中有四物散，国朝太平兴国中修入《圣惠方》者数方。自后医者易散为汤，虽无杰特之功，但善用者若驭良马，以意驱策之，则随意无所不至，自可珍也。自皇朝以来，名医于此四物中增损品味，随意虚实寒燠，无不得其效者，然亦非止妇人之疾可用而已。按本方改为丸剂，名"四物丸"（见《饲鹤亭集方》）。

五石汤

【出处】《千金要方》卷三。

【组成】紫石英二两，钟乳二两，白石英二两，赤石脂二两，石膏二两，茯苓二两，白术二两，桂心二两，芎䓖二两，甘草二两，薤白六两，人参三两，当归三两，生姜八两，大枣二十枚。

【用法】以水一斗二升，煮取三升六合，去滓，分六次服。

【功效】补肾。

【主治】产后虚冷七伤，时寒热，体痛乏力，并治百病。

【方解】《千金方衍义》：产后虚冷，多系临蓐血气过伤，不但寒热体痛，必然崩脱不止，乃致清阳下溜，浊阴上逆，故用紫白石英、钟乳、石脂固脱，参、苓、术、草益气，芎、归、桂心调血，石膏、薤白除膈上浊邪，生姜、大枣和营卫寒热。

【备注】若中风，加葛根、独活各二两；下痢，加龙骨一两。上药五石并为末，余药各㕮咀。

五补丸

【出处】《千金要方》卷八。

【组成】防风一两半，人参一两半，苁蓉一两半，干地黄一两半，羚羊角一两半，麦门冬一两半，天门冬一两半，芍药三十株，独活三十株，干姜三十株，白术三十株，丹参三十株，食茱萸（一本云山茱萸）三十株，甘草三十株，茯神三十株，升麻三十株，黄芪三十株，甘菊花三十株，地骨皮三十株，五加皮三十株，石斛三十株，牛膝三十株，薯蓣三十株，秦艽一两，芎䓖一两，生姜屑一两，桂心一两，防己一两，黄芩一两，寒水石三两，附子十八铢，石膏三两。

【用法】每服二十丸，稍加至三十丸，生姜蜜汤送下，一日三次。上为末，白蜜为丸，如梧桐子大。

【主治】风病服汤药，患虚热翕翕然。

【备注】忌油、面、蒜、生冷、醋滑、猪、羊、鸡、鱼等。《千金方衍义》：五补者，补五脏诸虚不足也。方下主治虚热而反用桂、附、干姜者，以虚热不得温补不散，反谓温能除大热也。致虚之由，良因服风药过多，故仍用独活、防己、防风引领参、芪入于残破之区，与太阳病下后，其气上冲者，与桂枝汤用前法同义。黄芩、菊花清解于上，石膏、寒水石降泄于下，白术、甘草镇守于中，余药各随所主，以补五脏诸虚不足也。

五积散催生汤

【异名】异功五积散、熟料五积散、百病无忧散、调中健胃汤。

【出处】《理伤续断方》。

【组成】苍术二十两，桔梗二十两，枳壳六两，陈皮六两，芍药三两，白芷三两，川芎三两，川归三两，甘草三两，肉桂三两，茯苓三两，半夏（汤泡）三两，厚朴四两，干姜四两，麻黄（去根节）六两。

【用法】附骨、咬骨二疽，初起不红不热，如同伤寒，渐次漫肿无头，筋骨疼痛，腿不能伸者。每服三钱，水一盏，加生姜三片，煎至半盏热服。

【功效】调中顺气，除风冷，化痰饮。助气催产。解表温中，消痞调经。

【主治】外感风寒，内伤生冷，身热无汗，头痛身痛，肩背拘急，胸满恶食，呕吐腹痛；以及脚气痹痛，疮疡痛疽，妇女血气不和，心腹疼痛，月经不调等属于寒湿者。阴经伤寒，脾胃不和。太阴伤寒，积聚腹痛。感寒发疟初作。寒湿伤肾，气滞腰疼，不可俯仰。产后身痛，兼感寒伤食。身热无汗，头痛身痛，项背拘急，胸满恶食，呕吐腹痛。冷秘，寒疝，寒疟，恶寒无汗。

【加减】上除枳壳、桂二件外，余锉细，用慢火炒，令色变摊冷，入枳壳、桂令匀。凡被伤头痛，伤风发寒，姜煎二钱，仍入葱白，食后热服。

【备注】由于本方能行气和血，温里祛寒，故用于妇女气血不和，寒凝气滞的心腹疼痛。月经不调等。亦可加减运用。催生汤（《医方类聚》卷二二九引《简易方》）、异功五积散（《医方类聚》卷五十六引《管见大全良方》）、熟料五积散（《医方集解》）、百病无忧散、调中健胃汤（《郑氏家传女科万金方》卷一）。本方诸药生用，名"生料五积散"（见《易简方》）；《得效》本方去麻黄，名"异功散"。

内补汤

【出处】《千金翼方》卷二十四。

【组成】人参三两，续断三两，白芷三两，芍药三两，附子（炮）三两，当归三两，甘草三两（炙），桂心三两，茯苓三两，干姜三两，芎劳三两，干地黄三两，五味子三两，麦门冬（去心）三两，大枣二十枚（去核）。

【用法】上㕮咀。以水一斗，煮取四升，分四服。

【功效】益气补血。

【主治】痔疮去血，积日虚乏。

内补芎劳汤

【出处】《千金要方》卷三。

【组成】芎劳四两，干地黄四两，芍药五两，桂心二两，甘草三两，干姜三两，大枣四十枚。

【用法】上咬咀。以水一斗二升，煮取三升，去滓。分三服，每日三次。不愈，复作至三剂。

【功效】补气养血。

【主治】妇人产后虚羸，及崩伤过多，虚竭，腹中绞痛，面目无色，唾血吐血。

【备注】若有寒，苦微下，加附子三两。

内补黄芪汤

【出处】《千金翼方》卷二十二。

【组成】黄芪二两，当归二两，干地黄三两，麦门冬三两，生姜五两(切)，大枣十四枚(擘)，芍药一两，芎劳一两，人参一两，甘草(炙)一两。

【用法】上咬咀。以水一斗，煮取三升五合，分服七合，每日三次。

【功效】补益气血。

【主治】男子背上发肿，时觉牵痛。

内补散

【异名】排脓散、当归散

【出处】《千金要方》卷二十二。

【组成】当归二两，桂心二两，人参一两，芎劳一两，厚朴一两，防风一两，甘草一两，白芷一两，桔梗一两。

【用法】每服方寸匕，以酒调服，日三夜二，未愈，更服勿绝。上药治下筛。

【功效】排脓生肉。

【主治】痈疽发背已溃。

【备注】排脓散(《外台》卷二十四引《广济方》)、当归散(《圣济总录》卷一三一)。

内塞散

【异名】黄芪散

【出处】《千金要方》卷二十五。

【组成】黄芪二两，当归二两，芎劳二两，白芷二两，干姜二两，黄芩二两，芍药二两，续断二两，附子半两，细辛一两，鹿茸三两。

【用法】先食酒服五分匕，每日三次。稍增至方寸匕。上药治下筛。

【功效】益气敛疮。

【主治】金疮，金疮去血多，虚竭，疼痛羸弱。

【备注】黄芪散(《普济方》卷三〇三)。《圣惠》内补黄芪散即本方去芍药。

升麻薄

【出处】《千金翼方》卷二十三。

【组成】升麻二两，青木香二两，白蔹二两，芒硝二两，射干二两，当归二两，黄芩二两，桂心二两，芍药二两，防风二两，大黄二两，芎劳二两，干葛二两，莽草一两。

【用法】上为末。以酒和令调，微火熬令黄；以薄肿上，日再易；干者添酒更捣之，随后薄肿上。

【主治】痈疽结核，种种色不异，时时牵痛，或经年肿势不消。

当归芍药散

【异名】当归芍药汤、当归茯苓散

【出处】《金匮要略》卷下。

【组成】当归三两，芍药一斤，茯苓四两，白术四两，泽泻半斤，芎劳半斤。

【用法】每服方寸匕，酒和服，日三次。上为散。

【功效】养血调肝，健脾利湿。

【主治】妇人妊娠或经期，肝脾两虚，腹中拘急，绵绵作痛，头晕心悸，或下肢浮肿，小便不利，舌质淡、苔白腻者。现用于纠正胎位。

【备注】当归芍药汤（《济生》卷九）、当归茯苓散（《普济方》卷三三九）。本方改为丸剂，名"六气经纬丸"（见《元和纪用经》）。

当归散

【异名】芍药汤

【出处】《金匮要略》卷下。

【组成】当归一斤，黄芩一斤，芍药一斤，芎劳一斤，白术半斤。

【用法】每服方寸匕，酒饮调下，日二次。上为散。

【功效】养血清热安胎，快利恶露。

【主治】孕妇血少有热，胎动不安，素有堕胎之患；月经不调，腰腹疼痛。

【备注】芍药汤（《永类钤方》卷十八）。本方改为丸剂，名"安胎丸"（见《回春》）、"五味安胎丸"（见《东医宝鉴·杂病篇》）。《鸡峰》本方用法：用温童便或酒调下二钱。

阿胶散

【异名】侯氏黑散

【出处】《金匮要略》卷上。

【组成】菊花四十分，白术十分，细辛三分，茯苓三分，牡蛎三分，桔梗八分，防风十分，人参三分，矾石三分，黄芩五分，当归三分，干姜三分，芎劳三分，桂枝三分。

【用法】每服方寸匕，酒送下，每日一次，初服二十日，温酒调服。常宜冷食六十日止。上为散。

【功效】祛风除热，通经活络。

【主治】大风四肢繁重，风癫，中风瘫痪。

【备注】药积在腹中不下也，热食即下矣，冷食自能助药力。忌一切鱼、肉、大蒜；忌桃、李、雀肉、胡荽、青鱼，鲜酢物；孕妇忌服。

温经汤

【异名】调经散、大温经汤、小温经汤

【出处】《金匮要略》卷下。

【组成】吴茱萸三两，当归二两，芎劳二两，芍药二两，人参二两，桂枝二两，阿胶二两，生姜二两，牡丹皮（去心）二两，甘草二两，半夏半斤，麦冬一升（去心）。

【用法】上以水一斗，煮取三升，分温三服。

【功效】温经止痛。

【主治】妇人年五十所，病下利数十日不止，暮即发热，少腹里急，腹满，手掌烦热，唇口干燥。

【备注】此病属带下，瘀血在少腹不去。调经散（《直指·附遗》卷二十六）、大温经汤（《丹溪心法附余》卷二十）、小温经汤（《血证论》卷八）。

酸枣仁汤

【异名】酸枣汤

【出处】《金匮要略》卷上。

【组成】酸枣仁二升，甘草一两，知母二两，茯苓二两，芎䓖二两。

【用法】以水八升，煮酸枣仁，得六升，纳诸药，煮取三升，分温三服。

【功效】养血安神，清热除烦。

【主治】虚劳，虚烦不得眠，盗汗。

薯蓣丸

【异名】大山蓣丸、团参补气丸、山芋丸

【出处】《金匮要略》卷上。

【组成】薯蓣三十分，当归十分，桂枝十分，曲干地黄十分，豆黄卷十分，甘草二十八分，人参七分，芎䓖六分，芍药六分，白术六分，麦门冬六分，杏仁六分，柴胡五分，桔梗五分，茯苓五分，阿胶七分，干姜三分，白蔹二分，防风六分，大枣一百枚（为膏）。

【用法】每服一丸，空腹酒送下，一百丸为剂。上为末，炼蜜为丸，如弹子大。

【功效】调理脾胃，益气和荣。

【主治】虚劳，气血俱虚，外兼风邪。头晕目眩，倦怠乏力，心悸气短，肌肉消瘦，不思饮食，微有寒热，肢体沉重，骨节酸痛。

【备注】山蓣丸（《局方》卷五）、团参补气丸（《鸡峰》卷九）、山芋丸（《普济方》卷二三一）。

吴秦艽散

【出处】《千金要方》卷八。

【组成】秦艽十八铢，蜀椒十八铢，人参十八铢，茯苓十八铢，牡蛎十八铢，细辛十八铢，麻黄十八铢，栝楼根十八铢，干姜一两，附子一两，白术一两，桔梗一两，桂心一两，独活一两，当归一两，黄芩半两，柴胡半两，牛膝半两，芎䓖一两半，防风一两半，石楠半两，杜仲半两，莽草半两，乌头半两，天雄半两，甘草一两半。

【用法】每服方寸匕，食前以温酒一升送下；急行七百步，更饮酒一升，日三次。上为末，盛以韦袋。

【功效】补益气血，调和阴阳。

【主治】体虚受风，角弓反张，手足酸疼，皮肤习习，身体都痛，眉毛堕落，风注入肢体百脉，身肿耳聋，惊悸心满，短气魂志不定，阴下湿痒，大便有血，小便赤黄，五劳七伤。

芍药黄芪汤

【出处】《千金要方》卷三。

【组成】芍药四两，黄芪二两，白芷二两，桂心二两，生姜二两，人参二两，芎䓖二两，当归二两，干地黄二两，甘草二两，茯苓三两，大枣十枚。

【用法】以酒、水各五升，合煮取三升，去滓，食前服一升，每日三次。

【主治】产后心腹痛。

芎䕆散

【出处】《千金要方》卷五。

【组成】芎䕆半两，白术半两，防己半两。

【用法】上药治下筛。以乳和，与儿服之。

【主治】小儿夜啼，至明即安寐。

【方解】《千金方衍义》：芎䕆散专取芎䕆以散风热，白术以培土虚，防己以开痰癖，为涤热安中专药。

【备注】又以儿母手掩脐中；亦以摩儿头及脊。二十日儿未能服散者，以乳汁和之，服如麻子大一丸；儿大能服药者，以意斟酌之。

芎辛丸

【出处】《千金要方》卷六，名见《普济方》卷三〇〇。

【组成】栀子十八铢，甘草十八铢，细辛三十铢，桂心十二铢，芎䕆一两。

【用法】上为末，炼蜜为丸。食后服七丸，每日二次。愈止。

【功效】补益气血敛疮。

【主治】口吻疮。

【方解】《千金方衍义》：口疮而用桂心、芎䕆，导虚火，和营血，崇本之治，难为俗陈。其中细辛专散浮热，栀子专散泄虚阳，甘草调和寒热诸性也。

芎䕆汤

【出处】《千金要方》卷八。

【组成】芎䕆一两半，黄芩一两，石膏一两，当归一两，秦艽一两，麻黄一两，桂心一两，杏仁二十一枚，干姜一两，甘草一两（一方无石膏，用黄连）。

【用法】以水九升，煮取三升，分三服。

【主治】卒中风，四肢不仁，善笑不息。

芎归胶艾汤

【异名】胶艾汤、当归散、胶艾四物汤、阿胶蕲艾汤、艾叶地黄汤

【出处】《金匮要略》卷下。

【组成】芎䕆二两，阿胶二两，甘草二两，艾叶三两，当归三两，芍药四两，干地黄四两。

【用法】以水五升，清酒三升，合煮取三升，去滓，纳胶令消尽，温服一升，日三次。不愈更作。

【功效】保血安胎，补血调经，安胎止痛。

【主治】妇人冲任虚损，崩中漏下，月水过多，淋漓不止，或半产后下血不绝，或妊娠下血，腹中疼痛者；或劳伤胞络，胞阻漏血，腰痛闷乱；或因损动，胎上抢心，奔动短气；及因产乳，冲任气虚，不能约制，经血淋漓不断，延引日月，渐成赢瘦。

【备注】胶艾汤（《金匮要略》卷下）、当归散（《普济方》卷三四二）、胶艾四物汤（《医学入门》卷八、阿胶蕲艾汤（《明医指掌》卷九）、艾叶地黄汤（《产孕集》卷上）。方中干地黄

用量原缺，据《千金要方》补。

竹叶黄芪汤

【出处】《千金翼方》卷二十二。

【组成】淡竹叶三升，小麦三升，黄芪三两，升麻三两，干地黄三两，芍药三两，当归三两，通草三两，知母三两，大枣十八个（擘），黄芩一两半，生姜五两（切），茯苓二两，芎䓖二两，前胡二两，枳实（炙）二两，麦门冬二两（去心），甘草（炙）二两。

【用法】以水一斗七升，先煮竹叶、小麦，取一斗二升，去滓，纳诸药，煮取四升，分五次温服，日三次，夜二次。

【主治】男子痈，始欲发背不甚，往来寒热。

羊肺散

【出处】《千金要方》卷六。

【组成】羊肺一具（干之），白术四两，苁蓉二两，通草二两，干姜二两，芎䓖二两。

【用法】每服五分匕，加至方寸匕，食后以米饮送下。上为末。

【主治】肺虚壅塞，鼻生息肉，不闻香臭。

【方解】《千金方衍义》：鼻梁高起，湿热上攻肺经之验，故首推羊肺之同气相干，以引通草泄热，干姜散结，川芎祛风，生术燥湿，苁蓉之咸引之下泄也。

羊肉杜仲汤

【出处】《千金要方》卷三。

【组成】羊肉四斤，杜仲三两，紫菀三两，五味子二两，细辛二两，款冬花二两，人参二两，厚朴二两，芎䓖二两，附子二两，草薢二两，甘草二两，黄芪二两，当归三两，桂心三两，白术三两，生姜八两，大枣三十枚。

【用法】以水二斗半煮肉，取汁一斗五升，去肉纳药，煎取三升半，去滓，分五服，日三夜二。

【功效】益气扶正。

【主治】产后腰痛咳嗽。

羊肉当归汤

【出处】《千金要方》卷十三。

【组成】当归四分，干姜一分，橘皮一分，黄芪一分，芍药一分，芎䓖一分，桂心一分，独活一分，防风一分，人参一分，吴茱萸一分，甘草一分，干地黄一分，茯苓一分，生姜六分，大枣三十枚，羊肉半斤。

【用法】上咬咀。以水一斗半煮肉，取一斗二升，出肉，纳诸药，煮取三升，分三服，每日三次。

【功效】温肾补养，补血和血。

【主治】腹冷绞痛。

【备注】覆取温暖。

兑疽膏

【出处】《千金翼方》卷二十三。

【组成】当归二两，芎䓖二两，白芷二两，松脂二两，乌头二两，巴豆三十枚（去皮），猪脂三升。

【用法】以棉布绞去滓，以膏著棉絮兑头尖作兑，随病深浅兑之，每日三次，恶肉尽止。上切，纳膏中微火煎三沸，纳松脂耗令相得。

【功效】蚀恶肉，生好肉。

【主治】痈疽。

【备注】疮浅者，勿兑著疮中。

西州续命汤

【出处】《千金要方》卷十五。

【组成】麻黄三两，生姜三两，当归二两，石膏二两，芎劳一两，桂心一两，甘草一两，黄芩一两，防风一两，芍药一两，杏仁四十枚。

【用法】以水九升，先煮麻黄，去沫，下诸药，煮取三升，去滓，分四服，日二次。

【功效】清虚热，益气血。

【主治】虚热，肌痹淫淫，如鼠走身上，津液开泄，或痹不仁，四肢急痛。

【备注】本方方名，《普济方》引作"续命汤"。

防风汤

【出处】《千金要方》卷七。

【组成】防风一两，麻黄一两，芎劳一两，人参一两，芍药一两，当归一两，茯苓一两，半夏一两，甘草一两，鳖甲二两，生姜二两，桂心二两，杏仁一两半，赤小豆一升，贝子五枚，乌梅五枚，大枣二十枚，吴茱萸五合，犀角半两，羚羊角半两，橘皮一两，薤白十四枚。

【用法】以水一斗，煮取三升，分三服，一日令尽。

【主治】脚痹，并主毒气上冲心胸，呕逆，宿癖，积气。疝气。

竹茹汤

【异名】竹皮汤

【出处】《千金要方》卷三。

【组成】竹茹二升，干地黄四两，人参一两，芍药一两，桔梗一两，芎劳一两，当归一两，甘草一两，桂心一两。

【用法】以水一斗，煮取三升，分三服。

【功效】清热凉血止血。

【主治】妇人汗血、吐血、尿血、下血。

【备注】《千金方衍义》：竹茹为亡血发渴专药，芎劳、芍、地为滋血专药，人参、甘草为扶胃专药，桂心专行四物之滞，桔梗专助人参之力。竹皮汤（《千金翼方》卷七）。

竹沥汤

【出处】《千金要方》卷八。

【组成】麻黄一两半，防风一两半，芎劳一两，防己一两，附子一两，人参一两，芍药一两，黄芩一两，甘草一两，桂心一两，生姜四两，石膏六两，杏仁四十枚，竹沥一升，羚羊角二两，生葛汁五合。

【用法】以水七升煮减半，加沥煮取二升五合，分三服取汗，间五日更服一剂，频与三剂。

【功效】养血合营，祛风通络。

【主治】风痱。

【方解】《医略六书》：人参补气以生阴血，附子扶阳以振生气，黄芩、石膏清热于内，防风、麻黄疏风于外，防己泻血分湿热，杏仁降胸中逆气，芎䓖活血脉，芍药敛营阴，羚羊清肝火，甘草缓中州，桂心温血于营，姜汁行气于卫，竹沥、葛汁解燥热以滋液豁痰，俾痰化液充，则筋脉得养，何患瘫风之不愈哉。

【备注】忌猪肉、冷水、海藻、菘菜、生葱。

杀鬼丸

【出处】《千金翼方》卷十引丁季方。

【组成】虎头骨二两(炙)，丹砂二两，珍珠二两，雄黄二两，雌黄二两，鬼臼二两，曾青二两，女青二两，皂荚二两(去皮子，炙)，桔梗二两，芫菁二两，白芷二两，芎䓖二两，白术二两，鬼箭二两(削取皮羽)，鬼督邮二两，藜芦二两，菖蒲二两。

【用法】带之，男左女右。上药治下筛，炼蜜为丸，如弹丸大。

【功效】辟疫。

【主治】时气瘴疫。

当归丸

【出处】《千金要方》卷四。

【组成】当归四两，芎䓖四两，虻虫一两，乌头一两，丹参一两，干漆一两，人参二两，牡蛎二两，土瓜根二两，水蛭二两，桃仁五十个。

【用法】每服三丸，以酒送下，日三次。上为末，白蜜为丸，如梧桐子大。

【功效】养血活血，温肾调经。

【主治】妇人腰腹痛，月水不通利。

补心丸

【出处】《千金要方》卷十三。

【组成】当归一两，防风一两，芎䓖一两，附子一两，芍药一两，甘草一两，蜀椒一两，干姜一两，细辛一两，桂心一两，半夏一两，厚朴一两，大黄一两，猪苓一两，茯苓(一方用茯神)二两，远志二两。

【用法】每服五丸，酒送下，日三次。不知，加至十丸。冷极加热药。上为末，炼蜜为丸，如梧桐子大。

【主治】脏虚，善恐怖如魇状；及女人产后余疾，月经不调。

远志汤

【出处】《千金要方》卷三。

【组成】远志二两，人参二两，甘草二两，当归(无当归用芎䓖)二两，桂心二两，麦门冬二两，芍药一两，茯苓五两，生姜六两，大枣二十枚。

【用法】上㕮咀。以水一斗，煮取三升，去滓，分三次服，日三次，羸者分四服。

【主治】产后忽苦，心中惊悸不定，意志不安，言语错误，惚惚愦愦，情不自觉。

【备注】其人心胸中逆气，加半夏三两。

羌活补髓丸

【异名】羌活丸、补髓羌活丸

【出处】《千金要方》卷十二。

【组成】羌活三两，芎䓖三两，当归三两，桂心二两，人参四两，枣肉(研如脂)一升，羊髓一升，酥一升，牛髓二升，大麻仁二升(熬研如脂)。

【用法】每服三十丸，稍加至四十丸，以酒送下，一日二次。上先捣五种干药为末，下枣膏、麻仁又捣，相濡为一家。下二髓并酥，纳铜钵中，重汤煎之，取好为丸，如梧桐子大。

【功效】填精益髓，益气活血。

【主治】髓虚脑痛不安，胆腑中寒。

【方解】《千金方衍义》：补髓而用羌活之走督脉，桂心之温髓脏，芎䓖之逐脑风，当归之润血脉，麻仁之滋津液，乳酥、牛羊髓之透骨髓，参、枣之温脾气，脾气温而髓腑完固，脑病自安然。

【备注】羌活丸(《普济方》卷三十三引《圣惠》)、补髓羌活丸(《圣济总录》卷五十三)。

牡丹皮汤

【出处】《千金要方》卷四。

【组成】牡丹皮三两，干地黄三两，斛脉三两，禹余粮二两，艾叶二两，龙骨二两，柏叶二两，厚朴二两，白芷二两，伏龙肝二两，青竹茹二两，芎䓖二两，地榆二两，阿胶一两，芍药四两。

【用法】上㕮咀，以水一斗五升，煮取五升，分五服，相去如人行十里久再服。

【功效】清热养血。

【主治】妇人血伤不止，兼五色带下。

【方解】《千金方衍义》：崩中去血过甚，非敛散交参，温凉兼济，无以克建其功。敛用龙骨、禹余粮、地榆；散用牡丹、白芷、厚朴、斛脉；温用胶、艾、芎䓖、伏龙；凉用地、芍、竹茹、柏叶；敛散温凉之义备矣。

奔豚汤

【出处】《千金要方》卷十四引徐嗣伯方。

【组成】吴茱萸一升，桂心四分，芍药四分，生姜四分，石膏三分，人参三分，半夏三分，芎䓖三分，生葛根六分，茯苓六分，当归四两，李根皮一斤。

【用法】上㕮咀。以水七升，清酒八升，煮取三升，分作三服。

【功效】补肾，降逆。

【主治】气奔急欲绝者。

【备注】《千金方衍义》：以芎、归、芍药和其瘀积之血，半夏、生姜涤其坚积之痰，葛根以通津液，李根以降逆气，并未尝用少阴之药。设泥奔豚为肾积，而用伐肾之剂，谬之甚矣。嗣伯治风眩气奔欲绝，故以桂、苓祛风，人参壮气，茱萸降逆，石膏开泄旺气为之必需。

拓汤

【出处】《千金翼方》卷二十三。

【组成】升麻二两，黄连二两，大黄二两，芎䓖二两，羚羊角二两，当归二两，甘草二两，黄芩三两。

【用法】以水一斗，煮取五升，去滓，又还铛中，纳芒硝三两，上火令一沸，用帛拓肿上数过，肿热便随手消尽。

【功效】丹毒、痈疽始发焮热。

枫香汤

【出处】《千金翼方》卷十七。

【组成】枫香一斤，芎䓖三两，大黄三两，黄芩三两，当归三两，人参三两，射干三两，甘草(炙)三两，升麻四两，蛇床仁二两。

【用法】上切，以水二斗，煮取七升，适冷暖分以洗病上，白日三次，夜晚二次。

【主治】隐疹。

泽兰汤

【出处】《千金要方》卷三。

【组成】泽兰二十四铢，石膏二十四铢，当归十八铢，远志三十铢，甘草十八铢，厚朴十八铢，藁本十五铢，芎䓖十五铢，干姜十二铢，人参十二铢，桔梗十二铢，干地黄十二铢，白术九铢，蜀椒九铢，白芷九铢，柏子仁九铢，防风九铢，山茱萸九铢，细辛九铢，桑白皮半升，麻子仁半升。

【用法】上咬咀。以水一斗五升，先纳桑白皮煮取七升半，去滓，纳诸药，煮取三升五合，去滓，分三服。

【功效】温里活血。

【主治】产后余疾，寒下冻脓，里急，胸胁满痛，咳嗽呕血，寒热，小便赤黄，大便不利。

【备注】《千金方衍义》：泽兰入肝脾血分，为产后要药，用以配入理中，并取椒、辛、萸、朴之属，协助参、术以治寒下冻脓里急，胸腹满痛，主使历然。其余川芎、藁本、防风、白芷、远志、桑皮、桔梗、当归、地黄、石膏、麻仁、柏仁等味，皆为咳嗽、呕血、小便赤黄、大便不利随证参入，学者不必师其成则也。

细辛散

【出处】《千金翼方》卷二十。

【组成】附子二分(炮，去皮)，秦艽三分，人参三分，牡蛎三分(熬)，蜀椒三分(汗，去目闭口者)，干姜五分，桂心五分，茯苓一两，桔梗一两，防风一两半，白术一两，当归一两，独活一两，柴胡五分，黄芩三分，乌头半两(炮，去皮)，甘草三分(炙)，麻黄三分(去节)，芎䓖三分，石楠半两，莽草半两，牛膝半两，天雄半两(炮，去皮)，栝楼半两，杜仲半两(炙)，细辛二分。

【用法】且以清酒服五分匕讫，如行十里势欲歇，更饮酒五合佳。

【主治】风入五脏闷绝，常自燥痛，或风注入身，冷注鬼注，飞尸恶气肿起，或左或右，或前或后，或内或外，针灸流移，无有常处，惊悸，腹胀气满，又心头痛，或恍惚悲惧，不能饮食，或进或退，阴下湿痒，或大便有血，小便赤黄，房中劳极。

肾气丸

【出处】《千金要方》卷十九。

【组成】石斛二两，紫菀五分，牛膝五分，白术五分，麻仁一分，人参六分，当归六分，茯苓六分，芎䓖六分，大豆卷六分，黄芩六分，甘草六分，杏仁四分，蜀椒四分，防风四分，桂心四分，干地黄四分，羊肾一具（一方有苁蓉六分）。

【用法】上为末，炼蜜为丸，如梧桐子大。每服十丸，酒送下，逐渐增加，每日二次。

【功效】益气养血，温肾壮阳。

【主治】劳损虚赢，伤寒冷，乏力。

【备注】本方方名，《普济方》引作"石斛丸"。

败酱汤

【出处】《千金要方》卷三。

【组成】败酱三两，桂心一两半，芎䓖一两半，当归一两。

【用法】上㕮咀，以清酒二升，水四升，微火煮取二升，去滓，食前适寒温服七合，一日三次。

【主治】产后疹痛引腰，腹中如锥刀所刺。

【备注】《千金方衍义》：产后疹块引痛如锥，须防瘀结成痈，故借《金匮要略》薏苡败酱附子散之法，于中除去附子之焕发，进以芎、归之柔和，可无痈成之患矣。

前胡散

【出处】方出《千金要方》卷十六，名见《普济方》卷三〇六。

【组成】前胡二两，芎䓖二两，甘草二两，当归二两，石膏二两，人参二两，桂心二两，橘皮二两，芍药三两，半夏四两，生姜五两，大枣三十枚（一方无黄芩）。

【用法】上㕮咀。以水一斗三升，下黄芩三两，合煮取三升，分三服。

【主治】呕吐，四肢痹冷，上气腹热，三焦不调。

【备注】《千金方衍义》：此以三焦真火式微，不能温养中土而致呕吐。用芩、姜、半、归、芍、参、甘下气温中诸味，但取石膏以治标热，桂心以代附子，川芎以佐归、芍，橘皮以佐姜、半，大枣以佐参、甘；以无坚满，故无取于消、黄；以无消渴，故无取于麦冬、栝楼、滑石。

独活寄生汤

【出处】《千金要方》卷八。

【组成】独活三两，寄生二两，杜仲二两，牛膝二两，细辛二两，秦艽二两，茯苓二两，桂心二两，防风二两，芎䓖二两，人参二两，甘草二两，当归二两，芍药二两，干地黄二两。

【用法】上㕮咀。以水一斗，煮取三升，分三服，温身勿冷。

【功效】祛风湿，止痹痛，益肝肾，补气血。

【主治】痹证日久，肝肾两亏，气血不足，腰膝疼痛，肢节屈伸不利，或麻木不仁，畏寒喜温，心悸气短，舌淡苔白，脉象细弱。

【备注】服汤，取萹蓄叶火燎，厚安席上，热眠上，冷复燎之。冬月取根，春取茎，熬，卧之佳。喜虚下利者，除干地黄。独活汤（《圣济总录》卷一六二）、万金汤（《朱氏集验方》卷一）。本方改为丸剂，名"独活寄生丸"（见《全国中药成药处方集》）。

神明青膏

【出处】《千金要方》卷七。

【组成】蜀椒五合，皂荚三铢，黄芩三铢，石楠三铢，黄连三铢，雄黄三铢，桂心三铢，藜芦三铢，白术七铢，芎䓖七铢，大黄七铢，乌头五铢，莽草五铢，续断五铢，泽泻七铢，半夏十二铢，当归十二铢，干地黄十一铢，蒌荑十铢，细辛十铢，附子二铢，桔梗二铢，干姜六铢，人参五铢，戎盐杏子大一枚。

【用法】上咬咀，以苦酒一斗渍之。羊髓一斤，为东南三隅灶，纳诸药，炊以苇新。作三聚新好土，药沸即下，置土聚上，三沸三下讫，药成，以新布绞去滓。

【主治】鼻中干。

【备注】病在外，火炙摩之；在内，温酒服如枣核，一日三次，稍稍益，以知为度；鼻中干，灌之并摩服。

禹余粮丸

【出处】《千金要方》卷四。

【组成】禹余粮二两半，乌贼骨二两半，吴茱萸二两半，桂心二两半，蜀椒二两半，当归一两六铢，白术一两六铢，细辛一两六铢，干地黄一两六铢，人参一两六铢，芍药一两六铢，芎䓖一两六铢，前胡一两六铢，干姜三两，矾石六铢，白薇十八铢，紫菀十八铢，黄芩十八铢，䗪虫一两。

【用法】每服二十丸，空心酒或饮送下，每日二次，不知，则加之。上为末，炼蜜为丸，如梧桐子大。

【功效】温阳化积，补血消癖。

【主治】妇人产后积冷坚癖。

黄土汤

【异名】干地黄汤

【出处】《千金要方》卷十二。

【组成】伏龙肝（鸡子大）二枚，桂心一两，干姜一两，当归一两，芍药一两，白芷一两，甘草一两，阿胶一两，芎䓖一两，细辛半两，生地黄二两，吴茱萸二升。

【用法】上咬咀。以酒七升，水三升，合煮取三升半，去滓，纳胶，煮取三升，分三服。

【功效】温阳止血。

【主治】吐血，衄血。

【方解】《千金方衍义》、《金匮要略》黄土汤治先便后血，《千金要方》取治内衄，于本方中除去附子、黄芩，参入姜、桂、萸、辛，佐伏龙肝以散结，芎䓖、芍药佐胶、地以和营，以无附子之雄烈，且有地黄之滋血，故无藉于黄芩也。

黄芪理中汤

【出处】《千金要方》卷二十。

【组成】黄芪二两，桂心二两，丹参四两，杏仁四两，桔梗三两，干姜三两，五味子三两，茯苓三两，甘草三两，芎䓖三两。

【用法】上咬咀。以水九升，煮取三升，分为三服。

【功效】健脾助阳，散逆和荣。

【主治】上焦虚寒，短气不续，语声不出。

【备注】忌海藻、菘菜、猪肉、生葱、大醋。《千金方衍义》：短气不续、语声不畅，胸中大气不足可知。故用辛温助阳散逆和荣，略入五味以收耗散之气。

黄连汤

【出处】《千金要方》卷十八。

【组成】黄连四两，茯苓三两，芎劳三两，酸石榴皮五片，地榆五两，伏龙肝(鸡子大)一枚。

【用法】上㕮咀。以水七升，煮取二升半，去滓，下伏龙肝末，分三服。

【功效】温补中阳。

【主治】大肠虚冷，痢下青白，肠中雷鸣相逐。

【备注】忌猪肉、冷水、大醋。

寒水石散

【出处】《千金要方》卷五。

【组成】寒水石、芒硝、滑石、石膏、赤石脂、青木香、大黄、甘草、黄芩、防风、芎劳、麻黄根各等分。

【用法】上合治下筛，以粉一升，药屑三合相和，复以筛筛之，以粉儿身，一日三次。

【功效】清热养血。

【主治】小儿身体壮热，不能服药。

温脾汤

【出处】《千金翼方》卷十五。

【组成】半夏四两(洗)，干姜三两，赤石脂三两，白石脂三两，厚朴(炙)三两，桂心三两，当归二两，芎劳二两，附子(炮，去皮)二两，人参二两，甘草(炙)二两。

【用法】上㕮咀。以水九升，煮取三升，分三服。

【功效】益气健脾。

【主治】脾气不足，下痢水谷，腹痛，食不消。

葛根汤

【出处】《千金要方》卷三。

【组成】葛根六两，生姜六两，独活四两，当归三两，甘草二两，桂心二两，茯苓二两，石膏二两，人参二两，白术二两，芎劳二两，防风二两。

【用法】上㕮咀。以水一斗二升，煮取三升，去滓，分三服，一日三次。

【主治】妇人产后中风，口噤痉痹，气息迫急，眩冒困顿，并产后诸疾。

【方解】《千金方衍义》：产后中风，口噤痉痹，用芎、防、葛、独、膏、姜愈风之品，不得苓、桂、术、归、四君子等药无以逞其功用也。

蒲黄汤

【出处】《千金要方》卷三。

【组成】蒲黄五两，桂心一两，芎劳一两，桃仁二十枚，芒硝一两，生姜五两，生地黄五两，大枣十五枚。

【用法】上㕮咀。以水九升，煮取二升半，去滓，纳芒硝，每日分三次服。

【功效】益气养血，活血定痛。

【主治】产后余疾，胸中少气，腹痛头疼，余血未尽除，腹中胀满欲死。

磁石散

【出处】方出《千金要方》卷六，名见《普济方》卷五十三。

【组成】磁石四两，天门冬三两，地骨皮三两，生姜三两，山茱萸二两，茯苓二两，菖蒲二两，芎劳二两，枳实二两，白芷二两，橘皮二两，甘草二两，土瓜根二两，牡荆子二两，竹沥二升。

【用法】上㕮咀。以水八升，煮减半，煮取二升五合，分三服，五日一剂。

【功效】益肾止聋。

【主治】耳聋。

熨背散

【出处】《千金要方》卷十三。

【组成】乌头五两，细辛五两，附子五两，羌活五两，蜀椒五两，桂心五两，芎劳一两六铢。

【用法】帛裹，微火炙令暖，以熨背上，至愈乃止。上药治下筛。慎生冷。

【功效】通络活血止痛。

【主治】胸痹，胸背疼痛而闷。

【备注】《千金方衍义》：背者，胸之腑，乌、附、蜀椒内服则温经络，外熨则通腠理，佐以辛、桂、芎劳开导血气；羌活专行脊脉以予邪之出路，变乌头丸为熨法也。

镇心丸

【出处】《千金翼方》卷十六。

【组成】秦艽三分，柏实三分，当归三分，干漆(熬)三分，白蔹三分，杏仁(去皮尖双仁，熬)三分，芎劳三分，泽泻一两，干地黄六分，防风四分，人参四分，甘草一两(炙)，白术二分，薯蓣二分，茯苓二分，干姜二分，麦门冬(去心)二两，前胡四分。

【用法】上为末，炼蜜为丸，如梧桐子大。每服十丸，食前以饮送服，日三次，不知，稍增之。

【功效】祛风定惊，镇心安神。

【主治】胃气厥实，风邪入脏，喜怒愁忧，心意不定，恍惚喜忘，夜不得寐，诸邪气病。

【备注】忌海藻、菘菜、芜荑、桃李、雀肉、酢物等。

薯蓣丸

【出处】《千金要方》卷十四引徐嗣伯方。

【组成】薯蓣二十八分，桂心七分，大豆黄卷七分，鹿角胶七分，当归十分，神曲十分，人参十分，干地黄十分，防风六分，黄芩六分，麦门冬六分，芍药六分，白术六分，甘草二十分，柴胡五分，桔梗五分，茯苓五分，杏仁五分，芎劳五分，白蔹三分，干姜三分，大枣一百枚(取膏)。

【用法】先食服一丸，日三次。上为末，合白蜜枣膏为丸，如弹子大。

【功效】除烦开郁，定惊止眩。

【主治】头目眩冒，心中烦郁，惊悸犯癫。

澡豆

【出处】《千金要方》卷六。

【组成】白鲜皮三两，白僵蚕三两，芎劳三两，白芷三两，白附子三两，鹰屎白三两，甘松香三两，木香三两（一本用藁本），土瓜根一两（一本用甜瓜子），白梅肉三至七枚，大枣三十枚，麝香二两，鸡子白七枚，猪胰三具，杏仁三十枚，白檀香三两，白术三两，丁子香三两（一本用细辛），冬瓜仁五合，面三升。

【用法】但用洗手面。十日色白如雪，三十日如凝脂。上药先以猪胰和面，晒干，然后合诸药捣末，又白豆屑二升为散。

【功效】增白。

【主治】面黑不净。

乌膏

【出处】《千金要方》卷二十二。

【组成】雄黄二分，雌黄二分，芎劳二分，升麻二分，乌头二分，及己二分，竹灰二分，黄连二分，黄柏二分，水银二分，杏仁三十枚，胡粉一分，巴豆二十枚，松脂一鸡子大，乱发一鸡子大，蜡三两。

【用法】上㕮咀，以猪膏三升急煎，令发消，去滓，停小冷，以珍珠二钱匕，投搅令相得，以敷之。凡用膏先净疮，拭干，乃敷之。敷讫，以赤石脂、黄连散粉之。

【功效】敛疮。

【主治】恶疮。

【备注】方中及己，《普济方》作"防己"。

第二章　宋金元时期含川芎类方

二茴散

【出处】《陈素庵妇科补解》卷五。

【组成】白术二钱(淡姜汁炒，再用面炒)，杜仲一钱五分，续断一钱五分，远志一钱五分，牛膝一钱，大茴香五分，小茴香五分，当归一钱五分，川芎一钱，熟地二钱，独活一钱，山药一钱五分，木香五分，红花五分，骨脂一钱五分。

【主治】产后腰痛。

【方解】白术利腰脐间血、止痛，杜仲、补骨脂、山药、远志温补两尺，芎、归、熟地补血，独活祛下焦风湿，木香行三焦滞气，红花祛瘀，大、小茴香配牛膝以引腰下部也。

二十四味大建中汤

【出处】《魏氏家藏方》卷四。

【组成】人参(去芦)一两，白茯苓(去皮)一两，桔梗(炒)一两，柴胡(去苗)一两，甘草(炙)一两，陈皮(去瓤)一两，当归(去芦)一两，秦艽(洗净)一两，川芎一两，阿胶(蛤粉炒)一两，半夏(汤泡七次)一两，柏子仁一两，草果子一两，乌药一两，白芍药三钱，黄芪(蜜炙)三钱，鳖甲(米醋炙)三钱，地黄(熟煮)三钱，乌梅肉三钱，五味子三钱，槟榔半钱，地骨皮(去骨)，木香一钱(不见火)，肉桂一钱半(去粗皮，不见火)。

【用法】上㕮咀。每服四钱，水一盏半，加生姜三片，枣子二个，煎至八分，去滓，不拘时候服。

【主治】虚劳。寒热往来，日久未愈，不思饮食，肌肉消瘦，口燥咽干者。

七奇汤

【出处】《魏氏家藏方》卷九。

【组成】生干地黄(洗)一两，川芎一两，白芍药一两，当归(洗)一两(并生用)，甘草三钱，鹰爪三钱，黄连三钱，秦皮三钱(并生用)。

【用法】每服患重者五钱，轻者三钱，水七分碗，煎至半碗，先熏眼，候温，去滓洗，再温再洗，日五至七次，别换。妇人患眼可煎服，却用滓再煎汤洗之。上为粗末。

【功效】清热明目。

【主治】眼目病。

七宝散

【异名】七宝饮

【出处】《活幼心书》卷下。

【组成】紫苏(去老梗)三两，净香附三两，陈皮(去白)一两半，甘草一两半，桔梗二两半(锉，炒)，川芎一两，白芷一两。

【用法】上哎咀。每服二钱，水一盏，加生姜二片，煎七分，不拘时温服。

【功效】

【主治】时气伤风伤寒，头昏体热，咳嗽；及脾胃肺脏不和，口中腥气异常，或牙缝微有鲜血。

【加减】咳嗽，加制半夏；口腥气，加盐少许；调理诸疾，加枣子。七宝饮（《普济方》卷三六九）。

七宝散

【出处】《产乳备要》。

【组成】朱砂（研如粉）、桂心、干姜（炮）、当归（切，焙）、川芎、人参、羚羊角灰、茯苓各等分。

【用法】上药各为细末，若产妇平和，三腊以前直至满月，每日各取一字匕，以羌活、豆淋酒调下，空腹服，日二夜一服；不饮酒者，以童便温调下。

【功效】匀血和气，补虚，压惊悸。

【主治】初产后惊悸，虚晕。

【加减】若觉心胸烦热，即减姜、桂，冷即加之；腹痛，加当归；心闷，加羚羊角；心中虚气，加桂；不下食或恶心，加人参；虚战，加茯苓。《济阴纲目》汪淇笺释：此方以芎、归、姜、桂为主，似太热矣。为之温血行血则可，若谓其能调和血气，安神镇惊，则未可也。临证者，悉再详之。

七宣丸

【出处】《魏氏家藏方》卷八。

【组成】木香（不见火）一两，羌活一两，枳壳（去瓤，麸炒）一两，川芎一两，诃子（去核）半两，大黄（蒸一次）半两，当归（去芦）半两。

【用法】每服二十丸至五十丸，米饮送下，不拘时候。上为细末，炼蜜为丸，如梧桐子大。

【主治】脚气之后，脏腑不顺利者。

七珍散

【异名】七宝散

【出处】《产育宝庆集》卷上。

【组成】人参一两，石菖蒲一两，川芎一两，熟干地黄一两，细辛一两，防风半两，朱砂（研）半两。

【用法】上为末。每服一钱，薄荷汤调下，不以时。

【主治】产后血气虚弱，停积败血，闭于心窍，神志不能明了，舌强不语。产后乍见鬼神。

【备注】七宝散（《普济方》卷三五五）。

八仙饮

【出处】《活幼心书·拾遗》。

【组成】生干地黄（净洗，焙干）五钱，赤芍药五钱，大川芎五钱，羌活五钱，川当五钱，归尾（酒洗，焙干）五钱，龙胆草五钱，汉防己五钱，甘草五钱。

【用法】上㕮咀，每服二钱，水一盏，白蜜半匙，煎八分，去滓，食后，临卧二时温服。

【功效】补养气血明目。

【主治】血风目疾，经久不愈，昼夜涩痛，视物不明，甚至生翳散漫，投诸药未验者。

九仙散

【出处】《活幼心书》卷下。

【组成】柴胡(去芦)二两，苍术(米泔水浸一宿，去粗皮，滤干锉片，用火炒至微黄色)二两，赤芍药六钱半，荆芥六钱半，甘草六钱半，麻黄(不去根节)半两，川芎半两，薄荷(和梗)半两，旋覆花(去老梗)三钱。

【用法】上㕮咀。每服二钱，水一盏，加生姜二片，葱一根，煎七分，不拘时温服。

【主治】诸目疾，不拘岁月远近。

巴戟汤

【出处】《洁古家珍》。

【组成】巴戟(去心)半两，当归一两，地黄一两，芍药一两，川芎一两，大黄半两。

【用法】水煎服。以利为度。上为粗末。

【主治】从高坠下，及打扑内损血闭，昏冒嗜睡，不能饮食，及脏腑不通。

九味羌活汤

【异名】大羌活汤、羌活冲和汤、冲和汤、神解散、羌活散

【出处】《此事难知》卷上引张元素方。

【组成】羌活一两半，防风一两半，苍术一两半，细辛五分，川芎一两，香白芷一两，生地黄一两，黄芩一两，甘草一两。

【用法】上㕮咀，水煎服。

【功效】解利伤寒。

【主治】外感风寒湿邪，恶寒发热，无汗头痛。肢体骨节酸痛，口中苦而微渴，苔薄白，脉象浮或浮紧者；春可治温，夏可治热，秋可治湿，四时时疫，脉浮紧，发热恶寒，头痛，骨节烦疼之表证；水病，腰以上肿者；痘出不快。

【加减】若急汗，热服，以羹粥投之；若缓汗，温服之，而不用汤投之。中风行经者，加附子；中风秘涩者，加大黄；中风并三气合而成痹等证，各随十二经上、下、内、外、寒、热、温、凉、四时、六气，加减补泻用之。

【备注】大羌活汤(《医方类聚》卷六十二引《经验秘方》)、羌活冲和汤(《伤寒全生集》卷二)、冲和汤(《医统》卷十四)、神解散(《寿世保元》卷二)、羌活散(《嵩崖尊生》卷十五)。《洁古家珍》载此方，有方名而无内容，方见《此事难知》。本方改为丸剂，名"九味羌活丸"(见《中国药典》)。

九味芦荟丸

【出处】《原机启微·附录》。

【组成】芦荟半两，胡黄连一两，当归一两，龙胆草(酒浸，炒)一两，芍药一两，川芎一两，芜荑一两，木香三钱，甘草(炙)三钱。

【用法】每服五十至七十丸，滚汤送下。上为末，茯神糊为丸，如麻子大。

【主治】三焦及肝胆经风热，目生云翳；或瘰疬，耳内生疮，寒热作痛；或肝火肌体消瘦，发热作渴，饮食少思，肚腹不调；或肝疳口内生疮，牙龈溃烂；或牙齿蚀落，颊腮腐烂，发热口渴，饮食少用，下部生疮。

九珍散

【出处】《医方大成》卷九引《简易方》。

【组成】赤芍、白芷、当归、川芎、大黄、甘草、生地、瓜蒌、黄芩各等分。

【用法】上咬咀。每服四钱，水二盏，酒一盏，煎至二盏，去滓热服。

【主治】一切痈疽、疮疖、肿毒，因气壅血热而生者；兼治妇人乳痈。

人参散

【出处】《妇人良方》卷二十一。

【组成】黄芪一两，人参一两，草果仁一两，厚朴一两，附子一两，白术半两，当归半两，白茯苓半两，木香半两，川芎半两，桂心半两，甘草半两，陈皮三分，良姜三分，诃黎勒皮三分。

【用法】上咬咀。每服四钱，水一盏，加生姜三片，大枣一枚，煎至六分，去滓，不拘时温服。

【功效】补养气血。

【主治】产后虚羸，脾胃乏弱，四肢无力，全不思饮食，心腹胀满。

人参内托散

【出处】《疮疡经验全书》卷二。

【组成】人参二钱，白术二钱，陈皮一钱，半夏一钱五分，芥子一钱，黄芪一钱，茯苓一钱，当归一钱五分，川芎一钱，白芍一钱（酒炒），黄芩一钱（酒炒），苍术一钱，香附五分，麦冬五分，枳实一钱五分，黄连五分，桔梗一钱，青皮八分，乌药一钱，天花粉一钱五分，防风七分，甘草四分，升麻一钱，厚朴一钱（姜汁拌炒）。

【用法】上作一剂，加生姜五片，砂仁末五分，水煎，临服加淡竹沥、姜汁半酒杯和服之。

【主治】痰注，其形或圆或歪，或如米袋，坚硬如石。

【备注】服至百剂方愈。

人参顺气散

【异名】通气祛风汤、人参通气散

【出处】《局方》卷二。

【组成】干姜一两，人参一两，川芎四两，甘草（炙）四两，苦梗（去芦）四两，厚朴（去粗皮，姜汁制）四两，白术四两，陈皮（洗，去白）四两，白芷四两，麻黄（去节）四两，干葛（去粗皮）三两半。

【用法】上为细末。每服二钱，水一盏，加生姜三片，大枣一枚，薄荷五至七叶，同煎八分，不拘时候。

【功效】疏风顺气，疏通气道。

【主治】风虚气弱，荣卫不和，肢节疼痛，身体沉重，头目眩晕，肩背拘急，手足冷麻，半身不遂，口眼㖞斜，痰涎不利，言语謇涩；或脾胃不和，心腹刺痛，胸膈痞满，倦怠少力，霍乱转筋，吐泻不止，胎前产后。一切上焦风热。

【加减】如伤风感冷，头疼腰重，咳嗽鼻塞，加葱白煎。

【备注】通气祛风汤（《准绳·类方》卷八）、人参通气散（《证治宝鉴》卷十）。

五疳丸

【出处】《卫生总微》卷十二。

【组成】川楝子、川芎各等分。

【用法】每服十至二十丸，温水送下，一日三至四次。上为细末，以浆水煮猪胆，取汁为丸，如麻子大。

【主治】小儿一切诸疳。

五倍丸

【出处】《养老奉亲》。

【组成】五倍子二两，川芎二两（锉细），菊花二两，荆芥穗二两，旋覆花二两。

【用法】每服十五丸，空心、五更、晚食后盐汤酒送下。若见大段安乐，一日只吃一服，尤佳。上为末，蜜为丸，如梧桐子大。

【主治】妇人年老，夏月平补血海，活血去风。

六合汤

【出处】《永类钤方》卷二十。

【组成】当归一两，大黄一两，川芎一两，熟地黄一两，白芍一两，柴胡一两（一方加桂半两）。

【用法】三岁一钱，水半盏，煎服，不拘时候。上为末。

【主治】小儿血热，每日巳午间发热，遇晚则凉。

六神散

【异名】六神汤

【出处】《产乳备要》。

【组成】当归一两，熟地黄一两，川芎一两，地骨皮一两，黄芪一两，白芍药一两。

【用法】每服五钱，水一盏半，煎至八分，去滓，空腹温服。上为粗末。

【功效】补真养气，进食充饥。

【主治】脾气不和，荣卫不足，怠惰困倦，不嗜饮食；经后发热。

【备注】《济阴纲目》：此方以黄芪益卫气，而又以地骨皮清卫热，则无壮火食气之虞；又以四物引卫气以归四脏而生血，则又有少火生气之用。如是则荣卫足而困倦去矣。六神汤（《御药院方》卷十一）。

内托十宣散

【出处】《疮疡经验全书》卷四。

【组成】人参、黄芪、白术、当归、白芍、厚朴、川芎、连翘、官桂、桔梗、防风、甘草、荆芥、金银花、白芷。

【用法】水二钟，煎八分，食前服。连进十贴。

【功效】益气宣散。

【加减】虚甚，加附子；心神恍惚，夜梦不安，加远志、辰砂、酸枣仁；大便溏泄，加黄连、木香、白术(土炒)、苍术；内陷不发，加穿山甲、乳羊角(烧灰)；小便频数，加薏苡仁、益智；脓不透，加归须、地蜈蚣(炙)、赤芍药。

内托定痛散

【出处】《疮疡经验全书》卷三。

【组成】人参、黄芪、地黄、白芷、川芎、赤芍、防风、赤苓、甘草、乌药、桂心、枳壳、桔梗、木香。

【用法】加生姜二片，大枣一枚，水煎，不拘时服。

【主治】肩疽。

内托流气饮

【出处】《疮疡经验全书》卷二。

【组成】人参、木香、黄芪、厚朴、甘草、紫苏、桔梗、官桂(冬加夏减)、槟榔、乌药、枳壳、当归、川芎、芍药、白芷。

【用法】加生姜三片，大枣二枚，水煎服。

【主治】顶门痈。

【加减】或热，加柴胡、黄芩，去官桂。

内托流气饮

【出处】《疮疡经验全书》卷二。

【组成】人参、黄芪、厚朴、甘草、紫苏、桔梗、枳壳、乌药、细辛、当归、防风、川芎、白芷、鼠粘子、芍药。

【用法】加生姜三片，水煎服。

【主治】发鬓毒。

内托流气饮

【出处】《疮疡经验全书》卷二。

【组成】人参、黄芪、厚朴、甘草、紫苏、桔梗、枳壳、官桂、槟榔、乌药、当归、防风、白芷、芍药、川芎、柴胡。

【用法】加生姜三片，大枣一枚，水煎服。

【主治】项疽毒。

【加减】妇人，加香附；夏天，去官桂，加麦冬。

内托流气饮

【出处】《疮疡经验全书》卷三。

【组成】苍术、黄柏、青皮、甘草、芍药、当归、白术、槟榔、川芎、羌活、独活、白芷、木瓜、牛膝、杜仲。

【用法】加生姜三片，水煎服。

【主治】臁疮。

【加减】冬，加薄桂；夏，加黄芩。

内托流气饮

【出处】《疮疡经验全书》卷三。

【组成】人参、木香、黄芪、厚朴、甘草、紫苏、桔梗、枳壳、官桂、槟榔、乌梅、当归、芍药、白芷、川芎、防风、天花粉。

【用法】加生姜三片，大枣一枚，水煎服。

【主治】肋肚痈。

内托流气饮

【出处】《疮疡经验全书》卷三。

【组成】人参、木香、黄芪、厚朴、甘草、紫苏、桔梗、枳壳、官桂、乌药、当归、白芍、防风、白芷、川芎、茯苓、陈皮、天花粉。

【用法】加生姜三片，大枣一枚，水煎服。

【主治】上下肋痈。

内托流气饮

【出处】《疮疡经验全书》卷四。

【组成】人参、木香、乳香、当归、川芎、黄芪、芍药、防风、甘草、厚朴、枳壳、桔梗、乌药、白芷、槟榔、紫苏。

【用法】加生姜三片，大枣一枚，水煎服。

【主治】手心毒。

【备注】外用金箍散敷之。

内托清气饮

【出处】《疮疡经验全书》卷三。

【组成】人参、黄芪、紫苏、桔梗、枳壳、金银花、青皮、甘草、厚朴、川芎、防风、天花粉、木香、羌活、当归、芍药。

【用法】加生姜三片，大枣一枚，水煎服。

【主治】手腕毒。

内托清气饮

【出处】《疮疡经验全书》卷三。

【组成】人参、茯苓、白术、官桂、陈皮、木瓜、紫苏、枳壳、甘草、芍药、当归、苍术、羌活、独活、川芎、白芷。

【用法】加生姜三片，大枣一枚，水煎服。

【主治】臁疮。

内托清肝饮

【出处】《疮疡经验全书》卷二。

【组成】人参、黄芪(炙)、厚朴、甘草、防风、桔梗、天花粉、白芍药、枳壳、藁本、升麻、乌药、当归、白芷、川芎、金银花。

【用法】加生姜三片，大枣一枚，煎服。

【主治】眉风毒。

内托散

【出处】《疮疡经验全书》卷四。

【组成】桔梗、厚朴、白芷、防风、人参、黄芪、香附、陈皮、川芎、甘草、官桂、当归、赤芍、金银花或加木香。

【用法】水煎服。

【主治】腕疽，毒生于左肋下三指，初起如痞，日渐长大如碗。即时就成水，绕皮周围攻结成脓，形如蛊胀，肚无青筋而脐不凸，只是肿胀。

内补托里流气饮

【出处】《疮疡经验全书》卷五。

【组成】甘草节、茯苓、泽泻、猪苓、紫苏、山栀、黄连、台术、当归、川芎、生地、白芍、人参、黄芪、木通、青皮、香附、苦参、白蒺藜。

【用法】水煎服。

【主治】阴蚀疮。

内疏黄连汤

【出处】《疮疡经验全书》卷九。

【组成】黄芪、人参、白术、当归、川芎、芍药、甘草节、黄连、连翘、白芷、羌活、陈皮、独活、金银花、防风各等分，竹沥(临服加入)。

【用法】水煎服。

【功效】解毒，补养气血，托里排脓。

【主治】痈疽。

【加减】痰中有血，加童便、藕节汁。

内灸散

【出处】《局方》卷九(续添诸局经验秘方)。

【组成】茴香一两半，藿香一两半，丁香皮一两半，熟干地黄(洗，焙)一两半，肉桂(去粗皮)一两半，甘草(炙赤)八两，山药八两，当归(去芦，洗)八两，白术八两，白芷八两，藁本(去芦)二两，干姜(炮)二两，川芎二两，黄芪(去苗)二两，木香一两，陈皮(去白)四两，白芍药十两。

【用法】上为细末。冲服。

【功效】温经理气和血。

【主治】妇人产前产后一切血疾，血崩虚惫，腹胁疼痛，气逆呕吐，冷血冷气凝积，块硬刺痛，泄下清白，或下五色，腹中虚鸣，气满坚胀，沥血腰疼，口吐清水，频产血衰，颜色青黄，劳伤劣弱，月经不调，下血堕胎，血迷、血运、血痕，时发疼痛，头目眩晕，恶血上心，闷绝昏迷，恶露不干，体虚多汗，手足逆冷，但腹中虚冷，血气不和，并宜服。丈夫虚冷气刺；心腹疼痛，尤宜服之。

【加减】产后下血过多，加蒲黄煎服；恶露不快，加当归、红花煎服；水泻，加肉豆蔻末煎服；呕吐，加藿香、生姜煎服；上热下冷，加荆芥煎服。

【备注】本方方名，《普济方》引作"代灸散"。

内补汤

【出处】《鸡峰普济方》卷十七。

【组成】熟地黄八分，杜仲八分，黄芪六分，枳壳四分，茯苓四分，陈橘皮四分，人参四分,防风三分,川芎三分,白芍药三分,薯蓣二分,甘草二分,山茱萸二分(一方去枳壳,用当归)。

【用法】每服二钱,水一盏,加生姜三片,大枣一枚,煎至六分,去滓,食前温服。上为粗末。

【功效】补益气血止痛。

【主治】血虚气涩,风邪稽留,荣卫不固,手臂麻重,五痹挛急。

匀气散

【出处】《洁古家珍》。

【组成】山栀、熟地、茯苓、细辛、桂、川芎各等分。

【用法】加羊脂煎服。上为末。

【主治】胁痛。

化风丸

【出处】《杨氏家藏方》卷二。

【组成】藁本(去土)一两,川芎一两,荆芥穗一两,细辛(去叶土)一两,甘草(炙)一两,草乌头(炮,去皮尖)一两,香白芷一两。

【用法】每服一丸,细嚼,食后茶清送下。上为细末,汤浸蒸饼为丸,每一两作十丸,朱砂为衣,阴干。

【主治】风气上攻,头目眩晕,项背拘急,鼻塞不通,神志不爽。

化风丹

【出处】《活幼口议》卷十五。

【组成】法制黄牛胆二钱,羌活一钱,独活一钱,天麻、防风、甘草、荆芥穗、人参、川芎。

【用法】每服一丸,薄荷汤化下。上为末,炼蜜为丸,如皂子大。

【功效】去风热。

【主治】小儿风痫。

【备注】方中天麻以下诸药用量原缺。

化毒消肿托里散

【出处】《急救仙方》卷一。

【组成】人参(无亦可)六钱,赤茯苓六钱,白术六钱,滑石二两,桔梗二两,金银花二两,荆芥穗五钱,山栀子五钱,当归一两,川芎、黄芪、赤芍、苍术、麻黄、大黄、黄芩、防风、甘草、薄荷、连翘、石膏、芒硝(加缩砂仁不用此)。

【用法】上㕮咀。每服五钱,水一碗,葱白一根,煎热服。

【功效】消肿托毒。

【主治】痈疽发背,乳骨痈,疔疮肿毒,及一切恶疮疖,咽喉肿痛。

【备注】汗出为度。服后若利三至五行为妙;大病不过三至五服,毒即内消尽矣。或加栝楼、牡蛎、贝母、木香。疔疮,加脚莲、河车;瘰疬,加车前子、木通、竹叶;疼痛,加乳香、没药;咽喉肿痛,加大黄、栀子、竹叶;脚气,加宣木瓜、槟榔;嗽,加半夏(姜汁制),用生姜同煎。川芎以下十二味用量原缺。

升阳举经汤

【异名】升阳除湿汤

【出处】《兰室秘藏》卷中。

【组成】肉桂(去皮，盛夏勿用，秋、冬用)五分，白芍药五分，红花五分，细辛六分，人参(去芦)一钱，熟地黄一钱，川芎一钱，独活根一钱五分，黑附子(炮制，去皮脐)一钱五分，炙甘草一钱五分，羌活二钱，藁本(去土)二钱，防风二钱，白术三钱，当归三钱，黄芪三钱，柴胡三钱，桃仁十个(汤浸，去皮尖，细研)。

【用法】上㕮咀。每服三钱，若病势顺当，渐加至五钱，每服水三盏，煎至一盏，空心热服。

【功效】升浮血气，补命门。

【主治】经水不止，如右尺脉按之空虚，是气血俱脱，大寒之证；轻手其脉数疾，举指弦紧或涩，皆阳脱之证，阴火亦亡；见热证于口鼻眼，或渴，此皆阴躁，阳欲先去也。饮食劳倦，暴崩不止，或下水浆，怠惰嗜卧，四肢困倦，及带下脱漏。

升麻地黄散

【出处】《鸡峰普济方》卷二十一。

【组成】升麻半两，地黄半两，地骨皮半两，青盐半两，川芎半两，皂角一挺(烧灰)，细辛减半，槐角子半两(烧)。

【用法】上为细末。每用少许，揩擦龈上。

【主治】风气上攻，牙齿疼痛，龈肿连腮颊紧急者。

【备注】有涎吐去，误咽亦无妨。

双和散

【出处】《医学发明》卷九。

【组成】黄芪一两，熟地黄一两，当归一两，川芎一两，白芍药三两半，官桂三分，甘草三分，人参三钱。

【用法】上㕮咀。每服五钱，水二盏，加生姜三片，肥枣一只，同煎至八分，去滓温服。

【功效】补益血气。

【主治】虚劳少力。

双金饮

【出处】《活幼心书》卷下。

【组成】大罂粟壳(去蒂，锉碎，蜜水炒透，晒干)一两，大川芎(锉碎，酿醋炒透，候干)半两。

【用法】每服一至二钱，空心用粳米清汤调下；或温蜜汤亦得。上药再晒或焙，为末。

【主治】下痢赤白，昼夜频密，及泄泻经久。

天竺黄散

【出处】《活幼心书》卷下。

【组成】天竺黄半两，郁金(无，以山栀仁代)半两，茯神(去皮)半两，甘草半两，硼砂二钱半，牙消二钱半，白芷二钱半，川芎二钱半，僵蚕(去丝)二钱半，枳壳(麸炒)二钱半，朱砂(水飞)二钱，麝香一字，蝉壳十五个(洗，去泥土嘴足)。

【用法】每服半钱或一钱，温薄荷汤或麦门冬汤调服，不拘时候。上除硼砂、牙消、朱砂、麝香四味乳钵细杵，余九味焙干，为末，同入乳钵内再杵匀。

【主治】上焦风热，口鼻生疮，两目赤肿，咽膈不利，痰涎壅滞，气不通畅，惊搐烦闷，神思昏迷。

天麻白术丸

【出处】《杨氏家藏方》卷八。

【组成】天麻(去苗)、白术、天南星(炮)、半夏(汤洗涤)、白附子(炮)、川芎、白僵蚕(炒，去丝嘴)、寒水石(煅过)、薄荷叶(去土)、赤茯苓(去皮)、旋覆花各等分。

【用法】每服四十丸，食后温生姜、紫苏汤送下。

【主治】风湿痰饮，攻冲头目，昏运重痛，咽膈壅滞不利，及一切痰饮。

天麻除风丸

【出处】《杨氏家藏方》卷二。

【组成】天麻(去苗)一两，防风(去芦头)一两，细辛(去叶土)一两，藁本(去土)一两，川芎一两，香白正一两，干山药一两，黄芪(蜜炙)一两，蝎梢(略炒，去毒)一两，当归(洗，焙)一两，甘草八钱(炙)，白附子半两(炮)。

【用法】每服一丸，食后茶、酒任下。上为细末，炼蜜为丸，每一两作十丸。

【功效】疏风顺气，清利头目。

【主治】一切风气上壅，头昏目涩，鼻塞耳鸣，项背拘急，肢体倦怠。

太一丹

【出处】《杨氏家藏方》卷三。

【组成】天南星四两(锉，炒赤，勿令焦)，石膏四两，干葛(取粉)三两半，前胡二两，川芎二两一分，白僵蚕(炒，去丝嘴)一两，白附子(炮)一两，防风(去芦头)一两。

【用法】每服一丸，细嚼，用葱白、薄荷、茶清送下，不拘时候。服之微汗出，立愈。上为细末，用生姜自然汁煮面糊为丸，每一两作十丸，阴干。

【主治】伤寒伤风，肢节烦疼，憎寒壮热；或发热恶寒，似瘴非瘴，烦躁迷闷，面色红赤，头疼如破。

【备注】本方方名，《普济方》引作"太乙丹"。

平气饮

【异名】平气散

【出处】《三因》卷十二。

【组成】人参、白术、川芎、当归、五味子、甘草(炙)、木瓜干、紫苏子(炒)、茯神、乌药(去木)、杏仁(去皮尖，麸炒)、桂心、白芷各等分。

【用法】每服二钱，水一盏，加生姜三片，大枣一个，煎至七分，温服。上为末。

【备注】平气散(《普济方》卷一五七)。

木香散

【出处】《三因》卷十八。

【组成】木香一分，沉香一分，乳香一分(研)，甘草(炙)一分，川芎半两，胡椒半两，陈皮半两，人参半两，晋矾半两，桂心一两，干姜一两（炮），缩砂一两，茴香（炒）一两半，天茄五两（赤小者，晒干）。

【用法】每服二钱，空心、日午温陈米饮调下。上洗焙为末。

【主治】妇人脾气，血气，血蛊、气蛊、水蛊、石蛊。

木香煮散

【出处】《杨氏家藏方》卷五。

【组成】紫苏叶一两，青橘皮（去白）一两，当归（洗，焙）一两，白芍药一两，乌药一两，白茯苓（去皮）一两，桔梗（去芦头）一两，半夏（汤洗七次，焙）一两，川芎一两，黄芪（蜜炙）一两，防风（洗，去芦头）一两，甘草（炙）一两，陈橘皮（去白）一两，枳壳（麸炒，去瓤）一两，大腹皮一两。

【用法】上咬咀。每服五钱，水二盏，加生姜五片，大枣一枚，煎至一盏，去滓，食前温服。

【功效】理一切滞气，宽膈消痰。

【主治】呕逆恶心，腹胁胀满。

加减小续命汤

【出处】《妇人良方》卷三。

【组成】麻黄（去根节）一两，防己一两，人参（去芦）一两，黄芩一两，桂心一两，甘草一两，白芍药一两，川芎一两，杏仁一两，附子（炮）半两，防风一两半。

【用法】水煎服。

【主治】卒暴中风，不省人事，渐觉半身不遂，口眼㖞斜，手足战掉，语言謇涩，肢体麻痹，神情昏乱，头目眩重，痰涎并多，筋脉拘挛，不能屈伸，骨节烦疼，不得转侧，及诸风，脚气缓弱。

【加减】久病风人，每遇天色阴晦，节候变更，宜预服之，以防暗哑。精神恍惚，加茯神、远志；骨节烦痛有热者，去附子，倍芍药；心烦多惊者，加犀角半两；骨节冷痛者，倍用桂、附；呕逆腹胀者，倍人参，加半夏一两；躁闷、大便涩者，去附子，倍芍药，入竹沥一两合煎服；脏寒下利者，去防己、黄芩，倍附子一两，加白术一两；便利、产后失血并老人、小儿，用麻黄、桂心、甘草各二两；脚弱，加牛膝，石斛各一两；身疼痛，加秦艽一两；腰疼，加桃仁、杜仲各半两；失音，加杏仁一两；春，加麻黄一两；夏，加黄芩三分；秋，加当归四两；冬，加附子半两。

四白丹

【出处】《保命集》卷中。

【组成】白术半两，白芷一两，白茯苓半两，白檀一两半，人参半两，知母三钱，缩砂仁半两，羌活二钱半，薄荷三钱半，独活二钱半，防风五钱，川芎五钱，细辛二钱，甘草五钱，甜竹叶一两，香附子五钱（炒），龙脑半钱（另研），麝香一字（另研），牛黄半钱，藿香一钱半。

【用法】临卧服一丸，分五至七次嚼之。上为细末，炼蜜为丸，每两作十丸。

【功效】上清肺气，养魄，下强骨髓。

【主治】中风昏冒，气不清利。

【方解】此方颇能清肺养魄。方中牛黄可用，而脑、麝在所不取，以其耗散真气，治虚风大非所宜。然本方以四君子汤作主，用之不为大害。今更走牛黄仍用五分，龙脑、麝香各用二分，取其所长，节其所短，庶几可也。

四物桃仁汤

【出处】《症因脉治》卷一。

【组成】当归尾、赤芍药、川芎、怀生地、桃仁、独活、香附。

【用法】水煎服。

【主治】内伤腰痛，瘀血停滞。

【加减】有寒者，加桂枝；有热者，加大黄。

圣饼子

【出处】《魏氏家藏方》卷二。

【组成】天南星(汤泡七次)一两，半夏(汤泡七次)一两，防风(去芦)一两，干姜(泡洗)一两，甘草(炙)一两，细辛一两，白附子(生)一两，朴硝(别研)一两，太阴石(别研)一两，川芎一两，白僵蚕(直者，炒去丝)一两，陈皮(去白)一两，川乌头(生，去皮脐)一两，薄荷叶一两。

【用法】每服一饼，食后细嚼，茶汤送下。上为细末，生姜自然汁拌和，打成饼子，如钱大。

【主治】头风。

圣愈汤

【出处】《兰室秘藏》卷下。

【组成】生地黄三分，熟地黄三分，川芎三分，人参三分，当归身五分，黄芪五分。

【用法】都作一服，水二大盏，煎至一盏，去滓，稍热服，不拘时候。上咬咀，如麻豆大。

【功效】托里，补气血。

【主治】诸恶疮，血出多而心烦不安，不得睡眠。一切失血；或血虚烦渴、燥热，睡卧不宁；或疮证脓水出多，五心烦热，作渴等。

玉露散

【异名】玉露饮

【出处】《卫生家宝产科备要》卷三。

【组成】茯苓(锉)半两，人参(去芦，切片)半两，甘草(炙)半两，桔梗(去芦，切，焙)一两，白芷(洗，锉)一两，川芎(洗，锉)一两，川大黄(湿纸裹，慢火煨熟，锉)一分，当归(去芦须，切)一分，芍药三分(洗，锉)。

【用法】每服二平钱，水一盏，煎至七分，温服，每日三次。

【功效】凉膈，压热，下乳。

【主治】产后乳脉不行，烦热，或大肠滞涩，肢体疼痛。

【加减】若脏腑泄泻，即除川大黄。上为末。

【备注】玉露饮(《医学六要》卷七)。

北亭丸

【出处】《局方》卷五。

【组成】缩砂仁四两，胡椒四两，肉桂四两(去粗皮)，厚朴(去粗皮，姜汁炙)，附子四两(炮，去皮脐)，川芎四两，当归四两(去芦、锉碎)，陈皮四两(去白)，干姜四两(炮)，甘草(炙)四两，青盐二两(别研)，北亭(即硇砂，醋淘去砂石，别研)二两，白术(别研)三两，五味子(拣)一两半，阿魏(醋化，去砂石)半两。

【用法】每服十五丸，微嚼破，空心生姜盐汤送下；温酒亦得。上为末，用银、石锅，纳入好酒、醋五升，白沙蜜十两，先下北亭、阿魏、青盐三味，并好头面一升，同煎稠粘，便下药末半斤以来，更煎如稀面糊，渐渐入药末煎得所，离火取出，更以干药末和搜成剂为丸，如梧桐子大。

【主治】脾元气弱，久积阴冷，心腹胁肋胀满刺痛，面色青黄，肌体瘦弱，怠惰嗜卧，食少多伤，噫气吞酸，哕逆恶心，腹中虚鸣，大厦泄利，胸膈痞塞，饮食不下，呕哕霍乱，体冷转筋，及五膈五噎，痃癖瘕聚，反胃吐食，久痛久痢。

【备注】忌羊血、豉汁。

半夏茯苓汤

【出处】《产育保庆》卷上。

【组成】半夏(汤洗)三两，茯苓一两，熟地一两，陈皮六钱，细辛六钱，苏叶六钱，川芎六钱，人参六钱，芍药六钱，桔梗六钱，甘草六钱。

【用法】上㕮咀。每服四大钱，水二盏，加生姜七片，煎七分，去滓，空腹服。

【功效】

【主治】产后眩晕，胸中宿有痰饮，阻病不除，产后多致眩晕，又血盛气弱，气不使血，逆而上攻。

【加减】有客热烦渴，口生疮者，去陈皮、细辛，加前胡、知母；腹冷下利者，去地黄，入桂心(炒)；胃中虚热，大便秘，小便涩，加大黄一两八钱，去地黄，加黄芩六钱。

生料四物汤

【出处】《医方大成》卷十引汤氏方。

【组成】生干地黄、赤芍药、川芎、当归(去芦)、防风各等分，黄芩减半。

【用法】上㕮咀。每服二钱，水一盏，煎服。

【主治】小儿血热生疮，遍身肿痒。

【备注】忌诸毒食；忌酒、面、猪羊肉、豆腐。

牛膝丸

【异名】大牛膝丸

【出处】《脚气治法总要》卷下。

【组成】牛膝(酒浸)二两，川芎二两，续断二两，草薢二两，丹参(去芦)二两，黑狗脊(去毛)二两，杜仲(锉，炒去丝)二两，独活二两，白术二两，枳壳二两，当归二两，白芍药二两，防风二两，干木瓜二两，熟干地黄二两。

【用法】每服二十丸，空心木瓜汤送下，稍加至三十丸；酒下亦可。上为末，炼蜜为丸，如梧桐子大。

【主治】风毒流注，腰腿两脚疼重挛痛，及肾虚目见黑花。

【备注】大牛膝丸(《鸡峰》卷四)。

无忧散

【异名】保产无忧散、保产神效方、保产无虞散、千金不换方、保生无忧散、保安煎、保产无忧汤、便产神方、仙传保产无忧散

【出处】《增补内经拾遗》卷四。

【组成】菟丝饼一钱五分，当归(酒洗)一钱五分，川芎一钱三分，白芍一钱二分(冬月只用一钱)，甘草五分，荆芥穗八分，炙黄芪八分，厚朴(姜汁炒)七分，枳壳六分，艾叶五分，真贝母一钱五分(去心)，羌活五分。

【用法】上药依方修合。另将真贝母为细末，候药煎好，冲入同服。服八剂，或间日一服。

【功效】令产时不疼即下。

【主治】孕妇偶伤胎气，腰疼腹痛，甚至见红不止，势欲小产；或临产时交骨不开，横生逆下，或子死腹中，命在垂危。血晕阴脱。

【备注】保产无忧散、保产神效方(《傅青主女科》补编)、保产无虞散(《郑氏家传女科万金方》卷三)、千金不换方(《胎产心法》卷中)、保生无忧散《医林纂要》卷八。保安煎(《古方汇精》)、保产无忧汤(《笔花医镜》卷四)、便产神方(《良方集腋》卷下)、仙传保产无忧散(《卫生鸿宝》卷五)。

牛膝汤

【出处】《陈素底妇科补解》卷五。

【组成】独活，杜仲，牛膝，秦艽，防风，川芎，当归，人参，甘草，赤芍，陈皮，桔梗，白芷，香附，生地，桑寄生。

【主治】因产后血虚生热，胎前坐卧湿地，或夏月浴后当风，夙有湿气，留滞下焦，产后湿热交攻，转为脚气。

【备注】秦艽、防风、川芎、白芷、独活、寄生皆风药也，风能胜湿，四物血药也，凉血则热除，参、草、陈、附气旺则阳生，阳生则血长，杜仲、牛膝引血下行，直至足跗，湿热清而脚气之症愈矣。

白薇丸

【出处】《妇人良方》卷一。

【组成】白薇半两，柏子仁半两，白芍药半两，当归半两，桂心半两，附子半两，草薢半两，白术半两，吴茱萸半两，木香半两，细辛半两，川芎半两，槟榔半两，熟地黄二两，牡丹皮一两，紫石英一两，人参三分，石斛三分，白茯苓三分，泽兰叶三分，川牛膝三分。

【用法】每服三十丸，晚食前空心温酒送下。上为细末，炼蜜为丸，如梧桐子大。

【主治】妇人月水不利，四肢羸瘦，吃食减少，渐觉虚乏，无子。

白薇散

【出处】《陈素庵妇科补解》卷三。

【组成】白薇、白芍、牡蛎、当归、益智、陈皮、熟地、甘草、香附、黄芪、人参、川芎、白矾、桑螵蛸。

【主治】妊娠遗尿。

【备注】是方，参、芪以培元气；四物以养胎血；桑螵、牡蛎、益智固肾益精，涩以止脱之义；白矾酸涩，佐螵蛸而引阴气入内；附、陈、甘草辛甘，以佐参、芪而引阳气上升；白薇入心、肾二经，取水火相交之意也。

石楠丸

【出处】《局方》卷五。

【组成】赤芍药二两，薏苡仁二两，赤小豆二两，当归（去芦）二两，石楠叶二两，牵牛子二两，麻黄（去根节）二两，陈皮（去白）二两，杏仁（去皮尖双仁，炒）二两，大腹皮（连子用）二两，川芎二两，牛膝（去苗）三两，五加皮三两，萆薢四两，独活（去芦）四两，杜仲（锉，炒）四两，木瓜四两。

【用法】每服十至十五、二十丸，木瓜汤送下。早起、日中、临卧各一服。上为细末，以酒浸蒸饼为丸，如梧桐子大。

【功效】常服补益元气，令人筋骨壮健，耳目聪明。

【主治】风毒脚弱少力，脚重疼痹，脚肿生疮，脚下隐痛，不能踏地，脚膝筋挛，不能屈伸，项背腰脊拘急不快；风毒上攻，头面浮肿，或生细疮，出黄赤汁，或手臂少力，或口舌生疮，牙龈宣烂，齿摇发落，耳中蝉声，头眩气促，心腹胀闷，小便时涩，大便或难；妇人血气。

【备注】《直指》有川续断二两。

石决明丸

【出处】《鸡峰》卷二十一。

【组成】石决明半两，谷精草半两，白术半两，川芎半两，羌活半两，防风半两，甘草半两，楮子半两，蝉壳半两，草决明半两，蕤仁半两，木贼三分，青橘皮三分，蛇皮一钱，细辛一分。

【用法】每服一丸，食后、临卧茶清嚼下，日三次。上为细末，炼蜜为丸，如樱桃大。

【主治】肝经风毒上攻，眼生翳膜，隐涩畏光，头目昏重。

白芍药丸

【出处】《鸡峰》卷十七。

【组成】白芍药一两，川芎一两，白术一两，阿胶一两，当归一两，干姜三分，人参三分。

【用法】每服三十丸，空心米饮送下。上为细末，炼蜜为丸，如梧桐子大。

【主治】妇人气血虚弱，冲任久虚，风冷客滞于内，以致怀孕不牢；或妊娠久不能产，饮食进退，肢体倦怠，头眩项强。

白术散

【出处】《陈素庵妇科补解》卷三。

【组成】川芎、当归、白芍、茯苓、白术、甘草、木香、广皮、香附、乌药、前胡、紫苏、竹茹、延胡索。

【主治】妊娠心痛，乃风寒痰饮客于心之经络，邪气与正气相搏而作也。

【方解】若真心痛，旦发夕死，夕发旦死，指甲唇口俱青。乍安乍甚者，乃伤心之别络而痛也。或暴怒气上，或食积停滞，痛而不已，损伤于脏则胎动不安。久而不愈，必致堕胎。是方芎、归、芍、苓、甘、术以补气血，而固胎元；附、香、陈、乌以行滞气，更可消食；前、茹以消痰饮；延胡以行血中滞气、气中滞血；紫苏散外邪，宽胸祛胀。凡因风寒、痰饮、食积、滞气，瘀血致心痛而胎不安者，并能治之，但乌药太燥，延胡太峻，恐伤胎气，酌而用之。雷公云：心痛欲死，急觅延胡索。如血虚心痛，以手按之而痛稍止者，不可服前方。

交加地黄丸

【出处】《丹溪心法》卷五。

【组成】生地一斤，老生姜一斤，延胡索二两，当归二两，川芎二两，白芍二两，没药一两，木香一两，桃仁（去皮尖）一两半，人参一两半，香附子半斤。

【用法】每服五十丸，空心姜汤下。上先将地黄、生姜各捣汁，以生姜汁浸地黄滓，地黄汁浸生姜滓，皆以汁尽为度，次将余药为末，共作一处，晒干，同为末，醋糊为丸，如梧桐子大。

【主治】经水不调，血块气瘕，肚腹疼痛。

【备注】《医略六书》：月经不调，盖由血瘀结块而成瘕胀疼痛，乃旧血不去，则新血不生，故经候愆期焉。生地滓收入老姜汁，以生新散瘀；老姜滓收入生地汁，以散瘀生新；当归养血脉，白芍敛阴血，延胡索化血滞以归经，川芎行血海以调经，桃仁破瘀血以通经，人参扶元气以通脉，木香调气和中，善开瘕结，香附调气解郁能除疼痛，乳香活血脉以通经也。醋糊以丸之，姜汤以下之，使瘀血消化，则新血自生，而月经无不调，血块无不退，何疼胀之不除哉！方中没药，《济阴纲目》作"明乳香"。

白附子丸

【出处】《杨氏家藏方》卷二。

【组成】半夏（汤洗七遍，生姜汁制）三分，天南星（炮）三分，寒水石（煅）三分，细辛（去叶土）三分，白茯苓（去皮）三分，白僵蚕（炒，去丝嘴）三分，肉桂（去粗皮）三分，白附子（炮）三分，川芎三分，香白芷一两，麝香一分（别研）。

【用法】每服三十丸，食后用温热水送下。上为细末，生姜汁煮糊为丸，如梧桐子大。

【主治】风搏阳络，胸膈涎盛，眉痛头旋。

龙胆清肝散

【出处】《陈素庵妇科补解》卷一。

【组成】龙胆草、柴胡、丹皮、焦栀、黄芩、知母、川连、红花、连翘、赤芍、生地、当归、川芎、香附、青皮。

【功效】清肝火，疏肝气，调性情，和营卫。

【主治】经闭。

【方解】是方龙胆苦寒，清肝火为君；柴、丹、栀、香、青皮疏肝气为臣；芩、连、知、翘清上中下三焦伏火为佐；而四物之加红花、赤芍和血行血，为肝家之正药也。

冲和饮

【出处】《活幼心书》卷下。

【组成】苍术（米泔水浸一宿，去粗皮，锉片，炒微黄色）一两二钱，人参（去芦）五钱，前胡(去芦)五钱，桔梗(锉，炒)五钱，枳壳(去瓤，麸炒微黄色)三钱，麻黄(去节)三钱，陈皮(去白)三钱，川芎一钱半，白芷一钱半，半夏(汤洗七次，姜汁浸，晒干，炒)一钱半，当归(酒洗)一钱半，薄桂(去粗皮)一钱半，白芍药，赤茯苓(去皮)一钱半，干姜二钱，厚朴(去粗皮，姜汁浸一宿慢火炒干)二钱，甘草(炙)七钱半。

【用法】每服二钱，水一盏，加生姜二片，葱一根，煎七分温服，不拘时候。

【主治】感冒风寒，头疼发热，肩背拘急恶心呕吐，腹痛膨胀，兼寒湿相搏，四肢拘急，冷气侵袭，腰足疼痛。

【加减】伤冷恶心呕吐，加煨姜同煎；开胃进食，加枣子煎，空心温投；寒疝痛，入盐炒茱萸、茴香同煎。

地黄养血汤

【出处】《陈素庵妇科补解》卷一。

【组成】熟地一钱二分，归身一钱，柴胡五分，茯苓一钱，白芍一钱，蔓荆八分，枣仁一钱，丹皮一钱，炙草五分，远志肉一钱二分，川芎一钱，黄芪一钱二分，升麻三分。

【用法】水煎服。

【主治】血虚气陷，经行发热，兼头重目暗。

【方解】是方四物、远、枣以补肝、肾二经之血，芪、苓、炙草以补气，升、柴举下陷之阳，蔓荆子引诸药上行至头面巅顶为使也。

地黄散

【出处】《陈素庵妇科补解》卷五。

【组成】桃仁、红花、牛膝、桂心、生地、白芷、蒲黄、赤芍、归尾、川芎、香附、甘草、丹皮、陈皮、干荷叶蒂。

【主治】产后气血虚损，或胞络夹于风冷，或当风取凉，风冷乘虚与血相搏，血冷壅滞，恶露应下不下者。

【加减】七日外，去归尾、赤芍、桂心，加当归、瓜蒌根。

回天大补膏

【出处】《陈素庵妇科补解》卷一。

【组成】人参六两，白术四两，白茯苓三两，当归四两，白芍四两，川芎二两，生地一斤，熟地一斤，天冬五两，麦冬五两，知母三两，八制香附八两，红花一两，山药二两，自制龟胶四两，清阿胶四两，鳖胶四两，玄参二两，丹皮三两，柴胡三两，人乳二碗，牛乳半斤，羊乳半斤，梨汁一碗，柿霜三两。

【功效】益气回阳。

【主治】虚损痨瘵之血枯。血枯则月水断绝，其外症畏寒发热，肌肉消瘦，皮肤干涩，爪甲青而不润，饮食减少，大便溏泄，小便痛而数，口干，咽燥，渐成劳瘵。脉候左寸、左右尺必微而涩，右关必沉弦，左关必虚细。

【方解】是方参、苓、术、草四君子汤也；归、芎、芍、生熟地四物汤也；二冬、知母、玄参补肺金以培生化之源；丹皮、龟鳖甲煎胶以制浮游之火；人乳、牛乳、羊乳燥者润之；梨汁、柿霜热者清之；银柴胡以退肌热；香附以升气郁；红花以通血滞；山药以达腰膝营卫，生津液，健脾和胃，真有回天之功。

龙脑散

【出处】《魏氏家藏方》卷十。

【组成】龙脑半两，薄荷半两，僵蚕（直者，炒去丝）半两，川芎半两，防风（去芦）半两，甘草（炙）半两，细辛半钱。

【用法】上为细末。每服半钱，米饮调下。

【主治】小儿一切风热。

玄参饮

【出处】《活幼心书》卷下。

【组成】玄参五钱，升麻五钱，川乌（炮裂，去皮脐）二钱半，草乌（炮裂，去皮）二钱半，当归（酒洗）二钱半，川芎二钱半，赤葛二钱半，生干地黄二钱半，赤芍药二钱半，甘草三钱，大黄（半生半炮）四钱。

【用法】上咬咀。每服二钱，水一盏，加生姜二片，煎七分，不拘时候温服。

【主治】小儿瘰疬证，及颈上生恶核肿痛。

平肺汤

【出处】《鸡峰》卷十一。

【组成】款冬花、五味子、白茯苓、阿胶、白术、川芎、人参、熟地黄、黄芪、紫菀、甘草、杏仁、桂各等分。

【用法】上为粗末。每服三钱，水一盏，同煎至六分，去滓，食后温服。

【功效】益气止咳。

【主治】肺气久虚，喘急多倦。

归艾饮

【出处】《陈素庵妇科补解》卷三。

【组成】当归、川芎、艾叶、茯苓、白术、白芍、杜仲、陈皮、香附、木香、砂仁、乌药、防风、紫苏、甘草。

【用法】温服。

【功效】祛风安胎。

【主治】胞络宿有风冷，受娠之后血不通，冷与血相搏，少腹痛，甚则胎动不安。

【方解】是方芎、归、艾、术、杜、芍固胎，乌、木、砂、陈以能蠲冷气，防、苏祛风。

左经汤

【出处】《魏氏家藏方》卷八。

【组成】羌活、前胡一两，苍术（米泔水浸一宿，去皮，炒）一两，人参（去芦）一两，白茯苓（去皮）一两，川芎半两，枳壳（麸炒，去瓤）半两，桔梗（炒）半两，甘草半两（炙），官桂（去粗皮，不见火）一两，附子（生，去皮脐）一两，干木瓜一两，干姜（炮，洗）一两。

【用法】上咬咀。每服二钱半，水一盏半，加生姜三片，薄荷两叶，煎至七分，去滓，食前服。

【功效】祛风除湿。

【主治】风湿所搏，肢体沉重。

龙脑芎犀丸

【出处】《局方》卷一。

【组成】石膏四两(细研)，川芎四两，生龙脑一两(别研)，生犀角一两，山栀子(去皮)一两，朱砂(研，飞)四两(内一两为衣)，人参二两(去芦)，茯苓二两(去皮，用白者)，细辛二两(去苗)，甘草(炙)二两，阿胶(碎，炒)一两半，麦门冬(去心)三两。

【用法】炼蜜为丸。每服一至二丸，食后细嚼，茶、酒任下。

【功效】消风化痰，除心肺邪热，去头面诸风。

【主治】偏正头痛，心怔烦郁，面热目瞤，鼻塞脑昏，痰热咳嗽，咽膈不利。

白术丸

【异名】长胎白术丸

【出处】《妇人良方》卷十三。

【组成】白术一两，川芎一两，阿胶(炒)一两，地黄(炒令六分焦)一两，当归(去尾，炒)一两，牡蛎(煅为粉)二分，川椒三分(如常制)。

【用法】每服三十至四十丸，空心米饮送下；酒、醋汤亦可。上为末，炼蜜为丸，如梧桐子大。

【功效】调补冲任，扶养胎气，常服益血，保护胎脏。

【主治】妊娠宿有风冷，胎萎不长，或失于将理，伤动胎气，多致损堕妊孕。

【备注】长胎白术丸(《医学入门》卷八)。

夺命回生散

【出处】《永类钤方》卷十二。

【组成】栋丁香半两，川芎半两，白姜(洗泡)半两，神曲半两，木香半两，肉桂半两，罗参半两，大草果二个(炮，取仁)，诃子七枚(取肉)，砂仁二十一粒，莪术(炮)七钱半，粉草(炙)七钱半，巴豆十四粒(去壳膜，不去油，冷水浸一宿，另研为膏，留钵中)。

【用法】壮实人，每服半钱，临睡百沸汤调半盏，顿服，仰卧片时，徐以温白粥压下。若羸弱，只服一字。上为末，入钵内和匀，巴豆膏再筛过，入瓦盒内，以油纸盖盒口，却用黄蜡和松脂溶，如法封固；每以十二月，于高爽地上埋土中三尺，至次年六月中伏节取出，向风处摊去湿气，以不漏瓦瓶收贮密封。

【功效】进饮食，止呕吐。

【主治】五噎五膈，翻胃呕吐不食。

【加减】忌生冷、血腥、黏腻并硬物一至二月。孕妇不可服。

芍药清肝散

【出处】《原机启微》卷下。

【组成】白术三分，川芎三分，防风三分，甘草(炙)二分半，荆芥二分半，桔梗三分，羌活三分，芍药二分半，柴胡二分，前胡二分半，薄荷二分半，黄芩二分半，山栀二分半，知母二分，滑石三分，石膏三分，大黄四分，芒硝三分半。

【用法】都作一服。水二钟，煎至一钟，食后热服。

【主治】眵多眊矂，紧涩羞明，赤脉贯睛，脏腑秘结。

【方解】上方为治淫热反克而作也。风热不制之病，热甚大便硬者，从权用之。盖苦寒之药也，苦寒败胃。故先以白术之甘温、甘草之甘平，主胃气为君；次以川芎、防风、荆芥、桔梗、羌活之辛温，升散清利为臣；又以芍药、前胡、柴胡之微苦，薄荷、黄芩、山栀之微苦寒，且导且攻为佐，终以知母、滑石、石膏之苦寒、大黄、芒硝之大苦寒、祛逐淫热为使，此逆则攻之治法也。大热服者，反治也。

羌活散

【出处】《局方》卷一。

【组成】前胡(去芦)一两，羌活(去芦)一两，麻黄(去根节)一两，白茯苓(去皮)一两，川芎一两，黄芩一两，甘草(燖)一两，蔓荆子(去白皮)一两，枳壳(去瓤，麸炒)一两，细辛(去苗)一两，石膏(别研)一两，菊花(去梗)一两，防风(去芦)一两。

【用法】每服二钱，水一大盏，加生姜三至四片，薄荷二至三叶，同煎至七分，稍热服，不拘时候。上为末。入石膏研匀。

【主治】风气不调，头目昏眩，痰涎壅滞，遍身拘急，及风邪寒壅，头痛项强，鼻塞声重，肢节烦疼，天阴风雨，预觉不安。

【备注】本方改为丸剂，名"羌活丸"(见《御药院方》)。《鸡峰》有白僵蚕。

红花桃仁煎

【出处】《陈素庵妇科补解》卷一。

【组成】红花、当归、桃仁、香附、延胡索、赤芍、川芎、乳香、丹参、青皮、生地。

【用法】温服。

【功效】行血顺气。

【主治】妇人月水不通，瘀血凝滞。日久不治，则成癥瘕，有热结下焦而经闭者，有寒袭胞门而经闭者，此症必时时作痛，或少腹板急。

【加减】热，加酒炒大黄；寒，加肉桂、熟艾。

【方解】是方红花、桃仁、青皮、延胡索、乳香皆行血；而四物养血，改生地、赤芍凉血破血；丹参去旧血生新血，必用香附佐之者，以行三焦也。

红蓝散

【出处】《杨氏家藏方》卷十六。

【组成】川芎、当归(洗，焙)、蒲黄各等分。

【用法】上为细末。每服三钱，水一盏，加荷叶心一片，黑豆三十粒，同煎至七分，温服，不拘时候。

【功效】调顺气血。

【主治】产后虚烦渴躁，或乳脉欲行，头昏寒热。

【备注】本方方名，《普济方》引作"红蓝花散"。

劫劳散

【出处】《局方》卷二。

【组成】地骨皮二两半，前胡(去芦)二两七钱，荆芥二两七钱，香附子(炒去毛)三两六钱，苍术(浸，去皮，焙)三两六钱，甘草(燖)三两六钱，麻黄(去根节)四钱半，白芷四钱半，川芎二两二钱半，桔梗(去芦)七两二钱，当归七两三钱半，肉桂(去粗皮)一两三钱半，石膏九钱，陈皮(去白)一两三钱，天仙藤二两半。

【用法】上为细末。每服二钱，水一盏，乌梅半个，入盐同煎服。

【主治】五劳七伤，四时伤寒，山岚瘴疟，时行疫疠，心神烦躁，口苦舌干，憎寒壮热，头疼鼻塞，腰脚酸倦，背脊强急，浑身疼痛。

【备注】如要出汗，加葱白、姜钱煎，连进三服。常服湿盐酒调，热盐汤点亦得。

芎桂散

【出处】《魏氏家藏方》卷八。

【组成】牛膝二两（去苗，酒浸），白茯苓一两（去皮），桂心（去粗皮，不见火）一两，川芎一两，防风（去芦）一两，人参（去芦）一两，附子（炮，去皮脐）一两，当归（去芦，锉，微炒）一两，川乌头（炮，去皮脐）一两，羌活三分，甘草一分（炙微赤），白术半两（炒）。

【用法】每服三钱，水一盏半，加生姜五片，大枣三个，煎至七分，去滓温服，不拘时候。

【功效】行气除湿，活血止痛。

【主治】腰脚冷痹，风麻，肢节疼痛，不思饮食。

芎附饮

【异名】芎香散、莎芎散、芎附散

【出处】《丹溪心法》卷二。

【组成】川芎二两，香附四两。

【用法】每服二钱，茶汤调下。上为末。

【功效】调气止血。

【主治】气血不和，衄血，吐血，男子气厥头痛，妇女气盛头疼及产后头痛。

【备注】芎香散（《普济方》卷四十四引《鲍氏方》）、莎芎散（《医学入门》卷七）、芎附散（《赤水玄珠》卷九）。

芎犀散

【出处】《卫生总微》卷五。

【组成】川芎半两，犀角半两，独活（去芦）半两，蝎梢半两，人参半两，天麻半两。

【用法】每服半钱，温酒调下，不拘时候。上为细末。

【主治】风痫多困不省。

芎仙丸

【出处】《杨氏家藏方》卷四。

【组成】川芎十两，白芍药五两，威灵仙三两。

【用法】每服五十丸，空心、临睡用萝卜自然汁同温酒半盏送下。上为细末。用萝卜自然汁少许打面糊为丸，如梧桐子大。

【主治】久新脚气，腿膝肿痛，或攻注生疮。

【备注】忌茶。

芎黄丸

【出处】《杨氏家藏方》卷三。

【组成】川芎二两，大黄（锦纹者，用无灰酒一碗浸，火煮令酒尽，焙干）二两。

【用法】每服二十丸，食后温熟水送下。上为细末，炼蜜为丸，如梧桐子大。

【功效】泻火通便。

【主治】风热壅盛，头昏目赤，大便艰难。

芎辛汤

【异名】大芎辛汤

【出处】《三因》卷十五。

【组成】附子（生，去皮脐）、乌头（生，去皮尖）、天南星、干姜、甘草（炙）、川芎、细辛各等分。

【用法】每服四大钱，水二盏，加生姜五片，茶芽少许，煎七分，去滓，食后服。上为散。

【功效】扶阳散寒。

【主治】伤风寒生冷及气虚、痰厥，头痛如破，兼眩晕欲倒，呕吐不定；一切头疼、痰厥、饮厥、肾厥、气厥等证，偏正头疼难忍者。

【备注】发热者不宜服。大芎辛汤（《得效》卷十）。本方方名，《医学正传》引作"芎辛散"。

芎辛煎

【出处】《杨氏家藏方》卷二。

【组成】桔梗二两（微炒），川芎一两半，甘草七钱（微炙），防风（去芦头）半两，细辛（去叶土）一钱，麝香半钱（别研）。

【用法】每服一丸，食后细嚼，温酒或茶清送下。上为细末，入麝香研匀，炼蜜为丸，每一两作十丸，朱砂为衣。

【功效】祛风止晌。

【主治】风热上攻，肌肉晌动，头昏眩晕，耳塞声重。

【备注】本方方名，据剂型当作"芎辛丸"。

芎归补中汤

【出处】《校注妇人良方》卷十三。

【组成】艾叶（代姜）一钱，阿胶（炒）一钱，川芎一钱，五味子（杵，炒）一钱，黄芪（炙）一钱，当归一钱，白术（炒）一钱，芍药（炒）一钱，人参一钱，杜仲（炒）一钱，甘草（炙）五分。

【用法】每服五钱，水煎服。

【功效】补气养血。

【主治】妊娠未足月，气血虚而欲产；小产血崩，腹痛晕厥。

芎术汤

【出处】《三因》卷十六。

【组成】川芎半两，白术半两，附子（生，去皮尖）半两，甘草、桂心一分。

【用法】每服四大钱，水二盏，加生姜七片，大枣一个，煎七分，去滓，食前服。上为散。

【功效】暖肌，补中，益精气。

【主治】着湿，头重眩晕，苦极不知食味。

【备注】方中甘草用量原缺。

芎䓖当归加芍药汤

【异名】芎䓖汤加芍药方、芎归加芍药汤、芎归汤、芎䓖汤、芎䓖加芍药汤

【出处】《三因》卷十七。

【组成】川芎、当归、芍药各等分。

【用法】每服四钱，水一盏半，煮取七分，出滓热服，不拘时候。

【主治】产后忧惊恚怒，脏气不平，或服断血药早，致恶血不消，郁满作坚，而成崩中；产后血崩眩晕。

【备注】芎䓖汤加芍药方(《妇人良方》卷二十二)、芎归加芍药汤(《医学纲目》卷三十五)、芎归汤(《万氏家抄方》卷一)、芎䓖汤(《校注妇人良方》卷二十二)、芎䓖加芍药汤(《中国医学大辞典》)。

安胎饮

【出处】《陈素庵妇科补解》卷三。

【组成】艾叶、续断、杜仲、香附、牡蛎、黄芩、地榆、黄芪、川芎、当归、白芍、熟地、人参、茯神、白术。

【用法】温服。

【功效】止血安胎。

【主治】血崩。

【方解】是方四物加杜、断以大补阴血，四君去草，加芪、附以大补元气，牡蛎以固脱，地榆以凉血。但血来势必迅雷不及掩耳，用药如大将登坛不假卒伍小勇。

【加减】内伤，加藿香、益智仁；外感，加葛根、防风；吐，加广皮、厚朴、藿香；湿，加茯苓、扁豆、泽泻。

安全散

【出处】《魏氏家藏方》卷十。

【组成】人参(去芦)一钱(焙)，白术(炒)一两，白附子(炮)一两，南星(姜汁一碗煮干切片，炒)一两，天麻(炮)一两，辰砂(别研)一两，当归(焙，去芦)一两，乳香(别研)一两，没药(别研)一两，吊藤(勾子者，焙)一两，白僵蚕(直者，炒去丝)一两，全蝎(去毒)一两，白茯苓(去皮，焙)一两，羌活(焙)一两，防风(去芦，焙)一两，川芎(焙)一两，甘草(炙)一两，麝香半钱。

【用法】每服一钱，水一小盏，加薄荷、生姜、大枣，煎至六分，或只用薄荷汤调下。上为细末。

【主治】慢惊后，余未退，精神不爽。

安息香丸

【出处】《局方》卷三。

【组成】肉桂(去粗皮)二两半，诃子(炮，取皮)二两，阿魏(细研，白面少许搜和作饼子，炙令香熟)一分，茯苓一两半，当归一两半(汤洗，切片，焙干)，干姜一两半(炮，去皮)，肉豆蔻一两半(去壳)，川芎一两半，丁香皮一两半，缩砂仁一两半，五味子一两半(微炒)，巴戟一两半(去心，面炒)，益智子一两半(去皮)，白豆蔻(去皮)一两半，硇砂一

两半(酒半盏化,去砂,入蜜),香附(去毛)一两半,茴香(微炒)一两半,胡椒一两,高良姜一两,木香一两,沉香一两,乳香(别研)一两,丁香一两。

【用法】 每服一丸,细嚼,以温酒送下;浓煎生姜汤下亦得,食前服。除安息香、硇砂外,为细末,用蜜三十两,入安息香、硇砂于蜜中炼熟,与上药为丸,如鸡头子大。

【主治】 一切冷气,心腹疼痛,胸膈噎塞,胁肋膨胀,心下坚痞,腹中虚鸣,哕逆恶心,噫气吞酸,胃中冷逆,呕吐不止,宿饮不消,胸膈刺痛,时吐清水,不思饮食。

老疟饮

【异名】 痎疟饮

【出处】《三因》卷六。

【组成】 苍术(泔浸)半两,草果(去皮)半两,桔梗半两,青皮半两,陈皮半两,良姜半两,白芷三钱,茯苓三钱,半夏(汤洗去滑)三钱,枳壳(麸炒,去瓤)三钱,甘草(炙)三钱,桂心三钱,干姜(炮)三钱,紫苏叶二钱,川芎二钱。

【用法】 每服四大钱,水二盏,盐少许,煎七分,去滓,空腹服,日三夜一。仍吞下红丸子。上锉散。

【功效】 祛邪截疟。

【主治】 久疟,结成癥瘕癖在腹胁,诸药不去者。

【备注】 痎疟饮(《古今医鉴》卷五)。

当归养荣汤

【出处】《原机启微》卷下。

【组成】 防风七分半,白芷七分半,白芍药一钱,熟地黄一钱,当归一钱,川芎一钱,羌活七分半。

【用法】 上作一服。水二盏,煎至一盏,去滓。食后热服。

【功效】 益气养血,除风祛邪。

【主治】 睛珠痛甚不可忍;又治红赤羞明,泪多眵少。

【方解】 以七情五贼劳役饥饱重伤脾胃,生意已不升发,又复血虚不能养睛,故睛痛甚不可忍。以防风升发生意,白芷解利,引入胃经为君;白芍药止痛益气,通血承接上下为臣;熟地黄补肾水真阴为佐;当归、川芎,行血补血,羌活除风引入少阴经为使。血为邪胜,睛珠痛者,及失血过多之病,俱宜服也。

宁神丹

【出处】《丹溪心法》卷四。

【组成】 天麻半两,人参半两,陈皮半两,白术半两,归身半两,茯神半两,荆芥半两,僵蚕半两,独活半两,远志(去心)半两,犀角半两,麦门冬(去心)半两,酸枣仁(炒)半两,辰砂半两(另研),半夏一两,南星一两,石膏一两,甘草(炙)三钱,白附子三钱,川芎三钱,郁金三钱,牛黄三钱,珍珠三钱,生地黄半两,黄连半两,金箔三十片。

【用法】 每服五十丸,空心白汤送下。上为末,酒糊为丸。

【功效】 清热养气血。

【主治】 痫症,不时潮作者。

防风丸

【异名】 天麻丸。

【出处】《局方》卷一。

【组成】防风(洗)二两,川芎二两,天麻(去苗,酒浸一宿)二两,甘草(炙)二两,朱砂(研为衣)半两。

【用法】每服一丸,荆芥汤化服,茶酒嚼下亦得,不拘时候。上为末,炼蜜为丸,每两作十丸,以朱砂为衣。

【主治】一切风,及痰热上攻,头痛恶心,项背拘急,目眩旋运,心怔烦闷,手足无力,骨节疼痹,言语謇涩,口眼瞤动,神思恍惚,痰涎壅滞,昏愦健忘,虚烦少睡。

【备注】天麻丸(《普济方》卷一〇五)。

防己汤

【出处】《卫生总微》卷六。

【组成】汉防己一两,川升麻一两,天麻一两,川芎一两,桂心半两,羚羊角屑半两,麻黄(去根节)半两。

【用法】每服一钱,水一盏,加生姜三片,薄荷三片,同煎至五分,去滓稍热,时时与服。上为细末,用杏仁一分(汤浸,去皮尖,炒黄),研细拌匀。

【功效】祛风化痰,通络止痉。

【主治】小儿中风,口眼㖞斜,视不能平,语不能正。

防己饮

【出处】《丹溪心法》卷三。

【组成】白术、木通、防己、槟榔、川芎、甘草梢、犀角、苍术(盐炒)、黄柏(酒炒)、生地黄(酒炒)。

【用法】上细切,作一服,水一盏半,煎至一盏,去滓,食前温服。

【功效】祛风除湿。

【主治】湿热脚气,足胫肿痛,憎寒壮热。

【加减】大便实,加桃仁;小便涩,加杜牛膝;有热,加黄芩、黄连;大热及时令热,加石膏;有痰,加竹沥、姜汁。《医学正传》:有黄连。

【用法】黄柏、苍术、白术、防己各七分,生地黄、槟榔、川芎各五分,犀角屑、甘草节、木通、黄连各三分。

防风散

【出处】《杨氏家藏方》卷二。

【组成】防风(去芦头)、川芎、香白芷、甘菊花、甘草各等分。

【用法】每服二钱,食后荆芥汤调下。上为细末。

【功效】祛风明目。

【主治】时性时疫温病,嗽喘烦渴,头痛体疼,眼目涩多睡,肌肉蠕动,痰逆松悸。

防风通圣散

【出处】《医学启源》卷中。

【组成】防风二钱半,川芎五钱,石膏一钱,滑石二钱,当归一两,赤芍五钱,甘草二钱半(炙),大黄五钱。

【用法】上为粗末。每服四钱,水一盏,加生姜三片,煎至六分,去滓温服,不拘时候，每日三次。

【功效】祛风除湿，化痰通络，活血止痛。

【主治】一切风热郁结，气血蕴滞，筋脉拘挛，手足麻痹，肢体焦痿，头痛昏眩，腰脊强痛，耳鸣鼻塞，口苦舌干，咽嗌不利，胸膈痞闷，咳呕喘满，涕唾稠粘，肠胃燥热结，便溺淋闭，或肠胃蕴热郁结，水液不能浸润于周身而为小便多出者；或湿热内甚，而时有汗泄者；或表之正气与邪热并甚于里，阳极似阴，而寒战烦渴老；或热甚变为疟疾，久不已者；或风热走注，疼痛麻痹者；或肾水阴虚，心火阳热暴甚而中风；或暴喑不语，及喑风痛者；或破伤中风，时发潮热搐搦，并小儿热甚惊风，或斑疹反出不快者；或热极黑陷，将欲死者；或风热疮疥久不愈者；并解耽酒热毒，及调理伤寒，发汗不解，头项肢体疼痛，并宜服之。

【加减】病甚者，五至七钱至一两；极甚者，可下之，多服二两或三两，得利后，却当服三至五钱，以意加减。病愈，更宜常服，则无所损，不能再作。

【备注】《御药院方》有牛膝，无牛蒡。

防风当归散

【异名】防风当归汤、防风当归饮。

【出处】《此事难知》。

【组成】防风一两，当归一两，川芎一两，地黄一两。

【用法】每服一两，水三盏，煮至二盏，去滓温服。上锉。

【功效】祛风养血。

【主治】发汗过多，发热头面摇，卒口噤，背反张者，太阳兼阳明及产后痉。

【备注】防风当归汤（《医学正传》卷五）、防风当归饮（《证治汇补》卷三）。

防风归芎汤

【出处】《活幼心法》卷二。

【组成】川芎、当归、防风、荆芥、羌活、白芷、细辛、蔓荆子、丹参、乳香、没药、桃仁、苏木、泽兰叶。防风发表汤、荆防发表汤，防风五分，干葛八分，红花三分，枳壳（炒）七分，桔梗八分，苏梗六分，川芎五分，荆芥六分，当归六分，陈皮六分，甘草五分，杏仁（炒，去皮尖）一钱，山楂肉二钱。

【用法】引用细葱白半寸，水煎服。

【功效】疏风清热。

【主治】痧疹初起发热，二～三日或四～五日内未见外证时，或奶疹、风疹。

【加减】冬令天寒，或加蜜水炒麻黄，或加羌活。

【备注】荆防发表汤（《痘疹定论》卷四）。方中苏梗，《痘疹定论》作苏叶。

第三章　明代时期含川芎类方

二陈芎归汤

【出处】《医学入门》卷八。

【组成】半夏五分，陈皮五分，赤茯苓五分，甘草五分，人参五分，阿胶五分，五味子五分，细辛五分，白芍一钱，川芎一钱，当归一钱。

【用法】加生姜，水煎，温服。

【主治】虚劳少血，津液内耗，心火炎肺。咳嗽咯血，及血不荣肌肉，动则毛寒咳嗽。

二防饮

【出处】《医学正传》卷三。

【组成】人参一钱，白术一钱，黄芪一钱，甘草(炙)五分，川当归一钱，川芎一钱，芍药一钱，熟地黄一钱，防风七分，防己七分，羌活七分，牛膝七分，杜仲(姜汁拌炒)一钱，草薢一钱，附子(童便浸三日，去皮脐)七分(冬月一钱)。

【功效】补气补血，祛风散湿祛，行经络，散风寒，壮筋骨。

【主治】鹤膝风，因痢后感冒寒湿，或涉水履霜，以致两足痛痹，如刀劙虎咬之状，膝膑肿大，不能行动。

【用法】加生姜三片，大枣二个，水二盏，煎至一盏，去滓，空腹温服。上细切，作一服。

二九还元丹

【出处】《解围元薮》卷三。

【组成】胡麻八两，苦参八两，荆芥八两，防风二两，羌活二两，升麻二两，独活二两，风藤四两，木通四两，黄柏四两，当归四两，白芷四两，柴胡三两，僵蚕一两五钱，蝉壳一两，川芎一两，蒺藜二两五钱，大风子十二两。

【用法】每服五十丸，温酒送下，一日三次。上为末，酒糊为丸，如梧桐子大，朱砂、麝香为衣。

【主治】风疬危笃恶证。

【备注】避风，戒色。

二十四味飞步散

【出处】《回春》卷五。

【组成】当归一两，白芷一两，赤芍一两，牛膝(酒洗)一两，杜仲(姜汁炒)一两，木瓜一两，茯苓(去皮)一两，骨碎补一两，乌梅一两，何首乌一两，续断一两，补骨脂一两，小茴香(盐水炒)一两，独活一两，桑寄生一两，五加皮一两，苍术(米泔浸)一两，陈皮一两，防风(去芦)一两，天麻一两，川芎五钱，槟榔五钱，半夏(姜汁炒)五钱，甘草三钱。

【用法】加生姜三片，水煎，入酒一半，空心热服；或用好酒五壶，煮前药服之。上锉。

【主治】下元虚损，脚膝酸软、疼痛，并寒湿风气，麻木不仁，及打伤跌损，行步艰辛。

【备注】忌生冷。

二十四味风流饮

【异名】二十四味风胜饮

【出处】《回春》卷八。

【组成】防风、荆芥、连翘、白芷梢、归尾、川芎、赤芍、黄芩、黄连、栀子、地骨皮、五加皮、白鲜皮、木通、木瓜、苦参、金银花、皂角刺、薏苡仁、蝉蜕、僵蚕、黄柏、白蒺藜、甘草、土茯苓（白实者）三斤。

【用法】每日服二剂，水煎服。

【主治】梅毒天泡，毒发出者。

【加减】上部疮多，倍用川芎；下部疮多，倍用木通；疮痛加羌活、独活；体弱加人参、茯苓，去栀子。上锉，作五十剂。

【备注】忌牛肉、烧酒，盐宜炒过，食则不生癣。二十四味风胜饮（《疡医大全》卷三十四引《说约》）。甘草以上诸药用量原缺。

二十四味败毒散

【出处】《景岳全书》卷五十一。

【组成】当归、川芎、生地、熟地、芍药、牛膝、防风、荆芥、白芷、防己、忍冬、桔梗、羌活、独活、白鲜、薏苡仁、连翘、木通、陈皮、粉草、黄柏、知母、栀子、黄连。

【用法】上每贴加土茯苓干者四两，而鲜者须半斤，用水六碗，煎至三碗，每日早、午、晚各服一碗。

【主治】杨梅风毒，溃烂危恶，多年不愈。

【备注】本方后四味，须察其人阴阳寒热酌而用之。原书治上证，用秘传水银膏外擦，同时内服本方，至七日后发口则止。

二十五味治损丸

【出处】《奇效良方》卷五十六。

【组成】香白芷（醋炒）一两，紫金皮（醋炒）一两，刘寄奴一两，川当归（盐炒）一两，赤芍药（米泔浸）一两，黑牵牛一两，川牛膝（茶水浸）一两，生地黄（盐水浸，炒）一两，川芎一两，乳香一两，没药一两，补骨脂（醋炒）一两，木通一两，自然铜一两，草乌（醋炒）一两，木香一两，川乌（火煨）一两，藿香一两，骨碎补一两，木贼一两，官桂一两，羌活一两，独活一两，熟地黄（盐水炒）半两，杜牛膝（茶水炒）半两。

【用法】跌扑损伤，金刀箭镞，不问轻重，每服一丸，温酒磨化服，或细嚼，酒送下；刀伤全断，内损重者，以薄荷汤或木瓜汤、姜汤、灯心汤皆可送服。病在上食后服，病在下食前服，在中者不拘时服。

【主治】跌扑损伤，骨碎骨折，筋断刺痛，不问轻重。

【加减】骨不碎，金刀伤挫臼者，去自然铜，骨碎骨折，临好时用之，如早服致成他疾;孕妇,去草乌、川乌。上为末,炼蜜为丸,如弹子大,用黄丹为衣。

【备注】二十五味治损丸(《医统》卷七十九)。

七宝丹

【出处】《普济方》卷十八。

【组成】琥珀一两,当归(酒浸)一两,川芎一两,没药(研)一两,木香(不焙)半两,乳香(研)半两,血竭(研)半两,辰砂(研)半两,麝香一钱(别研,旋入)。

【用法】每服三十丸,温酒送下,空心、日午、临卧各一服。上为末,酒糊为丸,如梧桐子大。

【功效】大镇心肾,生精养血,安神定志。

【主治】心肾阳虚,神志不安。

七宝牢牙散

【出处】《普济方》卷七十。

【组成】细辛、川芎、砂仁、胆矾、滑石、绿矾各等分,麝香少许(一方不用滑石,以龙骨代之)。

【用法】临刷时以茶清调匀。刷罢,用温浆水漱之。上为极细末。

【功效】洁牙安齿。

【主治】齿疾。

七宝散

【来源】《普济方》卷六十五。

【组成】胆矾钱半,细辛钱半,青矾、砂仁、滑石、川芎、荜茇(如有虫用,无不用),五倍子一钱。

【主治】牙疼。

【制备】上为细末。

【用法】加麝香少许,好江茶与药对半用,早晚擦牙。

九味养脾汤

【出处】《保婴撮要》卷二。

【组成】白术一钱二分,白芍药(酒炒)八分,白茯苓八分,人参六分,陈皮六分,川芎六分,甘草(炙)四分,黄芪(蜜炙)四分,当归(酒洗)四分,半夏六分,山楂六分,麦门冬六分。

【用法】加生姜、大枣,水煎服。

【功效】健脾养胃。

【主治】小儿大病后,面黄肌瘦,目动咬牙,发少,未能强步,因误服解毒、泻利伤克诸药而致者。

九味香附丸

【异名】调经香附丸

【出处】《济阴纲目》卷一。

【组成】香附子(童便浸一宿,再用醋煮,晒干,炒)四两,当归(酒洗)一两,芍药(酒炒)一两,川芎(酒洗)一两,生地黄(酒洗)一两,陈皮(去白)一两,白术二两,黄芩(酒炒)一两五钱,小茴香(炒)五钱。

【用法】上为末,醋糊为丸,如梧桐子大。

【主治】妇人百病。

【备注】调经香附丸(《仙拈集》卷三引《汇编》)。

九宝散

【出处】《奇效良方》卷六十二。

【组成】胆矾一钱半,细辛一钱半,青盐一钱,荜茇(如有虫用,无虫不用)一钱,川芎一钱,砂仁一钱,滑石一钱,五倍子一钱,麝香少许。

【用法】早、晚擦牙。上为细末,与好茶对半研匀。

【功效】洁牙止痛。

【主治】牙疼。

人参五补散

【出处】《普济方》卷二二八。

【组成】人参二分,黄芪一两,当归一两(酒浸),木香一两(生),川芎一两,生干地黄二两(酒焙),桑白皮一两,秦艽一两(去芦),白术一两,白芍药二两,沉香半两,紫菀一两,柴胡一两(去芦),天门冬一两(去心),甘草三两(炙),白芷一两,半夏一两(汤洗十四次,为末,姜汁作饼,炙)。

【用法】每服二钱,水一盏,加生姜三片,大枣一枚,煎至八分,温服,不拘时候。上为末。

【主治】五劳七伤,肌瘦体热,皮毛干槁,四肢疼倦,不思饮食,气虚耳鸣,便旋频并,痰嗽盗汗。

人参饮

【出处】《普济方》卷三六八。

【组成】人参半两,荆芥半两,甘草半两,防风半两,干葛半两,肉桂半两,五加皮半两,桔梗半两,川芎半两,柴胡半两,陈皮半两,芍药半两,麻黄一两(去节,依法制)。

【用法】每用一钱,水一盏,加乌梅一枚,煎六分服。

【功效】益气解表祛邪。

【主治】伤寒。

【加减】常服出汗,热进二至三服。上为细末。

人参和中散

【出处】《奇效良方》卷六十四。

【组成】人参七分,白术七分,茯苓七分,木香三分,陈皮五分,当归五分,川芎五分,前胡五分,甘草(炙)三分。

【用法】上作一服。用水一盏,加生姜三片,大枣一枚,煎至五分,食前服。

【主治】小儿冷热不调,上盛下泻。

人参养胃汤

【出处】《普济方》卷二一九。

【组成】人参三钱,茯苓(去皮)四钱,北五味子五钱,黄芪三钱,白扁豆三钱,远志三钱，石莲肉(去皮)五钱，生地黄五钱，益智仁三钱，川当归三钱半，川芎二钱半，麦门冬(去心)三钱，甘草二钱，大枣六枚。

【用法】每服用水二钟，加大枣一枚，煎至八分，去滓，食前服。滓再煎服。上锉散，分作六服。

【功效】健脾养胃，补气养血。

【主治】虚损血衰，手足软，行步无力，口苦舌干。

人参养荣汤

【出处】《寿世保元》卷二。

【组成】熟地黄六分，白芍七分，麦门冬一钱，五味子一个，黄柏(酒炒)三分，远志四分，陈皮三分，人参四分，白术六分，白茯苓四分，归身(酒洗)四分，川芎四分。

【用法】上锉一剂，水煎，温服。

【功效】益气养荣。

【主治】伤风寒后，余毒未散，上攻头颈，鼻塞身重；怒气上攻，时常有血，从脑上落至口中，或出红痰。

【方解】上证是阳道不利作梗，非血症病也。先用防风五分，川芎七分，辛夷五分，生甘草四分，薄荷五分，羌活三分，独活七分，升麻六分，葛根七分，白芷四分，藁本四分，黄芩(酒炒)八分，生姜一片，水煎服，清阳道以通关窍，次服本方。

人参茯苓汤

【出处】《普济方》卷一五八。

【组成】人参(去芦头)二钱半，川芎二钱半，白茯苓二钱半，桂心二钱半，知母二钱半，贝母(炒)二钱半，杏仁(去皮尖，麸炒)二钱半，苦葶苈(炒)二钱半，柴胡(去芦头)二钱半，半夏(汤泡七次，为粗末，取生姜自然汁制三次)二钱半，麻黄(去根节)二钱半，石膏二钱，陈皮一两(去白)，诃子(煨)二两(取去皮)，白术一两，甘草一两(炙)，羌活半两，马兜铃半两。

【用法】上为粗末。每服五钱，水一盏半，加生姜七片，枣子二枚，煎至八分，去滓，不拘时候温服。

【功效】降气。

【主治】痰盛，喘满咳嗽。

人参荆芥汤

【出处】《医统》卷八十一。

【组成】人参一钱，桂心一钱，柴胡一钱，鳖甲(醋炙)一钱，荆芥一钱，枳壳一钱，生地黄(酒洗)一钱，酸枣仁(炒)一钱，羚羊角(镑)一钱，白术一钱，川芎五分，当归(酒洗)五分，防风五分，炙甘草五分。

【用法】以水二盏，加生姜三片，煎八分，入羚羊角末，食后服。

【主治】妇人血风发热，或疮毒瘙痒，肢体疼痛，头目眩昏，烦渴，盗汗；或月水不调，脐腹疼痛，癥癖积块。

五倍子散

【出处】《普济方》卷三三〇。

【组成】大艾一两(醋煮),五倍子二两(炒末),乌梅半两(去核),川芎半两。

【用法】每服二钱,空心米饮送下。二服止。上为末。

【主治】血崩,带下。

五味子丸

【组成】五味子四钱半,续断一钱,山药七钱,人参六钱,菟丝子一钱,白茯苓一钱,山茱萸,柏子仁二钱,川芎一钱,牛膝半两,远志半两,龙骨半两(生用)。

【出处】《普济方》卷三十三引《卫生家宝》。

【功效】补心肾,久服行步如少年。

【主治】白浊。

【用法】每服三十丸,盐汤送下。上为末,炼蜜为丸,如梧桐子大。

【备注】方中山茱萸用量原缺。

五味子汤

【异名】五味汤

【出处】《奇效良方》卷一。

【组成】五味子一钱,杏仁(炒,去皮尖)一钱,桂心一钱,防风(去芦)二钱,甘草(炙)二钱,赤芍药二钱,川芎二钱,川椒三分。

【用法】上作一服。水二钟,煎一钟,不拘时候服。

【主治】肺脏中风,多汗恶风,时咳短气,昼愈夜甚,其状偃卧胸满,息促冒闷,其鼻两边,下至于口,上至于眉白色。

【备注】《医略六书》:风中肺脏,卫外不密而真阳暗虚,故多汗恶风,喘咳短气焉。五味、桂心温营气以收肺,白芍、防风敛营血以祛风,杏仁降逆气,炙草缓中州,川椒补真火以纳气也,俾气顺痰消,则肺叶宁而呼吸有权,何患喘咳短气乎?此敛散合用之剂,为阳虚风中肺脏,喘咳多汗之专方。

五味白术散

【出处】《东医宝鉴·杂病篇》卷十引《丹心》。

【组成】白术三钱,陈皮一钱半,木通一钱,川芎一钱,赤茯苓一钱。

【用法】上锉作一帖。入水煎服,吞下与点丸二十五丸。

【功效】补中导水行气。

【主治】产后肿。

五味败毒散

【出处】《赤水玄珠》卷十一。

【组成】羌活、独活、前胡、柴胡、枳壳、桔梗、甘草、人参、茯苓、川芎、大黄、苍术各等分。

【用法】每服四钱,加生姜三片,薄荷头一个,水一钟半,煎一钟,热服。

【主治】三阳经脚气流注,脚踝上热肿,寒热如疟,自汗或无汗。

【备注】皮肤瘙痒,加蝉蜕。

五物汤

【出处】《万氏女科》卷三。

【组成】人参、当归身、川芎、白芍(酒炒)、炙草各等分。

【用法】生姜三片，葱白三茎为引，水煎服。

【主治】产后伤寒。

【加减】有汗曰伤风，加桂枝、防风；无汗曰伤寒，加麻黄、苏叶；寒热往来，加柴胡；头痛，加藁本、细辛；遍身痛，加羌活、苍术；但热不恶寒，加柴胡、葛根；发热而渴，加知母、麦冬、淡竹叶。

五物煎

【出处】《景岳全书》卷五十一。

【组成】当归三至七钱，熟地三至四钱，芍药二钱(酒炒)，川芎一钱，肉桂一至三钱。

【用法】水一钟半，水煎服。

【主治】妇人血虚凝滞，蓄积不行，小腹痛急，产难经滞，及痘疮血虚寒滞。

【加减】兼胃寒或呕恶者，加干姜炮用；水道不利，加泽泻或猪苓；气滞者，加香附或丁香、木香、砂仁、乌药；阴虚疝痛者，加小茴香；血瘀不行，脐下若覆杯，渐成积块者，加桃仁或酒炒红花；痘疮血虚寒胜，寒邪在表者，加细辛、麻黄、柴胡、紫苏之属。

五郁汤

【出处】《医统》卷二十六。

【组成】香附、川芎、青皮、栀子、神曲、甘草。

【用法】水一盏半，加生姜三片，煎八分，食远服。

【功效】疏气解郁

【主治】诸郁。

【加减】湿郁，加苍白术；热郁，加黄芩，倍栀子；痰郁，加南胆星、枳壳、小皂荚；血郁，加桃仁、红花、牡丹皮；食郁，加山楂、神曲、麦芽。

五积交加散

【出处】《寿世保元》卷七。

【组成】羌活一钱，苍术(米泔浸)八分，防风(去芦)八分，枳壳(麸炒)八分，陈皮八分，柴胡八分，当归(酒洗)八分，川芎八分，独活八分，白芷八分，半夏(姜汁制)八分，麻黄八分，桔梗八分，白茯苓八分，厚朴(姜炒)八分，桂枝四分，甘草三分。

【用法】上锉。加生姜、葱，水煎，热服。只可服一至二帖，勿多服。再服去柴胡，加乌药、僵蚕各一钱。酒煎，热服。

【主治】妇人34~35岁，因经水到时，当风坐卧，失于回避，腠理空虚，外邪乘入。遍身麻痹，不能转侧；肺经受风，咳嗽痰盛。

六龙固本丸

【出处】《寿世保元》卷七。

【组成】怀山药四两，巴戟肉四两，山茱萸肉四两，川楝子肉二两，黄芪一两，补骨脂二两(青盐三钱煎汤，拌半日，搓去皮，黄柏五钱酒煎，拌骨脂，炒)，小茴香一两(盐二钱煎汤，拌楝肉，同炒干)，人参二两，莲肉二两，木瓜二两，当归身二两，生地黄二两，白芍一两，川芎一两。

【用法】每服一百丸，空心淡盐汤送下。用水三碗，童便二钟，拌浸一日，烘，又浸又烘干，上为细末，用斑龙胶一料为丸，如梧桐子大。

【功效】生血固真，补心益肾。

【主治】妇人赤白带下，不孕，及小产、血崩、五劳七情等致虚者。

六应散

【出处】《丹溪心法附余》卷二十四。

【组成】郁金、滑石、川芎各等分。

【用法】每服一至二钱，空心以薑汁调下。上为细末。

【主治】中风痰迷心窍，癫狂烦乱，人事昏沉，痰涎壅盛，及五痫，心风。

六味活血散

【出处】《保婴撮要》卷十八。

【组成】当归、川芎、赤芍药、生地黄、红花、苏木各等分。

【用法】水煎，量服之。

【功效】清热凉血，活血止痛。

【主治】痈疽疮痛初起，红肿不散。

【备注】痘疮生痛毒一小儿赤肿作痛，内服外敷皆寒凉之药，用活命饮一服，痛顿止而肿未消，此凉药血凝而然也，用六味活血散及隔蒜灸而痊。

六和汤

【出处】《医统》卷八十八。

【组成】川芎、当归、白芍药、生地黄、人参、白术各等分。

【用法】上咬咀。水煎，不拘时候服。

【主治】虚热，三焦五脏不和，啼哭烦躁，夜出盗汗。

六物煎

【出处】《景岳全书》卷五十一。

【组成】炙甘草、当归、熟地（或用生地），川芎三至四分（不宜多），芍药（俱随宜加减）、人参（或有或无，随虚实用之。气不虚者不必用）。

【用法】上咬咀。水煎服。

【功效】补益气血。

【主治】痘疹血气不充，并治男女气血俱虚等证。

【加减】如发热不解，或痘未出之先，宜加柴胡以疏表，或加防风佐之；如见点后，痘不起发，或起而不贯，或贯而浆薄，均宜单用此汤，或加糯米，人乳、好酒、肉桂、川芎以助营气；如气虚痒塌不起，加穿山甲（炒用）；如红紫血热不起，宜加紫草或犀角；如脾气稍滞者，宜加陈皮、山楂；如胃气虚寒多呕者，加干姜（炒用），或加丁香；如腹痛兼滞者，加木香、陈皮；表虚气陷不起，或多汗者，加黄芪；气血俱虚未起未贯而先痒者，加肉桂、白芷；如元气大虚，寒战咬牙，泄泻，宜去芍药，加黄芪、大附子、干姜、肉桂。

六神通解散

【异名】六神通圣散

【出处】《伤寒六书》卷三。

【组成】麻黄、甘草、黄芩、石膏、滑石、苍术、川芎、羌活、细辛。

【用法】水二钟，加生姜三片，豆豉一撮，葱白二茎煎之。

【主治】时行三月后，谓之晚发，头痛，身热恶寒，脉洪数。

【备注】热服取汗，中病即止。六神通圣散（《医统》卷十四）。

六香散

【出处】《准绳·类方》卷五。

【组成】甘松（去土）二两，零陵香二两，香白芷二两，茅香（去土，锉）二两，香附子（炒）二两，藿香二两，川芎二两，三奈子半两。

【用法】上除三奈子另研，余七味同为㕮咀，分作四剂。每用一剂，以水六大碗，煎至三碗，去滓，却入三奈子搅匀，乘热洗疮。

【主治】癞病。

【备注】若疮不破，用铍针于疙瘩疮上刺破，令恶血出尽，然后淋洗，一伏时洗一番，洗了拭干，用八金散点。淋洗时，浴室毋令透风，卧处须令暖和得所，一月之间不可出外。若热，不可饮冷水。

仓公下气汤

【出处】《陈素庵妇科补解》卷三。

【组成】归身、川芎、白芍、茯苓、白术、甘草、陈皮、厚朴、木香、香附、乌药、杜仲、腹皮、紫苏、前胡。

【用法】水煎服。

【功效】宽胸除胀，益气安胎。

【主治】妊娠腹中宿有风寒逆气，致令停饮，复重触冷发动，与气相干，致心腹胀满者。

【加减】是方腹、陈、木、朴、乌、香宽胸除胀，芎、归、术、芍安胎益气，甘草、茯苓利水祛胀，苏、前除六腑之结气也。

内托千金散

【出处】《瑞竹堂方》卷五。

【组成】人参三钱，当归三钱，黄芪三钱，芍药三钱，川芎三钱，防风三钱，甘草三钱，瓜蒌三钱，白芷三钱，官桂三钱，桔梗三钱，金银花二钱。

【用法】上㕮咀。每服七至八钱，水二大盏，煎至七分，入酒半盏，去滓温服，一日三次。

【主治】脑背痈疽，乳、便等恶疮。

【备注】两服之后，疮口内有黑血出者，或遍身汗出，皆药之功效也。如病势猛恶，每服一两，水一大碗煎服。痛甚者，倍加当归、芍药，或加乳香二钱。方中金银花用量原缺，据《普济方》补。

内托千金散

【出处】《治痘全书》卷十三。

【组成】人参、白芍、甘草、当归、川芎、黄芪（炙）、厚朴、白芷、木香、桔梗、牛蒡子、地肤子、糯米、鸡汁。

【用法】为散服。

【功效】益气宣散。

【主治】痘出热甚气滞，皮肉肿亮者。

内托白蔹散

【出处】《回春》卷五。

【组成】当归一钱，赤芍一钱，川芎七分，白芷八分，连翘一钱，白蒺藜四分，白蔹八分，片芩(酒炒)八分，防风五分，桔梗五分，花粉七分，瓜蒌仁八分(另研)，柴胡五分，乳香七分(另研)，生甘草节四分。

【用法】水煎，晚间热服。上锉一剂。

【主治】腋下痰核，因酒、怒气发肿痛，溃脓久不合口。

【备注】忌一切发物并怒气、房劳。

内托至奇汤

【出处】《准绳·幼科》卷四。

【组成】天门冬、麦门冬、人参、白术、当归、茯苓、薏苡仁、川芎、陈皮、甘草、桔梗、银杏(去皮)。

【用法】加糯米煎，频频服。

【功效】补阴清肺培脾。

【主治】5~6岁小儿，原体薄劣，身发大热，干渴，患嗽，疹出未几而痘随出，其势颇危。

内托消毒散

【出处】《准绳·伤寒》卷七。

【组成】人参、黄芪、防风、白芷、川芎、当归、桔梗、连翘、升麻、柴胡、金银花、甘草节。

【用法】上药用水一钟，好酒一钟，同煎一钟，去滓，徐徐温服。

【主治】发颐，已破或未破有脓不可消者。

【加减】疮破者以玄武膏贴之。四周赤肿不退者，仍以见肿消草、生白及、白蔹、土大黄、生大蓟根、野苎麻根，共捣成饼，入朴硝一钱，和匀，贴肿上，留头勿贴。兼服蜡矾丸最妙。

内托黄芪汤

【出处】《外科理例·附方》。

【组成】黄芪(盐水拌炒)一钱，麦门冬(去心)一钱，熟地黄(酒拌)一钱，人参一钱，茯苓一钱，白术(炒)五分，川芎五分，官桂五分，远志(去心)五分，当归(酒拌)五分，甘草(炙)三分。

【用法】水二钟，加生姜三片，大枣二枚，煎八分，食远服。上作一剂。

【主治】溃疡作痛，倦怠少食，无睡，自汗，口干或发热，久不愈。

内托散

【出处】《普济方》卷三〇九。

【组成】当归半两，熟地黄(并酒浸)一两，木鳖子一两，川芎一两，草乌一两，芍药一两，细辛一两，自然铜(火煨，醋淬，为末)二钱。

【用法】每服三十丸，温酒送下，不拘时候；或为末，木瓜调酒下。上为末，酒煮为丸，如弹子大。

【主治】折伤。

内补散

【出处】《奇效良方》卷六十五。

【组成】人参、黄芪、白芷、当归、肉桂、桔梗(炒)、川芎、木香、甘草(炙)、防风、厚朴(姜制)、阿胶(炒)、橘皮(去白)各等分。

【用法】每服一钱，加酒二匙，温汤浸调服之，不拘时候。上为细末。

【功效】滋养血气，疮毒得出。

【主治】小儿正患疮疹中，或感外寒，或内伤生冷，或服冷药过多，因生吐泻，脾虚血涩，疮疹迟迟不出，肌肤瘦而无血色。

内消散

【出处】《回春》卷五。

【组成】归尾一两，连翘一两，羌活一两，独活一两，薄荷一两，桂枝一两，赤芍一两，白芷梢一两，防风一两半，荆芥八钱，细辛八钱，藁本七钱半，小川芎六钱，甘草节六钱。

【用法】每服二钱，食后酒调下。上为细末。

【主治】梅核，痰核，马刀瘰疬。

内消散

【出处】《准绳·类方》卷七。

【组成】羌活、独活、苏木、红内消、当归、川芎、大黄、钩藤、白芷、红花、桃仁、甘草节、赤芍药、生地黄、瓜蒌根、紫金皮、金锁匙、血竭草。

【用法】水煎，食后服。次用生地黄一两、杏仁五十枚，捣烂贴眼上，复以精猪肉贴之。

【主治】眼目伤损。

内解散

【出处】《治痘全书》卷十四。

【组成】人参、山甲、黄芪、当归、芍药、川芎、皂角刺、金银花、山楂、甘草、木香。

【用法】为散服。

【主治】痘疮七～八日间，色枯淡，不起无浆者。

【方解】《痘学真传》：用黄芪补气以托毒，白芍、归、芎和血以化毒，山甲、皂角、银花、山楂清热以攻毒，甘草、木香和诸药以调脾胃，则毒自解，既无中虚内陷之变，亦无峻补壅毒之虞。

分消导气汤

【异名】上下分消导气汤

【出处】《医统》卷四十一引《发明》。

【组成】桔梗八分，枳实(麸炒)八分，厚朴(姜制)八分，青皮八分，香附子(制)八分，茯苓八分，半夏八分，瓜蒌五分，黄连五分，桑白皮五分，槟榔五分，泽泻五分，川芎五分，麦芽五分，木通五分，甘草梢三分。

【用法】水盏半，姜三片，煎七分服。

【主治】气痰壅盛，二便不利。

【备注】上下分消导气汤（《回春》卷三）。或用神曲为丸，名"分消丸"。方中枳实，《回春》作"枳壳"。

化风丹

【出处】《婴童百问》卷十。

【组成】荆芥、黄芩、防风、羌活、独活、天麻、胆南星、川芎各等分，朱砂减半，甘草减半（一方加白附子、全蝎、僵蚕）。

【用法】每服一丸。薄荷汤化下。上为末，炼蜜为丸，如芡实大。

【主治】小儿疮疹。

化风丹

【出处】《古今医鉴》卷二。

【组成】天南星（牛胆制过）二钱，天麻（煨）一钱，防风（去芦）一钱，荆芥穗一钱，羌活一钱，独活（去芦）一钱，人参（去芦）一钱，细辛一钱，川芎一钱，木香五分。

【用法】薄荷泡汤研化服。

【主治】一切中风痰厥风痫，牙关紧急，不省人事，及小儿惊风搐搦，角弓反张，发热痰嗽喘促。

【加减】因气忿，用紫苏汤化下；如牙关口噤，用少许擦牙即开。上为细末，炼蜜为丸，如芡实大，朱砂为衣。

化气四物汤

【出处】《鲁府禁方》卷三。

【组成】川芎、赤芍、青皮（去瓤）、陈皮、香附、槟榔、木香、乌药、莪术（醋炒）、川乌（火炮，去皮尖）、三棱（醋炒）、石菖蒲、良姜各等分。

【用法】水煎服。上锉。

【功效】顺气止痛。

【主治】气逆上攻，胸胁作痛。

化坚汤

【出处】《寿世保元》卷三。

【组成】白术（去芦）二钱，白茯苓（去皮）三钱，当归三钱，川芎一钱五分，香附（炒）二钱，山楂二钱，枳实一钱，陈皮二钱，半夏（姜汁炒）二钱，红花八分，桃仁（去皮尖用）十粒，莪术一钱，甘草八分。

【用法】加生姜三片，水煎，温服。

【主治】五积六聚，癥瘕痃癖，痰饮、食积、死血成块者。

【加减】肉积，加黄连六分；面积，加神曲二钱；左有块，加川芎一钱；右有块，加青皮二钱；饱腹，加萝卜子三钱；壮人，加三棱一钱；弱人，加人参二钱。上锉一剂。

化积四物汤

【出处】《鲁府禁方》卷三。

【组成】当归(酒洗)七分,川芎七分,赤芍七分,三棱(醋浸,炒)七分,莪术(醋浸,炒)七分,青皮(去瓤)七分,陈皮七分,枳壳(麸炒)七分,枳实(麸炒)七分,槟榔七分,砂仁七分,香附七分,莲肉七分,乌梅一个,青木香五分,白豆蔻(去壳)五分。

【用法】上锉。水煎服。

【主治】因饮酒中毒,或时胸中痞闷,腹中膨胀,有妨饮食。

化铁金丹

【出处】《回春》卷三。

【组成】黄芪五钱,人参五钱,白术五钱,当归五钱,川芎五钱,陈皮五钱,青皮(去瓤)五钱,香附五钱,乌药五钱,槟榔五钱,枳壳(麸炒)五钱,枳实(麸炒)五钱,木香五钱,沉香五钱,苍术(米泔浸)五钱,山楂肉五钱,神曲(炒)五钱,草果五钱,麦芽(炒)五钱,草豆蔻五钱,萝卜子五钱,苏子五钱,白芥子五钱,三棱五钱,莪术五钱,厚朴(姜汁炒)五钱,小茴香五钱,白矾五钱,牙皂五钱,黄连五钱,赤芍五钱,柴胡五钱,龙胆草五钱,甘草五钱,大黄(生用)六钱,牵牛(用头末)八钱,乳香五钱,没药五钱,阿魏五钱,硇砂(用瓷罐煅过)五钱,皮消一两。

【用法】每服五十丸,空心米汤送下,午间白水送下,夜白水送下,一日三次。上为细末,酽醋打稀糊为丸,如梧桐子大。

【功效】化积除滞。

【主治】积块。

化毒排脓内托散

【出处】《普济方》卷二八三。

【组成】人参一两,当归一两,川芎一两,防风一两。

【用法】上为细末。每服五钱,热酒调下,不拘时候。

【功效】化毒排脓。

【主治】一切痈疽发背,诸般疮肿。

化痰四物汤

【出处】《鲁府禁方》卷三。

【组成】当归(酒洗)、川芎、赤芍、陈皮、半夏(汤泡,姜炒)、白茯苓(去皮)、桔梗(去芦)、枳实、青皮(去瓤)、香附米各等分。

【用法】加生姜五片,水煎,温服。上锉。

【功效】化痰宽胸。

【主治】痰壅不利,胸膈不宽。

升气散

【出处】《普济方》卷五十五。

【组成】川芎、白芷、香附、紫苏叶、陈皮、菖蒲、当归、防风、甘草各等分。

【用法】上为细末。每服五钱,加生姜、葱,水煎,食后服。

【主治】气不升降,九窍闭塞,耳痛肿聋,聍聍底耳脓出。

升天散

【异名】灌脓起顶散

【出处】《赤水玄珠》卷二十八。

【组成】人参六分，黄芪八分，山楂八分，白术（土炒）五分，当归五分，川芎五分，橘红五分，甘草三分，淫羊藿二分，穿山甲（土炒黄）二分，肉桂三厘（此引经之药，多则痒），木香二分。

【用法】加生姜一片，大枣一枚，水煎服；或为末服亦可。

【主治】痘灰白，或红紫、黑陷、干枯，或清水不成浆。

【加减】如呕吐，生姜汤调下；泻，米饮调下；肚痛，神曲煎汤调下；烦躁，麦门冬汤调下；渴，用麦冬、五味煎汤调下；吐泻，藿香、陈皮汤调下。痘不成浆，多服数帖无妨。

升阳益胃汤

【出处】《陈素庵妇科补解》卷一。

【组成】柴胡五分，葛根一钱，石莲子八分，茯苓一钱，升麻三分，当归一钱五分，丹皮一钱五分，川芎八分，白芍一钱，生地一钱五分，秦艽一钱，麦冬一钱五分，生草三分。

【用法】水煎服。

【功效】清心火，养脾血。

【主治】经水不通，属二阳之病。

【方解】是方以升、柴、秦、葛升其清阳之气；石莲、麦、茯引入心经；四物、丹皮培养阴血；秦、葛引入于胃；苓、草引火下行，以通心气；丹皮、生地祛血中伏火，则阳明燥金不受伤，而水谷之气自能生津液以和营卫，月事必自通矣。

升阳散火汤

【出处】《陈素庵妇科补解》卷三。

【组成】荆芥、焦栀、防风、甘草、细辛、白芍、生地、当归、麦冬、川芎、柴胡、黄芩、泽泻、茯苓。

【用法】水煎服。

【功效】清相火，除浮热，滋阴血，养胎元。

【主治】妊娠肾水虚不能制火，手少阳三焦、足少阳胆两经之火妄行于头面及耳内外，以致卒然耳聋者。

【方解】是方升阳散火为主，阳升则火自降，火降则金水二脏俱安，而耳自能司听矣。荆、防、细、芎升阳于上；泽、甘、栀、苓降火于下；归、芍、麦、地养血滋阴；柴、芩和肝，使少阳之伏火得疏而邪热不致妄行。火郁则发之，方不专治耳聋，而善于治耳聋也。

升麻干葛汤

【出处】《审视瑶函》卷四。

【组成】升麻五分，桔梗五分，羌活一钱，川芎一钱，防风一钱，干葛一钱五分，麻黄三分，白芷三分，蝉蜕七个，陈皮四分，甘草四分。

【用法】上锉。加生姜一片，葱白一段，白水二钟，煎至一钟，去滓，食后热服。

【主治】疳眼暴发，两目红肿疼痛，寒热相争。

【备注】取汗为度。

升麻发表汤

【异名】升阳发表汤

【出处】《伤寒六书》卷四。

【组成】麻黄四分，桂枝三分，甘草三分，杏仁(去皮尖)八分，白芷八分，防风八分，升麻五分，羌活一钱，川芎一钱。

【用法】水二钟，加生姜三片，葱白二茎，豆豉一撮煎之，热服取汗。宜厚被覆首。感寒甚重，服不作汗，宜再服二至三剂。

【主治】冬月正伤寒，头痛发热恶寒，脊强，脉浮紧，无汗，头如斧劈，身如火炽者。

【加减】发热恶寒，头痛无汗而喘者，加葛根，去升麻；身体痛者，加苍术、芍药，去杏仁；身痒面赤者，以不得小汗出，去白芷、杏仁，加柴胡、芍药；胸中饱满者，加枳壳，桔梗。中病即止，不得多服，多则反加别病。有汗者勿用。

【备注】升阳发表汤(《鲁府禁方》卷一)。

升麻汤

【出处】《普济方》卷六十五。

【组成】川芎一钱，升麻七钱半，荜茇半钱，石膏二两，蝎梢五钱，荆芥一钱半。

【用法】上为细末。

【功效】消火止痛。

【主治】牙痛。

升麻防荆汤

【出处】《准绳·类方》卷四。

【组成】柴胡、黄芩、半夏(姜制)、甘草、防风、荆芥、羌活、独活、家葛、升麻、赤芍药、川芎、白芷。

【用法】上以生姜、薄荷煎服。

【主治】颈项强痛。

【加减】无汗，加麻黄，有汗，加桂枝。

升麻芷葛汤

【出处】《审视瑶函》卷三。

【组成】升麻、家干葛、白芷、苏薄荷、石膏、广陈皮、川芎、制半夏、甘草各等分。

【用法】上锉。加生姜三片，白水二钟，煎至八分，食后服。

【功效】疏风止痛。

【主治】阳明经头风头痛，身热口渴。

升麻苍术汤

【出处】方出《明医杂著》卷二，名见《东医宝鉴·杂病篇》卷三。

【组成】黄连(姜炒)一钱，黄芩一钱，木香一钱，厚朴(姜制)一钱，枳实(麸炒)一钱，半夏(汤洗)一钱，桔梗一钱，柴胡一钱，川芎一钱，木通一钱，生甘草七分，升麻一钱五分，苍术(泔浸、盐水炒)一钱五分。

【用法】姜水煎，食前热服。

【功效】清上焦，解内毒，行气降痰。

【主治】岭南春秋时月，人感山岚瘴雾之气，毒气从鼻口入内，发寒热，胸膈饱闷，不思饮食。

【备注】《东医宝鉴·杂病篇》有陈皮。

升麻透斑汤

【出处】《景岳全书》卷六十三。

【组成】升麻五分，枳壳（麸炒）五分，柴胡钱半，桔梗一钱，前胡一钱，干葛七分，川芎七分，茯苓七分，陈皮四分，半夏四分，甘草四分。

【用法】上加生姜一片，水一钟，煎五分，作十余次，徐服之。

【主治】疹疮初见红点一日至三日。

升麻黄连汤

【出处】《外科枢要》卷四。

【组成】升麻一钱半，川芎一钱半，当归一钱半，连翘一钱，黄连一钱，牛蒡子一钱，白芷一钱。

【用法】水煎服。

【主治】胃经热毒，腮肿作痛，或发寒热。

【加减】若焮连太阳，加羌活；连耳后，加山栀、柴胡。

升麻黄连汤

【出处】《回春》卷五。

【组成】升麻一钱半，葛根一钱半，白芍七分，川芎四分，苍术八分半，薄荷二分半，荆芥二分半，酒芩六分，犀角四分半，白芷二分，甘草五分，黄连（酒洗）五分。

【用法】水煎，食后服。上锉一剂。

【主治】阳明经风热，面热。

升麻散

【出处】《普济方》卷六十五引《经验良方》。

【组成】升麻半两，地黄半两，川芎半两，地骨皮半两，槐子半两，细辛半两，鬼角半两，白芷半两，川椒二钱半。

【用法】以药少许揩牙。有涎吐出，用盐灌漱。上为细末。

【功效】消火止痛。

【主治】牙疼腮肿。

升麻散坚汤

【出处】《外科正宗》卷二。

【组成】升麻五分，甘草五分，莪术五分，三棱五分，陈皮五分，桔梗五分，黄连五分，龙胆草五分，葛根五分，川芎五分，白芍五分，夏枯草五分，连翘五分，黄芩五分，当归五分。

【用法】每服一百丸，临睡黄酒调下。

【主治】瘰疬绕颈或至颊车，属足阳明；核深远陷，隐曲肉底，又属足少阴。俱作肿块、坚硬，大小不一。

【加减】头不枕更妙。有痰，加天花粉。水二钟，煎八分，食后热服。再用上药加倍，为末，蜜丸，如绿豆大。

天仙圣化丹

【出处】《普济方》卷一一五。

【组成】川芎一两，防风一两，羌活一两，独活一两，胡麻子(微炒)一两二钱半，金毛狗脊(去毛)一两二钱半，苦参(去皮)一两二钱半，猪牙皂角(微炒，锉)一两二钱半，当归一两半，荆芥(陈者)半两，蝉蜕(去土)半两，全蝎(全者)半两，僵蚕(直者，炒)半两，何首乌(新者)半两，香白芷半两，苍耳草(蒸)半两。

【用法】每服四十丸，加至六十丸。

【主治】一切风证。

【备注】如病人面上浮肿，眉中痒不止；或是风气攀睛，手足拘挛，先服此药一料，茶清送下，一日四次，空心、食后、午后、临卧服之。或病人四肢麻木，手足刺痛，脚腿生疮，先服夺命丹一料，后服圣化丹药。十日后仍用白薄瓷碗打针：先于面上放血，次入膊上，后放腿脚上血；如遇天道睛明，五～六日间如此放血一次，量病轻重，不可放血太多。若妇人患病，放血多不妨。上为细末，用大风子二斤，去壳，烂杵如泥，与前药和匀，用陈米擂粉，打糊为丸，如梧桐子大。

天冬饮子

【出处】《审视瑶函》卷四。

【组成】天门冬、知母、茺蔚子、防风、辽五味、茯苓、熟地黄、羌活、荆芥穗、川芎、白芍药、当归各等分。

【用法】上锉。

【主治】怀孕多居暖阁，或烘火过热，衣被卧褥，伏热在内，或服补药及热物太过，肝脏壅极，致令胎热。将临月，两目忽然不明，灯火不见，头痛目昏，腮项肿满，不能转颈。

【备注】大忌酒、蒜、炙煿、油腻、一切辛热发物。《胎产秘书》有人参，无羌活。

天台散

【出处】《古今医鉴》卷二。

【组成】麻黄(去节)七分，陈皮八分，乌药八分，僵蚕八分，川芎八分，枳壳(麸炒)八分，桔梗八分，白芷八分，干姜八分，防风八分，羌活八分，天麻八分，当归一钱，续断一钱，威灵仙一钱，乳香一钱，没药一钱，甘草六分，麝香少许。

【用法】加生姜三片，水二盏，煎一盏，不拘时候服。

【主治】中风，手足瘫痪疼痛。

天竺黄丸

【出处】《古今医鉴》卷九。

【组成】当归二两，川芎二两，白芷二两，人参二两，茯苓二两，麦门冬二两，防风二两，荆芥二两，薄荷二两，苍耳子二两，香附子二两，蔓荆子二两，秦艽二两，甘草二两，天竺黄三钱。

【用法】每服三十至四十丸，米汤送下。上为细末，炼蜜为丸，如梧桐子大。

【主治】鼻渊。

天保采薇汤

【出处】《幼科发挥》。

【组成】羌活、前胡、半夏、陈皮、柴胡、赤芍、白茯苓、川芎、枳壳、厚朴、桔梗、苍术、升麻、葛根、藿香、独活、甘草。

【用法】水煎服。

【功效】透邪解郁。

【主治】麻疹发出不快，及不透发；或红点见面，偶夹风邪而隐者；或误除烧热，隐而不见，腹内作痛。

天麻丸

【出处】《普济方》卷九十二。

【组成】天麻一两，川芎一两，白僵蚕(微炒)一两，白附子(炮裂)一两，天南星(炮裂)一两，防风(去芦头)三分，羚羊角屑半两，干蝎(微炒)一分，牛黄(细研)一分，麝香(细研)一分，腻粉半分，麻黄(去根节)三分。

【用法】每服十丸，以温酒送下，不拘时候。

【主治】中风口眼㖞斜，言语不正。

天麻汤

【出处】《审视瑶函》卷三。

【组成】天麻、家菊花、川芎、当归身、羌活、白芍药、甘草各等分。

【用法】上锉。白水二钟，煎至八分，去滓，食后热服。

【主治】目疾，白珠俱青症。郁邪蒸逼，走入珠中，膏汁游出，入于气轮、致白睛色忽变青蓝，瞳神必有大小。

【加减】伤寒疟后，白珠青者，加柴胡、麦门冬(去心)、黄芩、天花粉；毒气所攻，白珠青者，加黄芩、牛蒡子(炒，研)、连翘、黄连。

天麻防风丸

【出处】《医林绳墨大全》卷五。

【组成】防风五钱，天麻五钱，川芎五钱，羌活五钱，白芷五钱，草乌头五钱，白附子五钱，荆芥五钱，当归五钱，甘草(炙)五钱，白滑石二两。

【用法】酒送下。上为末，炼蜜为丸。

【主治】风湿麻痹，肢节走痛、注痛，中风偏枯，或内外风热壅滞，昏眩。

天麻饮子

【出处】《普济方》卷九十七引《卫生家宝》。

【组成】天麻(酒浸)一两，防风(去芦)一两，当归(洗净，去芦，酒浸)一两，川芎一两，羌活一两，威灵仙(酒浸)一两，五加皮一两，白芍药(微炒)一两，肉桂(去粗皮，不见火)半两，木香(不见火)半两，酸枣仁(微炒，去皮)半两，犀角屑半两，海桐皮(酒浸)三分，人参(去芦)三分，白术(去苗，洗)三分，干葛三分，细辛(去苗，洗)三分，甘草(炙)三分。

【用法】每服三大钱，水一盏，加生姜二片，煎至七分，去滓热服，不拘时候。

【功效】调血退热，解劳倦，进饮食，轻健四肢。

【主治】气血不足，正气与风邪相搏，浑身臂膊疼痛，潮热往来，倦怠，心间烦躁，恍惚不宁。

天麻定喘汤

【异名】天麻定喘饮。

【出处】《婴童百问》卷六。

【组成】天麻一两，防风一两，羌活一两，甘草一两，人参半两，桔梗一两，白术半两，川芎半两，半夏曲一两。

【用法】上咬咀。每服二钱，水一盏，加麦门冬十四个，煎至七分，食后服。

【主治】小儿喘嗽、惊风。

【加减】有热，去白术，加芍药、枳壳。天麻定喘饮（《保婴撮要》卷六）。

天慈夺命丹

【出处】《普济方》卷一一五。

【组成】当归（味甘者佳，辣者不用，酒微浸洗）、防风（去芦头，资州顺德者佳）、川芎（道地雀脑者，入手沉重者，余芎不用）、羌活（皮黑、体轻、竹节者佳）、金毛狗脊（新者去毛，浸软切）、独活（形如当归者佳，川者）各等分。

【用法】每服五十丸至七十丸。

【主治】诸风。

【加减】病在下，空心以煎药汁送下，食后用茶清送下；若病在上，可空心用茶清送下，食后、临睡以煎药送之，一日三至四次。上晒干，为极细末；用新大风子四斤，去壳不用，将肉烂杵如泥，入前末药和匀，用陈米饭杵烂，和药为丸，如梧桐子大。

【备注】切忌发风动气毒物，只食白粥、白饭；大忌房事。

太乙膏

【出处】《普济方》卷三一四。

【组成】黄丹四两，木鳖子九枚（去皮），巴豆九十粒，大麻子七十个（去皮），柳枝二两，槐枝二两，桃枝二两，香白芷一钱，苍术（随用），杏仁（随用），穿山甲一个，清油半斤，没药一钱，川芎一钱，当归一钱，人参一钱，乳香一钱，轻粉一钱，黄连（随用），黄芩（随用），黄柏（随用），铜青（随用）。

【用法】上药依法煎熬。

【主治】疮肿伤折。

太山磐石散

【异名】泰山磐石散、安胎散。

【出处】《医统》卷八十五。

【组成】人参一钱，黄芪一钱，白术五分，炙甘草五分，当归一钱，川芎八分，白芍药八分，熟地黄八分，续断一钱，糯米一撮，黄芩一钱，砂仁五分。

【用法】冲服。

【功效】安胎兼养气血脾胃。

【主治】妇人气血两虚，身体素弱，或肥而不实，或瘦而血热，或脾胃少食倦怠，素有堕胎之患。

【加减】脾胃有热者，倍加黄芩，少用砂仁；胃弱者，多用砂仁，少加黄芩。

【方解】本方证是由气血虚弱，胞宫不固，胎元失养，以致胎动不安，甚或流产。故用人参、黄芪、白术、炙草以补脾益气；当归、熟地、芍药、续断补益肝肾，养血和血。其中白术与黄芪相配，具有健脾清热以安胎之功，少用砂仁，取其辛温而涩，既可理气和中，亦可安胎。川芎配在补血、养血药中，是调和血中之气。糯米甘平养脾胃而固胎元。诸药配伍，共收益气健脾，补养肝肾而安胎元之功。

【备注】泰山磐石散（《景岳全书》卷六十一）、安胎散（《文堂集验方》卷三）。

太白散

【出处】《普济方》卷四十四引《仁存方》。

【组成】石膏（煅）二两，川芎半两，甘草一分（一方无甘草）。

【用法】茶芽少许，热汤调二分，食后服。上为末。

【主治】头痛。

开郁二陈汤

【出处】《万氏女科》卷一。

【组成】陈皮一钱，白茯苓一钱，苍术一钱，香附一钱，川芎一钱，半夏七分，青皮七分，莪术七分，槟榔七分，甘草五分，木香五分。

【用法】生姜为引。

【功效】开郁活血行滞。

【主治】经闭不行，因气郁血闭者。

【加减】本方方名，《医钞类编》引作"开菀二陈汤"。

开郁导气汤

【出处】《回春》卷五。

【组成】苍术（米泔浸）一钱，香附（童便浸）一钱，川芎一钱，白芷一钱，茯苓（去皮）一钱，滑石一钱，栀子（炒黑）一钱，神曲（炒）一钱，陈皮五分，干姜（炒黑）五分，甘草少许。

【用法】上锉一剂。水煎，温服。

【功效】开郁舒气止痛。

【主治】腹痛。

开郁和中汤

【出处】《摄生众妙方》卷五。

【组成】人参（去芦）五分，白术（去梗，坚者）一钱，白茯苓（去皮）七分，甘草（炙）五分，香附子（童便浸，炒）八分，苍术（米泔浸，炒）七分，黄连（去须，炒）四分，川芎五分，陈皮（去白）七分，青皮（去瓤）三分，栀子仁（鲜红者，生姜汁炒）五分，柴胡（去苗）七分。

【用法】水一钟，加生姜三片，煎至八分，去滓，食远温服。上锉作一服。

【功效】开郁养胃进食，消积痞，和中，益元气。

【主治】中脘痞满。

【加减】气不和，少加木香三分；饮食不化，加枳实（炒）五分，山楂肉七分。

开郁清痰丸

【出处】《外科活人定本》卷二。

【组成】半夏(法制)、陈皮、香附(醋浸)、川芎、苍术、白芷、白术、羌活、当归、桔梗、黄芩、玄参、黄连、石膏、连翘、贝母、枳壳、螵蛸(酒制)、海浮石、青黛、昆布(酒制)、甘草、天花粉各等分。

【用法】上为末，炼蜜为丸，如梧桐子大。

【功效】开郁消痰。

【主治】瘰疬。

开结舒经汤

【异名】开结舒筋汤

【出处】《古今医鉴》卷七。

【组成】紫苏八分，陈皮八分，香附(醋炒)八分，台乌八分，川芎八分，苍术(米泔浸三日，锉碎，炒)八分，羌活八分，南星八分(制)，半夏八分(制)，当归八分，桂枝四分，甘草四分。上锉。

【用法】加生姜三片，水煎，入竹沥、姜汁各半盏服。

【功效】开结舒筋解郁。

【主治】七情六郁，气滞经络，手足麻痹。

【备注】开结舒筋汤(《杂病源流犀烛》卷十三)。

方脉流气饮

【出处】《外科发挥》卷五。

【组成】紫苏一钱，青皮(去白)一钱，当归(酒拌)一钱，芍药(炒)一钱，乌药一钱，茯苓一钱，桔梗(炒)一钱，半夏(姜制)一钱，川芎一钱，黄芪(炙)一钱，枳实(麸炒)一钱，防风一钱，陈皮(去白)一钱，甘草(炙)一钱，木香五分，大腹皮五分，槟榔五分，枳壳(麸炒)五分。

【用法】水二钟，加生姜三片，大枣一个，煎八分，食远服。

【主治】瘰疬，流注，及郁结聚结肿块，或走注疼痛，或心胸痞闷，咽塞不利，胁腹膨胀，呕吐不食，上气喘急，咳嗽痰盛，面目或四肢浮肿，大小便秘。

无比地黄丸

【出处】《普济方》卷七十二引《经验良方》。

【组成】肉苁蓉四两(酒浸)，枸杞子四两，当归二两，川芎二两，防风(去芦)二两，菊花一两半，楮实(拣，焙)一两半，巴戟(去心)一两半，荆芥穗一两半，白蒺藜一两半，决明子(炒)一两，生干地黄四两。

【用法】每服三十丸，空心盐汤送下；或温无灰酒送下亦可。上为末，炼蜜和丸，如梧桐子大。

【功效】补益肝肾。

【主治】肝肾虚，眼生黑花，乍结内障，目力亏损，逢风有泪。

无比膏

【出处】《普济方》卷三一三。

【组成】香油一斤二两，黄连三钱，黄柏三钱，当归三钱，木鳖子三钱，白及三钱，白蔹三钱，何首乌三钱，赤芍药三钱，桃仁三钱，川芎三钱，生地黄三钱，熟地黄三钱，南星三钱，半夏三钱，巴豆十四枚，防风三钱，草乌三钱，白芷三钱，白芍药三钱。

【用法】上将香油煎至黑色，去滓，次入黄丹半钱，又入黄腊一块，乳半两，没半两，韶粉半两，煎至熟。

【主治】诸般痈疽、瘰疬、发背恶疮。

无价金丹

【出处】《寿世保元》卷五。

【组成】白术（去芦，炒）三两，枳实（麸炒）一两，苍术（米泔浸，炒），猪苓一两，麦芽（炒）二两，神曲（炒）二两，半夏（汤泡）二两，泽泻七钱，赤茯苓（去皮）七钱，川芎七钱，黄连（陈土炒）七钱，白螺蛳（煅）七钱，砂仁五钱，草豆蔻五钱，黄芩（陈土炒）五钱，青皮（去瓤）五钱，莱菔子（炒）五钱，生姜五钱，陈皮（去净白）三钱，香附子（童便炒）三钱，瓜蒌仁三钱，槟榔三钱，川厚朴（去皮，姜炒）二钱，木香二钱，甘草二钱。

【用法】每服七十丸，多至一百丸，米汤送下。

【功效】清痰涎，消食积、酒积、肉积、茶积。

【主治】一切诸积在胃脘当心而痛，及痞满恶心，嘈杂呕吐，嗳气吞酸，脾疼，诸痛。

【加减】吞酸，加吴茱萸（汤泡），寒月用五钱，热月用二钱半：久病夹虚，加人参、扁豆、石莲肉各五钱；时常口吐清水，加炒滑石一两，牡蛎（煅）五钱。上为细末，青荷叶泡汤浸晚粳米，研粉作糊为丸，如梧桐子大。

木香异功散

【出处】《万氏家抄方》卷六。

【组成】当归、茯苓、木香、肉桂、人参、陈皮、丁香、白术、川芎、附子、肉果（面包煨）、黄芪。

【用法】每服三钱，加生姜三片，大枣二枚，水煎服。

【主治】虚寒不足，痘不起长，不成血泡脓窠；又治表虚塌痒，内虚泄泻，腹胀喘嗽，闷乱烦躁，寒战咬牙，头温足冷；又治脾经痘。

木香金铃子丸

【出处】《普济方》卷二一九。

【组成】木香一两，茴香一两，甘草一两，金铃子肉二两，知母二两，白茯苓二两，川芎、当归、麝香五分。

【用法】上为细末，酒为丸，如梧桐子大。每服五十丸，空心盐汤或温酒任意送下，以干物压之。

【功效】补虚益气，壮下元，坚筋骨。

【主治】腰脚痛，筋脉拘挛。

【加减】若人虚弱者，更加鹿茸一两，海马一对补肾，和前药丸服。

【备注】方中川芎、当归用量原缺。

木通芎药汤

【出处】《保婴撮要》卷十七。

【组成】木通五分，芍药五分，白术五分，川芎三分，陈皮三分，于葛三分，甘草二分。

【用法】水煎服。

【主治】痘疮作渴，腹胀，小便不利。

木通散

【出处】《陈素庵妇科补解》卷五。

【组成】木通、滑石、甘草、赤芍、生地、陈皮、人参、黄芪、川芎、山栀、归尾、葱白、冬葵子、车前子。

【用法】冲服。

【功效】益气通淋。

【主治】产后小便不通。

【方解】产后小便不通，寻常时属膀胱热结，产后津液内亡所致。于大补气血药中加通利，则小便自通；若专于利水，则津液已竭而重亡其阴，虚虚之祸不可言矣。方中四物补血凉血；参、芪、陈、甘性味甘温益气，能除内热；车前、滑石、山栀利水清热；冬葵、葱白滑窍通结。气充血长，津液自生，小便自利矣。

平安散

【出处】《陈素庵妇科补解》卷三。

【组成】厚朴、甘草、川芎、当归、陈皮、前胡、腹皮、乌药、紫苏、桔梗、竹茹、紫菀、马兜铃、桑皮、五味子。

【用法】冲服。

【功效】定喘、消肿、安胎。

【主治】妇人受孕后血气虚羸，或风寒伤肺，或怒郁伤肝，或生冷伤胃，而致喘急，两胁刺痛，胸膈胀满者。

四物益母丸

【出处】《医统》卷八十四。

【组成】川当归四两（酒洗），熟地黄（制）四两，川芎二两，白芍药（炒）二两，益母草（不犯铁器，为末）半斤，香附子（制）半斤，吴茱萸（汤泡）二两。

【用法】每服一丸，空心酒化下。

【主治】妇人经水不调，小腹有块，时痛。

【加减】如不喜化，只作小丸吞服亦可。上为末，炼蜜为丸，如弹子大。

四物柏皮汤

【出处】《保命歌括》卷二十二。

【组成】当归梢七分，赤芍药五分，川芎五分，黄柏三钱，黄连二钱，生地黄一钱，黄芩一钱。

【用法】上咬咀，作二服。每服水一大盏，煎七分，去滓，调益元散一钱服。

【主治】血痢暴下。

四顺清凉饮子

【出处】《审视瑶函》卷三。

【组成】当归身八分，龙胆草八分(酒洗，炒)，黄芩八分，桑皮八分(蜜制)，车前子八分，生地黄八分，赤芍八分，枳壳八分，炙甘草三分，熟大黄，防风六分，川芎六分，川黄连六分(炒)，木贼草六分，羌活六分，柴胡六分。

【用法】水二钟，煎至八分，去滓，食远服。上锉一剂。

【主治】凝脂翳症。

四顺饮

【出处】《普济方》卷七十一。

【组成】大黄一两半，川芎一两，山栀仁一两，赤芍药一两，朴硝一两，当归一两，枳壳一两，甘草(炙)一两。

【用法】上㕮咀。每服二钱，加生地黄三寸煎。

【主治】远年眼目赤肿，大便不通。

【加减】兼气，加香附；痛，加乳香、没药。

四皓饮

【出处】《普济方》卷三六九。

【组成】大黄、川芎、甘草、荆芥各等分。

【用法】上㕮咀。水煎去滓，量儿大小加减服之。

【主治】小儿伤寒，头疼发热，心躁。

四香散

【出处】《医学入门》卷八。

【组成】木香一分，沉香一分，乳香一分，甘草一分，川芎五钱，胡椒五钱，陈皮五钱，人参五钱，白矾五钱，桂心一两，干姜一两，砂仁一两，茴香一两，大茄(焙)五两。

【用法】每服二钱，陈米饮调服。上为末。忌羊肉。

【主治】脾气、血气、血蛊、气蛊、水蛊、石蛊。

四物二陈汤

【出处】《济阳纲目》卷七十一。

【组成】当归一钱，川芎一钱，白芍药一钱，熟地一钱(砂仁炒)，陈皮一钱(去白)，半夏一钱，白茯苓一钱，片芩(酒炒)一钱，薄荷五分，甘草(炙)五分。

【用法】水煎，加竹沥、姜汁、童便服。上锉。

【主治】体瘦血虚而痰火兼盛者。

四制香附丸

【出处】《审视瑶函》卷四。

【组成】香附子(杵，去皮毛，净子)八两(分作四份，酒、醋、童便、盐水煮，晒，炒)，黄柏一两(酒炒)，熟地黄一两(酒水煮烂捣膏)，泽兰叶一两半(净叶)，川芎一两半(酒洗，炒)，白芍药一两半(酒洗，炒)，当归(炒)一两半，益母草四两(勿犯铁器)。

【用法】每服二至三钱，空心滚白汤送下；或食远亦可。除地黄膏另入，余共为细末，铺地一宿，去其火性，炼蜜为丸，如梧桐子大。

【主治】妇人产后崩漏，亡血过多，致睛珠疼痛，经水不调。

四物补肝散

【异名】四物补血汤、四物补肝汤

【出处】《审视瑶函》。

【组成】熟地黄(焙干)二两,香附子八钱(酒制),川芎八钱,白芍八钱(酒洗,炒),当归身八钱(酒洗,炒),夏桔草八钱,甘草四分。

【用法】每服二至三钱,食后滚白汤送下。上为细末。

【主治】妇人产后,午后至夜昏花不明;雀目初起,头旋,常见五色不定,目中困倦,时暗时明。

【方解】以熟地黄补血、当归养血为君;夏桔草入厥阴,补养血脉为臣;甘草益无气补脾胃,白芍补脾和血为佐;川芎助清阳之气上升,香附理气血,故为使耳。四物补血汤(《眼科阐微》卷三)、四物补肝汤(《医宗金鉴》卷七十八)。

四制柏术丸

【异名】二妙丸、四制丸、四制苍柏丸

【出处】《万氏家抄方》卷一。

【组成】黄柏(去皮,净)四斤(一斤酥炙十三次,一斤乳汁浸十三次,一斤童便浸十三次,一斤米泔浸十三次),无油苍术(去皮,净)一斤,川椒炒四两,补骨脂炒四两,五味子炒四两,川芎炒四两。

【用法】每服三十丸,早酒下,午茶下,晚白汤下。

【功效】滋阴降火,开胃进食,尽除周身之湿。

【主治】湿热痿证。

【备注】去四味同炒之药,只用苍术、黄柏为末,炼蜜为丸,如梧桐子大。四制丸(《摄生众妙方》卷四)、二妙丸(《医统》卷九十三)、四制苍柏丸(《医学入门》卷七)。

四物补经汤

【出处】《寿世保元》卷七。

【组成】香附六分,当归六分,白芍(酒炒)六分,熟地黄五分,川芎五分,黄芪四分(蜜炙),白茯苓四分(去皮),白术四分(去芦),黄芩四分,延胡索四分,陈皮四分,砂仁三分,小茴三分(酒炒),人参三分,阿胶(炒)三分,沉香(另研)三分,吴茱萸三分,粉草三分。

【用法】加生姜三片,水煎,空心热服。上锉。

【主治】妇人25~26岁,血海虚冷,经水不调,或时小腹疼痛,或下白带如鱼脑髓,或似米泔,不分信期,每日淋漓不止,面色萎黄,四肢无力,头昏眼花目眩。

四物瓜藤散

【出处】《陈素庵妇科补解》卷五。

【组成】当归、川芎、白芍、生地、木瓜、钩藤、续断、丹皮、防风。

【用法】以水调下。

【功效】养血温经,祛风舒络。

【主治】产后气血虚,风寒客于皮肤,入于经络,致顽痹不仁,甚则拘挛,筋节不能自如。

【方解】产后元气虚，胃气未复，饮食未充，新血不能骤长，筋脉拘挛故其常也。医不知峻补阴血而以祛风发表为主，是虚其虚矣。是方以四物养血为主，而佐以钩、瓜、续断，舒筋祛风，通周身关节，丹皮祛血中游风伏火，防风通行十二经，处方之平易近人也。

半豆饮子

【出处】《陈素庵妇科补解》卷五。

【组成】半夏、白豆蔻、苍术、干姜、藿香、陈皮、归尾、川芎、人参、白术、甘草、猪苓、砂仁、莲子。

【用法】冲服。

【主治】产后霍乱，由脏腑虚损，触冒风冷，阴阳不和，饮食失调，或冷或热，致成上吐下泻，肚腹疼痛；或腹中一条梗起，上冲心胸甚绞而痛，昏闷，面黑，唇青，手足厥逆，自汗，与寻常霍乱无异，但属产后血虚。

【加减】参、术、陈、甘、半，去茯苓加猪苓也；砂仁、莲子以止利；苍、藿、干、蔻、陈、夏、砂仁温中止吐；加芎、归以养血；不用地、芍者，以其酸寒也。

生脉健脾汤

【出处】《赤水玄珠》卷二十八。

【组成】黄芪一钱半，人参一钱，炙甘草三分，官桂三分，当归八分，川芎八分，白芍八分，白术八分，茯苓五分，紫草四分，生姜一片，红枣一枚，糯米五十粒（或加酒洗红花三分）。

【用法】水煎服。

【功效】补气，养脾，生血。

【主治】痘疮浆既成，皮软色白，乃气不足。

必效丸

【出处】《万氏家抄方》卷一。

【组成】白术四两，川芎二两，熟地二两，全蝎一两，白茯苓二两，防风二两，僵蚕一两，羌活一两，独活二两，猪苓一两，皂角一两，白蒺藜半两，人参二两，当归三两，龙胆草一两，皂角刺一两，荆芥一两，胡黄连二钱，大风子半斤（去壳），黄连一两，薄荷一两，大黄四两（酒蒸），辰砂三钱。

【用法】每服七十丸，温酒送下。陈米饭为丸，如梧桐子大。

【主治】癫病。

宁志膏

【出处】《陈素庵妇科补解》卷五。

【组成】琥珀一两（炼成收用），茯神三两，枣仁（炒）三两，丹皮三两，熟地五两，归身三两，川芎一两，白芍二两，半夏一两，麦冬一两，竹叶一百片，丹参六两，郁金七钱。

【用法】外用。

【功效】补心血，安心神，定心气，兼消瘀祛痰清火。

【主治】产后心血虚，败血、痰火、瘀血冲心，心神恍惚怖畏，乍见鬼神。

【方解】四物加茯神、枣仁养血安神，佐以丹参生新去旧，丹皮泻火通经，半夏行痰，麦冬清心，竹叶降火，琥珀消瘀破结，郁金入心，专治败血攻心，癫狂错乱，而行以辛温之姜，引以重镇之辰砂、金饰。心神安，心血充，心气定，痰火。败血不攻而自退矣。

归活温经汤

【出处】《陈素庵妇科补解》卷一。

【组成】当归、羌活、独活、防风、川芎、丹参、青皮、香附、乌药、续断。

【功效】补血温经，兼祛外邪。

【主治】妇人经行，遍体作痛，下血多，筋失其养，痛如行痹。

【方解】是方羌活、独活、防风、川芎散风寒，青皮、乌药、香附行气止痛，加以当归、丹参温补营血，厚朴和胃温中，续断利周身筋脉。风寒去，经血行，而体痛自除矣。

平肝流气饮

【出处】《回春》卷五。

【组成】当归（酒洗）一钱，白芍（酒炒）四分，川芎六分，橘皮（盐汤洗）一钱，茯苓（去皮）一钱，半夏（姜制），青皮（醋炒）六分，黄连（酒炒）八分，柴胡七分，香附（童便浸、炒）八分，厚朴（姜汁炒）七分，栀子（盐水拌炒）八分，甘草（炙，去皮）四分，吴茱萸（煮三次，去水，炒）四分。

【主治】胁痛，及小腹至绕脐并疝气

【加减】内外疼者加生姜三片，水煎，空心热服。

平肝顺气保中丸

【出处】《古今医鉴》卷五。

【组成】香附米三两（童便浸三日，炒），川芎二两，陈皮（去白）三两，白术四两（土炒），厚朴一两，枳实二两（炒），黄连（姜汁炒）二两，神曲（炒）二两，麦芽（炒）七钱，木香三钱，栀子（姜汁炒）一两，莱菔子（炒）一两，半夏（姜汁炒）一两半，白茯苓一两，砂仁（炒）四钱，干生姜一两，山楂（取肉）二两，青皮六钱（香油炒），甘草（炙）四钱。

【用法】每服一百丸，食后白滚汤送下，日二次。上为末，竹沥打神曲糊为丸，如绿豆大。

【功效】常服顺气和中，健脾开胃，进美饮食，化痰消滞，清火抑肝。

【主治】肝气不舒证。

归芪止血汤

【出处】《陈素庵妇科补解》卷一。

【组成】当归、黄芪、蒲黄（半生半炒）、香附、桂心、熟艾、白术、地榆（炒黑）、黄芩（炒黑）、炙草、川芎。

【用法】水煎服。

【功效】祛客寒，温经血。

【主治】妇人因感风冷，余经留滞血海，经行后已止五六日，忽然暴崩。

【方解】是方芪、术以补气，芎、归以补血，蒲、芩、地榆皆黑以止血，香附、桂、艾温经散寒，炙草和中益气，崩下自止。

圣灵散

【出处】《普济方》卷三四八引危氏方。

【组成】泽兰叶二两，石膏（研）二两，白茯苓（去皮）三分，卷柏（去根）三分，柏子仁

(炒)三分，防风(去芦)三分，厚朴(去粗皮，姜汁炙)三分，细辛(去苗)三分，人参(去苗)三分，藁本(去苗)三分，干姜(炮)三分，五味子三分，白芷三分，川椒(去目及闭口者，炒出汗)三分，白术三分，当归(去芦)一两三分，芜荑(炒)一两三分，甘草(炙)一两三分，川芎一两三分，生干地黄一两半，官桂(去皮)一两一分，黄芪(去芦)三分，芍药一两三分，白薇半两，桔梗一两，川乌三分，阿胶半两，丹参三分，吴茱萸(汤洗七次，焙炒)一两。

【用法】每服二钱，空心热酒调下，日三服。若急有患，不拘时候。

【主治】产后血虚，腠理不密，因汗多而遇风，口噤不开，背强而直，如发痫状，摇头为鸣，身反折，须臾十发。

【备注】息即绝，宜斡开口，此药灌之。汗出两手拭不及，不可治；宜加大川乌、细辛、防风、嫩黄芪。上为末。

圣功散

【出处】《普济方》卷四〇三。

【组成】防风、苍术(米泔浸)、荆芥穗、陈皮(去白)、甘草(炙)、川芎、厚朴(姜制)、牛蒡子(炒)、人参(去芦)、川白芷、缩砂仁、柴胡(去芦)、紫草、黄芩、黄芪(盐水炙)、赤芍药、当归(酒浸)、蝉蜕、枳壳(煨)、木通、赤茯苓(去皮)、桔梗各等分，肉桂(去皮)、木香各等分

【用法】先用米泔水温调一服，次淡煮獐猪肉，或鲢鱼、田螺、泥鳅撍药与患者，空心食之。

【功效】解热消毒，匀气活血，调脾敛疮。

【主治】痘疮已出未收。

【加减】无热者，酒调肉撍；有热者，米泔汁调药撍肉食之；如痘不起胀，用常酒饼药与药末等分，酒调，肉撍食之；疮起胀，便去酒药，如前撍食；如大热，大便秘结，加四顺饮撍食；微利，即去四顺饮，如前撍食，空心撍食圣功散，仍食后服神功散，以解热毒。上除制外，余药不见火，晒为细末。

加减乌金散

【出处】《准绳·女科》卷五。

【组成】厚朴一钱五分，柴胡一钱五分，黄芩一钱五分，麻黄二钱，陈皮一钱五分，当归一钱五分，川芎一钱五分，桔梗一钱五分，茯苓一钱五分，桂枝一钱，苍术一钱，白芷一钱，枳壳一钱，羌活二钱，草果二钱，半夏二钱，甘草九分，白芍药一钱五分，熟地黄一钱五分。

【用法】每服用水一钟半，加生姜三片，葱三茎，煎至一钟，不拘时服。

【主治】产后寒热似疟。三阴疟有锗杂之邪者。

【加减】有汗，多当归、川芎、白芍药、熟地黄；有胀，多厚朴、陈皮；有热，多柴胡、黄芩；有寒，多苍术、草果桂枝；有痰，多半夏、桔梗、茯苓；有头痛，多川芎、白芷、羌活；有泻，去枳壳、甘草；有余血块在腹，作潮热疼痛，加三棱、莪术，多用延胡索、八角、茴香；遍身痛，加羌活、独活；寒热往来，加黄芩、柴胡。上锉为散，分作两服。

加减龙荟丸

【出处】《育婴秘诀》卷二。

【组成】当归一钱，川芎一钱，陈皮一钱，青皮一钱，黄连(酒炒)一钱半，黄芩(酒炒)一钱半，山栀仁五分，木香五分，人参一钱，炙草一钱。

【用法】陈米汤下。上为细末，别用阿胶三钱，溶化作丸。先用小柴胡汤加大黄下之，后以加减龙荟丸主之。

【主治】小儿搐后便痢，表邪入里，风伤脾，便脓血。

加减木香流气饮

【出处】《保命歌括》卷十六。

【组成】木香、青皮(不去瓤)、香附(醋浸)、白芷、甘草(减半)、陈皮、莪术(煨)、三棱(煨)、川栋肉、茴香(炒)、枳实(炒)、山楂肉、半夏、茯苓、苏叶、槟榔、白术、肉桂、木通、厚朴(炒)、川芎、当归、石菖蒲、大腹皮各等分。

【用法】每服一二钱，食前温酒调服，日三次。上为细末。

【主治】气疝不消。

加减续命汤

【出处】《伤寒六书》卷三。

【组成】防风、芍药、白术、川芎、防己、桂枝、甘草、麻黄、苍术、羌活。

【用法】水二钟，加生姜一片，大枣二个，灯心二十茎，水煎，捶法，临服入姜汁调服。

【主治】脚气类伤寒，头疼，身热恶寒，支节痛，便秘呕逆，脚软屈弱，不能转动者。

【加减】暑中三阳，所患必热，脉来数，去附子、桂枝、麻黄，加黄柏、黄芩、柴胡；寒中三阴，所患必冷，脉来迟，加附子；起于湿者，脉来弱，加牛膝、木瓜；起于风者，脉来浮，加独活；元气虚，加人参少许；大便实者，加大黄。禁用补剂及淋洗。

加减知母汤

【出处】《准绳·类方》卷七。

【组成】知母二钱，黄芪(去芦)一钱，白术一钱，羌活一钱，防风一钱，明天麻一钱，甘菊花一钱，山茱萸肉一钱，蔓荆子一钱，藁本一钱，川芎一钱，当归一钱，细辛五分，甘草五分。

【用法】水二钟，煎至一钟，分二次温服，日三次。

【主治】游风证。

【加减】头面肿，加牛蒡子(炒，研)二钱。

比天膏

【出处】《摄生众妙方》卷一。

【组成】片脑一两，牛黄一两，乳香一两，没药一两，龙骨一两，血竭一两，赤石脂一两，麝香一两，轻粉一两，麻黄一两，川芎一两，白芷一两，薄荷一两，草乌一两，全蝎一两，连翘三两，防风三两，黄芩三两，黄连三两，大黄三两，知母三两，贝母三两，当归三两，苍术三两，羌活三两，栀子仁三两，桔梗三两，柴胡三两，荆芥三两，五倍子三两，海螵蛸三两，白及三两，穿山甲三两，木鳖子三两，大枫子三两，椿皮三两，桑枝三两，槐枝三两，乱发三两，蛇蜕三条，柳枝长一尺七条。

【用法】上药片脑、麝香、牛黄、乳香、没药、龙骨、血竭、赤石脂、轻粉另研细末，其余诸药俱切碎，用油浸一宿，外用密陀僧二斤研细，每药一料，用麻油三斤，以浸过为度，文武火煎药枯发焦无踪影，退火待冷，去滓，复入火，以密陀僧四五钱，时时入内，用柳枝不住手搅，令冷，水一碗，滴药成珠不散，方下乳香等五味搅匀，退火待温，方下片脑、麝香、牛黄三味搅匀，入瓷罐内收，过十七方可用。如贴身疼痛及半身不遂、风湿等疾，取生姜捣汁炒热，擦患处20～30遍，火烘膏药贴上，如觉痒，则揭起，少顷，再烘贴上此药。如贴噎膈、气蛊，加狗肾三钱。若无牛黄、狗肾，加天鹅油三钱代之。

【主治】身体疼痛，半身不遂，风湿及噎膈、气蛊。

归灵汤

【异名】归灵内托散、归灵散

【出处】《外科正宗》卷三。

【组成】川芎一钱，当归一钱，白芍一钱，熟地一钱，米仁一钱，木瓜一钱，防己一钱，天花粉一钱，金银花一钱，白鲜皮一钱，人参一钱，白术一钱，甘草五分，威灵仙六分，牛膝（下部加）五分，土茯苓二两。

【用法】水三钟，煎二钟，量病上下，分二次食前后服之，滓再煎八分服。

【主治】杨梅疮不论新久，但元气虚弱者。

【备注】归灵内托散（《外科大成》卷四）、归灵散（《验方新编》卷七）。

长春牢牙散

【出处】《普济方》卷七十。

【组成】香附子、白茯苓、砂仁、丁香、川芎、蒺藜、百药煎、五味子、金丝矾、升麻、细辛、青盐、补骨脂、檀香、甘松、石膏、胆矾、没石子、诃子、麝香。

【用法】早晚刷牙。上为细末。

【功效】乌髭发，祛风牙。

【备注】方中五味子，《奇效良方》作"五倍子"。

长春散

【出处】《普济方》卷五十一。

【组成】甘松二两，藁本二两，藿香二两，白附子二两，细辛二两，广陵香二两，小陵苓二两，茅香二两，白檀二两，三奈子二两，川芎二两，白芷二两，白丁香三两，白及三两，白蔹三两，栝楼根四两，楮实四两，滑石半斤，韶脑半斤（两），牵牛四两，皂角二（三）斤半，绿豆一升。

【用法】上为细末，加白面一斤，和匀一处，后入韶脑再和匀用。

【功效】光泽面皮。

【主治】风（黑干）粉刺。

止呕四物汤

【出处】《鲁府禁方》卷三。

【组成】当归（酒洗）七分，白芍（酒炒）一钱，川芎五分，半夏（汤泡，切片，姜炒）一钱，陈皮一钱，人参（去芦）五分，白术（去芦，土炒）一钱，白茯苓（去皮）一钱，枳壳（去瓤，麸炒），槟榔。

【用法】加生姜三片，水煎，不拘时服。上锉。

【主治】胃气不和，时或呕吐，有物吐出。

【备注】方中枳壳、槟榔用量原缺。

止带丸

【出处】《回春》卷六。

【组成】当归(酒洗)、川芎、白术(去芦)、人参(去芦)、山药、杜仲(姜汁、酒炒去丝)、香附(醋炒)、青黛(减半)、牡蛎(火煅)、补骨脂(酒炒)、续断、椿根皮(酒炒)各等分。

【功效】补气调血，强腰益肾。

【主治】妇人赤白带下，腰酸，头晕眼花，小腹胀痛，四肢无力，困倦而虚。

【加减】每服五十丸，空心清米汤吞下。腹痛，加延胡索、茴香，去人参；饱闷，加砂仁，去人参；夏月，加黄柏；冬月，加煨干姜少许；肥人，加姜汁、半夏；瘦人，加酒炒黄柏。上为细末，炼蜜为丸，如梧桐子大。

止痛四物汤

【出处】《鲁府禁方》卷三。

【组成】当归(酒洗)一钱，川芎一钱，白芍(酒炒)一钱，熟地黄一钱，秦艽八分，丹参八分，羌活八分，骨碎补八分，木瓜七分，良姜七分，均姜七分，五加皮七分，延胡索七分。

【用法】水煎服。上锉。

【主治】血虚弱，浑身四肢疼痛。

止痛丸

【出处】《医学入门》卷八。

【组成】羌活一两，郁李仁一两半，大黄八钱，槟榔五钱，木香五钱，桂心五钱，川芎五钱。

【用法】每服三十丸，空心白汤送下。上为末，炼蜜为丸，如梧桐子大。

【主治】痔疮痛甚，便燥者。

止痛药

【出处】《准绳·疡医》卷六。

【组成】当归一两，牛膝一两，川芎一两，怀生芐一两，赤芍药一两，白芷一两，羌活一两，独活一两，杜仲一两，续断一两，肉桂五钱，八角茴香五钱，乳香五钱，没药五钱，南木香二钱半，丁皮二钱半，沉香二钱半，血竭二钱半。

【用法】老酒调服。上为末。

【主治】打扑伤损，折骨出白，金疮破伤。

止嗽四物汤

【出处】《鲁府禁方》卷三。

【组成】当归(酒洗)、川芎、赤芍、生地黄、前胡、桔梗(去芦)、紫苏、杏仁(去皮尖)、金沸草、黄芩、知母、贝母、桑白皮各等分，甘草减半。

【用法】加生姜三片，水煎，温服。上锉。

【主治】肺热上壅痰嗽。

延胡索四物汤

【异名】延胡四物汤

【出处】《济阴纲目》卷十一。

【组成】当归七钱半，川芎七钱半，白芍七钱半，熟地七钱半，延胡索(酒煮)二两。

【用法】每服三钱，酒调下。上为细末。

【功效】定痛保胎。

【主治】血癖腹痛，及血刺腰痛，胎动下血。

【备注】延胡四物汤(《金鉴》卷四十六)。

风药圣饼子

【出处】《医学纲目》卷十。

【组成】川乌(生)二两，草乌二两，麻黄(去节)二两，苍术五钱，何首乌五钱，白附子五钱，白僵蚕五钱，川芎五钱，防风二钱半，干姜二钱半，雄黄四钱六分，藿香二钱半，荆芥二钱半。

【用法】嚼碎，食后茶汤送下。上为末，醋糊为丸，如梧桐子大，捏作饼子。

【主治】半身不遂，手足顽麻，口眼㖞斜，痰涎壅盛，及一切风，他药不效者；小儿惊风，大人头风，妇人血风。

仙遗粮汤

【出处】《外科正宗》卷三。

【组成】仙遗粮四两，防风一钱，荆芥一钱，川芎一钱，当归一钱，天花粉一钱，金银花一钱，白蒺藜一钱，薏苡仁一钱，威灵仙一钱，山栀六分，黄连六分，连翘六分，干葛六分，白芷六分，甘草六分，黄芩六分。

【用法】水三碗，煎二碗，量病上下，食前后服；滓再煎一碗，服后饮酒一杯。

【主治】杨梅结毒，初起筋骨疼痛，已破，肌肉溃烂者。

【备注】病在下部，加牛膝。忌牛肉、火酒、房事等。

瓦垄丸

【异名】瓦垄子丸

【出处】《济阴纲目》卷一。

【组成】香附(醋煮)四两，当归一两，牡丹皮一两，桃仁一两(去皮尖)，大黄一两(蒸)，川芎半两，红花半两，瓦垄子二两(煅，醋煮一昼夜)。

【用法】每服三至四丸，空心温酒送下。上为末，炊饼为丸。

【主治】瘀血作痛。

【备注】丹溪治血块多用瓦垄子，古方治血块多用姜桂热药，而此用大黄寒药。宜寒宜热，智者别之。瓦垄子丸(《女科指掌》卷一)。

白葱散

【出处】《医学入门》卷八。

【组成】川芎、当归、生地、白芍、枳壳、厚朴、莪术、三棱、茯苓、官桂、干姜、人参、川楝肉、神曲、麦芽、青皮、茴香、木香各等分。

【用法】加葱白，食盐，水煎服。

【主治】一切冷气入膀胱，疝痛；胎前产后腹痛，胎动不安，或血刺痛，兼血脏宿冷，百节倦痛，肌体怯弱，劳伤带癖。

【加减】如大便利，用诃子；大便闭，去盐，加大黄。

白末子

【出处】《准绳·疡科》卷六。

【组成】白芷一两，南星（制）一两，白术一两，何首乌一两，桔梗一两，羌活一两，独活一两，白芍药一两，白杨皮一两，川芎一两，白茯苓一两，白蔹一两，当归一两，薏苡仁（炒）一两，骨碎补一两，牛膝一两，续断一两，川乌（炮）一两，细辛一两，肉桂一两，枫香一两，乳香一两，没药一两。

【用法】酒调下。上为末。

【主治】打扑损伤，折骨碎筋，瘀血肿痛，瘫痪顽痹，四肢酸疼，一切痛风。

【备注】欲好之际，加自然铜一两，只折骨者便可用之。

白花蛇丸

【出处】《医学入门》卷八。

【组成】白花蛇一条（酒浸），当归二两，川芎一两，白芍一两，生地一两，防风一两，荆芥一两，酒芩一两，连翘一两，胡麻子一两，何首乌一两，升麻一两，羌活一两，桔梗一两。

【用法】每服七十丸，茶清送下。上为末，将浸蛇酒和水打糊为丸，如梧桐子大。

【主治】头面手足白屑疮痒，皮肤皱燥。

白虎丸

【出处】《普济方》卷九十三。

【组成】川乌五两，草乌六两，两头尖全蝎三两，细辛三两，香白芷三两，川芎三两，乳香三两，没药三两，白术三两，苍术三两，五灵脂三两，天麻三两，人参三两，防风三两，菊花三两，薄荷三两，独活二两，白僵蚕二两，羌活二两，石膏二两，雄黄二两，藁本二两，茯苓二两，青皮二两，大风子二两，陈皮二两，桔梗二两，荆芥二两，甘草二两，官桂二两，芍药二两，寒水石二两，白花蛇一两，乌梢蛇一两，自然铜一两。

【用法】每服一丸，食后细嚼，热酒送下；上为细末，梨汤水为丸。麝香少许，滑石为衣，每两作十丸。

【主治】中风身体不遂。

【加减】头风，茶清送下；牙疼，入盐一捻擦之；浑身疼痛，温酒送下，不拘时候。

全蝎散

【出处】《奇效良方》卷六十四。

【组成】全蝎（炒）三钱，川芎三钱，黄芩三钱，僵蚕（炒，去丝嘴）三钱，赤芍药三钱，甘草三钱，朱砂三钱，南星（汤泡，去皮脐，焙）三钱，天麻三钱。

【用法】每服一钱，用生姜汤调服，不拘时候。上为细末。

【主治】小儿口眼㖞斜，语言不清。

再造散

【异名】再造饮

【出处】《伤寒六书》卷三。

【组成】黄芪、人参、桂枝、甘草、熟附子、细辛、羌活、防风、川芎、煨生姜。

【用法】水二钟，加大枣二个，煎一钟。捶法再加炒白芍一撮，煎三沸温服。

【主治】无阳证。

【加减】夏月热盛，加黄芩、石膏。

【备注】再造饮(《赤水玄珠》卷十八)。

冲和灵宝饮

【出处】《伤寒六书》卷三。

【组成】羌活、防风、川芎、生地黄、细辛、黄芩、柴胡、甘草、干葛、白芷、石膏。

【用法】水二钟，加煨生姜三片，大枣二枚，入黑豆一撮煎之，温服取微汗。

【主治】两感伤寒，头痛恶寒发热，口燥咽干。

【备注】《医方简义》本方用生甘草一钱，防风一钱五分，生地四钱，柴胡一钱五分，细辛四分，白芷八分，川芎、葛根各一钱，石膏三钱，黄芩一钱。

伐铁散

【出处】《普济方》卷三三五。

【组成】川芎半两，香白芷半两，当归半两，蚖青一钱(去头足)，乳香半两，没药半两(令乳细)。

【用法】每服一捻，点淡茶清少许，掺药在茶上服之。其痛即止。一服进一钱。上为细末。

【功效】活血止痛

【主治】经痛。

光明散

【出处】《普济方》卷七十六。

【组成】当归、藿香五钱，细辛三钱半，两头尖一两，白芷二两，枯矾二钱半，蝎梢半钱，石膏二两，何首乌一两半，薄荷半两，黄连一两半，川芎半两，甘草一两半，皂荚一两半(烧存性)。

【用法】每服一至二钱，临卧茶清调下。上为细末。

【主治】眼痛。

【备注】忌热物。方中当归用量原缺。

全功散

【出处】《普济方》卷四〇四。

【组成】天花粉、防风、黄芩、升麻、羌活、荆芥穗、川芎、牛蒡子(炒)、郁金、紫草、甘草、枳壳、木通、猪苓、赤茯苓、黄连(去须)、缩砂仁、陈皮、糯米(炒)、当归、麦门冬(去心)各等分。

【用法】水煎服，不拘时候。

【功效】解利余毒。

【主治】痘疮收靥。

冲和灵宝饮

【出处】《鲁府禁方》卷一。

【组成】羌活、防风、川芎、生地黄、细辛、黄芩、柴胡、知母、干葛、石膏。

【用法】加生姜、大枣，水煎，临服加薄荷十片，煎一沸热服，中病即止。

【主治】两感伤寒，头疼身热恶寒，舌干口燥。

【加减】冬月，去黄芩、石膏，加麻黄。

先期汤

【出处】《准绳·女科》卷一。

【组成】生地黄二钱，川当归二钱，白芍药二钱，黄柏一钱，知母一钱，条芩八分，黄连八分，川芎八分，阿胶(炒)八分，艾叶七分，香附七分，炙甘草七分。

【用法】水二钟，煎一钟，食前温服。

【功效】凉血固经。

【主治】经水先期而来。

回乳四物汤

【出处】《外科正宗》卷四。

【组成】川芎二钱，当归二钱，白芍二钱，熟地二钱，麦芽二两(炒，为粗末)。

【用法】水二钟，煎八分，食远服。

【功效】回乳

【主治】产妇无儿吃乳，致乳汁肿胀，坚硬疼痛难忍。

【备注】用脚布束紧两乳，以手按揉其肿，自然消散，甚者再用一服。

回阳三建汤

【出处】《外科正宗》卷一。

【组成】附子一钱，人参一钱，黄芪一钱，当归一钱，川芎一钱，茯苓一钱，枸杞一钱，陈皮一钱，萸肉一钱，木香五分，甘草五分，紫草五分，厚朴五分，苍术五分，红花五分，独活五分。

【用法】加煨姜三片，皂角树根上白皮二钱，水二碗，煎八分，入酒一杯，随病上下，食前后服之。

【主治】阴疽发背。

【备注】用绵帛盖暖疮上，预不得大开疮孔走泄元气为要。

生熟地黄丸

【出处】《医学入门》卷七。

【组成】生地五钱，熟地五钱，川芎二钱半，赤茯二钱半，枳壳二钱半，杏仁二钱半，黄连二钱半，半夏曲二钱半，天麻二钱半，地骨皮二钱半，甘草二钱半，黑豆四十五粒。

【用法】每服三十丸，空心临卧白汤送下。上为末，炼蜜为丸，如梧桐子大。

【主治】肾虚血少神劳，眼目昏黑，瞳仁散大，视物昏花，或卒然见非常异处，偏头肿闷；小儿疳，眼闭合不开，内有朦雾。

生津养血汤

【出处】《古今医鉴》卷十。

【组成】当归一钱，川芎八分，白芍(煨)一钱，生地黄(酒洗)一钱，知母五分，黄柏(蜜水炙)五分，麦门冬一钱，石莲肉五分，天花粉七分，黄连八分，乌梅五分，薄荷五分，甘草(炙)五分。

【用法】水煎，温服。上锉一剂。

【功效】养血生津，除烦止渴。

【主治】上消，火盛制金，烦渴引饮。

生地芩连汤

【异名】生地黄连汤

【出处】《伤寒六书》卷六。

【组成】黄芩、山栀、桔梗、甘草、生地黄、黄连、柴胡、川芎、芍药、犀角(如无，以升麻代之)。

【用法】水二钟，加大枣二枚，煎至八分，临服把茅根捣汁，磨京墨调饮，如无茅根以藕捣汁亦可。

【功效】清热养阴止血。

【主治】鼻衄成流，久不止者；或热毒入深，吐血不止者。

【备注】生地黄连汤(《赤水玄珠》卷十八)。

宁嗽汤

【出处】《赤水玄珠》卷九。

【组成】五味子十五粒，茯苓一钱，桑白皮一钱二分，陈皮一钱，知母一钱，马兜铃一钱五分，川芎一钱，麦冬一钱二分，粉草五分。

【用法】水煎服。

【功效】凉血止咳。

【主治】咳血。

永固孕汤

【出处】《准绳·女科》卷四。

【组成】地黄五分，川芎五分，黄芩五分，归身尾一钱，人参一钱，白芍药一钱，陈皮一钱，白术一钱半，甘草三钱，黄柏少许，桑上羊食藤(圆者)七叶，糯米十四粒。

【用法】上咬咀，水煎服。

【功效】助孕安胎。

【主治】胎动不安。

玉桂杖丸

【出处】《普济方》卷三九三。

【组成】厚朴二钱，藿香二钱，陈橘皮二钱，神曲二钱，诃子皮二钱，川芎一钱，丁香一钱，木香一钱，白术一钱，甘草一钱，人参二钱。

【用法】上为细末，炼蜜为丸；如樱桃大。每服一至二丸，食前生姜汤送下；小儿一丸分二服，米饮化下。

【功效】健脾消食。

【主治】小儿饮食减少，脏腑不调。

地干丸

【出处】《古今医鉴》卷八。

【组成】槐角二两，当归身一两，黄芪一两，生地黄二两，川芎五钱，阿胶五钱，黄连一两，连翘一两，黄芩一两，枳壳一两，秦艽一两，防风一两，地榆一两，升麻一两，白芷五钱。

【用法】上为末，酒糊为丸，如梧桐子大。每服五十至六十丸，加至七十至八十丸，空心米汤或酒送下。

【功效】清热凉血，祛风宽肠。

【主治】痔漏。

壮水明目丸

【出处】《寿世保元》卷六。

【组成】熟地黄一两二钱，泽泻八钱，山茱萸（酒蒸取肉）一两三钱，茯苓（去皮）一两，川芎二钱，牡丹皮八钱，当归（酒洗）一两，山药一两二钱，生地黄五钱，蔓荆子一两，甘菊花五钱，黄连五钱，柴胡三钱，五味子五钱。

【用法】每服四十至五十丸，用好酒调服。上为细末，炼蜜为丸，如梧桐子大。

【功效】壮水制阳光。

【主治】肾水枯竭，神光不足，眼目皆暗。

地榆槐角丸

【出处】《回春》卷四。

【组成】当归（酒洗）二两，川芎一两，白芍（酒炒）一两，生地黄二两，黄连（酒炒）一两，条芩（酒洗）一两，黄柏（酒炒）一两，栀子（炒）一两，连翘一两，地榆二两，槐角一两半，防风一两，荆芥五钱，枳壳（去瓤）二两，茜根五钱，侧柏叶五钱，茯神五钱，陈皮五钱。

【用法】上为细末，酒糊为丸，如梧桐子大。每服七十丸，空心白滚水送下，或加细茶亦可。

【功效】凉血止血。

【主治】便血。

壮元丹

【出处】《普济方》卷二二四。

【组成】牛膝（酒浸三日）二两，苁蓉（酒浸一日）二两，熟地黄二两，川芎二两，覆盆子二两，石斛一两半（去根），菟丝子一两（酒浸三日），当归一两半，续断一两半，巴戟一两半，白茯苓一两半，山茱萸肉一两半，枸杞子一两半，肉桂一两半，五味子一两半，防风一两半，杜仲（炒）一两半。

【用法】每服五十丸，空心、食前以盐汤酒送下。上为细末，炼蜜为丸，如梧桐子大。

【功效】耐寒暑，进饮食，黑髭发，润肌肤，壮筋骨。

【主治】肝肾虚，精血不足，眼昏黑花，迎风有泪，头晕耳鸣；或肾风下疰，腰脚沉重，筋骨酸疼，步履无力，阴汗盗汗，湿痒生疮。

灵圆丹

【出处】《普济方》卷七十八。

【组成】甘菊花一两，川芎一两，白附子一两，柴胡一两，远志（去心）一两，羌活一两，独活一两，青葙子一两，仙灵脾（酥炙）一两，石膏一两，防风一两，全蝎一两，青皮一两，陈皮一两，荆芥一两，楮实一两，木贼（去节）一两，甘草一两，黄芩一两，苍术（米泔浸，焙）四两。

【用法】每服一粒，食后细嚼，荆芥汤或茶清送下，日三次。上为末，水浸蒸饼为丸，如弹子大。

【主治】男子、妇人攀睛翳膜，痒涩羞明，赤筋碧晕，内外障瘀肉；风热赤眼。

【备注】忌酒面。

芎归养荣汤

【出处】《准绳·类方》卷一。

【组成】当归（酒洗）一钱半，川芎一钱半，白芍药（煨）一钱半，熟地黄一钱，黄柏（酒炒）一钱，知母（酒炒）一钱，枸杞子八分，麦门冬（去心）八分，甘草五分。

【用法】水二钟，煎八分，入竹沥半盏，姜汁二至三匙，食前服。

【主治】血虚阴厥，脉伏虚细，四肢厥冷。

芎归泻肝汤

【出处】《万氏女科》卷三。

【组成】归尾二钱，川芎二钱，青皮二钱，枳壳二钱，香附（童便浸）二钱，红花二钱，桃仁二钱。

【用法】水煎，入童便一钟、酒一钟服。

【主治】产后败血流入肝经，胁下胀痛，手不可按。

芎归补血汤

【出处】《审视瑶函》卷二。

【组成】生地黄四分，天门冬四分，川芎五分，牛膝五分，白芍药五分，炙甘草五分，白术五分，防风五分，熟地黄六分，当归身六分。

【用法】上锉。水二钟，煎至一钟，去滓温服。恶心不进食者，加生姜，水煎服。

【功效】补血养血。

【主治】男子衄血、便血，妇人产后崩漏，亡血过多，致睛珠疼痛，不能视物，羞明酸涩，眼睛无力，眉骨、太阳俱酸疼者。

【方解】上方专补血，故以当归、熟地黄为君，川芎、牛膝、白芍药为臣，以其祛风续绝定痛而通补血也；甘草、白术大和胃气，用以为佐；防风升发，生地黄补肾，天门冬治血热，血亡必生风燥，故以为使。

芎归调血饮

【异名】芎归补血汤、芎归补血饮

【出处】《古今医鉴》卷十二。

【组成】当归、川芎、白术（去芦）、白茯苓（去皮）、熟地黄、陈皮、乌药、香附（童便炒)、干姜(炒黑)、益母草、牡丹皮、甘草。

【用法】上锉一剂。加生姜一片，大枣一个，水煎，温服。

【功效】

【主治】产后一切诸病，气血虚损，脾胃怯弱，或恶露不行，或去血过多，或饮食失节，或怒气相冲，以致发热恶寒，自汗口干，心烦喘急，心腹疼痛，胁肋胀满，头晕眼花，耳鸣，口噤不语，昏愦等证；小产。

【加减】凡产后，即用童便和热酒，随意饮之，百病不生。如恶露不行，倍益母草、丹皮，加童便、黄酒同服；如去血过多，倍芎、归、干姜；如饮食停滞，胸膈饱闷，加枳实、厚朴、山楂、砂仁；如因气恼，倍香附、乌药；如口噤昏愦不语，加荆芥；如两胁痛，加青皮、肉桂；如小腹阵痛，加延胡索、桃仁、红花、苏木，甚者加三棱、莪术；如有汗，加黄芪；如口干苦，加麦门冬。

【备注】芎归补血汤(《回春》卷六)、芎归补血饮(《履霜集》卷二)。

芎芷散

【出处】《济阳纲目》卷一〇三。

【组成】川芎二钱，白芷一钱半，石菖蒲一钱半，苍术(糸泔水浸，炒)八分，陈皮八分，细辛八分，防风八分，半夏(姜汤泡)八分，木通一钱，紫苏茎叶一钱，甘草四分。

【用法】上锉，加生姜三片，葱二根，水煎，食后服。

【主治】风入耳虚鸣。

芎归芍药汤

【出处】《奇效良方》卷二十八。

【组成】川芎一钱六分，当归一钱六分，芍药一钱六分，桂枝一钱六分，防风一钱六分，枳实一钱六分，羌活一钱六分，甘草一钱六分，干葛四分，麻黄、侧子二分。

【用法】分作二帖。每帖用水二钟，加生姜五片，煎至七分，去滓，不拘时候服。

【主治】肝积气滞左胁下，遇发作手足头面昏痛。

【备注】有汗避风。方中麻黄用量原缺。

芎归汤

【出处】《万氏女科》卷三。

【组成】川芎五钱，当归五钱(俱不洗炒)，连须葱白五根，生姜五片(焙干)。

【用法】水煎，食后服。

【功效】补阴血。

【主治】产后去血过多，阴血已亏，阳气失守所致的头痛。

芎芷散

【出处】《古今医鉴》卷九。

【组成】川芎三钱，白芷三钱。

【用法】上为末，黄牛脑子一个，擦药在上，瓷器内加酒炖熟，乘热和酒食之，尽量一醉，睡后酒醒，其疾如失。

【功效】行血止痛。

【主治】远年近日偏正头风，疼痛难忍，诸药不效者。

芎苏散

【出处】《伤寒全生集》卷二。

【组成】川芎、枳壳、桔梗、陈皮、半夏、苏叶、柴胡、干葛、茯苓、甘草、苍术。

【用法】加生姜、葱白，水煎，热服取汗。

【功效】发汗解表祛邪，

【主治】春、夏、秋感寒，头痛，发热恶寒，脉浮紧，无汗表证。

【加减】满闷，加香附，去甘草、茯苓；若天道尚寒而欲汗者，加麻黄、桂枝，去茯苓、柴胡；呕吐，加姜汁；体痛，加羌活；泻，加苍、白术，去枳壳、柴胡；腹痛，加木香；夏月夹暑，加香薷。

芎辛菊花散

【出处】《保命歌括》卷十五。

【组成】川芎一两，羌活一两，白芷一两，防风一两，荆芥一两，薄荷一两，细辛五钱，甘草五钱，菊花五钱。

【用法】每服二钱，清茶调，食远服。上为细末。

【功效】疏风止痛。

【主治】风热头痛，发作无时。

芎辛导痰汤

【出处】《奇效良方》卷二十四。

【组成】川芎一钱半，细辛一钱半，南星一钱半，陈皮（去白）一钱半，茯苓一钱半，半夏二钱，枳实（麸炒）一钱，甘草一钱。

【用法】上作一服。水二钟，加生姜七片，煎至一钟，食后服。

【功效】顺气化痰。

【主治】痰厥头痛，由风痰而致眉棱骨痛，连于目不可开，昼静夜剧者。

何首乌散

【出处】《准绳·疡医》卷六。

【组成】何首乌、当归、赤芍药、白芷、乌药、枳壳、防风、甘草、川芎、陈皮、香附、紫苏、羌活、独活、肉桂。

【用法】上药用薄荷、生地黄煎，入酒和服。

【功效】顺气疏风，活血定痛。

【主治】打折筋骨初期。

【加减】疼痛甚者，加乳香、没药。

竹叶黄芪汤

【出处】《外科正宗》卷一。

【组成】黄芪八分，甘草八分，黄芩八分，川芎八分，当归八分，白芍八分，人参八分，半夏八分，石膏八分，麦冬八分，生地一钱，淡竹叶十片。

【用法】水二钟，加生姜三片，灯心二十根，煎八分，食远温服。

【功效】清热生津止渴。

【主治】痈疽发背，诸般疔肿，表里热甚，口干大渴者。

红末子

【出处】《准绳·疡医》卷六。

【组成】独活二两，何首乌二两，南星（制）二两，白芷二两，羌活二两，当归二两，骨碎补二两，苏木二两，牛膝二两，赤芍药二两，红花二两，川芎二两，细辛一两，川乌（制）一两，桔梗一两，降真香一两，枫香一两，血竭一两，乳香一两，没药一两。

【用法】上为末。酒调下。

【功效】活血止痛。

【主治】打扑伤损，折骨碎筋，瘀血肿痛，瘫痪顽痹，四肢酸疼，一切痛风。

【加减】骨折欲好之际，加自然铜（制）一两。

助阴孕子丸

【出处】《古今医鉴》卷十一。

【组成】山茱萸（酒浸，去核取肉）二两五钱，当归（酒洗）一两，熟地（酒蒸）二两，蛇床子（炒，去壳取净肉）二两五钱，川芎（酒洗）一两，白芍（酒炒）一两，子实黄芩（酒炒）二两五钱，丹参（酒洗）一两，白术（炒）一两五钱，真阿胶（蛤粉炒成珠）五钱，小茴（炒）一两，陈皮（炒）一两，缩砂仁（去壳，炒）五钱，香附米（童便浸，炒干微黑）四两，桑寄生（真者）五钱，延胡索（炒）七钱。

【用法】上为末，酒煮山药粉糊为丸。每服一百丸，空心酒下或清米汤送下。

【功效】抑气滋荣，生血理脾，种子，增寿。

【主治】妇人无子。

【加减】如素有热，加软柴胡、地骨皮、芩、连（酒炒）各七钱；白带，加苍术（米泔浸，去皮，盐水炒）一两五钱，柴胡（酒炒）五钱；肥盛妇人，乃脂满子宫，加半夏、南星（姜汁、矾水煮）各一两。

助阳丹

【出处】《赤水玄珠》卷二十八。

【组成】黄芪一钱，人参一钱，白芍（酒炒）一钱，甘草三分，川芎一钱，当归一钱，红花五分，陈皮八分，官桂二分。

【用法】加生姜、大枣，水煎服。

【主治】妇人痘疮痒塌不起，根窠不红。

【加减】如食少，加山楂、厚朴各五分。

医痛无双丸

【出处】《寿世保元》卷五。

【组成】南星一两，半夏一两（二味用白矾、皂角、生姜煎汤浸一日夜透，切片，随汤煮干，去研、皂、姜不用），川芎三钱，归身（酒洗）一两，软石膏一两，天麻七钱，僵蚕五分，生地黄（酒炒）一两，荆芥穗五钱，辰砂五钱，川独活五钱，乌犀角五钱，白茯苓（去皮）一两，拣参一两，远志（甘草水泡，去心）五钱，麦冬（去心）五钱，白术（去芦油）五钱，陈皮（去白）五钱，酸枣仁（炒）五钱，黄芩三钱，川黄连（去毛）五钱，白附子（煨）三钱，珍珠三钱，甘草三钱，金箔三十片。

【用法】上为细末，好酒打稀糊为丸，如梧桐子大，金箔为衣。每服五十丸，空心白汤送下。

【功效】祛风化痰，降火补益，养血理脾，宁心定志。

【主治】痫证。

【备注】轻者半料奏效，重者全料。此方治痫，不拘老幼皆效。

行气香苏散

【异名】行气香苏饮

【出处】《古今医鉴》卷四。

【组成】紫苏一钱，柴胡八分，陈皮八分，香附(醋炒)一钱，乌药八分，川芎八分，羌活八分，枳壳八分，苍术八分，麻黄一钱，甘草三分。

【用法】上锉。加生姜三片，水煎，温服。

【功效】疏气行气。

【主治】内伤生冷厚味坚硬之物，胸腹胀满疼痛，及外感风寒湿气，发热恶寒，遍身酸痛，七情气逆，呕吐泄泻，饮食不下。

【加减】外感风寒，加葱白三根；内伤饮食，加神曲、山楂各一钱；偏坠气初起疼痛，憎寒壮热，加小茴香、木香、三棱、莪术、木通。

【备注】行气香苏饮(原书卷十)。

行湿滋筋养血汤

【出处】《古今医鉴》卷十。

【组成】当归(酒洗)一两，川芎七分，白芍(酒洗)二两，生地黄一钱(姜汁炒)，人参六分，白术一钱二分，白茯苓(去皮)一钱，威灵仙(酒洗)六分，防己(酒洗)六分，红花七分，牛膝(酒洗)七分，黄连(酒炒)六分，黄柏(盐炒)一钱，知母(盐酒炒)一钱，甘草四分，苍术(米泔制)一钱。

【用法】加生姜、大枣、水煎服。上锉一剂。

【功效】祛湿滋筋，益气养血。

【主治】遍身行痛，乃气血两虚，有火有湿。

行湿补气养血汤

【出处】《古今医鉴》卷六。

【组成】人参、白术、白茯苓、当归、川芎、苏梗、白芍药、陈皮、厚朴、大腹皮、木通、莱菔子、木香、海金沙、甘草。

【用法】加生姜、大枣，水煎服。上锉散。

【功效】补气养血，行气祛湿。

【主治】气血虚弱，单鼓腹胀浮肿。

【加减】气虚，倍参、术、茯苓；血虚，倍芎、归、白芍；小便短少，加猪苓、泽泻、滑石；服后肿胀俱退，惟面目不消，此阳明经气虚，倍用白术、茯苓。

防风天麻丸

【出处】《准绳·类方》卷五。

【组成】防风一两(去芦)，天麻一两，升麻一两，白附子一两(炮)，定风草一两，细辛一两(去苗)，川芎一两，人参一两(去芦)，丹参一两(去芦)，苦参一两(去芦)，玄参一两(去芦)，紫参一两(去芦)，蔓荆子一两，威灵仙一两，穿山甲一两(炒)，何首乌一两(另捣为末)，蜈蚣一对。

【用法】每服一丸，细嚼，温浆水送下，不拘时候，每日三次。

【主治】疠风癫病。

【备注】宜食淡白粥一百二十日，病人大忌房劳，将息慎口。

防病牛黄汤

【出处】《普济方》卷三七八。

【组成】牛黄一分，芍药一分，杏仁一分(炒，去皮尖)，蛴螬一分，蜂房一分，黄芩一分，人参一分，葛根一分，甘草一分(炙)，蚱蝉一分(炙)，芒硝一分，川芎一分，桂心一分，大黄三分，当归三分，石膏四分(碎)(一方有生姜三分，无芒硝)。

【用法】上细切。取豚五脏及卵，以水一斗，煮脏卵得三升，去滓澄清，纳诸药，煮取一升三合，去滓入芒硝，烊尽，每服一合，日三夜一，临卧，末牛黄纳汤中。

【主治】少小心惊，又治痫发，众医不复治者。

防风羌活汤

【出处】《保命歌括》卷一。

【组成】防风六分，羌活六分，枳壳六分，桔梗六分，川芎六分，白芍(酒炒)一钱，甘草(炙)四分，白茯苓七分，陈皮五分，半夏五分(汤洗七次)，白术五分，荆芥五分。

【用法】加生姜，水煎服。

【功效】疏风解表，养血活血。

【主治】真中风初起，其邪在表，气虚血虚夹痰，无汗而拘急者。

【加减】药后无汗者，加麻黄(去节)一钱，葱白三茎；头痛，加白芷、细辛各五分；血虚无汗，加生地黄，当归各五分；气虚有汗，加黄芪、人参各五分；口干有热，加柴胡、葛根、黄芩各五分；四肢恶寒，加桂枝一钱；风痰，加胆星一钱；胸中多痰、满闷，加竹沥、姜汁；搐搦，加白天麻、僵蚕(炒，去丝嘴)各八分。

防风至宝汤

【出处】《古今医鉴》卷二引刘尚书方。

【组成】当归八分，川芎八分，白芍药八分，防风八分，羌活八分，天麻八分，僵蚕八分(炒)，白芷八分，青皮八分，陈皮八分，乌药八分，牛膝肉八分(酒洗)，南星八分(制)，半夏八分(制)，黄连八分(姜汁炒)，黄芩八分(酒炒)，山栀仁八分(炒黑)，连翘八分，麻黄八分，甘草八分。

【用法】加生姜三片，水煎服。

【功效】祛风宣痹，通络止痛。

【主治】诸风瘫痪，痿痹。

【加减】久病，去麻黄。忌葱、蒜、猪、鸡、羊肉。

防风羊角汤

【异名】防风羚羊角汤。

【出处】《济阴纲目》卷十二。

【组成】防风一两，赤芍半两(炒)，桂心半两，羚羊角二钱，川芎二钱，羌活二钱，当归二钱，酸枣仁二钱（炒），牛蒡子（炒）二钱。

【用法】每服四钱，水煎服。上锉。

【功效】凉肝熄风，活血通络。

【主治】产后气血不足，血亏寒滞，热郁于经，中风挛痛，肢体挛痛，背项强直。

【备注】防风羚羊角汤（《医略六书》卷三十）。

防风散

【出处】《普济方》卷五十二。

【组成】防风三两，荆芥穗三两，吴白芷三两，白茯苓三两，蔓荆子三两，威灵仙三两，何首乌三两，川芎三两，苦参半斤，白牵牛半斤。

【用法】上为粗末。每用药末三两，好浆水三升，煎五～七沸，去滓，洗面，每日早晚二次。

【功效】疏风养血。

【主治】一切风毒，头面生疮。

防风通圣三黄丸

【出处】《医林绳墨大全》卷八。

【组成】防风、白芍、滑石、川芎、芒硝、大黄、栀子、桔梗、荆芥、石膏、麻黄、连翘、当归、薄荷、甘草、白术。

【用法】上为末，泛为丸。嚼化。

【功效】祛风胜湿，清热通便。

【主治】实火蕴热积毒，二便闭塞，风痰上塞，将发喉痹，胸膈不利，脉弦而数。

【加减】若泄，去芒硝。

防风秦艽汤

【出处】《外科正宗》卷三。

【组成】防风一钱，秦艽一钱，当归一钱，川芎一钱，生地一钱，白芍一钱，赤茯苓一钱，连翘一钱，槟榔六分，甘草六分，栀子六分，地榆六分，枳壳六分，槐角六分，白芷六分，苍术六分。

【用法】水二钟，煎至八分，食前服。

【功效】祛风胜湿，清热活血。

【主治】痔疮不论新久，肛门便血，坠重作疼者。

【加减】便秘者，加大黄二钱。

防风一字散

【出处】《医学入门》卷七。

【组成】川乌五钱，川芎三钱，荆芥三钱，羌活二钱半，防风二钱半。

【用法】每服二钱，薄荷煎汤送下。上为末。

【功效】疏风清热收睑。

【主治】胆受风热，瞳仁连眦头痒极，不能收睑。

安中调气丸

【出处】《古今医鉴》卷五。

【组成】广皮二两，半夏(姜制)一两，白茯神一两，白术(土炒)二两，枳实(麸炒)一两，苏子(炒)六钱，川芎五钱，当归(酒洗)五钱，白芍药(盐酒洗，炒)八钱，木香一钱，甘草(炙)三钱，香附三两(长流水浸三日，洗净，炒黄色)，神曲(炒)一两，黄连(姜汁浸，晒干，猪胆汁拌炒)一两，白豆蔻五钱，萝卜子(炒)五钱。

【用法】每服八十丸，以白汤送下；清米汤亦可。不拘时候。上为细末，竹沥、姜汁、神曲打糊为丸，如绿豆大。

【主治】一切翻胃痰膈之症。

安肺汤

【出处】《济阳纲目》卷六十五。

【组成】当归五分，川芎五分，芍药五分，熟地(酒蒸)五分，白术五分，茯苓五分，五味子五分，麦冬(去心)五分，桑白皮(炙)五分，甘草(炙)五分，阿胶一钱二分。

【用法】上作一服。加生姜，水煎服。

【功效】补益安肺。

【主治】荣卫俱虚，发热自汗，肺虚喘气，咳嗽痰唾。

安神复元汤

【出处】《寿世保元》卷六。

【组成】黄芪(蜜炙)一钱五分，人参一钱五分，当归(酒洗)一钱五分，柴胡一钱，升麻五分，黄连(酒炒)一钱，黄芩(酒炒)一钱，黄柏(酒炒)三钱，知母一钱，防风一钱，蔓荆子七分，麦门冬一钱，茯神一钱，酸枣(炒)一钱五分，川芎一钱，甘草五分，甘枸杞子一钱五分。

【用法】上锉一剂，加龙眼肉三枚，水煎服。

【功效】益气血，安心神。

【主治】思虑烦心而神散，精脱于下，真阴不上泥丸，而气不聚，耳鸣耳重听，及耳内痒。

安神补心汤

【出处】《古今医鉴》卷八。

【组成】当归一钱二分，川芎七分，白芍一钱(炒)，生地黄一钱二分，白术一钱，茯神一钱二分，远志(甘草水泡，去心)八分，酸枣仁(炒)八分，麦门冬(去心)二钱，黄芩一钱二分，玄参五分，甘草三分(一方无远志、麦门冬、黄芩、玄参、加陈皮、柏子仁、酒炒黄连)。

【用法】水煎服。

【功效】安神定惊。

【主治】怔忡惊悸。

安胎四物汤

【出处】《鲁府禁方》卷三。

【组成】当归(酒洗)一钱，川芎一钱，白芍(酒炒)一钱，熟地黄一钱，地榆五分，续断五分，木香五分，前胡五分，丹参五分，紫苏五分，阿胶(炒)五分，砂仁五分，艾叶(醋炒)五分。

【用法】加葱白二根，水煎，空腹服。上锉。

【功效】补气养血安胎。

【主治】胎气不安，腹疼重坠。

安神镇惊丸

【出处】《回春》卷四。

【组成】当归（酒洗）一两，白芍（煨）一两，川芎七钱，生地（酒洗）一两半，白茯苓（去皮木）七钱，贝母（去心）二两，远志（去心）七钱，酸枣仁（炒）五钱，麦门冬（去心）二两，黄连（姜汁炒）五钱，陈皮（去白）一两，甘草二钱，朱砂一两（研末，飞过）。

【用法】每服五十丸，食远枣汤送下。上为细末，炼蜜为丸，如绿豆大。

【功效】补血安神。

【主治】血虚心神不安，惊悸怔忡不寐。

安胎万全神应散

【异名】安胎万全汤。

【出处】《医林绳墨大全》卷九。

【组成】当归（酒浸）一钱，川芎六分，白芍（炒）七分，熟地（姜汁浸）八分，白术一钱，黄芩一钱，黄芪（蜜炒）七分，杜仲七分，砂仁五分，阿胶六至七粒，茯苓七分，甘草三分。

【用法】酒、水各一钟，煎八分，空肚服。

【功效】安胎。

【主治】孕妇三月前后，或经恼怒，或行走失跌，损伤胎气，腹痛腰胀。

【加减】如痛急，将铜锅煎一钟即服。胸前作胀，加紫苏、陈皮各六分；白带或红，多加阿胶，地榆一钱，艾叶七分；见红，加续断一钱，糯米一百粒。

【备注】安胎万全汤（《仙拈集》卷三）、安胎万全神应汤（《产科心法》下集）。见血一二日，未离宫者，加一剂自安。倘先三四五月内已经半产者，将及前月分略觉腰骨酸胀，忙服一剂安之，过此必安；不可加减，百发百中。

安中归气汤

【出处】《普济方》卷二一九。

【组成】当归、羌活、独活、厚朴、半夏曲、麦芽、苍术、陈皮、米壳、甘草、续断、桔梗、茴香、川芎、南星、槟榔、芍药、熟地黄各等分。

【用法】上为细末。每服三钱，加生姜、大枣，水煎服。

【功效】补益。

【主治】男子、妇人元阳虚惫，一切远近气疾，上攻头目及喘息，虚浮肿满，下注腿腰腹膝浮满，气噎心惊，十种水气，五种疟疾，三十六种风，二十四般气，咳嗽呕逆，远近泄利。

【加减】春，加阿胶；夏，加甘草；秋，加官桂；冬，加干姜；咳嗽，加杏仁、阿胶。

老君丹

【出处】《古今医鉴》卷十五。

【组成】老君须四分，紫背天葵三钱，乳香三钱，没药三钱，红曲三钱，防风三钱，红花三钱，栀子五分，当归八分，川芎四分，草果仁一钱，血竭五分，孩儿茶五分，土茯苓五分，金银花五分，白芥子五分。

【用法】先用独蒜一个，顺擂烂，入好酒一碗，滤去滓，入药于内，重汤煮一时，食后、临卧服三剂。上为粗末。

【主治】瘰疬，并痰核结硬。

托里益黄汤

【出处】《医学入门》卷八。

【组成】人参一钱，白术一钱，半夏一钱，陈皮一钱，川芎一钱，香附一钱，山栀一钱，苍术一钱，甘草五分。

【用法】生姜、大枣为引，水煎服。

【功效】补益气血。

【主治】痈疽脾胃虚寒，水侮土，以致饮食少思，或呕吐泄泻；兼治痈疽六郁所伤，中气虚弱。

托里越鞠汤

【出处】《外科枢要》卷四。

【组成】人参二钱，白术二钱，陈皮一钱，半夏一钱，山栀七分，川芎七分，香附七分，苍术七分，炙草五分。

【用法】生姜、大枣为引，水煎服。

【功效】疏气解郁。

【主治】痈疽六郁所伤，脾胃虚弱，及木侮土，或呕或泄；小儿疮疡。

【备注】《保婴撮要》本方用法：婴儿、乳母并服。

托里散

【出处】《外科发挥》卷一。

【组成】人参一钱，黄芪(盐水拌炒)一钱，当归(酒拌)一钱，川芎一钱，白术(炒)一钱，茯苓一钱，芍药一钱，厚朴(姜制)五分，白芷五分，甘草五分。

【用法】作一剂。水二钟，煎八分服。

【功效】补养气血托毒。

【主治】疮疡饮食少思，或不腐，不收敛；溃疡作痛、发背、脑疽、鬓疽、时毒、臂疽、伤损。

托里定痛散

【异名】托里定痛汤。

【出处】《外科正宗》卷一。

【组成】归身一钱，熟地一钱，乳香一钱，没药一钱，川芎一钱，白芍一钱，肉桂一钱，粟壳(泡去筋膜，蜜炒)二钱。

【用法】水二钟，煎八分，随病上下，食前后服之。

【功效】补虚定痛。

【主治】痈疽溃后，血虚疼痛不可忍者。

【备注】托里定痛汤(《金鉴》卷六十二)。

第四章　清代含川芎方

二陈升提饮

【出处】《嵩崖尊生》卷十四。

【组成】当归二钱，白术一钱五分，生地一钱五分，川芎八分，人参一钱，甘草四分，陈皮四分，半夏(油炒)六分，柴胡四分，升麻四分。

【主治】妊娠转胞。气虚胎压尿胞，淋闭不痛，或微痛。

【备注】《胎产心法》本方用法：姜一片，水煎服。

七味活命饮

【出处】《疡医大全》卷九引《梅秘》。

【组成】生黄芪三钱，川芎三钱，金银花一两，蒲公英一两，当归八钱，穿山甲(炙)一钱五分，皂角针一钱五分。

【用法】上作一剂。水三斤，砂锅内煎一半，热服。

【主治】溃痈。一切痈疽，气血虚惫，白塌下陷者。

【备注】避风取汗，静卧。

七味益母饮

【出处】《产科发蒙》卷四。

【组成】益母草、当归、川芎、芍药、干地黄、干姜(炮)、甘草。

【用法】水煎，温服。

【功效】甘温除热。

【主治】产后发热。

【备注】产后发热者，多因血虚而阳无所依，浮散于表也。勿妄为外感施治，宜七味益母饮，加尿瓦一二钱，内有四物补阴，益母行血，炮姜辛温从治，而能收浮散之阳以归于阴。

八仙汤

【出处】《嵩崖尊生》卷十二。

【组成】当归一钱，茯苓一钱，川芎七分，熟地七分，陈皮七分，半夏七分，羌活七分，白芍八分，人参六分，秦艽六分，牛膝六分，白术四钱，桂枝三分，柴胡四分，防风五分，炙甘草四分。

【用法】水煎服。

【功效】补益气血，疏经通络。

【主治】浑身麻木。

九龙丸

【出处】《张氏医通》卷十四。

【组成】当归二两，苦参二两，防风半两，荆芥半两，羌活半两，蝉蜕五钱，川芎五钱，全蝎（滚水泡去咸）一钱，大风仁八两（一方无川芎，蝉蜕，有大麻仁二两，风藤一两）。

【用法】不得见火、日，阴干，布囊盛之。每服三钱，茶清送下，一日三次。

【主治】疠风燦肿痒痛。

【备注】病起一年者服一料，十年余者服十余料。如下体甚者，加牛膝二两，防己一两。

九味二陈汤

【出处】《不居集》上集卷十四。

【组成】人参二钱，白术一钱，茯苓八分，炙甘草五分，陈皮一钱，青皮一钱，川芎七分，神曲六分，半夏八分。

【用法】水煎，温服。

【主治】中气亏败，运动失常，郁成痰饮，杂血而出。

九味四物汤

【出处】《竹林女科》卷一。

【组成】熟地黄、当归、川芎、白芍、人参、柴胡、黄芩、黄连、甘草。

【用法】水煎，空腹服。

【主治】性躁多气伤肝，而动冲任之脉，一月经再行者。

人参四物汤

【出处】《竹林女科》卷一。

【组成】生地黄一钱，当归一钱，川芎一钱，白芍一钱，知母（酒炒）八分，麦冬（去心）八分，甘草五分（炙）。

【用法】生姜、大枣为引，水煎，空腹服。

【主治】形瘦血热经闭。

【备注】本方名人参四物汤，但方中无人参，疑脱。

五物汤

【出处】《医方易简》卷二。

【组成】当归二钱，川芎五分，熟地三钱，白芍一钱五分（酒炒），麦芽五钱。

【用法】水煎，去滓服。

【主治】乳多肿痛成痈。

五积汤

【出处】《叶氏女科》卷一。

【组成】厚朴八分（姜汁炒），陈皮一钱，桔梗八分，苍术二钱，川芎七分，白芷七分，白茯苓八分，当归八分，香附（酒炒）八分，半夏七分（姜汁制），枳壳八分（麸炒），肉桂七分，甘草六分，白芍（酒炒）八分，麻黄一钱（去节），青皮八分，姜三片，葱一茎。

【用法】水煎，温服

【主治】触经伤寒。即经来误食生冷，忽然作渴，遍身潮热，痰气急满，恶寒，四肢厥冷。

五积散

【出处】《痘疹心法》卷二十三。

【组成】白芷二分，川芎二分，桔梗一分半，芍药二分，甘草（炙）二分，茯苓二分，当归二分，桂枝二分，半夏二分，陈皮五分，枳壳五分，麻黄五分，苍术一钱，厚朴四分。

【用法】上除桂、枳二味别为粗末外，十二味锉细，慢火炒令转色，摊冷，次入二味末，令匀。水一盏半，加生姜三片，煎一盏，去滓温服，不拘时候。

【主治】冬月痘出不快。

五积散

【出处】《博济》卷二。

【组成】苍术二十两，桔梗十两，陈皮六两（去白），吴白芷子两，厚朴二两（去皮），枳壳四两（麸炒），官桂（去皮）春夏用三两，秋冬用四两，芍药一两，白茯苓一两（去皮），当归二两，人参二两，川芎一两半，甘草三两，半夏一两（洗七遍），干姜春夏用一两半，秋冬用三两。

【用法】以末二钱，水一盏，煎至七分服若阴气伤寒，手足逆冷，或睡里虚惊，及虚汗不止，脉气沉细，面青，或手足冷，心多呕逆，宜入顺元散一钱，同煎热服；如妇人生产痛阵疏及艰难，经二三日不生，胎死腹中，或产母顿无力，产户干，宜入顺元散同煎，以水七分，酒煎数十沸，相次吃两服；遍身烦热头痛，每服更入葱白一茎，豉七粒，同煎服之。

【主治】一切气。阴气伤寒；或脾胃不和，内伤冷食，浑身疼痛，头昏无力，或痰逆，或胸膈不利、气壅，或多噎塞，饮食不下，及元气攻刺，两胁疼痛；女人血海久冷，月候不匀，走疰腹痛及不行，或产前胎不安，伤胎腹痛，或难产、胎死腹中者。

五德饮

【出处】《辨证录》卷二。

【组成】熟地二两，麦冬一两，玄参一两，川芎五钱，肉桂三分。

【用法】水煎服。

【主治】少时不慎酒色，又加气恼，乃得肾劳。头疼不十分重：遇劳、遇寒、遇热皆发，倘加色欲则头岑岑而欲卧。

六圣散

【出处】《医方类聚》卷七十引《经验秘方》。

【组成】乳香一钱，没药一钱，雄黄一钱，川芎末一钱，石膏末一钱，草龙胆末一钱，防己末一钱，消三钱（另研），全蝎末一钱。

【用法】噙水搐之。上为细末。

【主治】头风眼疾。搐鼻。

六味解毒汤

【出处】《霉疠新书》。

【组成】忍冬、土茯苓、木通、川芎、大黄、甘草。

【用法】水五合，煮取二合半，分温三服。

【主治】霉疮生于两胯合缝间，其始鼠蹊核起，如疮而渐渐大，结肿焮痛，为寒热者。

六和生化汤

【出处】《医方简义》卷六。

【组成】川芎二钱，当归四钱，炮姜四分，炙甘草五分，桃仁十粒，茯苓三钱，砂仁壳一钱，橘红八分。

【用法】水煎服。

【主治】产后六淫外侵。

【加减】如头痛发热，项强身疼，脉浮而紧为伤寒，宜加羌活、防风、薄荷各一钱，以取微汗为妥；如汗出漐漐，恶风头痛，发热为伤风，加苏梗、黄芩(炒)各一钱，桑白皮二钱；如夏月受暑，烦闷口渴，自汗心悸，微热，宜加青蒿一钱，麦冬(去心)三钱，酒炒知母一钱，生绵芪八分；如受湿潮热，脉涩口不渴，身疼神倦者，加泽泻三钱，滑石二钱，桂枝五分，大腹皮一钱；如秋燥与火侵肺，致渴而喘嗽者，加桑叶、淡芩(炒)一钱五分，川贝二钱，淡竹叶一钱。

六物汤

【出处】《医级》卷八。

【组成】当归、熟地、川芎、白芍、肉桂、黄芪(炙)。

【用法】水煎服。

【功效】和气安胎。

【主治】气血不足，寒滞食减；或阴虚气陷，腹痛滞下；及妇人胞宫虚冷，带浊崩堕，难产经闭；及疝瘕瘀蓄，痘疮。

【加减】胃寒呕恶，加干姜；水道不利，加茯苓、泽泻、猪苓；气滞、气逆，加香附、木香、丁香、砂仁、乌药；阴虚疝痛，加楝实、吴萸、茴香；瘀蓄胀痛，经闭不行，去黄芪，加红花、桃仁、茜草、牛膝、益母；疮痘虚寒或表寒闭滞，加麻黄、细辛、紫苏、羌、防之类。

六物解毒汤

【出处】《霉疬新书》。

【组成】土茯苓四钱，金银花二钱，川芎一钱半，薏苡一钱半，木瓜一钱，大黄一钱。

【用法】水煎服。

【功效】水煎，温服。

【主治】霉疮骨节疼痛。

六郁汤

【出处】《医学集成》卷一。

【组成】香附、苍术、川芎、炒栀、神曲、半夏。

【用法】水煎服。

【功效】解郁。

【主治】气闭耳聋。

从种救急汤

【出处】《嵩崖尊生》卷十四。

【组成】川芎三钱，当归六钱，炮姜四分，桃仁十粒，炙草五分，荆芥五分。

【用法】水煎服。

【主治】血晕，劳倦气竭，血脱气绝，痰火乘虚泛上。

【加减】如劳甚或血崩，或汗多，形气脱而晕，加人参三钱，肉桂四分；痰泛上，加橘红四分；虚甚，亦可加人参八分；肥人，加竹沥；如瘀血不下，加血竭、没药、当归、延胡索。

从革解毒汤

【出处】《续名家方选》。

【组成】金银花二钱，土茯苓二钱，川芎一钱，莪术七分，黄连七分，甘草二分。

【用法】水煎，温服。

【功效】清热解毒

【主治】疥疮。

【加减】若有肿气者，倍莪术；肿在上者，倍川芎；在下者，倍莪术、黄连。

仓廪汤

【出处】《医学传灯》卷下。

【组成】人参、白茯苓、甘草、羌活、独活、柴胡、前胡、川芎、枳壳、桔梗、陈仓米、石莲肉。

【用法】水煎服。

【功效】益气和中止痢。

【主治】下痢噤口者，胃中湿热之毒，熏蒸清道而上，以致胃口闭塞，不欲饮食。

【加减】脉沉者，宜加藿香。本方不用人参，服之无效。

元始膏

【出处】《诚书》卷六。

【组成】川芎五分，当归五分，红花五分，白芍五分，连翘五分，丹皮五分，甘草三分，荆芥四分，防风四分，僵蚕一钱。

【用法】上水煎三十余沸，滤净，加贝母末，炼蜜收膏下。

【主治】囟门不合。

内托均气散

【出处】《疡医大全》卷三十三。

【组成】苏叶八分，干葛七分，广木香六分，黄芪五分，川芎五分，甘草五分，桔梗四分，白芍三分，紫草三分。

【用法】笋七片为引，煎服。

【主治】痘初热。

内托追毒饮

【出处】《医部全录》卷二〇八。

【组成】人参、黄芪、厚朴、甘草、桔梗、枳壳、黄连、金银花、乌药，当归、芍药、白芷、川芎、防风。

【用法】水一钟，酒一钟，煎，去滓服。

【功效】益气脱毒。

【主治】坐马痈。

内托黄芪散

【异名】内托黄芪饮。

【出处】《金鉴》卷六十四。

【组成】当归一钱，白芍(炒)一钱，川芎一钱，白术(土炒)一钱，陈皮一钱，穿山甲(炒，研)一钱，皂刺一钱，黄芪一钱，槟榔三分，紫肉桂五分。

【用法】水二钟，煎八分，食前服。

【主治】中搭手，气血虚，疮不能发长者。悬痈已溃。

【备注】内托黄芪饮(《疡科遗编》卷上)。

内托散

【出处】《喉科种福》卷四。

【组成】生黄芪三钱，白芍药钱半，苏细党四钱，当归钱半，金银花一钱，天花粉一钱，北防风一钱，川芎八分，荆芥穗一钱，生甘草一钱，牛蒡子一钱，陈皮八分，苦桔梗二钱，皂角刺二个，白术一钱(蜜炒)，连翘一钱。

【功效】托里透脓。

【主治】乳蛾，蛾顶上现白点，是蛾将成脓，其痛必倍。

内补汤

【出处】《郑氏家传女科万金方》卷一。

【组成】当归、白芍、川芎、熟地、陈皮、甘草、白术、黄芩(一方加地榆、官桂、香附、生姜、黑枣)。

【用法】水煎服。

【功效】补益气血止痛。

【主治】月水淋漓不止，小腹不痛者。

内府万灵膏

【出处】《理瀹骈文》。

【组成】白凤仙一两，紫丁香根一两，酒当归一两，醋煅自然铜一两，瓜儿血竭一两，没药一两，川芎八钱，赤芍二两，醋淬半两钱一枚，红花一两，川牛膝五钱，五加皮五钱，石菖蒲五钱，苍术五钱，木香三钱，秦艽三钱，蛇床子三钱，川附子三钱，肉桂三钱，半夏三钱，石斛三钱，草薢三钱，鹿角三钱，虎骨一对(或用虎骨胶代)，麝香一钱。

【用法】外用。

【功效】消瘀散毒，舒筋活血，止痛接骨。

【主治】跌打损伤，及麻木、风痰、寒湿疼痛。

【加减】如肿痛者，先用紫丁香根、川芎、当归、白芍、官桂、红花、升麻、防风、三奈、麝香、葱头捣敷，醋浸湿纸盖上，熨斗熨之，再贴膏。换时有瘀血，用番木鳖、红花、猴姜、半夏、甘草、葱头，醋煎洗后，换膏贴，三日一换。香油十斤熬，丹收，细药后搅。

分消饮

【出处】《医学传灯》卷下。

【组成】羌活、白芷、柴胡、川芎、枳壳、山楂、陈皮、猪苓、泽泻。

【用法】水煎服。

【功效】分消利水。

【主治】湿泻初起，腹中不痛，所泻皆水；或遍身发肿，身热脉数者。

【加减】热盛，加山栀、黄芩。

化气丸

【出处】《女科切要》卷八。

【组成】香附、青皮、陈皮、砂仁、木香、川芎、茴香。

【用法】口服。上为末，曲糊为丸服。

【功效】理气止痛。

【主治】妇女经行腹痛。

化气汤

【出处】《女科切要》卷三。

【组成】砂仁、香附、广皮、苏梗、川芎、枳壳。

【用法】水煎服。

【功效】舒气安胎。

【主治】妊娠腹痛，胎气不安。

化元汤

【出处】《医方简义》卷五。

【组成】生鳖甲四钱，川芎一钱，当归三钱，琥珀一钱，黄芩(炒)钱半，茯神三钱，枣仁(炒)一钱，鲜生地八钱，泽兰二钱，益母草三钱，神曲二钱。

【用法】水煎服。

【主治】病后邪热未净，而适见经水致热入血室者。

化乳汤

【出处】《医方简义》卷六。

【组成】生绵芪四钱，炙绵芪四钱，当归四钱，川芎一钱，通草二钱，白芷五分，柴胡四分。

【用法】水煎服。

【主治】乳汁不通。

化痞丸

【出处】《疡医大全》卷二十一引刘长随方。

【组成】莪术(醋炒)三钱，海浮石(煅)三钱，瓦楞子(煅)三钱，干漆三钱，大茴香三钱，山楂三钱，穿山甲三钱，丁香三钱，五灵脂三钱，白芷三钱，陈皮三钱，延胡索三钱，广木香三钱，牡丹皮三钱，青皮三钱，枳壳三钱，桔梗三钱，胡椒三钱，神曲三钱，蒲黄三钱，香附三钱，桃仁三钱，红花三钱，川芎三钱，当归三钱，厚朴三钱，砂仁三钱，鳖甲(醋炒)三钱，朴硝三钱，阿魏五钱，小茴香四两，赤芍药四两，使君子(净肉)四两，桂皮四两，铁花粉四两，水红花子四两。

【用法】每服三十丸，壮实人可加至四十至五十丸，俱酒送下，一日三次。一料可治二人。上为末，皂荚煎汤为丸，如梧桐子大。

【功效】化痞消癥。

【主治】痞积癥瘕。

化痞膏

【出处】《理瀹骈文》。

【组成】大黄一两，黄柏一两，川乌一两，栀子一两，苏木一两，草乌五钱，生地五钱，红花五钱，巴豆仁五钱，肉桂五钱，黄连一钱，黄芩一钱，当归一钱，赤芍一钱，川芎一钱，蛇蜕二条，蜈蚣六条，穿山甲二十片，桃枝三尺，柳枝三尺，枣枝三尺，麻油二斤(熬)，黄丹七两，铅粉七两(收)，松香二两，陀僧二两，黄蜡二两(搅再入)，黄连末三钱，制乳香一两，制没药一两，血竭五钱，轻粉三钱，陈胆星三钱，蚶子壳三钱，麝香一钱。

【用法】先以酒煮消擦洗，贴患处，后以火烤，或烘儿鞋熨患处。和匀，狗皮膏摊。

【功效】化痞消癥。

【主治】痞。

化瘀散

【出处】《伤科补要》卷三。

【组成】大黄三两，干漆五钱，桃仁二两，土狗一两，青皮一两，川芎一两，枳实一两五钱，厚朴一两，赤芍一两五钱，归须二两，甘草五钱，红花一两。

【用法】上为细末，炼蜜为丸服。

【功效】化瘀止痛。

【主治】杖后瘀毒上攻，一切蓄瘀作痛。

化瘀四物汤

【出处】《女科指要》卷五。

【组成】熟地四钱，当归二钱，白芍一钱半(酒炒)，川芎一钱，香附二钱(醋炒)，五灵脂二钱(炒黑)。

【用法】水煎，去滓温服。

【功效】化瘀和血。

【主治】产妇血虚气滞，瘀血留结，腹痛不止，恶露不能遽净焉。

【备注】熟地补血以滋冲任，当归养血以雄经脉，白芍敛阴和血，香附调气解郁，川芎行血海以调血脉，灵脂去瘀血以除腹痛，而定血露不绝也。水煎温服，使瘀化气调，则经血自充，而冲任融和，瘀血自化，焉有腹痛不退，恶露不净乎？

化痰丸

【出处】《奇方类编》卷上。

【组成】陈皮一钱，半夏一钱，茯苓一钱，川芎一钱，苍术一钱，砂仁一钱，栀子(炒黑）一钱，制香附一钱，甘草三分，山楂三分，白术四分。

【用法】生姜为引，水煎，食远服。

【功效】化痰止嗽。

【主治】痰嗽。

化癥回生丹

【出处】《温病条辨》卷一。

【组成】人参六两，安南桂二两，两头尖二两，麝香二两，片子姜黄二两，公丁香三两，川椒炭二两，虻虫二两，京三棱二两，蒲黄炭一两，藏红花二两，苏木三两，桃仁三两，苏子霜二两，五灵脂二两，降真香二两，干漆二两，当归尾四两，没药二两，白芍四两，杏仁三两，香附米二两，吴茱萸二两，延胡索二两，水蛭二两，阿魏二两，小茴香炭三两，川芎二两，乳香二两，良姜二两，艾炭二两，益母膏八两，熟地黄四两，鳖甲胶一斤，大黄八两（为细末，以高米醋一斤半熬浓，晒干为末，再加醋熬，如是三次，晒干，末之）。

【用法】用时温开水和，空腹服；瘀甚之证，黄酒下。上为细末，以鳖甲、益母、大黄三胶和匀，再加炼蜜为丸，重一钱五分，蜡皮封护。

【主治】燥气延入下焦，搏于血分，而成癥者；癥结不散不痛，癥发痛甚；血痹；妇女干血痨证之属实证；疟母左胁痛而寒热者；妇女经前作痛，古谓之痛经者；妇女将欲行经而寒热者；妇女将欲行经，误食生冷腹痛者；妇女经闭；妇女经来紫黑，甚至成块者；腰痛之因于跌扑死血者；产后瘀血，少腹痛，拒按者；跌扑昏晕欲死者；金疮棒疮之有瘀滞者。

【备注】化癥回生丹法，系燥淫于内，治以苦温，佐以甘辛，以苦下之也。方从《金匮》鳖甲煎丸与回生丹脱化而出。此方以参、桂、椒、姜通补阳气，白芍、熟地守补阴液，益母膏通补阴气而清水气，鳖甲胶通补肝气而消癥瘕，余俱芳香入络而化浊。且以食血之虫，飞者走络中气分，走者走络中血分，可谓无微不入，无坚不破；又以醋熬大黄三次，约入病所，不伤他脏，久病坚结不散者，非此不可。或者病其药味太多，不知用药之道，少用独用，则力大而急；多用众用，则功分而缓，古人缓化之方皆然。所谓有制之师不畏多，无制之师少亦乱也。

升天散

【出处】《种痘新书》卷六。

【组成】人参六分，黄芪八分，当归六分，川芎六分，陈皮五分，淫羊藿四分，炙草三分，肉桂五分，穿山甲三分，木香三分，加桔梗四分。

【主治】面部天庭痘不起，而两颧及地角俱起者。

升气汤

【出处】《仙拈集》卷二。

【组成】当归一两，川芎五钱，柴胡三钱半，升麻三钱半。

【用法】水二碗，煎八分。一服即通。

【主治】大小便气闭。

【加减】孕妇、老年人加参一钱。

升芎汤

【出处】《嵩崖尊生》卷十五。

【组成】升麻八分，白芍八分，川芎五分，生地五分，木通三分，人参一分，白术七分，茯苓七分，炙草四分。

【用法】水煎服。

【主治】因脾胃虚弱而致痘顶陷，肉色白，或兼泄泻者。

【加减】若暴注大泻，加猪苓、泽泻、茯苓、炒黄芩。

升阳汤

【出处】《仙拈集》卷二。

【组成】人参一钱，黄芪一钱半，川芎一钱半，当归一钱半，升麻五分。

【用法】水二碗，煎八分，食前服。

【功效】益气升阳。

【主治】气虚脱肛。

【加减】血虚，加白芍、地黄；血热，加炒黄柏；虚热，加炒干姜。

升肝舒郁汤

【出处】《傅氏女科》

【组成】生黄芪六钱，当归三钱，知母三钱，柴胡一钱五分，生明乳香三钱，生明没药三钱，川芎一钱五分。

【用法】水煎服。

【功效】疏肝解郁。

【主治】妇女阴挺，亦治肝气虚弱，郁结不舒。

【方解】方中黄芪与柴胡、芎劳并用，补肝即以舒肝，而肝气之陷者可升。当归与乳香、没药并用，养肝即以调肝，而肝气之郁者可化。又恐黄芪性热，与肝中所寄之相火不宜，故又加知母之凉润者，以解其热也。

升肠饮

【异名】升肠汤

【出处】《辨证录》卷十二。

【组成】人参一两，黄芪一两，白术五钱，当归一两，川芎三钱，升麻一分。

【用法】水煎服。

【功效】益气升阳。

【主治】产后肠下。

【备注】此方纯乎补气，绝不去升肠。即加升麻之一分，但引气而不引血。盖升麻少用则气升，多用则血升也。升肠汤（《医学集成》卷三）。

升举大补汤

【出处】《傅青主女科·产后编》上卷。

【组成】黄芪四分，白术四分，陈皮四分，人参二钱，炙草四分，升麻四分，当归二钱，熟地二钱，麦冬一钱，川芎一钱，白芷四分，黄连三分（炒），荆芥穗四分（炒黑）。

【用法】水煎服。

【功效】滋荣益气。

【主治】产后半月外血崩；年老虚人患崩。

【加减】加大枣，水煎温服。汗多，加麻黄根一钱；浮麦（炒）一小撮；大便不通，加肉苁蓉一钱；气滞，磨木香三分；痰，加贝母六分，竹沥姜汁少许；寒嗽，加杏仁十粒，桔梗五分，知母一钱；惊，加枣仁、柏子仁各一钱；伤饭，加神曲、麦芽各一钱；伤肉食，加山楂、砂仁各八分。大便不通，禁用大黄；身热，不可加连、柏；伤食怒气，均不可专用耗散无补药。

升清固外汤

【出处】《辨证录》卷二。

【组成】黄芪三钱，人参二钱，炙甘草五分，白术二钱，陈皮三分，当归二钱，白芍五钱，柴胡一钱，蔓荆子一钱，川芎一钱，天花粉一钱。

【用法】水煎服。

【功效】升清固外。

【主治】遇春头痛，昼夜不得休息，昏闷之极，恶风恶寒，不喜饮食。

【方解】此方即补中益气之变方。去升麻而用柴胡者，以柴胡入肝提其木气也。木主春，升木以应春气，使不陷于肝中，自然清气上升。况参、芪、归、芍无非补肝气之药，气旺而上荣外因，又何头痛之不愈哉。

双补内托散

【出处】《不居集》上集卷十。

【组成】人参五分，黄芪一钱，熟地一钱，当归八分，柴胡八分，干葛八分，白术八分，秦艽七分，川芎六分，甘草三分，生姜、大枣。

【主治】阴阳两虚，不能托邪外出者。

【加减】若寒盛阳虚者，加制附子七至八分；表邪盛者，加羌活、防风七至八分；头痛者，加蔓荆子八分；阳气虚陷者，加升麻三至五分。

【方解】阴阳两虚之人，气血亏衰，无力以拒邪也。故用人参、黄芪、白术以补其气，熟地、当归、川芎以补其血，柴胡、干葛、秦艽以托其外邪。如四君而不用茯苓者，恐其渗泄；如四物而不用芍药者，恐其酸寒；或加肉桂，有十全之功；佐以姜、枣，有通调营卫之美。虚人服之，邪可立散矣。方中生姜、大枣用量原缺。

双解通圣汤

【出处】《医宗金鉴》卷五十三。

【组成】麻黄、朴硝、大黄、当归、赤芍、川芎、白术（土炒）、石膏、滑石、桔梗、栀子、连翘（去心）、黄芩、薄荷、甘草（生）、荆芥、防风。

【用法】生姜、葱白为引，水煎服。

【功效】表里两解。

【主治】小儿伤寒热盛，感冒夹热，以及小儿温病等。

双解通圣散

【出处】《医宗金鉴》卷六十五。

【组成】防风五钱，荆芥五钱，当归五钱，白芍（酒炒）五钱，连翘（去心）五钱，白术

（土炒）五钱，川芎五钱，薄荷五钱，麻黄五钱，栀子五钱，黄芩一两，石膏（煅）一两，桔梗一两，甘草（生）二两，滑石三两。

【用法】每服五钱，水一钟半，煎八分，澄去滓，温服。外以黄连膏抹之。上为粗末。

【功效】疏表清里。

【主治】唇风。初起发痒，色红作肿，日久破裂流水，疼如火燎，又似无皮，如风盛则唇不时瞤动。

天麻丸

【出处】《傅青主女科》。

【组成】天麻一钱，防风一钱，川芎七分，羌活七分，人参一钱，远志一钱，柏子仁一钱，山药一钱，麦冬一钱，枣仁一两，细辛一钱，南星曲八分，石菖蒲一钱。

【用法】上为细末，炼蜜为丸，辰砂为衣。

【主治】产后中风，恍惚语涩，四肢不利。

太乙紫金锭

【出处】《串雅补》卷四。

【组成】生大黄二两，茅苍术二两，川芎二两，紫苏三两，黄柏三两，荆芥三两，大茴三两，香附三两，桂皮三两，薄荷四两，细辛二两，杜仲一两，陈皮四两，生草二两，川椒二两。

【用法】上为末，用糯米粉半升，炒大麦粉四两，状元红红土四两，研细，入糊内搅匀，和前末捣千下，印作大锭子，重一钱，晒干听用。

【主治】外感发热，心胃疼痛，四肢腰背痛，疟疾痔漏，妇人月经不调，跌打损伤等。

【加减】外感发热，头痛饱闷，川芎、苏叶汤磨服；心胃疼痛，陈皮、炙草汤磨服；呕吐清水，炒米汤磨服；腰疼背痛，补骨脂、杜仲酒煎磨服；红白痢疾，苦参、艾叶、醋煎磨服；新久疟疾，白芥子酒煎磨服；四肢痛风，红花酒煎磨服；痔疮、痔漏，槐花煎酒磨服；妇人经水不调，姜汤磨服；小儿百病，薄荷汤磨服；跌打损伤，红花酒磨服；外科疮疡，银花汤磨服。

开结汤

【出处】《辨证录》卷十一。

【组成】柴胡一钱，续断一钱，神曲一钱，香附三钱，川芎三钱，丹皮三钱，当归一两，熟地一两，白术五钱，甘草一钱。

【用法】水煎服。

【主治】妇人经水忽来忽断，时痛时止，往来寒热。

木香生化汤

【出处】《傅青主女科·产后编》卷上。

【组成】川芎二钱，当归六钱，陈皮三分，黑姜四分。

【用法】服时磨木香二分在内。

【功效】顺气止痛。

【主治】产后怒气逆，胸膈不利，血块又痛；及产后血块已除，因受气者。

木香通真散

【出处】《博济》卷二。

【组成】木香半两，人参一两，官桂一两半（去皮），川芎一两，陈皮二两（去皮），茯苓一两，青皮一两（去白），神曲一两，厚朴十两半（用生姜汁涂，炙令黄），茴香一两（用舶上者），槟榔半两（女人吃即入也），桃仁一两（麸炒，去皮尖）。

【用法】每服一钱，水一盏，盐少许，同煎七分，温服，不拘时候。上药除桃仁另研外，余并捣罗为末，入桃仁拌和令匀。

【功效】和气。

【主治】中脘气不和，心胸满闷，气刺胁肋，饮食无味。

半解汤

【出处】《辨证录》卷二。

【组成】白芍一两，柴胡二钱，当归三钱，川芎五钱，甘草一钱，蔓荆子一钱，半夏一钱。

【用法】水煎服。

【主治】郁气不宣，又加风邪袭于少阳之经，遂至半边头痛，时重时轻，遇顺境则痛减，遇逆境则痛重，遇拂抑之事，而更加之风寒之天，则大痛不能出户，痛至岁久，眼必缩小。

去恶平胃散

【出处】《医醇剩义》卷四。

【组成】当归一钱，川芎一钱，桃仁一钱，炮姜五分，楂炭三钱，广皮一钱，茅术一钱（炒）厚朴一钱，木香五分，砂仁一钱，苏木三分，降香五分。

【用法】以水调下。

【主治】新产之后，恶露未行，不耐久坐，平卧太早，瘀血冲胃，胸脘痞满，时时作哕。

去恶清心汤

【出处】《医醇剩义》卷四。

【组成】当归二钱，川芎一钱，桃仁一钱五分，炮姜六分，楂炭三钱，延胡一钱，琥珀一钱，生蒲黄六分，熟蒲黄六分，丹参三钱，牛膝二钱，灯心三尺，苏木三分，降香五分。

【用法】以水调下。

【主治】新产之后，恶露未行，不耐久坐，平卧太早，瘀血冲心，头眩神昏，不能语言，万分危险。

去恶清肺汤

【出处】《医醇剩义》卷四。

【组成】当归二钱，川芎一钱，桃仁一钱，炮姜五分，楂炭三钱，延胡一钱，苏子二钱，桑皮三钱，橘红一钱，贝母二钱，苏木三分，降香五分，童便一杯（冲服）。

【用法】以水调下。

【主治】新产之后，恶露未行，不耐久坐，平卧太早，瘀血冲肺，气喘鼻掀，头汗微出。

去星翳丸

【出处】《经验广集》卷二。

【组成】木贼草三钱，当归三钱，白芍三钱，川芎三钱，白蛇壳三钱，蝉蜕三钱，谷精草三钱，菊花三钱，草决明三钱，石决明三钱，金银花三钱，白蒺藜（去刺）三钱，沙蒺藜三钱（盐水炒），防风二钱，荆芥二钱，川连二钱，龙胆草二钱。

【用法】每服三钱，清晨、临卧滚水送下。先用生羊肝二具，用竹刀切碎，将各药末拌，蒸熟，加羊胆汁三个为丸，如梧桐子大。

【主治】一切障翳及眼中起星。

注意：忌烧酒、姜、蒜、鱼、虾、鸡一个月。

加减乌药顺气丸

【出处】《杂病源流犀烛》卷十三。

【组成】乌药二钱，麻黄二钱，陈皮二钱，僵蚕五分，川芎五钱，枳壳五钱，白芷五钱，甘草五钱，桔梗五钱，生姜，大枣。

【主治】诸痹风盛者。

归掌地黄丸

【出处】《卫生鸿宝》卷二。

【组成】归掌二两（即归身），生地二两，熟地二两，天冬二两，麦冬二两，枸杞子二两，黑大豆二两（酒煨），何首乌二两，山药一两，茯神一两，黄芪一两（炙），白术一两，石决明五钱（童便浸，煅），草决明五钱，蜜蒙花五钱，谷精草五钱（只取花用），木贼五钱（去节），甘菊（去蒂），丹皮五钱，川芎五钱。

【用法】上为细末，羊肝二个，不落水蒸熟，捣烂为丸，如梧桐子大。

【加减】热甚，加知母、黄柏各一两，肉桂二钱；虚寒，加菟丝子（酒浸，炒）、补骨脂各一两。

平肝消毒饮

【出处】《嵩崖尊生》卷十五。

【组成】赤芍、生地、当归、川芎、荆芥、白菊花、防风、蝉蜕、胆草、谷精草、黄连各等分，甘草减半。

【主治】痘后余毒入目，或红肿，或生白翳。

四物内托饮

【出处】《卫生鸿宝》卷四。

【组成】当归（酒洗）、生地（酒洗）、白芍（酒洗）、川芎、防风、生芪、山甲（乳炙）、麦冬、皂角刺、玄参、桔梗、甘草、荔枝壳，晚米一撮。

【用法】水煎服。

【主治】痘疮六至七朝，血燥气郁而毒不化浆者。

【方解】四物以凉血活血，防风佐生芪，又得甲、刺以攻气中之毒，则气之郁者自开，玄参以滋水源，甘、桔以利肺气，荔壳温宣以起峻，晚米清润以生浆，为凉托至稳之剂。

四物止经汤

【出处】《女科切要》卷八。

【组成】熟地、白芍、当归、川芎、柏叶、茯苓、香附、阿胶、蒲黄、白术、枣仁、陈皮、人参、甘草。

【用法】水煎服。

【功效】和血理气。

【主治】产后气血大虚，脾胃又弱，营卫衰弱，忽然下血成片，如崩状。

四制香附丸

【出处】《成方便读》卷四。

【组成】香附四两，当归三两，广艾绒二两，白芍二两，黄芩二两，丹参二两，生地四两，川芎一两五钱，甘草一两，广皮一两，砂仁一两。

【主治】妇人经水不调，赤白带下，气血凝滞，腹痛经闭，或气块血块，两胁胀满，及呕吐恶心，胎前产后一切等证。

【方解】妇人之病，首重调经，经调则诸病易愈。即胎前产后，亦当观其气血之盛衰寒热而调之，调之之法固不同，而总不外乎先理其气，使气顺则血调之意。此方以丹参四物和血调经，必假香附之善行气分者，为之先道，故以为君。然所以资生血气者，又在于脾，若脾虚气滞，则经血亦为之不调，故以甘草、陈、砂补脾疏滞。于是观其病之偏于寒者，则用广艾绒以温之；偏于热者，则用黄芩以清之。是以医不执方，加减在乎人用耳。

四物汤

【出处】《石室秘录》卷三。

【组成】当归九钱，白芍三钱，川芎一钱，熟地九钱，五味子一钱，麦冬三钱。

【用法】水煎服。

【功效】补血，养肺金。

【主治】中暑伤气。

【加减】中暑伤气，而调治之法，不可以治气为先，当以补血为主。盖阳伤则阴血亦耗也。此方全是阴经之药，又加之麦冬、五味，以养肺金，金即旺，可以制木之克脾，则四物生肝而安于无事之福也。

四物消风饮

【异名】四物消风散

【出处】《医宗金鉴》卷七十三。

【组成】生地三钱，当归二钱，荆芥一钱五分，防风一钱五分，赤芍一钱，川芎一钱，白鲜皮一钱，蝉蜕一钱，薄荷一钱，独活七分，柴胡七分。

【用法】加红枣肉二枚，水二钟，煎八分，去滓服。

【功效】调荣滋血消风。

【主治】赤白游风，滞于血分发赤色者。

【备注】四物消风散（《医钞类编》卷二十二）。

四物补经汤

【出处】《郑氏家传女科万金方》卷四。

【组成】当归五钱，白鸡冠花五钱，侧柏叶四钱，白芍四钱，香附四钱，熟地二钱，白术二钱，人参二钱，白茯苓二钱，川芎二钱，枣仁二钱，陈皮二钱（去白），蒲黄一钱

（炒），甘草一钱。

【用法】分六帖，加生姜三片，水煎服。

【主治】气血大亏，脾胃亦弱，营卫俱衰，致产后忽然下血成片似崩。

四物绛覆汤

【出处】《重订通俗伤寒论》。

【组成】细生地四钱（酒洗），生白芍钱半（酒炒），真新绛钱半，广橘络一钱，全当归二钱（酒洗），川芎五分（蜜炙），旋覆花三钱（包煎），青葱管三寸（切，冲）。

【用法】水煎服。

【功效】滋阴濡络。

【主治】血虚脉络郁涩，血郁化火，致郁结伤中，脘胁串痛，甚则络松血溢，色多紫暗。

【加减】痛甚者，加桃仁七粒，蜜炙延胡一钱半，活血止痛；夹火者，加川楝子一钱半，丹皮一钱半，苦辛泄热。以生地、归、芍养血滋阴为君；臣以绛、覆、川芎辛润通络；佐以橘络舒络中之气；使以葱管通络中之瘀。此为轻清滋阴，辛润活络之良方。

四物合小柴胡汤

【出处】《郑氏家传女科万金方》卷一。

【组成】当归、白芍、熟地、川芎、柴胡、甘草、黄芩、人参、半夏。

【用法】加生姜、大枣，水煎服。

【主治】妇人身热如蒸，索汤水无已，经闭不行，咳嗽。

四物汤

【出处】《石室秘录》卷四。

【组成】当归一钱，白芍三钱，川芎一钱，熟地四钱，白果五个，何首乌三钱，桑叶七片。

【用法】水煎服。

【功效】补血。

【主治】血脉不足之症，任督阴阳各经络不足，或毛发之干枯，发鬓之凋落，或色泽之不润，或相貌之憔悴。

【方解】此方妙在用白果以引至唇齿，用桑叶以引至皮毛，用何首乌以引至发鬓，则色泽自然生华，而相貌自然发彩矣。

四合汤

【出处】《医略六书》卷三十。

【组成】熟地五钱，人参一钱半，白术一钱半（炒），茯苓一钱半，当归三钱，白芍一钱半（酒炒），黄芪三钱（蜜炙），川芎八分，柴胡八分，半夏一钱半（蜜炙），黄芩一钱半（酒炒），炙草五分。

【用法】水煎，去滓温服。

【主治】产后发热，脉数弱弦者。

【方解】产后气血两亏，湿热不化，而抑遏于中，正气不足以拒之，故发热不止焉。人参扶元补气，足御虚邪之不解；熟地补阴滋血，能资经脉之有亏；黄芪补气，益卫阳；当归养营，益血脉；白术健脾燥湿；茯苓渗湿和中；川芎入血海，专调营血；白芍敛营阴，善退虚热；柴胡解表疏邪；黄芩清里泻热；半夏醒脾燥湿以化痰；炙草益胃缓中，以和脾也。水煎温服，使气血内充，则湿热自化而邪无不解，何发热不止之有哉？

四物排风散

【出处】《女科旨要》卷三。

【组成】南星一钱，半夏一钱，防风五钱，人参五钱，羌活五钱，防己五钱，牛膝五钱，杏仁五钱，五味五钱，当归五钱，川芎八分，白芍八分，茯苓六分，枣仁六分，白术六分，瞿麦六分，枳实四分，白芷四分，天麻四分，甘草二钱，熟地七钱。

【用法】分三贴。加生姜三片，水煎，空腹服。

【主治】产后忽然中风不语。因胎前先染风邪未发，以致产后中风，或兼产难，失于调理，感冒转成此症。

【加减】如泄泻，去枳实，加豆蔻、粟壳各三钱；热，加黄芩、柴胡各五钱；怕寒有汗，加黄芪、桂枝各四钱；气急，加沉香五分（磨）；腹胀不思饮食，加砂仁、香附各四钱。

四物麻仁丸

【出处】《医略六书》卷十八。

【组成】熟地五两，当归三两，白芍两半（酒炒），川芎一两，麻仁三两。

【用法】每服三至五钱。百沸汤送下。上为末，炼蜜为丸。

【主治】大便燥结，脉涩者。

【方解】中风解后，津液不足，无以下润肠胃，故大原燥结，便秘不通矣。熟地补阴滋血，当归养血荣经，川芎活血中之气，白芍敛血中之阴，麻仁润燥以通虚闭也。蜜丸以缓之，沸汤以下之，使阴血内充，则津液自润，而肠胃融和，大便无燥结之患矣。

四物滋阴汤

【出处】《医林纂要》卷九。

【组成】当归二钱，生地黄一钱（勿用熟），芍药一钱，川芎五分（宜少用），牛蒡子八分（咽痛者加重用），连翘八分（舌生疮者加重用），干葛八分（热迫下泻者重用），黄芩八分（口气出热者加重用），红花五分，柴胡一钱，赤桎柳三茎。

【用法】水煎服。

【功效】养阴。

【主治】麻疹暗黑焦枯，热盛不退，阴血受伤。

归连汤

【出处】《诚书》卷十五。

【组成】升麻二两，黄连二两，大黄二两，川芎二两，羚羊角二两，红花二两，归尾二两，甘草二两，黄芩三两，金银花三两。

【用法】水煎服。

【主治】丹毒初发，血热毒盛。

【加减】余者可纳芒硝再煎，涂肿处。

代抵当汤

【出处】《嵩崖尊生》卷八。

【组成】当归二钱，白芍二钱，熟地二钱，川芎一钱，山甲二钱，花蕊石一钱。

【用法】入童便煎服。

【主治】蓄血。

代抵当丸

【出处】《医学心悟》卷三。

【组成】生地一两，当归一两，赤芍一两，川芎七钱五分，五灵脂七钱五分，大黄（酒蒸）一两五钱。

【用法】每服三钱，开水送下。砂糖为丸。

【主治】血淋。

丝瓜化毒汤

【出处】《种痘新书》卷六。

【组成】丝瓜干（取近蒂五寸，以此为君）、赤芍、红花、当归、紫草、川芎、牛子、连翘、升麻、甘草、黑豆、赤小豆各等分。

【用法】水煎，磨犀角调服。

【主治】痘疮紫陷。

【加减】气弱者，加人参。用此不起，即用小灵丹。

仙传四急保生丹

【出处】《卫生鸿宝》卷五。

【组成】凤仙子（大红）九十粒（白）四十九粒（另研包好，临时将药秤明分两配入），龟板一两（麻油涂炙），通梢牛膝三钱，桃仁钱半，川芎五钱，归身五钱。

【用法】临盆米饮调服二钱，迟则再服二钱。

【主治】临产交骨不开，难产。

【加减】临产一个月内，本方去凤仙子，入益母膏二两，每早米饮调服二钱，则临产迅速；产后瘀血变症，或儿枕痛，加炒红曲三钱、酒炒马料豆二合，共为末，童便、陈酒各半杯，调服二至三钱。上为末。

石室神效膏

【出处】《理瀹骈文》。

【组成】党参三两，玄参五两，生地八两，生黄芪三两，当归三两，麦冬三两，川芎二两，丹皮一两，牛膝一两，荆芥一两，生甘草一两，银花一斤，防风五钱，茜草五钱。

【用法】临用时再加川贝、五倍、儿茶、血竭、藤黄。炒乳香、贝母、冰片末，掺贴。油熬丹收，下广木香、乳香、没药、血竭各一两，象皮末五钱，麝香一钱。

【主治】痈疡，外症溃后。

全生活血汤

【出处】《医略六书》卷三十。

【组成】生地五钱，当归三钱，白芍一钱半（酒炒），川芎一钱，熟地五钱，独活一钱半（盐水炒），炙草一钱，防风一钱半（盐水炒黑），人参一钱半。

【用法】水煎，去滓温服。

【主治】产后中风盗汗，脉浮虚。

【方解】产后血气两虚，风乘虚袭，而邪不受制，营气暗泄，故睡中汗出为盗汗焉。熟地补阴滋血，以资血海；人参补气扶元，以雄气海；白芍敛阴和血脉；当归养血荣经脉；生地凉血室滋血；川芎入血海行气；独活开经气；防风泄风邪，并盐水炒黑引领参、地以分解虚邪；炙草缓中益胃。水煎温服，使血气内充，则风邪外解，而经脉清和，津液完固，安有盗汗不止之患乎。

回生至圣丹

【出处】《辨证录》卷十三。

【组成】生甘草五钱，金银花半斤，玄参三两，蒲公英三两，天花粉三钱，川芎一两。

【用法】水煎服。

【主治】无名肿毒。

【方解】一剂而头轻，青紫之色淡矣。再服二剂，青紫之色尽消而疮亦尽愈，不必三剂也。此方化毒而不耗其气，败毒而不损其精，所以建功甚奇也。此毒原系水亏之极，而泻毒诸药无不有损于阴阳，惟金银花攻初兼妙，故必须此品为君，但少用则味单力薄，多用则味重而力厚；又加玄参以去火，甘草以泻毒，蒲公英之清热，天花粉之消痰，川芎之散结，自然相助而奏效。

回阳固精丸

【出处】《仙拈集》卷三。

【组成】人参二两，黄芪二两，肉桂二两，巴戟二两，锁阳二两，山药四两，故纸四两，小茴香四两，菟丝八两，川芎一两，杜仲一两，附子一个。

【用法】每服三钱，白汤送下。上为末，炼蜜为丸，如梧桐子大。

【功效】益肾固精

【主治】阳萎不举，心肾不交。

回阳汤

【出处】《嵩崖尊生》卷十二。

【组成】炮附一钱，人参一钱，黄芪一钱，当归一钱，川芎一钱，茯苓一钱，枸杞一钱，陈皮一钱，萸肉一钱，木香五分，甘草五分，紫草五争，厚朴五分，苍术五分，红花五分，独活五分，皂角树上白皮二钱，煨姜三片。

【用法】水、酒各半煎服。三服取效。

【主治】阴毒不肿不疼，不热不红，但坚硬者。

决经汤

【出处】《叶氏女科》卷一。

【组成】陈皮五分，白茯苓五分，枳壳（麸炒）五分，川芎五分，赤芍五分，苏叶五分，槟榔五分，桔梗五分，白术（蜜炙）五分，半夏（制）五分，当归七分，香附（制）七分，厚朴（姜制）七分，甘草三分，红花六分，黄连（酒炒）六分，柴胡六分，砂仁四分，姜三片。

【用法】水煎，空腹服。

【主治】妇人23～24岁，因经后潮热，误食生冷，聚成痰饮，心腹胀满，气升上膈，饮食不思，腹中结块成膜。

【加减】咳嗽，加五味子、杏仁（去皮尖）各五分；口干潮热，加竹沥、陈酒各半杯，姜汁少许。

立应汤

【异名】立应四物汤。

【出处】《叶氏女科》卷三。

【组成】熟地黄三钱，当归三钱，白芍二钱，五灵脂(半生半炒)一钱，川芎一钱。

【用法】水煎服。

【功效】补血养心。

【主治】产后血晕。产后气血暴虚，血随气上，迷乱心神，眼前生花，甚者闷绝口噤，神昏气冷。

【备注】立应四物汤(《妇科玉尺》卷四)。

正经四物汤

【出处】《女科旨要》卷三。

【组成】当归五钱，白鸡冠花五钱，白芍四钱，白术四钱，香附(炒)四钱，熟地二钱，川芎二钱，人参二钱，阿胶(炒)二钱，茯苓二钱，侧柏叶(炒)二钱，枣仁二钱，陈皮(去白)二钱，炒蒲黄二钱，炙甘草一钱。

【用法】分六帖。加生姜三片，水煎服。

【主治】产后气血大虚，脾胃又弱，以致荣卫衰败，突然下血成片，相似血崩者。

玉龙膏

【异名】胜玉膏

【出处】《医林改错》卷下。

【组成】香油一斤，白蔹四钱，升麻四钱，当归四钱，川芎四钱，连翘四钱，银花四钱，甲片四钱，川乌四钱，象皮四钱，乳香一钱半(末)，没药一钱半(末)，轻粉三钱(末)，冰片三分(末)，麝香三分(末)，白占二两。

【用法】摊贴之。将前九味药入油内炸枯色，去滓，入官粉三合，离火，再入乳、没、粉、片、麝，搅匀，再将白占投入于内。

【主治】跌打损伤。

白附汤

【出处】《嵩崖尊生》卷六。

【组成】全蝎五分，白附一钱，南星一钱，半夏一钱，旋覆花一钱，菊花一钱，天麻一钱，川芎一钱，橘红一钱，僵蚕一钱，生姜一钱。

【用法】水煎服。

【功效】祛风化痰止痛。

【主治】风痰，头晕痛。

生血止崩汤

【出处】《傅青主女科·产后编》卷上。

【组成】川芎一钱，当归四钱，黑姜四分，炙草五分，桃仁十粒，荆芥五分(炒黑)，乌梅五分(煅灰)，薄黄五分(炒)。

【用法】加大枣，水煎服。

【功效】止血调经。

【主治】产后血崩。

【备注】忌姜、椒、热物、生冷。

生化六和汤

【出处】《傅青主女科》卷下。

【组成】川芎二钱，当归四钱，黑姜一两，炙草一两，陈皮一两，藿香一两，砂仁六分，茯苓一钱。

【用法】加生姜三片，水煎服。

【功效】活血祛瘀。

【主治】产后血块痛未除，患霍乱。

芎归疏肝汤

【出处】《医方简义》卷六。

【组成】川芎二钱，当归四钱，制香附二钱，炒青皮一钱，王不留行三钱，延胡三钱，蒲公英二钱，鹿角霜二钱，麦芽三钱(炒)，柴胡二钱，漏芦一钱，夏枯草二钱，路路通四个，枇杷叶五片(去毛)。

【用法】水煎，入酒少许冲服。

【功效】活血祛瘀通络。

【主治】乳痈，乳岩。

【备注】凡胎前不宜。

芎苏饮

【出处】《医略六书》卷十八。

【组成】小川芎一钱，紫苏叶一钱五分，江枳壳(炒)一钱五分，甜桔梗一钱，嫩前胡一钱五分，法半夏一钱半，白茯苓一钱五分，广木香一钱，广陈皮一钱五分。

【用法】水煎，温服。

【功效】解表祛邪。

【主治】感冒风邪，头疼胸满，壮热憎寒，脉浮缓者。

【方解】感冒风邪，抑遏清阳之气，故头痛胸满，憎寒壮热焉。脉浮缓是感冒风寒之象，川芎专疏血分之风，苏叶兼散气分之风，俾气血清和，则头痛自解。前胡疏邪清咽，香、枳泻滞调中，使邪解气调，则胸满亦快。苓、陈渗湿利气，半夏燥湿化痰，盖痰化气行，则营血统运而风邪无不外解，安有寒热之患哉！

红花当归汤

【异名】红花当归散

【出处】《叶氏女科》卷一。

【组成】红花一钱，当归一钱，牛膝一钱，苏木一钱，川芎五分，枳壳六分(麸炒)，莪术八分，赤芍八分，三棱八分，芫花八分。

【用法】水煎，临卧服。

【功效】破瘀血。

【主治】经来未尽腹痛。经来一半，余血未尽，腹中作痛，或发热，或不发热，乃气血俱实也。

【备注】红花当归散(《女科秘要》卷三)。

防己散

【出处】《医略六书》卷二十八。

【组成】防己一两，羌活一两，当归二两，防风一两，白芍一两(酒炒)，川芎一两，米仁四两(炒)，甘草六钱，羚羊角一两。

【用法】上为散。每服五钱，水煎去滓，加竹沥一杯，姜汁一匙，温服。

【主治】孕妇中风，口眼歪斜，脉浮者。

助肝益脑汤

【出处】《辨证录》卷三。

【组成】白芍二两，当归一两，人参三钱，郁李仁二钱，柴胡五分，天花粉二钱，细辛五分，川芎三钱，甘菊花五钱，薄荷八分，生地五钱，天门冬三钱，甘草一钱，白芷三分。

【用法】水煎服。

【功效】大补肝气。

【主治】肝气大虚，视物为二。

【方解】此方全是益肝之药，非益脑之品也。不知补脑必须添精，而添精必须滋肾。然而滋肾以补脑，而肝之气不能遽补，不若直补其肝，而佐之祛邪之药为当。盖脑气不足，而邪得以居之，不祛邪而单补其精，于脑气正无益也，治肝正所以益脑也。

助勇汤

【出处】《辨证录》卷四。

【组成】荆芥三钱，当归三钱，防风一钱，天花粉一钱，川芎二钱，竹茹二钱，枳壳三钱，独活三钱。

【用法】水煎服。

【主治】胆虚风袭，心颤神慑，如处孤垒，而四面受敌，达旦不能寐，目眵眵无所见，耳聩聩无所闻，欲少闭睫而不可得。

阴阳至圣丹

【异名】阴阳至圣膏、阴阳起死膏。

【出处】《石室秘录》卷四。

【组成】金银花一斤，生地八两，当归三两，川芎二两，牛膝一两，丹皮一两，麦冬三两，生甘草一两，荆芥一两，防风五钱，黄芪三两，茜草根五钱，玄参五两，用麻油五斤煎数沸，将药滓滤出，再熬至滴水成珠，入下药：广木香一两，黄丹二斤(炒飞过，去砂)，没药一两，乳香一两，血竭一两，象皮(为末)五钱，麝香一钱。

【用法】上各为细末，入油中，少煎好，藏瓷罐内。发背疮必须用一两，其余疮口，量大小用之。

【主治】膏粱之客，失志之人，心肾不交，阴阳俱耗，又加忧愁抑郁，拂怒呼号，其气不散，结成阴症痈疽。

【备注】阴阳至圣膏(《洞天奥旨》卷十五)、阴阳起死膏(《外科十三方考》)。

沈氏血癥丸

【异名】血癥丸。

【出处】《杂病源流犀烛》卷十四。

【组成】五灵脂五钱，大黄五钱，甘草梢五钱，桃仁泥五钱，生地七钱，牛膝四钱，官桂二钱，延胡索六钱，归身六钱，三棱三钱，蓬术三钱，赤芍三钱，川芎三钱，琥珀一钱，乳香一钱，没药一钱。

【用法】酒糊为丸。每服一钱，壮盛人一钱半。

【主治】脏腑虚弱，寒热失节，或风冷内停，饮食不化，周身运行之血气适与相值，结而生块；或因跌仆，或因闪挫，气凝而血亦随结，经络壅瘀，血不散成块，而致血癥，心腹胁间苦痛，渐至羸瘦，妨于饮食。

【备注】消过半即止，再随病体立方服药。血癥丸（《类证治裁》卷三）。

补阳还五汤

【出处】《医林改错》卷下。

【组成】黄芪四两(生)，归尾二钱，赤芍一钱半，地龙一钱(去土)，川芎一钱，桃仁一钱，红花一钱。

【用法】水煎服。

【功效】补气、活血、通络。

【主治】半身不遂，口眼歪斜，语言謇涩，口角流涎，大便干燥，小便频数，遗尿不禁。

【加减】黄芪初用一至二两，以后渐加至初得半身不遂，加防风一钱，服四至五剂后去之；如已病二至三个月，前医遵古方用寒凉药过多，加附子四至五钱；如用散风药过多，加党参四至五钱。至微效时，日服二剂，二剂服至五至六日，每日仍服一剂。

【方解】本方证系由正气亏虚，瘀血阻络所致，治当补气活血通络。方中重用黄芪以补气，使气旺血亦行，祛瘀而不伤正，为方中主药；辅以归尾、川芎、赤芍、桃仁、红花、地龙活血通络。因其主要目的不在于祛瘀，而在于补气通络，所以重用黄芪，取其力专性走，周行全身，以助推动诸药之力使气旺血行，瘀去络通，诸症自可渐愈。

血府逐瘀汤

【出处】《医林改错》卷上。

【组成】当归三钱，生地三钱，桃仁四钱，红花三钱，枳壳二钱，赤芍二钱，柴胡一钱，甘草二钱，桔梗一钱半，川芎一钱半，牛膝三钱。

【用法】水煎服。

【功效】活血祛瘀，行气止痛。

【主治】胸中血瘀，血行不畅。胸痛、头痛日久不愈，痛时如针刺而有定处，或呃逆日久不止，或饮水即呛、干呕，或内热瞀闷，或心悸怔忡，或夜不能睡，或夜寐不安，或急躁善怒，或入暮潮热，或舌质黯红，舌边有瘀斑；或舌面有瘀点，唇暗或两目黯黑，脉涩或弦紧。现用于冠状动脉硬化性心脏病的心绞痛，风湿性心脏痛、胸部挫伤与肋软骨炎之胸痛，以及脑震荡后遗症之头痛头晕，精神抑郁等证，确有瘀血在内者。

【方解】本方是王清任用以治疗"胸中血府血瘀"所致诸证，由桃红四物汤合四逆散加桔梗、牛膝而成。胸胁为肝经循行之处，瘀血在胸中，气机阻滞，则肝郁不舒，故胸胁刺痛，日久不愈，急躁易怒。瘀久化热，气郁化火，故内热瞀闷，或心悸失眠，或入暮潮热；上扰清窍，则为头痛；横犯胃府，胃失和降，则干呕呃逆，甚则饮水则呛。至于唇、目、舌、脉所见，皆为瘀血之征。故治当活血化瘀，兼以行气解郁。方中桃红四物汤活血化瘀而养血，四逆散行气和血而舒肝，桔梗开肺气，载药上行，合枳壳则升降上焦之气而宽胸，尤以牛膝通利血脉，引血下行，互相配合，使血活气行，瘀化热消而肝郁亦解，诸症自愈。

少腹逐瘀汤

【出处】《医林改错》卷下。

【组成】小茴香七粒（炒），干姜二分（炒），延胡索一钱，没药二钱（研），当归三钱，川芎二钱，官桂一钱，赤芍二钱，蒲黄三钱（生），灵脂二钱（炒）。

【用法】水煎服。

【功效】去瘀，种子，安胎。活血祛瘀，温经止痛。

【主治】少腹积块疼痛，或有积块不疼痛，或疼痛而无积块，或少腹胀满，或经血见时先腰酸少腹胀，或经血一月见三至五次，接连不断，断而又来，其色或紫或黑，或块或崩漏，兼少腹疼痛，或粉红兼白带。或孕妇体壮气足，饮食不减，并无伤损，三个月前后，无故小产，常有连伤数胎者。对妇科多种疾患，如冲任虚寒、瘀血内阻的痛经，以及慢性盆腔炎、肿瘤等，均有较好的疗效。

【方解】方中小茴香、干姜、官桂温经散寒，通达下焦；延胡索、没药利气散瘀，消肿定痛；蒲黄、灵脂活血祛瘀，散结止痛，其中蒲黄生用，重在活血祛瘀，灵脂用炒，重在止痛而不损胃气；当归、川芎乃阴中之阳药，血中之气药，配合赤芍用以活血行气，散滞调经。全方能温经散寒、活血祛瘀、消肿止痛。

身痛逐瘀汤

【出处】《医林改错》卷下。

【组成】秦艽一钱，川芎二钱，桃仁三钱，红花三钱，甘草二钱，羌活一钱，没药二钱，当归三钱，灵脂二钱（炒），香附一钱，牛膝三钱，地龙二钱（去土）。

【用法】水煎服。

【功效】活血祛瘀，通经止痛，祛风除湿。

【主治】痹症有瘀血者。

【加减】若微热，加苍术、黄柏；若虚弱，量加黄芪一至二两。

【方解】方中秦艽、羌活祛风除湿，桃仁、红花、当归、川芎活血祛瘀，没药、灵脂、香附行气血，止疼痛，牛膝、地龙疏通经络以利关节，甘草调和诸药。

通窍活血汤

【出处】《医林改错》卷上。

【组成】赤芍一钱，川芎一钱，桃仁三钱（研泥），红花三钱，老葱三根（切碎），鲜姜三钱（切碎），红枣七个（去核），麝香五厘（绢包）。

【用法】用黄酒半斤（各处分两不同，宁可多二两，不可少），煎前七味至一钟，去滓，入麝香再煎二沸，临卧服。

【功效】活血祛瘀，通络止痛，芳香开窍。

【主治】血瘀所致的脱发，暴发火眼，酒糟鼻，耳聋，白癜风，紫癜风，牙疳，男女劳病，小儿疳证，头痛，骨膊胸膈顽硬刺痛，中风。

【方解】方中赤芍、川芎行血活血，桃仁、红花活血通络，葱、姜通阳，麝香开窍，黄酒通络，佐以大枣缓和芳香辛窜药物之性。其中麝香味辛性温，功专开窍通闭，解毒活血（现代医学认为其中含麝香酮等成分，能兴奋中枢神经系统、呼吸中枢及心血管系统，具有一定抗菌和促进腺体分泌及兴奋子宫等作用），因而用为主要药；与姜、葱、黄酒配伍更能通络开窍，通利气血运行的道路，从而使赤芍、川芎、桃仁、红花更能发挥其活血通络的作用。

膈下逐瘀汤

【出处】《医林改错》卷上。

【组成】灵脂二钱（炒），当归三钱，川芎二钱，桃仁三钱（研泥），丹皮二钱，赤芍二钱，乌药二钱，延胡索一钱，甘草三钱，香附一钱半，红花三钱，枳壳一钱半。

【用法】水煎服。

【功效】活血逐瘀，破癥消结。

【主治】积聚痞块，痛不移处，卧则腹坠，及肾泻、久泻由瘀血所致者。

【加减】病轻者少服，病重者多服，病去药止，不可多服。病人气弱者，加党参三至五钱。

【方解】方中当归、川芎、赤芍养血活血，与逐瘀药同用，可使瘀血祛而不伤阴血；丹皮清热凉血，活血化瘀；桃仁、红花、灵脂破血逐瘀，以消积块；配香附、乌药、枳壳、延胡索行气止痛；尤其川芎不仅养血活血，更能行血中之气，增强逐瘀之力；甘草调和诸药。全方以逐瘀活血和行气药物居多，使气帅血行，更好发挥其活血逐瘀，破癥消结之力。

止泻调中汤

【出处】《医林改错》卷下。

【组成】黄芪八钱，党参三钱，甘草二钱，白术二钱，当归二钱，白芍二钱，川芎一钱，红花三钱，附子一钱（制），良姜五分，官桂五分（去粗皮）。

【用法】水煎服。

【功效】调中止泻。

【主治】痘六七日后泄泻不止，或十余日后泄泻，及痘后抽风兼泄泻者。

行血解毒汤

【出处】《杂病源流犀烛》卷三十。

【组成】人参一钱，白术一钱，黄芪一钱，归尾一钱，生地一钱，熟地一钱，羌活八分，独活八分，茯苓八分，川芎八分，陈皮八分，炙草八分，苏木五分，红花五分，金银花二钱，乳香一钱，没药一钱，杏仁泥六分，桃仁泥六分。

【用法】水煎，入童便、酒各一杯，以杏、桃泥、乳、没末用药调膏，以药送下；滓再煎。

【功效】活血解毒。

【主治】初杖疮。

【备注】杏仁等四味或分二服，或另加一倍俱可。

行气开痹饮

【出处】《嵩崖尊生》卷十二。

【组成】羌活、川芎、防风、苍术、秦艽、红花、肉桂、细辛、续断。

【用法】水煎。

【功效】行气祛湿开痹。

【主治】风寒湿三气集合成痹。

【加减】风胜，倍风药；寒湿偏胜，酌倍之；在上加片姜黄、桂枝、威灵仙；在下加牛膝、防己、萆薢、木通。又有五痹：筋屈不伸，为筋痹，加木瓜、柴胡；血凝不流，为脉痹，加菖蒲、茯神、当归；肌多不仁，为肉痹，加白茯苓、陈皮、木香、砂仁；遇寒皮急，遇热皮纵，为皮痹，加紫菀、杏仁、麻黄；重滞不举，为骨痹，加独活、泽泻。

过期饮

【出处】《医略六书》卷二十七。

【组成】熟地五钱，当归三钱，白芍(酒炒)一钱五分，川芎一钱，肉桂一钱(去皮)，炮姜一钱，附子一钱，香附(酒炒)二钱，艾叶(酒炒)一钱。

【用法】水煎，去滓温服。

【功效】活血暖宫助孕。

【方解】经候过期，不孕，脉迟涩者。

【备注】熟地补血，以滋血室；当归养血，以荣经脉；川芎行冲脉之血；白芍敛任脉之阴；附子补火御寒；肉桂温经通闭；香附解郁调经；炮姜温中逐冷；艾叶理血气以暖子宫也；水煎温服，使伏寒解散，则血室滋荣而子宫温暖，何有经行涩少来迟不孕之患哉。

芎辛汤

【出处】《张氏医通》卷十四。

【组成】川芎一钱半，细辛半钱，甘草(炙)六分，生姜五片。

【用法】水煎，食后热服。

【功效】温热之痛。

【主治】热厥头痛。

【加减】有热，加酒黄芩一钱五分；不应，更加石膏三钱，乌头二分；胃虚者，去白芷，易白术，使邪气无内贼之患；兼患客邪，加葱白、香豉；产妇用豆淋酒煎服。

防风苍术汤

【出处】《杂病源流犀烛》卷二十七。

【组成】防风、苍术、桔梗、陈皮、桃仁、白芷、川芎、当归、枳壳、厚朴。

【用法】水煎服。

【功效】祛风除湿，活血止痛。

【主治】因风腰痛，左右无定处，牵引两足，脉浮。

【加减】痛甚者，加全蝎。

防风汤

【出处】《医学心悟》卷六。

【组成】防风二钱，白芷二钱，甘草二钱，赤芍二钱，川芎二钱，当归尾二钱，雄猪蹄一节。

【用法】加连须葱白五根，用水三大碗煎。以绢片蘸水洗之，拭干，然后上药。其深曲处，以羊毛笔洗之。

【功效】敛疮收口。

【主治】痈疽已溃未收口者。

安心汤

【出处】《辨证录》卷十二。

【组成】干荷叶一片，生地黄五钱，丹皮五钱，当归二两，川芎一两，生蒲黄二钱。

【用法】水煎调服。

【功效】大补心血。

【主治】妇人血虚而心无以养，产后三日，发热恶露不行，败血攻心，狂言呼叫，甚欲奔走，拏捉不定。

【方解】此方用归、芎以补血，何又用生地、丹皮之凉血，似非产后所宜。不知恶血奔心，未免因虚热而相犯，吾于补中凉之，则凉不为害。况益之干荷叶，则七窍相通，能引邪外出，不内害于心，转生蒲黄以分解恶露也。但此方止可暂用一剂以定狂，不可多用数剂以取胜，不可不慎也。

竹茹阿胶汤

【出处】《产孕集》卷上。

【组成】青竹茹二钱（姜汁浸），阿胶二钱（蛤粉炒），炒当归三钱，黑山栀八分，大生地四钱，白芍药二钱，川芎一钱，明天麻一钱（煨），石决明三钱（煅），陈皮八分，焦术二钱。

【用法】水煎服。

【功效】滋木清热以息风。

【主治】子痫。

安神生化汤

【出处】《傅青主女科·产后篇》卷上。

【组成】川芎一钱，柏子仁一钱，人参一至二钱，当归二至三钱，茯神二钱，桃仁十二粒，黑姜四分，炙草四分，益智八分（炒），陈皮三分。

【用法】加大枣，水煎服。

【功效】活血止痛。

【主治】产后块痛未止，妄言妄见。

当归活血汤

【异名】当归活血散

【出处】《医方考》卷六。

【组成】当归一钱，川芎一钱，赤芍药一钱，红花一钱，紫草一钱，生地黄一钱五分（取汁更良）。

【用法】水煎服。

【功效】活血凉血。

【主治】痘疮血热壅滞者。

【备注】色紫为血热，色枯为血滞。热者凉之，枯者泽之，调血之道也。是方也，生地黄，凉血之品也；当归、川芎、赤芍药、红花、紫草、滑血之品也。凉者性寒，滑者质润，气利而已。当归活血散(《治痘全书》卷十三)。

当归泽兰汤

【出处】《医学心悟》卷五。

【组成】当归一钱五分，泽兰一钱五分，白芍(酒炒)一钱五分，川芎一钱五分，大熟地(九制)一钱五分，延胡索(酒炒)五分，红花五分，香附五分，丹皮五分，桃仁(去皮尖及双仁者，炒，研)七粒。

【用法】水煎，入童便、热酒各半盏，热服。

【功效】祛瘀生新。

【主治】半产后因瘀血而腹痛拒按者。

安胎主膏

【出处】《理瀹骈文》。

【组成】党参二两，酒当归二两，熟地三两，酒条芩一两半，怀药一两半，白术一两半，酒川芎五钱，酒芍五钱，陈皮五钱，苏梗五钱，香附五钱，杜仲五钱，续断五钱，贝母五钱(一方加黄芪一两，生地一两)。

【用法】麻油熬，黄丹收，贴肾俞处。

【功效】安胎，止呕定痛。

【主治】下血，水肿，子喘，子痫，肝脾血热.小便带血，胎动不安。

【加减】下血者，加桑寄生、阿胶各五钱；子肿，加姜皮、茯苓皮、大腹皮、陈皮、栀子末调；子喘、加马兜铃、桔梗、贝母；子痛，加防风、独活、羚羊屑；止呕定痛，加砂仁少许；肝脾血热，小便带血，加柴胡、黑山栀；胎动不安，一月用乌雌鸡，十月用猪腰入药。

安胎易产紫苏饮

【出处】《郑氏家传女科万金方》卷三。

【组成】苏梗八分，人参五分，广皮五分，甘草五分，当归一钱二分，川芎七分，白芍一钱，条芩一钱，白术一钱，枳壳一钱，大腹皮三钱(盐水炒)，砂仁六分(炒，去衣，研)，(一方有制香附、姜汁炒厚朴各一钱，葱头五个)。

【用法】加黄杨脑七个，河水煎，怀胎八至九月服。

【功效】束胎。

【主治】子悬。

【加减】体虚，加人参。

安胎和气散

【异名】安胎和气饮

【出处】《叶氏女科》卷二。

【组成】白术(蜜炙)一钱五分，广陈皮(去白，盐制)一钱，白芍(炒)一钱，黄芩(酒炒)一钱，当归身一钱六分，茯苓八分，香附(盐水制)二钱，川芎五分，炙甘草五分。

【用法】水煎服。

【功效】和气安胎。

【主治】妊娠四月，倦卧不安，或口苦头痛，脚弱及肿急。

【备注】如热多，加山栀仁(炒黑)一钱。安胎和气饮(《大生要旨》卷二)。

芎乌散

【出处】《医略六书》卷三十。

【组成】川芎三两，乌药三两。

【用法】上为散。薤白汤煎三钱，去滓温服。

【功效】疏肝和血，通络止痛。

【主治】产后气滞头痛，脉沉涩者。

【方解】产后怒郁伤肝，肝气滞逆经络，不能通畅，故头角作痛不休焉。川芎入血海，能行血中之气以升阳；乌药入气海，能疏滞逆之气以降浊。为散以流其逆气，薤白以通其滞气，务使滞气消化，则经络通畅，而逆气和平，清阳得位，安有头角作痛之患哉！

托里散

【异名】内托散。

【出处】《卫生鸿宝》卷四。

【组成】人参二钱，炙芪二钱，当归二钱，川芎一钱，桔梗(炒)一钱，白芷一钱，厚朴(姜制)一钱，甘草(生)一钱，防风一钱，紫草三分，桂心(去黑疔陷去之)三分，木香三分，生姜一片，红枣一个。

【用法】水煎服。

【主治】痘疮灌脓，表虚里实，气血皆弱，而无大寒大热。

【加减】痘红紫黑陷属热者，去香桂，加紫草、红花、黄芩；痘淡白灰陷而虚寒者，加丁香；当灌不灌，倍参、芪、当归、糯米，入人乳好酒。

第五章　近现代含川芎方（包括中成药）

一笔勾

【出处】《全国中药成药处方集》（济南方）。

【组成】毛慈菇三两，蜗牛三两五钱，蟾酥（酒制）三两五钱，白芷一两，甘石五钱，川芎五钱，官粉二两五钱，生半夏四两，冰片二分，麝香（另兑）二分。

【用法】醋抹敷患处。

【主治】肿毒初起，疥癣顽疮。

【备注】除麝香、冰片另兑外，共为细末，化蟾酥为锭，每锭五分或一钱。忌刺激性等食物。

一块气

【出处】《全国中药成药处方集》（抚顺方）。

【组成】杏仁一两，莪术一两，川椒一两，青皮一两，官桂一两，胡椒一两，良姜一两，干姜一两，川芎一两，陈皮一两，黑丑一两，巴豆霜四钱。

【用法】每服一钱至二钱，姜汤或黄酒送下。上为细末，神曲糊为小丸。

【功效】消食化积，理气散郁。

【主治】气滞食积，噎塞痞满，胸胁刺痛，癥瘕积聚。

人参再造丸

【出处】《中药成方配本》。

【组成】人参二两，麝香五钱，炙黄芪二两，炒于术一两，熟地二两，制首乌二两，炒玄参二两，当归二两，川芎二两，炒赤芍一两，蕲蛇肉四两，全蝎二两五钱，炙虎骨二两，炙僵蚕一两，炙地龙五钱，炙龟板一两，去节麻黄二两，防风二两，炒白芷二两，细辛一两，炒天麻二两，沉香一两，广木香四钱，母丁香一两，制香附一两，豆蔻仁二两，广藿香二两，羌活二两，威灵仙二两五钱，制乳香一两，制没药一两，制川朴五钱，炒青皮一两，天竺黄一两，胆星一两，琥珀二两，血竭八钱，冰片二钱五分，制大黄二两，黄连二两，红花八钱，片姜黄二两，桑寄生二两五钱，茯苓二两，炙甘草二两，草蔻仁二两，制附子一两，肉桂二两，酒炒毛姜一两，炒乌药一两，炙穿山甲二两，川草薢二两，炒葛根二两五钱，飞朱砂一两，葱制松香五钱（制二次）。

【用法】各取净末和匀，约计净粉八十五两二钱，加白蜜八十五两，炼熟，和温开水三十五两，打和为丸，分作七百粒，蜡壳封固。每日服一丸，分二次化服，酒或开水皆可化服。连续服十天为一疗程。

【功效】行血祛风，舒筋活络。

【主治】真中，类中，左瘫右痪，半身不遂，步履艰难，口眼歪斜，舌强语謇，手足麻木，筋骨酸痛。

【备注】孕妇忌服。

三肾丸

【出处】《全国中药成药处方集》（沈阳方）。

【组成】熟地六两，丹皮二两，广砂仁二两，锁阳二两，苁蓉二两，车前二两，茯苓二两，故纸二两，枸杞二两，续断二两，白术六两，附子五钱，川芎八钱，萸肉一两五钱，怀膝一两五钱，制草一两五钱，山药三两，杜仲二两，泽泻二两，当归二两，羊藿二两，丝瓜二两，白芍一两，肉桂五钱，广木香八钱，首乌二两，黑驴肾一具，黄狗肾一个。

【用法】每服一丸，淡盐汤送下。上为极细末，炼蜜为丸，重二钱。

【功效】温暖肾脏，强精壮髓。

【主治】肾脏衰弱，畏寒怕冷，过劳气喘，四肢疲乏，下焦虚寒，腰腿酸痛，生殖机能减退，一切肾病偏于寒凉者。

【备注】忌食生冷，禁房事。

大益母丸

【出处】《中药成方配本》。

【组成】益母膏八两，当归四两，白芍四两，川芎四两，肉桂三钱，广木香二两。

【用法】每服一丸至二丸，开水或黄酒化服。

【功效】调经止痛。

【主治】经行不畅，少腹疼痛。

【备注】上为细末，用益母膏打和为丸，分作九十粒，每粒约干重二钱。孕妇忌服。

五加皮药酒

【出处】《全国中药成药处方集》（武汉方）。

【组成】五加皮五两，川牛膝二两，黄芪四两，玉竹二两，防风二两，佛手二两，桑枝五两，当归四两，陈皮四两，木瓜三两，苏木二两，松节五两，川芎三两，建栀二两，杜仲四两，秦艽二两。

【用法】每日早、晚各服半两至一两。用上药泡酒五十斤，浸七日后滤清装瓶，大瓶一斤，中瓶半斤，小瓶四两。

【功效】祛风除湿之痛。

【主治】风湿烦痹，足膝酸弱，骨节疼痛，跌打损伤。

内补养荣丸

【出处】《全国中药成药处方集》（沈阳方）。

【组成】当归三两，川芎三两，白芍三两，熟地八两，醋香附八两，炒白术五两，姜五两，益母草五两，茯苓三两，黄芪四两，阿胶四两，陈皮四两，杜仲二两，炙甘草（炒）二两，艾叶二两，砂仁二两。

【用法】每服一丸，白开水送下。上为极细末，炼蜜为丸，二钱重。

【功效】补血安胎，消炎止带。

【主治】妇人气血虚弱，头目眩晕，面色萎黄，经血不调，赤白带下，腰痛耳鸣，四肢无力，子宫虚寒，久不孕育，胎动不安。

【备注】忌生冷食物。

开郁老蔻丸

【出处】《全国中药成药处方集》(沈阳方)。

【组成】紫蔻四钱，贡桂六钱，丁香二钱，当归三钱，山楂四钱，白术四钱，炙军四钱，乌药三钱，甘草二钱，青皮二钱，莱菔四钱，陈皮三钱，木香五分，砂仁二钱，莪术四钱，半夏三钱，三棱四钱，枳壳三钱，草果仁三钱，槟榔四钱，川芎二钱，神曲四钱，沉香一钱五分。

【用法】每服一丸，白开水送下。上为极细末，炼蜜为丸，二钱重。

【功效】开郁顺气，宽胸利膈，消食健脾，润燥止痛。

【主治】气滞不舒，胸膈胀满，饮食停留，胃脘作痛，大便燥结，消化不良。

开郁顺气丸

【出处】《全国中药成药处方集》(沈阳方)。

【组成】柴胡二两，青皮一两五钱，榔片一两，香附一两，木香五钱，枳壳五钱，酒芍五钱，山栀五钱，黄芩五钱，姜夏五钱，川芎五钱，神曲五钱，紫补五钱，砂仁五钱，广皮五钱，苍术五钱，乌药五钱，茯苓五钱，盔沉五钱，当归五钱，甘草五钱，桔梗八钱，莱菔三钱。

【用法】每服一丸，早晚空心白开水送下。上为极细末，炼蜜为丸，二钱重。

【功效】开郁养血，消食顺气，和胃健脾。

【主治】胸膈胀满，两胁攻痛，饮食不消，胃脘胀痛，癥瘕痞块，肠痛肠肿，红白痢疾。

【备注】孕妇忌服。

木耳散

【出处】《全国中药成药处方集》(沈阳方)。

【组成】木耳二两钱，当归二两七钱，川芎二钱，牛膝二钱，杜仲二钱，木瓜三钱四分，乳香一钱，没药一钱。

【用法】成人每服二钱；七岁至十二岁，每服一钱。上为细末，用绢罗筛之。

【功效】舒筋活血，通络散风止痛。

【主治】手足抽搐，腰腿疼痛，湿痹，血流不通。

玉液金丹

【出处】《全国中药成药处方集》(北京方)。

【组成】杜仲二两四钱，生地一两一钱，黄芩一两一钱，沙苑子二两，蕲艾八钱(炭)，建莲子五两八钱，当归八钱，肉苁蓉二两一钱，远志二两四钱，山药五两六钱，砂仁二两，山楂八钱，益母草六两，甘草二两八钱，白芍一两四钱，羌活八钱，麦冬二两二钱，贝母二两，紫丹参三两八钱，血余八钱(炭)，菟丝子二两八钱，续断八钱，枳壳二两八钱，紫豆蔻仁一两一钱，香附二两二钱(炙)，川芎二两二钱，半夏曲一两，茯苓八钱，款冬花二两，旋覆花二两，荜茇二两，党参二两，川楝子二两，栀子二两，黄连二两，黄芪二两，于术二两，藏红花一两，厚朴一两，琥珀一两，沉香六钱，人参一两(去芦)，红枣十六两(去核)，阿胶八两，山茱萸二两，鹿角胶二两，覆盆子一两，桑螵蛸一两，五倍子一两，巴戟天一两，鸡血藤四两，仙鹤草二两，龟板胶二两，海螵蛸二两，旱莲草二两，红月季花一百朵。

【用法】每服一丸，日二次，温开水送下。上为细末，炼蜜为丸，重二钱，蜡皮封固。

【功效】益气，舒郁，调经。

【主治】妇女暴怒郁结，胸肋窜痛，经期不准，白带过多。

【备注】孕妇忌服。

宁坤养血丹

【出处】《北京市中药成方选集》。

【组成】当归一百两，人参(去芦)十两，茯苓二十八两，丹参一百两，川芎七十两，橘皮二十二两，红花六十九两，白芍八十七两，生地十六两，甘草二十二两，白术(炒)十六两，柴胡六十两，肉桂(去粗皮)八两，香附(炙)一百两，厚朴(炙)八两。

【用法】上为细末，过罗，炼蜜为丸，重二钱五分。每服一丸，温开水送下，日二次。

【功效】补气和荣，调经养血。

【主治】妇女月经不准，赶前错后，经期腹痛，腰痛腿酸。

宁坤至宝丹

【出处】《北京市中药成方选集》。

【组成】益母草三十两，香附(炙)五两，白芍五两，川芎五两，当归五两，橘红五两，熟地五两，生地五两，黄芩五两，乌药五两，茯苓五两，白术(炒)五两，阿胶(炒)二两五钱，木香二两五钱，苏叶二两五钱，砂仁二两五钱，甘草二两五钱，川牛膝二两(共研为细粉，过罗)，每十六两细粉加人参(去芦)三钱，沉香八钱，琥珀四钱。

【用法】每服一丸，温开水送下，日二次。上为细末，过罗，混合均匀，炼蜜为丸，重三钱，蜡皮封固。

【功效】益气和荣，调经养血。

【主治】月经不调，胸膈不舒，食欲不振，身体瘦弱，腰痛腿酸。

宁坤至宝丹

【出处】《全国中药成药处方集》(兰州方)。

【组成】益母草八两，香附八两，当归四两，川芎四两，台乌药四两，黄芩四两，生地四两，白术四两，茯苓四两，丹参四两，砂仁四两，青皮四两，广木香四两，杜仲(炒)四两，肉桂二两，党参八两，甘草四两，延胡索四两，枸杞四两，柴胡二两，沉香四两。

【用法】每服一丸，白开水送下。上为细末，炼蜜为丸，每丸三钱重，蜡皮封固。

【功效】调经养血，顺气开瘀。

【主治】经血不调，腰腹疼痛，赤白带下，四肢浮肿，胸口疼痛，呃逆胀满。

宁坤丸

【出处】《中药成方配本》。

【组成】党参二钱，白术五钱，茯苓五钱，炙甘草一钱五分(姜汁炒)，生地五钱，白芍五钱(姜汁炒)，熟地五钱，炒当归五钱，炒川芎五钱，沉香五分，广木香二钱五分，制香附五钱，西砂仁一钱五分，乌药五钱，炒广皮五钱，川牛膝二钱，琥珀二钱五分，黄芩二钱，苏叶二钱五分，阿胶二钱五分，益母膏一两二钱。

【用法】每服一丸，开水化服。

【功效】和气血，调月经。

【主治】血虚气滞，经闭经少。

【备注】上药除阿胶、益母膏外，其余共为细末，阿胶、益母膏烊化，加白蜜四两炼熟，与诸药打和为丸，分做四十四粒，每粒约干重二钱。

平肝顺气丸

【出处】《全国中药成药处方集》(大同方)。

【组成】黄连(姜炒)二两，吴萸(炒)一两，神曲(炒)一两，麦芽七钱，山楂一两，木香三钱，香附三两，川芎二两，广皮(去白)三两，白术四两，枳实二两，栀子(炒)一两，莱菔子一两，半夏一两五钱，茯苓一两，砂仁(炒)四钱，干姜(炒)一两，青皮(炒)六钱，竹茹一两，炙草四钱。

【用法】每服三钱，早、晚开水送下。上为细末，炼蜜为丸。

【功效】顺其开郁

【主治】胸膈膨闷，不思饮食。

四制益母丸

【出处】《全国中药成药处方集》(济南方)。

【组成】益母草三十二两，当归十六两，川芎八两，木香八两。

【用法】每服一丸，温开水送下。上为细末，炼蜜为丸，三钱重，蜡皮封固。

【功效】益气活血。

【主治】行经腹痛，腹胀胁满。

四制益母丸

【出处】《全国中药成药处方集》(青岛方)。

【组成】坤草一斤半，橘红五两，白芍五两，白术五两，当归五钱，沉香五钱，川芎五两，砂仁二钱五分，生地十两，木香二两五钱，茯苓五两，牛膝二两五钱，乌药五两，甘草二两，人参二两，琥珀二两五钱。

【用法】上为细末，炼蜜为丸，重二钱五分，蜡皮封固。

【功效】益气活血。

【主治】经带病。

四物益母丸

【出处】《中药成方配本》。

【组成】炒当归三两，白芍二两，川芎一两五钱，生地三两，益母膏四两。

【用法】每服二钱，开水吞服，日二次。上为细末，将益母膏化水泛丸，如赤豆大，约成丸九两五钱。

【功效】养血调经。

【主治】妇女血亏，月经不调。

【备注】本方改为膏剂，名"四物益母膏"(见《全国中药成药处方集》沙市方)。

生乳丸

【出处】《北京市中药成方选集》。

【组成】当归八两，生地八两，川芎四两，生白芍八两，通草二两，生麦芽十六两，山甲四两，漏芦八两，生黄芪八两，鹿角霜八两，广木香四两，王不留行(炒)四两。

【用法】每服一丸，日服二次，温开水送下。上为细末，过罗，炼蜜为丸，重三钱，蜡纸管封固。

【功效】补气，活血，下乳。

【主治】产后气血亏损，乳少，乳汁不足。

生肌膏

【出处】《全国中药成药处方集》(呼和浩特方)。

【组成】川芎一两，生地一两，生山甲一两，白芷一两，独活一两，赤芍一两，生白附子一两，当归一两，木鳖子一两，大麻子一两，大黄一两，黄柏一两，苍术一两，苦参一两，白蔹一两，赤小豆一两。

【用法】用香油十斤，炸枯，去渣，炼至滴水成珠，加黄丹收膏。

【功效】生肌敛疮。

【主治】疮疡。

叶灵神丹

【出处】《全国中药成药处方集》(呼和浩特方)。

【组成】荷叶炭十斤，生地四两，杭芍四两，当归四两，川芎四两。

【用法】上为细末，炼蜜为大丸，重二钱五分。

【功效】养血合营。

【主治】血症。

牛黄上清丸

【出处】《全国中药成药处方集》(兰州、天津方)。

【组成】黄连八钱，生石膏四两，黄芩二两五钱，薄荷叶一两五钱，莲子心二两，白芷八钱，桔梗八钱，菊花二两，川芎八钱，赤芍八钱，当归二两五钱，黄柏五钱，芥穗八钱，生栀子二两五钱，大黄四两，甘草五钱，连翘(去心)二两五钱。

【用法】每服一丸。白开水送下，早、晚各服一次。上为细末，每细末一斤十三两三钱，兑朱砂面六钱，雄黄面六钱。牛黄一钱，冰片五钱。共研细和匀，炼蜜为丸，二钱重，蜡皮及蜡纸筒封固。

【功效】清火散风，润便解热。

【主治】头脑昏晕，暴发火眼，口舌生疮，咽喉肿痛，牙齿疼痛，头面生疮，大便燥结，身热口渴。

【备注】孕妇忌服。

加味香砂六君子汤

【出处】《中医妇科治疗学》。

【组成】泡参三钱，茯苓三钱，白术三钱，木香二钱，砂仁一钱，秦归二钱，川芎一钱半，陈皮一钱，半夏三钱。

【用法】水煎，温服。

【功效】扶脾祛痰。

【主治】因脾虚夹痰所致的月经量少，色淡而黏，平日白带多，口淡，苔白腻，脉缓滑。

【备注】平日白带多者，加莲米三钱，芡实三钱。

加料舒肝丸

【出处】《全国中药成药处方集》（吉林方）。

【组成】香附四两，当归一两，枳实八钱，醋柴胡八钱，沉香五钱，毛橘一两，川芎八钱，郁金五钱，醋青皮一两，琥珀五钱，木香五钱，延胡索八钱，油桂五钱，老蔻五钱，红花五钱，油朴一两，乌药八钱，白芍八钱，枳壳八钱，块苓一两。

【用法】每服一丸，白水送下。上为细末，炼蜜为丸，每丸重二钱一分，朱砂为衣，绵纸包裹，蜡皮封。

【功效】平肝顺气。

【主治】肝瘀气滞。

【备注】忌食腥冷。

加料羚珀明目丸

【出处】《全国中药成药处方集》。

【组成】黄连六钱，川芎六钱，木贼六钱，枳壳六钱，五味六钱，杏仁一两八钱，人参一两八钱，甘草一两八钱，青葙一两八钱，青盐一两八钱，黄柏一两八钱，蒙花一两八钱，寸冬一两八钱，菊花一两八钱，蒺藜一两八钱，山药一两八钱，当归一两八钱，杜仲一两八钱，生地二两七钱，天冬二两七钱，全蝎四钱五分，防风四钱五分，荆芥四钱五分，蔓荆子一两四钱，茯苓一两四钱，枸杞一两四钱，石斛一两四钱，草决明一两四钱，菟丝子一两四钱，沙苑一两四钱，蝉蜕一两四钱，知母一两八钱，羚羊二两，琥珀二两，冰片四钱，薄荷冰二钱。

【用法】上为细末，炼蜜为大丸，重二钱半，金衣，蜡皮封固。

【功效】养阴明目。

【主治】目疾。

加料荷叶丸

【出处】《全国中药成药处方集》（大同方）。

【组成】荷叶炭三斤半，当归二两四钱，白芍一两六钱，川芎五钱，生地十二两，赤芍一两六钱，梅片四两五钱，犀角四钱五分，羚羊四钱五分，旱三七四两五钱。

【用法】每服二丸，常服者一丸，白水送下。上为细末，炼蜜为丸，二钱重，金箔十六开为衣，蜡皮封固。

【功效】养血止血。

【主治】吐血衄血，痰中带血。

白带丸

【出处】《全国中药成药处方集》（济南方）。

【组成】人参八两，白术（土炒）四两，茯苓四两，艾炭四两，川芎四两，当归四两，白芍（炒）四两，煅龙骨四两，煅牡蛎四两，阿胶（炒）四两，山药（炒）四两，巴戟（炒）四两，熟地四两，杜仲炭四两，肉桂四两，黄芪四两，续断四两，香附四两，赤石脂四两，半夏二两，苍术二两，黄柏二两，补骨脂六两。

【用法】每服一钱五分，临睡时白水送下。上为细末，水泛小丸，青黛三两为衣。

【功效】益气止带。

【主治】赤白带下，淋漓不止，凝滞腹疼，腰酸腿疼，四肢倦怠，多睡少食。

【备注】忌生冷食物。

石斛夜光丸

【出处】《全国中药成药处方集》（西安方）。

【组成】薄荷七钱，当归二两，石斛一两半，杭芍二两，菊花四两，川芎六钱，生地二两，山萸二两，茺蔚二两，胆草五钱，丹皮一两，栀子五钱，柴胡七钱，北五味七钱，羌活五钱，赭石二两，磁石二两，生草八钱。

【用法】每服二至三钱，淡盐水送下。炼蜜为小丸。

【功效】消炎，镇静，强壮。

【主治】内障，视物不清，云翳攀睛，瞳仁返背，慢性目疾。

【备注】忌刺激性食物。

立效丸

【出处】《全国中药成药处方集》（吉林方）。

【组成】桑皮六钱七分，清夏六钱七分，川芎六钱七分，紫苏六钱七分，白及四钱，橘红六钱七分，蒌仁六钱七分，杏仁一两七分，麻黄一两三钱四分，甘草一两七分，米壳（半生半制）三两三钱四分。

【用法】每服一丸，开水送下。上为细末，炼蜜为丸，每丸二钱重。

【功效】清痰理气，止咳定喘。

【主治】一切风寒咳嗽，急气带痰，痰中带血。

全鹿丸

【出处】《全国中药成药处方集》（天津方）。

【组成】人参（去芦）五斤，故纸（盐炒）一斤，鹿角胶一斤四两，当归二斤，川牛膝一斤四两，黄柏二斤，锁阳一斤八两，杜仲炭（盐炒）二斤，小茴香（盐炒）十二两，菟丝子一斤，香附（醋制）三斤，鹿茸（去毛）二斤八两，生黄芪四斤，青盐十两，桂圆肉十五斤，冬虫草五钱，秋石一斤，楮实子十两，鹿角（洗净）六斤，茯苓（去皮）五斤，芦巴子一斤，天冬一斤，麦冬一斤，甘草一斤，怀牛膝一斤，琥珀一斤，制没药一斤，枸杞子二斤，党参（去芦）十两，益母草膏一斤，花椒四两，覆盆子十两，老鹳草膏十两，鲜鹿肉二十斤，鹿尾一斤十四两，巴戟肉（甘草水制）一斤，鲜牛乳十斤，净鹿肾一斤四两，远志肉（甘草水制）八两，紫河车二两，苁蓉（酒蒸）一斤（以上用黄酒七十一斤八两装罐内，或装不生锈的桶内，将罐口封固，隔水蒸煮至酒尽为度）；川芎一斤，陈皮九斤，白术（麸炒）一斤十两，沉香二斤，广木香一斤，生地一斤十两，续断一斤，砂仁八斤，生枣仁六两五钱，炒枣仁六两五钱，黄芩二斤，桑枝十斤，木瓜一斤，生山药一斤，五味子（酒蒸）十两，熟地二斤，红花十两。

【用法】每次服一丸，白开水送下。上为粗末，再和所蒸的药料共和一起拌匀，晒干研粉，炼蜜为丸，三钱重。蜡皮或蜡纸筒封固。

【功效】滋补益气，填精补髓。

【主治】身体衰弱，头眩耳鸣，夜梦遗精，腰膝疼痛，四肢酸软，自汗盗汗，神志不安，妇女气血亏损，崩漏带下。

【备注】孕妇忌服。

再造膏

【出处】《全国中药成药处方集》（天津方）。

【组成】细辛一两五钱，生黄芪二两三钱，生杜仲一两五线，羌活八钱，茯苓一两五钱，怀牛膝一两五钱，防风一两五钱，甘草一两二钱，生白芍一两五线，川芎一两五钱，人参（去芦）一两五钱。

【用法】以上药料用香油十五斤，炸枯去滓滤净，炼至滴水成珠，再入章丹九十两搅匀成膏。每膏药油十五斤兑肉挂面一两二钱、麝香一钱五分，搅匀。每大张净油八钱，每小张净油五钱。男子贴气海穴（即肚腹），女子贴关元穴（即脐下），腰腿疼痛贴患处。

【功效】补气固精，养血散寒。

【主治】男子遗精，妇女血寒，赤白带下，腰酸腿疼，身体瘦弱。

【备注】孕妇忌用。

军中跌打丸

【异名】跌打丸

【出处】《全国中药成药处方集》（济南方）。

【组成】当归一两，土鳖虫一两，川芎一两，血竭一两，没药一两，麻黄八钱，自然铜八钱，乳香八钱。

【用法】每服二丸，温开水送下。上为细末，炼蜜为丸，每重一钱。

【功效】益气活血，续骨生筋。

【主治】跌打损伤，筋断骨折，瘀血攻心。

【备注】忌生冷、油腻、辛辣等食物。跌打丸（《中医伤科学讲义》）。

先天补胎丸

【出处】《全国中药成药处方集》（天津方）。

【组成】人参（去芦）三钱，生黄芪三钱，当归二两，白芍七钱，川芎四钱，熟地一两，砂仁四钱，焦白术一两，黄芩七钱，杜仲炭（盐炒）七钱，续断七钱，生山药八钱，艾炭三钱，丹皮七钱，菟丝子五钱，甘草三钱，广皮五钱，香附（醋制）一两，枣肉一两，丝绵炭一钱。

【用法】每服一丸，白开水送下。上为细末，炼蜜为丸，二钱重，蜡皮或蜡纸筒封固。

【功效】补气，养血，安胎。

【主治】妊娠腹痛，脾胃虚弱，四肢浮肿，腰腿酸痛，胸胁胀满。

产后救生丸

【出处】《全国中药成药处方集》（沈阳方）。

【组成】百草霜四两，川芎五钱，丹参一两，炮姜二两，明天麻一两，飞罗面二两，茯神二两，柴胡五钱，熟地一两，当归二两，阿胶珠一两，麦冬一两，广木香一两，凤眼草一两，京墨五钱，远志二两，红花饼五钱。

【用法】每服一丸，空心姜汤送下。上为极细末，炼蜜为丸，二钱重，蜡皮封固。

【功效】化滞生新，行瘀止痛。

【主治】产后恶露不尽，败血上冲，神昏谵语，不省人事，暴脱下血，脐腹疼痛。

【备注】孕妇忌服。

产后丸

【异名】人参回生丹。

【出处】《全国中药成药处方集》（南京方）。

【组成】人参三钱，蒲黄一两，甘草五钱，白术三钱，赤茯苓一两，川羌活五钱，青皮三钱，桃仁一两，陈皮五钱，木瓜三钱，熟地一两，白芍五钱，当归一两，怀牛膝五钱，良姜四钱，川芎一两，京三棱五钱，乌药二两五钱，延胡索一两，山萸肉五钱，广木香一钱，焦苍术一两，五灵脂五钱，制乳香一钱，制香附一两，地榆五钱，制没药一钱。

【用法】每服一粒，开水化服。上为细末，用大黄膏擦丸，每粒潮重二钱，蜡壳封护。大黄膏制法：西绵纹大黄一斤（用米醋三斤熬成稠汁），苏木（水煎汁），红花（黄酒煮汁炒）各三两，黑大豆四斤（水浸，取皮约五两，豆煮汁）。将苏木汁、红花酒、黑豆汁加入大黄汁内，共熬成膏。（如黑豆不易购买，可用稽豆衣四斤代替）。

【功效】化滞生新，行瘀止痛。

【主治】妇人产后恶露未净，小腹胀痛，癥瘕。

平肝舒络丹

【出处】《全国中药成药处方集》（北京方）。

【组成】人参（去芦）三钱，熟地三钱，乳香三钱，没药三钱，橘皮三钱，香附三钱，厚朴三钱，延胡索三钱，茯苓三钱，檀香三钱，龟板（炙）三钱，羌活三钱，防风三钱，紫豆蔻仁三钱，枳壳三钱，砂仁三钱，藿香三钱，木香三钱，乌药三钱，黄连三钱，白术三钱，何首乌三钱，白及三钱，威灵仙三钱，佛手三钱，木瓜三钱，钩藤三钱，僵蚕三钱，柴胡三钱，细辛三钱，白芷三钱，桑寄生三钱，牛膝三钱，沉香一两，青皮二钱，天竺黄二钱，肉桂二钱，川芎二钱，公丁香二钱，胆南星五钱。

【用法】每十二两四钱细粉兑入冰片三钱，朱砂一两，羚羊角一钱，和匀，炼蜜为丸，重二钱，金箔为满衣，蜡皮封固。每服一丸，温开水送下，日二次。上为细末。

【功效】疏郁理气，健胃止痛。

【主治】肝郁气滞，饮食不消，倒饱嘈杂，两胁刺痛，四肢抽搐。

白凤丸

【异名】参茸白凤丸。

【出处】《全国中药成药处方集》。

【组成】人参一两，杜仲一两，川芎一两，熟地一两，放术一两，菟丝一两，黑艾叶七钱半，炙甘草五钱，鹿茸一两，茯苓一两，当归一两，川椒五钱，大黄芪二两，白芍二两，香附一两，阿胶一两，白绒鸡一尾。

【用法】共研细末，和蜜为丸，每粒重四钱，白蜡壳封。常服。

【功效】益气养血，益母生新。

【主治】妇人诸虚百病，久不孕育。

白平安散

【出处】《全国中药成药处方集》（天津方）。

【组成】绿豆粉一斤四两，煅石膏二钱，滑石一两，白芷一钱，川芎一钱，檀香四钱（共研细粉，兑入后药），麝香一钱四分，冰片十一两，薄荷冰八分。

【用法】上为细末，五分重装瓶。吃闻均可，酌量取用。

【功效】清热解暑止呕。

【主治】夏季受暑，头目昏晕，呕吐恶心。

【备注】孕妇忌用。

生化膏

【出处】《全国中药成药处方集》（大同方）。

【组成】当归三两，川芎一两，桃仁泥五钱，益母草三两，香附一两半，红花一两，泽兰一两，炙草一两，姜炭五钱。

【用法】清水熬汁，加蜂蜜、红糖收膏。

【功效】逐瘀生新。

【主治】产后血虚。

老蔻丸

【出处】《全国中药成药处方集》（吉林方）。

【组成】老蔻四两，贡桂六两，丁香二两，当归三两，半夏三两，陈皮三两，莱菔四两，木香二两，油朴四两，青皮四两，二丑六两，砂仁二两，莪术四两，三棱四两，甘草二两，枳壳三两，草果三两，槟榔四两，乌药三两，川芎二两，神曲四两，山楂四两，白术四两，熟军四两。

【用法】上为细末，炼蜜为丸，每丸二钱一分重，贮瓷坛内以免风干失效。

【功效】温寒顺气，消食化湿，通导利便。

【主治】脾寒泄泻。

【备注】忌食辛辣。

芎菊上清丸

【出处】《全国中药成药处方集》（禹县方）。

【组成】生大黄六两，生栀子六两，川芎六两，防风六两，桔梗六两，白菊花六两，黄芩六两，荆芥三两，滑石四两，生甘草九两，薄荷三两，黄柏九两。

【用法】每服二钱，白开水送下。上为细末，水为丸，如绿豆大。

【功效】清热泻火，祛风止痛。

【主治】上焦火盛，偏正头疼，鼻塞耳鸣，头面发热。

【备注】寒症忌用。

安坤赞育丸

【出处】《全国中药成药处方集》（济南方）。

【组成】桑寄生八两，乳香八两，蕲艾八两，熟地八两，杜仲八两，制香附八两，山茱萸八两，鳖甲八两，没药八两，琥珀八两，白芍八两，乌药八两，当归八两，红花八两，龟板八两，泽泻八两，砂仁八两，柴胡八两，广陈皮八两，远志八两，酸枣仁八两，木香二两，川芎四两，沉香四两，青毛鹿茸四两。

【用法】每服一丸，白开水送下。上为细末，炼蜜为丸，重三钱，蜡皮封固。

【功效】温肾止带。

【主治】妇女月经不调，崩漏带下，腰酸腹痛，面色萎黄。

【备注】忌气恼及辛辣生冷等物。

安神定志丸

【出处】《全国中药成药处方集》(兰州方)。

【组成】酒地四两，圆肉二两，当归二两，于术一两五钱，川芎一两，菖蒲八钱，茯神八钱，远志(炙)八钱，枣仁一两，黄芪二两，杭芍一两，党参一两，炙草一两。

【用法】每服三钱，开水送下，或清水汤送下。上为细末，炼蜜为小丸，或每丸三钱重，蜡皮封固。

【功效】安神定志，益气养血。

【主治】心脏衰弱，惊悸失眠，精神恍惚。

安胎丸

【出处】《全国中药成药处方集》(北京方)。

【组成】人参五钱(去芦)，白术一两，甘草三钱，橘皮二钱五分，川芎三钱，当归一两，白芍八钱，紫苏叶一钱五分，黄芩一两，香附八钱(制)，杜仲一两，续断六钱，砂仁一钱五分。

【用法】每服三钱，以温开水或姜汤送下，每日二次。上为极细末，炼蜜为小丸。

【功效】益气安胎。

【主治】妊娠气弱，腰酸腹痛，胎动失常。

妇科散瘀丸

【出处】《全国中药成药处方集》(沈阳方)。

【组成】炙黄芪八两，川附子四两，桃仁四两，川芎二两，五灵脂四两，小茴三两四钱，炮姜三两四钱，郁金二两四钱，没药四两，当归四两，沉香二两四钱，白芍二两，藏红花四两，吴萸三两四钱，姜黄三两四钱，炙甘草二两六钱。

【用法】每服一丸，黄酒送下。上为极细末，炼蜜为丸，二钱重。

【功效】通经化瘀，行血止痛。

【主治】产后恶露不尽，瘀血凝滞，癥瘕胀满，赶前错后，经闭不通，干血劳。

【备注】孕妇忌服；血虚无瘀者禁用。

妇科调经丸

【出处】《全国中药成药处方集》(南京方)。

【组成】益母草二十两，五灵脂七两，制香附二十一两，香白芷七两，西当归十四两，薄官桂七两，广陈皮十四两，白薇七两，延胡索七两，藁本七两，抚川芎七两，粉甘草七两，炒白芍七两，制没药七两，白茯苓七两，鹿角胶七两，炒白术七两，西党参五两五钱，大熟地七两，西砂仁五两，牡丹皮七两，阿胶七两，淡黄芩七两。

【用法】每服三钱，日二次，空腹时开水吞服。上为细末，以阿胶烊化，加炼白蜜为丸，每钱约做二十粒。

【功效】调经，和血。

【主治】月经不调，腰酸腹痛。

妇科金丹

【出处】《全国中药成药处方集》（天津方）。

【组成】延胡索四斤（醋制），生黄芪四斤，人参四斤（去芦），生阿胶四斤，白薇四斤，生白芍四斤，甘草四斤，茯苓四斤（去皮），制没药四斤，当归四斤，黄柏四斤，生鹿角四斤（洗净），制松香二斤，制乳香一斤，杜仲炭（盐炒）二斤，故纸（盐炒）一斤，益母膏十斤，锁阳一斤，小茴香（盐炒）八两，菟丝子一斤，血余炭八两，艾炭八两，红白鸡冠花二斤（以上用黄酒一百斤，装入罐，或不生锈的桶内，将罐口封固，隔水蒸煮，至酒尽为度），生山药四斤，川芎四斤，丹皮四斤，熟地四斤，白芷四斤，白术四斤（麸炒），藁本四斤，黄芩四斤，红花一斤，陈皮六斤，砂仁四斤，广木香一斤，续断一斤，青蒿一斤，肉桂一斤（去粗皮），苏叶一斤，益母草十五斤，煅赤石脂四斤（以上轧成粗末）。

【用法】每丸三钱重，蜡皮或蜡纸筒封固，每次服一丸，白开水送下。共和一起，拌匀晒干，研为细粉，炼蜜为丸。

【功效】调经活血。

【主治】体虚血少，月经不调，经期不准，腰酸背痛，肚腹疼痛，饮食不化，呕逆恶心，自汗盗汗。

【备注】孕妇忌服。

妇科回生丹

【出处】《全国中药成药处方集》（天津方）。

【组成】大黄一斤，红花三两，苏木三两，黑豆一斤，黄酒一斤，醋三斤（先将大黄轧成小碎块，红花、黑豆、苏木三味用清水熬汁，熬透去滓滤净，用汁煮大黄，待汁浸入，次将醋倒入，用微火徐徐煮之，须用铲不停地搅动，至稠膏形，再将黄酒倒入，微煮后起入盆内），当归二两，川芎二两，熟地二两，茯苓二两（去皮），炒苍术二两，香附二两（醋制），乌药二两，延胡索二两（醋制），桃仁二两（去皮），炒蒲黄二两，川牛膝二两，生白芍五钱，广皮五钱，广木香五钱，三棱五钱（醋制），五灵脂五钱（醋炒），地榆炭五钱，羌活五钱，山萸肉（酒制）五钱，人参三钱（去芦），青皮（醋炒）三钱，白术三钱（麸炒），木瓜三钱，良姜四钱，制没药一钱，制乳香一钱，甘草五钱（以上轧成粉末，和煮制之大黄共和一起拌匀，晒干）。

【用法】每服一丸，白开水送下。上为细粉，炼蜜为丸，三钱五分重，蜡皮或蜡纸筒封固。

【功效】通经活血，化瘀止痛。

【主治】经闭不通，肚腹疼痛，及产后恶露不净，腹胀头痛。

【备注】孕妇及产后下血过多者忌服。

妇科五淋丸

【异名】妇科分清丸。

【出处】《全国中药成药处方集》（天津方）。

【组成】当归四两，生地四两，川芎三两，滑石三两，木通二两，甘草二两，生栀子二两，生白芍二两，石韦一两(去毛)，黄连一两，海金砂五钱。

【用法】 每次三钱，白开水送下。上为细粉，凉开水泛小丸。

【功效】 清热利水。

【主治】 膀胱湿热，淋漓不断，混浊带血，小便不利，尿道刺痛。

【备注】 孕妇忌服。妇科分清丸(《中国药典》一部)。《中国药典》本方。

【用法】 先将石韦加水煎煮二次，滤过，余药粉碎成细粉，混匀，用石韦煎液泛为丸。每服三钱，每日二次。

妇女养血丸

【出处】 《中药制剂手册》。

【组成】 当归五两，香附(醋炙)三两，川芎一两，肉桂二两，木香(煨)一两，熟地黄三两，白芍(酒炒)三两，砂仁一两，山药三两，川贝母二两，阿胶珠一两，茯苓三两，炮姜一两，党参二两，黄芪(炙)二两，续断二两，白术(麸炒)二两，知母二两，甘草一两，地骨皮一两，艾叶炭二两，杜仲炭一两，柴胡(醋制)一两。

【用法】 每服一钱，日服二~三次，温开水送服。

【功效】 益气养血，调经止痛。

【主治】 妇女血亏，月经愆期，时来时止，血枯色淡，腹痛腰酸，精神倦怠，日晡潮热，咳嗽自汗。

【备注】 将地骨皮、杜仲炭、艾叶炭、柴胡加清水煮过，过滤取汁，残滓再煎取汁，二次煎汁合并；当归等十八味为细粉，取部分细粉与熟地黄同碾或捣烂，干燥后轧为细粉，再与其他细粉和匀，用煎汁酌加冷汗水泛为丸，每干丸十两，用朱砂细粉九钱为衣。

妇女调经膏

【出处】 《全国中药成药处方集》(济南方)。

【组成】 益母草一两，延胡索一两，穿山甲一两，香附二两，南红花一两，巴豆一两五钱，川芎一两，丹皮五钱，柴胡二两，生地三两，干姜一两，苍术一两，吴茱萸一两，透骨草一两，木香五钱，荆芥二两，小茴香二两，蕲艾一两，边桂五钱，薄荷一两，防风二两。

【用法】 将膏摊于布上，微火化开，贴于丹田穴，大小酌用，临时用姜片擦净。

【功效】 养血调经。

【主治】 经血不调，阴寒肚疼，赤白带下。

【备注】 用香油十斤，将药浸在油内，冬七日，夏三日，熬至药焦，去滓再熬，至滴水成珠；入炒章丹四斤，搅熬成膏。

妇宝宁坤丸

【出处】 《全国中药成药处方集》(杭州方)。

【组成】 人参二钱，大熟地五钱，制香附五钱，紫苏叶二钱五分，大生地五钱，驴皮胶二钱五分，全当归五钱，广橘红五钱，川牛膝二钱，于术五钱，沉香一钱，川芎五钱，台乌药五钱，西砂仁一钱五分，炒黄芩五钱，西琥珀二钱五分，白茯苓五钱，广木香二钱五分，炙甘草一钱五分，东白芍五钱，益母草三两。

【用法】 每服一丸，开水化服。

【功效】调经种子，养血安胎。

【主治】妇人气血两亏，月经不调，崩漏带下，诸虚百损，久不受孕，一切胎前产后诸病。

【备注】各取净粉，用柏子仁一两，煎汤去滓，和炼白蜜为丸，每重三钱，蜡壳封固。

朱砂安神丸

【出处】《全国中药成药处方集》（天津方）。

【组成】当归二两，生白芍二两，川贝二两，炒枣仁二两，生地三两，陈皮一两五钱，麦冬一两五钱，黄连四钱，茯苓（去皮）一两五钱，甘草五钱，川芎一两五钱，远志肉（甘草水制）五钱。

【用法】每次服一丸，白开水送下。上为细末，炼蜜为丸，三钱重，每斤丸药用朱砂面三钱为衣，蜡皮或蜡纸筒封固。

【功效】镇静安神。

【主治】神经衰弱，失眠心跳，思虑过度，记忆不强。

托毒丸

【出处】《全国中药成药处方集》（沈阳方）。

【组成】羌活一两，前胡一两，薄荷一两，金银花一两，黄芩一两，桔梗五钱，乌药五钱，粉草五钱，独活一两四钱，川芎一两四钱，枳壳一两四钱，连翘五钱，柴胡五钱，天麻五钱，茯神五钱。

【用法】每服一丸，白开水送下。上为极细末，炼蜜为丸，七分重，朱砂为衣。

【功效】散风解热，托毒清血。

【主治】四时感冒，头痛身痒，鼻流清涕，咳嗽作喘；痘疹将出，乍寒乍热，惊风抽搐，睡卧不宁，呕吐恶心；疔疮，恶疮。

妙济丹

【出处】《全国中药成药处方集》（兰州方）。

【组成】川芎四两，杜仲八两，茴香五钱，母丁香二钱，土茯苓一两三钱，广木香二钱，乳香二钱，白芍二钱，公丁香二钱，毛苍术一两，当归一两二钱，续断一两三钱，川牛膝一两三钱，茯苓二两，龟板二两，木耳十二两，苏油五钱，木瓜二两。

【用法】每服一丸，黄酒送下。上为细末，炼蜜为丸，重一钱。

【功效】强筋壮骨，补血调经。

【主治】腰腿疼痛，麻木不仁，左瘫右痪，月经不调。

百补增力丸

【出处】《全国中药成药处方集》（北京方）。

【组成】六神曲十六两，橘皮十六两，白芍二两，麦芽四两，苍术八两，谷芽四两，山楂八两，枳壳四两，半夏四两，川芎二两，厚朴四两，香附（醋炒）四两，茯苓四两三钱，甘草四两，鹿角霜三钱，泽泻三钱，人参（去芦）三钱，大黄炭四钱，棕板炭一两，山药四两，川附片二钱，荷叶三十二两，栀子三钱，侧柏炭三钱，山茱萸四两，当归五钱，大蓟五钱，小蓟五钱，茅根四两，丹皮四两，白术四两，肉桂三钱，茜草四钱，紫河车四两，黄芪四两，黄芩四两，党参二两。

【用法】 每服一至二丸，温开水送下。上为细末，炼蜜为丸，重一钱五分。

【功效】 健胃消导，益气养血。

【主治】 身体虚弱，过劳咯血，精神疲倦，食欲不振。

【备注】 忌劳碌，气恼。

养肝明目散

【出处】 《全国中药成药处方集》（青岛方）。

【组成】 当归一两，生地一两，白芍一两，防风一两，赤芍一两，菊花一两，荆子一两，草决明一两，石决明一两，蒺藜一两，川芎一两，柴胡一两，连翘一两，青葙子一两，甘草一两。

【用法】 上为细末。

【功效】 养肝明目。

【主治】 眼目病。

补益活络丹

【出处】 《全国中药成药处方集》（天津方）。

【组成】 生黄芪五钱，生白芍三钱，桑枝五钱，党参（去芦）三钱，熟地三钱，丹皮三钱，茯苓（去皮）三钱，灵仙三钱，红花二钱，制首乌四钱，独活三钱，桃仁（去皮）一钱，当归三钱，木瓜三钱，赤芍二钱，川芎一钱五分，杜仲炭（盐炒）二钱，地龙三钱，防己三钱，香附（醋炒）二钱，甘草二钱。

【用法】 每次服一丸，重症每次服二丸，白开水送下。上为细末，炼蜜为丸二钱重，蜡皮或醋纸筒封固。

【功效】 舒筋活络。

【主治】 跌打损伤，气血不足，筋骨酸疼，行动不利。

【备注】 孕妇忌服。

补天丹

【出处】 《全国中药成药处方集》（沈阳方）。

【组成】 杜仲二两，贡白术二两半，白芍二两，故纸二两，熟地二两，远志二两，当归一两五钱，枸杞一两五钱，核桃仁三两，牛膝二两，黄芪二两，海狗肾一具，川楝子二两，川芎一两五钱，人参一两五钱，沉香五钱，木香一两，小茴一两五钱，甘草一两，茯神一两。

【用法】 每服一丸，盐汤送下。上为极细末，炼蜜为丸，二钱重。

【功效】 补肾固精，强心安神。

【主治】 肾虚阴痿，早泄遗精，腰腿酸痛，盗汗自汗，疝气腹疼，四肢厥冷，劳伤虚损，怔忡健忘，神经衰弱，形容憔悴，淋漓白浊，肾囊凉湿。

【备注】 忌生冷。

附桂紫金膏

【出处】 《全国中药成药处方集》（沙市方）。

【组成】 生地一两，当归一两，干姜一两，桂枝一两，麻黄一两，白芷一两，甘草一两，苍术一两，枳壳三钱，五加皮三钱，莪术三钱，桃仁三钱，山奈三钱，川乌三钱，陈皮三钱，台乌三钱，三棱三钱，细辛三钱，首乌三钱，草乌三钱，柴胡三钱，防风三钱，寄奴三钱，牙皂三钱，川芎三钱，威灵仙三钱，羌活三钱，赤芍三钱，藁本三钱，续断三钱，独活三钱，连翘三钱，血余一团，天雄八两，小茴三钱，香附三钱，荆芥三钱，海风藤三钱。

【用法】用时将膏药在火上烘融摊开，贴患处。

【功效】祛风除湿，活血止痛。

【主治】风湿风寒，劳伤瘫痪，积聚痞块，流注瘰疬，寒湿脚气，鹤膝酸痛，疝气遗精等症。

【备注】上药用麻油四斤，入药煎枯去滓，再下黄丹三十两熬成膏，候半冷，再下后列细料药：中安桂一两，麝香三分，广木香二钱，冰片四钱，樟脑三钱，乳香、没药各三钱。共为细末，搅入膏内令匀，退火摊用。非因寒湿致病及有发炎症状者忌贴。孕妇忌用。

还元丹

【出处】《全国中药成药处方集》(沈阳方)。

【组成】益母草八两，泽兰二两，茯苓四两，香附六两，当归四两，熟地四两，白芍三两，川芎三两。

【用法】每服一丸，黄酒或姜汤送下。上为极细末，炼蜜为丸，二钱重。

【功效】补血行瘀。

【主治】产后亡血过多，头目眩晕，自汗心跳，或恶露不净，腹疼发烧，四肢倦怠。

还睛退云散

【出处】《全国中药成药处方集》(大同方)。

【组成】人参五钱，杏仁五钱，肉苁蓉五钱，杜仲五钱，牛膝五钱，石斛五钱，枸杞五钱，菊花五钱，菟丝子五钱，当归五钱，熟地五钱，黄柏五钱，青葙子五钱，枳壳五钱，白茯苓五钱，蒺藜(炒)五钱，草决明五钱，山药五钱，犀角四钱，防风四钱，羚羊角四钱，天门冬一两五钱，麦门冬一两五钱，川芎三钱五分，黄连三钱五分，五味子三钱五分，炙甘草三钱五分，知母一两。

【用法】每服二钱，白水送下。上为细末。

【功效】明目消翳。

【主治】眼内障，外障赤肿。

宋氏益母丸

【出处】《全国中药成药处方集》(大同方)。

【组成】益母膏四两，全当归二两，杭白芍二两，川芎二两五钱，银柴胡五钱，广木香五钱。

【用法】每重三钱。每日空腹服一丸。上为细末，炼蜜为丸。

【功效】调和气血。

【主治】产后瘀血。

快脾温胃丸

【出处】《全国中药成药处方集》(大同方)。

【组成】川黄连四钱，吴茱萸三钱，焦三仙一两，广木香二钱，川芎一两，炒香附一两五钱，陈皮二两，白术二两，枳实一两，焦栀子五钱，莱菔子八钱，半夏五钱，砂仁五钱，干姜一两，青皮四钱，竹茹五钱，苍术五钱，草蔻五钱，草果仁五钱，炙草八钱，茯苓五钱。

【用法】每服三钱，姜汤送下。上为细末，炼蜜为丸。

【功效】温胃散寒，舒气止痛。

【主治】胃脘疼痛，胸膈膨闷，食不知味，倒饱嘈杂，两胁胀满，嗳气吞酸。

【备注】忌食生冷，忌发怒气。

坎粒砂

【异名】坎离砂

【出处】《中药制剂手册》。

【组成】防风八两，透骨草八两，川芎八两，当归六两，生铁屑一千六百两，米醋九十六两。

【用法】每用一袋，置大碗内，用米醋二羹匙（约重五钱）迅速拌匀，装入布袋内，等药物发热后，熨敷患处，避风。

【功效】散寒止痛。

【主治】由感受风寒引起的四肢麻木，腰腿作痛，筋骨疼痛及小肠疝气，阴寒腹痛。

【备注】生铁屑、米醋单放。将防风等四味碎断，置锅内，用方中米醋加适量清水，煎煮二次，每次约二小时，取出煎液，去滓。将二次煎出液合并过滤，浓缩，待用。将生铁屑筛选均匀，置锅内用武火烧煅，以红透为度。趁热倾入药汁，用铁铲不停搅拌至药液吸尽为度。待自然冷却后装入袋中。

肠胃舒郁丸

【出处】《全国中药成药处方集》（沈阳方）。

【组成】香附一两，茯苓一两，陈皮一两，炙甘草一两，川芎一两，炒山栀一两，炒苍术五钱，砂仁五钱，半夏五钱。

【用法】每服二钱，以姜水送下。上为极细末，醋糊为小丸。

【功效】促进胃肠消化蠕动机能。

【主治】胸膈胀满，嘈杂吞酸，四肢倦怠，两胁作痛，饮食无味，肠胃虚弱，一般郁结。

【备注】忌服生冷硬物。

灵宝如意丹

【出处】《全国中药成药处方集》（南昌方）。

【组成】法半夏五钱，细辛四两，贯众六两，枯矾一两，牙皂五钱，薄荷叶四钱，广陈皮三钱，川羌活三钱，胆南星五钱，苍术四钱，檀香五钱，川芎四钱，白芷四钱，朱砂（水飞）四钱，降香五钱，荆芥三钱，乳香（去油）五钱，明雄（水飞）三钱，防风三钱，独活三钱，蟾酥四钱，桔梗四钱，诃子肉五钱，薄荷油五钱，当门子五分。

【用法】轻病者每服一分五厘，重病者五分，温开水送下。并且可以少许吹鼻取嚏。上为细末，以小瓶盛置，每瓶三分，黄蜡封固，勿令泄气。

【主治】感冒时邪，头昏鼻塞，中暑、中寒、中风、中痰、霍乱吐泻转筋，红痧、乌瘀、绞肠痧、瘰螺痧，赤白痢疾，不服水土，及七十二种痧症。

【备注】孕妇忌服。

制香附丸

【出处】《中药成方配本》。

【组成】制香附一斤，熟地四两，当归四两，白芍四两，川芎四两，白术三两，广皮三两，酒炒甘草一两，泽兰叶三两，酒炒黄柏一两。

【用法】每日二次，每次一钱五分至二钱，开水吞服。

【功效】调气和血。

【主治】血虚气滞，经行腹痛。月经不调。

【备注】将熟地捣烂，与诸药打和晒干，共研细末，冷开水泛为丸，如绿豆大，约成丸三十二两。忌食萝卜、生冷。

参茸补血露

【出处】《全国中药成药处方集》（沈阳方）。

【组成】当归五钱，川芎四钱，丹参一两，鹿茸二钱，枸杞三钱，五味子三钱，豆蔻三钱，焦术五钱，莲肉五钱，茯神四钱，远志五钱，节菖蒲五钱，甘草四钱，首乌四钱，生地五钱。

【用法】温服，每次一杯，一日三次。

【功效】补血益精。男服补精种子，女服调经受孕。

【主治】妇女气滞血亏，经闭经漏，赤白带下，腰腿酸痛，干血痨症。

【备注】上药以绢袋盛贮，用烧酒五斤，白糖五斤同置罐中，封口，放锅中滚水煮至三小时，止火待凉，置阴地三日出火毒，五日后即可去药用酒。虚而有热者忌服。

和血通经丸

【出处】《全国中药成药处方集》（沈阳方）。

【组成】熟地六两，当归三两，川芎二两，益母草三两，白芍三两，香附四两，丹参三两，牛膝二两，延胡索二两，续断二两，杜仲二两，红花二两，肉桂二两，枳壳二两，艾炭二两，茯苓二两，东党参三两，甘草六两。

【用法】每服一丸，空心白开水送下。上为极细末，炼蜜为丸，每丸二钱重。

【功效】养血通经。

【主治】气郁血滞，经前腹痛，经后腰腿痛，身体倦怠，不思饮食，日渐消瘦，午后潮热，骨蒸劳热。

【备注】孕妇忌服。

坤顺丸

【异名】参茸济阴坤顺丸

【出处】《全国中药成药处方集》（南京方）。

【组成】鹿茸四两，五灵脂四两，石柱参二两，紫丹参三两，龟板胶三两，延胡索三两，鹿角胶三两，淡黄芩三两，阿胶四两（炒珠），续断三两，潞党参五两，川芎四两，炙黄芪五两，醋制香附三两，西当归六两，炙甘草三两，大熟地十两，广郁金二两，川贝母六两，春砂仁二两，菟丝子六两，白芍三两，枸杞子五两，大黄炭三两，白茯苓五两，陈皮四两，白术五两上肉桂一两五钱。

【用法】每服一丸，开水和下。

【功效】益气，调经。

【主治】妇女血气不足，腹冷腹痛，形寒，头晕，带下，腰酸，经水不调。

【备注】将熟地煮烂，和蜜为大丸，每粒三钱，蜡壳封固。

拔毒膏

【出处】《全国中药成药处方集》(济南方)。

【组成】白蔹四两，当归四两，川芎四两，玄参四两，黄芩四两，赤芍四两，天麻四两，黄柏四两，苍术四两，生地四两，栀子四两，轻粉四两，红粉四两，血竭四两，乳香四两，没药四两。

【用法】摊贴用。

【功效】清热止痛。

【主治】疮疖初起，红肿热痛。

【备注】用香油六斤，将前药十一味煎至枯浮，去滓，再煎至滴水成珠，每油一斤，下炒透黄丹八两，再合轻、红二粉、乳香、血竭等面搅匀，出火气。忌辛辣等物。

拨云散

【出处】《全国中药成药处方集》(吉林方)。

【组成】当归尾三钱四分，防风三钱四分，胆草三钱四分，黄连三钱四分，连翘三钱四分，黄芩三钱四分，黄柏三钱四分，硼粉三钱四分，石决三钱四分，蒙花三钱四分，车前三钱四分，赤芍花粉三钱四分，谷精三钱四分，柴胡三钱四分，玄参三钱四分，川军三钱四分，菊花三钱四分，山栀三钱四分，木通三钱四分，蝉蜕三钱四分，荆芥三钱四分，木贼三钱四分，蒺藜三钱四分，生地三钱四分，羌活三钱四分，川芎三钱四分，甘草三钱四分，薄荷三钱四分，草决三钱四分，甘石三斤二两。

【用法】用银簪蘸冷水点药，上于眼内或眼角。将前药熬水煅甘石，研面，用水飞过，再研极细面，按每一两兑梅片四分即成，装眼药瓶内严封。

【功效】蠲翳清蒙，收瞳明目，解痒止痛。

【主治】云蒙翳睛，暴发火眼，烂眼边，瞳仁散大，迎风流泪。

炉消散

【出处】《中药制剂汇编》卷六。

【组成】羌活七两二钱，黄芩七两二钱，菊花七两二钱，蔓京七两二钱，川芎四两八钱，白芷四两八钱。

【用法】每次挑药如米粒大小，涂于胬肉或睑球黏着之患处，闭目半小时即可洗去，一日一～二次。

【功效】破血散瘀。

【主治】睑球黏着，翼状胬肉。

【备注】上药用纱布包煎，混合两次滤液，浓缩成稠状；另以炉甘石十二两、火硝一两九钱二分、冰片二钱四分分别研细，再混入煎剂内调匀即得。不要涂在黑眼珠上。

狗皮膏

【出处】《全国中药成药处方集》(济南方)。

【组成】枳壳一两，僵蚕一两，大茴香一两，泽泻一两，附子一两，猪苓一两，川黄柏一两，小茴香一两，乌药一两，官桂一两，首乌一两，黄连一两，故纸一两，续断一两，蜈蚣四条，半夏一两，没药一两，五加皮一两，川牛膝一两，桔梗一两，前胡一两，丁香一两，五味一两，儿茶一两，血竭一两，川芎一两，连翘一两，轻粉一两，香附一两，天麻一两，栀子一两，细辛一两，樟脑一两，穿山甲一两，沙蒺藜一两，熟地一两，川楝子一两，贝母一两，青风藤一两，荆芥一两，草乌一两，苦参一两，木通一两，楮实子一两，知母一两，苍术一两，玄参一两，白蔹一两，当归一两，大风子一两，蛇床子一两，杏仁一两，杜仲一两，菟丝子一两，灵仙一两，乳香一两，桃仁一两，山药一两，远志一两，防风一两，白芷一两，木香一两，苍耳一两，陈皮一两，赤石脂一两，薄荷一两，藁本一两，地榆一两，白术一两，羌活一两，川乌一两，麻黄一两，赤芍一两，茵陈一两，独活一两，生地一两，青皮一两，黄芩一两，银花一两，大黄一两，甘草一两，苁蓉一两，麝香一两，冰片一两。

【用法】用时贴患处及穴道。

【功效】祛风除湿活血止痛。

【主治】腰痛，腿痛，臂痛。

【备注】以上药料用香油二十六斤熬膏，除没药、儿茶、血竭、轻粉、樟脑另兑外，其他各药随油下锅炸焦，过滤去滓，每斤油用章丹七两，因狗皮缺乏，以羊皮代替。孕妇忌用。

虎骨木瓜酒

【出处】《中药成方配本》。

【组成】虎骨胶一两，木瓜四两，红花二两，官桂五钱，独活二两，当归四两，川芎一两，怀牛膝四两，续断一两，天麻一两，玉竹二斤，杞子一两，制乳香五钱，制没药五钱，桑枝四两，桑寄生一两，油松节二两，土烧酒五十斤。

【用法】随量饮服，但每日至多不得超过四两。

【功效】活血祛风。

【主治】气血不和，风寒湿痹，关节酸痛，手足拘挛。

【备注】上切，用红曲八两，一并盛入夏布袋内，用五十度土烧酒浸十天，取出药滓，加以压榨，仍入原酒内，再浸十天，然后取出药滓，榨净去滓，将酒滤清；用黄酒五斤，微火炖暖，先将虎骨胶烊入，再将白砂糖一百两，徐徐烊入滤清，和入前酒中，约成酒五十三斤，装瓶封口。

虎骨膏

【出处】《全国中药成药处方集》(兰州方)。

【组成】生虎骨四两，石斛二两，赤芍一两五钱，白及一两，川芎一两，羌活一两五钱，桂枝二两，生杜仲一两五钱，生地四两，生川乌一两，白蔹一两，生山甲一两，独活一两五钱，麻黄一两，透骨草二两，当归四两，生草乌一两，红花一两，大黄一两，防风一两五钱，甘草一两。

【用法】贴患处。

【功效】祛风散寒，舒筋活血，止痛。

【主治】筋骨疼痛，四肢麻木，跌打损伤，闪腰岔气。

【备注】以上药料用香油十五斤炸枯，去滓滤净，炼至滴水成珠，再入章丹九十两，搅匀成膏。每膏药油十五斤兑：肉桂面一两五钱，乳香面一两，没药面一两，麝香五分，血竭面一两五钱，广木香面五钱，公丁香面五钱，搅匀。每大张净油一两，小张净油五钱。孕妇忌贴腹部。

金不换膏
【出处】《全国中药成药处方集》(天津方)。
【组成】当归一两五钱，独活一两五钱，秦艽一两五钱，苍术一两五钱，白芷一两五钱，生杜仲一两五钱，羌活一两五钱，生川乌一两五钱，干姜一两五钱，良姜一两五钱，荆芥一两五钱，防风一两五钱，生草乌一两五钱，川芎一两五钱，玄参一两五钱，生地一两五钱，甘草七钱，麻黄六钱，生山甲七钱。
【用法】每大张净油一两，小张净油五钱，贴患处。
【功效】散风活血，强筋壮骨。
【主治】受风受寒，四肢麻木，腰腿酸痛，跌打损伤，伤筋伤骨，筋骨疼痛。
【备注】上用香油十五斤，炸枯去滓滤净，炼至滴水成珠，再入章丹九十两搅匀成膏。每膏药油十五斤兑肉桂面一两五钱，麝香五分，乳香面一两，没药面二两，血竭面五钱，樟脑一两，海螵蛸面(去壳)五钱，煅龙骨面六钱搅匀。

金衣八宝坤顺丹
【出处】《全国中药成药处方集》(青岛方)。
【组成】益母草九斤六两，川芎一斤九两，白术十二两五钱，当归一斤九两，熟地一斤九两，紫苏叶十二两五钱，生地一斤九两，茯苓一斤九两，木香十二两五钱，香附一斤九两(醋炒)，黄芩一斤九两，阿胶十二两五钱，橘红一斤九两，怀牛膝一斤九两，甘草十二两五钱，沉香一斤九两，白芍一斤九两，琥珀十二两五钱，乌药一斤九两，人参十两，砂仁十二两五钱。
【用法】上为细末，炼蜜为丸，重二钱五，赤金为衣。
【功效】益气活血，调经止带。
【主治】经血不调，腰酸腹痛，赤白带下，产后血瘀。

保幼化风丹
【出处】《全国中药成药处方集》(禹县方)。
【组成】胆星五钱，党参五钱，明天麻五钱，独活五钱，全蝎五钱，川芎五钱，细辛五钱，羌活五钱，防风五钱，荆芥五钱，黄芩五钱，生甘草五钱。
【用法】三岁服一丸，薄荷、灯心汤送下。上为细末，炼蜜为丸，朱砂为衣，每丸重五分。
【功效】镇惊祛风。
【主治】小儿惊风，痰涎壅盛，吐乳吐痰，咳嗽痰喘。
【备注】慢惊风忌用。

保身丸
【出处】《全国中药成药处方集》(武汉方)。
【组成】党参三两，牡蛎二两，炙黄芪三两，巴戟天四两，当归三两，龙骨二两，甘草一两，杜仲二两，补骨脂二两，续断三两，菟丝子四两，川芎二两，益智仁二两，枸杞子四两，酸枣仁三两，怀牛膝二两，杭白芍二两，远志四两，白术三两，广陈皮一两，茯苓三两。

【用法】每服二钱，白开水送下。

【功效】益气合营。

【主治】精神疲倦，腰酸肢软，虚烦盗汗，心悸不宁。

【备注】小丸：取上药干燥，为细末，明净粉量加炼蜜50%～52%，送成小丸，每钱不得少于二十五粒。大丸：加炼蜜115%～125%，和成大丸，每丸重二钱。

保坤丹

【出处】《全国中药成药处方集》（沈阳方）。

【组成】益母草一斤，当归一斤，川芎八两，香附八两。

【用法】每服一丸，黄酒送下。上为极细末，炼蜜为丸，每丸二钱重，朱砂为衣。

【功效】养血调经，化瘀定痛。

【主治】经血不调，癥瘕疼痛，产后血迷，胎衣不下。

保胎丸

【出处】《全国中药成药处方集》（天津方）。

【组成】当归五两，生白芍五两，川贝五两，枳壳（麸炒）四两，白术（麸炒）四两，生地四两，川芎四两，荆芥穗三两，生黄芪三两，甘草三两，艾炭二两五钱，砂仁二两五钱，菟丝子四两，羌活一两五钱，黄芩三两，厚朴（姜制）二两五钱。

【用法】每次服一丸，白开水送下。上为细末，炼蜜为丸，每丸二钱重，每斤药丸用朱砂面三钱为衣，蜡皮或蜡纸筒封固。

【功效】助气养血，安胎和胃。

【主治】孕妇气血两亏，屡经小产，胎动不安，腰酸腹痛，四肢酸懒，心跳气短，咳嗽头昏，呕吐恶心，不思饮食。

保胎金丹

【出处】《全国中药成药处方集》（大同方）。

【组成】生地四两，鳖甲四两，香附四两，当归二两，茯苓二两，延胡索二两，白薇二两，藁本二两，益母二两，川芎二两，炒艾二两，煅赤石脂二两，丹皮二两，白术二两，青蒿二两，肉桂五钱，没药一两五钱，五味一两，炙草一两，沉香六钱，人参二两，黄柏四两。

【用法】每次服一粒，一日二次。

【功效】益气安胎。

【主治】胎前产后诸虚症，胎漏，流产，滑胎，产后虚弱，倦怠无力，骨蒸潮热。

【备注】多服可除流产。白酒二斤，入锅内封口煮一小时，同前药共轧细面，炼蜜为丸重三钱，朱砂为衣，蜡皮。

养血安胎丸

【出处】《全国中药成药处方集》（济南方）。

【组成】当归身四两，大熟地四两，生杭芍三两，川芎三两，白术三两，制香附三两，黄芪二两，阿胶二两，炒杜仲二两，续断二两，砂仁一两，广陈皮一两，炙甘草一两。

【用法】每服一丸，空腹时白开水送下。上为细末，炼蜜为丸，重三钱。

【功效】养血安胎。

【主治】孕妇脾胃虚弱，血不充足，腰酸腹胀，时常见血，四肢无力，腿足浮肿，习惯小产等。

养血固胎丸

【出处】《全国中药成药处方集》（沈阳方）。

【组成】生黄芪二两，当归二两，川芎八钱，黄芩三两，广砂仁一两五钱，菟丝饼二两，炙甘草八钱，川贝母一两五钱，炙鱼鳔一两，益母草四两，白芍二两，熟地黄二两，贡白术二两，续断一两，艾炭一两五钱，西洋参九钱，川杜仲一两五钱。

【用法】每服一丸，白开水送下。上为极细末，炼蜜为丸，二钱重。

【功效】养血安胎。

【主治】气亏血弱，腰部疼痛，经患流产，胎动不安，孕期腹痛。

养血调经丸

【出处】《全国中药成药处方集》（呼和浩特方）。

【组成】熟地一斤，当归一斤，坤草一斤，杜仲一斤，香附一斤，白芍一斤，川芎一斤，茯苓一斤半，人参半斤，续断十二两，牛膝十二两，丹参一斤，肉桂四两，红花四两，炙草八两。

【用法】口服。炼蜜为丸。

【功效】养血调经。

【主治】经期不准，腹痛腰酸。

活络丹

【出处】《全国中药成药处方集》（兰州方）。

【组成】祁蛇肉五钱，虎骨五钱，苓块五钱，草蔻五钱，白蔻五钱，羌活五钱，毛姜五钱，首乌五钱，熟大黄五钱，威灵仙五钱，乌蛇肉五钱，玄参五钱，地龙五钱，细辛五钱，乌药五钱，天麻五钱，青皮五钱，黄连五钱，乳香五钱，没药五钱，白附子五钱，蝎子五钱，黄芩五钱，赤芍五钱，麻黄五钱，当归五钱，肉桂五钱，葛根五钱，熟地黄五钱，僵蚕五钱，香附子五钱，甘草五钱，桂枝五钱，杜仲五钱，川芎五钱，白芷五钱，防风五钱，龟板五钱，藿香五钱，白术五钱，广木香五钱，血竭花五钱，天竺黄五钱，公丁香五钱，油松节五钱，川牛膝五钱，梅片五钱，麝香二钱，犀角二钱，丽参三钱，朱砂五钱，盔沉香五钱，牛黄二钱，安息香五钱。

【用法】每服一丸，白开水送服，每天二次。上为细末，炼蜜为丸，一钱重，蜡皮封固。

【功效】舒肝活血，除湿化痰。

【主治】风湿麻痹，四肢麻木，腰腿疼痛，筋骨疼痛，痰热炽盛，卒然昏迷。

【备注】孕妇忌服。

活络膏

【出处】《全国中药成药处方集》（北京方）。

【组成】穿山甲(生)二钱五分，五倍子二钱五分，防风二钱五分，当归二钱五分，羌活二钱五分，独活二钱五分，白芷二钱五分，黄连二钱五分，枳壳二钱五分，官桂二钱五分，猪牙皂二钱五分，木鳖子二钱五分，全蝎二钱五分，细辛二钱五分，黄柏二钱五分，桃仁二钱五分，川芎二钱五分，诃子二钱五分，天南星(生)二钱五分，青皮二钱五分，杜仲二钱五分，三棱三钱，莪术三钱，川乌(生)三钱，川附片三钱，厚朴三钱，香附三钱，地龙肉三钱，大黄三钱五分，槟榔三钱五分，续断三钱五分，骨碎补三钱五分，蜈蚣二条，马钱子十四个(生)，蛇蜕一钱五分，木香二钱五分，乌蛇肉三钱，威灵仙五钱，天麻三钱，刘寄奴三钱，红花三钱，首乌藤五钱，海风藤五钱，土鳖虫二钱。

【用法】微火化开，推贴患处。

【功效】活络化瘀。

【主治】跌打损伤，闪腰岔气，百节酸痛，足膝痿软。

【备注】上药用香油四百八十两炸枯，去滓，炼至滴水成珠；入黄丹二百两，搅匀成膏；每六十四两膏油兑：血竭、乳香、没药、沉香各二钱五分，公丁香一钱五分，麝香一钱，搅匀。孕妇忌贴。

疮科蛤蟆丸

【出处】《全国中药成药处方集》(福州方)。

【组成】防风二两，当归二两，薄荷二两，白芍二两，大黄二两，石膏二两，麻黄二两，连翘二两，芒硝二两，甘草十二两，枯芩四两，桔梗四两，栀子二两，大风肉二两，荆芥一两二钱，苍术二两，滑石十二两，川芎二两，川连四两，百草霜二两，蛤蟆一百头。

【用法】上为细末，水为丸。

【主治】一切顽疮疥癣，风毒湿痹。

砂锅丸

【出处】《全国中药成药处方集》(西安方)。

【组成】野党参四两，全当归四两，川芎二两，核桃仁二两，大枣四两(去核)，皂矾四两，苦杏仁四两，桃仁二两，红花四两。

【用法】每服一钱，白开水送下，每日一次。

【主治】女性青春期萎黄病，肚腹积聚，月水不调，消化不良，带下腹痛，精神萎靡。

【备注】服药后有欲呕情形时，即将药量酌为减少。取砂锅一个，黄酒二斤，同药入锅内熬干，连砂锅底研为细末，细罗筛过，炼蜜为丸，如梧桐子大。忌饮茶。

神效乌金丸

【出处】《全国中药成药处方集》(吉林、哈尔滨方)。

【组成】天麻一两三钱，没药一两半，归尾一两半，赤芍一两半，木香一两，草霜三两，京墨二两，益母膏二两，川芎一两半。

【用法】每服一丸，黄酒或白开水送下。

【功效】平肝顺气，疏通经血，逐瘀生新，消化结聚。

【主治】肝瘀气滞，瘀血闭经，恶露不下，积聚，癥瘕。

【备注】上除益母膏后入外，余为细末，炼蜜为丸，每丸二钱一分重，外用大赤金为衣，丸用绵纸包裹，外用蜡皮封固，贮于瓷坛中。忌食腥辣；孕妇忌服。

神效胜金丹

【异名】琥珀胜金丹。

【出处】《全国中药成药处方集》(吉林、哈尔滨方)。

【组成】香附十六两，川芎一两半，丹皮二两半，当归一两半，延胡索一两半，牛膝二两半，远志一两半，熟地四两半，赤芍一两半，白术一两半，白薇四两，白芍一两半，炙草七钱半，白石脂一两，藁本三两，茯苓二两半，乳香一两，没药一两，赤石脂一两，白芷一两半，贡桂二两半，山参一两半，琥珀五钱，朱砂五钱，鹿茸二两。

【用法】每服一丸，白水调服。

【功效】温补，收涩，益气，养血。

【主治】气血虚脱，中气微弱，自汗形消，面色苍白，爪枯肤燥；经血暴崩或点滴不断，腰酸腿软，头晕气短；积湿浸带，带脉不宣，带下赤白，腰酸腿痛；子宫寒冷，血分虚弱，经血不调，久不受孕。

【备注】琥珀、朱砂均各另研，余药均一处研细，调匀，炼蜜为丸，大赤金为衣，每丸重二钱一分，除包装外，用瓷坛保贮。干血痨及瘀血实症均忌用。

胎产金丹

【出处】《中药成方配本》。

【组成】党参六两，炙黄芪五两，炒于术六两，茯苓六两，炙甘草四两，熟地二十两，炒白芍四两，炒当归八两，炒川芎二两，炒续断三两，炒杜仲三两，炒怀山药二两，炒黄肉三两，盐水炒菟丝子三两，紫河车五两，蛤粉炒阿胶四两，杞子二两，炒丹皮二两，盐水炒黄柏二两，炒椿根皮三两，炙乌贼骨三两，沉香一两，肉桂一两，炮姜炭一两，炒荆芥二两五钱，炒艾叶三两，制没药二两，制香附五两，桑寄生四两，藁本二两，白薇三两，赤石脂十两，益母草五两。

【用法】每用一丸，开水化服。

【功效】补气养血，安胎保产。

【主治】妇女月经不调，赤白带下，胎前产后诸症。

【备注】先将熟地捣烂，与诸药打和，晒干为末，用白蜜七十二两炼熟，打和为丸，分做八百丸，每丸约干重二钱。

胜金丹

【出处】《全国中药成药处方集》(抚顺方)。

【组成】香附十二两，熟地四两，赤石脂一两，白术四两，赤芍一两半，琥珀五钱，白薇一两，甘草五钱，海沉一两，乳香一两，朱砂五钱，延胡索五钱，藁本二两，广边桂二两，茯苓二两，白芍二两，当归一两半，川牛膝一两，没药一两，白石脂一两，红人参一两，远志一两半，川芎一两半，丹皮一两，白芷二两。

【用法】每服一丸，白水送下。

【功效】补血调经。

【主治】血崩漏血，赤白带下，月经不调，赶前差后，虚寒腹痛，久不孕育，颜面萎黄，腰膝疼痛。

【备注】上为细末炼蜜为丸，二钱重，蜡皮封。孕妇、于血痨及瘀血实证者均忌服之。

胡麻散

【出处】《全国中药成药处方集》(沈阳方)。

【组成】薄荷叶一两，胡麻子一两，甘菊花五钱，白蒺藜一两，威灵仙一两，苦参一两，白芷一两，荆齐穗一两，川芎一两，防风一两，黄芩一两，牛蒡子一两。

【用法】上研极细末。每服二钱，温酒送下。

【功效】消风止痒，清血解毒。

【主治】风热瘾疹，皮肤作痒，日轻夜重，见风尤甚，心烦腹痛，苦楚不堪。

【备注】忌食鱼、肉、糖、葱、蒜。

退翳丸

【出处】《全国中药成药处方集》(北京方)。

【组成】当归三十二两，香附三十二两，防风三十二两，草决明三十二两，蝉蜕八两，玄参六十四两，青皮十六两，连翘三十二两，菊花六十四两，蛇蜕八两，白芷三十二两，川芎二十两，枳壳六十四两，密蒙花十六两，柴胡三十二两，薄荷十六两，黄芩三十二两，郁金十六两，蒺藜六十四两(炒)，木贼草六十四两，赤芍三十二两，橘皮三十二两，谷精草八两。

【用法】每服二钱，温开水送下，一日二次。上为细末，水泛小丸，滑石为衣。

【功效】消障退翳，散风明目。

【主治】火眼外障，血翳贯睛，视物不清，羞明涩痛。

香附丸

【出处】《全国中药成药处方集》(抚顺方)。

【组成】白人参一两半，当归二两五钱，生地二两，川芎二两，酒芍二两，贡术二两半，橘红一两，延胡索一两，坤草二两半，黄芩一两，广砂仁七钱五分，阿胶一两，艾炭一两半，香附七两，茯苓一两，枣仁一两，炙草一两，天冬一两，山萸一两，熟地二两半。

【用法】每服一丸，空腹白水送下。上为细末，炼蜜为丸，每丸二钱重。

【功效】活血温经。

【主治】血寒经闭，血因寒凝，脐腹疼痛，坚硬拒按，脯热骨蒸；气滞经闭，经血不行，胸脘胀满，气促呃逆，筋骨疼痛；经行腹痛，血色不正，腰痛腿酸，肢软神疲。

【备注】忌食生冷；孕妇忌服。

健胃散

【出处】《全国中药成药处方集》(沈阳方)。

【组成】人参三钱，油朴三钱，茯苓四钱，砂仁四钱，苍术六钱，麦芽四钱，清夏三钱，草果二钱，藿香三钱，石榴皮三钱，紫蔻三钱，血琥珀二钱，川芎二钱，朱砂三钱，白术三钱，甘草三钱。

【用法】上为极细末。小儿六个月内服半分，周岁内一分，二岁二分，三岁三分，大一年加量一分。

【功效】健胃整肠，止泻利湿。

【主治】腹痛泻泄，呕吐反胃，消化不良，食欲减退，久泻便溏，慢性疳疾。

【备注】禁忌肉类、油腻、冷食。

脐风散

【出处】《全国中药成药处方集》(大同方)。

【组成】全蝎五钱，僵蚕五钱，胆星五钱，明天麻五钱，姜半夏五钱，川芎五钱，雄黄五钱，朱砂三钱，甘草三钱，天竺黄三钱。

【用法】上为细末。水冲服。

【功效】镇惊祛风。

【主治】脐风，惊风。

调经益母丸

【出处】《中药成方配本》(苏州)。

【组成】熟地四两，当归三两，炒白芍二两，川芎一两，制香附二两，桃仁一两，延胡索一两，炒蒲黄一两，干姜一两，益母膏八两。

【用法】每服一钱五分，开水吞服，每日二次。

【功效】行血通经。

【主治】月经愆期，量少腹痛。

【备注】将熟地捣烂，与诸药打和晒干，共研细末，用益母膏化水泛丸，如绿豆大，约成丸十七两。孕妇忌服。

培坤丸

【出处】《全国中药成药处方集》(西安方)。

【组成】炙黄芪三斤，白术三斤，炙草八两，广陈皮二斤，当归五斤，川芎一斤，杭芍一斤，拣砂仁九两，北沙参一斤，茯苓二斤，枣仁二斤，寸冬二斤，杜仲(炒)二斤，核桃仁一斤四两，芦巴子二斤八两，醋炒艾叶一斤，肉桂二斤，山药二斤，远志肉四两，熟地黄四斤，五味子八两，酥油四两。

【用法】每次三钱，黄酒或白开水送下。上药各为细末，以酥油溶拌微炒，炼蜜为丸，如梧桐子大。

【主治】妇人月经不调，赤白带下，子宫炎，身困肢懒，腹痛肢冷各症。

【备注】中热肝郁者不宜服用。

救产丸

【出处】《全国中药成药处方集》(沈阳方)。

【组成】香附四两七钱，苍术四两，益母草八两，泽兰叶四两，川芎三两，桃仁三两，川牛膝二两，当归二两，延胡索二两，粉甘草二两，大黄一斤，红花八两，苏木八两，黑豆一斤。

【用法】每服一丸，黄酒或白开水送下。上药前十味研末，后四味熬膏，合并为丸，二钱重。

【功效】活血化瘀，止痛镇痉。

【主治】产后血晕，失血过多，精神恍惚，恶露不净，腰腿疼痛，小腹块痛。

【备注】忌生冷刺激物。

清经散

【出处】《全国中药成药处方集》。

【组成】泽兰叶三钱，人参三钱，荆芥穗一两，川芎半两，炙甘草三钱。

【用法】每服一钱，热汤或温酒一小盏，调匀灌下。上为极细末。

【功效】补虚理血。

【主治】产后血晕，不省人事，四肢厥冷。手足痉挛，血虚神昏。

清胃丸

【出处】《全国中药成药处方集》（吉林方）。

【组成】连翘一两，栀子一两，野军一两，朴硝一两，川芎一两，黄芩一两，薄荷一两，知母一两，生石膏一两，升麻一两，生地一两，防风一两，陈皮一两，甘草一两，黄连五钱，黄柏五钱。

【用法】每服二钱，空腹白水送下。上为细末，水泛为小丸，如梧桐子大，贮于瓷罐中。

【功效】清胃泻热。

【主治】胃热火盛，牙痛唇焦，口靡舌腐，齿龈溃烂，口流热涎，烦渴喜冷，气息秽臭，头痛目赤，便涩硬结。

【备注】忌食辛辣，孕妇勿服。

清眩丸

【出处】《全国中药成药处方集》（天津方）。

【组成】川芎一斤四两，白芷一斤四两，薄荷九两五钱，芥穗九两六钱，生石膏十两，大黄十两，天麻八两，菊花十两，玄参（去芦）十两。

【用法】每次服一丸，白开水送下。上为细末，炼蜜为丸，每丸三钱重，蜡皮或蜡纸筒封固。

【功效】清火散风，解热止痛。

【主治】风热上攻，头晕目眩，偏正头痛，鼻塞不通，二便不利。

【备注】贫血性头眩头痛症及孕妇忌服。

女经膏

【出处】《全国中药成药处方集》（南京方）。

【组成】制鳖甲五两，白茯苓三两，益母草二两，大熟地四两，当归三两，炙甘草一两，地骨皮三两，淡黄芩三两，川芎一两五钱，南沙参三两，制香附三两，陈阿胶三两，炒白芍三两，丹参三两，雪梨清膏四两，青蒿三两，续断三两，白蜜四斤，焦白术三两，杜仲二两。

【用法】每服三钱，一日二次，早、晚汗水和服。

【功效】养阴生津，调经安神。

【主治】妇女阴虚有热，经期超前，经量或多或少，色紫，心烦，骨蒸，口干，掌心灼热。

【备注】上药文火共熬浓汁去滓，滤清，用阿胶、梨清膏、白蜜收膏。

女金丹

【出处】《全国中药成药处方集》（天津方）。

【组成】延胡索（醋制）七两，生白芍七两，川芎七两，茯苓（去皮）七两，黄芩七两，陈皮十四两，鹿角霜十五两，白芷七两，党参(去芦)五两五钱，当归十四两，白薇七两，丹皮七两，白术(麸炒)七两，制没药七两，肉桂(去粗皮)七两，熟地七两，生阿胶七两，藁本七两，甘草七两，砂仁五两，香附(醋制)十五两，益母草一斤四两，煅赤石脂七两。

【用法】每服一丸，白开水送下。上为细末，炼蜜为丸，三钱重，蜡皮或蜡纸筒封固。

【功效】调经养血，顺气活瘀。

【主治】经血不调，赶前错后，腰腿酸痛，腹痛胀满。

【备注】孕妇忌服。

女科乌鸡白凤丸

【出处】《全国中药成药处方集》(杭州方)。

【组成】白毛雄乌鸡一只(缢死，去肚杂物，用黄酒二斤煮烂，配入后药)，党参四两，白芍(酒炒)二两，续断三两，桑螵蛸二两，炒于术二两，炙黄芪三两，广郁金二两，川藁本二两，茯苓(乳拌)三两，制香附四两，地骨皮(酒炒)二两，萸肉二两，炙甘草一两，杜仲三两，煅龙骨二两，丹皮二两，当归三两，丹参三两，煅牡蛎二两，延胡索一两五钱，川芎二两五钱，怀山药二两五钱，白薇二两，红花一两。

【用法】每服二至四钱，淡盐汤、米汤或开水送下。上为细末，炼蜜为丸。

【功效】补益气血，调经种子。

【主治】妇人血虚阴亏，面黄肌瘦，神困体倦，虚劳成疾，月经不调，崩漏带下，骨蒸潮热，久不生育。

羚羊明目丸

【出处】《全国中药成药处方集》(沈阳方)。

【组成】羚羊角一两，白菊花二两，川芎一两，车前一两，防风六钱，羌活五钱，薄荷五钱，赤芍一两，大黄五钱，朴硝五钱，血竭二钱，没药三钱，丹皮三钱，红花五钱。

【用法】每服一丸，食前白开水送下。上为极细面，炼蜜为丸，每丸七分重。

【功效】清热明目，活血止痛。

【主治】外障眼病，胬肉布睛，目赤肿痛，暴发火眼，云翳障目。

【备注】忌辛辣等食物。

黄连上清丸

【出处】《全国中药成药处方集》(抚顺方)。

【组成】黄连五两(一方一两半)，薄荷五两，羌活三两，归尾八两，大黄十两，荆芥四两，木贼三两，桔梗四两，菊花五两，生地五两，黄柏五两，防己五两，黄芩五两，山栀五两，连翘五两，白芷三两，荆子三两，川芎三两，甘草二两。

【用法】每服二钱，茶水送下。上为细面，水泛小丸，黄连面为衣。

【功效】清火生津，辛凉解热。

【主治】郁火上灼，头晕目眩，火眼暴发，耳鸣鼻干，口疮唇裂，牙痛龈肿，鼻衄烦热，舌干喜冷，燥渴贪饮。

【备注】忌食辛辣。

黄连利气丸

【出处】《全国中药成药处方集》(禹县方)。

【组成】黑白丑六斤，大黄二斤，陈皮一斤半，延胡索一斤半，槟榔一斤半，川芎一斤半，黄连半斤，木通一斤半，香附一斤，枳壳一斤，广木香半斤，甘草半斤，木瓜一斤。

【用法】每服一钱，以开水送下；十岁每服五分。上为细末，水为丸，如小绿豆大。

【功效】清热导滞。

【主治】肠胃积热，咽喉肿痛，口燥舌干，大便秘结，小便赤黄。

【备注】孕妇忌用。

小活络丹

【出处】《北京市中药成方选集》。

【组成】川乌(炙)一两五钱，草乌(炙)一两五钱，当归一两，川芎一两，白芍五钱，乳香(炙)七钱五分，没药(炙)七钱五分，地龙肉七钱五分，香附(醋炙)一两，胆星一两五钱。

【用法】每服一丸，温黄酒送下，开水亦可，一日二次。上为细末，过罗，炼蜜为丸，重二钱，朱砂为衣。

【功效】舒筋活络，散风止痛。

【主治】风湿痹痛，麻木不仁，四肢酸痛，半身不遂。

紫砂丹

【出处】《全国中药成药处方集》(天津方)。

【组成】大黄(醋制)二两，煅干漆五钱，枳壳(敖炒)一两，红花一两，五灵脂(醋炒)一两，当归一两，桃仁(去皮)二两，生白芍一两，生地一两，土鳖虫二两，香附(醋制)一两，丹皮一两，怀牛膝一两，川芎一两，古钱五钱，血竭一两，煅自然铜一两五钱。

【用法】每服一丸，黄酒送下；白开水亦可。上为细末，炼蜜为丸，一钱五分重，蜡皮或蜡纸筒封固。

【功效】舒筋活血，续筋接骨。

【主治】跌打损伤，闪腰岔气，伤筋动骨，青紫肿胀，疼痛难忍。

【备注】孕妇忌服。

筋骨八仙丹

【出处】《全国中药成药处方集》(呼和浩特方)。

【组成】桂枝一斤半，生炙芪一斤，茅术二两，木瓜一斤八两，牛膝一斤六两，片姜黄八两，当归身二两，川芎二两，杜仲一斤，补骨脂一斤，附子二两，虎骨胶四两，肉桂二两，黄柏二两，荃草四两，人参二两，紫苏二两，条芩二两，山药二两，莲肉二两，山萸二两。

【用法】上为细末，炼蜜为小丸。

【功效】发汗疏风。

【主治】左瘫右痪，遍身疼痛，行步艰难，下部痿痹，伤风，一切暗风，风痫。口服。

暖宫丸

【出处】《全国中药成药处方集》(哈尔滨方)。

【组成】香附六两，艾炭三两，当归三两，黄芪三两，吴萸三钱，白芍二两，川芎二两，续断一两半，熟地一两，贡桂五钱。

【用法】每服一丸，经血寒者，红糖水为引，其他均白水送下，日服二、三次。上为细末，炼蜜为丸，每丸重二钱。

【功效】养血散寒，理气化湿。

【主治】子宫寒冷，经血衍期，腹痛结块，腰腿疼痛，久不生育；肝郁气滞，气结胸脘，胸脘胀痛，纳少嗳气；积湿浸滞，带脉不宣，湿浊下注，带下白滑，腰酸腹痛，面苍体软；痛经气滞，白带。

【备注】忌食腥冷，孕妇勿服。

愈痔丸

【出处】《全国中药成药处方集》(沈阳方)。

【组成】石莲子二两，制大黄二两，象牙槐角二两，黄连一两，黄芩一两，赤芍一两，川芎一两，黄柏一两，当归一两，怀牛膝一两，蛇蜕五钱，全蝎五钱，京墨三钱。

【用法】每服一丸，白开水送下。上为细末，炼蜜为丸，重二钱。

【功效】消肿排脓，化腐生新。

【主治】内痔、外痔。疼痛流水，结核不消，溃烂成脓，日久生管，肛门肿痛。

【备注】忌辛辣油腻。

舒肝灵

【出处】《全国中药成药处方集》(大同方)。

【组成】当归十二两，杭芍十二两，香附十二两，柴胡十二两，川朴十二两，丹皮十二两，川芎十二两，木香十二两，小枳实十两，广皮十二两，片姜黄十二两，延胡索十二两，砂仁十五两，焦三仙二十五两，焦槟二十二两，丁香十两，乌药十二两，青皮二十二两，豆蔻末十二两，建曲十二两，苏打粉四十两，沉香十二两，炙甘草十两。

【用法】每服二钱。上为细末，水为丸，每一百粒三钱五分，红曲、滑石为衣。

【功效】舒肝止痛。

【主治】两胁作胀，嗳气吞酸，胃痛，食欲不振，精神不爽。

舒气通

【出处】《全国中药成药处方集》。

【组成】大黄三斤，槟榔半斤，青皮四两，木香半斤，炒莱菔子四两，炒黑丑六斤，灵脂米三斤，茅术四两，川朴半斤，陈皮半斤，炒香附三斤，炒神曲一斤，川芎四两，炒麦芽半斤，山楂二斤，三棱半斤，莪术半斤，枳实半斤，枳壳半斤。

【用法】每服一钱五分，开水送下。上为细末，水为丸，如绿豆大。

【功效】顺气止痛。

【主治】膨闷胀饱，气逆不顺，呕吐酸水，两胁攻疼，胃脘结聚。

【备注】忌食生冷硬物。孕妇忌服。

舒肝保坤丸

【出处】《全国中药成药处方集》(济南方)。

【组成】木香八两，厚朴八两，广皮八两，沉香五两，延胡索五两，当归五两，艾炭五两，香附五两，生熟地五两，川芎二两，红花二两，坤草二斤。

【用法】每服一丸，白水送下。上为细末，炼蜜为丸，每丸重三钱，蜡皮封。

【主治】妇人经血不调，气虚血衰，行经作痛，肝郁不舒，赤白带下。

蒺藜明目丸

【出处】《全国中药成药处方集》（吉林、哈尔滨方）。

【组成】桔梗七两，蒺藜七两，木贼七两，羌活七两，蝉蜕七两，薄荷七两，防风七两，草决七两，覆盆子七两，当归七两，川芎七两，白芍七两，生地七两，白芷七两。

【用法】每服二钱，白水送下，一日二至三次。上为细面，用水泛为小丸，如梧桐子大。

【功效】平肝明目，退翳清热。

【主治】肝旺肾虚，目生障翳，视物昏花，迎风流泪，羞明畏光，雀目青盲；瘀火上灼，目赤焮肿，胬肉胀痛，热泪不止；白膜遮睛，血丝贯瞳，眼泡浮肿，瞳仁散大。

【备注】忌食辛辣；孕妇忌服。

舒筋活血定痛散

【出处】《全国中药成药处方集》（禹县方）。

【组成】当归五钱，没药三钱，川芎五钱，甘草三钱，红花五钱，血竭三钱，乳香三钱，赤芍三钱，生大黄五钱。

【用法】每服一钱，黄酒送下，一至三岁用二分。上为细末。

【功效】舒筋活血止痛。

【主治】气血不和，四肢疼痛，伤筋动骨，瘀血不散。

【备注】血亏忌用，孕妇忌用。

舒筋活络丸

【出处】《全国中药成药处方集》（武汉方）。

【组成】当归三两，木瓜二两，桂枝二两，川芎二两，桑寄生二两，秦艽二两，灵仙二两，地龙二两，独活二两，胆南星二两，赤芍二两，熟地黄六两，乳香（醋炙）一两五钱，川乌（制）二两，骨碎补二两，防风二两，羌活二两，天麻二两，虎骨胶二两，五加皮二两，没药（去油）一两五钱。

【用法】每服一丸，温开水送下。上为细末，炼蜜为丸，每丸二钱重，蜡壳封固。

【功效】舒筋活血止痛。

【主治】风寒湿三种邪气引起的痹证，筋骨疼痛，拘挛麻木，腰膝无力。

跌打丸

【出处】《中药制剂手册》。

【组成】香附（醋炙）十四两，生蒲黄八两，白及八两，赤芍八两，陈皮八两，五灵脂六两，三七二两，木香二两，大黄十四两，延胡索（醋炙）八两，续断八两，乌药八两，三棱（醋炙）八两，莪术（醋炙）八两，红花八两，川芎八两，郁金八两，枳实（炒）八两，丹皮八两，青皮（炒）八两，防风八两，威灵仙六两，归尾十四两。

【用法】每服十五丸，黄酒或温开水送下，一日二次。小儿酌减。

【功效】活血止痛，舒筋活络。

【主治】由跌打外伤引起之筋骨扭伤，瘀血积聚，红肿疼痛，闪腰岔气等症。

【备注】取香附至木香等八味为细末；取大黄至归尾等十五味，用煮提法提取二次，浓稠汁约五十两左右。取香附等细末，用大黄等膏汁（可酌加冷开水），按泛丸法制成丸（每十丸干重五分），晒干或低温干燥，挂衣，玻璃瓶装，密封。孕妇及外伤出血过多者忌服。

跌打损伤丸

【出处】《全国中药成药处方集》（南京方）。

【组成】西大黄八两，青皮二两，刘寄奴四两，苏木二两，桃仁四两（去皮尖），炒枳实二两，五加皮四两，川芎二两，土鳖虫四两（酒浸），降香二两，山楂肉四两，京三棱二两，怀红花三两，凌霄花二两，西当归三两，赤芍二两，延胡索三两，威灵仙二两，川牛膝三两，花槟榔二两，牡丹皮三两，制乳香一两，制香附三两，制没药一两，蓬莪术二两，自然铜一两（煅），上血竭一两。

【用法】每服二至三钱，用开水或黄酒温下。上为细末，炼蜜为丸，每钱约做二十丸。孕妇及小儿痘疹忌服。

【功效】舒筋活血，散瘀止痛。

【主治】跌打损伤，及远年劳伤之筋骨疼痛。

碧云散

【出处】《全国中药成药处方集》（呼和浩特方）。

【组成】薄荷三两，青黛一两，细辛五钱，川芎一两，鹅不食草一两五钱，冰片二分。

【用法】外用。

【功效】散风清热。

【主治】风热上攻引起的头痛目眩，鼻塞声重，眼红眵黏，眼睑肿胀，羞明发涩。共为细面。

【备注】《中药制剂手册》本方【用法】冰片、青黛，各另研，鹅不食草等四味，共为细粉，混合。每用少许，搐入鼻内。

鹿胎冷香丸

【出处】《全国中药成药处方集》（兰州方）。

【组成】鹿胎一具，鹿茸一两，党参四两，琥珀五钱，藏红花五钱，柴胡一两七钱，白芍三两，坤草八两，石脂二两，白蔹二两，川芎八钱，益智一两五钱，延胡索一两五钱，元肉三两，薄荷八钱，鳖甲三两，香附三两，牡蛎二两，当归三两，桃仁一两，甘草二两，菊花炭二两，金铃子五钱，乌梅炭二两，角霜四钱，条参四两，沉香一两，油桂一两，东参一两，黄芪四两，鸡血藤一两，蚕茧炭五钱，白全参三两。

【用法】每日早晚各一次，每次三十粒，开水送下。上用黄酒、乳汁为丸，如梧桐子大。赤石脂及上朱砂为衣。

【功效】调经种子，养血安胎，温中止带。

【主治】神经衰弱，子宫疾患，久不生育，胎前产后诸症。

【备注】忌生冷硬物，气恼忧劳。

附 文献研究

一、资料收集

《中医方剂大辞典》《中华人民共和国我卫生部药品标准·中药成方制剂》等文献中所收入的方剂组成中含川芎者，且同名及功效、主治相近方剂除外，不论方剂组成药味数的多少一并收入。

二、调查结果

文献中收集到川芎方650首。涉及古今130多种文献，其中唐及唐以前主要文献有5种，收方78首；宋金时期主要文献32种，收方98首；明时期主要文献44种，收方220首；清代文献50种，收方126首；近现代文献主要6种，收方128首。

1. 唐朝及唐以前 唐及唐以前这段时期收集川芎方78首，一半以上出自孙思邈的《备急千金要方》和《千金翼方》。见表4-1

表4-1 唐及唐以前川芎主要文献方剂来源

方数范围	医籍（方数）	总方数
53方	《千金要方》53	53
≥7方	《千金翼方》14、《金匮要略》7	21
2方	《银海精微》、《理伤续断方》	4
合计		78

2. 宋金元时期 宋金时期，以《疮疡经验全书》、《杨氏家藏方》方最多，反映了川芎活血祛风止痛作用，常用于疮痈及疼痛等。见表4-2

表4-2 宋金元时期川芎主要文献方剂来源

方数范围	医籍（方数）	总方数
≥10方	《疮疡经验全书》16、《杨氏家藏方》11	27
≥6方	《局方》9、《魏氏家藏方》8、《三因》6、《活幼心书》6	29
≥3方	《鸡峰》《卫生总微》各3、《妇人良方》《丹溪心法》各4	14
2方	《产乳备要》《医方大成》《简易方》《永类钤方》《鸡峰普济方》《兰室秘藏》《洁古家珍》《此事难知》	16
1方	《产育宝庆集》《活幼心书·拾遗》《原机启微·附录》《活幼口议》《养老奉亲》《急救仙方》《医学发明》《保命集》《脚气治法总要》《症因脉治》《卫生家宝产科备要》《产育保庆》《增补内经拾遗》《医学启源》。	14
合计		98

3. 明朝时期　明朝时期川芎方医籍较多，共有 44 种医籍，包括内、外、妇、儿等各科医书，提示当时临床各科都使用川芎。《陈素庵妇科补解》收方 22 首，反映宋金元及明朝治疗妇科病常用川芎。见表 4-3

表 4-3　　　　　　　　　　　明朝时期川芎主要文献方剂来源

方数范围	医籍（方数）	总方数
≥10 方	《普济方》40、《陈素庵妇科补解》22、《古今医鉴》17、《回春》11	89
≥6 方	《寿世保元》9、《医学入门》8、《奇效良方》8、《鲁府禁方》8、《审视瑶函》8、《外科正宗》8、《医统》6、《准绳·类方》6、《伤寒六书》6	67
≥3 方	《赤水玄珠》5、《景岳全书》4、《济阴纲目》4、《万氏女科》4、《保命歌括》4、《准绳·疡医》4、《准绳·女科》3、《保婴撮要》3、《医林绳墨大全》3、《万家氏抄方》3、《济阳纲目》3	40
2 方	《治痘全书》《婴童百问》《外科枢要》《摄生众妙方》《外科发挥》	10
1 方	《明医杂著》《医学正传》《解围元薮》《东医宝鉴·杂病篇》《丹溪心法附余》《瑞竹堂方》《幼科发挥》《外科活人定本》《育婴秘诀》《医学纲目》《外科理例·附方》《准绳·幼科》《准绳·伤寒》《伤寒全生集》	14
合计		220

4. 清朝时期　清朝涉及的医籍最多有 50 种。其中治疗妇科病证的川芎方较多。见表 4-4

表 4-4　　　　　　　　　　　清朝时期川芎主要文献方剂来源

方数范围	医籍（方数）	总方数
≥5 方	《嵩崖尊生》9、《辨证录》9、《医林改错》8、《医略六书》7、《叶氏女科》5、《傅青主女科》7	45
≥3 方	《医方简义》4、《郑氏家传女科万金方》4、《理瀹骈文》4、《杂病源流犀烛》4、《卫生鸿宝》4、《疡医大全》3、《女科切要》3、《仙拈集》3、《医宗金鉴》3、《医醇剩义》3、《石室秘录》3、《医学心悟》3	41
2 方	《女科旨要》《张氏医通》《不居集》《种痘新书》《竹林女科》《博济》《霉疠新书》《医学传灯》《诚书》	18
1 方	《产科发蒙》《医方易简》《痘疹心法》《医方类聚》《医级》《医学集成》《续名家方选》《医部全录》《金鉴》《喉科种福》《伤科补要》《女科指要》《奇方类编》《温病条辨》《傅氏女科》《串雅补》《经验广集》《成方便读》《重订通俗伤寒论》《医林纂要》《产孕集》《医方考》	22
合计		126

5. 近现代　近现代《全国中药成药处方集》含川芎类方最多，治证涉及多种气滞血瘀疼痛等方面。见表 4-5

表 4-5　　　　　　　　　　　近现代川芎主要文献方剂来源

方数范围	医籍（方数）	总方数
111 方	《全国中药成药处方集》	111
≥3 方	《中药成方配本》8、《北京市中药成方选集》4、《中药制剂手册》3	15
1 方	《中医妇科治疗学》《中药制剂汇编》	2
合计		128